Ei

Klassisch

Klassische Homöopathie

Lehre und Praxis

Von Dr. med. Otto Eichelberger

2. Auflage

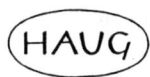

Karl F. Haug Verlag, Heidelberg

CIP-Kurztitelaufnahme der Deutschen Bibliothek

Eichelberger, Otto:
Klassische Homöopathie: Lehre u. Praxis/von Otto Eichelberger. – 2. Auflage – Heidelberg:
Haug, 1979
ISBN 3-7760-0371-5

1976 Karl F. Haug Verlag, Heidelberg

2. Auflage 1979
Verlags-Nr. 7953   ISBN 3-7760-0371-5

Gesamtherstellung: Pilger-Druckerei GmbH, 6720 Speyer am Rhein

INHALT

Vorwort

Im Jahre 1796 war das Geburtsjahr der Homöopathie, und HAHNEMANN, der ein Jahr vorher von kompetenter Seite als einer der sieben bedeutendsten Chemiker seiner Zeit bezeichnet wurde, hatte seinen zentralen Leitsatz aufgestellt: „Ähnliches soll auch durch Ähnliches geheilt werden".

Auf griechisch heißt das Ähnliche to homoion und Homoio-pathie heißt folglich nichts anderes als: *„Das dem Leiden Ähnliche".*

Das Gegenteil, das Unähnliche nennt sich Allos. Und Allo-pathie ist ein von HAHNEMANN eingeführter Terminus, ein Kunstwort, das die anderen nichthomöopathischen Heilmethoden von seiner eigenen Heilweise unterscheiden soll.

Ist die Heilung aus dem Ähnlichen seine eigene Erfindung? Keineswegs, e, hat diese Therapie nur in ganz bestimmter Weise praktikabel gemacht.

Für die Krankheiten aus *innerer Ursache* galt bereits bei HIPPOKRATES das Gesetz des Ähnlichen oder auch: „Gleichartiges wird geheilt durch Gleichartiges".

Auf die *offenkundigen* Ursachen wandte HIPPOKRATES das Gesetz des *Gegenteils* an. GALEN begründete seine Lehre durch die *Verallgemeinerung* dieses Gesetzes vom Gegenteil und brachte dasjenige von HIPPOKRATES in Vergessenheit.

Seit dieser Zeit bestehen zwei Theorien zur Ergründung der Krankheitsursachen: Die eine Theorie schreibt sie einem äußeren, exogenen Einfluß zu, einem der dem Organismus fremd ist — man hat sie die *analytische Medizin* genannt, weil sie immer auf einzelne, dem *Ganzen* nicht entsprechende Tatsachen gerichtet ist.

Die andere Theorie unterstellt, daß die Krankheit dem Organismus keinesfalls fremd ist, sondern sich vielmehr aus einer ganzen Kette von Umständen im Leben des Patienten selbst ergibt. Das entspricht der Psoralehre HAHNEMANNS ! Diese andere Theorie betrachtet also die Krankheitsursachen als intern, endogen, als verborgene und wird *synthetische Medizin* genannt. Sie richtet ihr Augenmerk auf den gesamten Komplex der Lebensvorgänge im Organismus.

Diese Richtungen sind einerseits vertreten durch die Schule von KOS und andererseits durch die Schule von KNIDOS. Daraus entwickelte sich ein Gegensatz, der die medizinischen Wissenschaften in einen immerwährenden *Dualismus* hineingeführt hat.

Aus *Kos* und *Knidos* haben sich entwickelt der *Hippokratismus* und *Galenismus,* das ist der Vitalismus und Organizismus.

Die *Galenische Schule* von *Knidos* verläuft bis zum gegenwärtigen Stand der bekannten medizinischen Anschauungen, sie vertritt also die „analythische" Methode. Die „synthetische" Heilkunst geht von *Kos* bis HAHNEMANN und seiner bis zum heutigen Tage praktizierten Homöopathie.

Die Humoralpathologie des HIPPOKRATES wurde bereits von GALEN ihrer *Idee* nach nicht mehr begriffen. Im 17. Jahrhundert wurde sie vollends von der Solidarpathologie verdrängt — einer Lehre, die besagt, daß die Krankheiten durch Veränderungen in den *festen* Bestandteilen des Körpers und nicht in den Körpersäften (humores) hervorgerufen werden.

Die Cellularpathologie VIRCHOWS machte hinwiederum dieser den Garaus dahingehend, daß sie befand, daß alle Krankheitsvorgänge auf eine veränderte Tätigkeit beziehungsweise Beschaffenheit der *Zellen* des Organismus zurückzuführen sind.

Den Galenischen und Spagirischen Mitteln wurden gegenübergestellt die Simplizia (Rohdrogen) und die rein chemische Verbindungen darstellenden Arzneimittel.

Die Homöopathie verblieb im Grunde beim alten HIPPOKRATES und seiner Idee von den Veränderungen der Körpersäfte (Blut, Lymphe, Galle, Schleim, Gewebewasser), welche die *Basis der Erkrankung* abgeben.

Ja, HAHNEMANN führte den Begriff der Lebenskraft wieder ein, den zuletzt PARACELSUS noch gekannt und verwandt hatte und baute seine Anschauungen über den Krankheitsprozeß auf dieser „Dynamis" auf. Ein Postulat der Homöopathie ist die Anerkennung einer leidenden Lebenskraft; sie ist die *Ursache* der Krankheit.

HAHNEMANN bringt das unmißverständlich in seinen Schriften zum Ausdruck. So unmißverständlich, daß auch an einem anderen Grundelement seiner Lehre, nämlich der *„geistartig gemachten Wirkung der Arznei"* in der Hochpotenz nicht herumgerätselt werden kann.

Bei dieser Art von Arznei handelt es sich um eine stufenweise, rhythmische Verschüttelung oder Verreibung der Ausgangssubstanz des Heilstoffes.

Zieht man daraus die entsprechende Schlußfolgerung, so bedeutet das nichts anderes als das, daß die leidende Lebenskraft des Patienten *direkt* in die Wirkungskräfte dieser so hergestellten Medizin einbezogen wird. Das begründet ihre großartige Effektivität, wenn sie lege artis eingesetzt wird, wenn sie also nach den Kriterien der Simileregel verwendet wird.

Meinem Lehrer A. VOEGELI, Pully, verdanke ich die Bekanntschaft mit der klassischen Homöopathie. Ich verdanke diesem großen Therapeuten die ersten Erlebnisse von Heilungen durch die „geistartig gemachte Wirkung der Arznei".

Die daraus resultierende Begeisterung brachte mich auf den Weg zu dieser Heilkunst. Diesen Weg bin ich bisher unbeirrt weitergegangen, und ich weiß, daß ich ihn nicht mehr verlassen werde.

Allerdings wurde ich von den erkenntnistheoretischen Aussagen HAHNEMANNS — man kann sie in seinen Büchern nachlesen — nicht befriedigt.

Er ist nicht der Doktor mirabilis und will es auch nicht sein. Ich halte ihn eher für einen Traumtänzer, der mit unerhörtem Spürsinn einerseits und mit unglaublicher Akribie andererseits seiner Lebensaufgabe nachgegangen ist, nämlich die Homöopathie zu begründen.

Er hat die „leidende Lebenskraft" viel weniger „erfunden" als vielmehr „erschnüffelt", wenn man so sagen darf. Er hat die Idee der „geistartig gemachten Wirkung der Arznei" nicht „entdeckt", er hat sie gerochen — natürlich mit Hilfe exakter Beobachtungen und Versuche; im Grunde aber hat er sie „errochen".

Und die Simileregel, den dritten Eckpfeiler der Homöopathie — oder den ersten — hat er ebenfalls nicht auf dem Fundament des hellsten Tages-Bewußtseins „erkannt", er hat sie vielmehr „erträumt".

Wem das „zuviel" ist, der soll es überlesen — ich kann mir keinen anderen Reim auf diesen HAHNEMANN machen.

Was mir aber eine *Erkenntnis* über die Gesetzmäßigkeiten dieser Homöopathie gebracht hat — und sie *hat* Gesetze —, geht auf das Konto der Geisteswissenschaft RUDOLF STEINERS. Allein sie ermöglichte mir die *Ratio,* das *Wissen, was* es mit der leidenden Lebenskraft, was es mit der geistartig gemachten Arznei, und was es mit der Simileregel auf sich hat. Ohne diese Anthroposophia, ohne diese „Weisheit vom Menschen" hätte ich nie daran gedacht, in die Homöopathie HAHNEMANNS mit Haut und Haaren einzusteigen — trotz meiner guten Lehrer nicht.

In dieser Weise schließt sich für mich der Kreis.

In seinem Vorwort zu „Die chronischen Krankheiten" schreibt HAHNE-MANN: „Indem ich aber der Welt diese großen Funde mitteile, bedaure ich es, zweifeln zu müssen, ob meine Zeitgenossen die Folgerichtigkeit meiner Lehren einsehen, sie sorgfältig nachahmen oder ob sie durch das Unerhörte mancher dieser Eröffnungen zurückgeschreckt, sie lieber ungeprüft und unnachgeahmt, also ungenutzt lassen werden".

In der heutigen Zeit würde HAHNEMANN nicht anders sprechen!

Einleitung

Das Anliegen dieses Buches über Klassische Homöopathie ist es, einen direkten Bezug zur Praxis herzustellen. Es liefert keine Einführung im üblichen Sinne, sondern setzt sich sogleich mit der Lehre und ihrer Anwendung im täglichen Heilgeschäft auseinander. Dazu dient eine umfangreiche Fallsammlung. Es sind Krankengeschichten, die den Weg zur Findung des homöopathischen Mittels aufzeigen. Die Behandlung erfolgte mit Hochpotenzen, mit Arzneien also, die sich in ihrer „Dichte" jenseits der **Avogadroschen Zahl** bewegen, einer Zahl, die die moderne Physik nicht mehr als Kriterium für die Heileffekte eines Stoffes voraussetzt.

Es handelt sich dabei um keine einfachen Verdünnungen. Diese Medikamente sind hergestellt auf der Basis einer stufenweisen, rhythmischen Verschüttelung oder Verreibung, einer Zubereitung, die viel weniger den Pharmakologen als vielmehr den Hydrophysiker interessiert. Die Verabreichung kann auch in tieferen, noch stofflichen Potenzen erfolgen. Wichtig ist allein die Kunst der Auswahl der passenden homöopathischen Medizin. Die Gesetzmäßigkeiten dieser Mittelwahl sind für jeden verbindlich, der Homöopathie betreibt.

Es leuchtet ein, daß im Zeitalter der psychotherapeutischen Hochzeit die Frage der Erwartungswirkung, der Suggestionskraft hinsichtlich eines heilerischen Impulses mit in die Diskussion gebracht wird, genauso wie die immer mögliche Spontanheilung eines Krankheitsprozesses.

Unter den besprochenen Krankheitsfällen und ihren Heilungen befinden sich mehr oder weniger alle gängigen Gesundheitsstörungen. Nicht dargestellt sind Tumorerkrankungen, Tuberkulosen, Zuckerkrankheiten, schwere degenerative Krankheitsgeschehnisse und noch einige andere — aus dem einfachen Grunde nicht, weil sie entweder einer Substitutions-Therapie bedürfen, die nicht im Wesen der klassischen Homöopathie liegt oder weil sie nicht mit einem *einzigen Mittel* (oder nur ganz wenigen Medikamenten) des homöopathischen Arzneischatzes mit Aussicht auf Erfolg zu behandeln sind. Sie bringen nicht die Voraussetzungen mit, die die Homöopathie HAHNEMANNS für ihre Mittelwahl fordert. Man benötigt hier mehrere oder viele Arzneien oder Arzneigemische, man ist zur Polypragmasie gezwungen, und das entspricht nicht den Intentionen, die dieses Buch sich zu eigen macht.

Es gibt leider so viele andere Krankheiten, die die Schulmedizin oft nur palliativ angehen kann, also ohne echte Heilungsmöglichkeiten, daß das Feld, auf dem der klassische Homöopath ackern kann, noch riesengroß ist.

Dazu gehören vor allem die refraktären, die hartnäckigen und die chronischen Erkrankungen. Selbstverständlich können auch die meisten akuten Krankheitsvorgänge mit homöopathischen Medizinen ausgezeichnet in den Griff genommen werden.

In der Betrachtung und in der Beurteilung der Krankheitsprozesse überhaupt unterscheidet sich die klassische Homöopathie grundlegend von denen der Schulmedizin. Für die Homöopathie ist bei akuten und subakuten Entzündungserscheinungen des Organismus nicht der Bazillus und der Virus von hervorragender Bedeutung, wie das in der modernen Medizin vielfach im Schwange ist, sondern die Klärung der Frage, *welcher* Organismus von dem Bazillus oder Virus befallen werden kann. Dem kritischen Beobachter wird auffallen, daß gleiche äußere krankmachende Umstände jeweils ganz verschiedene Störungen auslösen können. Die Homöotherapie versucht aus diesen Gründen das Terrain zu ändern, das ist, den kranken Menschen als solchen in seinem gestörten seelischen und biologischen Gleichgewicht wieder herzustellen, und sie operiert bei der Auswahl ihrer Heilmittel mit dem Similesatz — sie denkt synthetisch.

Bei hartnäckigen und chronischen Krankheiten ist auch bei der allopathischen Therapie die Bazillen- und Virenfrage wenig relevant. Die Homöopathie benötigt hier, um zur richtigen Mittelfindung zu gelangen, alle Symptome, Zeichen und Modalitäten — so ihre Bezeichnung —, die der Patient jemals in seiner Krankenbiographie ausgewiesen hat und der Homöopath, der hier erfolgreich sein will, kommt zumeist um die Benutzung eines umfangreichen Fragebogens nicht herum.

Dieser ist so verfaßt, daß ihn der mündige Patient — auch Angehörige können mithelfen — richtig und in der rechten Zeit ausfüllen kann. Dabei wird nicht so sehr nach den üblichen diagnostischen Zusammenhängen gefragt — die bringt der chronisch Kranke meist vom vorhergehenden Behandler mit — und auch nicht so nach dem Laborbefund, dem Röntgenstatus und anderen Ergebnissen heute möglicher medizinischer Techniken — die er oft ebenfalls schon in der Tasche hat —, sondern es wird dasjenige verfolgt, was gerade *außerhalb* dieser Befunderhebungen liegt und sich *noch und eigens* bei ihm feststellen läßt. Und das ist grundsätzlich bei *jedem* dieser Patienten eine ganze Anzahl von Symptomen, Zeichen und Modalitäten *besonderer Prägung.*

Die wichtigste Zielsetzung dieses Buches ist es, gerade *dieses* Krankheitsbild, das über das gewohnte klinische *hinausgeht,* zur Darstellung zu bringen und mit den Symptomen, Zeichen und Modalitäten des entsprechenden *Arzneimittelbildes* in Einklang zu bringen, und zu guter Letzt getreu dem Simileprinzip die therapeutische Konsequenz zu ziehen und die Heilung einzuleiten.

Zum Inhalt sollen noch einige Erläuterungen gegeben werden:

Am besten ist es, wenn man sich diesen Inhalt Seite für Seite von Anfang bis zum Ende vornimmt. Wer spätere Kapitel vor den ersten liest, kann sich keine kritische Stellungnahme über das erlauben, was er gerade vor sich hat und studiert. Seine Meinungsbildung muß getrübt sein und seine Kritik ist ohne sicheren Boden.

Auch der mündige Laie kann sich durch das Buch Vorstellungen vermitteln lassen, wie es in der Werkstatt des klassischen Homöopathen zugeht. Wenn er von Anfang an am Ball bleibt — das muß sein, wenn ihm alles verständlich werden soll — kann er sogar seinen Spaß daran haben, wenn er einmal die Krankheiten von der anderen Seite, beziehungsweise durch die andere Seite, mit den Augen des Arztes nämlich, erlebt. Ein *Urteil* über den Wert oder Unwert dieser Veröffentlichung wird allerdings nur demjenigen zugestanden werden können, der kennt, was als Urteilsvoraussetzung angenommen wird: Und das ist minde-

12

stens die *Kenntnis* der klassischen Homöopathie HAHNEMANNS und ihrer Gesetzmäßigkeiten.

Es sei darauf hingewiesen, daß auch dem homöopathischen Arzt das zugestanden werden muß, was sich wie selbstverständlich derjenige zugesteht, der über dessen Erfolgsmeldungen die Stirne runzelt: Sachverständnis und Kritikfähigkeit. Dieser Homöopath unterscheidet sich in nichts von der schulmedizinisch-wissenschaftlichen Ausbildung seines polaren, allopathisch therapierenden Kollegen. Er hat allerdings die Homöopathie noch dazugelernt.

Die Einwände aller Art, die der Außenstehende glaubt bringen zu müssen, hat sich der ernsthaft an der homöopathischen Materie Arbeitende in der Regel längst selbst gemacht und ist mit sich und ihnen ins Reine gekommen..

Demjenigen, der an der Wirkung von Hochpotenzen zweifelt, darf in Erinnerung gebracht werden, daß ein solcher Zweifel schnell ausgeräumt ist, wenn er durch unermüdliche eigene Beschäftigung mit der klassischen Homöopathie seine Erfahrungen gesammelt hat.

Fast jeder Hochpotenzler hat auf seine Weise sein Damaskuserlebnis gehabt und hat durch eine selbst erlebte Hochpotenz-Heilung die Nachfolge HAHNEMANNS angetreten.

Wer es darauf anlegt, kann jede Heilung auf Einbildungseffekte oder solche psychotherapeutischer Provenienz zurückführen. Was ein Narr behauptet, können 100 Weise nicht widerlegen. Ich selbst habe nie Psychotherapie gelernt. Eines weiß ich aber sicher: Therapeutische Ergebnisse aus der Analyse der Psyche sind zwar keinesfalls zu negieren, aber die Umständlichkeit der Methode ist erschreckend. Eine Unzahl von Kranken, die der Psychotherapeut am Wickel hat, kann von einem erfahrenen Homöopathen wesentlich schneller und ökonomischer kuriert werden — mit Hilfe des homöopathischen Simile, versteht sich. Und die möglichen Ausnahmen bestätigen nur die Regel.

Die geschilderten Fälle rekrutieren sich zum großen Teil aus denen, die in meinen Colloquien, Seminaren, Rundbriefen, Vorträgen usw. in den letzten Jahren zur Darstellung gekommen sind. In solcher Anzahl lauter *„neue und frische"* Krankengeschichten auszuarbeiten und zu besprechen wäre ein Unterfangen, das nicht verwirklicht werden könnte.

Wer je selbst nur einen einzigen chronischen Krankheitsfall, den er mit der Homöotherapie kurieren konnte, veröffentlicht hat, weiß, welche Hirn- und Knochenarbeit dahintersteckt.

Die angeführten Fälle laufen sozusagen quer durch den Garten, es sollte für jeden etwas gebracht werden. So wie man den Baum nur dann als schön oder häßlich oder beides bezeichnen kann, wenn man ihn von allen Seiten betrachtet hat, so kann man die Homöopathie nur dann kennen lernen, wenn von überall her Krankengeschichten „angeboten" werden. Daß es sich hier nicht um die *Endzustände* irgendwelcher Erkrankungsprozesse handeln kann, wurde bereits eingangs gesagt und begründet.

Ladenhüter, wie sie jeder Medizinmann, der Allopath und Homöopath, der Chirurg und Psychotherapeut auf Lager hat, wurden nicht gebracht. Es sind alles aus der laufenden Praxis herausgenommene Kranke, deren Zustand und deren Heilung möglichst verständlich mit der nötigen wissenschaftlichen Genauigkeit beschrieben wurde. Immer wieder wurden auch solche Fälle herangezogen, bei denen durch die moderne schulmedizinische Therapie „artifizielle" Störungen gesetzt worden waren, die eine zumeist chronische Beschwerde zur Folge hatten.

Die Homöopathie ist ein Entwicklungsweg und keine Standartheilmethode. Mit ihr soll man sich nur ernsthaft beschäftigen.

Wer sich wundert, daß nicht „sämtliche" homöopathische Arzneimittel in dieser Fallsammlung vorkommen, sondern sogar verhältnismäßig wenige, darf nicht vergessen, daß gängige Krankheiten auch gängige Medikamente erfordern. Das schließt nicht aus, daß jedes einzelne Mittel individuell zu verordnen ist. Aber unter den Hut unserer Polychreste, unter den Hut der psorischen und sykotischen Arzneien passen gewissermaßen schon die meisten chronischen oder refraktären Krankheiten. Es wird im menschlichen Organismus — im gesunden oder im kranken — sozusagen mehr Phosphorprozesse geben, mehr Kieselsäurevorgänge meinetwegen als Aloe- oder Zingiber-Phänomene. Noch anders ausgedrückt, es gibt mehr Sulfur- oder Natrium-Störungen als Moschus- oder Murex-Krankheiten.

Man muß bedenken, daß der therapeutische Spielraum bereits innerhalb einer einzigen homöopathischen Medizin so groß sein kann, daß in ihm eine Anzahl ganz *verschiedener* Krankheitsvorgänge untergebracht werden kann. Aurum soll beispielsweise allein schon 50 verschiedene *„Unter*-Typen" haben. Die Mittelwahl hat selbstverständlich niemals anders als unter den Bedingungen der Paragraphen 7 und 27, und 153 und 154 zu erfolgen!

Literaturhinweise:

In der „Biologischen Taschenbuchreihe", Verlagsbuchhandung J. SONNTAG (Regensburg), sind in der letzten Zeit einige Buchbände erschienen, die sich besonders mit der *propädeutischen* Unterrichtung der Homöopathie befassen.

Zu nennen ist die „Homöopathische Arzneitherapie", eine kurzgefaßte integrierte Arzneimittellehre von W. ZIMMERMANN (München), welche die Lücke schließen soll, die sich immer wieder in der Ausbildung homöopathischer Ärzte ergeben hat. Sie ist der Band 1 dieser Reihe.

Hinzuweisen ist ferner auf die „Einführung in die Homöopathie" von K. HOCHSTETTER (Santiago), mit dem Untertitel . . . und ergänzende Behandlungsmöglichkeiten (Homöopathie, Akupunktur, Elektro-Akupunktur, Neuraltherapie, Phytotherapie). Dieser Band 2 gibt in großen Zügen Einblick in einige Außenseiter-Methoden der Medizin. Er ist wohl für denjenigen gedacht, der von der Schulmedizin kommend zu „neuen therapeutischen Ufern" strebt. Das Hinübersetzen wird ihm allerdings mit diesen Unterlagen noch nicht möglich sein.

Der 4. und wohl beste, weil „eigenständigste" Band ist die „Methodik der Homöotherapie", Leitfaden für die Ärztekurse in homöopathischer Medizin von A. BRAUN (München-Unterhaching).

Er besteht aus 2 Hauptteilen. Im 1. werden die geschichtlichen Grundlagen vermittelt, im 2. wird die Methodik der Homöopathie erläutert; die Hauptquellen sind das „Organon der Heilkunst" und „Die chronischen Krankheiten" von HAHNEMANN. Das Buch steht didaktisch auf dem modernsten Stand und ist außerordentlich geschickt angelegt. Man kann eine Menge Homöopathie daraus lernen.

Neben diesen Einführungen stehen natürlich die Grundlegenden, die Standardwerke der Homöopathie, angefangen von den Hahnemannischen Büchern bis zu den neueren mehr oder weniger guten Veröffentlichungen.

Zumeist handelt es sich um homöopathische Arzneimittellehren, deren jüngste allerdings den Makel der Ausmagerung an sich tragen. Das heißt, es wurden die umfangreichen Enzyklopädien und andere wertvolle Literatur „übersehen" und von „überflüssigem Ballaste" befreit. Das geschah nicht in der Form der Ausrottung dieser alten Werke, sondern in der Art, daß neue Bücher geschrieben wurden, die den Ruch der „Unwissenschaftlichkeit" nicht mehr tragen, weil die obsoleten Arzneimittelbilder oder Teile davon einfach eliminiert wurden. Das Ergebnis ist gar nicht gut, weil damit kein Mensch sinnvolle Homöopathie machen kann.

Wer klassische homöopathische Literatur sucht, findet sie vor allem in den englisch-amerikanischen Landen, aber auch in Indien. Die deutschen Übersetzungen sind praktisch alle vergriffen.

Zur Beachtung:

Sowohl die Rundbriefe zur „Weiterbildung in Klassischer Homöopathie", als auch der Fragebogen mit 31 Seiten, halbbedruckt, können vom Verfasser direkt bezogen werden.

Die Kartei von LEERS wird ausgeliefert über H. A. Theis Schnelldruck (662 Völklingen).

HAHNEMANN
2 meisterlich behandelte Krankheitsfälle

In diesem 1. Buchabschnitt werden neben die die *homöopathische Lehre* betreffenden Abhandlungen bereits *Fallbesprechungen* gestellt, an denen von Anfang an die Methodik der Arzneimittelwahl, das A und O der Homöotherapie, aufgezeigt werden soll.

Gewissermaßen zur Einstimmung soll sogleich HAHNEMANN selbst zu Wort kommen. Es werden aus dem Band 2 seiner „Arzneimittellehre" 2 Fälle gebracht, die er in der „Vorerinnerung" beschreibt:

„Um jedoch auch hierin meinen Freunden zu willfahren, so mögen hier ein paar der kleinsten Fälle homöopathischer Heilung stehen.

Sch . . ., eine etliche und *40jährige* kräftige Lohnwäscherin, war schon 3 Wochen außer Stande, ihr Brod zu verdienen, da sie mich den 1. Sept. 1815 zu Rathe zog.

1. Bei jeder Bewegung, vorzüglich bei jedem Auftreten, und am schlimmsten bei jedem Fehltritt, sticht es sie in der Herzgrube, wohin es jedesmal aus der linken Seite kommt, wie sie sagt.

2. Im Liegen ist es ihr ganz wohl, dann hat sie gar keinen Schmerz irgendwo, auch weder in der Seite, noch in der Herzgrube.

3. Sie kann nicht länger als bis um 3 Uhr früh schlafen.

4. Die Speisen schmecken ihr, aber wenn sie etwas gegessen hat, so wird es ihr brecherlich.

5. Das Wasser läuft ihr dann im Munde zusammen und aus dem Munde, wie Würmerbeseigen.

6. Es stößt ihr nach jedem Essen vielmal leer auf.

7. Sie ist von heftigem, zu Zorn geneigtem Gemüthe. — Bei starkem Schmerze überläuft sie Schweiß. — Ihre Monatzeit war vor 14 Tagen in Ordnung geflossen. Die übrigen Umstände waren natürlich.

Was nun das Symptom 1 anlangt, so machen zwar Belladonna, China und Wurzelsumach Stiche in der Herzgrube, aber alle drei nicht bloß bei Bewegung, wie hier. Pulsatilla macht zwar auch Stiche in der Herzgrube beim Fehltreten, aber in seltner Wechselwirkung, und hat weder dieselben Verdauungsbeschwerden, wie hier 4, verglichen mit 5 und 6, noch dieselbe Gemüthsbeschaffenheit.

Bloß Zaunrebe hat in ihrer Hauptwechselwirkung, wie das ganze Verzeichnis ihrer Symptome beweiset, von Bewegung Schmerzen, und vorzüglich stechende Schmerzen, und so auch Stiche (in der Herzgrube) unter dem Brustbein beim Aufheben des Armes, bei Fehltritten aber erregt sie auch an anderen Stellen Stechen.

Das hierzu gehörige negative Symptom 2 paßt vorzüglich auf Zaunrebe; wenige Arzneien (etwa Krähenaugen ausgenommen und Wurzelsumach in Wechselwirkung — die aber beide auf unsre übrigen Symptomen nicht passen) lassen die Schmerzen in Ruhe und im Liegen gänzlich schweigen, Zaunrebe aber vorzüglich.

Das Symptom 3 ist bei mehreren Arzneien und auch bei Zaunrebe.

Das Symptom 4 ist zwar, was die „Brecherlichkeit nach dem Essen" anlangt, bei mehrern andern Arzneien (Ignazsamen, Krähenaugen, Quecksilber, Eisen, Belladonna, Pulsatilla, Kanthariden), aber theils nicht so beständig und gewöhnlich, theils nicht bei Wohlgeschmack der Speisen vorhanden, wie bei der Zaunrebe.

In Rücksicht des Symptoms 5 machen zwar mehre Arzneien ein Zusammenlaufen des Speichels, wie Würmerbeseigen, eben sowohl als Zaunrebe; jene andern aber bringen nicht unsre übrigen Symptome in Ähnlichkeit hervor. Daher ist ihnen die Zaunrebe in diesem Stücke vorzuziehen.

Das leere Aufstoßen (bloß nach Luft) nach dem Essen (Symptom 6) ist bei wenigen Arzneien vorhanden und bei keiner so beständig, so gewöhnlich und in so hohem Grade, als bei der Zaunrebe.

Zu 7. Eins der Hauptsymtome bei Krankheiten (s. Org. d. H. § 210.) ist die „Gemüthsbeschaffenheit" und da Zaunrebe auch dieses Symptom in voller Ähnlichkeit vor sich erzeugt, so ist Zaunrebe aus allen diesen Gründen hier jeder andern Arznei als homöopathisches Heilmittel vorzuziehen.

Da nun das Weib sehr robust war, folglich die Krankheitskraft sehr beträchtlich seyn mußte, um sie durch Schmerz von aller Arbeit abzuhalten, auch ihre Lebenskräfte, wie gedacht, nicht angegriffen waren, so gab ich ihr eine der stärksten homöopathischen Gaben, einen vollen Tropfen ganzen Zaunrebenwurzelsaftes *) sogleich einzunehmen und beschied sie nach 48 Stunden wieder zu mir. Meinem Freunde E., der zugegen war, deutete ich an, daß die Frau binnen dieser Zeit durchaus gesund werden müsse, welcher aber (nur erst noch auf halbem Wege zur Homöopathie begriffen) dieß in Zweifel zog. Nach zwei Tagen stellte er sich wieder ein, um den Erfolg zu vernehmen, aber das Weib kam nicht, kam auch überhaupt nicht wieder. Meinen ungeduldigen Freund konnte ich nun bloß dadurch besänftigen, daß ich ihm das eine halbe Stunde weit entfernte Dorf, wo sie wohnte, und ihren Namen nannte und ihm rieth, sie aufzusuchen und sich selbst nach ihrem Befinden zu erkundigen. Er that es und ihre Antwort war: „Was sollte ich denn dort? Ich war ja schon den Tag drauf gesund und konnte wieder auf die Wäsche gehen, und den andern Tag war mir so völlig wohl, wie mir noch jetzt ist. Ich danke es dem Doctor tausendmal, aber unser Eins kann keine Zeit von seiner Arbeit abbrechen; ich hatte ja auch drei ganze Wochen lang vorher bei meiner Krankheit nichts verdienen können.

W-e, ein schwächlicher, blasser *Mann von 42 Jahren,* dessen stete Beschäftigung am Schreibtische war, klagte mir den 27. Dec. 1815: er sey schon 5 Tage krank.

1. Den ersten Abend ward es ihm, ohne sichtbare Veranlassung, übel und drehend, mit vielem Aufstoßen,

---

*) Nach den neuesten Vervollkommnungen unsrer neuen Heilkunst würde das Einnehmen eines einzigen, feinsten Streukügelchens, mit der decillionfachen (x) Kraft-Entwickelung befeuchtet, zu gleich schneller und vollkommener Herstellung völlig hinreichend gewesen seyn.

2. die Nacht drauf (um 2 Uhr) saures Erbrechen,
3. die drauf folgenden Nächte heftiges Aufstoßen,
4. auch heute übles Aufstoßen von stinkendem und säuerlichem Geschmacke,
5. es war ihm, als wenn die Speisen roh und unverdaut im Magen wären,
6. im Kopfe sey es ihm so weit und hohl und finster, und wie empfindlich darin.
7. Das kleinste Geräusch sey ihm empfindlich gewesen,
8. er ist milder, sanfter, duldender Gemüthsart.

Hier ist zu bemerken:

Zu 1. Daß einige Arzneien Schwindel mit Übelkeit verursachen, so wie auch Pulsatille, welches seinen Schwindel auch Abends macht, was nur noch von sehr wenigen andern beobachtet worden.

Zu 2. Erbrechen sauern und sauerriechenden Schleims erregen Stechapfel und Krähenaugen, aber so viel man weiß, nicht in der Nacht. Baldrian und Kokkelsamen machen in der Nacht Erbrechen, aber kein saures. Bloß Eisen macht Erbrechen in der Nacht, und kann auch saures Erbrechen hervorbringen, aber nicht die übrigen hier zu berücksichtigenden Symptome.

Pulsatilla aber macht nicht nur abendliches saures Erbrechen und nächtliches Erbrechen überhaupt, sondern auch die übrigen von Eisen nicht zu erwartenden Beschwerden dieses Falles.

Zu 3. Das nächtliche Aufstoßen ist der Pulsatille eigen.

Zu 4. Das stinkende, faulige und das säuerliche Aufstoßen ist ebenfalls der Pulsatille eigen.

Zu 5. Die Empfindung von Unverdaulichkeit der Speisen im Magen bewirken wenige Arzneien, und keine so vollständig und auffallend, als Pulsatille.

Zu 6. Außer Ignazsamen (2.), welcher jedoch unsere übrigen Beschwerden nicht erregen kann, macht denselben Zustand Pulsatille.

Zu 7. Pulsatille erregt dergleichen, so wie sie auch eine Überempfindlichkeit der andern Sinnorgane zuwege bringt, z. B. des Gesichts.

Und obgleich die Unleidlichkeit des Geräusches auch bei Krähenaugen, Ignazbohne und Sturmhut zu finden ist, so sind diese doch nicht gegen die andern Zufälle homöopathisch und besitzen am wenigsten das Symptom.

Zu 8. des milden Gemüthszustandes, welchen, nach dem Vorbericht zu Pulsatille, diese letztere Pflanze ausgezeichnet verlangt.

Dieser Kranke konnte also durch nichts leichter, gewisser und dauerhafter geheilt werden, als durch die hier homöopathische Pulsatille, die er dann auch sogleich, aber seiner Schwächlichkeit und Angegriffenheit wegen nur in einer sehr verkleinten Gabe, d. i. einen halben Tropfen des Quadrilliontels eines starken Tropfens Pulsatille *), erhielt. Dieß geschah gegen Abend.

Den folgenden Tag war er frei von allen Beschwerden, seine Verdauung war hergestellt, und so blieb er frei und gut, wie ich nach einer Woche von ihm hörte.

---

*) Gleiche Absicht erreicht, nach unsern jetzigen Kenntnissen und Erfahrungen, das Einnehmen eines feinsten Streukügelchens Pulsatille x (decillionfacher Kraft-Entwickelung).

Die Erforschung eines so kleinen Krankheitsfalles und die Wahl des homöopathischen Mittels dafür ist sehr bald verrichtet von dem, welcher nur einige Übung darin und die Symptome der Arznei theils im Gedächtnis hat, theils sie leicht zu finden weiß; aber es schriftlich mit allen Gründen und Gegengründen aufzustellen (welches vom Geiste in einigen Augenblicken überschaut wird), macht, wie man sieht, ermüdende Weitläufigkeit.

Zum Behufe eigner Behandlung braucht man nur zu jedem einzelnen Symptome alle die Arzneien mit einem Paar Buchstaben (z. B. Ferr. Chin. Rheum. Puls. zu notieren, welche dergleichen Symptome ziemlich genau selbst erzeugen, und sich im Sinne zu merken, unter welchen, auf die Wahl Einfluß habenden Bedingungen, und so bei jedem der übrigen Symptome, von welcher Arznei jedes erregt wird, um dann aus dieser Liste abzunehmen, welches Arzneimittel unter den übrigen die meisten der vorhandenen Beschwerden homöopathisch decken kann, vorzüglich die sonderlichsten und charakteristischesten — und dieß ist das gesuchte Heilmittel".

Soweit der Bericht HAHNEMANNS.

Er spricht also im vorletzten Abschnitt dieser seiner Darstellungen das Folgende aus: „Die Erforschung eines so kleinen Krankheitsfalles und die Wahl des homöopathischen Mittels dafür ist sehr bald verrichtet von dem, welcher nur einige Übung darin und die Symptome der Arznei theils im Gedächtnis hat, theils sie leicht zu finden weiß; aber es schriftlich mit allen Gründen und Gegengründen aufzustellen (welches vom Geiste in einigen Augenblicken überschaut wird), macht, wie man sieht, ermüdende Weitläufigkeit . . .".

Die schriftliche Fixierung schon „eines so kleinen Krankheitsfalles" macht bereits *„ermüdende Weitläufigkeit"*.

Man sieht, HAHNEMANN ist nicht begeistert von solchen schriftlichen Berichten.

Das soll in Erinnerung gebracht werden, wenn jetzt die 1. Fallschilderung (genauer die 3.) in diesem Buch beginnt:

Trotz der ermüdenden Weitläufigkeit solcher schriftlichen Auslassungen müssen wir wohl oder übel in den sauren Apfel beißen, um sozusagen vom Fleck zu kommen und dem Meister gute Schüler werden zu können. Wir müssen seine Homöopathie *„genau nachmachen"* lernen! Einen anderen Weg, um zum Ziele zu kommen, gibt es nicht.

Jeder Versuch, solche Schwierigkeiten, solche Mühen zu umgehen führt von der Homöopathie weg, bringt sie in Verruf und gefährdet ihre Existenz!

I. TEIL

Organotrope Behandlung und Repertorisation

Hier ist der Fall eines Kollegen, den dieser in der Allgemeinen Homöopathischen Zeitung vor einiger Zeit veröffentlicht hat. Er ist deshalb ein aufschlußreiches Beispiel für uns, weil wir lernen, wie einerseits die organotrope Behandlung — was sie letztlich war, was wir sehen werden — bewerkstelligt wurde und wie andererseits die klassische, Hahnemannische Richtung diesen Fall angegangen hätte.

Es handelt sich um die Ehefrau des Kollegen, 62 Jahre zur Zeit der Erkrankung. Nach dem Röntgenbefund 1961 war es ein kleinmandelgroßes Ulcus duodeni, an dem die Frau litt. Eine mehrwöchentliche Liegekur mit Diät und einigen homöopathischen Mitteln ergab eine gewisse Linderung. In den folgenden Monaten wechseln die Erscheinungen. Es traten sehr schwere Herzbeschwerden hinzu, Puls z. T. über 100. Das Herz schlug so laut, daß es, wie der Kollege schreibt, im Nebenbett zu hören war. Dazu Extrasystolen und fast dauernd Magenbeschwerden und eine allgemeine große Unruhe. Trotz verschiedener Mittel, Lycopus, Palliakol cps., zum Teil sogar Eukodal völliger Zusammenbruch einige Zeit später. Totale Appetitlosigkeit, Übelkeit, Erbrechen. Gewichtssturz insgesamt 14 kg.

Eine neue Röntgen-Untersuchung ergab Ulcera am Bulbus. Eine 6wöchentliche Krankenhausbehandlung brachte eher eine Verschlechterung. Grundumsatz zwischen — 18 und + 20 %. Es wurde an Dauerschlaftherapie gedacht. Die Patientin bekam Luminal usw. ohne Wirkung. Bei der Entlassung war ein Geschwür verschwunden, das andere bedeutend größer geworden, (wahrscheinlich waren beide Geschwüre zu einem einzigen größeren zusammengeflossen meint der Kollege).

Klinisches Bild: Völlige Appetitlosigkeit, dick- weißbelegte Zunge, Übelkeit, Erbrechen nach Nahrungsaufnahme. Es wurde nun — im Consilium mit 2 anderen versierten homöopathischen Kollegen — Antimonium, crudum D 4 gegeben; keine Wirkung.

Später auf Arsenicum album D 6, wegen mitternächtlicher Verschlimmerung der Magenschmerzen und wegen des ulcerösen Prozesses, etwas Linderung. Die nächsten 2 Monate brachten eine Besserung und Gewichtszunahme um 5 kg.

Auch das Blutbild wurde besser. Eine neue Röntgen-Kontrolle ergab Abheilung des Ulcus und Narbenbulbus. Die Patientin ging zur Nachkur. Nach 3 Monaten völliger Rückfall. Erneute Liegekur zu Hause und langsame subjektive Besserung. Einige Zeit später wieder Rückfall mit ähnlichen Symptomen.

Nun las der Kollege eine Arbeit von J. MEZGER über Jod und Fluor und wurde dabei auf die *biphasische Wirkung* jedes Arzneimittels aufmerksam gemacht. Ihm ging nun, so schreibt der Kollege, das Janusgesicht von Jod auf. Obwohl er viele Anzeichen für Jod in der Krankengeschichte fand, dachte er nie an Jod, weil folgende Symptome nicht in das Jod-Bild paßten: dickbelegte Zunge bei Appetitlosigkeit; Übelkeit und Widerwillen gegen jede Nahrung; Frostigkeit mit Verlangen nach Wärme. Es ging ihm nun auf, daß das nur das negative Spiegelbild der ihm bisher bekannten Jodsymptome war und er verschrieb Jodum D 6.

Von da an ging es aufwärts — nach einer Erstverschlimmerung. Der Magen kam in Ordnung, das Herz ebenso, der Stuhl wurde normal; Gewichtszunahme noch über das früher übliche Gewicht hinaus.

Gehen wir nun den Weg über die Repertorisation, der voraussetzt die genaue Aufnahme der Anamnese und die gekonnte Hierarchisierung der gefundenen Zeichen und Symptome. Nehmen wir an, daß die Totalität der Symptome in dem obigen Fall gesucht und auch gefunden wurde. Die nächste grundsätzliche Forderung ist die Hierarchisierung dieser Symptome; das Heraussuchen der *individuellen Symptome,* der ungemeinen, sonderlichen, charakteristischen nach § 153 des Organon.

Wir finden dann bereits eine wesentliche Eigenart des Falles: nämlich ein sonderbares Begleitsymptom, *ein sonderbares Begleitsymptom des ulcuskranken Patienten, und das sind die Herzbeschwerden.* Das ist ein Begleitsymptom nach BÖNNINGHAUSEN wie wir wissen, da es sich auf einer ganz anderen Ebene abspielt als die örtliche Erkrankung selbst. Es ist deshalb so wertvoll, weil es nicht die übliche Weise eines Magenkranken ist, Herzbeschwerden im Rahmen der Magenstörungen zu produzieren — die Herzbeschwerden sind ja bald nach dem Beginn der Magengeschichte aufgetreten. Wobei ich aber einschalten möchte: vergessen wir wiederum nicht, daß auch eine Herzstörung, die *früher* in der Biographie des Patienten vorhanden gewesen wäre unbedingt, im Sinne der Totalität der Symptome, mit zu berücksichtigen gewesen wäre. Nun, diese Herzbeschwerden zeigten sich außerdem noch in einer ganz besonderen Form und speziell dadurch wurden sie individuell, ungemein.

Diese Herzsache ist das Kriterium des ganzen Falles, denn damit taucht die individuelle Symptomatik aus der Versenkung auf. Dieses Symptom läuft jedem anderen Symptom aus der Totalität der Symptome den Rang ab.

Aufgrund der dick-belegten Zunge wurde nun, wie gesagt im Consilium, Antimonium crudum gegeben. Das Mittel wurde also im wesentlichen aus den lokalen Symptomen heraus gewählt, genauso wie Lycopus aus den Herzsymptomen heraus gegeben wurden.

Es stellt sich da sofort die Frage — im Sinne der Hierarchisierung der Symptome —, ist eine dick-belegte Zunge, Übelkeit, Erbrechen, Magenschmerz bei einem Ulcus-Kranken eine individuelle Angelegenheit, unterscheidet sich da die Patientin in ihrem Zustand wesentlich von einem anderen Magenkranken.

Niemals! Das sind Trivialsymptome, banale Zeichen mit denen wir rein gar nichts anfangen können hinsichtlich der Mittelfindung. Dick-belegte Zunge, belegte Zunge überhaupt, gibt es außerdem laut Repertorium bei Hunderten von Mitteln; bei Erbrechen, Übelkeit sind ebenfalls eine Unmenge von Arzneien zu finden. Das allein weist bereits daraufhin, daß das keine ungemeinen, individuellen Symptome sind. Darüber hinaus sind keine *Modalitäten* dieser Erscheinungen angegeben, die von irgendwelcher Bedeutung sind.

Daß Antimonium crudum nicht helfen konnte, ist sozusagen klar, denn wenn es geholfen hätte, wirklich geholfen hätte, wäre der ganze Similesatz über den Haufen geworfen worden. Lycopus wiederum, für's Herz gegeben, blieb ebenfalls ohne Wirkung. Es kann auch das Mittel für *dieses* Herz gar nicht sein, weil es keinerlei Beziehung zum Magenbild hat; nicht einmal eine wirkliche Beziehung zu den Herzsymptomen.

Die Totalität des Falles beinhaltet Magen, Herz und verschiedene andere Dinge. Wir *dürfen den Patienten einfach nicht auseinander nehmen,* wenn wir das homöopathische Mittel finden wollen, in einen Magen-Patienten, in einen Herz-Patienten, in einen Unruhe-Patienten, in einen schlaflosen Patienten usw. Es ist derselbe Organismus, der alle diese Störungen *zusammen* aufweist.

Die Idee des Mittels muß der Idee des ganzen Falles entsprechen: ganzes Mittel — ganzer Fall. Das Mittel muß das Spiegelbild — und wenn auch nur in der *Skizzierung* — des ganzen Falles sein. In der Skizzierung sage ich, weil wir uns nicht einbilden dürfen, jemals *sämtliche* wertvollen Symptome eines Mittelbildes abdecken zu können; von den unwichtigen Symptomen eines Mittels ganz zu schweigen.

Bis jetzt wurde also rein organotrop therapiert, und wir sehen keinen Erfolg. Wie steht es mit den anderen Symptomen und Zeichen der Kranken? Die Gewichtsabnahme ist ein Symptom, daß das Mittel schon haben sollte in seinem Arzneibild. Es ist zwar kein dramatisches, denn völlige Appetitlosigkeit, Erbrechen, Unverträglichkeit der Nahrung und die Schmerzen lassen eine Gewichtsabnahme verständlich erscheinen. Jedoch ist die Intensität der Gewichtsabnahme auffallend; nehmen wir also dieses Symptom, auch deshalb, weil wir nicht viele wertvolle Zeichen sonst noch in diesem Fall haben.

Wie ist es mit dem Frieren, mit dem Verlangen nach Wärme? Ist das sonderlich, ungemein? Ich würde sagen, das ist nicht der Fall. Ein älterer Patient mit starkem Gewichtsverlust wird viel eher frieren als sich zu heiß fühlen. Dieses Symptom ist nur von geringer Bedeutung und schließt diejenigen Mittel, die das Frieren *nicht* im Arzneibild haben, keineswegs aus. Das heißt, wir dürfen da keinen Unterschied machen zwischen kalten und warmen Mitteln. *Beide* Mittelrubriken kommen in Frage. Merken wir uns überhaupt: ein Symptom, das ein Patient *nicht* hat, zum Beispiel das Fehlen von Fettabneigung oder das Fehlen von Durst schließt niemals Pulsatilla aus, wenn *sonst* wertvolle Pulsatilla-Symptome zu finden sind.

Also das Frieren und die Wärmebedürftigkeit ist bei einem solch abgemagerten Patienten ein triviales Symptom, das nicht unlogisch ist, das uns nicht auf ein bestimmtes Mittel führen kann und vor allem auch kein Mittel aus der warmen Reihe ausschließt.

Viel wichtiger ist die Unruhe der Frau; das ist nicht logisch bei einem Magen-Patienten. Dazu ist außerdem der Grundumsatz unauffällig. Die Unruhe muß bei unserem Mittel schon vorhanden sein; wir haben da aber sehr viele Arzneien, die wir nicht differenzieren können, weil keine Modalitäten von Wert angegeben werden. Nun, das weitaus überragende Symptom, das wertvollste Zeichen ist die Herzsache. Haben wir innerhalb der Herzstörungen eine wertvolle Modalität? Jawohl, eine sehr wertvolle Modalität sogar, weil diese nicht oft vorkommt und vor allem nicht oft bei Magen-Patienten; außerdem ist das Symptom im „Kent" nur bei einigen Mitteln angegeben.

Der Kollege schreibt wörtlich: „Das Herz schlug so laut, daß ich, im Nebenbette liegend, es hören konnte." Im Kent haben wir dafür folgende Mittel: Im 2. Band, Seite 224, Aesc., Agar., Am-c., Apis, Camph., Colch., Lyc., Nat-m., Sep., Spig., Thuj. im schwächsten Grad, und Ars., Bell., Calc., Dig., Jod. im 2. Grad. Höchstgradig haben wir kein Mittel. Dazu das *nächtliche* Auftreten Am-c. im 1. Grad; Ars. und Colch. im 2. Grad. Diese letztere Rubrik scheint die ganz genau passende zu sein nach dem Bericht. Jedoch ist nicht erwiesen, ob das hörbare Herzklopfen *nur* nachts vorhanden war; mit großer Wahrscheinlichkeit war es nur nachts auffälliger durch die Bettruhe. Wiederum ist diese genaue Zeitmodalität sowieso nicht so wertvoll, daß wir die *anderen* Mittel des hörbaren Herzklopfens beiseite legen dürften. Kurzum: eigentlich blieben nur 3 Mittel übrig, wenn wir nun die herausgefundenen anderen Symptome zur Differenzierung verwenden; Arsenicum album, Jodum und Sepia. Wir können uns die Arbeit erleichtern, wenn wir den Patienten Arsen-, Jod-, Sepia-Symptome abfragen, aber natürlich wertvolle Symptome dieser Mittel. Am nächsten kommt wohl Jodum und Arsen; Sepia hat nicht die gleich deutliche Unruhe wie Jod und Arsen. Erinnern wir uns übrigens, das einzige Mittel, das außer Jodum noch am meisten getan hat, war das ziemlich am Anfang gegebene Arsen. Danach kam eine Gewichtszunahme und die Geschwüre verschwanden zunächst. Wir wissen nicht, *wie lange* Arsen gegeben wurde.

Es handelt sich letztlich gar nicht so darum, ob wir nun genau auf dieses oder jenes Mittel gekommen sind, sondern vielmehr darum, wie man auf dem richtigen und einzigen Weg — mit exakter Überlegung, mit dedektivischem Spürsinn, mit kaltblütiger Beurteilung der vorhandenen Symptome — in die Nähe der passenden Arznei kommt. Es wird immer davon gesprochen, daß die Homöopathie wissenschaftlich sein muß. Das ist ein schönes Wort — aber werden wir nicht zu großartig in unseren Forderungen. Werden wir *da zunächst wissenschaftlich,* wo es auf unserem Felde auf jeden Fall erforderlich ist: lernen wir eine saubere Anamnese machen, lernen wir ein exaktes Erfassen und Auswählen der wirklichen Leitsymptome und lernen wir das Repertorium beherrschen.

Schlagen wir jetzt im Repertorium noch die anderen Symptome unseres Falles nach: es sind die unwichtigen zwar, aber Jodum ist immer dabei. Wir haben Appetitlosigkeit bei Jod im 2. Rang — wer wüßte das ohne Repertorium — im 3. Band, Seite 420. Wir haben bei Abneigung von Nahrung Jod 2wertig 3/419; es ist sogar bei Ekel vor Nahrung dabei, das gefräßige Jod 3/475; es ist dabei bei belegter Zunge, bei Übelkeit; bei Erbrechen nach dem Essen findet es sich immerhin 2wertig 3/455. Und wir haben sogar Frieren bei Jod im 2. Rang 2/1.

Was sagt uns das alles? Vor allem das, daß sogar diese Banalsymptome nicht *gegen* Jod sprechen; weil auch sie im Jod-Bild enthalten sind, bringen sie uns umsoweniger vom Jod weg, spricht das niemals gegen Jod.

Nur bei Ulcus-Magen ist das Jod nicht zu finden; das zeigt uns, daß es unsinnig wäre, mit pathognomischen Krankheits-Symptomen, quasi den pathologischen Prozessen, zu operieren — gewissermaßen mit den Endergebnissen der Erkrankung — Ulcus 3/469.

Wir haben erlebt, daß wir nicht mit den groben Symptomen arbeiten dürfen, sondern mit den individuellen, ungemeinen, den wirklich wahlanzeigenden, und daß alles andere ein unsicheres Herumtappen ist und bei einem Fall wie dem obigen — der sicherlich zunächst verzwickt erschien — der *Zufall* mithelfen mußte, um das heilende Mittel zu finden und: wenn wir nachrechnen, dieser Zufall bemühte sich erst nach 1 1/2 Jahren um die Patientin.

Anmerkung:

Anläßlich der obigen Krankengeschichte schreibt die Schriftleitung in einer Stellungnahme unter anderem: „Bei Veröffentlichen von Fällen müsse den heutigen Regeln der praktischen, klinischen und wissenschaftlichen Medizin Genüge getan werden."

Wobei zunächst zu ventilieren wäre, ob ein per Zufall gefundenes Mittel diesen Forderungen komplett Genüge getan hat. Es ist ja überhaupt ein Satz mit Allgemeinplätzen. Das Wesentliche wird wohl das sein, daß ein Fall mit einem homöopathischen Mittel — abseits jeglicher Suggestion und Spontanremission — kuriert oder entscheidend gebessert wurde. Und in dieser Hinsicht ist der angeführte Fall wertvoll und genügt den obengenannten Anforderungen. Es ist auch richtig, daß man nicht Statistik verlangt, denn das würde in der Homöopathie nicht sinnvoll sein. Und weiter schreibt die Schriftleitung: „Alles Spekulative und als noch in der Erprobung Befindliche muß bei Auseinandersetzungen oder auch bei Zusammenarbeiten mit gegebenenfalls prüfenden Stellen ausgeklammert werden; hierzu wird auch die Hochpotenz-Frage gezählt."

Also die Hochpotenz-Frage wird ausgeklammert, die Heilung durch Hochpotenzen demnach, weil das ein Spekulativum unserer Disziplin ist. Nun, dieses Spektulative und in der Erprobung Befindliche besteht allerdings schon seit dem alten HAHNEMANN und zieht sich wie ein roter Faden durch ganze homöopathische Ärzte-Generationen. Wer sich einigermaßen in die Hochpotenz-Therapie eingearbeitet hat, wird zum „Spekulativen" dieses Verfahrens nur ein Lächeln übrig haben.

Spekulativ ist es nur für denjenigen, der als selbstverständlich voraussetzt, daß die heutigen Denkkategorien den letzten Schritt, die endgültige Ausgangsbasis für das menschliche Forschen darstellen und der nicht zur Kenntnis nehmen will, daß einige große Geister — darunter HAHNEMANN — über den gängigen Materialismus längst hinausgedacht haben. Das Spekulative, das Herumprobieren liegt doch auf einem ganz anderen Gebiet; es liegt zu allererst im Handhaben der Anamnese, in der Hierarchisierung der Symptome, im Suchen und Finden der Symptome von wirklichem Wert. Da wird im wahrsten Sinne spekuliert, werden lieber 1000 eigensinnige und eitle Theorien gesponnen, anstatt einmal und endlich HAHNEMANN als den wahren Meister zu erkennen, ihn ernst zu nehmen und ihm echte Nachfolge zu leisten.

Nur unter der Voraussetzung, daß wir diesen Hahnemann genau nachmachen, kommen wir — wissenschaftlich exakt, wenn wir diesen Begriff schon verwenden wollen — zum wahren Simile.

Das ist auch die Grundbedingung, um mit Hochpotenzen erfolgreich arbeiten zu können. Das milde Lächeln ist auch keine arrogante Stellungnahme gegen die Ungläubigen in Sachen Hochpotenz, sondern es kommt aus der betrüblichen Einsicht, daß von den Zweiflern an den Hochpotenzen einfach nicht die Voraussetzungen für die erfolgreiche Anwendung eben derselben erfüllt werden.

Es liegt mir ferne, in homöopathischen Dingen den einzelnen einer dummen Kritik zu unterziehen. Andererseits muß es gestattet sein, nicht schöne Allgemeinplätze zu verbreiten, sondern in aller Schärfe auf diese grundlegenden Dinge hinzuweisen. Nur unter den obengenannten Bedingungen werden wir mit Hochpotenzen kurieren können. Diese Homöopathie HAHNEMANNS ist lehrbar und lernbar, sie kann von jedermann bewältigt werden und hat mit Intuition oder gar Spekulation irgendwelcher Provenienz nichts zu tun.

Das Warum und Wieso ist auf jeden Fall zunächst zweitrangig: Wer heilt, hat recht. Der Wirkungsweise der Hochpotenzen werden allerdings weder die heutigen Chemiker noch Physiker, noch Pharmakologen auf die Spur kommen, wenn sie ihren Sinn nicht ändern. Selbstverständlich wirkt ein lege artis gefundenes Mittel in jeder *Potenz*. Nur hilft es in der Hochpotenz schneller und eleganter, vor allem in chronischen Fällen.

Aber jedes echte Simile wird über den Hahnemannischen Weg zu suchen sein. Um das Simillimum zu finden, müssen wir außerdem noch eine *Sternstunde* haben. Die *hohe* Potenz, die „geistartig-gemachte Wirkung der Arznei", wie HAHNEMANN das nennt, ist die letzte Krönung der Homöopathie.

Empfinden wir, daß allerdings in der Hochpotenz-Therapie ein anderer Wind weht, ein Wind, der nicht mehr chemisch oder physikalisch bläst. Er weht aus einer neuen Richtung. Aus der Ecke weht er, wo auch die Dynamis, die Lebenskraft HAHNEMANNS urständet.

26

Der Paragraph 7 des Organon. Der Paragraph 153 des Organon. Ihr Urbild, ihr Zerrbild im Laufe der homöopathischen Geschichte

Der § 153 des Organon ist der *Ausgangspunkt* jeder Wahl eines passenden homöopathischen Mittels. Dazu auch der § 7, wie wir sehen werden. Wie weit dieses Motto im Laufe der homöopathischen Geschichte exakt verfolgt wurde — eine Art Gesetz, das weder der klinische Homöopath noch der Kentianer erfunden hat, sondern das ganz allein eine unmißverständliche Angabe des Schöpfers der Homöopathie ist — das wollen wir uns in Umrissen vergegenwärtigen.

Alles andere: Arzneimittelbilder lernen, Betrachtungen anstellen über Minerale, Metalle, Pflanzen und Tiere, ja auch erkenntnistheoretische und philosophische Probleme erörtern, von denen es eine ganze Menge in Hinsicht auf die homöopathische Heilkunst gibt, ist vergleichsweise *für die praktische Handhabung* zunächst nicht so vordergründig.

Was von enormer Vordergründigkeit ist, das ist das beinahe sture Lernen und Einpauken von gewissen Gesetzmäßigkeiten, die nichts anderem dienen, als dem praktischen Handhaben der Homöopathie, das ist: der immer besseren Erlernung der homöopathischen Anamnese, der Hierarchisierung der Symptome und damit der Findung des passenden, heilenden Mittels.

Wenn alles schon glanzvoll von uns beherrscht würde, wenn wir ganz unabhängig von immer möglichen Mißgriffen und Versagern in der täglichen Praxis sagen könnten, wir haben uns längst in die praktische Homöopathie eingearbeitet, uns ist längst der Knopf aufgegangen, wir wissen wie die Mittelwahl vonstatten geht — uns interessiert nur noch eine Verfeinerung unserer Arbeit, ein letztes Schleifen unserer homöopathischen Werkzeuge: wenn wir das sagen könnten, dann könnten wir auf die Probleme eingehen, die *hinter* der geistartig gemachten Wirkung der Arznei stecken, die *hinter* der Simileidee stecken, die *hinter* dem Biochemismus des Organismus stecken und so fort und so weiter. Leider — und das muß man ganz ungerührt zur Kenntnis nehmen — sind wir noch nicht so weit.

Wir sind noch und wir sind immer noch im Kampf mit den Grundprinzipien der Homöopathie. Wir sind immer noch dabei, über die Anamnese zu sprechen, über die Hierarchisierung der Symptome, über die Paragraphen 153 und 7.

Wir sind gewissermaßen immer noch dabei, uns mit den *Werkzeugen* der Homöopathie zu beschäftigen, so wie der Autofahrer mit den Hebeln und Schaltern seines Vehikels sich beschäftigt, wenn er seine Fahrschule macht. Später geht dieses Beschäftigen sozusagen automatisch — reflektorisch vor sich und der Fahrer kann sich der Landschaft widmen, einer künstlerischen Fahrweise. Er bekommt Spaß am Fahren, er wird nicht mehr von seinem Fahrzeug absorbiert; er wird frei.

Auch wir werden später nicht mehr von den homöopathischen Techniken absorbiert, wenn wir sie erst einmal in den Griff bekommen haben. Wir bedienen uns ihrer gelöst; wir beherrschen sie im besten Sinne des Wortes.

Aber so weit sind wir nicht. Das ist keine negative Feststellung, sondern nur die einer realen Wirklichkeit. Warum wir nicht weiter sind, darüber ließen sich manche Überlegungen anstellen — aber man soll niemals etwas bereuen, sondern sich bemühen, es besser zu machen. Machen wir es besser. Und das geht nur über ein unverdrossenes Bemühen um die Technik der Mittelfindung. Abseits aller Theorien und Wenn und Aber ist das das A und O unserer täglichen homöopathischen Arbeit. Täglich werden wir konfrontiert mit den Ergebnissen unseres Bemühens, mit den negativen und mit den positiven. Täglich erleben wir Rückschläge, täglich können wir aber auch etwas empfinden von dem, was HAHNEMANN einmal so genannt hat:

„Der Heilkünstler in diesem Geiste aber schließt sich unmittelbar an die Gottheit an, an den Weltenschöpfer, dessen Menschen er erhalten hilft und dessen Beifall sein Herz dreimal beseligt."

Dieser Ausspruch ist keineswegs für romantisch oder rührselig zu halten. Wer nur einen einzigen chronischen Fall mit unseren Mitteln kurieren konnte, wird solche Empfindungen erleben können und erlebt haben. Wer diesen Spruch etwas meditiert, wird ihn nicht als einen zu großartigen empfinden, sondern bei genauerem Hinsehen erkennen, daß der Beifall des Weltenschöpfers mit Sicherheit den am meisten beseligt, der mit menschengemäßen, mit menschenliebenden Mitteln arbeitet, wie das besonders den homöopathischen Arzneien zu eigen ist. Der das anwendet, was nach dem Simileprinzip Mensch und Natur im tiefsten verbindet, der längst erkannt hat, was heutzutage langsam und zäh über die Umweltschutzerkenntnisse auch dem unbedarftesten Gemüt aufgeht, nämlich, daß Mensch und Natur letztlich eine Einheit sind, ineinanderverschlungen sind in Gedeih und Verderb. Und der als Therapeut aus dieser Erkenntnis seine Konsequenz zieht und mit natürlichen Stoffen zu heilen versucht, mit jenen, die auch der *Krankheitsidee,* der Aufgabe und der Sinngebung jeglicher Krankheit am vollkommensten entsprechen, zu heilen versucht mit Arzneien, die den Schicksalsmächten eines jeden Menschen ein Wohlgefallen sind.

Als homöopathische Ärzte müssen wir auch *solche* Gedanken pflegen. Bei jeder anderen modernen Therapie existiert zwischen dem Arzt und dem Religiösen kein direkter Bezug. Der größte Nihilist kann ein guter Chirurg sein und so weiter. Unsere Therapie verlangt im Grunde eine Gesinnung, die religiös sein muß. Nicht irgendwie neutral oder lau können wir uns verhalten, sondern religiös und von PARACELSUS wissen wir, daß des Arztes höchste Arznei die Liebe ist. Aus dem Herzen kommt der Arzt — nicht allein aus dem Intellekt. Fragen wir einen Schwerkranken — er braucht viel weniger die Medizin zum Schluß. Er braucht tätiges Umsorgen, er braucht Liebe. Wer einmal selbst schwer krank war, weiß, was eine liebevolle Umgebung alles schaffen kann. Und wer solche liebevolle Verhaltungsweise *ablehnt* als Patient, beweist nicht mehr die übliche Norm. Er zeigt damit ein *ungewöhnliches individuelles* Benehmen, und jetzt kommen wir wieder auf unser Thema zurück — er braucht von uns eine Arznei, die diese Tatsache mit berücksichtigt, was immer auch an Krankheit vorliegt.

Es muß wiederholt werden: Nur unermüdliches, beinahe stures Fall-Exerzieren und Einpauken der Technik der homöopathischen Mittelwahl bringt uns zu einem Ergebnis, das befriedigend sein kann; nicht nur für uns, sondern auch für die Darstellung der Homöopathie der Umwelt gegenüber.

Die Mittelwahl und ihre erfolgreiche Verwirklichung bis zum Finden der *heilenden* homöopathischen Arznei, ist ganz *unabhängig* von der Wahl der *Potenzhöhe*. Keiner kann kommen und sagen, daß hängt a priori zusammen.

Jeder, ob klinischer Homöopath oder Kentianer, ob Hoch- oder Tiefpotenzler, *hat die Wahl des Mittels nach den Vorschriften Hahnemanns zu machen* — niemand kommt um diese Angaben herum. Wer trotzdem seine Privatinterpretationen vornimmt, der weicht vom Thema ab. Er wird nach einem Ausspruch HAHNEMANNS ein homöopathischer Bastard.

Es hat gar keinen Sinn, uns auf das Denken der modernen Medizin einzulassen. Unsere Therapie kann nicht in die schulmedizinische Weisheit mit eingepackt werden. Eine Billardkugel ist eine Billardkugel und kein Tennisball. Wer alles über einen Leisten schlagen möchte — und wenn es noch so ehrenwert gemeint ist — der hat die Idee der Homöopathie nicht begriffen. Ein einziger erlebter, echt nach den Gesetzen der Homöopathie kurierter Krankheitsfall wird demjenigen, der nur ein bißchen über diese Sache nachdenkt, den *Wesensunterschied* zwischen Homöopathie und Allopathie aufgehen lassen. Gegen eine Koexistenz ist nichts einzuwenden — aber wer glaubt, die Homöopathie der modernen Medizin schmackhaft machen zu müssen, wer glaubt, gemeinsame Gedankengänge und Ideen finden zu müssen, hat die Eigenständigkeit der homöopathischen Heilmethode nicht erfaßt.

Kommen wir jetzt zu dem § 153. Der § 154 besagt das gleiche. Im Grunde genommen scheiden sich an *diesen* Paragraphen die Geister. Hier trennt sich die Spreu vom Weizen — das bezieht sich auf die Gesinnung eines *jeden*, der sich mit der Homöopathie auseinander setzen möchte. Die ganze Biographie des homöopathischen Heilkünstlers entscheidet sich an diesem § 153. Und an diesem Paragraphen sind die klinischen Homöopathen seit den Zeiten MORITZ MÜLLERS — des Gegenspielers HAHNEMANNS zu dessen Lebzeiten — gescheitert. Sagen wir besser, durch das Mißverstehen dieses Paragraphen hat sich im wesentlichen die *klinische Richtung der Homöopathie* gebildet. Dieses Schisma hat der Homöopathie großen Schaden zugefügt und ihr auf Jahrzehnte hinaus Knüppel in den Weg geworfen. Man muß daran erinnern, daß die klinische Homöopathie die sogenannten Wolf'schen Thesen angenommen hat, wonach bei der Mittelwahl auch der *pathologische Prozeß* mit einzubeziehen ist. Eine Todsünde für die Kriterien der Mittelwahl nach HAHNEMANN. Auf einen Nenner gebracht heißt das nämlich: Klinisch denken und homöopathisch therapieren. Wieso ist daran dieser § 153 schuld? Er selbst ist natürlich unschuldig. Schuld haben diejenigen, *die ihn nicht verstanden haben*, beziehungsweise so umgemodelt haben, daß er ihr — durch das klinische Denken präformierte — Gehirn befriedigte, das heißt, sie instand setzte, die homöopathische Denkart in das Prokrustesbett der modernen Denkweise ganz allgemein und der schulmedizinischen Denkweise im besonderen zu zwängen. In diesem Bett wurde in solcher Manier die naturwissenschaftlich-kritische Richtung der Homöopathie gezeugt. Die Kreuzung zwischen einem Esel und einem Pferd, was zum Beispiel das Maultier ist, ist ein Mischling und man heißt das einen Bastard. Die Bastarde sind meist unfruchtbar. HAHNEMANN wußte also genau was er sagte, wenn er die naturwissenschaftlich-kritische Richtung Bastard-Homöopathie nannte.   Es dreht sich nicht darum, daß auch diese Homöopathie Ergebnisse zeitigt. Man kann sehr wohl quasi reflektorisch und organotrop Carduus marianus für die Leber, Crataegus oder Lycopus für das Herz und Cinnabaris für die Nebenhöhlen jedem verordnen, aber dann ist das keine Homöopathie mehr, sondern Phytotherapie, Mineraltherapie usw.

Uns hat allein die Homöotherapie zu interessieren. *Organotrop* geht auch die Schulmedizin vor, die Pflanzenheilkunde, die Mineraltherapie, die mit tierischen Stoffen arbeitende Methode. Das kann man natürlich und die Erfolge sind ohne weiteres befriedigend. Wenn wir aber die Simileidee auf's Panier schreiben, die Idee der potenzierten Arznei und noch anspruchsvoller, die Idee der Lebenskraft und die der geistartig-gemachten Wirkung der Arznei in der Hochpotenz, dann haben wir uns auch nach diesen Ideen zu richten bis zu ihrer Verwirklichung bei der Wahl des homöopathischen Mittels. Das gehört sich so, das ist selbstverständlich. Wer die Homöopathie auf die organotrope Betrachtungsweise reduziert, denaturiert sie und beweist, daß er sie nicht verstanden hat und die *Hahnemannische* Homöopathie — auch das kann man sagen — nicht beherrscht. Er beherrscht damit auch nicht den Einsatz des hochpotenzierten Mittels. Er wird damit nur daneben greifen und es kommt der Witz, der makabre Witz zum Tragen, daß gerade derjenige, der sich am meisten an den Hochpotenzen und ihren Wirksamkeiten wetzt, *sie mangels Erfahrung gar nicht beurteilen kann, weder im Guten noch im Schlechten.* Er kann sie mangels Erfahrung gar nicht einsetzen dürfen. Grob gesagt, wäre es unverantwortlich, wenn er das tun würde. Er tut es auch nicht — aber er redet darüber.

Wie konnte es um Gottes Willen kommen, daß der arme § 153 so abgrundtief mißverstanden wurde? Es kam zunächst einmal daher, weil man HAHNEMANN einfach nicht „nachmachte". Obwohl er es immer wieder beschwörend verlangte, dachte man gar nicht daran, ihn *genau nachzumachen.* Man war selbst viel zu klug und weise, um etwas nur „nachmachen" zu wollen. Man wollte unbedingt etwas Besonderes bieten. Man wollte sozusagen beweisen, daß man auch *wer* war, daß man auch seine eigenen Einfälle hatte. Aber man hatte gar keine neuen Einfälle, man hatte nur die Fähigkeit das nachzumachen, was die *Schulmedizin* und ihre Betrachtung der Krankheit vormachte. Nicht, daß der Betreffende innerhalb der Schulmedizin eine phänomenale Idee erzeugt hätte — das nicht, nur die Fähigkeit hatte er, oder die Unverfrorenheit, — das ist eine Frage des Geschmacks- — die Prinzipien der Homöopathie, im speziellen jetzt die Prinzipien des § 153, umzubiegen; *so hinzubiegen, daß er sauber da stand* und wissenschaftlich ein gutes Gewissen hatte — ein gutes Gewissen hatte dergestalt, daß er sagen konnte: Auch der Homöopath weiß, was er der modernen Erkenntnis über Gesundheit und Krankheit des Menschen schuldig ist.

Und das ist das Drama: *Denn der § 153 ist keineswegs nach klinischen Ge-*
sichtspunkten aufgebaut. Er ist niemals so zu verstehen, daß er die *klinischen*
Gesichtspunkte bei der Mittelwahl berücksichtigen will. Er ist nur mit sich
selbst identisch, wenn er so verstanden wird, daß er das *Individuelle der Krank-*
heit, das Eigenheitliche, das Ungewöhnliche, das Sonderliche bei der Mittelwahl will und sonst gar nichts. HAHNEMANN schreibt: „es sind die auffallenderen, sonderlichen, ungewöhnlichen und eigenheitlichen (charakteristischen) Zeichen und Symptome des Krankheitsfalles, besonders und fast einzig
fest in's Auge zu fassen; denn vorzüglich diesen müssen sehr ähnliche, in der
Symptomenreihe der gesuchten Arznei entsprechen, wenn sie die passendste
zur Heilung sein soll."

Im § 154 spricht er — und damit ist kein Mißverständnis, kein Versehen
möglich — wiederum von den besonderen, ungemeinen, eigenheitlich sich auszeichnenden Zeichen. Niemand kann sagen: „HAHNEMANN hat doch manches im Laufe der Entwicklung seiner Homöopathie verbessert, auch verändert
oder gar revidiert . . . und der § 153 sei auch nicht so wörtlich zu nehmen; auch
da könnte er seine Meinung geändert haben". Nehmen wir an, er hat früher eine andere Meinung von diesem Paragraphen gehabt: in der letzten, der 6. Auflage des Organon steht er so, wie er oben aufgeführt ist. Wer auf die Grundidee
der Homöopathie eingehen kann, der wird sogleich sagen müssen: Dieser Paragraph *kann* gar nicht anders sein, als so wie er ist, das heißt, es müssen die eigenheitlichen Symptome sein, die sonderlichen, die individuellen letztlich, die
die Mittelwahl bestimmen, denn erst dadurch wird die Simile-Idee einleuchtend und verständlich und im tiefsten Sinne wahrhaftig.

Ich erinnere an die Konstitutionstypenlehre der neueren Homöopathie: Sie
kann niemals dem *individuellen Charakter einer Mittelwahl gerecht werden,*
denn schon der Name „Typ" sagt, daß es sich eben nicht um das Individuelle
des Kranken handelt, sondern um etwas allgemeineres, um seinen Typ. Typen-
lehre sagt nichts anderes aus, als daß die Sonderlichkeit, das Eigentliche auf einen bestimmten Typ zu beziehen ist; und das ist mangelhaft, das ist zu verschwommen, das bringt uns haarscharf weg vom wirklich Individuellen, das
den einzelnen Kranken charakterisiert in seinen Zeichen, Symptomen und Modalitäten. Es bringt uns weg von dem, was das Einmalige des Individuums ist,
was genau so einmalig ist wie sein Fingerabdruck. Oder um es auf eine kurze
Formel zu bringen: Kein Mensch außer ich selbst kann zu mir „*ich*" sagen. Das
ist meine Individualität, das ist mein ureigenstes Sein.

Nur wenn man sich das vergegenwärtigt, kann man die Aussage HAHNE-
MANNS in diesem § 153 würdigen. Eine Offenbarung wird das allerdings nur
für den, der mit diesem Paragraphen gelebt und gearbeitet hat.

Es soll jetzt die Ausdeutung dieses wichtigsten Paragraphen des Organon von
einem Mann gegeben werden, der als der Historiker der Homöopathie bekannt
ist, einem Manne, der Augenarzt war und nie in seinem Leben homöopathisch
behandelt hat, obgleich er sicher ein Fan der Homöopathie war. Wenn man
liest, was dieser R. TISCHNER von dem § 153 schreibt, dann wird man sofort
der Feststellung zustimmen können, daß es das Denken in klinischen Kategorien ist, das diesen Paragraphen verunstaltet hat. TISCHNER schreibt in sei-

nem Buch: Samuel Hahnemann Leben und Lehre, 1959, Haug-Verlag auf Seite 77: „In Bezug auf die individuelle Arzneimittelwahl bezeichnet HAHNE-MANN — im § 153 muß hinzugefügt werden — die wesentlichsten, beständig-sten, auffallendsten, ungewöhnlichsten, beschwerlichsten Symptome als die Hauptzeichen." Dann kommt in Paranthese der Zusatz von HAHNEMANN: „Die singulärsten, ungewöhnlichsten Zeichen geben das Charakteristische, das Unterscheidende, das Individuelle an."

TISCHNER fährt fort: „Da diese Symptome vielfach ganz unabhängig von-einander sind und keineswegs zusammen zu hängen brauchen, gibt es hier ei-nen sehr breiten und unbestimmten Spielraum für die Mittelwahl. Wie schon früher, setzt HAHNEMANN auch hier *die Kenntnis der Pathologie voraus. Nur diese erlaubt uns ein Urteil darüber, was ,wesentlich, singulär usw. ist . . .'* " — In diesem Stil, mit dieser Gesinnung geht es bei TISCHNER dann noch weiter.

Nehmen wir nun diese Angaben auseinander, betrachten wir sie ganz unvor-eingenommen: Er schreibt also: die wesentlichsten, beständigsten, auffallend-sten, ungewöhnlichsten, beschwerlichsten Symptome sind *laut Hahnemann* die Hauptzeichen für eine individuelle Mittelwahl. Vergleichen wir dazu den Text des § 153, dann finden wir bereits eine makabre Impotenz der Fähigkeit, diesen Paragraphen überhaupt *genau durchlesen* zu können, von einer völlig falschen Interpretation ganz abgesehen. TISCHNER, nehmen wir die Sache numerisch, schreibt von 5 Begriffen, wie auch HAHNEMANN von 5 Begriffen schreibt, die fast einzig und allein die Mittelwahl bestimmen dürfen. Von den 5 Begriffen TISCHNERS sind die Symptombegriffe: „die wesentlichsten, die beständig-sten, die beschwerlichsten" *bei Hahnemann überhaupt nicht angeführt.* 3 sind also überhaupt nicht erwähnt, gar nicht existent in diesem § 153. Wie steht es mit den restlichen 2 Symptomen TISCHNERS? Statt die „*auffallendsten*" heißt es bei HAHNEMANN die *auffallenderen* und statt die „*ungewöhnlich-sten*" heißt es die *ungewöhnlichen*.

TISCHNER hat — das kann jedermann nachlesen — also diesen wichtigsten Paragraphen überhaupt, den wir in Bezug auf die homöopathische Mittelwahl zu berücksichtigen haben, in toto eliminiert, 100%ig vernichtet, und das ist ei-nem Mann gelungen, der als Historiker der Homöopathie dicke Bücher ge-schrieben hat. Liest man seine anderen Werke, dann wird man erleben, daß er HAHNEMANN und seine Homöopathie in ihrem wahren Wesen nie verstan-den hat. Er hat ein Verdienst allerdings, das ist seine Fähigkeit, die historischen Daten ordentlich aneinander gesetzt zu haben. Man kann nachschlagen, wann und wo HAHNEMANN das und das getan hat — den Geist der Homöopathie aber hat TISCHNER sein ganzes Leben nicht begriffen. „De mortuis nil nisi be-ne." Nun, es wird hier nicht die Person besprochen — es handelt sich um die Sache.

Ist nun TISCHNER ganz allein derjenige, der den § 153 so zerfetzt hat? So-weit ich orientiert bin — und ich habe mich um Orientierung in diesen Dingen bemüht — ist es allerdings nur TISCHNER, der sich das geleistet hat. Aber nur aus dem traurigen Grunde, *weil andere diesen Paragraphen überhaupt nicht zur Kenntnis genommen haben.* Für diese anderen war er gar nicht vorhanden. Sie haben sich von MORITZ MÜLLER an, der 1830 in Leipzig von HAHNE-

MANN brüsk und endgültig abgebaut wurde, um diesen Paragraphen nicht gekümmert.

MÜLLER schrieb damals: „Die Homöopathie ist eine höchst schätzbare Heilmethode, die einen ungemeinen Fortschritt in der Wissenschaft bedeutet. Es ist aber unbedingt an der gemeinschaftlichen Wurzel beider Heilverfahren festzuhalten, weil man so am Ende zur Wiedervereinigung und Verschmelzung beider Systeme, der Homöopathie und Allopathie, auf dem Boden gemeinsamer wissenschaftlicher Grundsätze kommen wird." Es heißt auch, daß MÜLLER damals die drohende Kluft sah, die sich zwischen HAHNEMANN und ihm auftat und er mit dem oben angeführten Satz alles zu einem guten Ende führen wollte.

Bereits damals begann demnach das Mißverstehen homöopathischer Gesetzmäßigkeiten. Bis zum heutigen Tage leben diese „Müllers" unter uns. Wir haben aber schon gehört, daß eine Billardkugel nicht zum Tennisball umfunktioniert werden kann, daß es da keine gemeinsame Wurzel gibt. Eine Koexistenz ja, eine Verschmelzung von Allopathie und Homöopathie aber ist unmöglich — ist ein Widersinn. Das hat nichts mit Sympathie und Antipathie zu tun. Wer auf eine Vereinigung zwischen beiden hofft, hat weder die Gesetze der Allopathie noch die Gesetze der Homöopathie zur Kenntnis genommen. Nicht weil wir nicht wollen, sondern weil wir *nicht können*, lehnen wir die Ideen des MORITZ MÜLLER ab. Wer MÜLLERS Gedanken gutgeheißen hat, das war und ist die klinische Richtung der Homöopathie, die sogenannte naturwissenschaftlich-kritische Richtung. Wie schon angeführt: klinisch denken — homöopathisch behandeln, ist die Parole dieser Privat-Homöopathie. Es ist aber zu bemerken, daß sie eine gewisse Existenzberechtigung hat — nämlich deshalb, weil sie mit diesem ihrem Denken einen erträglichen Übergang erlaubt für den, der von der Allopathie in die Homöopathie umsteigen will. Wer direkt von der Allopathie mit ihrer Gesinnung auf die klassische Homöopathie mit ihrer polaren Gesinnung überwechseln wollte, wäre einfach überfordert. Wer Zither spielt, kann darauf nicht plötzlich die Neunte Sinfonie von BEETHOVEN oder BRUCKNER spielen wollen; dazu braucht er einen Bechsteinflügel und mehr. Aber er kann, um beim Bild zu bleiben, mit dem Schifferklavier sich an die Mondscheinsonate heranwagen — er kann also einmal statt Lipostabil Carduus aufschreiben für die Leber und statt einem Antibiotikum einmal Cinnabaris für eine Nebenhöhlenvereiterung. *Das alles darf jedoch nur ein Übergang sein,* einer, der sozusagen bei Nacht und Nebel geschehen muß, um sobald wie möglich in den hellen Sonnenschein echter Homöopathie zu gelangen. Mit diesem Surregat muß man sagen, kann aber niemand Staat machen wollen für die *Homöopathie,* weder in seinen eigenen Reihen noch gar bei den Allopathen oder den Außenstehenden überhaupt. Die wollen saubere Kasuistik, die wollen vor allem den Weg wissen, der zu diesem und jenem Mittel geführt hat, auch den Umweg, wenn es sein muß, aber die wollen nichts davon hören, daß der Homöopath *auch* wissenschaftlich ist, *auch* vertraut ist mit den modernen medizinischen Erkenntnissen — das ist selbstverständlich. Sie wollen keine Beteuerungen hören, sondern Ergebnisse sehen. *Ich kenne keinen Mediziner, der die*

Homöopathie nicht anwenden würde, wenn er sie erfolgreich anwenden könnte.
Noch immer gilt, wer heilt hat recht, und nicht: recht hat derjenige, der der gerade gängigen letzten medizinischen Erkenntnis eine Verbeugung macht, einer Erkenntnis, die meist kurzlebiger ist als die Mode und die zumeist trotz bombastischer Ankündigungen schnell und endgültig wieder in der Versenkung verschwindet.

Ein Mann von Bedeutung hat sich allerdings Gedanken gemacht um den § 153 — das war E. SCHLEGEL. Er hat sich über das ganze Organon seine Gedanken gemacht und hat ein Büchlein geschrieben: „Samuel Hahnemanns Ordnung der Heilkunde", in dem er jeden einzelnen Paragraphen dieses Organons kommentiert. Der § 153 ist der am umfangreichsten kommentierte und der erste Satz dazu heißt bei ihm: *„Vielfach fehlt es den homöopathischen Ärzten daran, diesen Paragraphen zu kennen und gemeistert zu haben . . ."*

SCHLEGEL hat KENT in seinem Kommentar mit eingebaut; er schreibt, „daß sich KENTS Ausführungen unmittelbar den Kernsätzen HAHNEMANNS anschließen" und er erwähnt KENTS „Homöopathische Philosophie" und KENTS Absicht, daß diese Vorlesungen zusammen mit dem Organon zusammen gelesen werden sollten; „diese stellen auch eine Art Kommentar dar, und geben in 36 Kapiteln die Hauptgesichtspunkte."

SCHLEGEL soll noch kurz zitiert werden, insoweit er sich über KENT ausgelassen hat: „Seltene Intuition und Verständnis, logisches Denken waren seine (KENTS) hervorragenden Eigenschaften, sodaß Gehorsam gegen das Gesetz und strikte Ergebenheit für die erkannten Grundlagen, selbst gegen persönliche Neigungen und Interessen, ihn bestimmten. Im ganzen Bereich der therapeutischen Wissenschaft bestieg er unbetretene Höhen des Schauens und war gleichfalls daheim in den Niederungen der Einzelheiten und der angewandten Kenntnisse . . ."

SCHLEGEL schreibt noch von dem vielfachen Variieren in der Behandlungsart — nämlich der homöopathischen — wie es allgemein üblich und auch von ihm selber praktisch vertreten ist, und davon, daß das bei KENT *nicht* vorkommt. Er bekennt auch, daß er in der Praxis oftmals Wege eingeschlagen hat, die ihm mehr versprachen, besonders bei der Behandlung der Krebskranken und daß das ohne Verminderung der Hochschätzung des Kentschen Standpunktes geschah.

Dazu kann man eine kleine Anmerkung machen: Gerade beim Krebskranken ist die Anamnese meist öde und leer in Bezug auf individuelle Symptome, Zeichen und Modalitäten im Sinne des § 153, und hier wird der homöopathische Gedanke nicht mehr die Grundlage der Therapie sein können deshalb, weil einfach die Grundbedingungen fehlen. Wo nichts ist, hat der Kaiser sein Recht verloren. Diesen Standpunkt müssen wir uns auch in einem jeden anderen Fall zu eigen machen: Wenn wir keine Symptome, Zeichen und Modalitäten bei einem x-beliebigen Krankheitszustand finden, die unseren Intentionen entsprechen, die unseren homöopathischen Gesetzmäßigkeiten entgegen kommen, dann müssen wir aufgeben, dann können wir das homöopathische Spiel nicht machen.

Aber nur dann können wir das Spiel nicht machen. Wenn wir fahrlässig oder aus Unwissen die Symptome vernachlässigen, wenn wir sie nicht zur Kenntnis nehmen und nicht einsetzen, weil wir nicht wahrhaben wollen oder können, was der § 153 will, dann allerdings liegt es *allein bei uns,* wenn wir in der Homöopathie versagen. Das liegt nicht mehr in der Methode, das liegt an unserem Nicht-Können.

Das muß unterschieden werden. Die Frage ist nicht, was kann die Homöopathie nicht machen — das ist deshalb keine Frage, weil jeder halbwegs mündige Homöopath so etwas beantworten kann. Die Frage lautet nur, was kann der Einzelne aus der Homöopathie machen, wenn er *alle Kriterien* ihrer Methode kennt, wenn er alle Möglichkeiten auszuschöpfen gelernt hat, wenn er — und jetzt kommt es wieder — wenn er zum allerersten den § 153 in sein Bewußtsein aufgenommen hat, wenn er ihm in Fleisch und Blut übergegangen ist. Was ist denn der einzig gangbare Weg, wenn man diesen § 153 zum Leben bringen möchte: Es ist der Weg, der in die praktische Arbeit einmündet. *Praktisch* ist dieser Paragraph anzuwenden. In der täglichen praktischen Arbeit ist er zu prüfen. Zum ersten müssen wir wissen, was HAHNEMANN da will, zum zweiten müssen wir das Erkannte in die Tat umsetzen; und diese Möglichkeit, die Homöopathie am kranken Menschen in die Tat umsetzen zu können haben wir immerwährend, Tag und Nacht. Wenn wir uns die Interpretation TISCHNERS vornehmen, können wir unschwer und sogleich feststellen, daß er seine Auslegung des HAHNEMANN nur von einem einzigen Gesichtspunkt her vornimmt: Vom Gesichtspunkt des *klinischen Denkens.* So betrachtet, verstehen wir plötzlich die Begriffe, die bei HAHNEMANN gar nicht vorkommen wie da sind: die beschwerlichsten Symptome, die beständigsten, die wesentlichsten Symptome. Sie sind von klinischer Qualität viel mehr als von individueller Qualität; sogar die Begriffe HAHNEMANNS: die auffallenderen, die ungewöhnlichen Symptome kommen bei TISCHNER in ein schiefes Licht und sagen nur verzerrt das aus, was HAHNEMANN damit gemeint hat.

Nur wer den § 153 unter dem Blickwinkel des klinischen Denkens sieht, der wird so sprechen, wie TISCHNER spricht.

TISCHNER schreibt ja: bei diesen Dingen setzt HAHNEMANN die Kenntnis der Pathologie voraus. Das ist eine glatte Desavouierung HAHNEMANNS, was TISCHNER da auf's Papier pinselt. Nur damit man der klinischen Betrachtung nahe kommt, wird solch ein Unsinn geschrieben.

Und wenn wir von KENT hören, daß er feststellen mußte, daß von 100 Homöopathen kaum einer es versteht eine richtige Anamnese zu machen, dann müssen wir dem zustimmen, weil wir wissen, daß seit HAHNEMANN die meisten Homöopathen den § 153 so ausgelegt haben, wie ihn später TISCHNER ausgelegt hat.

Im Grunde war damals vielleicht noch stärker als heute kaum eine Empfindung und ein Gespür vorhanden für das, was HAHNEMANN mit seiner Homöopathie eigentlich wollte. Was er *nicht* wollte, ist auf jeden Fall klar: Er wollte niemals und keineswegs das, was wir damals und heute unter *klinischer* Medizin verstehen. Für ihn war die Lebenskraft die Ursache der Erkrankungen, die gestörte Lebenskraft. Sie ist das innere Wesen der Krankheit — und die Gesamtheit der Symptome des Kranken ist nichts anderes als das nach außen reflektierende Bild dieses *inneren Wesens* der Krankheit. Zu dieser *Gesamtheit* gehört das klinische Bild genau so wie dasjenige Krankheitsbild, das der Kliniker und im rationellen Denken erzogene Mediziner nicht zur Kenntnis nimmt, weil er sich mit dem klinischen Zustand des Patienten, dem pathognomischen zufrieden gibt — mit dem, was ihm das Labor sagt, was ihm der Virus sagt, was ihm das pathologisch deformierte Organsubstrat sagt und so fort. Allerdings geht man auch hier immer mehr über die klinische Diagnose hinaus, man bekommt langsam das Gefühl dafür, daß die interlobäre Pneumonie zum Beispiel des *einen,* nicht die identische ist des *anderen* Patienten. Weit ist es allerdings mit dieser Differenzierung noch nicht gekommen, denn trotz Erweiterung der Diagnose zum Krankheitssyndrom wird die Pneumonie des Patienten Meier im Prinzip noch *genauso* therapiert wie die des Patienten Huber. Dabei ist hinzuzufügen, daß allerdings ein *Motiv* für eine *Differentialtherapie* gar nicht vorhanden ist. Das wirkliche Motiv fehlt ja, weil es dem Kollegen Schmidt nicht die Spur von *Therapiealternative* bedeutet, wenn er herausbekommt, daß der eine sich beispielsweise sein Magenleiden nach einem Trunk eiskalten Gletscherwassers in überhitztem Zustand aquiriert hat, oder daß der andere bei einer Beförderung übergangen wurde, oder daß der dritte seine Hämorrhoiden wegoperiert bekommen hat.

All das sind Beispiele aus der Praxis und nicht konstruierte. Was nützt es dem fleißigen Schulmediziner wenn er so etwas erfährt. Nichts nützt es ihm, denn er kann mit diesen Angaben des Kranken nichts anfangen. Er hat nie von einem Leitsymptom gehört, nie von der Dramatik, die *ein im klinischen Sinne ganz unbedeutendes Symptom* haben kann; von der Möglichkeit, solche Symptome für die Wahl seines Medikaments heranziehen zu können, ja zu müssen, weiß er nichts. Er ist der reine Tor auf diesem Gebiete.

Die Homöopathie erfordert ein radikales Umdenken! Sie schließt nicht a priori die klinische *Symptomatologie* aus ihren Betrachtungen aus (jedoch das *klinische Denken* an sich) — aber sie macht etwas ganz Entscheidendes: sie geht weit über diese Symptome hinaus, sie geht weit über den pathologischen Prozeß hinaus. Sie läßt es nicht bei der Pneumonie als solcher bewenden. Sie bleibt nicht stehen beim klinischen Begriff und beim klinischen Krankheitsbild — *sie rückt vor zum Krankheitsgeschehen des Kranken, wie es sich rein persönlich und individuell in allen seinen Symptomen, Zeichen und Modalitäten darstellt;* sie baut das kinische Bild andererseits, ohne mit der Wimper zu zucken mit ein, wenn es sie weiter führt zum Mittel. Wenn ein Kranker außer seiner Ischialgie nichts hat an klinischen oder anderen Krankheitsvorgängen, dann wird sie zum Beispiel im Repertorium die klinische Rubrik Ischias-Erkrankung heranziehen und dort und nirgendwo anders nach dem Mittel suchen. Darüber hinaus werden die dabei zu entdeckenden Unterrubriken beachtet, die sich durch wertvolle Modalitäten auszeichnen. Man wird, um ein anderes Beispiel zu nennen, bei einer Schwangerschaftspsychose nicht unbesehen im Repertorium die Rubrik Schwermut verwenden, sondern die spezielle Rubrik Schwermut in der *Schwangerschaft* berücksichtigen, um sich von da aus zum heilenden Mittel vorzutasten. Wobei man wiederum nicht mit dem Meterstab die Länge und Breite einer Rubrik ausmessen wird, sondern sich auch für andere Rubriken offen halten wird.

Da beginnt die Heilmethode Heilkunst zu werden.

Ich weiß, daß manchem der Begriff Kunst in die Haut sticht. Lassen wir bei allen möglichen anderen Heilweisen den Begriff Kunst weg — in der Homöopathie ist er gegeben. Weder Ramsch noch Kitsch, welche beide auch in der Schulmedizin wohl bekannt sind, verträgt die Homöopathie. Kunst dagegen verträgt sie auf jeden Fall und je weiter man in die Homöopathie eindringt, desto mehr wird man vordringen in Regionen, wo das Heil-Künstlerische urständet.

Niemals wird Routine in die Homöopathie Eingang finden können wie in vielen anderen Bereichen. Man wird Erfahrung sammeln. Man wird Vergleichsmöglichkeiten immer besser haben können, aber jeder einzelne neue Patient — und wenn er nur einen Schnupfen mitbringt — bedeutet für uns eine noch *nie dagewesene* Tatsache, eine Novität; nicht der Schnupfen bedeutet sie, sondern der Mann, der den Schnupfen hat, der seinen ureigensten Schnupfen hat. Jeder Krankheitsfall verlangt von uns eine Neueinstellung, einen neuen Blickwinkel, eine erstmalige, noch nie dagewesene Entscheidung.

Kein anderer wird damit ins zweite Glied verdrängt werden oder geringschätzig eingestuft werden können. Jeder Arzt, jeder Behandler — von Ausnahmen abgesehen, die es überall und immer geben wird — bemüht sich, jeder kümmert sich um seinen Kranken und denkt nach, was das Beste für ihn ist, alle sind sie ehrenwerte Männer und Frauen: Ich denke an die Mühen der Hausbesuche, der Nachtbesuche, der überlaufenen Praxis insgesamt.

Aber der Homöopath gibt sozusagen noch seinen eigenen Senf dazu. Denn gerade von ihm erwartet man, daß er keine Standardmittel gibt, daß er sich orientiert auch über die feinsten Einzelheiten der Krankheit. Er kann gar nicht anders als so zu handeln, sonst erleidet er mit seiner Kunst Schiffbruch, zumindest degradiert er sie zur Bastardmethode.

Das alles soll kein Jammern sein, kein Moralisieren. Es soll nur hingewiesen werden, immer wieder und ohne Hemmung, auf den nötigen Ernst, den jeder mitbringen muß, der sich der homöopathischen Heilmethode verschreibt. Das ist keine Bevormundung oder Beschneidung der eigenen Initiative; wenn man weiß mit welcher Willkür, Oberflächlichkeit, Gedankenlosigkeit, steriler Denkmechanik wichtigste Gesetze der Homöopathie oftmals gehandhabt werden, muß auf diese Dinge ständig und beinahe penetrant verwiesen werden.

Was nützt eine beachtliche Menge von homöopathisch Interessierten, wenn die Gefahr besteht, daß diese Menge halben Herzens handelt und behandelt, so nebenbei und auch ein bißchen. Wer die Homöopathie als Ergänzungstherapie betrachtet, muß sich im klaren sein, wie das aufzufassen ist. Ergänzend ist Zusatz; Homöopathie soll nur dann als Zusatz eingesetzt werden, wenn sie allein nicht ausreicht, zum Beispiel bei den Erkrankungen, die wir substituieren müssen, Diabetes, Perniziosa und noch ein paar anderen Sachen. Bei den allermeisten gängigen Krankheiten aber kommen wir mit der Homöopathie *allein* zurecht und brauchen keinen Zusatz. Wer eine Pneumonie neben den antibiotischen Mitteln mit homöopathischer Zusatztherapie unterstützen zu müssen glaubt, sollte sich im klaren sein, daß das vom homöopathischen Standpunkt aus ein Witz ist. Wobei Ausnahmen einmal die Regel bestätigen können, daß das ein Witz ist. Wer sich nicht recht traut, rein homöopathisch zu behandeln, der soll ohne Gewissensbisse rein allopathisch vorgehen, vom Antibiotikum bis zur Digitalis in Substanz und Codeinsaft, aber er soll nicht mischen. Er lernt nichts dabei. Man kann nicht zugleich in den Keller und auf den Speicher gehen wollen.

B. WIPP (München) hat einmal eine interessante Überlegung angestellt: Wer die etwas problematischeren Erkrankungen akuter oder subakuter Art gut homöopathisch behandeln will, der sollte die Therapie der *chronischen* Krankheiten bereits etwas im Griff haben. Nur von der Erfahrung her, nämlich den Erfolgen und Mißerfolgen bei diesen Krankheiten, kann die Sicherheit erlangt werden, beim schwierigeren, akuten Fall die wertvollen von den unbedeutenden Symptomen, Zeichen und Modalitäten schnell und sicher zu unterscheiden.

Andererseits haben wir nicht jeden Tag einen wirklichen Problemfall akuter Art; wir haben so viele andere gängige akute Krankheitsfälle, die nicht immer und ab sofort das Simile haben müssen, bei denen wir schon einmal fürs erste danebenhauen können. Jeder muß seine Grenzen kennen, jeder sollte aber auch bedenken, daß seine Grenzen nicht automatisch identisch sind mit den Grenzen der Heilmöglichkeiten mit unseren Mitteln. Jeden Tag, jede Stunde können wir Neues hinzulernen. Die Homöopathie ist ein Entwicklungsweg. Das geht soweit, daß wir eigentlich ständig ein schlechtes Gewissen haben; gewissermaßen, muß man hinzufügen. Warum? Weil wir eine ganze Anzahl von Fällen haben, mit denen wir nur schlecht und recht oder gar nicht zurecht kommen und — immer nur, wenn wir unsere Aufgabe ernst nehmen — uns dauernd sagen müssen, wir kämen bestimmt ganz anders voran, wenn, ja wenn wir ein besseres Simile finden würden. Wir wissen, daß es da ist, daß es in unserem Arzneischatz da ist und daß wir nur einige Buchstaben auf's Rezept schreiben müßten, um es dem Kranken zukommen zu lassen. Aber welches ist dieses bessere Simile. Das ist die Frage und das ist es, was uns schwach macht. Denken wir an einen Asthmatiker, an einen chronischen Magenkranken: wenn wir nicht weiter kommen, wissen wir, daß es zumeist nicht an der Homöopathie liegt, sondern nur an uns, weil wir nicht in der Lage sind, das heilende Mittel zu finden, das, was dem Kranken fehlt. Das fehlt ihm nämlich — nicht die Krankheit, die hat er schon. Wenn wir fragen: Was fehlt Ihnen denn? dann meinen wir nichts anderes als das Mittel, das gerade ihm fehlt und weswegen er zu uns kommt.

Nur weil wir wissen — und das haben wir im Laufe unserer homöopathischen Erfahrung gelernt —, daß es *anders* sein könnte, nagt das an uns; nicht weil wir ein wirklich schlechtes Gewissen haben, sondern weil wir unsere Impotenz herzeigen, wenn wir nicht vom Fleck kommen. Gerade weil wir erlebt haben, daß ein Asthmatiker, ein Rheumatiker, ein Magenkranker in vielen Fällen von uns geheilt werden kann, und weil wir immer wieder erleben, daß das möglich ist, bedrückt uns dieses Nicht-vom-Fleck-Kommen.

Wir sind gewissermaßen rastloser auf diesem Grunde als unsere allopathischen Kollegen. Letztere werden sich schneller mit dem Spruch begnügen müssen: „Mehr kann man nicht mehr tun"; ihre Auswahlmöglichkeiten sind wesentlich geringer als die unseren. Bei ihnen kommt viel schneller der Moment, wo sie letztlich kapitulieren müssen; daß dem so ist, sagt schon der Begriff Langzeittherapie. Auch über die Magenoperation, über die Gallenoperation geht's nicht hinaus. Wer dann wieder mit seinen Beschwerden anfängt, kehrt entweder auf die weiterhin engen Pfade allopathischer Medikation zurück — oder er kommt zu uns. Ein Hauptgrund, daß allerlei Kollegen zur Homöopathie kommen ist doch der, daß sie die andere Therapie nicht mehr befriedigt. Nicht so sehr die ganz Jungen kommen zu uns, nein, die Kollegen mit den im üblichen Sinne ausgezeichnet florierenden Praxen, denen die bisherige allopathische Behandlungsweise keine wirkliche Befriedigung mehr verschafft.

Die Jungen, die suchen noch nicht so, die sind noch eingedeckt bis oben hin mit den wundersamen Fortschritten der Medizin, die sie von ihren Lehrern erfahren haben. Warum sollte es ihnen auch anders gehen als uns in diesem Alter! Und es werden die meisten sich auch mit diesen Dingen zufrieden geben, nicht weil sie dümmer sind als andere, sondern weil sie vielleicht schneller resignieren oder weniger hohe Ansprüche stellen.

Wenn mir ein Kollege sagt, was wollen Sie denn, ob ich Orthopädie mache oder Homöopathie, das ist doch egal — dann ist das eine klare Aussage und ihr ist nichts hinzuzufügen. Selbstverständlich soll nichts Negatives von der Orthopädie gesagt werden, sie wurde nur angeführt „um des Reimes willen". Die Homöopathie muß uns zum Erlebnis werden, täglich zum Erlebnis werden, sie muß spannender werden als jeder Kriminalroman. Ich wage sogar die Feststellung, daß, wenn diese Spannung nicht kommt, nicht täglich da ist, etwas schief liegt in einer homöopathischen Praxis. Es soll sogleich ein Beispiel dafür angeführt werden:

Vor einiger Zeit kam eine Mutter mit ihrem 12jährigen Sohn in die Praxis. Ich wollte mit ihm eine Spritzkur beginnen wegen seines Heuschnupfens, den er seit 5 Jahren sein eigen nennt. Das heißt, ich wollte organotrop werden sozusagen, weil ich ihn 2 Jahre lang vergeblich mit der klassischen Homöopathie behandelt hatte. Bei der Gelegenheit schraubte ich meine Bemühungen noch einmal hoch und nahm mir dabei auch die Mutter vor: Sie war nur einmal 2 Jahre vorher mit dem Sohn mitgekommen und dann nicht mehr. Schon nach einigen Minuten kam die Mutter darauf zu sprechen, daß zwar der Heuschnupfen hartnäckig sei, aber der Knabe habe wenigstens seine Ekzeme nicht mehr. Ich sprang sofort in diese „Bresche!" und es ergab sich, daß vor diesem Heuschnupfen ein generalisiertes chronisches Ekzem bestanden hatte, das eines Tages — ohne nachweisbare Gründe — verschwunden und kurz darauf der Heuschnupfen zum ersten Male in Erscheinung getreten war.

Ja, die Sache wurde noch spannender: dieses Ekzem war im 5. Lebensjahr nach einer Tetanus-Injektion wegen eines eingetretenen rostigen Nagels aufgetreten. Genau genommen war es aber dadurch nicht entstanden, sondern nur wesentlich verschlimmert worden, denn — und das ist fast ein Witz — das Ekzem selber war nach einer Pocken-Impfung nach dem 1. Lebensjahr existent geworden. Diese wiederum war mit hohem Fieber einhergegangen, das einige Tage gedauert hatte. Daß Sabadilla, Natrium muriaticum und ein halbes Dutzend anderer Mittel für diesen Heuschnupfen nicht helfen konnten, war nun eine logische Sache. Ja, sie hätten gar nicht helfen dürfen, denn dieser Heuschnupfen ist ein „künstlicher", der zweifellos auf einer *Psora* beruht, aber als „Ekzemersatz" zu verstehen ist, wobei das Ekzem wieder als Folge einer Pocken-Impfung aufzufassen ist. Und hier hat unsere Therapie einzusetzen! Hier und nirgend anderswo. „Psora" kann man deshalb sagen, weil es nicht jeden nach einer Pocken-Impfung so erwischt; nicht jeder bekommt nach einer vertriebenen Lungenentzündung sein Bronchialasthma und so fort — es kommt auf die Ausgangslage an: wer „gesund" ist, verkraftet eine ganze Menge, auch eine ganze Menge der heutigen Bomben- und Granatenmittel. Wer nicht gesund ist, wer „psorisch" ist, der reagiert vielfach sauer auf verschiedene Heilstoffe

Solche Krankengeschichten sind als kriminale zu bezeichnen, nicht als kriminelle natürlich. Das hört sich fast an wie eine Räuberpistole. Und solche Sachen erleben wir häufig. Wir müssen nur darauf kommen. Und das ist das größte Kunststück — auch ein Teil von Kunst kann man sagen —, daß wir uns in eine Krankenbiographie *richtig* einfädeln; daß wir auch den § 153 nicht vergessen, daß wir ihn und zwar gekonnt anwenden. Man wird fragen, warum bei dem Jungen das alles erst nach Jahren an's Tageslicht befördert wurde. Und man muß antworten: C'est la vie! Das ist das Schlimme, daß man trotz besten Wollens und mancher schönen Reden immer wieder einmal Unterlassungssünden begeht, und wenn es nur die ist, daß man in dem obigen Fall die Mutter nicht schon damals bei der 1. Konsultation in's Kreuzverhör genommen hat. Der Bub selber ist unschuldig, denn damals war er noch keine 10 Jahre alt und kaum echt auskunftsfähig. Hätte man seiner Zeit über einen (umfangreichen) Fragebogen all das erfahren, was überhaupt in einer Krankengeschichte an Symptomen, Zeichen und Modalitäten vorhanden sein kann, dann wäre dieser Lapsus nicht passiert. Wobei jedoch keineswegs selbstverständlich ist, daß dann auf *Anhieb* für den Jungen das passende Mittel hätte gefunden werden können. Denn den richtigen Weg einschlagen, heißt nicht auch gleich am Ziele zu sein.

Vor den § 153 hat nun HAHNEMANN den § 7 gestellt. Nicht der zahlenmäßigen Reihenfolge nach, sondern der Wertigkeit nach. Wir müssen uns sowieso im klaren sein, daß nicht alle Paragraphen des Organons von gleichem Wert sind. Das ist im Bürgerlichen Gesetzbuch so, das ist im Organon so. Ich bezweifle nicht, daß HAHNEMANN dort manchen Paragraphen stehen hat, der nicht mehr als ein ein- oder zweimaliges Durchlesen verdient. Ich bezweifle aber auch keinen Augenblick, daß es im Organon einige Paragraphen gibt, die die Homöopathie lebensfähig machen oder die, wenn sie „unterschlagen" werden, die Ausführung der praktischen Homöopathie unmöglich machen; oder die drittens bei falscher Auslegung die Homöopathie in Verruf bringen müssen vor allem dann, wenn man das Mittel in der hochpotenzierten Form verabreicht, wo „nichts mehr drin ist".

Da muß die Homöopathie fraglos eine „Gaudi" werden. Da wird jeder medizinische allopathische Fachmann schleunigst das Weite suchen und mit Recht. Wer verlangt, daß sein allopathischer Kollege, auch wenn er guten Willens ist, das glaubt, was manche ehrenwerte Männer aus der Homöopathie herauslesen, der muß eine Frohnatur haben. Denn was dieser Kollege daraus entnehmen kann, muß ihm ganz einfach als unwissenschaftliches Gerede vorkommen, angefangen von der „primitiven Abdeckung" aller Krankheitssymptome und Zeichen und Modalitäten (unter Ausschluß jeglicher Laborergebnisse usw.) bei der Mittelwahl bis zur riesenhaften Verdünnung der Arzneien, für die nur mehr der Bodensee oder gleich der Stille Ozean den Maßstab liefert. Mit einem Wort: dieser Schulmediziner ist total überfordert.

Wenden wir uns jetzt dem § 7 zu. Er ist ebenfalls einer jener Paragraphen, die von äußerster Wichtigkeit und Notwendigkeit für denjenigen sind, der praktische Homöopathie betreiben will. Er ist nicht einer, der überlesen werden darf oder sogar übersehen werden muß, sondern er ist „lebenswichtig". Wenn ich einem die Zehe abhacke, ist das nicht gut; wenn ich das gleiche mit dem Kopf mache, ist das ganz schlecht, das heißt, es kommt darauf an, zu relativieren. Unser § 7 ist als Hals zum Kopf des § 153 gehörig. Beide können auf keinen Fall ohne einander leben. Ohne Zehe geht's, ohne Hals und Kopf geht's nicht.

HAHNEMANN schreibt in diesem Paragraphen etwas, was ebenfalls nicht in die Köpfe der klinisch ausgerichteten Mediziner hinein konnte. Er sagt: „Da man nun an einer Krankheit, von welcher keine sie offenbar veranlassende oder unterhaltende Ursache (causa occasionalis) zu entfernen ist, sonst nichts wahrnehmen kann als die Krankheitszeichen, so müssen . . . es auch einzig die Symptome sein, durch welche die Krankheit die, zu ihrer Hilfe geeignete, Arznei fordert und auf dieselbe hinweisen kann — *so muß die Gesamtheit dieser ihrer Symptome, dieses nach außen reflektierende Bild des inneren Wesens der Krankheit, das ist des Leidens der Lebenskraft, das Hauptsächlichste oder Einzige sein, wodurch die Krankheit zu erkennen geben kann, welches Heilmittel sie bedürfe . . .*"

HAHNEMANN wiederholt sich, wenn er weiter schreibt, „so muß, mit einem Worte, die Gesamtheit der Symptome für den Heilkünstler das Hauptsächlichste, ja Einzige sein, was er an jedem Krankheitsfalle zu erkennen und durch seine Kunst hinwegzunehmen hat, damit die Krankheit geheilt und in Gesundheit verwandelt werde."

Verständlicherweise klingt zunächst diese Anweisung, dieser Paragraph für einen geschulten Medizinmann, besonders der modernen Zeit, nach einem Allgemeinplatz. Etwas später wandelt sich diese Empfindung um in ein bedauerndes Grinsen über die Anspruchslosigkeit und fromme Einfalt eines Mannes, der eine neue Heilweise erfunden haben will. Noch etwas später legt dieser geschulte Medizinmann dieses „Bekenntnis" endgültig aus der Hand und stellt fest, daß er selten so etwas Unwissenschaftliches zu Gesicht bekommen hat.

All das könnte uns zwar egal sein, aber das Drama ist, daß zu diesen geschulten Medizinern auch der homöopathisch Orientierte sich zählt, oder sagen wir es deutlicher, daß viele homöopathische Ärzte sich dazu zählen.

Dieser § 7 wurde genau so wenig wie der § 153 bis zum heutigen Tag von vielen von uns eingesehen oder verstanden. Er wurde bestenfalls als Marotte hingenommen. Es hat keinen Sinn, ab ovo das Mißverstehen dieses Paragraphen durch die Landschaft ganzer homöopathischer Ärztegenerationen zu verfolgen. Es muß nur darauf hingewiesen werden, daß im Grunde über diesen Paragraphen genausowenig nachgedacht wurde wie etwa über den Unterschied zwischen einer Verdünnung und einer Potenzierung, das ist die *stufenweise, rhytmische Verschüttelung* eines homöopathischen Mittels — was besagen will, daß die enorme und fundamentale Bedeutung dieses Paragraphen praktisch nie erkannt wurde.

Warum dem so ist, kann man mit einem Satz ausdrücken: Von HAHNEMANN an, von MORITZ MÜLLER an, wurde bis zum heutigen Tage versucht, die Homöopathie über den Leisten der lehrmedizinischen Erkenntnisse und Ergebnisse zu schlagen. Dadurch wurde diese Homöopathie völlig aus ihrer Richtung gebracht, denaturiert und ad absurdum geführt.

Hören wir, was BREYER über diesen § 7 (und § 27, der mit ihm wesensgleich ist) sagt. Wir finden diese Auslassungen in der Allgemeinen homöopathischen Zeitung, 1970/8 mit der Überschrift: „Schichten der Ähnlichkeit." BREYER, er ist vor einiger Zeit verstorben, bringt seine bekannten 7 Schichten der Ähnlichkeit und er zeigt, daß er sich eine ganze Menge Gedanken macht, zum Beispiel über das Simileprinzip und über die Mittelwahl. Das ist unbedingt wertvoll und verdient beachtet zu werden. Er „denkt" sich etwas und denkt nicht — das auf keinen Fall —, er denkt nicht wie viele andere klinisch-diagnostisch einerseits und therapeutisch-homöopathisch andererseits. Auch seine Vorstellungen über die organotropen Bezüge der Mittel sind gut und richtig. Aber man sollte erst dann Hahnemannische Ideen interpretieren und für die heutigen Gehirne verdaulich machen wollen, wenn man das Organon studiert hat und sich die Mühe gemacht hat, die wichtigsten Paragraphen dort als solche zu erkennen und vor allem zu verstehen.

BREYER schreibt zunächst ganz exakt: „Die maßgebliche Ähnlichkeit des Krankheitsbildes und des Arzneimittelbildes, von der man sich den Heilerfolg verspricht, liegt eben nicht in den zutage liegenden Symptomen selber, obwohl sie auch darin angedeutet sein sollen, sondern sie wird vermutet in der Ähnlichkeit des Rhizoms der Krankheit einerseits mit den unter Tage laufenden Kraftlinien (des A.M.) andererseits."

Fassen wir diese etwas „geschwollene" Ausdrucksweise in einem Satz zusammen, dann heißt das: Die Idee der Krankheit muß ähnlich sein der Idee des Heilmittels. BREYER schreibt in seiner Manier weiter: „HAHNEMANNS heiß erstrebtes Ziel in den chronischen Krankheiten war nichts anderes als das, durch das Vorhangmuster der Symptome hindurch einen sicheren Einblick zu gewinnen auf das Grundübel der Krankheit, wie er es nennt, und dementsprechend auch auf die Grundkraft des Heilmittels . . ." Nun, das ist sicher der Fall, genauso sicher ist aber, daß HAHNEMANN auch diese „psorischen Mittel" usw. nach dem *Simileprinzip*, also — wie er es wörtlich sagt — *homöopathisch* auszuwählen verlangt.

Von welcher der 7 Schichten BREYERS wir immer auch ausgehen wollen, wir haben die Mittel homöopathisch zu wählen. Wenn BREYER diese Forderung konsequent durchgedacht hätte, hätte er seine Schichtenlehre — wenigstens soweit er sie heranzieht zur Auswahl des homöopathischen Mittels — nicht benötigt. Daß es gerade 7 Schichten sind bei ihm, ist zweifellos interessant, aber die Sache hat mehr einen philosophisch-weltanschaulichen Aspekt und darf nicht in die Therapie mit potenzierten Mitteln interpoliert werden.

Diese Bemerkungen waren nötig, um jetzt auf das zu kommen, was der springende Punkt ist bei BREYERS Artikel: Es heißt da: „Sie lesen in allen unseren Büchern und Zeitschriften, in den älteren guten erst recht, daß zu einem homöopathischen Heilerfolg die Ähnlichkeit der Gesamtheit der Symptome gehört. In HAHNEMANNS theoretischen Auffassungen vom Heilgeschehen ist seine Betonung begründet, daß jeder einzelne Krankheitsfall am gewissesten, gründlichsten und schnellsten und dauerhaftesten vernichtet und aufgehoben werde durch eine Arznei, die die Gesamtheit seiner Symptome am ähnlichsten und vollständigsten selbst zu erzeugen in der Lage sei."

Das ist dem Sinne nach dasjenige, was im § 27 steht, der wiederum dem § 7 wesensgleich ist. Dazu kommentiert jetzt BREYER: „Der gutwillige Anfänger, der diese Forderung von der Gesamtheit der Symptome heutzutage mit unserem Wissen von den Krankheiten, buchstäblich nähme, müßte verzweifeln; und der Fortgeschrittene erst recht, da er die Schwierigkeit oder Unmöglichkeit einer solchen Mittelwahl noch weit mehr kennt . . . Ich erinnere mich, wie lange ich brauchte, diesen Kinderschreck zu überwinden und allmählich zu erkennen, daß auch unsere besten homöopathischen Ärzte die Suppe ihrer Totalität mit Wasser kochen mußten . . ."

Das ist sehr hübsch gesagt, aber es zeigt das unbewegliche abstrakte Denken in Bezug auf diesen Paragraphen und es ist vor allem überhaupt kein Argument dagegen. Mit keinem Wort finden wir einen Beweis erwähnt gegen diesen Paragraphen. Es wird nur gesagt, daß das nicht geht und daß das deshalb ein Kinderschreck ist, der zu überwinden ist.

Noch in diesem Zusammenhang sagt BREYER: „Sogar einschichtige Mittelwahlen sind so oft von sehr schönem Erfolg, ohne jede Rücksicht auf die Gesamtheit der Symptome, falls sie sich eben auf einen *wesentlichen* (das ist von BREYER unterstrichen) Zug der Krankheit stützen — wenigstens in einfachen Krankheitsfällen ist das so, die in sich selber unverwickelt sind."

Ich bringe diese Dinge nicht zur Belustigung, sondern um an solchen Beispielen zu charakterisieren, wie schwer es ist, die Gedankengänge HAHNEMANNS zu verdauen und das geistige Band zu finden, das alle diese umschlingt.

Die eben angeführten Sätze BREYERS tun Abgründe auf. Dieser Mann kämpfte sicher ein halbes Leben lang um die Homöopathie. Er brauchte — wie er schreibt — lange, den Kinderschreck der *Totalität der Symptome* zu überwinden. Er hat jedoch bis zu seinem Lebensende nicht bemerkt, daß er sich da selbst einen Kinderschreck — Götzen aufgebaut hatte, den er dann emsig bekämpfte. Es ist bekannt, daß solche Verhaltensweisen keineswegs selten sind: Man baut sich ein Privat-Standbild von irgendeiner Sache auf, die man nur halb verdaut hat und bekämpft dann mit höchstem Elan und größter Verbissenheit seinen eigenen Götzen, und merkt gar nicht, daß das zuständige Thema von Anfang an nicht lupenrein in den eigenen Kopf hinein gekonnt hatte. BREYER führt also den § 27 an, er entspricht ja dem § 7, und entnimmt daraus die Forderung HAHNEMANNS, die Mittelwahl aus der Totalität der Symptome zu bewerkstelligen.

Bis dahin stimmt alles — aber das ist nur die halbe Wahrheit; die übrigens wesentlich gefährlicher ist als eine Lüge, weil letztere viel schneller durchschaut werden kann. Was ist die *ganze Wahrheit* in unserem Rahmen? Zur ganzen Wahrheit gehört die Tatsache, daß HAHNEMANN *im § 153 und 154 des Organons unmißverständlich erklärt, daß bei der Auswahl des passenden Mittels die sonderlichen, eigenheitlichen usw. Symptome fast einzig fest ins Auge zu fassen sind* und mit ihnen die Mittelwahl zu bestreiten ist. Das heißt klar und deutlich: Die §§ 27 und 7 und die §§ 153 und 154 ergeben erst *zusammen* gelesen und zusammen benutzt den wahren Sachverhalt in Hinsicht auf die Wahl des zu findenden homöopathischen Heilmittels. Wir stehen eigentlich fassungslos vor einem *Doppelmißverständnis:* Nicht nur wurden diese 4 Paragraphen bis auf wenige Ausnahmen — wozu KENT gehört — in der homöopathischen Geschichte nie richtig verstanden, sondern es ergab sich das weitere Mißgeschick, die zusätzliche Einsichtslosigkeit, daß ein *Zusammenhang* gerade dieser Paragraphen untereinander nicht erkannt und nicht gefunden wurde.

Das klingt alles etwas dramatisch, aber es muß uns allen daran liegen, daß auf diese fundamentalen Irrtümer und Fehler hingewiesen wird, die die Homöopathie in ihrer Entwicklung gebremst und beinahe zur Farce gemacht haben. Es muß das jedem ans Herz gelegt werden, denn sonst geht er möglicherweise *ein ganzes Leben lang an dem vorbei, was Hahnemann mit seiner Homöopathie gewollt hat.* Wenn wir diesen Sachverhalt nicht erkennen, muß die Homöopathie zur Farce werden. Wir müssen wissen, was der § 7 und § 27 meint. Kein Mensch ist doch allein technisch in der Lage, besonders heutzutage, aus der Totalität der Symptome heraus das Simile zu finden. Davon abgesehen ist es für einen jeden, der sich nur etwas mit der Idee eines Simile vertraut gemacht hat, ganz unmöglich, die Ähnlichkeit bis in die unbedeutenden Einzelheiten verfolgen zu wollen. *Die Totalität der Symptome brauchen wir nur deshalb, weil wir aus ihr die sonderlichen Symptome, Zeichen und Modalitäten heraus hierarchisieren müssen.* Wenn wir nicht die Gesamtheit der Symptome haben, ist es undenkbar mit Sicherheit an alle *möglichen* sonderlichen Symptome heranzukommen. Was ist beispielsweise die triviale Ähnlichkeit der Menschen untereinander: Die ganze Gattung Mensch ist so, daß sie in sich fast total eine Ähnlichkeit aufweist.

Diese quasi absolute Ähnlichkeit interessiert uns nicht; die ist gewissermaßen ,,pathognomisch". Uns interessiert, um beim Menschen zu bleiben, wie der eine geht, wie der andere geht, wie der Fingerabdruck des einen ist und wie der des anderen. In solchen und anderen Dingen charakterisiert sich der Mensch als *Individuum,* nicht in seinen 5 Fingern, seinen Organsystemen als solchen, seinen beiden Ohren usw. Wir suchen auch bei der Wahl des homöopathischen Mittels nicht nach der banalen Ähnlichkeit, nein, wir suchen nach der charakteristischen Ähnlichkeit, so der wahren Idee des Simile gerecht werdend. Wer diese in der Totalität der Symptome sucht, in der Gesamtheit aller Symptome, beweist, daß er sich nicht über die Simileidee klar geworden ist und einfach nicht nachgedacht hat. Und etwas muß man schon nachdenken über das, was unsere Heilkunst betrifft; sie ist eine spröde Geliebte, wir müssen um sie werben, wir müssen uns um sie bemühen, wie selten andere sich um etwas bemühen müssen.

Es ist eigentlich eine Selbstverständlichkeit, daß man erkennt, daß die Totalität der Symptome des Kranken nicht identisch sein kann mit der Ähnlichkeit der Totalität der Symptome des Mittels. Dazu bräuchte man im Grunde den § 153 gar nicht, auf so etwas müßte man von selber kommen. Aber man kam einfach nicht darauf, nicht einmal mit Hilfe des § 153 kam man darauf.

Wir brauchen beim Kranken „nur" ein paar eigenheitliche, sonderliche, also genau genommen individuelle Symptome und wir brauchen die gleichen Symptome, die wahrhaft ähnlichen auch beim Mittel. Auch beim Mittel brauchen wir nur die paar sonderlichen, eigenheitlichen Symptome. Kein Mensch wird erwarten wollen, daß beispielsweise die unzähligen, beim Sulfur beobachteten Symptome alle sulfur*typisch* sind. Zwar hat, ich wiederhole es, jeder Mensch 2 Ohren, 1 Nase, 1 Herz usw., aber jeder Mensch hat seinen eigenen, nur für ihn typischen Fingerabdruck. Und jeder Sulfur-Patient hat neben einer ganzen Masse anderer Symptome nur relativ wenige, die *sulfurtypisch* sind, wo der Sulfur-Patient mit sich selbst identisch wird.

BREYER schreibt also „ohne Rücksicht auf die Gesamtheit der Symptome haben wir Erfolg, wenn wir uns auf einen wesentlichen Zug der Krankheit stützen." Er meint damit: wenn wir ein *wertvolles* Symptom finden, brauchen wir auf die Gesamtheit der Symptome nicht Rücksicht zu nehmen. Er meint, ohne es zu merken, den § 153; denn das ist bei ihm darunter zu verstehen, wenn er sich auf einen ,wesentlichen Zug der Krankheit stützt.' Das ist aber keinesfalls nur auf die einfachen Krankheitsfälle zu beziehen, wie er meint, sondern das ist Gesetz für jede Krankheit, die homöopathisch behandelt wird.

Der Allopath behandelt über Bazillen und Viren et cetera, über die Substitution in vielen Fällen. Wir behandeln über die sonderlichen Symptome: so einfach ist das. Nur müssen wir solche finden; sonst müssen wir passen.

Und immerwährend suchen wir nach sonderlichen Symptomen, und die Gretchenfrage, die wir zu beantworten haben, ist: „Wie hast du's, mein lieber Homöopath, mit den sonderlichen Symptomen." **Das ist in nuce das Wesen der Homöotherapie!**

Ich will nun eine Krankengeschichte bringen von BURNETT, den BREYER in seinem Artikel heranzieht, um seine Thesen zu erhärten: nämlich die Thesen, daß es ein Kinderglaube ist, mit den Gesamtsymptomen zu arbeiten — was aber, wie ich oben erwähnt habe, nur eine halbe und damit äußerst gefährliche Wahrheit ist.

BURNETT behandelte eine junge Dame an „Leberschwellung." Auch hatte sie eine Landkartenzunge, verschiedene Arten von Kopfschmerzen und schielte.

Die Leber wird gebessert durch einige Hepatica: Carduus, Chelidonium, Natrium sulfuricum und Taraxacum (das ist die 2. und 4. Schicht nach BREYER).

Die Landkartenzunge bleibt. Wohl fühlt sich die Kranke auch noch nicht, und von ihren Kopfschmerzen wird nur eine Art besser, die die Patientin selbst ihre Gallenkopfschmerzen nannte. Erst unter Thuja D 30, 1 Monat lang gegeben (6. Schicht nach BREYER ist Vaccinosis), werden die neuralgischen Kopfschmerzen besser und es verschwindet auch die Landkartenzunge. Die 3. Art von Kopfschmerz, die mit dem Schielen zusammenhängt, wohl ein asthenopischer bleibt; aber Glonoin und Gelsemium sind wenigstens etwas hilfreich (4. Schicht).

Jetzt fährt BURNETT fort (schreibt BREYER): „Diese Überlegungen zeigen, daß es Krankheitsfälle gibt, die unmöglich mit *einem* Mittel (alles gesperrt von ihm gedruckt) geheilt werden können; und insofern ihre Symptome je für sich Teilerscheinungen verschiedener Verursachungen sind, ist der Versuch, die vorhandenen Symptome in ihrer Gesamtheit zu decken, von vorneherein zum Scheitern verurteilt." Hier werden nun offene Türen eingerannt: denn ein heller Kopf wird sehr wohl in der Lage sein, das, was Burnett die *verschiedenen* Verursachungen nennt, auseinanderzudividieren und auch da nur, und ganz allein mit Hilfe des § 153 seine Entscheidung zu treffen. Es braucht keinen genialen Einfall, wenn man feststellt, daß diese Krankengeschichte 2teilig ist. Und eine gekonntere Anamneseabklärung hätte nicht ganz zum Schluß die Vaccinosis — eine Lieblingskrankheit BURNETTS übrigens — erkannt und berücksichtigt, sondern von Anfang an Thuja gegeben und nicht erst organotrop herumgemacht mit Carduus usw. Machen kann man alles, ob es aber homöopathisch gekonnt ist, ist eine andere Frage. Und eine weitere Frage ist es, ob es empfehlenswert ist, solche verworrene Beispiele in eine homöopathische Zeitschrift zu bringen, die ja belehrend sein soll.

Also Thuja wäre das Simile dieser Vaccinosis gewesen, als Vaccinosis mit Hilfe einer guten Anamnese erkannt und herausgearbeitet. Thuja hat übrigens auch die Landkartenzunge neben Taraxacum zum Beispiel 3/256. Es hätte uns also von Anfang an um so wahrscheinlicher einen echten Heilerfolg erwarten lassen. Es war alles Vaccinosis, ich wiederhole das, und nur das Schielen war es nicht. Da ist es doch einfältig zu erwarten, daß auch die Schielkopfschmerzen mit Thuja verschwinden. Das zeigt nur, daß man eben doch nicht über der Sache steht und nicht exakt sein Kalkül anstellt: Was ist die Idee des Falles, was sind die Leitlinien? Wer BURNETT seinen Büchern nach kennt, kennt auch seinen Pappenheimer. So schreibt er: Wir brauchen Organotropie, klassische Homöopathie, einfache Empirie, ja sogar luftige Theorien in infinitum, wenn ausgeschöpft werden soll, was möglich ist.

Alles können wir machen: natürlich! — vieles sogar im Namen der Homöopathie, aber nur dann und erst dann sollten wir es tun, wenn wir es mit der „Reinen Lehre" vergeblich versucht haben und wir danach und demnach das Simile nicht gefunden haben. Denn werden wir organotrop oder komplextherapeutisch oder Konstitutionsmittel-Verordner, und was es sonst noch alles an Auswegen gibt. Nur müssen wir wissen, daß da die *Homöopathie nicht mehr sie selbst* ist. Alle diese Notlösungen — vom Standpunkt der Homöopathie sind es Notlösungen — sind nicht anzufechten dann, wenn es nicht anders geht. Aber wir dürfen nicht aus der Not eine Tugend machen und das Loch von vornherein an der dünnsten Stelle bohren: Erst wenn wir uns *vergeblich* um die Hahne-mannsche Homöopathie bemüht haben und zwar gekonnt vergeblich bemüht haben, wie man paradoxerweise sagen kann, gehen wir andere Wege — und niemals vorher.

HAHNEMANN hat uns beschworen, „es genau nachzumachen." Zeigen wir unsere Initiativen nicht im Besserwissen-Wollen, sondern im Besservernachma-chen-Wollen. Vergessen wir nicht, daß die Homöopathie nicht einfach der Schwanz der allopathischen Kuh sein kann, sondern, daß sie eher dem Ur oder Auerochsen gleicht, der nicht zum allopathischen Rind weitergezüchtet wurde, sondern grundsätzlich andere Entwicklungsstufen gegangen ist. Ob es bessere Ergebnisse sind, das zu beweisen liegt ganz bei uns und unseren Fähigkeiten. Jedenfalls hat bereits HIPPOKRATES manches vorausgenommen, was wir von HAHNEMANN wissen, und bei HIPPOKRATES schon können wir den Zeit-punkt suchen, an dem der Scheideweg beginnt von Allopathie und Homöopa-thie.

Bei HAHNEMANN lesen wir in der Einleitung zum Organon 6. Auflage: „Ohne die Verdienste zu verkennen, welche viele Ärzte um die Hilfswissen-schaft der Medizin, um die Naturerkenntnisse in der Physik und Chemie, um die Naturgeschichte in ihren verschiedenen Zweigen und der des Menschen im besonderen, um die Anthropologie, Physiologie und Anatomie usw. sich erwar-ben, habe ich es hier nur mit dem praktischen Teil der Medizin, mit dem Heilen selbst zu tun . . . "

Und wer weiter liest wird erkennen, daß das unmißverständlich heißt, daß al-le diese Verdienste — auch wenn sie noch so zu loben sind — nicht den gering-sten Bezug haben zu dem, was HAHNEMANN mit *seiner* Heilmethode will: daß sie keinerlei Art von Voraussetzung zum Erlernen und zum praktischen Anwenden seiner Methode der homöopathischen Mittelwahl abgeben können und dürfen. Und wie ist es heute? Heute würde HAHNEMANN keinen Deut an-ders sprechen!

Die Homöopathie fordert eine andere Fragestellung als die Allopathie. *Die Fragen sind anders zu stellen, als sie von der gängigen Medizin gestellt werden.* Wer HAHNEMANN studiert und ihm nachfolgen kann, wird erkennen, daß seine Homöopathie keineswegs eine reaktionäre, sondern eine in die Zukunft weisende medizinische Heilweise ist.

Die auffallenden Symptome

Wir haben in der Homöopathie neben den klinischen, funktionellen und objektiven Symptomen noch Schlüssel-, Leit-, paradoxe, as if — und auffallende Symptome. Diese bunte Symptommannigfaltigkeit macht uns bewußt, daß im kranken Menschen *viel mehr* steckt als nur das klinische und objektive Symptom, das die Lehrmedizin — abgesehen von bazillären, virologischen, biochemischen Laborbefunden — fast einzig zur Verwirklichung ihrer Behandlungsprinzipien benötigt.

Der im lehrmedizinischen Denken erzogene Mediziner nimmt manche Krankheitssymptome und Zeichen einfach deshalb nicht zur Kenntnis, weil er aus ihnen keine therapeutischen Konsequenzen ziehen kann. Sie bieten ihm keine Kriterien für die Auswahl seiner Medikamente.

Was nutzt es normalerweise dem Arzt in Klinik und Praxis zu erfahren, daß der Kranke X seinen ewigen Rheumatismus seit einem klinisch ausgeheilten Tripper hat, daß das Magenleiden des Kranken Y seinen Ursprung in seiner Schwiegermutter hat, die ihm seine Nerven zerrüttet. Oder daß ein Migränekranker seine Anfälle als Leberleidender oder nur am Sonntag oder nur nachts ab 3 Uhr erlebt, daß ein Bronchial-Asthma seit einer unterdrückten Lungenentzündung vorhanden ist und vieles andere mehr! Gewiß, auch er registriert nicht selten solche Zeichen und Symptome, aber sie versinken bald in sein Unterbewußtsein, oder er steht ihnen beziehungslos gegenüber. In alledem liegt bereits ein fundamentaler Unterschied zwischen Allopathie und Homöopathie. Verwandte Beziehungen zwischen beiden zu suchen, ist daher von vornherein zum Scheitern verurteilt. Wir können unsere therapeutischen Ergebnisse liefern, eine gute Kasuistik; wer aber gegenseitige Anpassung proklamiert, beweist nur, daß er weder die Gesetzmäßigkeiten der Allopathie noch der Homöopathie verstanden hat. Es dreht sich hier um Erkenntnisfragen und überhaupt nicht um Ermessensfragen.

Das Gesetz, nach dem die Homöopathie angetreten ist, erfüllen wir nur, wenn wir alle Arten von Symptomen (auch die sonderlichsten, und sonderbarsten möglicherweise) zur Kenntnis nehmen und die *für uns* wertvollen zur Mittelwahl heranziehen: das Gesetz nämlich der Ähnlichkeit zwischen den *individuellen* Symptomen, Zeichen und Modalitäten, die irgend ein Naturstoff bei der Arzneiprüfung zeigt, und den ebenso *individuellen* Symptomen, die ein Kranker offenbart. Wir setzen über den Similesatz den Menschen in seiner Krankheit in Beziehung zu den Heilstoffen, die wir vorher potenziert haben. Mit dem über eine stufenweise rhythmische Verschüttelung hergestellten Mittel arbeiten wir, nicht mit der Tinktur oder Essenz oder der D 1. Letzteres wäre Phytotherapie und ähnliches. Homöopathie ist mehr als Signaturenlehre, mehr als „Erfahrungs"-Heilkunde; sie lebt vom Simileprinzip.

Unbestritten führen verschiedene Wege nach Rom. Den steinigsten Weg der Heilkunst aber geht wohl die Homöopathie HAHNEMANNS. Jeder wird auch einsehen, daß die Idee, den Krankheitsprozeß im Menschen mit dem Naturprozeß draußen gewissermaßen in Gemeinsamkeit zu sehen, etwas Bestechendes hat. Wenn wir homöopathisch arbeiten, werden wir diese Zusammenhänge als beglückendes Erlebnis empfinden. Das einseitige Hinstieren auf Virus und Bazillus ist weder geistreich noch dem Wesen des Krankheitsprozesses gerecht werdend. Uns interessiert der kranke Mensch mit seiner Vorgeschichte, seine individuelle Symptomatologie, seine gesamte Persönlichkeit. Die Homöopathie fordert, was die Wahl des Arzneimittels betrifft, alle Symptome, Zeichen und Modalitäten, die der Kranke je in seiner Biographie produziert hat. Wir haben die Aufgabe, exakt und unbeirrbar, diese

1. zu suchen
2. die wertvollen von ihnen zu erkennen
3. die letzteren bei der Wahl des heilenden Mittels zu verwenden.

Alle Symptome, die wir Leit-, Schlüsselsymptome, auffallende und paradoxe Symptome nennen, lassen schon an ihrem Namen erkennen, daß sie eine *Ausnahmestellung* einnehmen. Das bedeutet zugleich, daß sie nur in geringer Anzahl existent sein können, sowohl beim Patienten als auch beim Heilmittel. Gerade weil sie so wertvoll sind, brauchen wir sie alle. Und nur, wenn wir die Totalität der Symptome haben, können wir sicher sein, daß wir die wertvollen darunter *allesamt* zur Verfügung haben. Diese Totalität kann beim akuten Fall locker gehandhabt werden; ganz streng muß sie gehandhabt werden beim chronischen Krankheitsfall. Wir decken keineswegs die Totalität der Symptome des Patienten stumpfsinnig ab mit der Totalität der Symptome des zu findenden Arzneimittels, wie das von manchen, völlig unbelastet von den wirklichen Gesetzmäßigkeiten der Homöopathie, unterstellt wird. Einzig und allein um alle wertvollen Symptome in den Griff zu bekommen, und niemals ohne einen anderen Grund benötigen wir die Totalität. Wir arbeiten daraus die handvoll Symptome höchster Wichtigkeit heraus und können diese dann mit *entsprechenden* Symptomen des Arzneimittels in Verbindung bringen. Diese Hierarchisierung der Symptome optimal zu beherrschen, ist *die* Kunst des Homöopathen und nichts anderes.

Und diese Symptome suchen wir im Repertorium; nur diese und keine anderen. Viele kommen mit dem Repertorium nicht zurecht und damit auch nicht mit der Similefindung, weil sie das nicht einsehen wollen. Sie versinken in dem Riesenbuch mit seinen unzähligen Rubriken. Der ,,Kent" ist dann leicht zu handhaben, wenn wir die nur wenigen Symptome nachschlagen, die wir als die homöopathisch hochwertigen aus dem Wust der Totalsymptome heraushierarchisiert haben. Wer sich nicht in ihn eingearbeitet hat, wird keine gute Homöopathie betreiben können; vielleicht gute Organotropie, gute Phytotherapie, aber keine Homöopathie, die diesen Namen verdient. Wir wissen aus dem Paragraphen 153 des Organon, daß nur die qualifizierten Symptome für die Mittelwahl in Frage kommen, und es kann nicht genug darauf hingewiesen werden: Die Gretchenfrage an den homöopathischen Arzt hat zu lauten: ,,Wie hast du es mit den Leit-, Schlüssel-, paradoxen und den auffallenden Symptomen?"

Jedes Symptom aus der Totalität kann für uns interessant sein, ein Gemütssymptom, ein Allgemeinsymptom, ein Lokalsymptom, ein Schlafsymptom, ein as if-Symptom und auch einmal ein klinisches Symptom, wenn wir es nur in den Rang eines auffallenden, eines Leitsymptoms, eines Schlüsselsymptoms erheben können. Nur solche Symptome, Zeichen und Modalitäten bestimmen die Wahl des homöopathischen Mittels, nur sie werden den Ansprüchen des § 153 des Organons wahrhaft gerecht.

Wir können diese Leit-, Schlüssel-, paradoxen und *auffallenden* Symptome — ohne ihnen ihre Identität zu nehmen — aus praktischen Gründen dem Sammelbegriff: *auffallende* Symptome unterordnen. Woher diese auch stammen, aus dem Gemüts-, aus dem Allgemeinbild, aus den klinischen Erscheinungen, alle verdienen sie das Prädikat „auffallend". Und da kommen wir ganz von selbst zum § 153 zurück, der diesen Begriff auffallend an erster Stelle verwendet. Es sollen hier nun keine auffallenden Symptome aufgezählt werden. Man findet sie im Repertorium in allen Schattierungen unter den Gemütssymptomen, unter den Allgemein- und Lokalsymtomen und nicht selten auch unter den klinischen Rubriken.

Ein Gespür für derartige Symptome kann man bekommen, wenn man sich überlegt, ob das oder *das gegebene Symptom typisch für die Krankheit oder typisch für den Kranken ist;* und ob das Symptom, das Zeichen, die Modalität, die wir vorfinden logisch, einleuchtend, naheliegend und verständlich, also trivial ist, oder ob es das keinesfalls ist. Vergessen wir auch nicht die *Relativität* des Symptoms: Bei einem Magen-Galle-Gestörten ist eine Fettempfindlichkeit oder -unverträglichkeit in dem Augenblick ohne großes Interesse für uns, in dem er gegen eine Anzahl anderer Nahrungsmittel *ebenfalls* empfindlich ist: das ist logisch. Ist aber ein Rheumatiker hochempfindlich gegen fette Speisen, gegen andere Speisen kaum oder gar nicht, dann ist dieses Fettsymptom von hohem Rang für uns.

Ein auffallendes Symptom, eines von außerordentlicher Bedeutung, haben wir dann, wenn uns der Patient bei Aufnahme der Anamnese sagt, daß er seit seiner letzten Krankheit nicht mehr gesund ist. Er kann es von sich aus sagen, oder wir fragen es aus ihm heraus, daß er sich seit einer früher *stattgefundenen* Krankheit nicht mehr wohl fühlt, daß also ein enger *Zusammenhang* zwischen dieser vorhergegangenen und der jetzigen Krankheit besteht.

Daß ein solcher Zusammenhang des öfteren nicht ganz leicht zu durchschauen ist, soll folgendes Beispiel zeigen:

Fall 1: Ein 27jähriger Mann erscheint in der Sprechstunde wegen eines kreisrunden Haarausfalls. Die größte kahle Stelle ist handtellergroß. Insgesamt sind 2/5 des Haarbodens befallen. Er steht — ohne Erfolg — seit 4 Monaten bei einem Hautarzt in Behandlung. Bei Aufnahme der Vorgeschichte ergibt sich, daß der junge Mann vorher über ein halbes Jahr an einem postkartengroßen Ekzem des rechten Unterschenkels herumlaboriert hat. Erst vor einigen Wochen ist die Salbenbehandlung mangels weiterer Ekzemerscheinungen eingestellt worden. Der Patient wird daraufhin — unter Berücksichtigung allopathischer Mentalität zu Recht — für gesund erklärt, und er wird vielleicht irgend wann in einer Statistik als der mit der Salbe A und der Paste B wieder hergestellte Kranke auftauchen.

Für uns ist dieser Haarausfall nichts anderes als eine *Abart des Ekzems,* nicht der äußeren Erscheinung, aber dem inneren Zusammenhang nach. Der Hautarzt wird zumeist derartige Zusammenhänge ablehnen, wenn er überhaupt nach solchen sucht. Man möchte sagen, er ist nicht ganz im Unrecht. Denn es ist nicht selbstverständlich, daß jedermann nach einem vertriebenen Hautausschlag einen Haarausfall, ein Bronchialleiden, eine Kreislauferkrankung, eine chronische Enteritis et cetera bekommt. Dazu gehört eine bestimmte Voraussetzung: nämlich die Unfähigkeit des Organismus, ein von außen behandeltes Ekzem nun auch verkraften, die *nach innen getriebenen* Stoffwechselschlacken „verbrennen" zu können. Diese Schlacken werden dann nur umgelagert, in unserem Beispiel in den Haarboden. *Und das ist das auffallende Symptom dieses Patienten.* Das ist das Führungssymptom, das uns auf das Mittel bringt. Alle anderen Symptome, welcher Art auch immer, sind unbedeutend im Vergleich zu dem Symptom: Unterdrückung eines Ekzems bei Unfähigkeit des Organismus die dabei zurückgedrängten Schlacken beherrschen zu können. (Der Begriff Schlacken kann gerne durch einen anderen ersetzt werden.)

Das ist das Wesentliche: Ein gesunder Organismus wird damit fertig, ein nichtgesunder — wir können auch den Begriff Psora usw. verwenden — hält das nicht aus, zumal bei den überaus starken Medikamenten der modernen Allopathie. Die Alopecia areata wird als eine trophisch-neurotische Störung angesehen. Wir legen auf andere Gesichtspunkte Wert und verordnen Sulfur.

Aus dem Ergebnis der Sulfurmedikation kann gesagt werden, daß die Schlackentheorie richtig war. Der junge Mann kam nach 4 Wochen wieder. Er hatte keine kahlen Stellen mehr. Die meisten Kopfhaare waren 4—5 cm lang. Bereits nach einigen Tagen Sulfur in der LM 18 Potenz, 1mal tgl. 5 Tropfen konnte die Ehefrau eine Flaumbildung feststellen. Nur ein Haken war dabei: Die neuen Haare wuchsen weiß nach, und nicht in der alten Farbe. Bedenkt man, daß die Lehrmedizin die Wirkungsweise unserer Mittel auf einen psychotherapeutischen Impuls zurückführt, kann dieser „Weißmachereffekt" nur als reife Leistung unseres psycho-therapeutischen Könnens eingestuft werden. Einige Zeit später bekamen die Haare ihre natürliche Farbe wieder.

Hätte man die Rubrik im Repertorium Haar fällt aus, fleckweise 1/185 berücksichtigt, ohne nach der *Idee* der Störung zu fahnden, wäre man nicht auf Sulfur gekommen; denn der fleckweise Haarausfall ist zunächst *nicht* typisch für Sulfur, ebenso nicht das Weiß-Nachwachsen.

Die nächsten beiden Krankengeschichten zeigen wieder als auffallendes, richtungweisendes Symptom ein Krankheitsgeschehen, das auf die Unterdrückung einer vorangegangenen Störung zurückgeführt werden muß:

Fall 2: Eine Mutter kommt mit der knapp 2jährigen Tochter. Das Kind hat mäßiges Fieber, ist verschnupft, hustet, wirft aus. Gesicht und Körper sind schweißbedeckt. Die Gesichtsfarbe ist weißlich-wachsartig; das Gesicht im ganzen gedunsen. Das Mädchen ist völlig überreizt und weint fast ununterbrochen. Das geht nun schon seit Tagen so und vor allem das wiederholt sich alle 5—6 Wochen. Bis zu seinem 5. Lebensmonat war das Kind vollkommen gesund gewesen. Dann bekam es einen Krupp oder Pseudokrupp und wurde, um keine Komplikationen zu haben, mit antibiotischen Medikamenten eingedeckt.

Seit dieser Zeit leidet es alle paar Wochen an einem fieberhaften Zustand mit Beteiligung der Lungen in bronchitischer Form. Bei jeder derartigen Störung erhält das Kind Antibiotika und andere fieber- und entzündungshemmende Stoffe, bei der letzten zur Zeit bestehenden Erkrankung innerhalb weniger Tage 30 Zäpfchen.

Wegweisend für die homöopatische Behandlung ist an dieser Vorgeschichte der Krupp, die erste ,,bedeutende" Erkrankung im Leben dieses Mädchens, und seine Unterdrückung mit fieberfeindlichen Medikamenten; das machte der Organismus nicht mit und reagierte von Stund an in kurzen Abständen in einer Art von Selbstheilversuchen mit ähnlichen fieberhaften Prozessen. Diese wurden unter völliger Verkennung der Sachlage jeweils sofort mit Hilfe der gleichen Therapie niedergemacht. Es war ein ständiger Kampf des Kindes gegen diese Behandlung; ein makabres Geschehen, so ehrenwert auch die Gesinnung sein mag, die hinter dieser Heilkunst steht.

Sulfur, das homöopathische Mittel für Unterdrückungsfolgen kat exochen half sofort und das bewies, daß dieser Krankheitszustand das Ergebnis eines permanenten medikamentösen Störfeuers des zur Wiederherstellung seiner Gesundheit bereiten kindlichen Organismus war.

Es kann sein, daß solche ,,Theorien" bei manchen Kopfschütteln auslösen, aber nur bei denen, die keinerlei Gespür für die Heilkräfte des Patienten haben. Allmählich spricht es sich wieder herum, daß ein fieberhafter Vorgang nicht a priori eine Art Selbstverstümmelung des erkrankten Menschen ist, sondern in den meisten Fällen bereits der Beginn der Heilung.

Überängstliches Verhalten, nicht selten eine Motivation für fiebervertreibende Therapie oder einfach eingefahrene Routine sind kein Argument, diese Art ärztlicher Kunst zu betreiben.

Auf Sulfur LM 18 fiel das Mädchen in einen stundenlangen, tiefen Schlaf. Die darauf folgenden Nächte schlief es ebenfalls so tief und nach einigen Tagen war der Spuk vorbei. Auch in vergleichbaren anderen Fällen habe ich niemals einen Rückfall erlebt.

Fall 3 : 2 1/2jähriger Junge leidet seit fast 3/4 Jahren an einem ständigen Schnupfen und Husten. Zusätzlich treten alle paar Wochen Fieberzustände auf. Die vorausgegangene kinderärztliche Behandlung erbrachte ein Ergebnis ähnlich dem oben geschilderten Fall: Jeweiliges schnelles Verschwinden des Fiebers und prompter Rückfall nach einer gewissen Zeit. Auf Sulfur LM 18 nach wenigen Tagen Besserung und dauerndes Verschwinden des Schnupfens, des Hustens, des Fiebers dieser Herkunft.

Bei einer ganzen Reihe ähnlich gelagerter Fälle wirkte unser geliebter Schwefel ebensoschnell und zuverlässig. Es kann daher die Behauptung aufgestellt werden, daß es sich hier um Störungen gehandelt hat, die die Folge von Unterdrückung eines Krankheitsgeschehens darstellen, unterdrückt mit Hilfe moderner Therapie. Wenn wir bei den beiden letzten Krankengeschichten die Totalität der Symptome aufgenommen hätten, wären sicherlich einige nicht uninteressante Symptome und Zeichen ans Tageslicht gekommen. Niemals aber wird eines dieser möglichen Symptome an unser Führungssymptom heranreichen: Unterdrückung von Krankheiten irgendwelcher Art, mit deren Folgezustand der Organismus allein nicht mehr fertig wird.

Solche Zustände sind leicht zu behandeln, Es sind dankbare Fälle, und zwar deshalb, weil wir uns in der *Wahl des Mittels* kaum irren können. Wir haben in kurzer Zeit und ohne große Mühe ein hervorragendes, auffallendes Führungssymptom. Eine andere Variante unseres Themas erkennen wir an dem nächsten Fall.

Fall 4: Eine Frau von mittleren Jahren ist seit 4 Wochen bettlägerig. Sie ist zuletzt bei einem Homöopathen in Behandlung gewesen, von dem noch einige Komplexmittel, dazu Arsen D 6 und Ignatia D 4 auf dem Tisch stehen. Der Heilkundige hatte die Patientin nach einem angeblichen Pfeifferschen Drüsenfieber übernommen. Nach Aufhören der akuten Erscheinungen hatte die Frau nicht wieder gesund werden wollen.

Eine kurze Interrogation, Dauer 7 Minuten, ergibt: Das Drüsenfieber, üblich allopathisch behandelt, war schnell abgeklungen; dafür setzten unmittelbar danach Beschwerden ein, die die Patientin vorher nie gekannt hat. Seit über 3 Wochen völlige Unverträglichkeit der Nahrung, keinerlei Appetit, Übelkeit, Bauchkrämpfe und Neigung zu Durchfällen, die allerdings die letzten Tage etwas nachgelassen haben. Der Allgemeinzustand ist so herabgestimmt, daß die gar nicht pingelige Frau die ganze Zeit strenge Bettruhe benötigt. Auf Sulfur D 30, eine Dosis, konnte sie nach 4 Tagen wieder ins Büro gehen.

Man soll nicht sagen, für diese Dinge muß man viel Zeit haben. Der vorbehandelnde Homöopath hatte einige Hausbesuche gemacht und sich ohne Zeifel Mühe gegeben. Aber man stiehlt sich die Zeit, wenn man wegen Vernachlässigung homöopathischer Gesetze, wozu die Aufnahme einer gekonnten Anamnese gehört, das Mittel nicht findet. *Bei jedem Krankheitsfall — und wenn er noch so unbedeutend erscheint — haben wir zu fragen: was kann der Grund für diese Störung sein?* Haben wir eine Ursache, eine Causa in unserem Sinne, bei dieser Erkrankung zu berücksichtigen? Tun wir das nicht, begehen wir einen homöopathischen „Kunstfehler".

Krankheiten, bei denen der Heilungswille des Organismus durch eine *Therapie* korrumpiert wurde, und die aus diesem Grunde gewissermaßen in pervertierter Form neu aufflammen oder — mit örtlichen und zeitlichen Verschiebungen — weiter schwelen, sind eine Domäne homöopathischer Heilmöglichkeiten.

Unsere erste Frage muß immer lauten: Was ist eigentlich mit dem Kranken los? Ist seine Krankheit quasi eine richtige und echte, oder ist sie eine auf der Grundlage einer bestimmten Causa aquirierte?

Es wurden einige Beispiele für Unterdrückungskrankheiten angeführt. Es gibt eine Menge von Krankheitsbildern, die eine *andere Art von Verursachung* in der Vorgeschichte haben: Folge von Kummer, Ärger, Schreck, Angst, von Überanstrengung, Durchnässung, Medikamentenmißbrauch, Bestrahlungs-, Verletzungsfolgen usw. Man wird immer wieder staunend erleben, was sich alles offenbart, wenn man sich die Vorgeschichte einmal ausführlich erzählen läßt oder die Patienten gezielt nach solchen Zusammenhängen fragt.

Von diesen wahren Verursachungen muß man die Gelegenheitsursachen unterscheiden.

Wenn ein Rheumatiker sich jedesmal bei nassem Wetter oder nach Anstrengung schlechter fühlt, ist das ein Trivialsymptom. Wenn dagegen ein Rheumatismus nachweisbar nach einer Durchnässung bei einer Skitour zum ersten Mal überhaupt in Erscheinung tritt, ist das ein Führungssymptom für uns.

Wenn gar ein seit einem Vierteljahrhundert bestehender Rheumatismus — aufgetreten bei der Vertreibung nach dem Kriege durch Erfrierungen und schwerste Unterkühlung — nach langen vergeblichen Versuchen mit allopathischen und homöopathischen Mitteln erst auf Agaricus LM 18 verschwindet, einem erstklassigen homöopathischen Arzneimittel für Erfrierungsfolgen, und zwar endgültig nach einigen Wochen, dann ist das ein Beweis für die Notwendigkeit der Berücksichtigung einer echten Causa und zugleich einer für die Wirkung des passenden homöopathischen Mittels. Betroffen waren die beiden unteren Extremitäten.

Natürlich haben wir auch Mißerfolge. Wir haben sie aber im Grunde genommen nur deshalb, weil wir das heilende Mittel — soweit ein Fall noch zu heilen ist — trotz korrekten Vorgehens nicht finden können. Das ist kein Manko, das wird es erst, wenn wir uns eingestehen müssen, daß wir das Vorgehen bei der homöopathischen Arzneimittelwahl nicht beherrschen, daß wir nicht sauber arbeiten und *deshalb* die auffallenden Symptome nicht ans Tageslicht bringen.

Wir dürfen nicht immer den Zeitmangel vorschieben. Wenn wir gekonnt unsere Arbeit verrichten, ist dieser kein unüberwindliches Hindernis. Weder der Pedant noch der Nachlässige sind fähig und geeignet das homöopathische Mittel zu finden. Hier ist die goldene Mitte das Wahre. Zügig Symptome sammeln, geistesgegenwärtig und kaltblütig die qualifizierten Symptome erkennen und sie dann schnell im Repertorium finden, so sollten wir versuchen, den homöopathischen Alltag zu meistern.

Fall 5 und 6: Das ist eine Krankengeschichte von Bruder und Schwester, bei der eine sonderbare Duplizität der Geschehnisse vorliegt. Vor längerer Zeit kam ein 52jähriger Mann in Begleitung seiner Schwester in die Sprechstunde. Er litt seit 3 Jahren an einem schweren Bronchialasthma. Begonnen hatte es mit einer plötzlich aufgetretenen Lungenentzündung. Vorher hatte er trotz großer seelischer und körperlicher Belastungen als Soldat, der im 2. Weltkrieg vom ersten bis zum letzten Tage an vorderster Front gestanden hatte, niemals mit der Lunge zu tun gehabt.

Wegen der Pneumonie, die mit Erstickungsanfällen und großer Kreislaufschwäche einherging, kam er damals sofort ins Krankenhaus, wo er üblich behandelt und nach einiger Zeit mit einem Asthma entlassen wurde. Seither bekommt er jedes Jahr eine neue Lungenentzündung und hat — ich beziehe mich auf seine Angaben — bisher etwa 1 200 Spritzen, davon 300 Penizilin-Injektionen erhalten; seither hatte er auch hunderte von Furunkeln. Außerdem besteht eine Hypertonie und ein Diabetes mellitus mittleren Grades. Die außerordentlich hohe Zahl der Injektionen wird darum glaubhafter, weil er innerhalb von diesen 3 Jahren 32 Wochen im Krankenhaus verbrachte.

18 Jahre lang litt der Mann an einem allergischen Fließschnupfen, der nach Einschnupfen von Moorwasser 1965 eintrocknete. Das Verschwinden dieses Schnupfens durch eine Außenbehandlung ist zwar nicht ideal zu nennen, aber es wurde zweifellos verkraftet; ganz im Gegensatz zur Therapie der Lunge seit 3 Jahren, die das Problem nur verschob: Der Beginn des Asthmas ist das erste Anzeichen dafür.

Der Patient erhielt Sulfur LM 18 unter Beibehaltung seiner gewohnten Mittel: Bei einem so schweren Fall von Asthma können wir es uns nicht erlauben, einem Patienten abrupt die Palliativmedikamente zu nehmen, ehe unser Mittel zeigt, was es leistet. Eine gegenseitige *Unverträglichkeit* ist nicht zu befürchten; die Hochpotenz greift an völlig anderen Ebenen des Organismus an — wenn man will, an der Lebenskraft unmittelbar; jedenfalls nicht biochemisch und mikro-biochemisch. Wer sich, wenn auch nur erkenntnistheoretisch, mit dem Wesen eines potenzierten Mittels befaßt hat weiß außerdem, daß auch von einer *Abschwächung* der Sulfurkraft nicht die Rede sein kann. 14 Tage später erfuhr ich durch die Schwester, daß es dem Patienten, der nach dem Einnehmen des Mittels für einige Tage einen massiven Durchfall bekam, recht gut gehe. Der Mann bekam das gleiche Mittel noch einige Male. Eine letzte Nachricht erhielt ich ca. 3/4 Jahr später, welche besagte, daß bisher keinerlei Asthmazustand mehr aufgetreten war.

Die Duplizität der Geschehnisse besteht nun darin, daß die Schwester, 54 Jahre alt, ebenfalls asthmaleidend war und auch dieses Asthma nach einer mit antibiotischen Medikamenten behandelten Lungenentzündung aufgetreten war.

Sie kam bereits Anfang 1966 zu mir und erhielt auf Grund dieser Vorgeschichte Sulfur LM 18. Unter heftigen Durchfallreaktionen war dieses Asthma nach 4 Wochen verschwunden und ist seit 10 Jahren nicht mehr in der geringsten Form vorhanden. Auch diese Krankheit war also erstmalig nach einer unterdrückten Pneumonie in Erscheinung getreten. Vorher hatte die Frau niemals mit asthmatischen oder bronchitischen Beschwerden zu tun gehabt.

Christian MORGENSTERN, der 1972 seinen 100. Geburtstag gefeiert hätte, sagt: „. . . . daß nicht sein kann, was nicht sein darf". Ich erinnere an diesen Ausspruch, weil wir es nicht leicht haben, unsere allopathischen Kollegen zu überzeugen.

Die Patientin fragte mich damals, ob sie im Frühjahr ihre übliche Kur, zu der sie angemeldet war, antreten sollte. Ich sagte ja. Nach ihrer Rückkehr verstand sie die Welt nicht mehr. Sie hatte der dortigen Oberschwester freudestrahlend erklärt, daß sie jetzt gesund sei und die Kur nur noch einmal gewohnheitshalber mitmachen wollte. Die Schwester habe sich zwar mitgefreut, habe ihr aber geraten, den Ärzten nichts zu sagen. Man würde es ihr nicht abnehmen, daß ein derartiges, seit einem Jahrzehnt bestehendes schweres Bronchialasthma noch heilbar sei, am allerwenigsten mit homöopathischen Tröpfchen.

Es ist jetzt am Platz, darauf aufmerksam zu machen, daß Sulfur selbstverständlich nicht nur eines der Hauptmittel von Folgen einer Unterdrückung durch x-beliebige *therapeutische* Manipulationen ist. Die *Idee* einer Unterdrückung ist auch dann gegeben, wenn der kranke Organismus durch *spontane* Ausscheidungen über die Haut, durch Ausflüsse aus verschiedenen Körperregionen mit nachfolgender entscheidender Besserung eines Krankheitszustandes reagiert. Das alles kann ohne äußere Beeinflussung „von selbst" auftreten. Der nächste Fall soll dafür ein Beispiel sein.

Fall 7: Mann, 58 Jahre, kommt Ende 1968 in die Sprechstunde. Seit 10 Jahren wird sein Magen behandelt. Immer wieder sind Geschwüre aufgetreten und abgeklungen. Nach den Röntgenbefunden waren es Magenausgangs- oder Zwölffingerdarm-Ulcera. Das ging bis vor 2 Jahren so: seither bestehen die Ulcusbeschwerden ständig. Es waren Rollkuren gemacht worden, Einspritzungen, Diätkuren usw. Aus dem Spontanbericht ergibt sich außerdem, daß die Schmerzen auch oft nachts vorhanden sind, teilweise stärker als tagsüber. Der Stuhl ist seit 10 Jahren träge und hart. Vor 10 Jahren, also bei Beginn der Erkrankung, mußten starke berufliche Belastungen verkraftet werden.

Auf Nachfragen erzählt der Mann noch folgendes: Es sei ihm aufgefallen, und das könne er die ganzen Jahre schon beobachten, daß jedesmal wenn die Ulcuserscheinungen abgeklungen waren, Hämorrhoidalblutungen angefangen hatten. Seit den letzten 2 Jahren — also seit den Dauerbeschwerden — seien auch keinerlei solche Blutungen mehr aufgetreten.

Der Appetit sei seit Jahren miserabel. Ab und zu habe er allerdings sogar eine gewisse Lust zum Essen, aber wenn er sich an den gedeckten Tisch setze und die Speisen sehe, vergehe ihm gleich wieder der Appetit. Er habe auch heutzutage im Dienst viel Ärger, den er natürlich im Magen spüre. Als Kind habe er Gelbsucht gehabt und „Drüsen". Vor Beginn der Magenerkrankung habe er 1/4 Jahr lang im Gesicht ein nicht sehr großes Ekzem gehabt; es sei ein „Pilz" gewesen; das sei ihm damals zu dumm geworden und er habe sich deshalb in der Hautklinik behandeln lassen. Mit einer Salbe sei die Haut auch in ganz kurzer Zeit gesund geworden. Er habe seither niemals mehr mit der Haut zu tun gehabt.

Die Kälte sei ihm sympathischer als die Wärme, aber die Wärme bringe ihn auch nicht um.

Der Mann ist stark gelb-blaß im Gesicht. Es ist hager und eingefallen. Andere Zeichen und Symptome von homöopathischem Interesse sind nicht herauszufinden. Nun, das sonderlichste, individuellste Symptom dieses Krankheitsfalles ist dieses eigenartige Hämorrhoidenbluten. Immer dann tritt dieses Bluten auf, wenn die Magenbeschwerden zurückgehen — oder umgekehrt, eine auftretende Blutung bewirkt ein Verschwinden der Magenerscheinungen. Wir können demnach in effektu eine Besserung durch das Hämorrhoidenbluten nachweisen, und zwar wiederholt sich das immer wieder seit dem Beginn der Erkrankung. Das ist nun typisch für diesen Patienten, aber keineswegs typisch für die Ulcuserkrankung. Wir finden zwar nicht selten Geschwürspatienten, die ebenfalls zu solchen Blutungen neigen. Aber dieses *krasse Abwechseln* zwischen Geschwürserscheinungen und Hämorrhoidenblutungen mit jedesmaliger prompter Besserung ist sehr selten. Dieses Symptom ist nach § 153 das Leitsymptom, das zum Mittel führt. Im „Kent" haben wir eine — der Idee nach — gleichwertige Rubrik: Hämorrhoiden unterdrückt. Denken wir übrigens an die aus der Erfahrung gewonnene Begriffsbestimmung: „die goldene Ader"!.

Als anderes wertvolles Symptom können wir die Hauterkrankung nehmen. Das Ekzem verschwand auf ein äußerliches Mittel nach 1/4jährigem Bestehen sofort. Das ist stark verdächtig in bezug auf ein Unterdrückungsgeschehen. *Vor* dem Ekzem hatte der Patient niemals mit dem Magen zu tun gehabt.

Als 3. Symptom haben wir ein etwas ungewöhnliches: der Appetit vergeht beim Anblick der Speisen. Das finden wir auch nicht alle Tage bei einem Geschwürskranken. Dieses Symptom nehmen wir ebenfalls als Ausscheidungssymptom. Als Führungssymptom haben wir ja das Bluten festgelegt: Um aus den in der Rubrik dafür vorhandenen gar nicht vielen Arzneien die passende herausfinden zu können, benötigen wir die übrigen guten Symptome als Aussonderungssymptome.

Im „Kent": Hämorrhoiden unterdrückt 3/630. Im englischen „Kent" fällt der Zusatz: unterdrückt durch äußere Mittel weg. Im deutschen „Kent" ist dieser Zusatz zweifellos willkürlich dazugemacht! Und er ist auch irreführend; denn es gibt, wie ersichtlich, auch *„spontane"* Unterdrückungen. Appetit vergeht beim Anblick der Speisen 3/421. Es schält sich klar und deutlich Sulfur als das Simile dieses Falles heraus; es hat vor allem Bezug zur *Unterdrückungsproblematik.*

Ob unsere Überlegungen hinsichtlich der Hierarchisierung usw. richtig waren, ergibt sich — wie bei jedem anderen Krankheitsfall — grundsätzlich erst post festum: Erfolgt eine entscheidende Verbesserung einer Erkrankung oder nicht.

Auf Sulfur LM 12 kam ein Bescheid nach 8 Tagen: in den letzten 3 Tagen 2mal Auftreten von Hämorrhoidalblutungen, was seit 2 Jahren nicht mehr der Fall gewesen ist. Trotzdem — im Vergleich zu früher — dabei wesentliche Verstärkung der Schmerzen und zwar so stark, daß alle 2 Stunden gegessen werden mußte. Der Patient will wissen, ob er das Mittel weiter nehmen soll. Ich reduziere die Mittelgabe von 2mal täglich auf 1mal täglich 5 Tropfen.

Nach weiteren 10 Tagen: 2 Tage starker Durchfall. Dieser ist sonst völlig unbekannt und auch durch einen äußeren Umstand nicht erklärlich. Nach 4 Wochen immer noch leichtes Bluten. Die Schmerzen sind jedoch seit 14 Tagen praktisch verschwunden. Der Stuhl geht zum Teil sehr gut; der Appetit ist „komischerweise gar nicht so schlecht". 6 Wochen nach Behandlungsbeginn: Sehr gutes Befinden, Stuhl ordentlich; das Essen schmeckt seit 10 Jahren wieder „wie in alten Zeiten". Das Gesicht ist voller, von frischer, gesunder Farbe. Der Patient ißt und verträgt alles. In den nächsten Jahren hatte der Mann kurzfristige geringgradige Rückfälle, die mit dem gleichen Mittel sogleich abgefangen werden konnten.

Stand der zuletzt geschilderte Fall noch im Zusammenhang mit einem Unterdrückungsgeschehen „spontaner Art", nämlich der *Magenstörung,* die regelmäßig durch das Zurücktreten der Hämorrhoidalblutungen „verursacht" wurde, und nicht mehr so vordergründig durch den vertriebenen *Hautausschlag*, so bedeutet der nächste Fall, der mit Sulfur geheilt wurde, etwas ganz anderes.

Fall 8: Frau, 27 Jahre, kam vor mehreren Jahren in Behandlung wegen seit langer Zeit bestehender multipler Warzen, speziell am rechten Unterschenkel. Es waren hunderte von kleinen und mittelgroßen Warzen, die lange Zeit hautärztlich mit Ausschabungen, Ätzungen, Bestrahlungen, Schälpasten angegangen worden waren. Die Warzen wuchsen jedoch munter weiter.

Aus der Anamnese ergab sich das Folgende: Als Kind eine 3 Jahre lang dauernde Furunkulose. Immer schon eine deutliche Aversion gegen Fett und Butter mit gleichzeitig bestehender Unverträglichkeit. Im Laufe der Jahre rezidivierende Ekzeme. Vor 1 Jahr Abszeß der Bartholinischen Drüse. Seit einiger Zeit Hitzewellen zum Kopf. Im allgemeinen Neigung zum Frieren, also Mangel an „Lebenswärme". Schon immer werden die Partien des Ringfingers unter dem Ehering „schwarz", besonders vor den Menses. Nun, das waren nicht gerade wertvolle, individuelle Symptome. Aber wir wissen — ohne „Kent" — daß die Schwärzung obiger Art oft auf Schwefel-Zusammenhänge hinweist. Wenn *keine anderen wertvollen Symptome für ein anderes Mittel sprechen,* ist dieses Zeichen nicht selten eines für Sulfur.

Ausgehend von dieser Überlegung merken wir plötzlich, daß alle anderen, in etwa interessanten Symptome der Patientin ebenfalls recht gut zum Schwefel-Bild passen. Im „Kent": Furunkel 2/180, Abneigung gegen Fettes 3/417, Mangel an Lebenswärme 1/462, Hitzewellen zum Kopf 1/191 und so fort.

Es kann jedes Symptom, auch ein klinisches (zum Beispiel die Furunkulose) ein sonderliches, ungemeines, individuelles werden. Eine 3 Jahre lang bestehende Furunkulose ist so etwas wie ein klinisches Symptom, aber doch *deshalb individuell,* weil beileibe nicht jeder Patient, der zu uns in die Sprechstunde kommt, in der Vorgeschichte eine chronische Furunkulose aufweist. Daß es dafür viele homöopathische Mittel gibt, ist eine andere Frage. Aber das zu wählende Mittel muß die Furunkelneigung im Arzneimittelbild dabeihaben.

Jedes Symptom kann individuell sein. Ein paradoxes genau so wie ein klinisch-geprägtes. Denken wir auch immer an die *Relativität* eines Symptoms: das gleiche Symptom kann bei dem einen Patienten banal sein, bei einem anderen von hoher Qualität. Auf Sulfur LM 12 innerhalb von 4 Wochen totales Verschwinden oben genannter Warzen. 14 Tage darauf verging auch eine seit 10 Jahren bestehende, hornartige, linsengroße Warze am linken Fußrücken, deren Existenz mir unbekannt war. Auch nach Jahren ist kein Rückfall mehr aufgetreten.

Dieser Sulfur-Fall hat eine ganz andere Beziehung zu dem Schwefel als Heilmittel. Er unterliegt der *Simileregel,* das Mittel wird gewählt nach dem Prinzip der Ähnlichkeit. Bei den anderen Krankengeschichten tat Sulfur seinen Dienst in anderer Weise, nämlich als das homöopathische Mittel für Folgen von *Unterdrückung* eines Krankheitszustandes.

Eine weitere Fähigkeit des Sulfur, die ebenfalls in seinem Arzneimittelbild steckt, soll in der nächsten Fallschilderung dargelegt werden.

Fall 9: Mann, 48 Jahre, mit folgender Vorgeschichte: 1944 Durchschuß linker Oberschenkel; kein Schußbruch. Damals 8 Monate Lazarettbehandlung; Wunde dann zugeheilt. Etwa 6 × 3 cm große Ausschußnarbe an der Vorderseite des *linken Oberschenkels.* 1966, also nach 22 Jahren! reizloser Narbe, erscheint in Verbindung mit einer Eiterung ein etwa kleinbohnengroßer Aluminium-Splitter, der trotz wiederholter Röntgenaufnahmen niemals nachzuweisen gewesen war (Granatzünderstück).

Weil diese Eiterung trotz des Splitterabgangs bereits 5 Monate anhielt, bat mich damals die Frau des Patienten, die gerade in meiner Behandlung stand, ihr doch etwas für ihren Mann mitzugeben. Auf Hepar sulfuris D 6 Globuli Verschwinden der Eiterung innerhalb von 14 Tagen unter Zurücklassung eines weiteren, kleinen Splitters. Dieser Mann kam nun im März 1969 in meine Sprechstunde und bat um Hilfe: Seit November 1968 sei ihm 3mal das *rechte Kniegelenk* punktiert worden. Jedesmal seien zwischen 80 und 100 ccm eines Ergusses abgenommen worden und jedesmal sei eine 3—4wöchige Bettruhe nötig gewesen, um „die Sache auszuheilen." Seit einigen Tagen sei das rechte Knie schon wieder dick. Es zeigte sich, daß dieser Erguß Nummer 4 an Umfang den früheren Ergüssen in nichts nachsteht. Das Knie fühlt sich etwas kalt an, ist auch druckempfindlich. Das Gehen ist natürlich behindert. Eine unmittelbare Ursache für den Grund der Störung kann ebensowenig wie die früheren Male nachgewiesen werden. Röntgenologisch ergibt sich ein unverbindlicher Befund. Lues oder Go. scheiden aus. Weitere Symptome und Zeichen von homöopathischem Interesse sind nicht zu finden.

Wir müssen mit den oben genannten Symptomen zufrieden sein und sie zur Mittelwahl verwenden. Zunächst haben wir ein Symptom, beziehungsweise ein klinisches Bild sogar, das doch recht eigenartig ist: der 4malige Erguß immer im gleichen Gelenk. Mit einer Folge der Schußverletzung in irgendeinem mechanischen oder örtlichen Sinne hat das alles nichts zu tun, denn es ist ja das *rechte* Kniegelenk befallen. — Niemand kann erklären, warum ständig das rechte Knie von einem Erguß betroffen wird. Die 3mal durchgeführten Punktionen scheiden als eventuelle Ursache der Rezidive erfahrungsgemäß aus.

Also: wieder einmal ein sonderliches, ungemeines individuelles Symptom — hier klinischer Art. Dieses Bild kommt nicht bei jedem Patienten in diesem Ausmaß vor. Deshalb ist es für uns ein Leitsymptom. Wir finden im „Kent" unter Schwellung rechtes Knie einige Mittel 2/532. Von diesen haben wir dasjenige auszuwählen, das mit den anderen sonderlichen und individuellen Symptomen des Patienten konform geht.

Welches Symptom ist das? Das ist ohne Zweifel die Schußverletzungssache. Der Mann war deshalb 8 Monate in Lazarettbehandlung: Wiederaufbrechen der Wunde nach 22 Jahren mit Splitterabsonderung und eine 5 Monate lang dauernde neuerliche Eiterung. Dieses Symptom oder diesen „Symptomenkomplex" finden wir im Repertorium *nicht unmittelbar.* Aber wenn wir die 8 Arzneien vergleichen, die für die Schwellung gerade des rechten Kniegelenks in Frage kommen (4mal aufgetreten und immer nur rechts), sehen wir, daß Sulfur dasjenige Mittel ist, das als einziges auch zur Grundidee des Falles in Beziehung steht, nämlich zur *chronischen Eiterung,* zur möglichen Toxinbildung usw.

Kurz, außer Sulfur sind die anderen Mittel dem Krankheitsfall keineswegs entsprechend.

Auf Sulfur LM 12, ohne Bettruhe, ohne jegliche äußere Behandlung zunächst ziemlich starke *Schmerzentwicklung* im kranken Gelenkbereich — was vorher niemals der Fall war. Und das Kriterium für unsere richtige Mittelwahl: nach 3 Tagen „arbeitete" die Narbe am linken Oberschenkel, die seit 3 Jahren wieder vollkommen ruhig gewesen war: es zeigte sich zunächst eine leichte Krustenbildung, dann einige Tage später eine mäßige, tropfenförmige Eiterung. Und wieder einige Tage später brachte der Patient einen abgestoßenen, gut glasstecknadelkopfgroßen Splitter mit — es war wieder ein Metallsplitter. Danach sofortige Schließung der kleinen Wunde. Der Erguß ging — nach zunächst noch merklicher Ausdehnung — nach einiger Zeit zurück, ohne jede andere Behandlung, und war nach etwa 5 Wochen total verschwunden. Er hat sich in den nächsten Jahren nicht mehr neu gebildet.

Sulfur hat die Eigenschaft, *dahinschwelende Prozesse* in Bewegung zu setzen, zu aktivieren und damit den Heilvorgang einzuleiten. Wiederum gibt es außer ihm wenige homöopathische Mittel, die *diese Art* von Heilkraft aufweisen.

An dieser Stelle soll noch einmal darauf hingewiesen werden: Das heilende Mittel für die bisher geschilderten Krankengeschichten wurde jedesmal durch *strikte Anwendung der 4 Leitgedanken einer homöopathischen Arzneimittelwahl* gefunden.

1. Aufnahme der homöopathischen Anamnese (Paragraph 7 und 27 des Organon).

2. Hierarchisierung der gefundenen Symptome, Zeichen und Modalitäten nach Paragraph 153 des Organon: „die sonderlichen, eigenheitlichen, ungewöhnlichen Symptome, Zeichen und Modalitäten sind zur Mittelwahl besonders und fast einzig fest ins Auge zu fassen". Das sind demnach die individuellen Symptome, einschließlich der Causa.

3. Aufsuchen dieser, und *nur* dieser Symptome im Repertorium, um auf diese Weise schnell und sicher *diese* mit einem homöopathischen Mittel abdecken zu können.

4. Ausschalten des klinischen Denkens (aber nicht ohne weiteres der sogenannten klinischen Diagnose) bei der Wahl eines homöopathischen Mittels.

Die kunstgerechte Aufnahme der Anamnese als Voraussetzung zur Findung des Simile

Was fordern wir von einem guten Homöopathen? Er soll die Arzneimittellehren studiert haben, das Repertorisieren beherrschen und er soll eine gute Anamnese machen können. Das erstere erfordert Fleiß und ein gutes Gedächtnis, das zweite Findigkeit, das dritte Hingabe.

Wir haben uns ohne Sympathie und Antipathie dem Bericht des Kranken hinzugeben. Wir müssen uns innerlich leer machen und seinen Zustand wie ein unbeschriebenes Blatt aufnehmen. Unsere persönliche Meinung müssen wir zunächst zurückstellen, die Schilderung des Patienten ohne „Wenn und Aber" zur Kenntnis nehmen, hinhören, beobachten, notieren und das *klinische Denken* vorderhand radikal ausschalten. Die Arzneimittelbilder können wir „mechanisch" lernen, das Repertorisieren ebenfalls, das *Anamnesemachen aber verlangt den Einsatz* unserer ganzen Person. Es ist eine Kunst, die zwar zu lernen ist, jedoch am schwersten von allem.

Wie steht es nun mit der Handhabung dieser drei uns zur Verfügung stehenden Hilfen? Ein Homöopath, der in schlichter Einfalt HAHNEMANN nacheifern will, in der gesunden Erkenntnis, daß er der Meister ist, wird erstaunt feststellen, daß ihm die Handhabung dieser drei von seinem Lehrer inaugurierten Hilfen außerordentlich schwer gemacht wird.

Viele der neueren Arzneimittellehren sind abgeschrieben von den alten, aber ausgemagert und „vom Ballaste befreit" und damit selbstverständlich verbessert — wie man meint — und dem wissenschaftlichen Denken schmackhaft gemacht. Das Repertorisieren wird zum sanften Unsinn erklärt — allerdings von Leuten, die es nie gelernt haben — und die Kunst der Befragung klein geschrieben. Ohne seine Instrumente würde der Chirurg die Operation ablehnen, der Homöopath arbeitet leider nicht selten ohne Beherrschung seiner Werkzeuge, ohne konsequente Anwendung derselben, munter darauf los. Allmählich merkt er, daß die Homöopathie eben doch vieles nicht leisten kann, nimmt das mit Entsagung zur Kenntnis oder gibt gleich ganz auf. Wo soll er auch die Handhabung seiner Werkzeuge richtig lernen? Lesen wir in den homöopathischen Zeitschriften nach, was wir über das Repertorisieren erfahren können oder über die Kunst, eine Anamnese zu machen. Bis auf weniges ist nichts von Bedeutung zu finden. Es wird sicherlich manches Gute geschrieben, aber der alte HAHNEMANN kommt fast nie zu Wort. Natürlich haben wir sein Organon, seine anderen Werke, aber manches muß doch *immer wieder* gesagt werden.

Er ist der Meister und *seine* Richtlinien sind für uns maßgebend. Wir wollen seine Meinung haben und nicht die *Interpretation über seine Meinungen,* die nur unter dem Gesichtspunkt des momentanen naturwissenschaftlichen Weltbildes gegeben wird. Für den kritisch Denkenden tritt natürlich die Frage auf: ist HAHNEMANN wirklich noch modern genug, sind seine Lehren, seine Aussagen nicht überholt? Ist nicht alles schon verzopft. Ganz das Gegenteil ist der Fall. Während unsere *klinischen* Homöopathen mit Eifer und Hingabe letztlich der Allopathie nachjagen — homöopathisch therapieren und klinisch denken —, macht beispielsweise die Biologie Riesenfortschritte und zwar im Grunde in die Richtung, in die HAHNEMANN vor 150 Jahren intuitiv gewiesen hat. Denken wir zum Beispiel an das DNS-Molekül, das dem Leben als Schablone dient, an den Informationsbegriff, an den Begriff der Organisatoren usw. Beachten wir auch die wieder in den Blickpunkt der Mathematik tretende projektive Geometrie als Gegenpol der euklidischen, die uns das Hochpotenzproblem durchschaubar macht.

Sehen wir jetzt bei HAHNEMANN nach, was er über die homöopathische Befragung zu sagen hat. Über dieses Thema berichtet er im Organon in der überraschend großen Zahl von 22 Paragraphen. In § 104 heißt es da: „Ist nun die Gesamtheit der den Krankheitsfall *vorzüglich* bestimmenden und auszeichnenden Symptome, oder mit anderen Worten, das Bild der Krankheit irgendeiner Art genau aufgezeichnet, so ist auch die *schwerste* Arbeit geschehen. . . .“
In der Anmerkung 155 sagt HAHNEMANN weiter:
„Aber dieses mühsame, zuweilen sehr mühsame Aufsuchen und Auswählen des, dem jeweiligen Krankheitszustande in allen Hinsichten angemessenen homöopathischen Mittels, ist ein Geschäft, das noch immer das Studium der Quellen selbst und zudem vielseitige Umsicht und ernste Erwägung erfordert . . . Wie sollte diese mühsame, sorgfältige, allein die beste Heilung der Krankheiten möglichmachende Arbeit, *den Herren von der neuen Mischlingssekte* behagen, die mit dem Ehrennamen Homöopathiker sich brüsten. . ., und die, wenn das ungenaue Mittel nicht sogleich hilft, die Schuld davon nicht auf ihre unverzeihliche Mühescheu und Leichtfertigkeit bei der Abfertigung der wichtigsten und bedenklichsten aller Angelegenheiten des Menschen schieben, sondern auf die Homöopathie, der sie große Unvollkommenheit vorwerfen.“ Hinweise und Belehrungen, wie eine gute Anamnese aufzunehmen ist, sind in unserer Literatur nur dürftig vorhanden. Man könnte meinen, das sei eben so, weil die meisten Homöopathen das alles bereits wunderschön beherrschten. Das ist aber leider gar nicht der Fall. Vielmehr hat man das ungute Gefühl, daß auf die Kunst der Befragung — wie sie HAHNEMANN als ein *mühsames Geschäft* allerdings fordert — kaum Wert gelegt wird, die Wichtigkeit derselben verkannt wird und viele überhaupt noch nicht gelernt haben, eine richtige Anamnese zu machen.

Und das Ergebnis? Es wird mit der Komplexhomöopathie gearbeitet, oder man bleibt bei der Organotropie stehen. Es braucht nicht erörtert zu werden, daß man mit organotroper Therapie und mit Arzneigemischen auch etwas erreichen kann. *Durch dieses Stadium geht fast jeder Homöopath hindurch.* Kaum einer schafft den Sprung von der Allopathie in das homöopathische Einzelmittel, dem Simile, direkt. Es besteht nur die Gefahr, daß man in diesem Stadium stehen bleibt.

Man wird fragen: Wann habe ich schon Zeit, während der Praxis eine homöopathische Anamnese zu machen, die Gesamtheit der Symptome zu suchen, die wahlanzeigenden auszuwählen, zu hierarchisieren? Das ist ein Problem, das in der Tat vor uns allen steht. Aber ändert es etwas am Prinzip? Niemals.

Es ist gar nicht zu verwerfen, daß man deshalb auf Arzneimischungen übergeht oder organotrop wird, aber man muß sich im klaren sein, daß man eben auch nicht in die Homöopathie weiter eindringt, daß man keine guten Anamnesen machen lernt und somit selten mehr als mittelmäßige Ergebnisse erreichen kann. Von der hohen Schule der Homöopathie bleibt man weit entfernt, und manche bleiben bis zum seligen Ende weit entfernt davon.

Wie können wir die Zeitfrage lösen? Wir bestellen uns einen Patienten mit einer akuten, gängigen Erkrankung *außerhalb* der Sprechstunde. Das ist zu verwirklichen, er muß natürlich transportabel oder gehfähig sein. Es soll sich um einen Erkrankungsfall handeln, der nicht sofortige Besserung verlangt, so daß wir mit dem Mittel ruhig „schief liegen" können. Einen solchen Patienten fragen wir lege artis ab. Das passende Medikament wird schnell die Wendung zum Guten bringen. Daß eine Spontanbesserung eintreten kann, weiß auch der Homöopath, er ist aber sehr wohl in der Lage, das von einer Mittelwirkung zu unterscheiden. Sehen wir bei dem Erkrankten keine überzeugende und prompte Besserung, warten wir nicht weiter ab, sondern tun das Gewohnte.

Was haben wir bei einem Versager gelernt? Wir haben gelernt, wie wir es *nicht* machen sollen. Wir haben die richtigen Symptome nicht bekommen, die Hierarchisierung nicht gut gemacht. Es ist selten, daß bei einem akuten Fall *keine* Leitsymptome vorhanden sind. Wir finden sie nur noch nicht. Wir werden die ersten 10 Fälle bei solchen Versuchen mit der falschen Arznei behandeln; wir werden meinetwegen einige Dutzend mit dem falschen Medikament behandeln, und dann kommt doch einmal ein Treffer, und — das Mittel „zieht". Wiederum haben wir auch aus den Versagern gelernt. Wir bekommen langsam ein Gespür dafür, was eben keine guten Symptome sind; was nur *wir* als „gute" Symptome und Zeichen an die Spitze gestellt haben.

Wir erkennen, daß wir immer noch in das klinische Denken zurückfallen. Wir haben noch nicht das Gefühl für die wesentlichen Symptome im homöopathischen Sinne. Wir haben noch nicht gelernt, das Wichtige von dem Unwichtigen zu unterscheiden. Haben wir also, nach längerer Zeit vielleicht erst, eine einwandfreie Wirkung einer Arznei beobachtet, überdenken wir den Fall nocheinmal: Überlegen, war die Besserung über eine Suggestiv- oder Spontanwirkung möglich oder war es wirklich das Medikament, das geholfen hat. Fragen uns, hat sich das und das Leitsymptom bestätigt. Repertorisieren noch einmal kurz durch, lesen in den Arzneimittellehren nach und so fort.

Wenn wir auch langsam mit der Anamnese umgehen lernen, ist ein Versuch bei einem subakuten oder gar chronischen Fall mit Sicherheit noch ein Reinfall. Das klingt etwas großartig. Aber vergessen wir nicht, wir machen eine Anamnese nach HAHNEMANN und nicht die übliche, unter Zeitdruck zustande gekommene, in jedem Fall flüchtige Anamnese. Die kunstgerechte Aufnahme einer subakuten oder chronischen Krankengeschichte erfordert systematische monatelange oder gar jahrelange Übung.

Wir müssen in der Aufnahme der Gesamtsymptome, im Hierarchisieren der Leitsymptome nach § 153 des Organon, in der Repertorisation bereits größere Erfahrungen gesammelt haben, wenn wir uns an letztere Fälle wagen wollen.

Ein schlagendes Ergebnis mit einem gut gewählten Mittel, in der Hochpotenz verabreicht, ist für uns ein Erlebnis. Wir *glauben* nicht mehr an die homöopathische Wirkung des Mittels, speziell an die Hochpotenz, wir sind überzeugt davon. Jeder weitere Erfolg — selbstverständlich nach allen Seiten kritisch abgesichert — bringt uns neuen Auftrieb, neue Freude weiter zu machen. Auch die Versager nehmen wir nicht mehr so tragisch, weil wir jetzt wissen, daß es an uns liegt, ob wir Erfolg haben oder nicht und nicht am homöopathischen Prinzip.

In der weiteren Entwicklung merken wir, daß unsere Fragen gezielter werden, daß wir weniger umständlich fragen, daß wir das klinische Denken mehr und mehr aus den Augen verlieren. Wir empfinden den Unterschied zwischen einer spontanen Antwort auf eine Frage und einer vagen Stellungnahme. Wir lernen an den Erfolgen oder an den Mißerfolgen, ob wir zum Beispiel die *Ursache* der Erkrankung als wichtiges Symptom zu hoch oder zu niedrig bewertet haben und so weiter.

Langsam können wir daran gehen, auch *während* der Sprechstunde einen akuten Fall sachgemäß zu bearbeiten. Allmählich werden wir uns an subakute Fälle wagen und an chronische. Wir werden mehr Genugtuung haben, eine subakute oder chronische Krankheit in solcher Manier gebessert oder kuriert zu haben, als ähnliche Fälle monatelang 1- oder 2mal in der Woche vor uns zu haben und im Schweiße unseres Angesichtes die mehrfache Arbeit bei einem viel geringeren Ergebnis zu leisten. Ich bin der Meinung, daß diese Homöopathie lernbar ist, daß jeder sie lernen kann, aber ich bin auch der Meinung, daß wir den richtigen Weg, die richtige Spur verfolgen müssen, und diese Spur zeigt uns HAHNEMANN.

Wenn es auch unmöglich ist, ein geschlossenes Bild über die Kunst der Befragung zu bringen, soll versucht werden, soviel als möglich über dieses außerordentlich wichtige Thema zu bringen: Welcher Patient, mit welchem Leiden auch zu uns kommt, grundsätzlich lassen wir *ihn* erzählen und hören, wenn möglich, die Angehörigen mit an. Den Mund geschlossen zu halten und den Patienten seine Geschichte erzählen zu lassen, ist schon gar nicht leicht. Es braucht außerdem eine gewisse Erfahrung, den Kranken, wenn nötig, beim Sprechen zu halten und zwar in Richtung der Krankheit. Also erstes Gebot: wir müssen *zuhören* lernen und uns hüten, den Gedankenfaden des Erzählenden durch unnötiges Dazwischenreden abzureißen.

Manchmal kann man bereits aus diesen Spontanangaben ein oder zwei *interessante* Symptome bekommen. Während des Spontanberichtes registrieren wir so nebenbei und unauffällig das Aussehen, das Mienenspiel, das ganze Verhalten des Patienten. Wie gesagt, aus dem Spontanbericht können bereits ein oder zwei gute Symptome auftauchen. Jedoch Vorsicht! Fangen wir nicht gleich im Geiste zu hierarchisieren an, denn es kann leicht sein, daß noch viel wertvollere Hinweise zu bekommen sind, wenn wir nun den Patienten ins *Kreuzverhör* nehmen.

Hat der Kranke seinen Bericht beendet — einen langen oder kurzen — bleiben wir ein wenig dabei, spielen auf etwa nicht angegebene Modalitäten an und so fort. Auch solche Antworten müssen spontan kommen. Wir müssen sehr vorsichtig fragen, uns allgemein halten, *keine Alternativfragen* stellen, die nur mit ja oder nein beantwortet werden können. Wir fragen, was macht Ihnen — noch immer in bezug auf die schon gemachten Spontanangaben — bei den Magenschmerzen der Ärger aus? Nicht fragen werden wir: Geht es Ihnen auf Ärger viel schlechter oder besser? Wenn eine zögernde, halb von Herzen kommende Antwort erfolgt, zeigt uns das, daß dieses Symptom wertlos ist. P. SCHMIDT, Genf, sagt, ein gutes Symptom ist dann vorhanden, wenn der Patient bei der entsprechend formulierten Frage vom Stuhl hochspringt und meint: Nur der *Ärger* macht mich vollkommen fertig, das ist sicher der Grund meines Magenleidens, und nichts anderes. Das Stuhlhochspringen werden wir nicht so leicht erleben, aber die Antwort muß auf jeden Fall prompt und mit *Überzeugungskraft* kommen. Wenn der Patient bei der Frage nach der Fettverträglichkeit schon überlegen muß, ob er sie bejahen soll oder nicht, beweist uns das, daß das *kein* gutes Symptom ist. Es besteht ja immer die Gefahr, daß wir unklare oder banale Zeichen und Symptome — Lokalbeschwerden, Allgemeinsymptome, Gemütssymptome — zu wertvollen *hochsteigern,* vor allem dann, wenn wir aus dem Kranken wenig herausbekommen. Was um so mehr der Fall ist, wenn wir keine totale Anamnese aufnehmen und uns mit „halbseidenen" Symptomen zufrieden geben. Wir machen mit Sicherheit üble Erfahrungen, und bestenfalls wirkt das Mittel palliativ. Wenn wir erleben, daß ein Patient monatelang ein oder mehrere Mittel nehmen muß und diese nur so lange einigermaßen befriedigen, solange sie eingenommen werden, ist das eine palliative Wirkung und nichts anderes.

Das widerspricht nicht der Tatsache, daß HAHNEMANN in den „Chronischen Krankheiten" sagt, ein Mittel müsse möglicherweise über 1—2 Jahre gegeben werden. Die Erfahrung bestätigt es uns. Aber es muß das passende Mittel sein, das dann auch *relativ bald* seine Heilkraft entfaltet und eine sukzessive Besserung bringt. Es kommt selbstredend auf die Art und Intensität der Erkrankung an. Wir können bei einem chronischen Gelenkrheumatismus, wenn wir das Mittel überhaupt finden (oder die 2 oder 3, die nacheinander gegeben werden), vor einigen Wochen kaum eine wesentliche Wirkung erwarten. Bestenfalls werden die subjektiven Beschwerden bald besser, aber die Schwellungen, die Ablagerungen verschwinden nur langsam — allerdings stetig. Dabei muß berücksichtigt werden, daß diese Krankheitsfälle mit Sicherheit schon das ganze Arsenal schwerer und weniger schwerer allopathischer Medikamente ohne Erfolg durchexerziert haben; vor allem die Cortisone setzen auch dem homöopathisch *passenden* Mittel einen großen Widerstand entgegen. Ähnlich ist es bei Bronchialasthmafällen, bei denen ebenfalls eine Cortisonvorbehandlung eine erfolgreiche homöopathische Therapie in Frage stellt. Wer übrigens behauptet, daß der Asthmatiker, wenn er über die Homöopathie kuriert werden konnte, eben dann über *psychotherapeutische Effekte* zum Ziel gekommen ist, beweist eine vollkommene Ignoranz der vorhandenen Zusammenhänge.

Durch den Trick mit den LM-Potenzen wird eine Heilung noch mehr beschleunigt; das war auch der Grund, warum sie HAHNEMANN am Ende seines Lebens gegeben hat. Eine D 1000, eine D 10 000 usw. wirkt wohl — als Einzelgabe gegeben — noch intensiver. Das Wesentliche ist aber ohne Zweifel die Findung des *Simile* oder des Simillimums — die Potenzfrage ist letztlich zweitrangig; nur daß die Hochpotenz viel gründlicher, tiefer und auch eleganter wirkt. Der Verordner von Höchstpotenzen ist mit dem

Jäger zu vergleichen, der sein Wild mit einem Blattschuß erlegt. Bei den LM-Potenzen muß das Ziel im allgemeinen nicht so genau getroffen werden, es ist eine gewisse Streuungsbreite möglich, die jedoch die Wirkung nicht entscheidend beeinflußt; wahrscheinlich wird diese geringfügig abgeschwächte Wirkung — es sind ja relativ „weiche" Potenzen — durch die tägliche Gabe mehr als ausgeglichen.

Wenn eine Besserung nur flüchtig ist oder sich immer wieder Rückschläge zeigen, liegt es selten an der *Höhe der Dosierung,* sondern daran, daß wir nur ein *annähernd* passendes Mittel gefunden haben und nicht das heilende.

Haben wir die Spontanangaben notiert und dann durch Nachfragen präzisiert, gehen wir nun den Patienten von Kopf bis zum Fuß durch, stellen *ungenaue* Fragen, zum Beispiel haben Sie öfters mit dem Kopf zu tun, mit den Ohren, mit den Mandeln, der Mundhöhle, dem Hals, den Augen usw. Waren hier *früher* Besonderheiten festzustellen? Auch hier lassen wir den Patienten reden. Auch hier zeigt sich, *wie* er antwortet und welche ungewöhnlichen Einzelheiten und Modalitäten zu registrieren sind. Sagt er zum Beispiel bei der Frage nach Halserscheinungen: ja, ich habe vor 6 Jahren die Mandeln herausbekommen, und gibt dazu spontan an — oder auch erst nach vorsichtigem Erfragen des Grundes —, daß er ständig Halsentzündungen mit Fieber nach kaltem Trinken bekommen hat 3/290, so ist das eine bemerkenswerte Modalität.

Wenn zunächst keine weiteren Angaben gemacht werden, gehen wir auf Brust, Lunge, Herz, Magen, Ober- Unterbauch, Nieren, Genitale, Gliedmaßen, Haut über. Auch hier fragen wir wiederum nur andeutend und lassen den Patienten seine Beobachtungen schildern. Des öfteren kommen auch da ganz gute Symptome heraus.

Ist das, vom Patienten her, alles gesagt, werden wir nachstoßen. Wir werden uns vergewissern: Sie sagten vorhin etwas über Ihre Mandeln. Sie hatten immer Entzündungen nach kaltem Trinken. War das *nur* nach kaltem Trinken oder genauso nach kalten Füßen, nach Durchnässung, nach Schwitzen, durch allgemeine Unterkühlung?

Beteuert der Kranke, nein, das war nur nach kaltem Trinken, das hat mich selbst gewundert, andere Kältebelastungen haben meinen Mandeln gar nichts geschadet, dann wird dieses Symptom doch recht interessant, und es kann für irgendeine Krankheit, hinsichtlich der Mittelwahl, der letzte Ausschlag sein.

Merken wir uns übrigens, gerade die *kleinen* Rubriken im „Kent" sind oft die für uns wichtigsten, wenn wir es mit ungewöhnlichen, individuellen Symptomen und Modalitäten zu tun haben.

Wir sehen, auch *lokale* Symptome und Zeichen aus der Vorgeschichte, insofern sie eigenartig oder „unerklärlich" sind, können die Mittelwahl beeinflussen. *Alle* eigenartigen, ungewöhnlichen Symptome aus der Vorgeschichte, auch wenn sie längst verklungen sind, gehören zur Krankenbiographie und sind uns genau so wertvoll, wie solche neueren Datums. Sie gehören dem Patienten genauso an, wie die subakute oder chronische *andere* Störung, wegen der er zu uns kommt; sie zeigen uns die individuelle Reaktionsweise des Kranken vom Gesichtspunkte seines Zeitenorganismus.

Nach dem Spontanbericht, dann nach Abklärung der anderen nicht unmittelbar erwähnten lokalen Beschwerden, stellen wir unsere Fragen hinsichtlich der *Allgemein*symptome und der *Gemüts*symptome — manchmal werden auch darüber schon im Spontanbericht Aussagen gemacht: Wenn uns eine Patientin aufsucht und von sich aus sagt: Seit meinem Rheumatismus könnte ich ständig darauflosheulen, es überfällt mich einfach ohne besonderen Grund 1/145, aber es tut mir doch irgendwie sehr wohl 1/144, dann haben wir ein spontan angegebenes Gemütssymptom und *außerdem* eines von einer besonderen Art. Wir haben ohne viel Arbeit ein gutes Leitsymptom.

Auch die Allgemein- und Gemütssymptome müssen hohen Rang haben bzw. bekommen hohen Rang, wenn sie durch merkwürdige Modalitäten individuell für den Patienten sind. Wenn sich eine Frau wegen ihrer Hitzewallungen heiß fühlt, ist das ein Banalsymptom; wenn sie uns dabei angibt, daß sie sich durch Wärme schlechter fühlt, ist das zwar ein Allgemeinsymptom, aber wiederum banaler Art.

Im Spontanbericht wird vom Patienten alles erwähnt, was ihm auf irgendeinem Gebiete, sei es im körperlichen oder seelischen Bereich, auffällt. Wegen dieser Beschwerden kommt er ja zu uns.

Aber das darf uns bestenfalls beim akuten Fall genügen. Beim subakuten oder chronischen Krankheitsfall muß aus dem Patienten auch alles Mögliche herausgefragt werden, was *er* selbst nicht erwähnenswert findet.

Wir suchen doch immer nach sonderbaren, ungewöhnlichen Symptomen. Je länger wir die klassische Anamnese praktizieren, desto häufiger werden wir solche herausfinden. Wir finden sie deshalb, weil wir gelernt haben, sie auszuspüren, sie nicht zu überhören und sie nicht als unbedeutend oder gar als Unsinn abzutun. Wir werden übrigens erstaunt bei richtiger Befragung feststellen, daß solche Symptome relativ oft vorhanden sind. Öfters machen diese Symptome jedoch keine besonderen Beschwerden. Sie sind nicht leicht zu eruieren, weil der Patient sie deshalb nicht als unangenehm empfindet, vielleicht sie sogar so komisch findet, daß er nicht daran denkt, sie zu erwähnen. Wir fragen deshalb: ist Ihnen etwas Sonderbares, Eigenartiges aufgefallen, irgendwo und irgendwie in körperlichen oder seelischen Zusammenhängen, was vielleicht hinsichtlich Ihrer gewohnten Beschwerden ohne Bedeutung ist, aber doch vorhanden ist oder einmal vorhanden war. Solche speziellen Symptome und Zeichen finden wir im Repertorium, auch noch in den alten Arzneimittellehren, aber nicht mehr in den neuen, die leider verkürzt und ausgemagert sind.

Je ungewöhnlicher die Symptome sind, je „dümmer" sie sind, desto besser. Sie müssen natürlich in den Arzneimittellehren ihr Gegenbild haben. Wir müssen uns am Anfang geradezu dazu zwingen, solche Symptome und Zeichen ernst zu nehmen. Zunächst überhören wir sie am liebsten, halten sie für dummes Zeug und wissen nichts anzufangen damit. Wir müssen uns außerdem im Repertorium gut auskennen, um zu wissen, daß sie dort vorhanden sind und wo sie gegebenenfalls zu finden sind. Das **klinische** Denken läßt uns hier wieder einmal im Stich, beziehungsweise ist uns nur im Wege.

Immer sollen wir uns vor Augen halten, daß es nicht der *Wust der Symptome* ist, der uns insgesamt interessiert. Dieser Wust, sei er im kleineren oder größeren Umfange vorhanden, muß sortiert werden, um aus irgendeiner Ecke heraus die Goldkörner finden zu können. Aber wir benötigen — und das ist eine unabdingbare Forderung — den *ganzen* Wust, nämlich die Totalität der Symptome des ganzen Patienten.

Die aus diesem Rohmaterial hierachisierten Zeichen und Symptome müssen klar und eindeutig sein und *außerdem,* wie FLURY, Bern, sagt, dramatisch. Dramatisch nicht im klinischen Sinne, sondern im Sinne der *Individualität* des Kranken. Der Paragraph 153 weist eindeutig darauf hin.

TISCHNER hat, daran muß an dieser Stelle erinnert werden, diesen Paragraphen vollkommen mißverstanden und zusammen mit anderen, viele Homöopathen in die Irre geführt; er ist damit zu einem der Geburtshelfer der jetzigen *klinischen* Homöopathie geworden. Angefangen hat das allerdings schon mit Moritz MÜLLER, dem Zeitgenossen HAHNEMANNS.

Wir können uns bei der Aufnahme der Anamnese bereits dann eine Menge Arbeit sparen, wenn wir durch geradezu detektivisches Nachforschen den wahren *Grund* — Grund in homöopathischer Sicht — für die Erkrankung heraus finden, *wenn* ein solcher vorhanden ist. Diese Causa muß hieb- und stichfest sein. Ist eine einwandfreie Verursachung einer x-beliebigen Erkrankung — sei sie akut, subakut oder chronisch — nachzuweisen, nicht nur eine banale oder verschwommene *mögliche* Ursache, dann ist diese Causa das Leitsymptom und *nur von hierher* wird der Fall aufzurollen sein. Hierzu 2 Beispiele.

Fall 10: Es kommt ein 51jähriger Mann in die Sprechstunde. Spontanangaben: seit einigen Monaten bestünden drückende, brennende Schmerzen in der Herzgegend; es besteht das Bedürfnis, die Partie zu reiben. Der Puls sei etwas unregelmäßig. Im Krankenhaus sei eine ambulante Untersuchung gemacht worden, aber außer etwas verdächtigen Mandeln sei nichts Besonderes festgestellt worden. Zur Vorgeschichte gibt der Patient nur an, er habe in der letzten Zeit als Mann vom Bau viel Ärger gehabt.

Auf Nachfragen stellt sich wenig heraus. Die Schmerzen sind praktisch immer da, keine Abhängigkeit vom Wetter, Belastung, Essen usw. An wertvollen Modalitäten ist erst recht nichts zu bekommen. Das einzige was gesagt werden kann, ist, daß die Beschwerden ziemlich plötzlich vor 4 Monaten angefangen haben. An einen speziellen Anlaß kann sich der Patient nicht erinnern.

Nun beginne ich von oben nach unten abzufragen, vorsichtig und unklare Fragen stellend. Auf diese Weise komme ich zum Rücken, zum Kreuz. Hier ist dem Patienten ein Bandscheibenschaden bekannt, den er schon öfters chiropraktisch angehen ließ. Und jetzt fällt dem Mann ein — beim Besprechen von Einzelheiten dieses Befundes —, daß er *vor* Beginn der Herzstörung, nach längerer Zeit wieder, eine chiropraktische Behandlung, eine Torquade, gehabt habe. Und das Wichtigste: bei dieser Torquade habe er einen plötzlichen starken Schmerz in der Herzgegend verspürt, und seitdem sei das vorhanden.

Ich vergewissere mich, daß dem so ist, daß der Patient sich nicht irrt, und nehme das als den wahren Grund seiner Beschwerde an: nämlich eine Irritation der Wirbelsäule bzw. eine durch die mechanische Übung erfolgte Verletzung eines austretenden Rückenmarknerven. Eines der Hauptmittel für diese Verursachung ist Hypericum 2/315, 325. In der LM 12 verordnet war nach 3 Tagen der Schmerz verschwunden.

Fall 11: Eine 34jährige Frau kam vor längerer Zeit in die Sprechstunde. Spontanbericht: Seit 8 Monaten bestünden unerträgliche Schmerzen im rechten Nackenbereich, die Stelle sei handtellergroß. Massagen, Kurzwelle, Unterwassermassagen, Glissonschlinge, Spritzen und alles mögliche seien gemacht worden. Nichts habe geholfen. Die Schmerzen seien brennend, reißend und gingen bis zur rechten Hand- und Fingerpartie. Manchmal sei ein Gefühl vorhanden, wie wenn ein kalter Wind über den Nacken blase. Das kühle Wetter sei immer von Übel gewesen. Eine Röntgen-Kontrolle der HWS habe keinen krankhaften Befund ergeben. Sie könnte heulen vor Schmerzen. Soweit die Spontanangaben. Lokale Modalitäten werden auf Nachfragen nicht angegeben. Auch das weitere Examinieren bringt nichts von homöopathischer Bedeutung.

Da die Patientin keine Hinweise auf den möglichen Grund der Beschwerden gemacht hatte, beginne *ich* jetzt mit der Klärung einer eventuellen Causa. Die Frau sagt, *sie wisse schon,* wann die Geschichte angefangen habe. Sie habe damals nach einem abendlichen, sehr heißen Bad, in der Nacht einen Kreislaufkollaps gehabt. Es mußte der Doktor geholt werden, der habe ihr eine Spritze gemacht und etwas aufgeschrieben. Die Kreislaufsache habe sich nicht mehr wiederholt, aber seit der Zeit seien die Nackenschmerzen da.

Was hat der Kreislaufkollaps mit dem Nacken zu tun? Man kann sich da keinen rechten Zusammenhang vorstellen; wahrscheinlich hatte das heiße Bad den Kreislauf durcheinander gebracht. Ich forsche weiter: Ist wirklich die Nackengeschichte unmittelbar nach dem Kreislaufgeschehen aufgetreten oder vielleicht doch zu einer etwas anderen Zeit? Nun stellt sich heraus, daß sich die *Einzelheiten* doch anders abgespielt hatten. Die Patientin bekam es nach dem nächtlichen Kreislaufversagen unmittelbar eben *nicht* mit dem Nacken zu tun; sondern wegen der Kreislaufstörung wurde eine chiropraktische Behandlung eingeleitet und daraufhin traten zum ersten Male die Nackenschmerzen auf.

Eine exakte Aufklärung der *Krankheitsursache* ergab also die Lösung. Die Frau bekam ebenfalls Hypericum LM 12. Nach einigen Tagen Anruf: es sei eine sofortige Besserung eingetreten. Nach kurzer Zeit waren die monatelang bestehenden Schmerzen vollkommen verschwunden. Die übrigens sehr resolute Patientin konnte es kaum glauben, daß einige Tröpfchen genügten, um diese Wirkung zu erreichen.

Bei den beiden Fällen wurde auch nach jahrelanger Beobachtung kein Rückfall mehr festgestellt.

In neuerer Zeit ist eine Causa, eine *spezielle* Verursachung von Krankheiten auf den Plan getreten, ohne deren Berücksichtigung wir in bestimmten Fällen nicht weiter kommen.

Ich frage heute von vornherein — das heißt nach dem Spontanbericht — bei mir in gewisser Beziehung verdächtigen Krankheitsfällen den Patienten: waren Sie kurz *vor* Ihrer jetzigen Erkankung in Behandlung und aus welchem Grunde? Also nicht in Behandlung wegen der *jetzigen* Störung, sondern wegen einer *anderen* Krankheit. Und wenn diese frühere Krankheit etwas Fieberhaftes war, eine Lungenentzündung, ein Wochenbettfieber, ein Abortus, eine Prostatitis, eine Nierenbeckenentzündung, eine Mandelentzündung, ein Mandelabszeß usw., dann kommt sofort die Frage: Wie lange hatten Sie *diese Sache* und *womit wurden Sie behandelt?*

Wenn mit Sulfonamiden, mit antibiotischen Mitteln behandelt worden war — und das ist ja sehr häufig der Fall — und die Erkrankung schnell abgeklungen war, dann ist die Causa der *jetzigen* Krankheit klar. Die Causa ist die *Unterdrückung*, die Vertreibung von Krankheiten: *Nicht die Unverträglichkeit* dieser Medikamente ist es, was ja auch vorkommt; da denken wir an Nux vomica usw.

Das Unterdrückungsphänomen haben wir also zu berücksichtigen. Das entspricht den Beobachtungen HAHNEMANNS hinsichtlich der Folgen vertriebener Hautausschläge und ähnlichem. Der Unterschied besteht nur darin, daß sich heutzutage der Unterdrückungs*modus* geändert hat — das Prinzip jedoch das gleiche geblieben ist.

Ein anderer Sachverhalt ist der, daß die moderne Unterdrückungstherapie — in den meisten Fällen ist es jedenfalls eine Unterdrückungstherapie —, ein unphysiologischer Eingriff in den Organismus — *täglich unzählige Male* gehandhabt wird. Viele halten das aus, manche nicht. Man hat aber den Eindruck, daß diese „manche" immer mehr werden.

Solche Krankheitsfälle bekommen wir in der üblichen Weise *nicht* in den Griff, auch wenn wir noch so kunstgerecht die Anamnese machen; auch wenn — außer dem Leitsymptom Unterdrückungsfolge — sozusagen noch *wertvolle andere* Symptome zu finden sind.

Denn was sich durch das Unterdrückungsgeschehen *anschließend* im Organismus abspielt, sind ja Symptome, die sich gewissermaßen artifiziell ausgebildet haben. Mit den sicherlich trotzdem *individuellen* Unterdrückungs-Reaktionen können wir nicht viel anfangen. Es sind keine Symptome, die primär aufgetreten sind, die sich sui generis entwickelt haben, es sind handfeste Unterdrückungserscheinungen.

Für diese Symptome haben wir deshalb kein Gegenbild, kein sauberes Spiegelbild in unseren Arzneimittellehren im Sinne des Simile.

Wir können hier nur sagen, daß sich im menschlichen Organismus Zeichen und Symptome äußern, die auf Grund einer Unterdrückung eines meist akuten, aber auch subakuten oder chronischen Krankheitsbildes durch oben genannte Medikamente in Erscheinung getreten sind. Der Organismus konnte seine Erkrankung nicht ausleben. Es wurde ihm die Waffe des Fiebers oder anderer Gegenreaktionen aus der Hand geschlagen. Er wurde nicht *mitsinnig* unterstützt, was ja das Wesen der homöopatischen Therapie ist, sondern der frühere Krankheitsprozeß wurde auf ein *anderes Geleise* geschoben.

Es treten Störungen aus irgend einer Ecke heraus auf. Manchmal am gleichen Organ, das behandelt wurde, zum Beispiel nach massiver Pneumoniebehandlung mit schnellem Verschwinden des Fiebers ein Bronchialasthma, oder noch häufiger an anderen Systemen, im Kreislauf, an der Leber, am Magen-Darm-Kanal, als Krankheitsgefühl allgemeiner Art, Schwäche, Unlust, Appetitstörungen, Schlafstörungen und so fort. Die Patienten bestätigen uns — meist aber nur nach exakter Nachfrage —, seit der und der behandelten Krankheit bin ich nicht mehr in Ordnung.

Das ist kein Vorwurf gegen unsere polaren Kollegen. Ihnen ist anscheinend oft keine andere Behandlungsmöglichkeit bekannt. Aber das ändert nichts an den Tatsachen.

Wenn die Patienten nach solchen Therapien aus der *Klinik* kommen und in dieser Weise krank werden, gehen sie nicht mehr zu ihrem Stationsarzt — das ist ja erledigt. Sie gehen zu ihrem Hausdoktor, und der behandelt eben diese Folgekrankheiten, die Leber, das Asthma, das Magengeschwür, die Kreislaufsache als *eigenständige* Störung und stellt kaum je die Zusammenhänge zu früher her. Der subtile Begriff der Causa im homöopathischen Sinne ist ihm unbekannt.

Der *Hausarzt* selber, der ambulant die antibiotische Therapie macht, beobachtet bestenfalls eine Unverträglichkeit dieser Medikamente — das gesteht er auch zu —, aber er denkt im Traume nicht daran, daß später ein Unterdrückungsschaden auftreten könnte. Er hält davon ebensowenig wie beispielsweise von dem vertriebenen Fußschweiß oder vertriebenen Bettnässen, was dann ein Asthma oder eine chronische Magenerkrankung ausgelöst hat.

Das souveräne Mittel ist Sulfur, in den allermeisten Fällen Sulfur.

Das Interessante bei diesen Fällen ist die häufig auftretende Umstellungsreaktion des Organismus in Form von Durchfällen, Schweißausbrüchen, Hauterscheinungen, Fieberschüben usw.

Das alles dauert im allgemeinen einige Tage. Ich weise die Patienten darauf hin, auf keinen Fall etwas dagegen zu unternehmen. Die Störungen verschwinden von selbst wieder. Man wird das Mittel nötigenfalls vorübergehend absetzen, aber sonst nichts tun. Keinesfalls sind aber *Umstellungsreaktionen* die conditio sine qua non zur Wiederherstellung der Gesundheit.

Fassen wir die bisherigen Angaben zusammen:

Spontanbericht des Patienten: reden lassen, zuhören, notieren. Dabei auch den äußeren Eindruck, das Verhalten in sich aufnehmen. Wenn erforderlich, den Kranken durch knappe, unbestimmte Hinweise bei der Stange halten. Die mitgebrachte oder von uns gestellte Diagnose zunächst wegdenken, zumindest ganz klein schreiben. Weiter *nachfragen* in bezug auf den Spontanbericht; sich vorsichtig vergewissern, ob nichterwähnte Modalitäten zu bekommen sind.

Vergessen wir nicht, daß der Patient im Spontanbericht meist alles das sagt, was ihm aufgefallen ist, was er beobachtet hat. Da ist Unwesentliches dabei und vielleicht auch Wichtiges. Auch wenn der Kranke *wenig* sagt, haben wir uns zu hüten, ihm irgendwelche Modalitäten oder Symptome aufzudrängen oder einzureden.

Jetzt erst erfolgt das systematische *Abfragen der Körperpartien,* der Organe von oben nach unten. Auch *frühere* Störungen und Erscheinungen werden notiert. Das kann alles ruhig und zügig gemacht werden. Bei positiven Angaben werden wiederum behutsam mögliche Modalitäten usw. geklärt. Auch die Modalitäten müssen wertvoll sein, individuell.

Nun kommen die *Allgemein*-Fragen: Schweiße, Abscheidungen, Absonderungen, Durst, Appetit, Wetter, Nahrungsmitteleinflüsse, Harnsymptome, Geruchs-, Geschmacks-, Lichtstörungen, Verlangen und Abneigungen in bezug auf Wärme, Kälte, Nahrung usw., Sexus- und Mensessymptome.

Dann suchen wir nach besonderen *Gemüts*symptomen, Stimmungsbildern, charakterlichen Eigenheiten usw. Immer fragen wir zunächst lieber ungenau, liegen auf der Lauer und lassen den Patienten mit seinen Antworten auf uns zukommen.

Die Einteilung nach den 4 Temperamenten, wie sie mancherorts geübt wird, ist sicher eine gute Sache; wir müssen aber bedenken, daß jeder Mensch irgend einen Charakter, ein Temperament aufweist, und das ist zunächst in keiner Weise ein Leitsymptom. Einem Phlegmatiker können wir diese seine Eigenschaft nicht als Führungssymptom andrehen. Spannend wird das erst, wenn diese Persönlichkeit in Verbindung mit der Krankheit zum Beispiel cholerisch geworden ist oder ein *ungewöhnliches* Gemütssymptom an sich besteht.

An einigen Beispielen möchte ich nun zeigen, daß gerade die sonderlichen, ja sonderbaren, eigenartigen Symptome unserer Arzneimittelbilder keine Ausgeburten phantasiebegabter Prüfer sind, sondern, daß sie in der Wirklichkeit — nämlich bei unseren *Patienten* — genauso zu finden sind und daß sie nicht nur verwertbar sind, sondern, gerade durch ihre Eigentümlichkeit, den Patienten als Individualität auch in seiner Krankheit charakterisieren und oft geradlinig zum heilenden Mittel führen.

Das muß deshalb so eindringlich gesagt werden, weil diese Symptome in den neuen Arzneimittellehren als obsolet weggelassen sind. Im Kentschen Repertorium können wir sie auf jeden Fall finden.

Fall 12: Es kommt eine 25jährige Frau wegen seit längerer Zeit bestehenden Magenkrämpfen. Aus dem Spontanbericht, aus der nachfolgenden Befragung, ergibt sich zunächst nicht viel. Die Krämpfe treten meist nachts in Erscheinung. Als einziges, einigermaßen gutes Symptom zeigt sich eine gewisse Lichtempfindlichkeit bei den Schmerzen. Schon bin ich dabei, einige wohlriechende Worte zu formulieren, wir müßten eben mal mit einem Mittel anfangen, wenn das nicht helfe, gebe es noch andere . . ., wie es der geplagte Homo homöopathikus eben macht, wenn er sich seiner Mittelwahl nicht sicher ist. Doch da fällt mir die Patientin ins Wort; eines habe sie ganz vergessen. Das sei zwar keine schmerzhafte Angelegenheit, aber die Sache sei trotzdem sehr unangenehm:

Sie stelle seit ca. 3 Jahren ein Zittern der Knie fest, das immer stärker werde, und langsam wage sie sich nicht mehr in die Gesellschaft, weil das die Leute sehen könnten. Das Zittern trete komischerweise speziell im Sitzen auf.

Nun, da gibt es laut „Kent" nur 2 Mittel, Ledum und Belladonna 2/557. In Verbindung mit dem Symptom aus der Anamnese, daß bei den Krämpfen eine Lichtempfindlichkeit besteht 1/28, gebe ich Belladonna in der Hochpotenz.

In kurzer Frist sind die Magenbeschwerden *und* das Zittern der Knie verschwunden.

Fall 13: Ein Junge von 14 Jahren litt von Anbeginn an einem üblen Bettnässen. Nach einigen vergeblichen Versuchen wurde Sulfur LM 12 mit durchschlagendem Erfolg gegeben. Ein entscheidendes Geruchssymptom wies auf Sulfur. Der Patient war gegen seinen eigenen Stuhlgeruch so empfindlich, daß es ihm auf der Toilette regelmäßig „schlecht" wurde. Auf alle anderen Gerüche reagierte er normal. Im „Kent" finden wir da nur Sulfur als einziges Mittel im höchsten Grad 3/145. Das Bettnässen trat niemals mehr in Erscheinung.

Fall 14: Eine Frau, 55 Jahre, kommt wegen eines seit 3 Wochen bestehenden Brennens der Zunge, des Rachens, der ganzen Mundhöhle, mit starker Trokkenheit verbunden. Was ihr noch auffällt ist, daß sie seither ein auffälliges taubes Gefühl der Oberlippe hat. All das erzählt sie spontan. Einen Grund für die Beschwerden kann sie nicht angeben. In einem solchen Fall nehmen wir nur die akuten Symptome auf; die Frau hat diese Störung vorher nie gehabt. Unter diesen örtlichen Symptomen ist ein — sagen wir ruhig — relativ dramatisches Symptom, nämlich die Taubheit der Oberlippe, nicht der Unterlippe, nicht der Zunge, der Mundhöhle, nur ganz allein der Oberlippe. Im Sinne der homöopathischen Arzneimittelwahl ist das ein hochwertiges Symptom, im klinischen Sinne ist es witzlos. Es gibt dafür 2 Mittel im „Kent" 2/81. Eins davon wird in der D 30 verabreicht. Die Taubheit ist am nächsten Tag weg, das Brennen einen Tag später. Bei einem Besuch einige Zeit danach wegen einer anderen Sache möchte die Patientin wissen, was ihr damals so prima geholfen habe. Es war das Alpenveilchen — Cyclamen. Das war selbstverständlich nur ein Mittel für die akute Beschwerde gewesen, wir können keine tiefere Wirkung von ihm erwarten.

Fall 15: Ein 50jähriger Mann kommt wegen seit Monaten bestehender Beschwerden. Laut frisch gemachtem und mitgebrachtem Röntgen-Bild handelt es sich um ein über 2-Mark-Stück großes Ulcus im Magenbereich. Der Patient ist beinahe bis zum Skelett abgemagert. Er krümmt sich vor Schmerzen und sagt, daß er unter anderem täglich 1/2 Dutzend Schmerztabletten nehmen müsse.

Allerdings stellt sich heraus, daß es keine Magen-Mittel sind, sondern solche für Angina pectoris. Die Schmerzen strahlen nämlich auch sehr bedeutend in den ganzen Brustkorb aus.

Nun, es ist also ein hochsitzendes Ulcus, frisch erkannt, sonst wäre der Mann schon längst im Krankenhaus. So wird es zunächst mit der Homöopathie versucht. Nach dem Spontanbericht und nach einem kurzen Antippen, was ihm besonders auffällt, stellt sich heraus, daß der Patient seit der Krankheit den — übrigens ziemlich unauffälligen Stuhl — komischerweise ganz spät am Abend so gegen 22/23 Uhr hat. Früher erfolgte die Entleerung regelmäßig morgens nach dem Aufstehen.

Außerdem erwähnt der Mann, seit den letzten Monaten würden ihm regelmäßig die Füße pelzig, mehr der rechte Fuß als der linke, und zwar eigenartigerweise nur im Liegen. Wenn er aufstehe, sei das gleich vorbei, wenn er sich hinlege, fange es wieder an. Ich vergewissere mich, daß das stimmt, daß es nur die Füße sind, nicht zum Beispiel die Unterschenkel, und daß das *nur* im Liegen auftritt. Insgesamt macht der Patient einen etwas schmuddeligen Eindruck. Er erzählt, trotz seiner Schmerzen, daß er unbedingt wieder an seine Arbeit müsse, da doch von ihm alles abhänge — was nach seinen Berufsangaben nicht recht einleuchtend ist.

Die komische Fußmodalität finden wir im „Kent" 2/546. Es gibt nur 2 Mittel, Sulfur ist dabei, und das hat auch das seltene Symptom des nächtlichen — ganz normalen — Stuhlganges 3/620, und das bei einem Patienten, der sonst früh seinen gewohnten Stuhl hatte.

Das Schmuddelige, daß „Sich-Unentbehrlichfinden", ist zwar allein nicht hochwertig, aber es paßt doch sehr gut zu Sulfur. Trotzdem hätte ich auch ohne diese Hinweise Sulfur gegeben.

Auf Sulfur LM 12 sofort einsetzende Wirkung, die Schmerzen waren nach 8 Tagen fast abgeklungen; und wieder ein besonderes Kriterium für die Mittelwirkung: der Stuhlgang erschien schon nach 3 Tagen — wie gewohnt — in der Frühe; das Fußsymptom verschwand in derselben Zeit. Baldige Gewichtszunahme und Wohlbefinden. Eine Röntgen-Kontrolle bei dem selben Röntgenologen nach 4 1/2 Wochen ergab keinen krankhaften Befund mehr. Nur die Vernarbung war nachzuweisen.

Für den Kliniker und für den klinisch denkenden Homöopathen sind solche Symptome Trivialitäten. Er wird sie als *absurd* betrachten, wenn er sie überhaupt findet, beziehungsweise zur Kenntnis nimmt, und er wird nicht wagen, bei einem solchen Krankheitszustand derartige Zeichen und Symptome zu verwerten. Es ist ihm, wenn wir seine Denkart berücksichtigen, auch gar nicht zu verübeln.

Aber wir dürfen eben nicht — wie das Kaninchen auf die Schlange — nur auf die *Lokal*bilder starren, auf das Geschwür, auf den Magensaft usw. Wir müssen uns vom klinischen Denken wegzwingen, sonst kommen wir nicht auf das Simile. Der Patient bietet uns ohne Zweifel Symptome, die im klinischen Sinne vollkommen unwichtig und sogar unsinnig sind; aber *wir* müssen sie kaltblütig verwerten. *Sie sind unbestreitbar da, sie sind hieb- und stichfest, sie sind außerdem eigenartig und individuell* und finden ihre *Gegenbilder* im Arzneimittelbild des Schwefels. *Ohne Repertorium* werden wir allerdings bei der Findung des Mittels nicht zurecht kommen. Nun, die Mittelwahl war gar nicht so schwierig; die homöopathische Befragung dauerte keine 15 Minuten und die Arznei war im Repertorium auf Anhieb zu finden.

Manchmal fällt uns der Patient mit den Leitsymptomen geradezu ins Haus, besonders, wenn wir ihn reden lassen. Manchmal erwischen wir die wahlanzeigenden Symptome erst nach mühsamem Abklären der Anamnese, und manchmal erreichen wir eben gar nichts. Wer glaubt, ohne Repertorium auszukommen, ist entweder ein Gedächtnisgenie und müßte sämtliche, jemals herausgebrachten Arzneimittellehren bis in die feinsten Einzelheiten im Kopf haben, oder er will nicht zur Kenntnis nehmen, daß die wahre Homöopathie ohne diese Hilfe nicht zu praktizieren ist. Das Aufsuchen der hierarchisierten Symptome in den uns zur Verfügung stehenden *Arzneimittellehren* ist eine halbe Sache und eine unmögliche Arbeit. Eine Menge von eigenartigen Symptomen ist in diesen gar nicht mehr zu finden.

KENT hat diese Symptome — in Verbindung mit allen anderen — von überall her in mühsamer Arbeit zusammengesammelt, kritisch sortiert und dann aber auch akzeptiert. Warum sollen wir uns nicht dieser Arbeit bedienen. Glauben wir nicht, daß Leute wie er schlampiger oder unkritischer waren als wir Heutigen. Das Gegenteil ist anzunehmen: Die naturwissenschaftliche und damit auch die medizinische Ausbildung von heute legt dem Menschen Scheuklappen an. Was nicht in ihre Bezugssysteme paßt, wird wegdiskutiert oder zum Unsinn gestempelt oder einfach unterschlagen.

Das gilt schon vom 3. Kepplerschen Gesetz, daß NEWTON gewissermaßen abgetötet hat. Ich erwähne das deshalb speziell, weil dieses Gesetz ein wesentlicher Bestandteil der Newtonschen Gravitationstheorie ist, und die Gravitation spielt ja beim Hochpotenzproblem eine entscheidende Rolle. Denken wir lieber an GOETHE und an seine „anschauende Urteilskraft"; er verlangt, nichts *hinter* den Phänomenen zu suchen, da sie selbst die Lehre sind. Eigenartige Symptome sind in ihrer Art ebenfalls Phänomene, die wir einfach hinnehmen sollten und nicht in unseren Büchern auslöschen dürfen, nur weil sie unserem Intellekt nicht eingehen. Der einzige Maßstab ist für uns, ob sich diese Symptome in der Praxis bewähren; nicht aber interessiert uns die Meinung eines x-beliebigen Theoretikers, der sie vom grünen Tisch aus ablehnt.

Wir können uns die Anamnesen-Arbeit sehr erleichtern, wenn wir nach den *Spontanangaben* — die wir vom Patienten immer *direkt* bekommen — den Kranken an Hand eines *Interrogatoriums* abfragen. Wir entlasten unsere eigene Konzentration, wir haben eine genaue Richtlinie und vergessen keine wichtigen Fragen.

Eine andere Erleichterung ist das Mitgeben eines *Fragebogens*. KENT hat einen verfaßt, SCHMIDT und manche andere. In gewisser Weise ist der Fragebogen ein kurzer Umriß des Repertoriums. Er umfaßt um die 30 Schreibmaschinenseiten; sonst sind die wesentlichen Fragen nicht unterzubringen.

Es werden da nicht nur die aktuellen Störungen abgefragt, sondern alles, was dem Patienten an Beschwerden, Symptomen und Zeichen jemals untergekommen ist — soweit er sich eben daran erinnern kann.

Es ist der Vorteil des Fragebogens, daß der Patient durch die *Fragestellung* an Dinge erinnert wird, die ihm sonst oft nicht mehr gegenwärtig wären. Im allgemeinen werden diese Bogen gut ausgefüllt, und auch Gemütssymptome und Charakterbilder gut angegeben. Man muß allerdings die Patienten eindringlich darauf hinweisen, daß sie sich diese Arbeit machen müssen. Wer hartnäckige oder unheilsame Krankheitszustände hat und bereits alles mögliche an allopathischer oder auch biologischer Therapie ohne Erfolg versucht hat, wird, wenn ihm von der Homöopathie noch eine Chance eingeräumt werden kann, sich dieser Mühe nicht entziehen.

Eine Ideallösung kann auch der Fragebogen nicht sein.

Zur Findung des Simile benötigen wir die *wirkliche* Totalität der Zeichen und Symptome des Kranken und nicht die Pseudo-Totalität derjenigen Symptome, die sich ergibt durch eine unwissende und unaufmerksame Aufnahme des Falles. Und vergessen wir es nicht: von diesen gesamten Zeichen und Symptomen haben wir „besonders und fast einzig die auffallenderen, sonderlichen, ungewöhnlichen, eigenheitlich-charakteristischen ins Auge zu fassen". Wenn wir mehr als ein Dutzend von solchen Zeichen haben, ist das bereits verdächtig. Symptome von maximalem Wert sind meist wesentlich weniger zu finden.

Wir haben an den letzten Fallschilderungen gesehen, daß eines, zwei, drei von dieser Sorte genügen können, das heilende Mittel zu finden.

Wir dürfen nicht hilflos der mehr oder weniger großen Anzahl aller aus der Totalität gewonnenen Symptome, Zeichen und Umstände gegenüberstehen. Wir werden darunter eine Menge gewöhnlicher Symptome haben, banaler Symptome also, *genauso* wie wir in den Arzneimittelprüfungen letztlich eine Menge von gewöhnlichen Symptomen haben. Wenn allein HAHNEMANN in seinen Büchern 2 600 Symptome für den Schwefel aufzählt, für Thuja über 600, dürfen wir uns nicht einbilden, daß alle diese Symptome hochwertig sind. Natürlich sind sie vorhanden, natürlich sind sie die Zeichen der *Stoff*wirkung, der „Mittelwirkung" im *gesunden* Organismus; aber für uns sind sie nicht interessant, so lange sie nicht typisch und charakteristisch *nur* für den Schwefel beispielsweise sind. Thuja macht ebenfalls eine ganze Masse von Wirkungen im Organismus. Auch diese sind ohne Zweifel real vorhanden. Aber die meisten davon sind im Sulfur-Bild *ebenso* zu finden.

Und nur in einigen wenigen grundsätzlichen, ganz spezifischen Symptomen unterscheidet sich zuletzt der Sulfur von der Thuja, charakterisiert er sich selbst. Das dürfen wir nicht außer acht lassen; denn sonst besteht ja mit Recht die Sorge, was man um Himmelswillen mit dem Wust der Prüfungssymptome anfangen soll. Damit erledigt sich auch die Frage, ob die Arzneimittelprüfungen sauber und exakt durchgeführt wurden, kritisch genug beobachtet wurden usw.

Wenn auch den Prüfern eine Portion von Fehlern unterlaufen sein sollte — was wir heutzutage nicht mehr ohne weiteres nachweisen können —, die wirklichen, wertvollen Symptome von Sulfur, Thuja, Belladonna und so fort sind zweifelsohne einwandfrei herausgearbeitet worden, denn gerade ihre sonderlichen, *eigenartigen,* eigentümlichen Symptome zeigen doch eben durch diese ihre Eigenheiten, daß sie nicht aus den Fingern gesogen sind.

Wenn Stramonium zum Beispiel die Empfindung macht, wie wenn der Unterschenkel vom Körper getrennt wäre 2/390 — was zweifellos ein eigenartiges Symptom ist —, ist das nicht die Angabe eines Phantasten, sondern die eines geistig nicht ohne weiteres unterbelichteten Prüfers.

Ob Sulfur eine Blähung mehr oder anders gemacht hat im Prüfungsbild, Pulsatilla nur einmal die Sanftmut herausgekehrt hat, ist völlig gleichgültig. Wir geben Pulsatilla nicht wegen der Sanftmut und Sulfur nicht wegen der Blähungen; wir brauchen von beiden die wesentlichen, die ungewöhnlichen Symptome, und die sehen anders aus. Viel interessanter ist die Tatsache, daß HAHNEMANN selber an sich selbst und an einigen wenigen anderen immer wieder die Arzneiprüfungen vorgenommen hat. Das läßt darauf schließen, daß diese Menschen *prüfbegabt,* prüffähig waren, das heißt für unsere Zeit ausgedrückt: irgendwie „allergisch oder wiesonst begabt" waren. Auch heutzutage erleben wir diese Prüffähigen. Wir haben auch Patienten, welche auf Tief- oder Hochpotenzen glatte Prüfungssymptome produzieren, und wenn es nur der faule Eiergeruch ist, der ihnen nach Sulfur zum 1. Male in die Nase steigt. Es sind nicht viele von der Art, aber sie wären gute Prüfer.

Für die modernen Prüfungen kommen eigentlich *nur solche Leute* in Frage; man sollte nicht wahllos irgend einen — gutwilligen — Studenten dazu auswählen. Also, auch die Prüfungssymptome ergeben eine Unzahl von gemeinen, gewöhnlichen Symptomen; und beim Patienten ist es — auf seine Weise — ebenso. Auch hier können wir einen Wust von Krankheitssymptomen haben, die sich mit vielen Mitteln abdecken lassen. Jedoch, die individuellen Symptome des einen Patienten unterscheiden sich genau so von denen des anderen, wie sich die individuellen *Prüfungs*symptome des einen Stoffes von denen des anderen unterscheiden.

Ein wesentliches Symptom von Hypericum ist es eben, daß es Beziehungen zu den Nerven hat, nämlich die Irritation der Nerven im mechanischen Sinne, und es gibt ganz wenige Mittel, welche diese Eigenart noch haben. Die Forderung HAHNEMANNS besonders und fast einzig nach auffallenderen, sonderlichen Zeichen und Symptomen zu verordnen, ist demnach keine Marotte, sondern eine selbstverständliche Konsequenz aus den Gesetzen der Homöopathie heraus.

Auch im Repertorium stehen in Mengen *gewöhnliche* Zeichen und Symptome, sie sind übernommen, zusammengefaßt und katalogisiert aus vielen Arzneimittelprüfungs-Protokollen. Es sind aber *genauso* verzeichnet die sonderbaren, eigenheitlichen, ungewöhnlichen Symptome, Zeichen und Modalitäten aus den Mittelprüfungen, und *nur diese* dürfen uns interessieren. Sonst fallen wir auch mit dem Repertorisieren herein. Es wurde schon einige Male darauf hingewiesen, daß wir das klinische *Denken* auszuschalten haben, zunächst bei der homöopathischen Anamnese und dann bei der Mittelfindung. Anders müssen wir allerdings über die klinischen *Symptome* denken. Darüber bestehen verschiedene Auffassungen. Wenn wir die Idee der homöopathischen Anamnese, die Idee der Mittelfindung verstanden haben, fällt es nicht schwer, uns auch hier die richtige Meinung zu bilden. Was sind die klinischen Symptome einer Angina pectoris: Ein zusammenschnürendes Gefühl am Herzen, ein Ausstrahlen der Schmerzen in den linken Arm. Jedoch ein schwerer, unerträglicher Druck unter dem Brustbein beim Gehen, mit Erschlaffungsgefühl der beiden Arme ohne Schmerzen an diesen Partien ist *ebenfalls* ein klinisches Symptom dieser Störung.

Je weiter die Krankheiten erforscht werden, desto farbiger wird auch die klinische Symptomatik. Wir sprechen von Symptomenkomplex, vom Syndrom. Sollen und dürfen wir diese klinischen Zeichen und Symptome weglassen und unberücksichtigt lassen? Zweifelsohne nein.

Allein aus dem Grunde nicht, weil sie sich — obwohl als klinisch verwertet — in vielen *Verwandlungen* zeigen. Auch die klinischen Symptome, sagen wir besser, die sogenannten klinischen Symptome können bei *genauerem* Nachforschen ungewöhnlich und individuell sein. Und das ist für uns das Wesentliche.

Wir registrieren sämtliche faßbaren Symptome aus allen Schichten des Organismus und die klinischen fallen darunter. Unsere Hierarchisierung stellt aus *allen* Symptomen die ungewöhnlichen fest; die gewöhnlichen, banalen und trivialen werden — woher sie auch stammen — ausgelöscht. Was ist aber der Gang der Hierarchisierung? Die Wertigkeit geht von den sonderlichen *Gemüts*symptomen zu den sonderlichen *Allgemein*symptomen, zu den sonderlichen *Begleit*symptomen, zu den sonderlichen *Lokal*symptomen. Und *irgendwo* kann das sonderliche Symptom, können die ungewöhnlichen Symptome auftauchen. Wobei ein eigenartiges Gemütssymptom wichtiger ist als ein eigenartiges oder sonderliches Lokalsymptom.

Erinnern wir uns: Wir dürfen ein wertvolles Gemütssymptom oder Allgemeinsymptom nicht automatisch erwarten. Es gibt Fälle — und nicht wenige —, bei denen da nichts zu holen ist. Auch ein Gemütssymptom zum Beispiel *muß eigenartig,* ungewöhnlich sein. Wir dürfen nicht *krampfhaft* danach suchen, in der Meinung, daß wir unbedingt ein solches haben müßten, weil die Gemütssymptome doch die wichtigsten seien. Wir dürfen niemals ein *vulgäres* Gemütssymptom in ein ungewöhnliches verwandeln wollen, nur um ein solches zu haben. Es versteht sich, daß dieser Gesichtspunkt für alle Symptome gilt.

Es folgen 2 Krankheitsfälle, bei denen ein wertvolles Gemütssymptom aus der Vorgeschichte sich jeweils als das Führungssymptom erwies.

Fall 16: Vor einigen Jahren kam eine Frau von 60 Jahren wegen einer Thyreotoxikose zur Behandlung. Die Krankheit bestand seit einem 1/2 Jahr und war für die damals behandelnden Ärzte ein Novum dergestalt, daß sie nicht zur Kenntnis genommen wurde, weil ein Mensch in diesem Alter nicht mehr an einer Überfunktion der Schilddrüse erkranken könne. So sagte es die Patientin, und die bisherige Therapie war demzufolge immer nur auf das Herz, die Nervosität und den miserablen Allgemeinzustand gerichtet.

Die Frau hatte seither 31 Pfund an Gewicht verloren. Diese Gewichtsabnahme ist deshalb beeindruckend, weil die Kranke vorher eine normale Figur hatte und keineswegs hydrämisch oder pastös war.

Die Hauptbeschwerden zeigen sich in einer extremen Schlaflosigkeit, die die Patientin zur Verzweiflung treibt; auch die stärksten Schlafmittel helfen nur kurzfristig oder gar nicht. Die Frau fühlt sich äußerst geschwächt und zittrig; sie leidet seit der Schilddrüsenstörung an heftigen Herzkrämpfen und an einem ständigen Herzklopfen, das bis in den Hals hinein spürbar ist; sie ist völlig appetitlos und lebt sozusagen nur mehr von den verschiedenen Herz-, Schlaf- und Beruhigungsmitteln — am Tage werden davon so ein Dutzend Tabletten verbraucht.

Aus der Vorgeschichte ergibt sich weiter, daß der Hals seit der Erkrankung dicker geworden ist und daß die Mutter der Patientin an Basedow gelitten hat.

Es besteht eine ewige innere Unruhe und ein Hitzegefühl am ganzen Körper, letzteres eigenartiger Weise nur nachts. Aus dieser Symptomatologie kann man, wenn man seine Mittelwahl ernst nimmt, unmöglich ein Simile aufschreiben. Da die ganze Sache wegen der enormen Schwäche und dem Gewichtsverlust auf eine Struma maligna verdächtig erschien, wurde eine Injektionskur mit

Iscador begonnen, einem Krebsmittel, das als Spezifikum bei einem Tumor-prozeß sinn- und zweckvoll eingesetzt werden kann und von keinem anderen konservativen Krebsmittel übertroffen wird. Außerdem bekam die Frau, etwas über den Daumen gepeilt, Sulfur LM 12. Das ging so einige Wochen; sie wurde pünktlich in die Sprechstunde gebracht, aber leider zeigte sich keinerlei Wirkung der eingeleiteten Behandlung.

Ich hatte natürlich in der Zwischenzeit weiter versucht, Symptome herauszufinden — ohne Erfolg. In der 4. Woche erzählte mir die Patientin so nebenbei, daß sie vor 20 Jahren aus Thüringen nach Bayern umgesiedelt war und daß sie bis zum heutigen Tage über den Verlust ihrer Heimat und allem Drum und Dran nicht hinweg komme. Sie denke ständig daran und ihr Mann und ihre Tochter beschimpften sie seit Jahren, daß sie sich so dumm benehme; jeder müsse sein Schicksal tragen — auch sie. Aber, sagte die Frau, sie könne einfach nicht anders, sie könne das nicht aus sich heraus bringen; es sei alles vergebens.

Dieses außergewöhnliche Verhalten der Patientin, dieses Nicht-Loskommen-können, dieses Zurückkommen und Beharren auf vergangenen, unangenehmen Dingen brachte mich auf ein Mittel, das dieses Symptom wie kein anderes Mittel der Materia medica homöopathica in seinem Arzneimittelbild aufweist.

HAHNEMANN beschreibt es in seinen „Chronischen Krankheiten" im 4. Band, Seite 348, 353. Im Kentschen Repertorium findet man es auf Seite 152 im 1. Band: Natrium muriaticum ist das einzige Mittel, das hier im höchsten Rang vorkommt.

Plötzlich kommt eine andere vorhandene Beschwerde der Kranken in ein besonderes Licht: das eigenartige Hitzegefühl nachts, und nur nachts; da gibt es von den noch vorhandenen Mitteln für das Hängen an vergangenen Dingen nur Natrium mur. Für sich allein hat dieses Symptom und manches andere, wie die innere Unruhe, das Herzklopfen bis zum Hals, nur einen geringen Stellenwert, so wie viele Nullen ohne eine Ziffer davor wertlos sind. Kommt eine Ziffer, eine 1 z. B. an die Spitze, dann werden diese Nullen gewissermaßen virulent und ergeben eine wertvolle Zahl. Diese Beobachtung wird man bei der Arzneimittelwahl häufig machen, daß nämlich nach Herausfinden eines hochqualifizierten Symptoms bereits vorhandene farblose Symptome, Zeichen und Modalitäten an Bedeutung gewinnen, und zur Differenzierung der bei eben diesem Leitsymptom existierenden Arzneimittel beitragen.

Es stehen die Hitzegefühle nachts in 1/462, die innere Unruhe in 1/84, das Herzklopfen in 2/224.

Noch einmal muß darauf hingewiesen werden, daß all diese Symptome zunächst für sich genommen ohne *außerordentlichen* Wert sind und daß sie erst im Zusammenhang mit unserem Leitsymptom ihre Aufgabe erfüllen können.

Die Frau bekam also Natrium muriaticum LM 12. Bereits nach einigen Tagen war das Hitzegefühl nachts merklich geringer geworden und der Schlaf etwas besser. Der Gesundheitszustand nach 14 Tagen Mitteleinnahme zeigte eine wesentliche Veränderung. Die Herzbeschwerden waren verschwunden, der Schlaf wieder in Ordnung, die Gewichtsabnahme zum Stillstand gekommen, der Appetit im Kommen. Nach weiteren 2 Wochen sagte die Patientin, sie könne sich nicht genug sattessen, sie müsse anscheinend alles nachholen. *Nach* Beginn der Besserung hatte ich übrigens alle allopathischen Medikamente absetzen lassen.

Sie nahm im Lauf der nächsten Wochen 14 Pfund zu und fühlte sich von Seiten der Schilddrüse gesund. Im Laufe der nächsten Monate kam sie einmal wegen einer Verletzung, einmal wegen gastritischer Beschwerden und das andere Mal wegen einer fieberhaften Bronchitis. Bei letzter Gelegenheit gab ich ihr noch einmal ein Fläschchen Natrium muriaticum; das war fast 2 Jahre später. Es ging alles gut, bis 3 Jahre nach der Schilddrüsenerkrankung der Ehemann eine schwere Krebskrankheit bekam und die Frau große seelische Belastungen durchzumachen hatte. Damals bekam sie von mir noch einmal das gleiche Mittel mit bestem Erfolg verordnet.

Fall 17: Es handelt sich um eine jetzt 48jährige Patientin, die 5 Jahre lang an allen möglichen und unmöglichen Krankheitszuständen litt. Die Sache liegt bereits mehrere Jahre zurück; die Frau hat, was diese Krankheitsprozesse betrifft, bis heute keine Schwierigkeiten mehr gehabt.

Vor allem lag damals eine schwere Depression vor, eine totale Unfähigkeit im eigenen Betrieb eine geistige Arbeit zu leisten, trotz eines früher vorhandenen geradezu „krankhaften Ehrgeizes", wie die Kranke sagte. Seit Jahren war sie bereits in Behandlung gewesen, angefangen vom Nervenarzt und Internisten bis zum Gynäkologen und Halsspezialisten, wie es eben der Fall ist, wenn ein Krankheitszustand oder mehrere nicht weichen wollen. Wer die nötige Ausdauer hat, wird von einem zum anderen geschickt, jeder bemüht sich nach Kräften, und zum Schluß landen solche Patienten mangels vorhandener Heilergebnisse oft beim Homöopathen, der ihnen nicht selten recht gut helfen kann.

Die Aufnahme der Vorgeschichte zog sich weit über 2 Stunden hin und den größten Teil dieser Zeit war die Frau in Tränen aufgelöst und in derart verzweiflungsvoller Stimmung beim Erzählen ihrer Krankengeschichte, daß auch einen abgebrühten Mediziner das Mitleid erfassen konnte. Es ergab sich, daß neben fast unzähligen Beschwerden körperlicher und seelischer Art — von der Überfunktion der Schilddrüse wurde ebenso gesprochen wie von einer chronischen Glossitis, von einer Herz- und Kreislaufschwäche ebenso wie von einem chronischen Nervenzusammenbruch — die vollkommen verzweifelte, depressive Stimmungslage im Vordergrund der Krankheitsstörungen lag, und das eben seit 5 Jahren.

Seit 5 Jahren deshalb — und damit war der Fall gewissermaßen erledigt — weil der Ehemann der Patientin mitsamt dem 6jährigen Sohn damals von einem Hochhaus in einer westlichen Großstadt in die Tiefe sprang, wobei beide, der Mann sofort, das Kind am nächsten Tag, verstarben. Seitdem war diese Frau eine kranke Frau, eine aus ihrem gradlinigen Lebenslauf herausgeworfene, quasi am Boden zerstörte armselige Kreatur, der kein Mensch im tiefsten Sinne des Wortes helfen konnte, ausgenommen die Homöopathie HAHNEMANNS und ausgenommen eine Selbstheilung, eine Spontanremission.

Das ist nicht Gigantomanie, wenn so etwas behauptet wird, sondern eine simple Realität. Es steht fest, daß erstens die Frau bisher von einer Anzahl versierter Kollegen ebenso fleißig wie vergeblich mit allen Mitteln der modernen

Medizin behandelt worden war und zweitens, daß auch keine andere existierende Heilmethode — außer der Homöopathie — in der Lage war, diese Krankheit in Wahrheit zu kurieren. Denn nur einige wenige Mittel aus der Homöopathie und sonst gar nichts werden der Idee dieser Erkrankung gerecht, nämlich dem abgrundtiefen Kummer und dem damit verbundenen sozusagen *immerwährenden Zurückkommen* auf diese vergangenen, unangenehmen und dramatischen Ereignisse. Die Frau ist keineswegs eine Hysterica; sie ist sensibel angelegt — aber mehr ist sie nicht. Vor dem Ereignis war sie psychisch immer unauffällig gewesen. Dieses Klebenbleiben an den vergangenen Geschehnissen war beinahe pathologisch. Kein Namenstag, kein Geburtstag des Sohnes, keine Weihnachtszeit verging, ohne daß die Frau in geradezu selbstzerstörerischer Weise sich ihrem Unglück überließ.

Ich hatte der Patientin damals auch einen umfangreichen Fragebogen mitgegeben, den ich zur Erleichterung der homöopathischen Arzneimittelwahl ausgearbeitet habe. Zugleich bekam die Kranke ein Mittel, nämlich Phosphor, so als ersten Versuch und vor allem, um einen suggestiven Effekt, einen Erwartungseffekt als Wirkungsprinzip auszuschließen. Außerdem hatte sie sich 2 Stunden lang ihren Kummer von der Seele geheult, auch das konnte für sich schon ein Heileffekt sein. Auf Phosphor LM 12 wurde bei der 2. Konsultation, bei der die Frau den ausgefüllten Fragebogen mitbrachte, eine leichte Besserung angegeben, die aber nur wenige Tage angehalten hatte.

Das in Frage kommende Mittel war Natrium muriaticum. Der Fragebogen wimmelte natürlich von Symptomen und Symptömchen, von Modalitäten und Zeichen, aber keines konnte auch nur im Ansatz unserem Leitsymptom den Rang ablaufen: Folgen von Kummer gepaart mit einem fast krankhaften Hängenbleiben bzw. Zurückkommen auf das Ereignis ihres Lebens, auf die Tragödie vor 5 Jahren, die ihr das Kind und den Mann geraubt hatte.

Natrium muriaticum nahm die Frau in der LM 18. Nach knapp 14 Tagen war bereits eine Besserung der Gesamtsituation zu verzeichnen. Die Menses kamen wieder; die Zunge, der Hals usw., alles war schon besser geworden, seelisch trat eine Aktivität auf, wie sie die Patientin seit den Jahren ihrer Erkrankung nicht mehr gekannt hatte. Etwa 6 Wochen nach Behandlungsbeginn war die Patientin wie umgewandelt, sie fühlte sich ausgezeichnet und — was ein echtes Kriterium für die Gesundung ist — sie hatte den um diese Zeit zu feiernden, zu zelebrierenden Todestag des Sohnes zum ersten Mal total vergessen, wie sie mir höchst beeindruckt versicherte. Das Mittel wurde noch über einige Wochen weiter gegeben — und von dieser Seite her hat die Frau bis heute keine Schwierigkeiten mehr.

Das Interessante ist nun, daß die schon *vor dem Unglück* vorhandenen Krankheitserscheinungen, z. B. eine chronische Thrombophlebitis mit organisierten Thrombenbildungen im linken Becken mit keinem homöopathischen Mittel entscheidend zu beeinflussen waren. Interessant ist auch, daß gewisse psychische Sensibilitäten, die dem ganzen Naturell der Frau entsprechen, ebenfalls nicht so zu stabilisieren waren, wie das — vielleicht — wünschenswert gewesen wäre.

Warum? Weil die beiden letzteren Dinge unsere homöopathischen Heilmöglichkeiten überfordern: Einen mechanisch hinderlichen Thrombus werden wir nicht mit unseren Mitteln überwinden können; ebensowenig werden wir eine charakterlich und anlagemäßig bedingte Empfindsamkeit und Sensibilität beeinflussen können.

Wer glaubt, daß mit unseren Mitteln ein Charakterzug zu manipulieren ist, der irrt sich und macht sich und anderen etwas vor. Wohl können wir jemandem, der sich in seinem Wesen geändert hat — mit oder ohne somatische Erscheinungen — gut helfen; der obige Fall beweist es, aber nur dann, wenn es sich um eine gewissermaßen sinnenfällige Veränderung handelt! Dasjenige, was im Charakter, im Temperament angelegt ist, werden wir nicht ändern können. Wenn eine Frau im Klimakterium nachlässig, gleichgültig wird, den Mann meidet, die Kinder nicht mehr liebt, geben wir Sepia und verwenden es mit gutem Erfolg.

Wenn eine Frau jedoch von Natur aus so ist, gewissermaßen als persönliche Norm aus ihrer Veranlagung heraus das mitgebracht hat, dann können wir dem nicht abhelfen und wollen es letztlich auch nicht. Wir haben nicht auf die Welt mitgebrachte Charaktere zu ändern, sondern in der Welt veränderte, während einer Biographie veränderte und verschobene Charaktere und Verhaltungsweisen auf den Status quo ante zu bringen.

Es ist deshalb auf diese Zusammenhänge hinzuweisen, weil manche, vor allem jüngere Kollegen, glauben und hoffen, sie könnten mit unserer Heilkunst die halbe Welt umkrempeln. Das können sie nicht, das kann keiner von uns. Einen sensibel angelegten Menschen, einen, der sein Leben lang ein Angsthase ist, einen Phlegmatiker, einen ewig schlampigen Menschen, einen Schwätzer, einen Blender und was es noch alles an schönen Färbungen auf der Palette der menschlichen Rasse gibt, sollen wir nicht zu ändern versuchen; bestenfalls verbessert oder verschlechtert ihn das Leben, die Lebenserfahrung als solche. Wir vergeuden nur die Zeit mit solchen *Varianten* menschlicher Verhaltungsweisen und werden unsicher in unserem Handeln, wir werden mürbe und haben nicht mehr die Kraft, den Kranken zu helfen, die sozusagen eine wirkliche und echte Krankheit haben.

Daß das auch und jederzeit eine seelische Erkrankung sein kann, überlagert von einer Fülle von körperlichen und funktionellen Zeichen und Symptomen, hat der hier geschilderte Fall bewiesen. Bewiesen hat er aber auch, daß es ohne Geistesgegenwart und gute Einfälle keinen Erfolg geben kann und daß es eine Wahnvorstellung ist, wenn man glaubt, jedes Symptom, jede lokale Störung, jedes lokale Beschwerdebild von einem dafür eigens zuständigen Spezialisten behandeln lassen zu müssen. Die Homöopathie jedenfalls hat bei ihrer Arzneimittelwahl den ganzen Menschen zu sehen — und wenn es nur ein Schnupfen ist. Alles andere ist ein Mißverstehen ihrer Gesetze. Selbstverständlich ist es andererseits, daß es Spezialistentum geben muß zum Beispiel im chirurgischen Bereich; aber man muß sich fragen, ob es noch von Witz ist, wenn immer häufiger gegen jede lokale Erkrankung des menschlichen Organismus in geradezu penetranter Weise ein „Fachmann" angesetzt wird. Die Homöopathie beweist im Gegenteil, daß sie mit *ihren* Anschauungen der Krankheitsprozesse und den entsprechenden therapeutischen Konsequenzen sehr wohl über eine Ganzheitsbetrachtung erfolgreich kurieren kann. Zur Arzneimittelfindung benötigt sie die aus der Ganzheit stammenden charakteristischen Symptome, Zeichen und Modalitäten nach Paragraph 153 des Organon.

Haben wir nur eine *magere* Anamnese, müssen wir abwarten, ob irgendwann und irgendwo doch noch gute Symptome in Erscheinung treten, beziehungsweise vorhandene, aber von uns noch nicht entdeckte, aus der Versenkung geholt werden können. Das ist manchmal ein Eiertanz, aber wenn der Patient durchhält, kann auch in solchen Fällen Gutes erreicht werden.

HAHNEMANN sagt: Was immer am Menschen krank ist, wird sich uns darstellen in der Gesamtheit aller Zeichen und Symptome. *So zeigt sich nach außen* die Verstimmung der Lebenskraft. Vom homöopathischen Gesichtspunkt aus können wir nur erfolgreich unter diesen Aspekten therapieren.

Wenn wir glauben, wir müssen die Mittel auf den Tumor richten, auf die Bazillen, auf die Würmer, sind wir im Irrtum. Mikroskop und Labor liegen in bezug auf die *homöopathische Arzneimittelwahl* immer falsch, denn sie können uns nur die Endergebnisse einer Erkrankung, die „Dokumente", zur Anschauung bringen, vielleicht auch noch die Prognose. Wir können damit nur die Intensität der Entstörung erfassen, aber daraus keine therapeutische Konsequenz im homöopathischen Sinne ziehen.

Auch in schwierigsten Fällen ist es vollkommen abwegig nach den hervorstechendsten *organpathologischen* Befunden zu behandeln und wenn diese Befunde noch so massiv sind. Das wäre klinisches Denken, was die Findung des *wahren* Simile unmöglich macht.

Similefindung durch Repertorisation

Wenn wir uns den Sinn und Zweck des Repertorisierens überzeugend ins Bewußtsein bringen wollen, dann müssen wir uns zunächst und wiederum mit einigen grundsätzlichen Ideen der homöopathischen Heilkunst auseinandersetzen.

Wenn wir ernst machen mit der Arbeit des Repertorisierens, haben wir einfach die Voraussetzungen dafür mitzubringen. Diese Voraussetzungen liegen zum größten Teil *außerhalb* der Repertorisation. Diese selbst ist eine reine Übungssache, da geht es nur katalogisch-rechnerisch zu.

Das Wesentliche für die Similefindung ist zu allererst das Finden der Symptome und Zeichen von wirklichem Wert aus der Krankengeschichte. Wenn das nicht beherrscht wird, wenn das nachlässig und ohne innere Überzeugung gemacht wird, dann hilft auch die beste Repertorisation nichts.

Wir stellen häufig fest, wenn wir die übliche Kasuistik in unseren Zeitschriften durchlesen und einen bestimmten Krankheitsfall nacharbeiten wollen, nacherleben wollen, daß eine Rekonstruktion nicht möglich ist, weil die Darstellung der Vorgeschichte, die Hierarchisierung der Symptome, der ganze Duktus des Falles überhaupt unklar und verwaschen wiedergegeben sind. Ein gelungener Fall muß aber nachkonstruierbar, nachvollziehbar sein. Wir müssen erfahren können, was das Leitsymptom war, was wirklich an Zeichen und Symptomen von Wert war, was zu dem oder jenem Mittel bei einem kurierten Fall in Wahrheit geführt hat.

Betreiben wir im Sinne der klassischen Methode die Homöopathie, dann denken wir an die von HAHNEMANN aufgestellten Postulate — das heißt an den Similesatz, an die geistartig gemachte Wirkung der Arznei und an die Dynamis, die Lebenskraft. Kommen wir von der naturwissenschaftlich-kritischen Richtung, von jener Methode, die wir als Anfänger und weniger Fortgeschrittene meist praktizieren, dann müssen wir allerdings das Postulat HAHNEMANNS hinsichtlich der Lebenskraft und hinsichtlich der geistartig gemachten Wirkung der Arznei aus unseren Gehirnen eliminieren.

Diese Prinzipien HAHNEMANNS sind bei der naturwissenschaftlich-kritischen Richtung nicht einfach hintangestellt, sie sind einfach ausgelöscht. Wir erfahren auch den Grund für dieses Phänomen: Die Verfechter dieser Richtung vernachlässigen, töten gewissermaßen die Idee der Lebenskraft und die der geistartig gemachten Wirkung der Arznei — was ja die hochpotenzierte Arznei ist —, weil beide nicht in die Denkkategorien der heutigen Lehrmedizin, der Schulmedizin, der modernen Naturwissenschaft überhaupt eingeordnet werden können. Es ist eine unterschwellige, mehr oder weniger verdrängte Angst, die Homöopathie könnte sonst von ihren Kritikern, von den allopathischen Kollegen nicht ernst genommen werden, wenn Lebenskraft und geistartig gemachte Wirkung der Arznei — frei nach HAHNEMANN — auch noch auf den Tisch gebracht würden.

Aber täuschen wir uns nicht: Genau genommen gibt es überhaupt keine Prinzipien der Homöopathie, die wir der Schule zum Verständnis bringen können. Nicht einmal der Similesatz wird verstanden oder akzeptiert, und die Idee einer potenzierten Arznei wird schon von jedem Feld-, Wald- und Wiesen-Pharmakologen als Unsinn hingestellt. Von der Idee der Dynamis schweigen wir besser, weil diese ja auch für die naturwissenschaftlich-kritische Richtung eine skurrile Idee HAHNEMANNS ist.

Also ist es zwecklos, der Lehrmedizin auch nur das Primitivste an homöopathischen Gedankengängen zu unterbreiten, so lange sie ihren Sinn nicht ändert. Man kann mit einem Blinden nicht über Farben reden.

Trotzdem hat die naturwissenschaftlich-kritische Richtung bestimmte Bruchstücke der homöopathischen Lehre in die zur Zeit übliche medizinische Denkweise einzubauen versucht, wobei sie ganz außer acht gelassen hat, daß die Heilkunst, vor allem die homöopathische Heilkunst, mehr ist als nur *angewandte Naturwissenschaft*. Sie, die naturwissenschaftlich-kritische Richtung läßt, — das ist einfach die logische Konsequenz daraus — HAHNEMANN in dem Augenblick fallen, in dem sie seine Gedanken nicht mehr der heutigen Wissenschaftsmeinung unterordnen kann.

Ein Ergebnis dieser Haltung ist jenes verkrampfte Denken, das ein Kollege folgendermaßen formuliert: ,,Jeder erlebt eben die Wirklichkeit der Homöopathie anders und ist natürlich von der einzigen Richtigkeit ihrer jeweiligen Richtung überzeugt und dadurch der anderen Richtung gegenüber mißtrauisch und nicht aufgeschlossen genug". Nun, es gibt eben im Grunde keine verschiedenen Richtungen in der Homöopathie; es gibt nur eine Richtung und das ist die Klassische und die anderen sogenannten homöopathischen Richtungen sind nur willkürliche Auslegungen Hahnemannischer Ideen, abgestimmt auf das heutige materialistische Denken.

Wenn wir in die wahre Homöopathie eindringen wollen, dürfen wir nicht vor der Idee der Lebenskraft und der geistartig gemachten Wirkung der Arznei zurückschrecken, dürfen wir uns nicht allein an das Simileprinzip halten, das übrigens schon vor Hahnemann bekannt war.

Die naturwissenschaftlich-kritische Richtung der Homöopathie will mit naturwissenschaftlichem Denken, mit den Resultaten und Ergebnissen der Hilfswissenschaften der Medizin, mit der Physik, Chemie, Physiologie und Anatomie auch die Homöopathie erklärbar machen und über das *klinische Denken* praktikabel machen so, wie das die Lehrmedizin in zweifellos vollendeter Perfektion für sich selbst bis in ihre therapeutischen Schlußfolgerungen hinein ganz legitim tut.

Wir wissen, daß HAHNEMANN alle diese Ergebnisse und Resultate keineswegs ablehnt, sie als **Verdienste** voll anerkennt, aber sie nicht in Hinsicht auf die *homöopathische Mittelwahl* — auf den praktischen Teil der Medizin, dem Heilen — gelten läßt.

Er verlangt letztlich von uns, genau das Gegenteil von dem zu tun, was die Lehrmedizin fordert und als moderne Ärzte haben wir uns da sofort die Frage zu stellen: Kann denn das Heilen selbst, der praktische Teil der Medizin also, von der Physiologie, der Chemie und Physik, der Anatomie usw. überhaupt getrennt werden. Denn das behauptet HAHNEMANN.

Er verkennt nicht die Verdienste dieser Hilfswissenschaften, aber *er benötigt sie nicht zum Heilen*. HAHNEMANN müßte aus *seiner* Idee der Heilkunst heraus auch in der heutigen Zeit genau so sprechen.

Allerdings, es ist ohne Zweifel zunächst eine außerordentlich anrüchige Forderung, die da von ihm aufgestellt wird. Einerseits haben wir allen Grund, die Leistungen dieser Hilfswissenschaften zu schätzen, andererseits sollen sie in der Homöopathie nicht vonnöten sein; sollen nichts mit dem Heilen selbst zu tun haben.

HAHNEMANN — um es noch einmal zu sagen — verlangt von uns: In bezug auf die homöopathische Heilkunst brauchen wir die Hilfswissenschaften der Medizin nicht — Hilfswissenschaften, die ein integrierender Bestandteil der heutigen Lehrmedizin sind. Wir müssen sie ganz bewußt ausklammern und uns nur — und niemals anders — als nur nach dem richten, was uns das Heilen im homöopathischen Sinne allein ermöglicht: nämlich das Vergleichen des Krankheitsbildes mit dem homöopathischen Arzneimittelbild. Das ist unsere Aufgabe, das haben wir uns ins Bewußtsein zu bringen: *Das Arzneimittelbild vergleichen mit dem Krankheitsbild.*

Für uns ist beim homöopathischen Heilen das Kriterium der Similesatz. Der Similesatz ist das A und O unseres therapeutischen Handelns. Anatomie, Physiologie, Chemie usw. sind uns in ihren Ergebnissen, auch in Hinsicht auf das Krankheitsgeschehen, selbstredend von großer Wichtigkeit. Wir lassen diese Dinge an sich keineswegs außer acht. Sie sind uns von Bedeutung, aber niemals hinsichtlich einer therapeutischen Konsequenz bei einer homöopathischen Arzneimittelwahl, beim homöopathischen Heilen selbst. Wenn wir diese Forderung HAHNEMANNS mißachten, bleiben wir in der klinischen Homöopathie stecken, in der organotropen Therapie und ähnlichem.

Wir müssen das naturwissenschaftliche Denken, wie es sich im obengenannten Sinne präsentiert, ablegen. Wir müssen das *klinische Denken* vergessen, wenn wir Hahnemannische Homöopathie betreiben.

Natürlich lassen wir ein Blutbild machen, eine Leberprüfung, ein Röntgenbild und noch manches andere. Wir können die Prognose daraus ersehen, die Intensität des Krankheitszustandes, auch die Unheilbarkeit im Rahmen der Homöopathie unter Umständen. Aber wenn wir uns mit homöopathischen Mitteln, mit dem Simile an die Krankheit heranmachen wollen, müssen wir diese Ergebnisse aus unserem Denken verbannen und uns nur nach den Symptomen und Zeichen richten, die nach § 153 des Organon die maßgeblichen sind.

Trauen wir uns die Auswahl des Mittels nach diesen Maßstäben nicht zu, oder finden wir wirklich keine wahlanzeigenden Symptome, dann erst werden wir organotrop verordnen oder die Homöopathie überhaupt sein lassen.

Wir sollen aber nicht zu früh in die bequeme Homöopathie zurückfallen, in die organotrope oder Misch-Homöopathie. Nicht jeder, auch nicht jeder komplizierte Fall, erfordert ab sofort ein genau passendes Mittel. Die meisten subakuten oder chronischen Zustände lassen uns ohne weiteres Zeit. Und wir lassen uns Zeit hinsichtlich der exakten Klärung der gesamten Anamnese, der Hierarchisierung der gefundenen Symptome und deren Repertorisierung. Wir müssen uns Zeit nehmen dafür, allein schon um zu lernen; auch wenn wir das Simile nicht gleich finden.

Wir dürfen uns nicht dem Wahn hingeben, daß nun — auch bei legaler Anwendung der klassischen Methode zur Similefindung — jeder einigermaßen heilbare Fall auch gleich kuriert werden kann. Es gibt trotzdem immer noch eine Menge Mißerfolge. Wir können nur sagen: Die Homöopathie streng nach HAHNEMANN bietet die reale Voraussetzung für die richtige Mittelwahl; sie vermittelt uns ein Optimum an Heilmöglichkeiten. Es lohnt sich, sich dieser Mühe und Anstrengung zu unterziehen.

Warum ist nun diese „Reine Lehre" nicht weiter verbreitet? Neben den schon angeführten Gründen, das Zwängen der homöopathischen Gedankengänge in das Prokrustes-Bett des klinischen Denkens gibt es noch verschiedene andere Gründe.

Zunächst ist es die Außerachtlassung der Forderung HAHNEMANNS, nach der *wirklichen Gesamtheit* der Zeichen und Symptome zu suchen, und die daraus resultierende nachlässige und falsche Hierarchisierung der Zeichen und Symptome.

Weiter ist es das willkürliche Auslegen unserer Arzneimittelbilder mit der Eliminierung der dem abstrakten Denken nicht einleuchtenden eigenartigen, sonderlichen, öfters auch komischen Symptome — Symptome, die aber nicht selten auf direktem Wege zum Simile führen.

Nun, die aus alledem sich ergebenden relativ *minderen* Ergebnisse bei der Ausübung der Homöopathie sind der wahre Grund dafür, daß diese Heilkunst vielfach nur als Ergänzungs-Therapie Fuß gefaßt hat. Und keineswegs die Überrollung durch die Schulmedizin, die gerade bei den am häufigsten vorkommenden Krankheiten keineswegs so berauschende Erfolge vorzuweisen hat, wie das eine oberflächliche oder falsche, oft unerträglich simple Propaganda dem Laien weiszumachen versucht.

Selbstverständlich, um bestimmte wirkliche Errungenschaften der Medizin ist auch der homöopathische Arzt froh. Denken wir an die Substitutions-Therapie — die allerdings keinerlei wahre Heilungsbedeutung hat — und an die Katastrophen-Medizin verschiedenster Prägung, an manche Zweige der Chirurgie und so fort.

Wenn wir von der klassischen Homöopathie sprechen, denken wir sofort an KENT. KENT hat nicht nur ein sehr gutes Repertorium verfaßt, eine ausgezeichnete Arzneimittellehre geschrieben und sich — wie von den Heutigen kaum einer — philosophische Gedanken über den Menschen und über die Homöopathie gemacht (was gar nicht so dumm ist, wenn man nicht den Menschen als nackten Affen und darüber hinaus als ein mehr oder weniger gut funktionierendes biochemisches Laboratorium betrachtet), sondern er ist der zu seiner Zeit wohl bedeutendste Schüler HAHNEMANNS, der den Letzteren „genau nachgemacht" hat. Er hat auch den *Mut* gehabt, ihn genau nachzumachen. Er unterscheidet sich im wesentlichen nur von dem Hahnemannischen Vorbild durch die Höhe der Potenzzubereitung, da er vielfach mit der D 10 000, D 100 000 gearbeitet hat.

Bei nüchterner, objektiver Beurteilung kommt niemand umhin, KENT zu bescheinigen, daß er ein reiner Hahnemannier ist. Von einem Kentianismus zu reden als einer eigenen Richtung in der Homöopathie ist also dummes Zeug. Nicht der *Kentianer,* also nicht der klassische Homöopath, hat dem alten HAHNEMANN am Zeug geflickt, sondern die naturwissenschaftlich-kritische Richtung. Das ist eine Realität, die überall nachzulesen ist — besonders natürlich in HAHEMANNS Schriften selber.

KENT, und damit die klassische Richtung, haben erkannt, daß HAHNE-MANN unter „*inneren Veränderungen*" nichts anderes verstanden wissen will als die Störung der **Lebenskraft** und niemals eine *klinische* innere Veränderung im kranken Organismus; eine klinische innere Veränderung wäre zum Beispiel eine Lungenentzündung im Gegensatz zu einer äußeren Veränderung, zum Beispiel einem Hautausschlag. HAHNEMANN versteht **beides** *nicht* unter „inneren Veränderungen". Nun, dieser dramatische Irrtum läuft bis heute mit der naturwissenschaftlich-kritischen Richtung mit.

Hören wir dazu HAHNEMANN:

„Da man an einer Krankheit, soweit keine äußere Ursache zu entfernen ist, nichts wahrnehmen kann als Krankheitszeichen, so muß die Gesamtheit dieser ihrer Symptome, dieses nach außen reflektierende Bild des inneren Wesens der Krankheit — gemeint sind also die oben genannten „inneren Veränderungen" — das ist des Leidens der Lebenskraft — das Hauptsächlichste oder Einzige sein, wodurch die Krankheit zu erkennen geben vermag, welches Heilmittel sie bedürfe."

Wir sehen an diesem Satze sogleich, daß er die logische Fortsetzung des eingangs von HAHNEMANN angeführten Postulats ist, daß nämlich Physiologie, Chemie, Physik usw. beim *praktischen Heilen* nicht von Bedeutung sind.

Nur die Gesamtheit der Symptome, dieses nach außen reflektierende Bild des Leidens der Lebenskraft, ist das Hauptsächlichste oder Einzige, wodurch die Krankheit zu erkennen geben vermag, welches Heilmittels sie bedarf.

Zur Findung des homöopathischen Mittels brauchen wir also die Gesamtheit der Symptome. Es genügt nicht die übliche klinische Diagnose; sie ist niemals die Gesamtheit der Symptome — sie ist bestenfalls ein Teilstück der Gesamtsymptomatik.

Zu erwähnen ist da, daß auch die naturwissenschaftlich-kritische Richtung mehr berücksichtigt als die klinische Diagnose; aber aus den oben genannten Mißverständnissen heraus ist es einfach unmöglich, das klinische Denken wirklich abzuschalten, und im Effekt läßt man sich doch — das zeigt sich eben beim praktischen Arbeiten — von der klinischen Diagnose leiten.

Wenn wir diesen fundamentalen Hinweis HAHNEMANNS bedenken und ernst nehmen, dann können wir gar nicht anders, als die *Gesamtheit der Symptome* zu suchen. Ohne diese Gesamtheit der im jeweiligen Krankheitsfalle vorliegenden Zeichen und Symptome, kann niemals das Heilmittel gefunden werden, das die Krankheit wirklich benötigt. Im akuten Fall werden wir diese Gesamtheit zumeist aus dem aktuellen Krankheitsbild ersehen, nicht allerdings aus der Diagnose. Bei subakuten und vor allem bei chronischen Fällen benötigen wir dagegen die Gesamtheit aller Zeichen und Symptome, die wir aus der exakt aufgenommenen totalen Krankenbiographie vom Tage der Geburt an bis zum Auftauchen des Patienten in der Sprechstunde erfahren können.

Die Aufnahme einer subakuten oder chronischen Krankengeschichte erfordert lange Übung und Erfahrung; wobei wir bereits an den *Mißerfolgen*, die sich am Anfang mit Sicherheit einstellen, eine Menge lernen können; vor allem das, daß wir eben brüsk darauf hingewiesen werden, daß unsere Aufnahme der Symptome, die Hierarchisierung derselben nach § 153 und die Repertorisierung nicht richtig waren.

Da der § 153 des Organon von seiten der naturwissenschaftlich-kritischen Richtung ebenso falsch interpretiert wurde, wie die Sache mit den „inneren Veränderungen", ergibt sich daraus zwangsläufig, daß die Aufstellung einer Gesamtanamnese, die Kunst, eine Anamnese nach HAHNEMANN zu machen und zu erlernen, niemals wirklich mit innerer Überzeugung geübt wurde. Sucht man in unseren Zeitschriften, in unseren Büchern nach dieser Kunst, wie man eine Anamnese zu machen hat, so wird man finden, daß das fast nirgends gelehrt wird, fast nirgends muß man sagen, eingepaukt wird. Darauf müßte aber immer und immer hingewiesen werden, weil das die erste und elementarste Bedingung darstellt, zum Simile zu kommen.

Haben wir die Technik der Anamnese in unser Bewußtsein aufgenommen, die Vorgeschichte des Kranken sorgfältig notiert, so haben wir die Hauptarbeit unserer praktischen homöopathischen Tätigkeit bereits geleistet.

Wenn wir uns fleißig und systematisch mit der Aufstellung der klassischen Anamnese befassen — einer Sache in die sich jeder, wenn er einigermaßen Geschicklichkeit mitbringt einarbeiten kann — dann werden wir merken, daß wir uns bald eine andere Fragetechnik aneignen, daß wir ein Gespür bekommen für die Art und Weise des Abfragens; daß wir viel weniger zu fragen brauchen, weil wir unsere Fragen geschickter unterbringen, weil uns durch dieses dauernde Üben allmählich das Gefühl bestimmt: habe ich in der schon eingeschlagenen Richtung weiter zu machen oder kann ich dieses Thema verlassen und zu einer anderen Fragestellung übergehen? Einen Rheumatiker werden wir in bestimmten Dingen anders abfragen müssen als einen Leber- oder Magen-Kranken; das heißt, gewisse Modifizierungen ergeben sich auch aus der Art der Erkrankung.

Langsam macht einem dieses Abfragen Spaß, man kommt sich vor wie ein Jäger, der ein edles Wild zu verfolgen hat, der ständig auf dem Sprung ist, kaltblütig die Beute zu erjagen. Wie ein Detektiv, der alle, aber auch alle Spuren verfolgt und daraus ersieht, welche davon in die Irre führen und welche den Schlüssel zur Lösung bringen.

Es ist faszinierend, dem Patienten „nachweisen" zu können, daß gerade in seinem Fall das oder jenes Symptom von ausschlaggebender Bedeutung ist; ihm auf den Kopf zu sagen zu können, daß er beispielsweise einfach seit einer bestimmten Verursachung — Causa im homöopathischen Sinne — krank ist, auch wenn er sich an diese Veranlassung zunächst gar nicht mehr erinnern kann.

So kam eine Frau zu mir und fragte, ob man etwas für ihren Enkel tun könne. Der sei nämlich seit seiner Geburt schwer asthmaleidend. Es sei alles versucht worden, er sei jetzt in einem Heim und für das Bronchialasthma werde nur mehr etwas getan, wenn er seine Anfälle habe. Der Junge sei 8 Jahre und wohl nicht mehr zu kurieren, da er es eben angeboren habe.

Wenn wir uns mit diesen Angaben begnügen, werden wir zwar eine Menge von Symptomen, sicher auch einige individuelle, wertvolle bei diesem Patienten haben, aber wenn wir nicht kaltblütig nachforschen, werden wir niemals die Chance einer Heilung dieses Zustandes haben und sagen, leider, die Homöopathie versagt eben auch immer wieder. Das Nachschnüffeln bestand hier darin zu fragen: *seit wann* hat der Junge die Krankheit denn wirklich? Trotz 2maliger Behauptung, daß das angeboren sei und der Vater des Kindes das auch schon gehabt habe, stellte sich heraus, daß das gar nicht stimmte. Erstens hatte der Vater eine ziemlich harmlose Bronchitis in der Jugend gehabt, die ihm als Asthma gedeutet worden war und zweitens hatte der Knabe selber sein Asthma erst bekommen mit 1 1/2 Jahren nach einer 2mal aufgetretenen Pneumonie, die jedesmal mit antibiotischen Mitteln niedergekämpft worden war. Das verändert aber die Sachlage vollständig. Es ist ja kein von den Eltern übernommenes, „angeborenes" Asthma, das wesentlich schwerer zu behandeln ist. Außerdem haben wir eine eindeutige Causa, die es als Symptom von höchstem Rang zu bewerten gilt; denn die Idee dieses Falles ist die Tatsache der *unterdrückten* Lungenentzündungen, die im Abstand von einigen Wochen erfolgten. Damit ist die Aufnahme und Bewertung der Asthmasymptome und auch anderer Zeichen und Modalitäten im Sinne der totalen Anamnese eine vollkommen zweitrangige Angelegenheit; einerseits weil die Causa meilenweit vorausmarschiert und andererseits, weil doch die Symptomatologie des Kranken letzthin *artifiziell* entstanden ist, das heißt, wir können diese Symptome und Zeichen nicht ohne weiteres unter dem Gesichtspunkt der Simileüberlegung verwerten. Wir sollen uns allerdings Gedanken darüber machen, daß auch die Reaktionen eines Organismus auf ein *Unterdrückungsgeschehen* irgendwie *individuell* sein können.

Aus diesen Betrachtungen ergibt sich, daß wir, allerdings mit großer Vorsicht, aus den vorhandenen Symptomen einige herausarbeiten dürfen als individuelle. Nun, es kommt für uns zuallererst die Rubrik im Kentschen Repertorium in Frage: verschleppte Lungenentzündung 2/214. Diese können wir deshalb nehmen, weil sie sachlich unserem Leit-Symptom „unterdrückte Pneumonie" entspricht. Von den hier angegebenen Medikamenten werden wir nur dasjenige auswählen, das auch mit einigen anderen individuellen Symptomen des Patienten identisch ist.

Dieses Beispiel sollte nur zeigen, daß mit Routine und Gespür vorgegangen, die Aufnahme einer Anamnese nicht etwa ein stumpfsinniges Unterfangen ist, sondern meist spannend wie ein Kriminalroman. Die Spannung wird noch erhöht dadurch, daß der Homöopath, je länger er praktiziert, desto häufiger Krankheitsfälle in die Hand bekommt, die „schon überall" vergeblich Heilung gesucht haben.

Es hat schon immer Homöopathen gegeben, welche die Forderungen HAHNEMANNS nach der Aufnahme der *Gesamtheit* aller Symptome eines Krankheitsfalles als erste Voraussetzung zur bestmöglichen Similefindung in die Tat umgesetzt haben. Und genauso, wie die wirklichen Könner der homöopathischen Heilkunst sich ihre eigenen Repertorien geschaffen haben, haben sich viele Homöopathen von Rang Gedanken gemacht, wie man die Aufnahme der totalen Anamnese am zweckmäßigsten bewerkstelligen könnte.

Wegen der Wichtigkeit des Problems soll an dieser Stelle etwas ausführlicher darauf eingegangen werden:

Eine erste Möglichkeit bietet die *Interrogation*, das heißt das systematische Abfragen des Patienten an Hand eines Schemas, das sich der einzelne homöopathische Arzt selbst hergestellt hat.

Die andere Möglichkeit ist das Arbeiten mit dem **Fragebogen.** Es haben sich eine Menge Leute solche Fragebogen gemacht. Der bekannteste ist wohl der von KENT. Es wurde aber immer darauf hingewiesen, daß es noch besser sei, wenn jeder sich seinen eigenen Fragebogen ausarbeite, nach seinen eigenen Intentionen und Erfahrungen. Auch ich habe mir einen zusammengestellt, und ich habe den Eindruck, daß man sich doch eine Menge Mühe ersparen kann, wenn man über diesen Weg die Aufnahme der Gesamtanamnese vornimmt; für viele Fälle ist er jedenfalls eine große Arbeitsentlastung.

Der Bogen umfaßt 31 Seiten im Schreibmaschinenformat, halbseitig gedruckt. Er wird von den Patienten erfahrungsgemäß beinahe immer akzeptiert und gut, zum Teil hervorragend ausgefüllt. Man muß den Patienten nur die guten Gründe angeben, warum sie sich diese Arbeit zu machen haben.

Es ist physisch und psychisch unmöglich, bei einem normalen Praxisgang an einem Tag eine Gesamtanamnese auch nur bei 2 chronischen Kranken aufzunehmen. Was über den Fragebogen beantwortet werden kann, kann mündlich in der Sprechstunde nicht unter 4—6 Stunden geschafft werden. Dazu kommt, daß der heutige Durchschnittspatient schon nach kurzer Zeit bei einer intensiven Abfragerei anfängt unkonzentriert zu werden und unlustig. Zu Hause hat er 8 oder 14 Tage Zeit, um sich in aller Ruhe auf diese Arbeit einzustellen und er wird erfahrungsgemäß dabei öfters von seinen Angehörigen unterstützt. Wenn der Kranke mit dem ausgefüllten Bogen wiederkommt, spricht man mit ihm die Antworten durch, soweit sie einen Hauch von Wichtigkeit haben und forscht erstens nach dem Grade der *Intensität* dieser Symptomenangaben und zweitens nach dem Grade der *Sonderlichkeit,* der Eigenheitlichkeit, der Eigenartigkeit nach § 153.

Das muß unbedingt gemacht werden, denn wiederum ergibt sich aus der Erfahrung, daß zwar die Fragen als solche gut beantwortet werden, daß aber die Farbigkeit der Symptome, Zeichen und Modalitäten aus den schriftlichen Antworten niemals so deutlich hervorgeht, wie das bei einer mündlichen Examinierung der Fall ist. Es gehört also an Hand des ausgefüllten Fragebogens mit dem Patienten alles genauestens *durchgesprochen* und aufgeklärt.

Zweifelsohne ist die Fragebogen-Technik von großem Vorteil. Aber auch hier besteht die Gefahr, daß man viele Zeichen und Symptome verwertet, die in Wirklichkeit — gerade bei der gemeinsamen Besprechung ergibt sich das immer wieder — eben nicht von Bedeutung sind. Diese Nachbesprechung soll man in aller Ruhe machen, hat man doch den großen Vorteil, daß die Arbeit des Patienten einem bereits viel Zeit und Mühe erspart hat.

Bei dieser Nachkontrolle hat man auch Gelegenheit, noch spezielle Auskünfte zu erhalten über feinere Modalitäten und so fort.

Manchmal kann man schon während der „Ausbeutung" des Bogens auf ein Mittel kommen, manchmal bekommt man wenig oder gar nichts heraus *und wenn es noch so von Symptomen wimmelt.* Die Qualität macht es und nicht die Quantität. Im allgemeinen ist es so, daß nach Ausarbeitung des Fragebogens einige Medikamente in die engere Wahl kommen und von da aus das Simile relativ bald zu finden ist.

Einen schnelleren und besseren Weg, um der Forderung HAHNEMANNS nach der wirklichen Gesamtheit der Symptome zu suchen, gerecht zu werden, gibt es zur Zeit nicht. Man kann die Behauptung aufstellen, daß eine mehrstündige mündliche Anamneseaufnahme kaum jemals mehr an guten Zeichen und Symptomen erbringt als das Abfragen über den Fragebogen. Er liefert uns gewissermaßen das Rohmaterial ohne viel Zeitverlust. Und wir können uns, wie gesagt, um so mehr Zeit für die noch zu klärenden Einzelheiten nehmen.

Wenn jemand die genannten Richtlinien nicht beachtet, wird er allerdings auch mit diesem Hilfsmittel Schiffbruch erleiden, genauso wie er Schiffbruch erleiden wird, wenn er nicht die von HAHNEMANN geforderte *individuelle Hierarchisierung* der Zeichen und Symptome vornimmt und nicht auch zuguter Letzt die *Richtlinien der Repertorisation* zur Kenntnis nimmt.

Wir müssen mit der größtmöglichen Sicherheit an das Medikament herankommen. Wir müssen die Gewißheit haben, wirklich alles — soweit das überhaupt sein kann — vom Patienten erfahren zu haben. Dann erst hat es einen Zweck, das oder die Mittel systematisch und konsequent einzusetzen und wirken zu lassen.

Ohne unserer Mittelwahl einigermaßen sicher zu sein, ist es eine reine Spekulation, sich bei einem subakuten oder chronischen Fall eine wirkliche Besserung zu erwarten. Wir haben *keine Linie in der Therapie* und werden vor lauter Unsicherheit bei jeder zwischenzeitlichen Störung, die im Verlaufe einer Behandlung ohne weiteres eintreten kann, das schon gegebene Mittel weglassen und ein neues geben, ständig eben die Arzneien wechseln und in eine üble Polypragmasie verfallen. Nun, man muß sich auch in den Fragebogen einarbeiten; man lernt auch hier wiederum, aus den anfangs trotz richtiger Fragebogen-Technik gemachten Fehlern eine Menge dazu und lernt natürlich am meisten von den Treffern.

Vergessen wir nicht: Auch bei dem Patienten, der den Fragebogen mitbekommt, brauchen wir auf jeden Fall *vorher die mündlich gemachten Spontanangaben,* mit denen ja jede Anamnese beginnt.

PARACELSUS sagte einmal: „Wenn Dir meine Theorie nicht gefällt, so laß Dir meine Praxis gefallen. Diese wird Dir mehr nützen." Beherzigen wir diesen Satz und lassen wir uns die Praxis gefallen, die Praxis nämlich, die sich ergibt, wenn wir HAHNEMANN nachmachen im praktischen Tun, auch wenn uns oder zumindest manchem von uns seine Theorien nicht gefallen. Das ist besser, als die Theorien zu verdammen und aus diesem Verdammen heraus ihre Anwendbarkeit in der Praxis zu leugnen; besser auch als gar nicht erst zu versuchen, die Dinge praktisch zu erproben und — wenn man will — auch ad absurdum zu führen.

92

Wir warten sogar darauf, daß die Kritiker die klassische Homöopathie ad absurdum führen, allerdings nicht vom grünen Tisch aus, sondern nachdem sie bewiesen haben — unter voraussetzungsloser Anwendung der Hahnemannischen Forderungen in längerer praktischer Tätigkeit —, daß das alles trotzdem Schimären sind. Bis jetzt wurde dieser Beweis nicht erbracht.

Kommen wir jetzt auf das spezielle Gebiet der *Repertorisation* als einem weiteren unerläßlichen Bestandteil der Similefindung.

Es gibt angeblich über 100 Repertorien. Die bekanntesten und umfangreichsten und, wie die Erfahrung zeigt, auch die bewährtesten sind die Repertorien von BOGER-BÖNNINGHAUSEN, von JAHR, von HERING-KNERR und von KENT.

Es fällt sofort auf, daß gerade die bekanntesten Homöopathen sich die unendliche Mühe gemacht haben, solche Sammlungen von Symptomen aus den Arzneiprüfungsbildern, den Vergiftungsbildern usw. zusammenzustellen. Es sollte uns stutzig machen, daß sogar diese Könner anscheinend nicht in der Lage waren, ohne solche Gedächtnisstützen gute Homöopathie zu machen. Die große Anzahl der Repertorien überhaupt beweist uns sowieso, daß da irgend ein *Bedürfnis* vorhanden war, daß man einem gewissen Notstand begegnen wollte.

Alle diese Homöopathen erkannten aus ihrer Erfahrung heraus, daß es einfach unmöglich ist, ohne das Werkzeug des Repertoriums gute Homöopathie zu betreiben. So versuchten sie sich die Arbeit zu erleichtern durch Herstellung solcher Symptomensammlungen. Daß es nicht allen gut gelang, ist eine andere Sache. Aber einige wertvolle Repertorien gibt es, und das beste ist das von KENT.

Das Repertorium ist also eine Zusammenstellung, ein Katalog der Arzneimittelprüfungssymptome.

Im Kentschen Repertorium ist fast alles enthalten, was jemals über homöopathische Arzneimittelprüfungen und auch Vergiftungsbilder aufgezeichnet worden ist — angefangen mit HAHNEMANNS „Arzneimittellehre" und seinen „Chronischen Krankheiten". Der „Kent" ist verhältnismäßig modern, weil nach 1916 — dem Todesjahr KENTS — kaum mehr Arzneimittelprüfungen von nennenswerter Bedeutung gemacht wurden. Im „Kent" sind also praktisch sämtliche Symptome der allermeisten homöopathischen Arzneimittel zu finden. Das hat den Vorteil der Totalität, hat aber den Nachteil, daß in diesem Buche auch eine Unmasse, im Sinne der homöopathischen Arzneimittelwahl, *unwesentliche* Symptome und Modalitäten mit aufgezeichnet sind. Es ist alles notiert, was aus den Prüfungsprotokollen usw. zu bekommen war, und in diesen Prüfungsprotokollen selber sind eben eine Unmenge auch unwichtiger Symptome enthalten.

In diesen Prüfungsprotokollen, in diesen Arzneimittelprüfungsergebnissen sind eine Unzahl von trivialen Symptomen *mit* aufgezeichnet; darüber muß man sich auf jeden Fall im klaren sein.

Wer zum ersten Mal zum Beispiel die Hahnemannischen Arzneimittelbilder durchliest, kommt sich verloren vor bei diesem Durcheinander von massenhaften Symptomen und Symptömchen und er wird berechtigte Zweifel an dem

Wert dieser Protokolle haben. Nun, was ist des Pudels Kern oder: unter welchen Gesichtspunkten müssen wir diese Arzneimittelbilder betrachten?

HAHNEMANN gibt uns da die bekannten Hinweise. Er schreibt im § 153 des Organon: „Es sind die auffallenderen, sonderlichen, ungewöhnlichen und eigenheitlichen, charakteristischen Zeichen und Symptome des Krankheitsfalles besonders und *fast einzig* fest ins Auge zu fassen." Und im § 154 sagt er sinngemäß: „Wir brauchen die besonderen, ungemeinen, eigenheitlich sich auszeichnenden charakteristischen Zeichen."

Was heißt das aber? Um das Mittel zu finden, brauchen wir die speziellen, die individuellen Symptome des Krankheitsbildes, und damit — konsequenterweise — brauchen wir auch die speziellen, ebenso individuellen Symptome und Zeichen des *Arzneimittelbildes*. Unsere Richtschnur ist einzig und allein der Similesatz! Wir benötigen die ungemeinen, ungewöhnlichen, eigenheitlichen, sonderlichen Symptome und Zeichen des Patienten *und* auch des Arzneimittels.

Wir wissen, daß die meisten homöopathischen Arzneien „unzählige" Symptome, Zeichen und Modalitäten aufweisen. Wenn wir zum Beispiel das Arzneimittelbild des Schwefels durchlesen, wird uns — was die Menge der Symptome betrifft — recht schwarz vor den Augen; wir gehen geradezu unter in dieser Masse von Symptomen.

Was aber den Schwefel *charakterisiert* und ihn in Wahrheit unterscheidet von allen anderen Mitteln der Materia medica sind niemals *alle* seine Symptome, sondern nur relativ wenige. Nur relativ wenige Symptome und Zeichen sind Schwefel-typisch. Nur durch relativ wenige Symptome skizziert sich der Schwefel selber, wird er er selbst.

Wenn wir das bedenken, verstehen wir HAHNEMANN, wenn er sagt, daß niemals ein Mittel dem anderen gleicht, daß niemals ein Mittel durch ein anderes ersetzt werden kann. Denken wir an Lac caninum. Es ist gut geprüft und hat eine ganze Reihe von Symptomen.

Aber es ist das einzige Medikament im gesamten homöopathischen Arzneischatz, das die bekannte paradoxe Seitenbeziehung im höchsten Grade hat. Das kann als Hinweis dafür dienen, daß es sich bei jedem, aber auch bei jedem homöopathischen Mittel darum handelt, an das *Charakteristische* zu denken, an die Symptome und Modalitäten, die das Mittel gewissermaßen *für sich ganz allein hat* und die niemals bei einem anderen Mittel so vorhanden sind beziehungsweise in der gleichen Konstellation vorhanden sind.

Wenn wir das Repertorium wälzen — wir machen das übrigens ruhig in der Sprechstunde vor dem Patienten — suchen wir ebenfalls nur die Symptome und Modalitäten, die wirklich und einwandfrei charakterisierend sind für das Mittel *und auch* für den Patienten.

Wenn wir im Repertorium unter Flatulenz nachschlagen, finden wir einige 100 Mittel und so ist es bei vielen Rubriken. Mit diesen Rubriken können und dürfen wir nicht repertorisieren.

Auch im Repertorium suchen wir speziell nach den *sonderlichen,* ungemeinen und wenn man will, auch unlogischen, oft dem Verstand nicht einleuchtenden Rubriken; genau diese Rubriken suchen wir, über die der zu abstrakt den-

94

kende Kritiker vielfach stolpert; die er nicht zur Kenntnis nimmt, weil sie für ihn gerade die obsoleten, die anrüchigen, die unwissenschaftlichen sind.

Aber wenn dieser Kritiker kritisch denkt, dürfte er nicht einmal Lac caninum verordnen — was er aber ohne Zweifel tun wird, wenn ihm ein Lac-caninum-Fall begegnet —, da bereits die Seiten-Modalität dieses Mittels hinsichtlich einer wissenschaftlichen Ausdeutung fragwürdig ist und im Sinne der heutigen medizinischen Anschauung undiskutabel.

Sind also diese sonderlichen, eigenheitlichen, ungemeinen Zeichen und Symptome wirklich für die Arzneimittelwahl *wertvolle* Symptome oder dürfen wir sie nicht verwenden? Den Pudding kann ich nur beurteilen, wenn ich ihn esse, sagt ein englischer Homöopath. Diese Symptome kann ich nur beurteilen, wenn ich sie vorurteilslos verwende und im wesentlichen mit ihnen die Mittelwahl bestreite. Und da zeigt es sich, daß das keineswegs Absurditäten sind, denn sie bewähren sich.

Sie müssen sich bewähren, denn es sind doch die Zeichen und Symptome, die die wahrhaft charakteristischen und individuellen sind. Sie skizzieren das Mittel, sie sind gefunden aus den Arzneimittelprüfungen und ragen hervor aus dem Wust aller anderen Symptome, die die Prüfung des jeweiligen Mittels noch ergeben haben. Damit *verstehen wir den § 153,* der ja die Mittelwahl abhängig macht von diesen individuellen Symptomen.

Niemals verstand HAHNEMANN im § 153 unter den ungemeinen, auffallenderen, charakteristischen Zeichen und Symptomen die *banalen klinischen und pathognomischen,* die beschwerlichsten und so fort, sondern die individuellen Symptome des ganzen Kranken, die bei weitem darüber hinausgehen.

Nun, diese Zeichen und Symptome haben wir zusammengestellt im Repertorium, zusammengestellt mit vielen anderen Symptomen, Zeichen und Modalitäten. Wir finden sie nur zerstreut in den Arzneimittellehren und keineswegs in jeder Arzneimittellehre. Dort können wir sie unmöglich aufsuchen. Wir benützen das Repertorium, in dem das alles zusammengefaßt ist.

Wir wissen, daß wir zur Findung des Simile zu allererst die ganze Krankenbiographie des Patienten, die Gesamtheit aller Zeichen und Symptome benötigen. HAHNEMANN sagt uns, daß mit der richtigen Aufnahme der Anamnese die schwerste Arbeit getan ist. Das Aufnehmen der Vorgeschichte benötigt die meiste Zeit und die größte Erfahrung. Wir bekommen auch hier einen mehr oder weniger großen Wust von Symptomen, genauso wie wir diesen Wust in den Arzneimittellehren *und* im Repertorium haben. Es paßt alles zusammen. Und wir arbeiten uns aus diesem Wust der Symptome, die uns der Patient schildert — und die wir uns zur Erleichterung unserer Tätigkeit, wie erwähnt, auch durch die Interrogation oder an Hand eines Fragebogens zusammensuchen können — die Leitsymptome heraus und hierarchisieren diese nach dem Grade ihrer Intensität. Wir brauchen ja *nur deshalb* die Totalität, die wirkliche Totalität der Symptome und Zeichen, weil wir nur aus deren Gesamtheit die paar in Wahrheit wertvollsten Symptome herausfinden können. Wir dürfen niemals das Empfinden haben, daß wir — was bei einer schlampigen Anamnese einfach der Fall sein muß — möglicherweise nicht wirklich jedes vorhandene wahlanzeigende Symptom erfahren haben.

Die übrige Masse von Symptomen ist nun ohne jedes Interesse für uns; ob das triviale starke Schmerzsymptome oder massive pathognomische oder andere klinisch bedeutsame Symptome sind, sie bedeuten uns nichts mehr.

Was nach dem Ausarbeiten der Leitsymptome und deren Hierarchisierung unsere letzte Aufgabe ist, ist dann leicht: Wir suchen nach *diesen* Symptomen und keinen anderen im Repertorium. Von dieser Warte her gesehen ist das Repertorisieren eine rein mechanische Arbeit. Wir brauchen nur zu wissen, *wo* diese paar Symptome von höchstem Wert zu finden sind. Mehr als ein knappes Dutzend zu haben ist bereits verdächtig; denn mehr wertvolle Symptome werden wir kaum jemals finden; meist müssen wir uns *mit einigen wenigen* begnügen.

Bei den folgenden Fallschilderungen darf nicht vergessen werden, daß die schwerste Arbeit — wie HAHNEMANN sie nennt — schon geleistet ist, nämlich die Aufnahme der *Vorgeschichte* nach den Gesetzen der Homöopathie.

Fall 18: Junger Mann, 37 Jahre, kommt mit folgendem Bericht in die Sprechstunde: Er leide eigentlich nur an einem starken Husten; der bestehe seit über 1 Woche und werde überhaupt nicht besser. Er wisse schon, woher er den Husten habe. Er habe zum erstenmal in diesem Jahr — Ende April — in einem Gebirgssee gebadet und seitdem sei der Husten da. Auf Nachfragen: der Husten sei nicht hart, nicht trocken; aber er sei laut und fast ständig vorhanden. Auswurf sei kaum da. Beim Reden verschlimmere sich der Husten etwas, nachts sei er besser. Weitere Zeichen und Modalitäten in bezug auf Allgemeinsymptome oder Gemütssymptome sind nicht zu erfahren.

Können wir mit diesen Angaben etwas anfangen und wenn ja, welche Symptome sind in diesem Fall führend?

Nun, führend ist überhaupt nur ein Symptom und das ist die Verursachung, die Causa: der Husten trat nach einem kalten Bad auf. Ist dieses Symptom wirklich wertvoll? Es *ist* wertvoll und zwar deshalb, weil wir eine einwandfreie *Ursache* kennen, die von dem Patienten ganz spontan und überzeugt ausgesprochen wird, und weil eigenartigerweise nur ein Husten die Folge des kalten Badens ist — keinerlei Schnupfen, kein rheumatisches Bild, keine Blasenstörung oder was sonst mit aufgetreten ist. Wäre so etwas mit dabei — wäre also eine *gestreute* Störung die Folge des Badens —, dann würden wir uns niemals auf das Husten-Symptom allein beziehen dürfen. Wir würden dann — wenn verschiedene Beschwerden zusammen aufgetreten wären — die Rubrik *allgemeine* Verschlimmerung durch kaltes Baden zu nehmen haben 1/492.

Wir haben demnach, nach kurzer Überlegung, ein präzis abgrenzbares Bild: Husten nach kaltem Baden und weiter nichts; nur der Kehlkopf, die oberen Teile der Luftröhre wurden betroffen und die wesentliche Reaktion darauf ist der Husten und sonst nichts. Wir haben im „Kent" dafür eine genau passende Rubrik in 3/362, mit nur 2 Mitteln, Borax und Psorinum. Die anderen noch vorhandenen Symptome des Patienten sind trivial, wir können damit nichts anfangen; wenn wir sie verwerten würden, würden wir der Idee des § 153 hinsichtlich der eigenheitlichen, ungemeinen Zeichen und Symptome Zwang antun. Wir können und dürfen sie deshalb nicht zur Repertorisation verwenden; auch nicht, um vielleicht zu sehen, welche von diesen *trivialen* Symptomen mehr zu Bórax, welche mehr zu Psorinum passen; das wäre verkrampft und falsch gedacht.

Es bleibt nur die *eine* Überlegung: man wird bei einem akuten Zustand nicht gerade mit Psorinum anfangen. Genausowenig werden wir natürlich in diesem Fall „eine Schau" abziehen hinsichtlich einer Gesamtaufnahme der Anamnese, das wäre ebenfalls sinnwidrig. Der Mann bekam eine Dosis Borax D 30. Anruf nach einigen Tagen: der Husten sei am nächsten Tag weg gewesen — er habe bereits sein Fußballtraining absolvieren können.

Dieser simple Fall wird gebracht erstens, um zu zeigen, daß auch hier ein präzises Erfassen der Symptome vonnöten ist, wie bei jedem anderen Fall auch, und zweitens, um zu dokumentieren, daß man ohne das *Repertorium* Borax nicht finden würde, beziehungsweise, wenn überhaupt, erst nach langem Suchen in den Arzneimittellehren.

Zu guter Letzt bestätigt die schnelle Mittelwirkung, daß dieses Symptom nicht einfach aus den Fingern gesogen worden ist, weder vom Patienten noch bei der Arzneimittelprüfung; das heißt, daß es sich im praktischen Gebrauch bewährt.

Das Medikament war im Repertorium in einer Minute zu finden.

Fall 19: Frau, 55 Jahre, kommt wegen einer seit 10 Tagen bestehenden starken Erkältung. Sie habe etwas Temperatur, die ganze Lunge sei verschleimt, der Husten sei besonders nachts sehr unangenehm; Auswurf habe sie viel, er sei grünlich-gelb; sie neige besonders in den letzten Tagen zu kaltem Schwitzen am ganzen Körper.

Das war der dürftige Spontanbericht. Auf mein Nachfragen, was sie außerdem noch beobachtet habe, sagt die Frau, seit der Erkältung habe sie einen komischen Schwindel, und zwar immer nur dann, wenn sie in ein warmes Zimmer komme. Der Hustenreiz sitze in den Bronchien. Starke Medikamente habe sie bisher nicht genommen. Auf gezieltes Fragen, ob sie einen einwandfreien *Grund* für die Störung angeben könne, sagt die Kranke, sie wisse von nichts Besonderem.

Was war das Sonderliche dieses Falles? Nun, dieser „komische" Schwindel, den die Patientin sonst nicht kennt. Das ist für uns das Führungs-Symptom in diesem ganzen Geschehen, und zwar deshalb, weil dieser Schwindel ein eigenartiges Symptom, noch dazu außerhalb der örtlichen Erkrankung, darstellt.

Das ist nach BÖNNINGHAUSEN ein *Begleitsymptom.* BÖNNINGHAUSEN sagt uns, daß ein Symptom oder ein Symptomenbild *außerhalb* der lokalen Störung von höchstem Werte ist, wenn — und das ist die selbstverständliche Voraussetzung — ein solches Symptom von ungewöhnlichem Range ist. — Und dieses Schwindelsymptom ist von hohem Rang. Auch das kalte Schwitzen ist ein einwandfreies Begleitsymptom außerhalb der örtlichen Erkrankung. Aber es ist viel weniger von Wert, auch wenn es ein *Allgemein*symptom ist, als unser Schwindelsymptom, das „nur" eine Kopfstörung anzeigt.

Wir brauchen ja nur zu überlegen bei der Beurteilung der vorhandenen Symptome, Zeichen und Modalitäten, welche denn eigenheitlich, *individuell*, komisch vielleicht sind. Hier, in unserem Falle werden wir mühelos behaupten können, daß dieser eigenartige Schwindel viel seltener zu finden ist bei einem solchen Krankheitsbild als das kalte Schwitzen; damit begibt sich der Schwindel in die oberste Hierarchie unserer Symptome.

Wir werden uns höchstens noch zu vergewissern haben, ob die Patientin überhaupt zu Schwindel neigt. Das ist hier in keiner Weise der Fall und damit ist das Symptom erst recht von hoher Qualität.

Merken wir uns: Solche Begleitsymptome nach BÖNNINGHAUSEN spielen sich grundsätzlich *außerhalb* der lokalen Störung ab, irgendwo im Organismus im körperlichen Bereich; natürlich können sie auch im seelischen vorkommen.

Wir finden das Schwindel-Symptom in 1/171 exakt so wiedergegeben, wie es die Patientin geschildert hat. Wir haben 4 Mittel: Arg-m., Phos., Plat., Tab. Wer wüßte das ohne das Repertorium?

Wir werden auch in diesem Fall keine gesamte Anamnese machen. Wir dürfen auch nicht, wenn wir diese 4 Mittel berücksichtigen, Gemütssymptome überspitzt bewerten, und weil wir zum Beispiel finden, daß die Patientin etwas hochnäsig ist, an Platinum denken oder an Phosphorus, wenn sie besonders liebenswürdig ist. Wir dürfen also nicht anfangen, zu konstruieren oder zu forcieren, wenn wir nun aus diesen 4 Mitteln das passende Simile heraussuchen; wir hierarchisieren der Reihe nach die wirklich *einwandfrei* noch vorhandenen Zeichen nach dem Grade ihrer Wertigkeit. Wenn wir das Schwindelsymptom einstufen wollen, dann müssen wir es als ein sonderbares Symptom bezeichnen, wenn auch lokaler Art. Die Patientin sprach von einem ,,komischen". Ein sonderbares Lokalsymptom geht aber unbedingt über ein ,,recht ordentliches" Allgemeinsymptom, wie das für uns das kalte Schwitzen darstellt. Allerdings dient uns dieses Schweiß-Symptom als nächst wertvolles, das uns erlaubt, die 4 Mittel weiter zu differenzieren. Wir finden es in 2/57, und da fallen immerhin schon Argentum m. und Platinum weg; es bleiben zweitgradig Phosphorus und Tabacum. Wir nehmen übrigens die *ganze* Rubrik kaltes Schwitzen, und zwar deshalb, weil wir innerhalb dieses Schwitzens keine Modalitäten haben, somit also auch keine von Wert. Die anderen Symptome fallen stark ab; Husten nachts haben sowohl Phosphorus als Tabacum 1wertig; es gibt unzählige Mittel dafür.

Es bleiben also diese beiden Arzneien und wir haben zu bestimmen, welches wir, ohne die weitere Möglichkeit einer Differenzierung zu haben, vorziehen wollen. Und da denken wir selbstverständlich an Phosphorus, das ja seiner ganzen Eigenschaft nach einer fieberhaften Bronchitis wesentlich mehr ,,entspricht" als Tabacum.

Er brachte, in der 18 LM verordnet, in kurzer Frist die Beschwerden zum Verschwinden.

Fall 20: Frau, 62 Jahre, kommt in die Sprechstunde mit folgendem Spontanbericht: Seit 14 Tagen sei sie schwindelig, sie habe auch schon Mittel dafür bekommen. Sie sei seither ständig wie benommen, wie betrunken. Weiter erzählt die Frau nichts mehr. Auf Nachfragen ergibt sich das Folgende: Begonnen habe die Sache so: Nachts sei sie wach geworden durch einen plötzlichen Schwindel, das ganze Zimmer habe sich gedreht, und das Betrunkenheitsgefühl sei bis jetzt nicht mehr weggegangen.

In dieser Nacht habe sie übrigens so gut wie selten geschlafen, bis sie eben der Schwindel aufgeweckt habe. Einen Grund für die Sache könne sie sich nicht vorstellen. Sie wisse von nichts. Vorher habe sie allerdings einen Schnupfen gehabt, der sei aber fast vorbei. Nur die Nase sei ab und zu noch etwas trokken. Für diesen Schnupfen habe sie nichts getan.

Die Frau verliert den Gesprächsfaden wieder; sie ist überhaupt recht unkonzentriert. Ich frage weiter, was sonst noch gewesen sei; nichts, was ihr aufgefallen wäre, sagt die Patientin. Es bleibt mir nichts anderes übrig, als mit einer umständlichen Interrogation anzufangen, also die Frau vom Kopf bis zu den Füßen abzufragen, Allgemeinsymptome zu ermitteln und Gemütssymptome.

Aus der lokalen Abfragerei ergibt sich nichts von Bedeutung. Gefragt dann nach dem Appetit, sagt die Frau, daß dieser allerdings seit der Störung verschwunden sei; der Durst sei unauffällig, aber sie müsse schon zugeben, das Bier schmecke ihr jetzt überhaupt nicht mehr.

Ich stoße nach: Ob sie denn sonst gerne das Bier trinke, und da meint die Frau: Ja, das sei doch ihre Leidenschaft — ihr Schwiegersohn habe ein Auslieferungslager für Flaschenbiere — und seit Jahren trinke sie so am Tage 8—10 1/2-Liter-Flaschen. Aber jetzt habe sie eine direkte Aversion gegen das Bier.

Als Letztes ergibt sich nur noch, daß sich das Gewicht der Patientin seit der Erkrankung um einige Pfund vermindert hat. Der Blutdruck ist 160/90.

Wie gehen wir vor? Eine einwandfreie Causa ist hier nicht vorhanden. Wir müssen uns davor hüten, eine Causa zu *konstruieren,* wenn wir schwachbrüstige und halbherzige Erklärungen von den Patienten als einen möglichen Grund einer Beschwerde erfahren. Die Causa dürfen wir nur dann als höchstes Symptom verwenden wenn sie ganz *exakt und zweifelsfrei* nachgewiesen werden kann.

Welches Symptom ist nun in unserem Falle das führende. Das ist ein Symptom außerhalb der örtlichen Erkrankung; ein Symptom, das seit der Störung vorhanden ist und — in bezug auf *diese* Patientin — ungemein und sonderlich ist. Es ist ein Begleitsymptom „komischer Art", denn was hat der Schwindel mit der Abneigung gegen das Biertrinken zu tun? Das ist unerklärlich; aber es ist einfach zu registrieren seit dem Kranksein, man kann es nicht übersehen wollen.

Die Frau ist seit langem eine halbe Säuferin und präzise und unmißverständlich lehnt sie ihre gewohnte Nahrung, das Bier, ab. Wenn jemand üblicherweise Bier nicht gerne trinkt, beziehungsweise nur so zum Essen etwas, dann wird er bei einer vergleichbaren Sache das Bier vielleicht auch weglassen; das wäre nicht unverständlich und damit auch nicht sonderlich. Wir ersehen daraus die *Relativität eines Symptoms.* Also, wir haben ein Begleitsymptom von höchstem Range vor uns.

Wir suchen die passende Rubrik im „Kent": Abneigung gegen Bier — wir nehmen *diese* Rubrik und nicht so sehr die Rubrik Abneigung gegen Alkohol, denn letztere ist hier nicht so genau zutreffend.

Wir finden eine Anzahl von Mitteln, in verschiedener Intensität. Wir werden zur Vorsicht *alle* Mittel nehmen — allein schon übungshalber — und innerhalb dieser Medikamente muß unser Simile, unser Schwindelmittel enthalten sein.

Diese Arzneimittel haben wir nun zu differenzieren, das heißt wir wählen jene aus, welche noch mit den anderen Symptomen des Falles übereinstimmen, natürlich nur mit *jenen* Symptomen, die — in absteigender Linie — noch eigenheitlich, sonderlich sind.

Nun, das Symptom Benommenheit bei Schwindel wird uns von der Frau ganz spontan offeriert. Sie sagte uns 2mal, sie habe das Gefühl wie betrunken zu sein — ein Gefühl, das gerade sie wegen ihrer Vorliebe für Bier sicherlich recht gut beurteilen kann. Wir haben da eine relativ umfangreiche Rubrik in 1/156, 174, 116. Wenn wir die Angaben vergleichen, bleiben noch etwa 11 Mittel; unter diesen finden sich im höchsten Grad Nux vomica und China.

Zur weiteren Unterscheidung nehmen wir das Symptom Schwindel, wie wenn das Zimmer wirbelt. Dieses Symptom trat zwar nur einmal auf, ganz am Anfang, aber es ist doch eigenartig. Es bleiben von allen Mitteln nur Nux vomica und Phosphorus; beide haben Schwindel, wie wenn das Zimmer wirbelt 1/161. Aber Nux vomica ist das einzige Medikament und zwar von höchster Wertigkeit der ganzen Materia medica überhaupt, das Schwindel macht, der nachts aus dem Schlafe aufweckt 1/154.

Die Patientin bekam Nux vomica LM 12. Bescheid nach einigen Tagen: Es sei eine sofortige Besserung eingetreten, der Appetit nach Bier sei ebenfalls gleich gekommen, und es schmecke wieder wie in alten Zeiten. Ein Rückfall ist die nächsten Jahre nicht mehr aufgetreten.

Fall 21: Frau, 65 Jahre, kommt in die Sprechstunde. Sie hat einen Röntgen-Befund bei sich, der lautet:

„Gastroptose. Relativ großes Ulcus ventriculi im oberen Korpusbereich des Magens mit auffallend breitem, kallösem Ringwall und unregelmäßiger Kraterbildung. Da derartige ulceröse Veränderungen mit breitem Kalluswall und unregelmäßiger Kraterbildung zu maligner Degeneration neigen, würde ich empfehlen, nach einer entsprechenden Ulcuskur nochmals röntgenologisch zu kontrollieren und im Falle, daß das Ulcus nicht abgeheilt ist, zu laparatomieren." Soweit der Bericht in extenso. Zur Vorgeschichte sagte die Frau: Seit über 6 Monaten habe sie Magenbeschwerden; diese seien immer schlimmer geworden, und so habe sie eine Röntgenkontrolle vornehmen lassen mit obigem Ergebnis.

Es seien dann sogleich Injektionen mit einem Magenmittel gemacht worden, 18 Stück in etwa 5 Wochen; gegen Ende der Behandlung sei eine geringe Linderung eingetreten. Nach Aufhören der Einspritzungen sei es jedoch gleich wieder schlechter geworden; sie habe dann einen Heilpraktiker aufgesucht und dessen Medikamente eingenommen. Eine Wirkung habe sie auch hier nicht verspürt. Das Befinden sei weiterhin schlecht. Auf weiteres Nachfragen berichtete die Kranke noch Folgendes:

Genau genommen hatte sie die Magensache bereits seit 1 Jahr. Sie wisse das deshalb so genau, weil das angefangen habe nach dem Tode ihres Schwiegersohnes, der damals an einem Krebsleiden gestorben sei. Auf meine sofortige Frage, ob sie denn glaube, daß das ein Grund für ihre Erkrankung sein könnte, antwortete die Frau prompt: Damit habe das sicher *gar nichts* zu tun. Einen anderen Anlaß könne sie sich ebensowenig vorstellen. Die Schmerzen seien ganz besonders vorhanden 1—2 Stunden nach dem Essen; das sei die ganze Zeit schon so der Fall. Sie seien im wesentlichen brennend, aber auch manchmal bohrend und wie wund. Nachts habe sie keine Beschwerden. Sie müsse immer etwas essen, wenn der Schmerz anfange; dann sei alles gleich gut, allerdings nur für kürzere Zeit.

Sie habe ständig einen großen Hunger, einen direkten Heißhunger und ein Leeregefühl im Magen. Sie habe seither auch viel Durst; am liebsten trinke sie Kaltes, vor allem kalte Milch. Der Stuhl sei etwas träge, aber auf leichte Abführmittel ordentlich. Flatulenz bestehe keine. Außer der Tatsache, daß die Patientin schon immer sehr wetterfühlig ist, ist nichts von Bedeutung zu erfahren.

Es bleibt nichts anderes übrig, als mit den angegebenen paar, keineswegs dramatischen, Symptomen zu arbeiten und ein Simile herauszuholen.

Ein Symptom ist allerdings — wenn wir uns die Sache bedenken — doch ziemlich komisch; das ist der ewige Heißhunger 3/421 — wie die Frau das Hungergefühl wörtlich nennt. Das kann logisch sein bei einer Hyperthyreose, und da ist das nicht immer der Fall. Bei einem solchen großen Ulcus ist das keineswegs das Übliche, es ist also der Heißhunger ein gutes Zeichen für uns. Von einer Schilddrüsenerkrankung ist sowieso nicht die Rede.

Auch der große Durst, vor allem auf die kalte Milch 3/484, ist ein Begleitsymptom, das aus der Lokalstörung nicht erklärt werden kann.

Die Tatsache der Essensbesserung — vorhanden seit dem Beginn der Erkrankung — bei einem Geschwür, das sehr hoch am Magen sitzt, und dieser regelmäßige Schmerzbeginn 1—2 Stunden nach dem Essen: beides ist nicht von schlechten Eltern. Wir sehen, es läppert sich doch etwas zusammen an Zeichen und Modalitäten, was gar nicht so logisch und so trivial ist.

Das Symptom Heißhunger und Leeregefühl im Magen 3/445, was beides übrigens durch Essen kaum gebessert wird, ist zwar von gutem Wert, aber da gibt es ziemlich viele Mittel. Mit diesen Symptomen fangen wir nicht an zu repertorisieren — andererseits muß unser Heilmittel auch in diesen Rubriken enthalten sein.

Bei Durst auf Kaltes gibt es ebenfalls eine Menge Mittel — nur bei kalter Milch haben wir nur einige wenige. Aber diese Rubrik kalte Milch darf uns allein nicht genügen; denn auch andere kalte Getränke werden gelegentlich gewünscht 3/484. Wir gehen also aus von den 2 anderen, weniger wertvollen Symptomen und Modalitäten: auch sie müssen wir zur Mittelwahl heranziehen, denn sie sind auf jeden Fall charakteristisch für unsere Patientin. Mit ihnen beginnend, können wir dann die beiden ersten Leitsymptome schnell differenzieren.

Wir haben da zunächst: Essen bessert 3/490; das ist einwandfrei und da finden wir nicht viele Mittel. Wenn wir diese Rubrik vergleichen mit der anderen: Schmerzbeginn regelmäßig 1—2 Stunden nach dem Essen 3/490 und jetzt die beiden ersten Rubriken mit herein nehmen, bleibt als einziges Medikament

Phosphor übrig. Die Frau hat übrigens seit der Erkrankung 10 Pfund an Gewicht verloren; sie macht einen schlanken, fast dürren Eindruck, ist aufgeschlossen und lebhaft, groß und intelligent.

Sie bekommt die Arznei in der LM 12. Anruf nach 4 Tagen: Nach einem starken Kopfweh — post hoc, propter hoc — sei es sofort viel besser geworden. Neuer Anruf nach 8 Tagen, der Stuhl sei seit der letzten Zeit pechschwarz, die Schmerzen seien aber fast verschwunden. Das Mittel wird 3 Tage ausgesetzt und nach Normalisierung des Stuhles wieder weitergenommen.

Etwa 6 Wochen später taucht die Frau wieder in der Sprechstunde auf. Sie hatte keinerlei Beschwerden mehr gehabt; sie ist nur noch etwas müde. Sie bringt mir die neueste Röntgenaufnahme mit, die sie bereits 4 Wochen nach dem Behandlungsbeginn mit Phosphor in dem selben Röntgeninstitut hatte machen lassen: „Das Ulcus ist abgeheilt und fast verschwunden." Der Röntgenologe sei sehr erstaunt gewesen. Ein wertvolles Kriterium für die Mittelwirkung ist — wenn wir die überzeugend schnelle Besserung nach einem Jahr der Beschwerden nicht mit einbeziehen — die Blutung, die nach einigen Tagen Mittelwirkung auftrat. Das dürfte nicht zufällig sein. Die Patientin hatte seit ihrer Erkrankung niemals Blutungen gehabt, und vom Posphorus wissen wir, daß er gerade bei Magenerkrankungen ohne weiteres eine solche Reaktion machen kann.

Was kann man aus diesem Fall lernen? Daß es völlig gleichgültig ist, wie sich das *klinische* Bild darstellt; unsere Mittelwahl ist niemals davon abhängig, sondern einzig und allein von den Symptomen, Zeichen und Modalitäten, die der Kranke uns als ganzes *Individuum* liefert, also *den* Symptomen, die „das nach außen reflektierende Bild der gestörten Lebenskraft" darstellen. Der klinische Befund kann uns im Prinzip nur eine Aussage machen über die Intensität, über die Prognose der Krankheit — aber wir werden uns von ihm nicht in der Mittelwahl beeinflussen lassen; — von seltenen Ausnahmen abgesehen, wie wir später sehen werden.

Hier ist es am Platz, erneut auf einige Probleme in der Auslegung homöopathischer Gesetzmäßigkeiten hinzuweisen. Zunächst soll uns noch einmal der § 7 des Organon beschäftigen. Zwei fundamentale Postulate HAHNEMANNS finden wir hier:

1. Nur auf Grund der Gesamtheit der Symptome ist das homöopathische Mittel zu finden.

2. Die leidende Lebenskraft wird als letzte Ursache der Krankheit festgelegt. Diese ist *unmittelbar* nicht zu erkennen, aber sie spiegelt sich getreulich in der Gesamtheit der Symptome wider.

Zum 2. Punkt, der leidenden Lebenskraft, ist zu sagen, daß diese seit HAHNEMANN bis zum heutigen Tage zumeist falsch interpretiert wurde, da man darunter *materielle* Veränderungen im Körperinneren verstanden hat.

Hören wir dazu TISCHNER, den Historiker der Homöopathie: „An manchen Mißverständnissen ist HAHNEMANN selbst schuld, von denen nur hier das Wort ‚innere Veränderungen' berührt sei. Für einen pathologisch-anatomisch denkenden Arzt lag es nahe, diesen Begriff räumlich aufzufassen, während HAHNEMANN an das bekannte Begriffspaar ‚Innenwelt' und ‚Außenwelt' anknüpfend, *nichts Materielles* darunter versteht, sondern Geistig-Übersinnliches. HUFELAND hat diese beiden Begriffe im gleichen Sinne angewendet. — Über ein Jahrhundert lang haben jedoch die Homöopathen sowie ihre Gegner unter ‚innere Veränderungen' materielle Veränderungen im Körperinneren verstanden!"

Aber weit gefehlt wäre es zu erwarten, daß TISCHNER die Konsequenz zieht und für die Richtigstellung dieses hundert Jahre alten Irrtums sorgt. Er schreibt weiter: „Es liegt auf der Hand, daß nach dieser neuen Auffassung der ‚inneren Veränderungen' HAHNEMANNS Krankheitslehre ein anderes Aussehen erhält und wesentlich wirklichkeitsnäher ist als nach der bisherigen. Nunmehr sind alle grundsätzlich sinnlich feststellbaren Veränderungen zu den ‚äußeren Erscheinungen' zu rechnen und demgemäß bei Untersuchung und Behandlung zu berücksichtigen. Mit Anerkennung aller sinnlich faßbaren Erscheinungen rückt seine Krankheitslehre auch der Schulmedizin näher." TISCHNER annulliert somit die Idee der Lebenskraft, läßt sie dann in seinem Geiste neu erstehen als materielle Veränderungen im Körperinneren, wie das „über ein Jahrhundert lang die Homöopathen sowie ihre Gegner unter ‚innere Veränderungen' verstanden haben", und stellt fest, daß die Krankheitslehre HAHNEMANNS „jetzt auch der Schulmedizin näherrückt."

Die entscheidende Grundidee HAHNEMANNS wurde also nicht erfaßt, und die auf die *Ebene der Lebenskraft* gehobene und hier direkt wirkende hochpotenzierte, „geistartig gemachte" Arznei, in der — wie man so schön sagt — nichts mehr drinnen ist, konnte konsequenterweise noch viel weniger verstanden werden.

Was ist die Folge? Wenn man schon nicht um die Hochpotenzwirkungen herumkommt, dann wird eben nach dem letzten Molekül gesucht, um dem momentanen naturwissenschaftlichen Weltbild in etwa doch noch gerecht zu werden.

In Wirklichkeit geht man am Prinzip vorbei, solange man die Realität der leidenden Lebenskraft, so wie HAHNEMANN sie verstanden wissen will, mit *materiellen* Veränderungen im Körperinneren verwechselt.

Im § 269 wird unmißverständlich festgestellt, daß die hochpotenzierten Mittel der Homöopathie geistartig wirken, auf ein Geistartiges im Organismus, nämlich auf die Lebenskraft. Unter dieser Voraussetzung ist ein Suchen nach letzten Atomen gegenstandslos. Die Pharmakologen fühlen sich natürlich vor den Kopf gestoßen, wenn ihnen abverlangt wird, an Wirkungen eines Medikamentes zu glauben, das keine Atome mehr beinhaltet (bis auf die Fremdatome, die von der Glaswand her, vom verunreinigten Alkohol usw. stammen). Sie hängen der Avogadrozahl, der Braun'schen Molekularbewegung nach, also dem *Korpuskel*begriff. Der moderne Physiker läßt jedoch sozusagen mit sich handeln und gesteht zu, daß der *Undulations*begriff, die Wellentheorie der Materie genauso legitim gedacht werden kann. Kommt *er* zum Zuge, dann sind die hochpotenzierten Mittel keine Nichtse mehr, sondern können sehr wohl Wirksamkeiten haben. Inwieweit sie zu therapeutischen werden, hängt von dem Können derer ab, die diese Mittel nach den Gesetzen der Homöopathie einzusetzen verstehen.

Übrigens muß vermerkt werden, daß es außer den gängigen Theorien über die Materie, der Korpuskel — oder/und Undulations-Theorie auch noch *andere* gibt.

Die Lebenskraft HAHNEMANNS hat, das muß hier angefügt werden, allerdings mit keiner einzigen der oben genannten Theorien zu tun, sie ist ein übergeordneter Seins-Zustand, der auf einer völlig anderen Ebene zu suchen ist.

Für uns ist das Entscheidende: Bis jetzt wurde die Lebenskraft, die „Dynamis" nicht deshalb abgelehnt, weil sie eine schlechte Hypothese ist — dann könnte man darüber diskutieren —, sondern *es wurde überhaupt nicht verstanden,* was HAHNEMANN unter „Innere Veränderungen" meint. Das kann gar nicht eindringlich genug betont werden. Eine weitere Folge dieses tragik-komischen Irrtums ist die falsche Auslegung des § 153 und anderer Paragraphen. Die Lebenskraft blieb unverstanden oder wurde als Phantasieprodukt HAHNEMANNS oder als seine fixe Idee abgetan und damit „die geistartig gemachte" Wirkung der Arznei ebenso ad absurdum geführt.

Als Konsequenz davon wird die Art und Weise der Arzneimittelwahl nach §§ *153, 164* und anderen eben nicht kaltblütig lege artis durchgeführt; denn das setzt voraus, daß man das causal-analytische Denken mindestens vorderhand einfach abschaltet und nicht auf die klinische Diagnose als *doch* das Wesentliche schielt. Als weitere Folge werden die ungemeinen, uneigentlichen Symptome nicht zur Kenntnis genommen. Diese aber gerade sind es, die den Schlüssel zum Simile liefern.

Wo aber sind die *Gegenbilder* dieser uneigentlichen, ungemeinen, ungewöhnlichen Symptome zu finden. In den *alten* Arzneimittellehren! Kaum in den neuen, ausgemagerten, bei denen diese, für die Arzneimittelwahl oft entscheidenden Symptome einfach als obsolet gestrichen werden, vor allem dann, wenn sie nicht in das Denkschema des betreffenden Ausmagerers passen.

Seit HAHNEMANNS Zeiten sind *diese* Symptome — natürlich auch mit allen anderen nicht so außerordentlichen und sicherlich auch vielen wertlosen — zusammengefaßt in den Repertorien. Von allen ist das *Kentsche Repertorium* das umfassendste und bedeutendste. H. RITTER, Stuttgart, meint allerdings: „Trotz der Behauptung KENTS, eine kritische Auswahl getroffen zu haben, lehrt schon ein oberflächlicher Blick, daß fast alle Verzopftheiten, an denen die Homöopathie jemals erkrankt war, unbekümmert ihre Aufnahme in diesem Werk gefunden haben. Es muß daher vom wissenschaftlichen Standpunkt aus als bare Unmöglichkeit bezeichnet werden. Man muß sich erstaunt und ernsthaft fragen, wie es im 20. Jahrhundert möglich sein kann, den sowieso schon reichlich angespannten Büchermarkt des biologischen Schrifttums mit einer so beklagenswerten Veröffentlichung zu belasten."

Der *oberflächliche* Blick, den RITTER bekundet, ist leider die reine Wahrheit. Der Kollege rennt offene Türen ein; jedermann, der sich systematisch, konsequent und ausdauernd mit dem „Kent" beschäftigt hat — was RITTER sein Leben lang nicht getan hat — weiß, daß auch eine Anzahl wertloser Symptome und Modalitäten, auch Verzopftheiten wenn man will, dort zu finden sind. Das Arbeiten mit dem Repertorium erfordert eben Wachheit, Geistesgegenwart, Fingerspitzengefühl, Gespür, eine gute „Nase", und die hat nicht ein jeder.

P. SCHMIDT, Genf, dagegen, der weltweit bewiesen hat, daß er HAHNE-MANN verstanden hat, benützt den „Kent" seit einem halben Jahrhundert und sagt, er lerne noch jeden Tag etwas Neues daraus.

Es folgen einige Fälle, zumeist akute Geschehnisse, die zeigen, daß gerade auch die obsoleten Symptome, diejenigen die RITTER vom wissenschaftlichen Standpunkt aus „als bare Unmöglichkeit" bezeichnet, sehr wohl zu gebrauchen sind und zum Simile führen. Bei den akuten Fällen kann, ja soll man sich fragen, ob die Besserung nicht auch das Ergebnis einer *Spontanremission,* oder einer *Einbildung* ist. In dem einen oder anderen Fall wird man darüber reden können, bei anderen Beispielen ist das nicht so. Man erlebt Hochpotenzwirkungen so häufig in der Praxis, daß man schon beurteilen lernt, was Spontanremission oder Suggestionsergebnis ist, und was darüber hinausgeht.

Fall 22: Frau mittleren Alters verlangt einen Sonntagsbesuch. Seit 8 Tagen habe sie Magenbeschwerden, die sich seit gestern zu ausgesprochenen Krämpfen gesteigert hätten. Die verordneten Zäpfchen würden nur vorübergehend helfen. Vorgeschichte: sie habe sich vor 8 Tagen mit Schweinefleisch den Magen verdorben.

Der ganze Habitus der Frau war zwar Pulsatilla; das Leitsymptom, Verderbnis durch Schweinefleisch, eine *klare Causa,* mußte jedoch zuallererst berücksichtigt werden. Sie bekam einige Körnchen Pulsatilla D 30 in Wasser; ein Schluck war sofort zu nehmen und der Rest nach 10 Minuten. Wenn es nicht besser würde, müßte sie mir nochmals Bescheid geben.

1 Woche später kam die Patientin in die Sprechstunde. Der Schmerz wäre wunderbarerweise nach einer Viertelstunde weggewesen und auch nicht mehr aufgetreten. Sie komme heute wegen ihrer geschwollenen Füße, die sie seit einer Schwangerschaft vor 2 Jahren habe. Damals habe sie mit der Niere zu tun gehabt, seit dem Kind seien die Menses noch schwächer und kürzer als sonst. Hier war es wahrscheinlich, daß auch diese Störung in der Linie von Pulsatilla lag; sie bekam aber erst nach 4 Wochen eine weitere Dosis Pulsatilla D 30. Nach einigen Wochen waren die Ödeme weg und die Menses wieder so wie vorher.

Leitsymptome der akuten Störung: Schweinefleich verschlechtert 1/515 und vielleicht noch Magenschmerzen nach schweren Speisen 3/493; Pulsatilla hat auch Magenkrämpfe, Bauchkrämpfe, Gallenkoliken in seinem Bild. Der „Typ", *der sich aber in den Symptomen bestätigen muß,* kann in diesem Falle gleichfalls als gutes Symptom herangezogen werden.

Fall 23: Sonntagsbesuch: Ältere Dame liegt schon seit Tagen im Bett mit Fieber und Brechdurchfall. Sie habe sich an einer schlechten Wurst verdorben. Obwohl sie einen sehr starken Durst habe, könne sie überhaupt nichts trinken, weil sie dann sofort erbrechen müsse. Außerdem fühle sie sich schon ganz schwach. Auf Arsenicum album D 30, eine Dosis, prompte Besserung. Leitsymptom: Brechen nach kleinsten Mengen Wassers 3/459 — das ist ohne Zweifel ein eigenartiges Symptom. Die verdorbene Wurst 1/516 ist die unzweifelhafte

Causa der Störung. Auch die unverhältnismäßige Schwäche, notabene bei Durchfall 1/442, ist kein schlechtes Symptom für uns. Zum Schluß kann man sich noch vergewissern, ob das Mittel, das benötigt wird, ein klassisches Brechdurchfall-Mittel ist 3/455.

Die gleiche Patientin rief nach längerer Zeit an, daß sie sich neuerdings an einer schlechten Nahrung verdorben habe; ob sie das gleiche Mittel haben könne, das damals so schnell gewirkt habe. Sie bekam es und es half wiederum prompt.

Fall 24: Anruf: Junger Mann, 19 Jahre, hat seit gestern über 38 Grad Fieber — die Fieberangaben sind axillar zu verstehen. Es besteht Zerschlagenheitsgefühl an allen Gliedern und ein dösiger Kopf. Auf Gelsemium in tieferen Potenzen nach 2 Tagen Besserung. Einige Tage später erfolgt erneuter Anruf: starke Blasenschmerzen, der Urin wird blutig und das Fieber ist wieder da. Daraufhin Cantharis in tieferen Potenzen mit guter Wirkung, aber noch Schwitzen nachts und leichtes Brennen beim Wasserlassen.

10 Tage nach dem 1. Telefongespräch erscheint der Mann in der Sprechstunde. Er fühle sich noch etwas schlapp, habe 10 Pfund an Gewicht abgenommen, aber es ginge schon wieder. Nach weiteren 13 Tagen erneut tel. Nachricht: Patient habe starke Schmerzen in der Nierengegend bis in die Blase, über 40 Grad Fieber, keinerlei Schweiß, aber Schüttelfrost dabei. Ich mache einen Besuch: Ich injiziere Argentum nitricum D 12. Da keine wahlanzeigenden Symptome zu finden sind, bleibt nichts anderes übrig, als am anderen Tag nochmals hinzufahren: die gleiche Injektion wird verabreicht und innerlich werden organotrope Mittel gegeben. Beim 3. Besuch — bis dahin war alles unverändert, hohes Fieber über 40 Grad usw. — kommt von der Mutter spontan der entscheidende Hinweis. Ihr fällt auf, daß der Sohn seit dieser Erkrankung den ganzen Tag auffallend schläfrig im Bett liegt und dann nachts hellwach ist. Wenn solche Dinge dem Laien auffallen, sind sie im allgemeinen deutlich und von keinem schlechten Wert — ob sie für uns aber von *homöopathischem* Interesse sind, ist die andere Frage. Diese Angabe ist aber nicht nur das Ergebnis einer guten Beobachtung, sondern zugleich ein wertvolles Symptom. Ich vergewissere mich kurz, daß dem wirklich so ist und gebe Staphisagria D 30, eine Dosis in Wasser. Ich hatte zufällig das Symptom im Kopf. Den „Kent" hatte ich damals nicht bei mir. Das war am späten Nachmittag; die gleiche Injektion mit Argentum nitricum machte ich nochmals. Ich war aber überzeugt, wenn sich etwas bessern würde, würde das die *Staphisagria*-Wirkung sein. Anruf am nächsten Vormittag: Der Patient habe gleich nach dem Einnehmen stark geschwitzt — bis dahin war er ja trocken gewesen — und das Fieber sei unter 39 Grad heruntergegangen: diese Nacht habe er zum ersten Male gut geschlafen und heute vormittag sei er gar nicht mehr schläfrig. Tags darauf wurden 37,2 Grad gemessen. Dann waren die Temperaturen normal. Die Urinkontrolle ergab einige Tage später Eiw.: Opal., etwas Ery, sehr viel Leuko und Bakterien. Urin nach 14 Tagen, Eiweiß hauchfeine Trübung, sonst unauffällig; nach weiteren 4 Wochen Urinkontrolle ohne Befund. Übrigens bekam der Patient nach der Einzeldosis Staphisagria kein anderes Medikament mehr.

Leitsymptome: Schläfrig am Tage, die ganze Nacht schlaflos 1/383; als einziges Mittel findet sich Staphisagria 3wertig im Fettdruck. Alle anderen Zeichen waren hinsichtlich der Mittelwahl unbedeutend; sie durften nicht zur Repertorisation herangezogen werden.

Fall 25: Herr, 60 Jahre, kommt in die Sprechstunde. Seit 14. Tagen habe er Bronchitis und Fieber. Er habe sich die ganze Zeit noch in den Dienst geschleppt, aber jetzt ginge es wirklich nicht mehr.

Da keine wahlanzeigenden Symptome zu bekommen sind, gebe ich ihm ein Rezept mit: Tartarus emeticus D 6 und Bryonia D 6, in Tropfenform. Er wird krank geschrieben und soll in einigen Tagen wieder kommen. Er erscheint auch und sagt, eigentlich sei alles dasselbe, der Husten vielleicht eine Idee besser. Er erwähnt spontan nochmals eine Sache, die er beim ersten Besuch schon angegeben hatte, die mir aber — im Sinne der Mittelwahl — nicht bedeutend genug erschien. Er habe zu allem anderen immer noch einen unangenehmen Schmerz unter dem rechten Schulterblatt beim Husten und eigenartigerweise nur dort. Ob ich ihn denn nicht genauer untersuchen könnte. Er habe schon einmal eine Lungenentzündung gehabt und eine Lungenembolie nach einer Gallen-Operation. Ich versprach, ihn durchleuchten zu lassen, wenn es in den nächsten Tagen nicht besser würde. In der Zwischenzeit hatte ich im „Kent" gefunden, daß es unter Schmerzen rechtes Schulterblatt beim Husten — ein Schmerz dort beim Husten und nirgend woanders ist ja selten — nur ein einziges Mittel gibt 2/333. Dieses hat auch unter anderem den trockenen Husten und den gelben Auswurf des Patienten. Auf Senega D 30, eine Dosis in Wasser, war nach Bericht nach 3 Tagen, sogleich der Schulterschmerz verschwunden und die Bronchitis entscheidend besser. Nach 8 Tagen ging der Mann wieder an die Arbeit, ohne Wert auf eine Durchleuchtung zu legen.

Fall 26: Eine ähnliche Beobachtung wurde bei einem anderen Bronchitis-Kranken gemacht. Das heißt, ein einziges, etwas ungewöhnliches Hustensymptom führte direkt zum richtigen Mittel.

Der Patient, 64 Jahre, kam wegen einer seit 3 Wochen bestehenen Bronchitis in die Sprechstunde: Die akuten Erscheinungen seien abgeklungen, auch das Fieber, aber es sei noch keineswegs alles in Ordnung. Es pfeife noch auf der Lunge, das Treppensteigen verursache Atemnot — vorher habe er die 3 Treppen zu seiner Wohnung leicht geschafft. Außerdem habe er seither auch nachts Atemnot, und zwar nur, wenn er auf dem Rücken liege; er müsse sich deshalb immer seitlich legen. Der Husten sei auch noch da; an der frischen Luft sei er am stärksten.

Am meisten störe ihn der stechende Schmerz beim Husten, den er jedoch nur auf der rechten Brustseite spüre — er zeigt auf die Partie unter dem rechten Schlüsselbein. Hoffentlich sei es nichts Schlimmes. Ich mache mir den Spaß, und lasse dieses sonderliche Symptom vorerst einmal stehen. Ich will sehen, wie weit ich mit den anderen Symptomangaben komme, den einigermaßen interessanten — versteht sich. Ein gutes Symptom ist die Atemnot beim Liegen auf dem Rücken und in keiner anderen Position. Da gibt es einige Mittel — als einziges 3wertiges findet sich Lycopodium 3/339. Atemnot beim Treppensteigen seit der Krankheit ist zwar nicht aufregend für uns; aber unter einer Anzahl von Medikamenten steht Lycopodium 2wertig 3/342.

Husten im Freien schlechter haben außer Lycopodium noch eine Menge anderer Mittel. Das pfeifende Geräusch soll nur der Vollständigkeit halber erwähnt werden, unter vielen Arzneien ist Lycopodium 2wertig vorhanden 3/344.

Es bleiben beim Repertorisieren außer Lycopodium noch ein paar Mittel übrig, die alle obige Symptome aufweisen.

Jetzt kommt der auffällige, stechende Schmerz, der beim Husten nur unter dem rechten Schlüsselbein auftritt. Da steht im „Kent" ein einziges Mittel und das ist Lycopodium 2/279. Der Patient bekommt es in der D 30, eine Dosis in Wasser. Das war an einem Montagnachmittag; am Donnerstag früh Anruf: Der Brustschmerz sei nach dem 1. Schluck schlagartig verschwunden, alle anderen Beschwerden seien ebenfalls weitgehend abgeklungen.

Fall 27: Patient, 30 Jahre, war wegen Magengeschwüren in stationärer Behandlung. Bald nach der Entlassung — er war mehrere Wochen im Krankenhaus gewesen — kommt er in die Sprechstunde, wieder mit den gleichen Beschwerden. Ich glaube ihm das nicht so recht, der Vertrauensarzt später glaubt es ihm auch nicht recht. Also nochmals Durchleuchtung: Es werden 2 frische Geschwüre, diesmal im Zwölffingerdarmbereich festgestellt.

Gleich in der 1. Sprechstunde bekam der Mann damals Calcium carbonicum LM 12: schwerfällig, träge, X-Beine, Plattfüße, Kopfschweiße, Milchunverträglichkeit. Aber so ging es nicht, denn nach knapp 14 Tagen war keine Änderung des Zustandes zu verzeichnen. Der Sachverhalt wurde nun sorgfältiger überprüft. Es stellte sich heraus, daß der Patient noch niemals Wärme irgendwelcher Art vertragen hatte, und Fett und Butter verabscheute. Ihm kamen die Tränen, als er erzählte, welche Enttäuschung es für ihn gewesen sei, daß weder ich noch der Vertrauensarzt ihm seine Beschwerden geglaubt hatten. Auf Pulsatilla LM 12 schnelle Besserung. Nach 14 Tagen konnte die Arbeit wieder aufgenommen werden. Es ist zu erinnern, daß Milchunverträglichkeit 1/514, Kopfschweiße 1/200, seelische und körperliche Trägheit 1/105, 451 auch im Pulsatilla-Bild zu finden sind. Auch das Ausbrechen in Tränen ist für ein *Mannsbild* nicht das Übliche und spricht für die Kuhschelle.

Fall 28: Bericht über eine Patientin, 46 Jahre: Sie wachte eines morgens mit starken Kopfschmerzen auf, migräne-ähnlich. Nux vomica D 30 blieb ohne Wirkung, eine andere Hochpotenz nach 1/2 Stunde gegeben ebenfalls. Die Frau fuhr dann zum Einkaufen in die Stadt und kam nach 2 Stunden zurück. Die Schmerzen waren immer noch da, sie hatten sich nicht im geringsten gebessert. Auch das Mittagessen und am Nachmittag ein starker Kaffee veränderten den Zustand nicht. Am frühen Abend erfolgte ein Bericht: „Mir fällt auf, daß mir schon der Geruch der aus der Stadt mitgebrachten Brathühner unerträglich war, und auch alles andere rieche ich seit meinen Kopfschmerzen zu stark."

Das war das Leitsymptom. Auf Phosphorus D 30, eine Dosis in Wasser, war nach einigen Minuten der Schmerz verschwunden.

Geruchsinn bei Kopfschmerz zu scharf: Phosphorus als einziges Mittel und 3wertig 3/145.

Fall 29: Bei einem Sommerurlaub an der holländischen Küste bekam die Frau eines Freundes einen Sonnenstich an einem sehr heißen, windstillen Tag. Ich fand die Kranke mit bläulichem Gesicht, ohne Bewußtsein in einem Zelt am Strand liegen. Sie sang im Delirium; sie war am Körper vollkommen trocken. Ein Transport war unmöglich, man hätte sie in der sengenden Hitze 10 Minuten durch die Dünen schleppen müssen. Im Zelt war es allerdings ebenfalls unerträglich heiß.

Die Patientin bekam aus meiner Taschen-Apotheke Belladonna D 30 — nach einigen Minuten hörte das Singen auf, die Gesichtsfarbe blaßte ab und die Kranke kam wieder zu sich. Nach einer Viertelstunde gingen wir mit ihr zum Bungalow. Sie kochte anschließend das Mittagessen und machte abends die vorgesehenen Veranstaltungen mit. Es blieb alles normal; kein Kopfschmerz, keinerlei sonstige Störungen folgten nach. Leitsymptome: Sonnenstich als Causa 1/222, Singen 1/95, trockene Hitze mit Delirium 2/42, (dieses Symptom entspricht nicht genau dem, was diese Frau an „trockener Hitze mit Delirium" zeigt; trotzdem kann man sich von dieser Rubrik beraten lassen). Stramonium ist dem Bild ähnlich, hat jedoch diese Art von Delirium nicht — Belladonna dagegen 3wertig.

Fall 30: Patientin, 56 Jahre, leidet, wie sie sagt, seit 3 Wochen an Kreislaufstörungen. Sie habe seit der Zeit ganz kalte Hände und ein heißes rotes Gesicht; das sei nicht den ganzen Tag gleichmäßig da, sondern komme in unregelmäßigen Abständen. Das Unangenehme aber sei die Nervosität, die sie dann überkomme. Nach der Art der Nervosität gefragt, meint sie, es sei eine starke innere Unruhe, sie könne dann nicht still sitzen und müsse sich Bewegung verschaffen. Die Rötung des Gesichts sei nicht überall, sondern besonders an den Wangen.

Auf Arsen D 30, eine Dosis in Wasser, war nach 2 Tagen alles normal.

Leitsymptome: Innere Unruhe 1/84, kalte Hände bei heißem Gesicht 2/106: Kalte Hände bei heißem Gesicht ist ein relativ wertvolles Symptom; es kommt viel seltener vor als kalte Füße und ein heißes Gesicht. Auch umschriebene Röte im Gesicht hat unser Mittel 2wertig 2/89.

Fall 31: Vater eines 1jährigen Sohnes kommt angerannt, sein Kind müsse sofort in die Klinik. Es sei ohne Bewußtsein, blau-rot im Gesicht, verdrehe die Augen und habe Krämpfe. Das Kind habe gestern plötzlich hohes Fieber bekommen, heute habe der Kinderarzt ein Zäpfchen gegeben. Das Fieber sei dann bald verschwunden, und jetzt seien die Krämpfe aufgetreten. Die Tage vorher sei der Sohn querrig und empfindlich gewesen, da er anscheinend Backenzähne bekomme.

Beim Eintreffen in der Wohnung liegt das Kind so da, wie es der Vater treffend geschildert hat. Ich gebe Chamomilla D 30, einige Körnchen auf die Zungenspitze. Fast sofortiges Erbrechen, nach einigen Minuten ist der Bub wieder da, die Krämpfe sind weg.

In der nächsten Zeit bekommt der Patient ab und zu Chamomilla, weil immer wieder Zahnungsschwierigkeiten auftreten in Verbindung mit den Chamomilla-Gemütssymptomen 1/81. Nach etwa 1 Jahr war es dann wieder so weit. Nachts aufgeregtes Klingeln. Der Vater steht vor der Tür, der Sohn habe wieder die Krämpfe und die anderen Zustände. Er sagt auch gleich dasselbe Sprüchlein auf. Wegen hohen Fiebers habe der Kleine abends wieder ein Zäpfchen bekommen, das Fieber sei schnell weggewesen und so fort. Zunächst raunze ich den Mann gehörig an, aber er sagt natürlich, was könne er schon machen, wenn die Dinger verordnet würden. Ich schicke ihn mit Chamomilla D 30 weg, das er sofort geben soll, ziehe mich an und komme hinterher. Beim Eintreffen in der Wohnung, die einige Minuten entfernt liegt, ist alles schon in Ordnung. Die Mutter hat das Kind auf dem Arm. Es schläft. Am nächsten Tag kam allerdings das Fieber wieder hoch. Es wurde Aconitum D 6 verabreicht. Das Fieber wäre sicher auch so bald zurückgegangen.

Das ist ohne Zweifel ein neuropathisches Kind. Chamomilla hilft zwar immer schnell, aber ein tiefgreifendes Mittel ist es nicht, sonst wären die Zahnungsschwierigkeiten nicht weiter aufgetreten.

Für das Mittel sprachen die Gemütslage, die Zahnkrämpfe 1/423, das Augenverdrehen 3/4 und anderes. Die Krämpfe hatten sich jeweils nach der Unterdrückung des Fiebers durch die Zäpfchen gezeigt; die *Tendenz* war aber sicher durch die Zahnungsschwierigkeiten vorhanden. Man hätte auch an Sulfur denken können, dem Hauptmittel für Unterdrückungsfolgen; aber Chamomilla hat ebenfalls einige Qualitäten in dieser Richtung. Die Rubrik Hautausschläge unterdrückt 2/191 ist in dieser Hinsicht gar nicht schlecht, wenn sie auch dem klassischen Unterdrückungsgeschehen — das sich auf alle Arten von Unterdrückungen mit allen Arten von Folgen bezieht — nicht voll gerecht wird.

Fall 32: Besuch bei einem jungen Mann, 26 Jahre. Er liegt schon seit 8 Tagen im Bett wegen starker Halsschmerzen und Fieber, sieht blaß aus und sagt er fühle sich sehr schlecht. Die Mandeln sind dick verschwollen, mit gelben Belägen behaftet. Daneben fallen der vermehrte Speichel, die schmutzig-gelb belegte Zunge und die Zahneindrücke und ein ganz übel riechender Atem auf. Nachts hat der Patient die ganze Zeit her reichlich geschwitzt. Kurz und gut, das ist Mercurius solubilis wie es im Buche steht. Auf D 30, eine Dosis in Wasser, laut Bescheid am nächsten Tag alles bereits wesentlich besser, nach einigen Tagen Aufnahme der Arbeit.

Fall 33: Besuch bei einer 50jährigen Patientin: Seit gestern starke Halsschmerzen links, hohes Fieber, nichts Besonderes bezüglich wahlanzeigender Symptome. Sie bekommt Belladonna D 6 und Mercurius solubilis D 6, außerdem, da ich irgendwie einen kommenden Mandelabszeß befürchte, Hepar D 30, eine Dosis in Wasser — was etwas über den Daumen gepeilt ist.

Anruf am nächsten Tag, es sei alles viel schlechter. Die Frau habe Fieber über 40 Grad und Schüttelfröste. Sie könne überhaupt nichts mehr schlucken, nicht einmal etwas Flüssiges bringe sie herunter.

Ich fahre hin. Es ist gegen Abend. Die ganze linke äußere Halsseite ist verschwollen. Die Frau bringt kaum ein Wort heraus, die Sprache ist ausgesprochen kloßig. Übrigens ist alles links geblieben. Mir kommt Lachesis in den Sinn, ich frage sie, wie sie die Umschläge vertrage, die sie doch sicher gemacht habe. Die könne sie gar nicht machen, schon das Nachthemd dürfe nicht am Hals anliegen; am liebsten würde sie etwas Kaltes trinken, aber das gehe seit heute auch nicht mehr. Innen sei alles zugeschwollen und wie zusammengeschnürt.

Auf Lachesis D 30, eine Dosis in Wasser, prompt einsetzende Besserung.

Wenn man repertorisiert: hochgradige Berührungsempfindlichkeit am Hals, die die Patientin sonst nicht kennt 3/305, nur linksseitiges Auftreten 3/275, 285, Schwellungsgefühl im Hals 3/274, kloßige Sprache 3/207, Bedürfnis nach kaltem Trinken, was bessert 3/290 und noch Zusammenschnürungsgefühl 3/279. Lachesis ist überall 3wertig im Fettdruck vertreten, bis auf Besserung durch kaltes Trinken, wo es 2wertig vorhanden ist und 3wertig kein Mittel bekannt ist.

Fall 34: Frau, 58 Jahre, läßt sich wegen „Hexenschuß" in die Sprechstunde fahren. Sie bekommt Injektionen mit Apis und Arnika in tiefen Potenzen, was sonst recht gut hilft. Nach 10 Tagen ist kaum eine Wirkung da — mir wird die Sache zu bunt. Ich bestelle die Frau zu einem günstigen Zeitpunkt und lasse sie erzählen. Bald ist das Bild klar, denn ich erfahre 2 gute Symptome, die wahlanzeigend sind:

Sie bekommt seit der Zeit ein pelziges Gefühl am Gesäß — und zwar nur beim Sitzen. Das ist selten, und es gibt nur 5 Mittel, darunter Sulfur 2wertig, 3wertig gar keines 2/544.

Die Schmerzen strahlen vom Kreuzbein in die Leistengegend aus, nur von da und nur dorthin. Hier steht Sulfur 3wertig 2/344; sonst sind nur noch 2 andere Mittel verzeichnet, die aber zu dem ersten Symptom nicht passen.

Auf Sulfur D 30, eine Dosis in Wasser laut Anruf am nächsten Tag: wesentlich gebessert. Bescheid der Patientin nach weiteren 3 Tagen, es sei alles gut; ob sie noch einmal vorbeikommen müsse, denn die Schmerzen und das pelzige Gefühl seien vollkommen weg.

Fall 35: Der Ehemann einer 60jährigen Patientin kommt während der Sprechstunde vorbei: seine Frau habe seit 4 Tagen Fieber über 38 Grad, starken Husten, etwas Auswurf. Ich schreibe Tartarus emeticus und Phosphorus in tiefen Potenzen auf, 2stündlich 10 Tropfen.

Anruf am nächsten Tag; trotz der Mittel sei alles wesentlich schlechter. Ich fahre zu der Frau hin: hohes Fieber, starker Husten; Atemgeräusche im linken Unterfeld der Lunge sind nicht zu hören.

Es fällt mir die ausgesprochene Landkartenzunge auf, die die Frau sonst nicht kennt. Es bestehen keinerlei Schweiße, aber völlige Durstlosigkeit und

Ruhelosigkeit. Ehe ich nach Hause fahre, sage ich dem Mann, ich müsse das Mittel erst heraussuchen; er solle es später in der Apotheke abholen; die alten Tropfen könne seine Frau weglassen.

Leitsymptome: Landkartenzunge 3/256, die auffallende Durstlosigkeit bei Fieber 3/438, trockene Hitze beziehungsweise Fieber ohne Schweiß 2/39, 42, die starke motorische Unruhe 1/84 — bei Fieber, versteht sich.

Das ergibt Rhus toxicodendron; in der LM 12, 2 mal 5 Tropfen täglich ist das Fieber bald weg, der Husten und vor allem der Allgemeinzustand besser. Die Patientin kommt nach einigen Tagen in die Sprechstunde: sie fühle sich allerdings noch ziemlich schlapp, aber das sei kein Wunder, sie habe seit der Erkrankung 10 Pfund abgenommen.

Eine anschließende Röntgen-Kontrolle ergibt im linken Unterfeld noch eine zweiquerfingerbreite Verdichtungszone im Sinne einer bronchopneumonischen Anschoppung. Auf Calcium carbonicum LM 12, entsprechend dem Ergebnis einer neuerlichen Interrogation, war die Patientin in kurzer Frist wieder ganz hergestellt.

Sie hatte die nächsten Jahre nie mehr etwas mit der Lunge zu tun.

Fall 36: Sonntagsbesuch. Frau, 48 Jahre, liegt im zerwühlten Bett. Sie habe am ganzen linken Bein reißende, anfallsweise Schmerzen. Seit einigen Tagen bekomme sie Spritzen. Heute, am Sonntag, habe sie noch keine erhalten, dafür aber schon fast ein Röhrchen Schmerztabletten aufgegessen. Das ganze Bein sei pelzig.

Wegen der motorischen Unruhe und der schweren Gereiztheit der Patientin gebe ich Colocynthis D 30, eine Dosis in Wasser. Das war abends um 21 Uhr. Um 10 Uhr am anderen Tag Bescheid, das Mittel habe ihr sehr gut getan, sie habe die ganze Nacht geschlafen, und jetzt sei nur noch ein pelziges Gefühl im Vorderfuß vorhanden. Sie kam im Laufe der nächsten Wochen noch 2mal wieder und bekam wegen leichter Rückfälle das gleiche Mittel, was jedesmal schnell half.

Leitsymptome: Ischiasbild mit ausgeprägtem Taubheitsgefühl 2/592, Schmerzen reißend 2/651, 653; die Ruhelosigkeit 1/81, die Gereiztheit 1/77. Bei den letzten 2 Symptomen genügen uns die „Allgemein"-Rubriken, sie „bürgen" für das durch das starke Taubheitsgefühl ausgezeichnete Ischialgie-Mittel. Der anfallsweise Schmerz ist nicht ganz genau in unserem Sinne zu finden, aber in der Rubrik reißender, anfallsweiser Schmerz Hüfte und Oberschenkel vorhanden. Er dient uns dafür Colocynthis von Rhus toxicodendron zu unterscheiden, das einen anfallsweisen, reißenden Schmerz in diesen Bereichen nicht kennt.

Fall 37: Besuch bei einem knapp 6 Jahre alten Kind wegen hohen Fiebers, Husten, Schnupfen, Heiserkeit. Dem „Typ" nach und auf einige nicht sehr hochwertige Symptome hin gebe ich Pulsatilla D 30, eine Dosis in Wasser. Nach 2 Tagen Anruf, das Fieber sei etwas niedriger, die letzte Nacht habe die Kleine heftige Ohrenschmerzen gehabt.

Nächster Besuch: Das rechte Ohr läuft, die Ohrenschmerzen sind wieder weg. Nach 2 Tagen kommt der Bescheid, das Fieber sei vorbei, aber der Husten nicht, der werde immer stärker. Das Mädchen müsse jetzt dazu brechen, außerdem „ziehe" das Kind bereits etwas; nachts sei der Husten am schlimmsten. Ich gab Drosera D 6, ohne Erfolg. Seit Beginn der Erkrankung sind 14 Tage vergangen, der Husten ist immer noch da. Die Patientin ißt jetzt gar nichts mehr. Ich bestelle Großmutter und Kind in die Sprechstunde. Die Oma gibt mir spontan an, das sei ein ganz komischer Husten. Nachts beginne der Hustenanfall pünktlich um 23.30 Uhr, dann lasse die Husterei einigermaßen nach, um gegen 2 Uhr und 1/2 4 Uhr wieder besonders stark aufzutreten. So ganz genau könne sie das alles allerdings erst seit den letzten 8 Tagen sagen.

Das war nun die Lösung.

Auf Coccus cacti D 30, eine Dosis in Wasser nach 2 Tagen Anruf: die erste Nacht sei der Husten zu einer ganz anderen Zeit gekommen, die letzte Nacht sei er ganz weggeblieben. Aber was eigenartig sei, so sagte die Oma, das Kind habe jetzt viel mehr Auswurf, und zwar seien es lange dickliche Fäden, die da herauskämen. Die Hustenanfälle zeigten sich in den nächsten Tagen noch einige Male und verschwanden dann auch tagsüber.

Das, man möchte beinahe sagen, Faszinierende bei diesem Husten ist sein außergewöhnlicher Rhythmus, der haargenau dem von Coccus cacti entspricht 3/359: anfallsweises Auftreten um 23.30 Uhr, 2 und 3.30 Uhr. Auch der fadenziehende Schleim, der erst nach dem Mittel so in Erscheinung trat, ist typisch für Coccus cacti 3/413.

Fall 38: Patient, 70 Jahre, kommt in die Sprechstunde, weil er schon über Monate nicht mehr schlafen kann. Seine Schwester, die von Amerika auf Besuch kommen wollte und die er schon 30 Jahre lang nicht mehr gesehen hatte, sei mit ihrem Mann in Norddeutschland bei einem Verkehrsunfall tödlich verunglückt. Das nehme er als Grund seiner Schlaflosigkeit an, denn so etwas habe er sein Leben lang nicht gekannt. Auf Nachfragen: es sei weniger der Schreck, der ihm durch die Nachricht versetzt worden sei, sondern vor allem der Kummer als solcher über den Tod seiner Schwester — er sei eben eine sensible Natur. Auf dieses Stichwort — bei einem Mann ist diese Reaktion nicht so häufig — verordne ich ihm Pulsatilla LM 12 und sage, er solle in 3 Tagen anrufen, die Schlaftabletten könne er weglassen. Er grinste etwas mißtrauisch und meinte, ob das so schnell gut ginge, er habe immerhin die Schlaflosigkeit schon seit 1/2 Jahr.

Anruf nach 3 Tagen: es sei genauso wie sonst; Gedankenzudrang, schlaflos wie immer. Jetzt nahm ich den „Kent". Leitsymptome: Schlaflos durch Kummer 1/382; das ist die Causa und somit das Führungssymptom; Folgen schlechter Nachrichten überhaupt 1/87, diese Rubrik kann man gerne dazunehmen; hellwach durch Gedankenzudrang 1/382. Das ergab zwanglos Natrium muriaticum. Ich gab es in der LM 12. Der Mann kam nach 10 Tagen vorbei und sagte, schlafen könne er nun — aber sonst vertrage er das Mittel nicht gut, denn bald nach dem Einnehmen hätte er ein starkes Prickeln der Lippen verspürt, besonders der Oberlippe, und seit 3 Tagen würden die Lippen trocken und schälten sich. Ich sagte, er solle das Mittel einige Tage weglassen und dann wieder versuchen.

Er kam nach 1 Woche wieder, das Mittel habe er nicht mehr genommen, das Prickeln sei etwas leichter, aber er habe jetzt tiefe Risse an den Mundwinkeln bekommen — was sich bestätigte. Zur Zeit habe er auch starke Kreuzschmerzen. Nun bekam der Patient in der nächsten Zeit ein mäßig starkes, trockenes Ekzem im Gesicht und dann an den Händen, das sich von hier aus über den ganzen Körper ausbreitete und erst nach Wochen wieder verschwand. Die Schlafstörung blieb weiter behoben.

Das war ein Beispiel für eine ungewollte *Arzneimittelprüfung*. Das Medikament hatte auf alle Fälle eine Beziehung zum Organismus, sonst wäre die Schlaflosigkeit nicht so schnell weggeblieben. Eine Einbildung konnte es nicht sein, sonst wäre bereits das 1. Mittel, das ich dem Mann so siegessicher aufgeschrieben hatte, ,,wirksam" gewesen. Das Ekzem könnte auch so gekommen sein, zufällig; dagegen spricht aber der Beginn mit dem Prickeln, dem Schälen der Lippen, die Entstehung der Rhagaden an den Mundwinkeln und der sonstige Verlauf.

Prickeln an den Lippen haben nur 7 Mittel 2/80, davon Aconitum und Natrium muriaticum 2wertig als höchste. Auch Schälen der Lippen 2/111 und Rhagaden der Mundwinkel, 2/111 sind Symptome des Kochsalzes — wenn es nach *homöopathischer* Vorschrift am Menschen geprüft wird!

Die zuletzt geschilderten über ein Dutzend Fallbeispiele zeigen, daß die *ausgefallenen* Symptome, Zeichen und Modalitäten unserer Arzneimittelbilder *sehr wohl* ihr reales *Spiegelbild* in den Krankheitssymptomen des Patienten haben können. Solche Beispiele erlebt man ziemlich häufig. Manchmal könnte man meinen, die Patienten hätten erst einmal eine Arzneimittellehre durchgelesen, bevor sie ihre Symptome in der Sprechstunde schildern.

Wohlgemerkt, es handelt sich um ausgefallene Symptome. Man kann natürlich nicht jeden Flatus nach dem Frühstück oder andere Banalsymptome auf die Goldwaage legen, um dann — wenn das Mittel bei dieser kunstvollen Arzneiwahl nicht hilft — lauthals zu schreien, daran seien eben die völlig kritiklos verwerteten Prüfungssymptome schuld.

In der Homöopathie gleicht unter der Bedingung, daß man nach HAHNEMANN die uneigentlichen, charakteristischen Symptome usw. verwertet, kein einziges Mittel einem anderen, aber schon kein einziges. Und nur um diese individuellen Symptome handelt es sich bei der Arzneimittelwahl.

Wenn keine wahlanzeigenden Symptome da sind, muß man sich im klaren sein, daß man bestenfalls organotrope Wirkungen von Tiefpotenzen, also stofflichen Medikamenten, zu erwarten hat oder gar keine Ergebnisse. Die reine Homöopathie, wie sie HAHNEMANN vom ,,ächten Heilkünstler" fordert, fällt dann allerdings unter den Tisch und was übrig bleibt, ist Kleinkunst oder Stückwerk.

Die reine Lehre HAHNEMANNS baut sich klar und deutlich auf 3 Grundsätzen auf:

1. Dem Similesatz.
2. Der Annahme einer Lebenskraft.
3. Der geistartig-gemachten Wirkung der Arznei.

Nun ist es bei HAHNEMANN wie bei anderen großen Leuten. Es muß nicht *jedes* Wort, das er von sich gegeben hat, als Evangelium betrachtet werden. Aber die *Grundprinzipien* muß man schon gelten lassen. Man kann sich in aller Unschuld fragen, warum denn um Himmels willen diese Fundamente der Homöopathie nicht als solche erkannt wurden. Es ist das doch keine besondere Schwierigkeit — wenn man das Organon beispielsweise schlicht und einfach so zur Kenntnis nimmt, wie es gemeint ist. Weil durch die materielle wissenschaftliche Denkweise, in die sich halt die Lehre HAHNEMANNS so gar nicht einfügt, der Blick getrübt ist, werden die Paragraphen seines Organon so lange zurechtgebogen, bis sie in das Prokrustesbett des heutigen naturwissenschaftlichen Weltbildes hineinpassen: Die Schulmedizin ist ja nur ein Abklatsch davon.

Auf den naheliegenden Gedanken, die Angaben HAHNEMANNS *praktisch* nachzuprüfen, ohne Wenn und Aber, systematisch und nach Vorschrift, ist eigenartigerweise von den Gegnern der Hochpotenzen niemand gekommen. Geredet und geschrieben darüber wurde allerdings in der großartigsten Weise.

Hahnemann und der Konstitutionsbegriff

In der medizinischen Terminologie versteht man unter Konstitution die individuelle, durch Erbmasse und Umwelteinflüsse bedingte Eigentümlichkeit einer Person, die in Besonderheiten der Körpergestaltung und Körperfunktionen, besonders in der Leistungsfähigkeit, Widerstandsfähigkeit und Reaktionsfähigkeit auf pathogene Einflüsse, in Erscheinung tritt.

Unter dem Terminus „Konstitutionelle Krankheiten" finden wir ferner: ein etwas veralteter und ungenauer Begriff; im allgemeinen für solche Krankheiten gebraucht, bei denen die Konstitution des Betreffenden für die Entstehung und den Verlauf der Erkrankung eine besondere Rolle spielt.

Schließlich haben wir noch das spezielle Wort „Konstitutionsanomalie", das uns darauf aufmerksam machen möchte, daß es sich um Besonderheiten der Konstitution handelt, die an der Grenze von Gesundheit und Krankheit stehen. Von da aus geht es dann in die Konstitutionspathologie, nämlich die Lehre von den Beziehungen krankhafter Vorgänge und Zustände zur gesamten Konstitution.

Zusammenfassend kann man sagen, der Konstitutionsbegriff ist so etwas wie der *Proteus,* der verwandlungsfähige Meergott. Er schlüpft uns ständig durch die Finger, ist real und irreal zugleich, mehr als eine Arbeitshypothese und doch weniger als eine in die Verwirklichung zu bringende Idee.

Summa summarum: *Der Begriff der Konstitution ist letztlich nicht exakt definierbar. Suchen wir nun bei HAHNEMANN nach dem Konstitutionsbegriff; er ist in etwa auch bei ihm zu finden, vor allem im „Organon" und in den „Chronischen Krankheiten".* Wir lesen in § 81 des „Organon" die Bemerkung vom uralten Ansteckungszunder und von der unbeschreiblichen Mannigfaltigkeit der Menschen in ihren angeborenen Konstitutionen, welche schon an sich unendlich voneinander abweichen. In den „Chronischen Krankheiten" spricht er *im 1. Teil* auf Seite 98 von den Symptomen, die, wenn sie sich oft wiederholen oder anhaltend werden, den Hervortritt der inneren Psora aus ihrer Verborgenheit bezeichnen. Diese Symptome sind auch die Elemente, aus denen sich das latent werdende Krätzesiechtum zu der unübersehbaren Zahl chronischer Krankheiten zusammensetzt und bei dem einen Menschen so, bei dem anderen sich anders gestaltet; je nach eines jeden Körperkonstitution, Erziehungsfehlern, Angewöhnungen, Beschäftigungen, äußeren Verhältnissen und noch verschieden anderen psychischen und physischen Eindrücken *modifiziert.*

Mit anderen Worten, die Symptome massenhafter Art, wie sie die Psora zeigt, sind diejenigen Elemente, aus denen sich die unübersehbare Zahl chronischer Krankheiten zusammensetzt, immer modifiziert und *anders gestaltet* durch die Körperbeschaffenheit, die angeborene Konstitution also; aber auch modifiziert durch Erziehungsfehler, Angewöhnungen, äußere Verhältnisse und durch verschiedene psychische und physische Eindrücke.

Wir sehen schon jetzt, daß HAHNEMANN die ursprüngliche Körperkonstitution nur als einen *Teilfaktor* zur Bewertung und zum Verständnis der chronischen Krankheit heranzieht und alle anderen oben genannten Umstände als echte, krankmachende Verursachungen dazunimmt. Das alles mündet dann in das Psorasiechtum ein.

Auf Seite 62 der „Chronischen Krankheiten" sagt HAHNEMANN ähnliches.

Und in einer Anmerkung zu Seite 66 lesen wir: diese oder jene Leiden treten auf, je nachdem die ursprüngliche Körperkonstitution, die eingenommene besondere Lebensweise, die besondere Gemütslage oder der eine oder andere am meisten empfängliche oder geschwächte Teil des Körpers die Richtung geben und das Krätzesiechtum mehr zur Entstehung dieses oder jenes Übels leiten und es *gerade so modifiziert* sich entfaltet.

Für HAHNEMANN ist demnach — das ist unmißverständlich von ihm zum Ausdruck gebracht — der uralte Ansteckungszunder, die Psora der Hintergrund der chronischen Krankheiten, und ihre Erscheinungsform wird *nur modifiziert* durch verschiedene Dinge, wie zum Beispiel durch die Konstitution, die Gemütslage, die äußere Lebensweise und vieles andere.

Daß schon die äußere Lebensweise, die ganzen Lebensumstände, chronische Störungen inklinieren, erleben wir heute täglich bei der weitverbreiteten Schlaflosigkeit, der Wetterfühligkeit, der Stuhlträgheit usw. Diese Krankheitsstörungen laufen — das kann jeder beobachten — quer durch *sämtliche* Konstitutionen und sind keineswegs auf bestimmte sogenannte Konstitutionstypen beschränkt.

HAHNEMANN denkt in keiner seiner Schriften nur einen Augenblick daran, seine Psora aus einer Konstitutionsbeschaffenheit hervorgehen zu lassen, sondern er stellt fest, daß eine chronische Krankheit grundsätzlich miasmisch bedingt ist und stellt sogar fest, daß eine solche von der stärksten Konstitution allein nicht überwunden werden kann.

Interessant ist nun, was Professor RABE in einem Vorwort zu der photomechanischen Neuauflage der „Chronischen Krankheiten" schreibt: „HAHNEMANN kannte zwar den Begriff der Konstitution, aber seine Psora kann nicht konstitutionell gedacht werden. Und doch hat die Psora gelehrt, in Konstitutionsbegriffen zu denken, da die antipsorischen Mittel fast ausnahmslos diesen Vorstellungen — den Konstitutionsbegriffen also — entgegenkommen und die genaue und sorgfältige homöopathische Anamnese zwangsläufig zu Arzneikonstitutionsbildern führt."

Hier taucht also der Begriff von der *„Arzneikonstitution"* auf. Die antipsorischen Mittel HAHNEMANNS sollen „fast ausnahmslos" diesen Konstitutionsbegriffen entgegenkommen. Man verläßt damit den verschwommenen, allgemeinen Begriff Konstitution und *zaubert Konstitutionstypen, die letztlich mit den antipsorischen Mitteln identifiziert werden.* Man kreiert letztendlich die homöopathischen Konstitutionen, an der Zahl so 50 bis 60, da es ja in etwa so viele antipsorische Mittel gibt. Zu diesen Konstitutionsmitteln, sprich antipsorischen Mitteln, führt dann die genaue und sorgfältige Anamnese. Diese Überlegungen kann man zunächst als geradezu genial bezeichnen.

Hören wir jetzt HAHNEMANN, was er über seine antipsorischen Mittel zu sagen hat: „Da nun die übrigen — also die nichtpsorischen Mittel — obgleich ebenfalls nach der Symptomenähnlichkeit gewählten Arzneien, lange nicht so dauerhafte und gründliche Heilung in so gearteten chronischen Krankheitsfäl-

117

len gewähren, als die für die antipsorisch anerkannten und ebenso homöopathisch gewählten Mittel — weil *diese* für den ganzen Umfang der unendlichen Zahl von Symptomen der großen Psorakrankheit mehr als jene geeignet sind — so sehe ich nicht ein, warum man letzteren die Benennung der vorzugsweise antipsorischen verweigern will."

Das heißt also klipp und klar, daß die Antipsorica ebenfalls nach Symptomenähnlichkeit, homöopathisch demnach, ausgewählt werden müssen — wie jedes andere homöopathische Mittel auch.

Das ist RABES Begriffsabstimmung: Antipsorische Mittel ist gleich Konstitutionsmittel: So interpretieren wir alle die antipsorischen Mittel. RABE sagt uns dazu noch, daß zu den Konstitutionsmitteln die gute und sorgfältige Anamnese führt. Das ist sehr richtig.

Genauso sorgfältig sind aber aus den anamnestisch gefundenen Symptomen, Zeichen und Modalitäten die sonderlichen, eigenheitlichen, charakteristischen, also im tiefsten Sinne individuellen Symptome herauszusuchen, und *fast einzig mit den letzteren* ist die Mittelwahl zu bewerkstelligen. Das verlangt § 153 des „Organon", wie wir alle wissen oder wissen sollten. Wir müssen also die aus der Anamnese gefundenen Symptome nach *diesen* Bedingungen hierarchisieren.

Nach der von den Schülern HAHNEMANNS inaugurierten Konstitutionstypenlehre, das heißt der homöopathischen Arzneitypenlehre, ist es nun so, daß der Sulfur-Typ das Konstitutionsmittel Sulfur, der Sepia-Typ das Konstitutionsmittel Sepia braucht. Vordergründig gedacht, ist alles klar: Eine chronische Krankheit ist mit antipsorischen Mitteln zu behandeln — das wissen wir von HAHNEMANN — und antipsorische Mittel sind eben — und das ist unsere Auslegung — konstitutionelle. Das alles ist nun zu schön, um wahr und praktikabel zu sein.

Nicht das ist das Gefährliche, daß wir — was HAHNEMANN nirgends auch nur durchblicken läßt — Psora mit Konstitution identifizieren, sondern daß wir mit diesem Trick von den *individuellen* Zeichen und Symptomen weggeführt werden.

Ob Psoramittel oder Konstitutionsmittel — lassen wir der Einfachheit halber beide gelten. Im Grunde geht die Arzneimittelwahl *auch* bei den chronischen Krankheiten über den Similesatz und benötigt die gleichen Kriterien wie die Wahl eines akuteren Mittels. HAHNEMANN verlangt trotz gewisser grundsätzlicher Medikamente (im engeren Bereich der Psora zum Beispiel Sulfur) auf jeden Fall die Symptomenähnlichkeit auch bei *den* Mitteln, die er (vor allem bei der Psora, die ja bei der Verfolgung ihrer Symptome beim Kranken 7/8 aller chronischen Krankheiten ausmacht) als chronische Mittel, als antipsorische Mittel entdeckt hat. Er baut eigens eine auf die Psora zugeschnittene Arzneimittellehre auf, und jedes dieser Mittel ist streng nach dem Similesatz anzuwenden und tut, wie er sagt, wesentliche Dienste für dieses Miasma und ermöglicht fast durchgängige, vollständige Heilung.

HAHNEMANN verbreitet sich viel und deutlich über die Ursache der chronischen Krankheiten, aber es gibt für ihn *keine* „psorische Konstitution". Die Psora ist keine Summe von besonderen leiblich-seelischen Eigentümlichkeiten, sondern ein geheimnisvoller pathologischer Prozeß. Auch die vitalste Natur kann das Psorasiechtum nie ohne ärztliche Hilfe überwinden.

HAHNEMANN sagt dazu: „12 Jahre brachte ich darüber zu, um die Quelle jener unglaublich zahlreichen Menge langwieriger Leiden aufzufinden und zugleich die vorzüglichsten Heilmittel zu entdecken, welche zusammen diesem tausendköpfigen Ungeheuer von Krankheit gewachsen wären in ihren so verschiedenen Äußerungen und Formen." Und er wiederholt: „Unter diesen Mitteln wählt der echte Arzt diejenigen zu Hilfe, deren Arzneisymptome der zu heilenden Krankheit am ähnlichsten, also homöopathisch sind." Wiederum ergibt sich uns: *Auch in seiner Psora gilt das Ähnlichkeitsgesetz.* Diese Tatsache können wir uns nicht genug ins Bewußtsein bringen, denn damit steht und fällt der Wert und Unwert der homöopathischen Konstitutionstherapie, nämlich die Behandlung mit Konstitutions- und Arzneitypenmitteln.

In den „Chronischen Krankheiten" sagt HAHNEMANN: *„Ich nenne es Psora, um einen Namen zu haben."* Er war ja vor die Frage gestellt, warum trotz der Ähnlichkeitsregel die üblichen, schon bekannten homöopathischen Mittel keine echte Heilung der chronischen Krankheiten brachten. Für diese reichte die einfache, simple Ähnlichkeit nicht aus. Das Simile heilt nur, wenn man eine Symptomengesamtheit überschauen kann. Bei der chronischen Krankheit kommt das Bild einmal aus der Ecke, verschwindet wieder, zeigt sich dann von einer anderen Seite. Einmal Rheumatismus, ein andermal Durchfall, einmal Hautausschlag, dann wieder Schnupfen, einmal Schlaflosigkeit, danach Appetitstörung und so fort. HAHNEMANN erkannte, daß die Symptome in ihrer Vielgestaltigkeit, ihrem ständigen Auf- und Untertauchen, ihren Verwandlungen mit den bisherigen Mitteln nicht zu fassen sind: *Ein ständiger Wandel der Bilder; ein Nachlaufen mit allen möglichen Mitteln.* Ein Kampf gegen eine Hydra.

Wir erleben sie täglich, diese Hydra. Dieses Neuauftauchen und andauernde Wechseln der Symptome. Auch dieses Nachjagen mit den homöopathischen Mitteln, die wir aus der momentanen Ähnlichkeit auswählen. Diesen zermürbenden Zustand für den Kranken, diesen zermürbenden Kampf für uns. Jeder Heilkundige erlebt ihn. Der Schulmediziner macht sich wohl am wenigsten Gedanken über die Wandlungsfähigkeit der Krankheitszeichen. Er bekämpft mit verbissenem Eifer und oft massivsten Dosen den jeweils vorliegenden Krankheitszustand. Der Halsarzt holt die Mandeln heraus, der Chirurg den Wurmfortsatz, der Gynäkologe das Myom, der Hautarzt vertreibt die Hautausschläge usw.

HAHNEMANN hat erkannt, daß es unmöglich ist, jedem momentanen Symptomenbild nachzustellen und nur Mittel zu haben, die zwar das *gegenwärtige* Simile sind, aber bei chronischen Störungen nur die Exazerbation beeinflussen und nicht die psorischeGrundanlage.

Auf 3 Grundursachen führt HAHNEMANN die chronischen Krankheiten zurück: Syphilis, Sykosis und Psora. Für jedes dieser „Miasmen" hat er quasi ein „Generalmittel": Mercur, Thuja, Sulfur. *Alles aber ist wirkliches Kranksein,* oft sporadisch nur ins Bild tretend, oder laviert und untergründig vorhanden, *und kein konstitutionelles Geschehen allein.*

Auf Seite 130 der „Chronischen Krankheiten" sagt HAHNEMANN: Diese Psora wird nur sehr selten von einem einzigen Mittel geheilt; es braucht die Anwendung mehrerer dieser Arzneien, in den schlimmsten Fällen vieler. Auf Seite 177 lesen wir noch: Die Psora konnte sich — nachdem sie sich über viele Jahrtausende durch mehrere Millionen menschlicher Organismen fortpflanzte, deren jede seine eigene, verschiedene Konstitution hatte und in sehr abweichenden Verhältnissen lebte — *so* sehr modifizieren und jene unglaubliche Verschiedenheit von Übeln erzeugen.

Es ergeben die übrigen, ungemeinen Verschiedenheiten in der Lebensart und der Beschäftigung der Menschen, bei ihrer angeborenen Körperbeschaffenheit den Psorakrankheiten so *viele Modifikationen,* daß es begreiflich ist, mehrere und verschiedene Arzneimittel zur Tilgung *aller* Psoramodifikationen zu haben.

HAHNEMANN begründet also damit die Verwendung mehrerer Medikamente — außer Sulfur letztlich. Viele Mittel dagegen braucht man selten. Die Anwendung erfolgt immer nach den jeweiligen Symptomen. Er verwendet, wie wir sehen, laufend den Begriff *Modifizierung.* Die Psora zeigt sich in den verschiedensten Bildern. Diese Bilder und Symptome unterliegen einer Modifizierung, die abhängig ist von der Körperkonstitution, aber auch von vielen äußeren Bedingungen und vielen anderen Beeinflussungen. Die Konstitution in unserem sowieso verschwommenen Sinne ist nur ein *Teilfaktor.* Dieser macht nicht a priori krank, sondern modifiziert wie auch andere Dinge innerer und äußerer Veranlassung die Symptome der Psora. Die Psora beginnt nicht mit der Konstitution. Letztere ist nicht die Ursache der chronischen Krankheit, sondern nur ein Beschaffenheitskomplex, der, wie vieles andere auch, die Symptomatologie der Psora modifiziert.

Zusammenfassend können wir aus den authentischen Angaben HAHNEMANNS ersehen, daß *sein* Psorabegriff wesentlich umfassender konzipiert und umfassender gedacht ist als irgendein beliebiger Konstitutionsbegriff. Er ist auch viel weitsichtiger angelegt als *unsere* homöopathische Auslegung der Konstitution und die sich daraus ergebende Auswahl der Mittel nach Konstitutionstypen.

Wenn wir es genau besehen, ist HAHNEMANNS Psoralehre viel weniger als eine wesenhafte Begründung der chronischen Krankheiten, sondern vielmehr als eine *Umschreibung der chronischen Krankheiten* in ihren Zeichen und Symptomen aufzufassen. Es ist ein Versuch, die Hydra der Symptome bei eben diesen chronischen Krankheiten plausibel zu machen. Das beweist uns die Tatsache, daß auch die antipsorischen Arzneien nicht auf der Basis einer strukturellen *Erkenntnis* der Psorakrankheit, sondern — und das ist das Charakteristische — genau wie alle anderen Mittel, nach dem Simileprinzip ans Tageslicht gebracht wurden und auch nach dem Prinzip der Ähnlichkeit zu verordnen sind.

Die Homöopathie ist eine *rein phänomenologisch* orientierte Lehre. Nach dem, was wir aus seinen Schriften wissen, hat HAHNEMANN kaum je ein Bedürfnis erkennen lassen, *den Similesatz, die geistartig gemachte Wirkung der Arznei und die Lebenskraft erkenntnistheoretisch oder sonstwie zu begründen.* Er spricht nur von manchem „Unerhörten" seiner Lehre. Er ist sich dieses „Unerhörten" demnach wohl bewußt, erkennt aber, daß dieses „Unerhörte" mit dem naturwissenschaftlich-materialistischen Denken nicht einzufangen ist. Er kann und will nicht die Lebenskraft definieren, obwohl er sie als metabiologische, als übersinnliche Realität in seinem Innersten anerkennt.

Vielleicht verstehen wir gerade deshalb seinen immerwährenden Ruf: „Macht's nach, macht's aber genau nach!" Es ist beinahe ein Hilferuf. Denn Nachmachen heißt immerhin etwas imitieren und damit das eigene schöpferische Denken fallen zu lassen oder zumindestens hinter die Sache zu stellen. HAHNEMANN erteilt an uns eine Lizenz: *Wir dürfen und sollen seine Homöopathie genau nachmachen, aber von einem eigenständigen Fortführen seiner Ideen spricht er nicht.*

Das ist keine Querköpfigkeit, sondern das Wissen um die Unmöglichkeit, seine Lehre über die üblichen naturwissenschaftlichen Denkkategorien weiter verbessern zu können. Man hat das Gefühl, daß das sogar weniger ein Wissen bei ihm ist, sondern mehr eine instinktive Empfindung dafür, daß für das Unerhörte seiner Lehre kein naturwissenschaftlicher Weg existiert.

Unser heutiges Wissen über den Menschen hinsichtlich seiner Gesundheit oder Krankheit ist zwar wesentlich in die Breite gegangen, aber keineswegs in die Tiefe. Neue Ideen über das Wesen des Menschen sind weder in der Naturwissenschaft noch in der Philosophie zu entdecken.

Da die Grundpfeiler seiner Lehre auf einer völlig anderen Ebene als die der naturwissenschaftlichen Betrachtung des Menschen in seiner Gesundheit und Krankheit liegen, weiß HAHNEMANN, daß die *naturwissenschaftliche Auffassung üblichen Stils seine Lehre zerfetzt* und er weiß auch, daß eine andere Denkart nicht oder noch nicht ans Tageslicht getreten ist. Nur von daher ist seine Forderung „Macht's genau nach" zu verstehen.

Wie begründet seine Furcht war, zeigt uns die Richtung *der klinischen* Homöopathie. Diese versucht gerade das, was HAHNEMANN nicht wollte. Sie versucht das „Unerhörte", das heißt speziell die geistartig gemachte Arznei und die Lebenskraft naturwissenschaftlich zu interpretieren. HAHNEMANN hat bereits zu Lebzeiten diese Richtung bekämpft und sie drastisch als „After- oder Bastardhomöopathie" bezeichnet.

Natürlich ist mit dieser „kastrierten Lehre" auch etwas anzufangen, aber das ist kein Kriterium für die Richtigkeit dieser in das materialistisch-naturwissenschaftliche Bett hineingezwängten Homöopathie. Auch Pflanzenheilkunde und Schulmedizin wissen den kranken Menschen zu beeinflussen. Sie beeinflussen das im Menschen, was biochemisch und stofflich ist, sogar was mikrostofflich ist; denn auch diese stofflichen Geschehnisse sind im Menschen existent und therapeutisch angreifbar. Kein Mensch wird jedoch bezweifeln, daß *außerdem noch* andere Prozesse und Funktionen im Organismus genauso existent sind. An diese metabiologischen Dinge appellierte HAHNEMANN mit seiner geistartig gemachten Arznei. Unter diesen Gesichtspunkten verlangte er das genaue Nachmachen. Wer genau nach seinen Vorschriften arbeitet, auch mit der geistartig gemachten Arznei, also der Hochpotenz, erlebt täglich, daß er nicht einem Hahnemannschen Wahn nachläuft, sondern daß das *„Unerhörte" eine*

Realität ist, auch wenn er es nicht oder noch nicht in sein angelerntes Denken einordnen kann.

Anknüpfend an die vorherigen Überlegungen, können wir ruhig sagen, *die Psoralehre ist im Grunde auch nur eine Hypothese, mit der HAHNEMANN die chronischen Krankheiten zu verstehen sucht.* Ob wir nun das Psorasiechtum akzeptieren oder nicht, für die praktische Arbeit ist das ohne Belang. Denn *die für die Psora entwickelten Medikamente werden so oder so nach den gleichen Gesetzen angewandt wie alle anderen homöopathischen Mittel auch, nämlich nach den Vorschriften des § 153.* Und die praktische Erfahrung zeigt, daß nur über diesen Paragraphen die Sicherheit gegeben ist, an das wirklich passende Mittel heranzukommen. Und diese Sicherheit gebrauchen wir gerade *bei der Behandlung der chronischen Krankheiten,* bei denen wir wissen, daß *unsere Arzneien konsequent manchmal 1 bis 2 Jahre laufen müssen,* um ein gutes Ergebnis zu bekommen. Wenn wir diese Sicherheit in der Mittelwahl nicht oder nicht in etwa haben, werden wir jede geringere oder größere zwischenzeitliche Störung, die ja fast gesetzmäßig bei einer chronischen Krankheit auftaucht, jedesmal *eigens* angehen, anstatt sie kaltblütig zu übergehen oder zumindest nur mit oberflächlich wirkenden Arzneien zu versorgen.

Das alles müssen wir bedenken, wenn wir nun zu den sogenannten Konstitutionsmitteln kommen, von denen uns gesagt wird, daß sie mit den antipsorischen Mitteln HAHNEMANNS zu identifizieren sind. *Die Psoralehre geht weit über die homöopathische Konstitutionslehre hinaus.* Sie beinhaltet letztere nur als einen, wenn auch wichtigen Bestandteil. Dazu können wir aber auch sagen, daß sowohl die Psoralehre als auch die homöopathische Konstitutionslehre aus den Phänomenen heraus zu verstehen sind. Und zwar deshalb, weil die Psora als mehr oder weniger hypothetischer Begriff von HAHNEMANN unmißverständlich mit solchen Medikamenten behandelt wird, die nach dem Similesatz gefunden werden und die eben auch nur diese *Erscheinungen* der Psora — individuell verschieden bei jedem Kranken — abdecken. Die homöopathische Konstitutionslehre ist ebenfalls phänomenologisch, weil sie mit den gleichen Mitteln arbeitet und diese Mittel wiederum nur nach dem Erscheinungsbild des jeweiligen Konstitutionstyps, nach seinen Symptomen und Zeichen also, ausgewählt werden. Bei beiden Lehren *geht die Frage immer nur nach dem „Wie" der Erscheinung und nicht nach dem „Warum" der Krankheit.* (Das Warum, das sich um die homöopathische *Causa* kümmert, ist etwas anderes).

Niemand kann beantworten, warum die Patientin MAIER eine Sepia ist, ein Sepia-Typ oder auch eine Sepia-Konstitution meinetwegen. Die Sepia-Frau zeigt uns ihr Krankheitsbild, ihren Charakter, ihr Verhalten, ihre Symptome, aber nach dem „Warum" können wir nicht fragen.

So stellt sich nun die einfache Frage: *„Müssen wir in der Behandlung der Psora und der Konstitution einen Unterschied machen?"* Wir müssen sagen: „Nein". Beide werden fein säuberlich nach dem Similesatz und nach den Vorschriften HAHNEMANNS angegangen. Bezüglich der therapeutischen Konsequenz besteht kein Unterschied. Vergessen wir aber nicht, daß die Psora bereits eine *Erkrankung* ist, wenn auch in lavierten oder latenten Zuständen manchmal. Konstitution an sich aber bedeutet noch keine Krankheit und auch nicht selbstverständlich eine Krankheitsdisposition.

Wir erleben „Acidum-nitricum-Typen", die niemals in ihrem Leben eine besondere Krankheitsdisposition in Richtung Acidum nitricum gezeigt haben, obwohl sie zum Beispiel die typischen Kräuselhaare, einen „schlechten" Charakter, eine gewisse Schleimhautempfindlichkeit usw. haben, und uralt werden. Natürlich können sie einmal eine Gelbsucht, eine nervöse Erschöpfung, eine Neigung zu Schlaflosigkeit haben; flotter Stuhlgang und Unzufriedenheit können da sein. Wenn sie wegen solcher Beschwerden in Behandlung kommen wird man selbstverständlich die jeweilige Störung sehr gut homöopathisch angehen können — je nach den sonderlichen, individuellen Symptomen. Aber diese Zeichen sind niemals *automatisch* Acidum-nitricum-Symptome, sondern sehr oft andere.

Was müssen wir heutzutage viel mehr berücksichtigen als die mögliche homöopathisch gefärbte Konstitution: das aufreibende tägliche Leben, die mindere Qualität unserer Nahrungsmittel, die Hetze, die Auspuffgase, das tägliche Sitzen vor dem Fernsehschirm oder im Auto. Von der gesundheitlichen Belastung durch viele unserer modernen Pharmaka ganz zu schweigen. Heutzutage einen Menschen zu finden in einer wirklich guten körperlichen und seelischen Verfassung, in einer harmonischen Gleichgewichtslage, ist sehr selten.

Wir dürfen uns niemals einbilden, solche Störungen per vias medicamentorum angehen zu können, gleich welcher Art. Diese Dinge gehen *quer durch jede Konstitution, durch jeden Arzneityp.* Therapeutisch sind diese eben nur anzugehen, wenn wir sie über die Norm hinaus als *krankhaft* beurteilen können. Ins Krankhafte umgeschlagene Störungen werden wir nach dem reinen Similebild zu verarzten haben, mit den „Konstitutionsmitteln" kommen wir da nicht zum Zuge. Wir können auch nicht „Fernsehsucht" D 30 verordnen usw. Gott sei Dank aber haben wir gegen manche krankmachende Stoffe, vor allem gegen krankmachende Medikamente, gute homöopathische Arzneien.

Der heutige Mensch lebt in einer in jeder Hinsicht „kränkenden" Welt. Jede Konstitution ist betroffen. Diese allein ist nicht der Ausdruck dieser Störungen. Denken wir doch da viel mehr an die *Psoralehre!* Sie *ist der Nährboden, auf dem die oben angeführten Belastungen Fuß fassen können.* Auf diesem Boden erfolgt *das Umschlagen einer zunächst nur allgemeineren Belastung durch unsere Lebensbedingungen in die Krankheit.*

Von diesen Umständen sagt uns bereits HAHNEMANN, daß sie die Psora, latent oder schon in Erscheinung, in tausend verschiedenen Richtungen modifizieren. Genau das trifft heute in unerhört verstärktem Maße zu. Dabei wird sich je nach Disposition, je nach der konstitutionellen Leibesbeschaffenheit, der eine Organismus mehr in dieser, der andere mehr in jener Richtung krankheitsmäßig funktionell oder organisch manifestieren.

Kehren wir jetzt zu der sehr wesentlichen Feststellung zurück: *Ob Psoralehre oder auch Konstitutionslehre, bei beiden ist der Modus der Arzneifindung derselbe. Wir müssen uns an das Simileprinzip halten.* Die Grundlage bieten uns die Arzneiprüfergebnisse der antipsorischen Mittel, deren sonderliche und individuellen Symptome, Zeichen und Modalitäten. Alle anderen Symptome des jeweiligen Mittels sind uns genauso wenig von Bedeutung wie die nicht individuellen Symptome des Kranken. Von da aus ergibt sich nun die Gretchenfrage: „Wie hast Du's mit den individuellen Symptomen?" Diese Frage richtet sich an jeden Homöopathen, insbesondere aber an den, der nach konstitutionellen Gesichtspunkten verordnet.

Die *Typenbehandlung, die Behandlung nach konstitutionellen Gesichtspunkten führt nicht über die sonderlichen und individuellen Symptome des Kranken.* Im Gegenteil, sie verführt uns *nur* den Typ zu sehen. Wir verbauen uns den Weg zu den sonderlichen Symptomen und rutschen in die Typendiagnose, nicht selten in die Blitzdiagnose ab.

Allein schon der Terminus: Arzneityp bzw. Konstitutionstyp sollte uns darauf hinweisen, daß wir es eben nicht mit einem individuellen Menschen zu tun haben. *Hinter* jeder Konstitutionsformel steht der *individuelle* Mensch in seiner guten und schlechten Verfassung.

Allein mit der Charakterbeurteilung ist es so eine Sache. Irgend einen Charakter hat jeder Mensch. Das ist noch keine Krankheitssituation im seelischen Bereich. *Einen schlechten Charakter werden wir mit den besten Konstitutionsmitteln nicht umwandeln können,* ebensowenig einen Phlegmatiker zum Choleriker usw. machen oder beide wieder auf einen normalen Charakter zurückführen können. Was heißt überhaupt: ein normaler Charakter? So etwas gibt es eben nicht.

Anders ist es nun, wenn ein Phlegmatiker aus irgendeinem Grunde zu einem Melancholiker wird. Dann können wir eingreifen und zwar mit einem „melancholischen" Mittel, das ausgesucht wird nach den noch und außerdem vorhandenen individuellen Symptomen des betreffenden Kranken. Anders ist es auch, wenn ein Mann mit oder ohne körperliche Erscheinungen plötzlich unbegründet ängstlich wird oder an seiner Arbeitsleistung zweifelt, oder eine Frau grundlos eifersüchtig und argwöhnisch wird. Da ist die Norm, innerhalb welcher ein Mensch in seinen Charaktereigenschaften oder auch meinetwegen in seinem Konstitutionstyp lebt, weit überschritten und es kommt das exakte individuelle Un-Verhalten zum Vorschein, und nur dieses interessiert uns. Ob diese oder jene Konstitutionsbeurteilung, entscheidend für die Mittelwahl ist das ganz individuelle Symptomenbild, und das deckt sich nur selten mit dem Bild, das uns der Patient als Konstitutionstyp zeigt.

Ich möchte darauf hinweisen, daß *in nuce* unser homöopathischer Konstitutionsbegriff nicht uninteressant ist. Wir können damit unsere Zeitgenossen schön in verschiedene Schubladen einordnen. Trotzdem sind die Leute in diesen Schubladen nicht identisch untereinander, sondern jeder brät wieder seine Extrawurst.

Lassen wir es gelten: ein bestimmter Konstitutionstyp ist in etwa wenigstens für eine bestimmte Krankheitssituation empfänglich.

Bei genauer Durchforschung seiner sonderlichen, eigenheitlichen Krankheitssymptome jedoch werden wir viel zu oft feststellen müssen, daß er einfach markante, ganz individuelle Zeichen, nicht selten auch ungewöhnliche oder gar komische, manchmal ausgesprochen paradoxe, aufweist, die mit seinem Typenmittel *nicht* abzudecken sind. Wenn wir unsere Krankengeschichten durchsehen, können wir das immer wieder bestätigt finden. Die Beschreibung der homöopathischen Konstitutionsmittel ist oft sehr lebendig und eindrucksvoll dargestellt. Ich verweise auf die Arzneitypenschilderung von VOLK. Aber *es ist in den meisten Fällen nicht möglich, über diese Beschreibungen zum Simile zu kommen.* Durch die konstitutionelle Betrachtungsweise engen wir die Arzneimittelbilder ein. Wir bleiben im Schablonenmäßigen hängen.

Andere Autoren gibt es, die *in toto von der Feinheit des Arzneibildes* abkommen.

Was soll man sagen, wenn man liest: „Der Sulfur zeigt faltige, oft unreine Haut, oft geröteten Nasenrücken, gebückten Gang, üblen Geruch und gerötete Körperöffnungen. Die stoffwechselbedingten Depressionen äußern sich in Hypochondrie, Interessenlosigkeit und Abneigung gegen jede Arbeit. Seiner venösen Stase entspricht die seelische im Sinne der Gedankenunordnung, Gedächtnisschwäche, des Spintisierens, mit rascher Ermüdbarkeit, Tagesschläfrigkeit und unerquicklichem Schlaf mit Angstträumen. Frühes Erwachen, schlechtes Wiedereinschlafen, unausgeschlafen am Morgen." Das klingt alles recht hübsch, ist aber nur die halbe Wahrheit. Allein schon daran festzustellen, wenn wir die Sulfur-Symptome in einer guten Arzneimittellehre nachlesen. Und wenn wirklich ein Sulfur-Typ so sein kann, wann begegnen wir ihm? Wie oft aber begegnen wir Patienten mit viel *individuelleren* Sulfur-Symptomen, die niemals auch nur im Anklang diesem geschilderten Prototyp des Sulfur entsprechen und die trotzdem Sulfur sind und nur mit Sulfur geheilt werden können.

J. KÜNZLI, St. Gallen, sagt einmal in etwa: Die quasi klassischen Symptome unserer Mittel, wie wir sie uns als die meist halb-klinisch betrachteten „Leitsymptome" unserer Arzneimittellehren einprägen, kommen bestenfalls bei einigen Prozent unserer Fälle vor; die allermeisten Kranken sind nicht unter diese Symptome einzuordnen und brauchen doch Sulfur, Sepia usw. *Diese* Leitsymptome, besser gesagt *Merk-Symptome* sind letztlich die grobschlächtigen und nichts anderes.

Für den Anfänger mögen sie nützlich sein angesichts der vielen anderen, fast unzähligen Symptome und Symptömchen der antipsorischen Mittel. Er muß aber wissen, daß *diese Typenaufzeichnungen niemals identisch sind mit dem subtilen Bild des Mittels.* Und nur über dieses subtile Arzneimittelbild kommen wir über das subtile Bild der Krankheitszeichen des Patienten zum Simile.

Vom Natrium-muriaticum-Typ hören wir: „Für ihn ist, neben dem blassen und welken Gesicht der müde Rücken auffällig, der zum Niederlegen zwingt und harten Kissendruck als Entlastung empfindet. Die Abmagerung betrifft besonders die Halsgegend (Schilddrüsenwirkung); die Haut ist fett und unrein und neigt zu Ekzemen an den Haargrenzen und Gelenkbeugen."

Nun, das ist alles sicher der Fall. Bei einem Kranken mit einer solchen Konstellation der Symptome und Zeichen können wir vielleicht einmal an Natrium muriaticum denken. Aber *keines dieser Symptome ist wirklich ein individuelles oder sonderliches.* Das beweist die Tatsache, daß die hier als typisch für Natrium muriaticum bezeichneten Symptome und Modalitäten beim Nachschlagen in den Arzneimittellehren oder bei Durchsicht unserer Repertorien bei einer ganzen Anzahl anderer Medikamente genauso zu finden sind.

Natrium muriaticum ist ein sehr häufig und erfolgreich gebrauchtes Mittel. HAHNEMANN bezeichnet es als ein „mächtiges Mittel" — von einem konstitutionellen ist keine Rede bei ihm. Ich habe eine ganze Reihe von Patienten mit Natrium muriaticum erfolgreich und mit andauernder Wirkung behandeln können. Den üblich gezeichneten Natrium-muriaticum-Typ habe ich nur selten gefunden. Wenn ein nach dem *Typ* verordnetes Mittel wirklich hilft, dann waren unabhängig vom Typ wirklich wertvolle Natrium-muriaticum-Symptome vorhanden, die man einfach übersehen hatte. Bei Natrium muriaticum finden wir noch: „Hydrogenoide Verschlimmerung durch Nässe, Kälte, Seeluft und Gewitter. Hydrogenoide Frostigkeit und Erkältungsneigung, Periodizität. Kongestive Kopfschmerzen werden durch Kaltwaschen besser, schlechter durch Sonnenbestrahlung und Hitze. Vormittagsverschlechterung von 9—11 Uhr, nachmittags Wohlbefinden. Viel Durst; natriumreiche Nahrungsmittel wie Brot (schwarzes) und Stärke verschlechtern und bedingen Abneigung. Periode verschlimmert (und Coitus)." Auch das ist nicht gelogen. Aber wo finden wir hier wiederum die wirklich wertvollen Symptome und Modalitäten? Ab und zu sind 1 oder 2 so nebenbei daruntergemischt, aber alle anderen fehlen.

Wo ist denn zum Beispiel *das wesentlichste und erprobteste Symptom von Natrium muriaticum: „hängt unangenehmen Gedanken nach"?* Da ist Natrium muriaticum das einzige Mal der ganzen Materia medica, das im höchsten Rang erscheint. Wobei dieses Nachhängen und Verweilen bei unangenehmen Gedanken allerdings „penetrant" und fast krankhaft beim Patienten nachgewiesen werden muß. Nur solche Symptome sind ungemein, einheitlich, individuell. Wir brauchen *von jedem Mittel nur eine Handvoll Symptome solcher Qualität.* Wenn es mehr werden, ist das schon verdächtig. Denn mehr wertvolle Symptome werden wir kaum jemals bei einem Kranken finden.

Natürlich gibt es noch andere hochqualifizierte Natrium-muriaticum-Symptome. Wenn sie gefunden werden, genügen *sie*, und es muß nicht unbedingt „das Nachhängen unangenehmer Gedanken" dabei sein. Haben wir es aber deutlich vor uns, ist es richtig, um welchen Fall immer es sich handelt, zuerst an Natrium muriaticum zu denken. Sagt uns ein Patient, daß er mit dem Gefühl herumläuft, doppelt zu sein, dann ist dies eigenartige Symptom natürlich noch individueller.

Die Auswahl der guten Symptome und deren Hierarchisierung ist eine Ermessenssache. Sie erfordert Fingerspitzengefühl und ist logischem Denken nicht ohne weiteres zugänglich. Sie ist eine Sache der Erfahrung und des Abschätzens. Sie *ist unsere eigentliche homöopathisch-ärztliche Leistung.*

Schließlich werden wir noch von der *Dosierung der Arzneitypenmittel* unterrichtet: „Je größer die allgemeine Reizbarkeit des Patienten, desto höher die Potenz. Hagere Typen sprechen besser auf mittlere und höhere Potenzen an, Korpulente mehr auf niedrige. Organotrope Wirkung erreicht man mit niederen Potenzen, funktionelle mit mittleren und konstitutionelle mit höheren. Vagotonikern gibt man vagotonische Arzneien in höheren Potenzen und umgekehrt gibt man sympathikotonische Mittel in Tiefpotenzen".

Das ist ein verkrampftes Denken. Es ist fein säuberlich ausgetüftelt, *hat aber mit der wirklichen Homöopathie nichts mehr zu tun.* Das ganze Bilderbuchdenken der homöopathischen Konstitutionslehre ist in Hinsicht auf die tragende Idee der homöopathischen Heilkunst unrealistisch. Erinnern wir uns nur an die oben geschilderten Arzneitypen.

Das *„Unerhörte" HAHNEMANNS, in diesem Fall die bewußt antiklinische Beurteilung der Symptome,* das immer wieder erforderliche Abschalten des klinischen und halbklinischen Denkens wird hier geradezu zunichte gemacht. Und das ist eine Todsünde bei der homöopathischen Mittelwahl.

Es ist allerdings für einen Arzt ungeheuer schwierig, das klinische Denken auszuschalten. Das übliche klinische Denken ist für den Arzt kein Kunststück. Das können wir doch alle. Eine Pneumonie können wir von einer fieberhaften Bronchitis, eine Nierenkolik von einer Lumbago unterscheiden. Eine schöpferische Leistung ist das nicht. Aber uns von diesen klinischen Bildern und Diagnosen bei der Wahl des Mittels zu entfernen und *unbeirrt* davon nur nach den individuellen, ungemeinen Symptomen zu suchen, das ist die Kunst des Homöopathen. Das „Unerhörte hört sich nicht", so steht es in GOETHES „Faust". Das heißt, das „Unerhörte" HAHNEMANNS läßt sich eben nicht mit den heute üblichen Methoden und Denkweisen verstehen. Jeder Versuch in dieser Richtung muß fehlschlagen.

Was dabei herauskommt, wissen wir: Das verbissene Festhalten am letzten Molekül oder Atom zur Erklärung der Hochpotenzwirkung, das Identifizieren der im § 153 für die Mittelwahl fast einzig zu verwendenden ungemeinen und sonderlichen Symptome mit klinischen und halbklinischen Symptomen, das Hinquälen der Arzneibilder auf Konstitutionstypen, die obigen überspitzten Potenzüberlegungen und so fort.

Was bei der Potenzierung eines Stoffes vor sich geht, kann nicht geklärt werden, solange man rein physikalische Begriffe anwendet. Niemand scheint zu wissen, daß es außer der Euklidischen Physik und Geometrie auch eine *Nicht-Euklidische projektive Geometrie* gibt, die ganz legitim neben der Euklidischen steht, ja viel wirklichkeitsbewußter ist. Ich erinnere nur an das Parallelen-Axiom der Euklidischen Geometrie, das eine phoronome Konstruktion ist und nichts mehr mit Realität zu tun hat. Wenn wir nur ein bißchen diese Gedankengänge in uns bewegen würden, würde sich das Suchen nach dem letzten Atom in der Hochpotenz als deren Wirkungsprinzip als schlechter Witz herausstellen.

Zusammenfassend möchte ich sagen: *der tiefste Grund, die antipsorischen Mittel in das Bett der Konstitution zu zwängen und unter diesen Gesichtspunkten überspitzte Potenz- und Dosierungsforderungen aufzustellen, liegt daran, daß man den § 153 nicht ernst genommen hat.* Wer ihn verstanden hat, der wird auf die Idee der Auswahl der homöopathischen Mittel nach Konstitutions- und Arzneitypen nicht verfallen. Menschen in verschiedene Gruppen einzuteilen, das haben schon HIPPOKRATES, GALEN, KRETSCHMER und andere getan. Aber das waren keine Homöopathen. Sie kamen dadurch nicht in die Gefahr, Konstitutionen mit Arzneimitteln zu identifizieren.

So entstanden *Mißerfolge aus der falschen Anwendung der Homöopathie.* Auch bei richtiger Anwendung der Homöopathie gibt es Mißerfolge, aber sie resultieren aus der mehr oder weniger großen Erfahrung, aus Zeitknappheit und aus dem individuellen Vermögen oder Unvermögen: Jedoch die Richtung stimmt. Die erstgenannten ergeben sich aus der falschen oder willkürlich ausgelegten „Betriebsanleitung der Homöopathie". Der von der klinischen Denkweise infiltrierte Homöopath arbeitet fleißig und emsig, mit Aufwendung allen Scharfsinns an Nebensächlichkeiten, produziert homöopathische Arzneitypen, um das Mittel zu finden, wird organotrop oder Komplexverschreiber, bringt noch den pathologischen Prozeß ins Spiel, um ja das Medikament zu ergattern, müht sich auf und ab und muß doch letzten Endes am Ziel vorbeischießen.

Dabei ist es gar nicht so unmenschlich schwer, das Richtige zu tun. HAHNEMANNS Vorschriften haben wir, seine Theorien können wir beiseite lassen. Er führt uns an das Praktische heran. Seine Angaben sind in Hinsicht auf die *praktische Ausübung* seiner Lehre exakt gegeben und nachvollziehbar. Nur müssen wir sie genau nachmachen und jegliches klinisches Liebäugeln bei der Wahl des homöopathischen Mittels unterlassen.

Die klinischen Begriffe und Diagnosen können wir nutzbringend anwenden bei der Prognose und um beurteilen zu können, inwieweit sich ein klinisches Krankheitsbild bis in die Laborbefunde hinein durch unsere Mittel verändert hat. Das Simileprinzip aber steht und fällt mit der Sonderlichkeit der Symptome, das heißt mit der Individualität der Arznei und der Individualität des Kranken.

Freilich sind beispielsweise die meisten Milchsaftpflanzen wie Taraxacum, Chelidonium, Curcuma Lebermittel. Das liegt bereits auf der Ebene der Signatur. Es blickt auch hier bereits eine Similebeziehung durch. Wir können rein organotrop diese Mittel bei Leberstörungen verwenden und mit nicht schlechtem Erfolg. Aber genau besehen, ist das die simple Art der Mittelfindung.

Schon die Tatsache, daß Taraxacum als Pflanze anders in die Erscheinung tritt als Chelidonium, weist darauf hin, daß die individuelle Idee der Pflanze sich bei jeder von beiden anders offenbart. Das geht bis in die biochemischen Zusammenhänge und Abläufe und vor allem bis ins homöopathische Mittelbild. Da beginnt sich das *Wesen* der Pflanze in eigentlichem Sinne zu äußern. Da treten die Phänomene ans Tageslicht. Da spiegeln sich die Kräftestrukturen der Pflanze nach außen ab, den gesunden Prüfer als Anzeiger für diese Kräftestrukturen als wahrhaft lebenden Spiegel benutzend. Zum Beispiel offenbart uns hier Taraxacum die Landkartenzunge, Chelidonium den typischen Schmerz zum rechten Schulterblatt. Damit schon schließt sich aus, daß beide Mittel identisch wirksam sein können bei einer Leberstörung.

Bei einer Ausdehnung dieser organologischen Betrachtung auf den *ganzen* kranken Menschen werden wir noch mehr und wesentlich feinere Unterschiede individueller Art als Zeichen des nach außen reflektierenden Bildes der gestörten Lebenskraft finden. Und hier erst beginnt die *wahre Simileidee* aufzuleuchten. *Kein Mittel kann ein anderes ersetzen.* In den feinen Unterschieden und Differenzierungen äußert sich die individuelle Symptomatologie des homöopathischen Arzneimittels. *Diese* Symptome will HAHNEMANN von uns erforscht und erkannt wissen, wenn er in § 153 von den sonderlichen eigenheitlichen ungemeinen Symptomen, Zeichen und Modalitäten spricht, die fast einzig und allein die homöopathische Mittelwahl bestimmen.

Die Arzneitypenlehre kommt nur dann zu einem gewissen Recht, wenn wir bei einem Kranken trotz sorgfältiger Anamnese keinerlei *individuelle* Symptome und Zeichen herausfinden können. Dann haben wir im Typenmittel eine schemenhafte Vergleichsmöglichkeit mit den anderen Symptomen des Patienten und können es mit einem „Typenmittel" versuchen. Und vergessen auch wir den Arzneityp des Patienten nicht, wenn wir nach den erarbeiteten sonderlichen Symptomen auf 2 oder 3 Mittel kommen und diese sich durch weitere wertvolle Symptomenzeichen nicht mehr differenzieren lassen. Da wird der *Typ* des Kranken mithelfen können, die Arzneiwahl weiter einzuengen und kann das Tüpfelchen auf das i sein. Beim Einsatz *organotroper* Mittel hört die uns interessierende Simileüberlegung bereits ganz auf, denn „Organotropie" gibt es bei vielen anderen Heilweisen genauso.

Zum Abschluß will ich einen Satz HAHNEMANNS aus dem Vorwort der „Chronischen Krankheiten" zitieren. Ich bin der Meinung, daß er das A und O für das Verständnis und auch Mißverständnis seiner Lehre darstellt:

„Indem ich aber der Welt diese großen Funde mitteile, bedaure ich, zweifeln zu müssen, ob meine Zeitgenossen die Folgerichtigkeit meiner Lehren einsehen, sie sorgfältig nachahmen oder ob sie durch das ‚Unerhörte' mancher dieser Eröffnungen zurückgeschreckt, sie lieber ungeprüft und unnachgeahmt, also ungenützt sein lassen werden . . . "

Ich habe den Eindruck, daß HAHNEMANN in unserer Zeit nicht viel anders sprechen würde.

II. TEIL

Krankheitsfälle

In diesem zweiten Buchabschnitt wird nun eine Anzahl Krankheitsfälle *kontinuierlich* fortgesetzt.

Es wurden weiterhin beinahe ausschließlich Hochpotenzen — und zwar fast nur LM-Potenzen — verordnet. Eine *zusätzliche* allopathische oder andere Therapie wurde auch hier nicht benötigt.

Die Schwierigkeit der Hochpotenz-Behandlung, die Crux der Homöopathie überhaupt, liegt in der Aufnahme der Vorgeschichte.

Diese so vorzuführen, wie sie in der täglichen Praxis gehandhabt wird, nämlich in Anwesenheit des Patienten, konnte nicht verwirklicht werden.

Es konnte also die Anamnese, die Abklärung der gesamten Krankenbiographie nur nachvollzogen werden dergestalt, daß möglichst anschaulich das einzelne Krankheitsgeschehen beschrieben wurde unter Berücksichtigung homöopathischer Intentionen.

Eine Unterstützung dieser Bemühung sollten diejenigen Fallschilderungen sein, bei denen der *Fragebogen* eingesetzt wurde.

Da wurde ziemlich wortgetreu das an Symptomen, Zeichen und Modalitäten aufgeführt, was der betreffende Patient wirklich in *größtem Umfange* mitzuteilen hatte. Allerdings konnte auch hier die Farbigkeit der Schilderung der Krankengeschichte, wie sie unmittelbar beim Gegenübersitzen der Partner in der Sprechstunde zustande kommt, nicht erreicht werden.

Das Ziel, demjenigen, der sich der Homöopathie widmen will oder der sich bereits auf den Weg gemacht hat, Homöopathie zu erlernen, eine Einsicht in die Probleme und Ergebnisse dieser Heilkunst zu vermitteln, ist, so hoffe ich, im großen und ganzen erreicht worden.

Ich bin der Meinung, daß diese Heilweise nicht vom grünen Tisch her die allerschönsten Theorien und Genieblitze benötigt, von daher auch nicht mit Hilfe raffinierter Denkmodelle über Krankheits- und Gesundheitsprozesse bewältigt werden kann, sondern schlicht und einfach in praktischer Tätigkeit am kranken Menschen erlernt und erlebt werden muß.

Neben einem gesunden Heilerwillen gehört allerdings auch ein Quentchen Mut dazu, sich auf diese schwierige und spröde, aber auch faszinierende Homöopathie einzulassen.

Und allein die *Kasuistik,* die Fallschilderung, die Fallbesprechung, wird diese Faszination vermitteln können und den Ansporn geben zu eigenem *Handeln.*

Fall 39: Besorgter Anruf eines Ehemannes, daß seine Frau plötzlich krank geworden sei: Die Gattin, fast 87 Jahre, habe vor 4 Stunden beim Kaffeetrinken einen starken Schüttelfrost bekommen, 2mal reichlich gebrochen, nicht nur den Kaffee, und habe jetzt fast 40 Fieber axillar; sie liege im Bett, habe ziemliches Kopfweh, einen mäßigen Husten und beträchtliche Gliederschmerzen;

diese Schmerzen habe sie schon den ganzen Tag etwas verspürt. Die Kaffeetafel fand nachmittags statt.

Ein Besuch bestätigt die Angaben des Mannes. Die Patientin klagt außerdem über einen stärkeren Durst und über Bauchbeschwerden; Stuhlstörung ist keine da. Sie ist bis zur Nase zugedeckt und schwitzt kaum. Eine kurze Untersuchung des Bauches und der Lunge ergibt keine Besonderheiten.

Ich begnüge mich mit den vorhandenen Symptomen, weil sie mir mit großer Wahrscheinlichkeit zum passenden Mittel verhelfen. In der LM 18 verordnet, Bescheid am nächsten Morgen: Temperatur 37,3 Grad axillar; noch mäßige Gliederschmerzen und etwas Husten. (Die ersten Tropfen wurden am Abend vorher gegen 20 Uhr genommen). Bescheid am Abend: Temperatur normal, noch allgemeine Schlappheit. Tags darauf keine Probleme mehr.

Fallkritik: Selbstverständlich kann ein solcher Zustand auch spontan zurückgehen; wer aber kann sicher sein, daß er sich nicht auch zu einem massiven Krankheitsbild entwickelt (schwere Grippe, Grippe-Pneumonie und so fort). Es handelt sich immerhin um eine hochbetagte Dame.

Egal, so oder so konnte nur ein einziges Mittel der Homöopathie den geschilderten Symptomen und Modalitäten der Kranken am nächsten kommen; kein anderes entsprach so genau den Beschwerden der Patientin.

Das Leitsymptom ist das Erbrechen bei Fieber oder genauer gesagt im Verlaufe des Schüttelfrostes; es erfolgte nur beim Schüttelfrost und zu keiner anderen Veranlassung! Wenn wir ein Symptom dieser Art als wertvolles verwenden, müssen wir uns absichern, ob der Betreffende leicht zum Brechen neigt oder nicht. Wer bei jeder Kleinigkeit bricht, ist anders einzustufen als einer, der sich nie oder kaum je erbricht; unsere Patientin kennt das nicht. Auch ist kurz abzuklären, ob nur etwas Kaffee und Nahrung (die Frau saß ja beim Kaffee) herausgewürgt wurde, oder ob es ein wirkliches Erbrechen war. Wir hören, daß sie 2mal sehr reichlich gebrochen hat. Diese beiden Absicherungen (echtes Erbrechen, während eines Schüttelfrostes) brauchen wir also, wenn wir das Brechen als *Leitsymptom* nehmen. Vergessen wir nicht: Jedes Symptom, das wir bei einem Fall zu den handvoll oder oft noch weniger zahlreichen sonderlichen, hochqualifizierten Symptomen rechnen, muß exakt abgetastet werden auf seinen wahrhaften Wert. Hier haben wir es abgetastet und es hat unsere Prüfung bestanden. Die *Art* des Erbrechens, das was gebrochen wurde, ist vergleichsweise zweitrangig; hier wurde gar nicht danach gefragt, weil es eben sekundär ist. Erbrechen während Froststadium 3/456. Der plötzliche Beginn der Störung ist als Leitsymptom nicht aufregend. Das nächste gute Symptom ist zweifellos dasjenige der Gliederschmerzen. Das charakterisiert zwar in etwa ein klinisches Bild, nämlich das Grippebild, aber die Zerschlagenheit ist so etwas Charakteristisches auch für einige Mittel der Homöopathie, daß das doch ein gutes Symptom ist.

Wenn wir sehen, daß Eupatorium perfoliatum diese beiden wichtigsten Symptome aufweist, 3wertig noch dazu, ist unsere Wahl schon getroffen. Die anderen sind bereits auf dem absteigenden Ast: Fieber mit Durst, Kopfschmerzen, Bauchschmerzen (die sich bei der Untersuchung als trivial erwiesen), Husten;

alles ist „billig". Wobei all dies auch bei unserem Mittel zu finden ist; aber es bedeutet uns nichts oder fast nichts.

Gliederschmerzen bei Fieber 2/561 (hier gibt es 2 Rubriken). Übungshalber: Fieber ohne Schweiß 2/39, 42; Durst bei Fieber 3/440; Kopfschmerz bei Fieber 1/253.

Fall 40: Junge Frau, 27 Jahre, kommt in die Sprechstunde und erzählt spontan: Seit 1/2 Jahr habe sie Asthma; gekommen sei es nach einem Katarrh und vielleicht durch Überanstrengung. Auch jetzt laufe die Nase noch; der Auswurf sei genau wie der Nasenfluß gelb und grünlich.

Auf vorsichtiges Nachfragen: Sie brauche sehr viel frische Luft, auch unabhängig von der Atemnot. Die Menses seien öfters zu spät, dauerten eine Woche, wobei sie nach einigen Tagen kurz ganz aufhörten, um dann wieder weiter zu fließen. Der Durst sei ziemlich viel. In der Sonne bekomme sie Kopfschmerzen und werde schnell schlapp. Butter und Fett esse sie überhaupt nicht gerne. Nach der Regel trete immer ein Ausfluß auf, der gar nicht scharf sei. Beim Anfall selber brauche sie unbedingt offene Fenster, das entlaste sie sehr.

Die Frau ist etwas dicklich, zutraulich, aufgeschlossen.

Als Leitsymptome wurden verwendet das auffallende Verlangen nach frischer Luft 1/510; die Abneigung gegen Fettes 3/417; die verspäteten Menses 3/767; das Aussetzen der Menses 3/769 und das Aufreißen der Fenster beim Asthmaanfall 3/340 — ein Bedürfnis nach frischer Luft, das in dieser Form keineswegs bei jedem Asthmakranken zu finden ist.

Die Patientin bekam übrigens das gleiche Medikament, das ein früheres, 9 Jahre bestandenes Bronchialasthma auskuriert hatte. Der Rückfall trat auf nach 6jähriger vollkommener Beschwerdefreiheit.

Das Mittel war Pulsatilla; in der LM 12 tat es prompt wieder seine Wirkung und die Störung war nach wenigen Tagen behoben.

Fall 41: Mädchen, 2 1/2 Jahre, leidet seit dem Ende des ersten Lebensjahres an einer hochgradigen Verstopfung. Vorher bestand häufiger Durchfall, speziell auf Milch; der Stuhlgeruch war damals meist sauer. Laufen mit 13 Monaten, Sprechen mit 12 Monaten. Weiter erzählt die Mutter: Der Appetit sei gering, das Kind esse nur Suppen gerne; Süßigkeiten werden nicht verlangt. Der Urin sei brennend, wundmachend; es bestehe immer noch Bettnässen nachts. Der Schlaf sei bis auf öfteres Aufschreien ordentlich. Bettwärme werde gut vertragen. Es sind keine Empfindlichkeiten in bezug auf Kälte und Wärme bekannt. Der Stuhlgang gehe nur mit Glyzerin-Zäpfchen und Einlauf. Der Stuhl sei außerordentlich trocken und steinhart, er falle wir ein harter Brocken in die Kloschüssel. Es bestehe keinerlei Stuhldrang, andererseits presse das Kind, nach Aufforderung, oft mit aller Macht, ohne Stuhl zu bekommen.

Auf Nachfragen kann die Mutter noch das Folgende sagen: Die Tochter leide unter kalten Füßen und deutlichem Fußschweiß. Hinsichtlich der Kleidung, dem Spielzeug und auch sonst sei das Kind sehr akkurat und penibel, bei jedem Schmutzfleck müsse die Kleidung gewechselt werden.

Es sei ein sanftes, gutherziges Kind, das wenig Scherereien mache. Äußerlich macht das Mädchen einen gepflegten, sehr sauberen Eindruck. Körperlich ist es ausnehmend zart, sogar ausgesprochen „mickrig". Die Gesichtsfarbe ist sehr blaß. Das Kind ist still und zaghaft und wenn man es anspricht, kommen ihm die Tränen.

Die individuellen, die sonderlichen, die Leitsymptome waren: Äußerst peinlich, penibel 1/74; Weinen beim Ansprechen 1/144, ein interessantes Symptom; Durchfall nach Milch, früher, 3/609; extrem trockener Stuhl 3/659. Die Zeichen brennender Urin 3/719, der früher vorhandene saure Stuhlgeruch 3/656 sind bereits viel weniger wert und dürfen bei der Mittelwahl als Führungssymptome nicht berücksichtigt werden, ebensowenig das Bettnässen 3/675.

Das Mittel war Silicea; in der LM 12 kam der Stuhl, zwar noch etwas trocken, bereits nach wenigen Tagen. Nach einigen Wochen war die Stuhltätigkeit völlig normal und täglich, der Appetit ausgezeichnet, das Bettnässen abgeklungen, der Uringeruch unauffällig und das ganze Befinden des Kindes zum Guten verändert.

Fall 42: Frau, 45 Jahre, kommt wegen stärkster Schmerzen, tobend, krampfig, „wie eitrig" der rechten Schulter, die zum Arm abstrahlen; die rechte Hand ist verschwollen. Der Arm hängt senkrecht wie tot herunter. Die geringste Bewegung und Berührung ist unerträglich, ebenso jede Erschütterung, Gehen, Husten.

Vorgeschichte: Die Frau war mit freien Schultern im Theater, wo sie einem ständigen Luftzug durch die Klimaanlage ausgesetzt war. Sie hat das Gefühl, als ob der kranke Arm kürzer sei. Eine kurzfristige Schröpfbehandlung blieb ohne Wirkung. Die Frau hat die Beschwerden seit etwa 12 Stunden und hat in dieser Zeit 8 Schmerztabletten genommen; sie will ins Krankenhaus.

Die sonderlichen, die Leitsymptome in diesem Fall waren: Der ständige Luftzug als Ursache 1/511; das Gefühl der Armverkürzung 2/392, ein sonderbares Symptom; die Verschlimmerung durch die geringste Bewegung 1/493 und Berührung 1/493 und Erschütterung 1/497.

Auf Belladonna LM 12 wurde in wenigen Stunden der Schmerz entscheidend besser und tags darauf waren praktisch keine Beschwerden mehr vorhanden.

Anmerkung: Da die Lokalisation der Störung mehr eine zufällige war, wurden die Modalitäten zumeist aus den „Generals", den „allgemeinen Modalitäten" des „Kent", Band 1, Seite 487 und folgende, entnommen. Die Symptome unter „rechte obere Extremität" im „Kent" zu suchen wäre falsch, zumindest fragwürdig, weil es beispielsweise genau so gut den linken Arm, den Nacken, das Gesicht hätte treffen können. Daß man das Verkürzungsgefühl lokal unter Arm nachschlägt ist wegen der Sonderlichkeit der Modalität schon eher vertretbar.

Fall 43: Mann, 55 Jahre, kommt in die Sprechstunde. Er leidet seit fast 1/2 Jahr an einer schweren Heiserkeit und ist bisher in andauernder Behandlung beim

HNO-Arzt gewesen — ohne Erfolg. Eine Lungenaufnahme wegen Verdacht auf einen Tumor hatte einen unverbindlichen Befund ergeben — nach einiger Zeit soll eine Nachkontrolle erfolgen. Im Spontanbericht erzählt der Patient, daß die Heiserkeit einige Tage nach Sitzen im Freien an einem kalten Herbsttag aufgetreten und seither ständig vorhanden sei. Auswurf bessere die Stimme; er verspüre ein Druckgefühl und Beklemmung auf der Brust.

Auf Nachfragen sagt der Mann, er fühle sich stark verschleimt, es bestehe häufiger Hustenreiz und besonders früh müsse er viel räuspern. Vor allem habe er immer das Empfinden, daß zuviel Schleim im Kehlkopf sei und wenn er sich räuspere, sei die Stimme für einige Zeit merklich freier, Schmerzen im Hals- oder Kehlkopfbereich habe er überhaupt keine.

Wenn er sich aufrege, merke er eine Verschlimmerung; im Freien sei alles etwas besser. Der Auswurf sei nicht viel, einmal bräunlich, einmal gelblich. Weitere Symptome sind nicht zu erforschen. Die oben genannten sind nicht gerade aufregend und trotzdem wäre das Mittel bei einiger Geschicklichkeit, nur aus diesen Zeichen ausgewählt, leicht zu finden gewesen — kann man nachträglich sagen. Das heilende Mittel fand ich erst nach einigen Wochen, nach dem 3. Versuch. Es war Causticum. In der LM 18 verordnet, waren die Beschwerden bereits nach wenigen Tagen besser, besonders das Räuspern, und nach 14 Tagen ganz verschwunden. Die Heiserkeit trat die nächsten Jahre nie mehr in Erscheinung.

Die Führungssymptome waren: Heiserkeit durch Einwirkung von Kälte; das ist nicht in dieser Form im „Kent" zu finden; hier gibt es nur Heiserkeit bei kaltem, feuchtem Wetter und in kalter Luft 3/321. Die Verwendung der in *diesen* Rubriken aufgeführten Mittel brachten kein Ergebnis. Die Rubrik Stimmverlust ist zwar mehr als Heiserkeit, hat aber genau das Symptom, das bei dem Patienten vorliegt; Folgen der Einwirkung von Kälte 3/324. Das nächste gute Symptom ist die Heiserkeit durch Schleimbildung im Kehlkopfbereich 3/322; ein weiteres die Schmerzlosigkeit der Störung 3/322. Das Räuspern früh 3/309, ist bereits nicht mehr viel wert; Causticum ist auch hier vorhanden, sogar 3wertig.

Fall 44: Mann, 38 Jahre, kommt in die Sprechstunde: Er fühle sich seit einigen Monaten nicht mehr wohl und habe deshalb schon einige Doktoren aufgesucht. Er schwitze viel, habe Schmerzen in der Herzgegend, ausstrahlend bis in den linken Arm, meist stechend. Nach dem Dienst, er sei Postbeamter, sei er ganz erschöpft; er könne dann nicht einmal mehr die Zeitung lesen. Der Schlaf sei unruhig und nicht erholsam, der Appetit normal. Weiter sagt der Patient, daß er seit der Störung stark an den Handflächen schwitze und zu häufigem Herzklopfen neige.

Nach diesem Spontanbericht kamen meine locker formulierten Fragen. Es zeigte sich, daß der Mann die Wärme gar nicht liebte, viel lieber kühles Wetter, kühle Räume usw. hatte. Früher sei er nie krank gewesen bis auf eine harmlose entzündliche Schwellung am rechten Knie, die nach einigen Spritzen weggegangen sei. Der Stuhl sei seit 3 Monaten träge. Die Füße seien tagsüber kalt, in der Nacht seien jedoch Hitzegefühle zu empfinden und zwar nur an den Fußsohlen, mit einem brennenden Schmerz dabei; besonders der rechte Fuß sei merklich kälter geworden — im Vergleich zum linken. Bei körperlicher Arbeit sei er sogleich total erschöpft; er sei schläfrig und müde, er schlafe schon beim Lesen der Zeitung ein und er habe beobachtet, daß gegen 20 Uhr diese Schläfrigkeit am stärksten auftrete. Schon im Sitzen könne er einschlafen. Seither bestehe auch eine beträchtliche Neigung zu kaltem Schwitzen. Die Stimmung sei eher gleichgültig geworden.

Mehr war aus dem Patienten nicht herauszuholen. Einen Grund für seine Erkrankung konnte er nicht angeben.

Die führenden Zeichen und Symptome, die sonderbaren, sonderlichen, die Leitsymptome waren: Die allgemeine Wärmeverschlimmerung, ein recht ordentliches Symptom 1/526; die kalten Schweiße 2/57, die ebenfalls erst seit der Erkrankung aufgetreten sind; die Schläfrigkeit gegen 20 Uhr 1/386; das nächtliche Brennen der Fußsohlen 2/627, 455, ein sehr gutes Symptom; die Kälte des rechten Fußes 2/474 ist außerordentlich. Das Schwitzen an den Handinnenflächen 2/524 ist ein minderes Symptom.

Als Mittel schälte sich Lycopodium heraus. Sulfur, das viele Symptome des Falles hat, war zuerst gegeben worden; es hatte aber nur das Brennen an den Füßen gebessert und den Stuhlgang reguliert. Auf Lycopodium LM 12 waren innerhalb von 4 Wochen die Beschwerden praktisch abgeklungen; der rechte Fuß war normal warm geworden, das Schwitzen, die Schläfrigkeit weggeblieben, der Schlaf in Ordnung.

Der Patient kam noch 2mal wieder, ein 3/4 Jahr, und dann 1 Jahr später wegen leichter Rückfälle. Lycopodium tat jedesmal schnell seinen guten Dienst.

Fall 45: Mann, 34 Jahre, kommt zur Behandlung seiner Schilddrüse; er leide an einer Überfunktion, so sei es ihm jedenfalls gesagt worden. Vor 1 1/2 Jahren seien ihm deshalb die Mandeln herausgemacht worden; aber sein Zustand habe sich nicht verändert, der bestehe nun seit fast 3 Jahren so.

Er sei ständig müde und abgespannt, werde nachts nach einigen Stunden wach und könne dann nicht mehr einschlafen. Er könne sich nicht ruhig halten, er müsse sich immer viel bewegen und Gehen sei am besten. Die Hände seien angelaufen, zum Teil auch das Gesicht und er neige zu Atemnot. Er habe ein komisches Gefühl in der Magengrube und die Aufregung schlage sich auf den Magen. Er könne essen was er wolle, er habe immer Untergewicht; der Appetit sei eher zu gut. An der rechten Zehe empfinde er ein ständiges Jucken, Kratzen verschlimmere; außen sei jedoch nichts zu sehen.

Soweit der Spontanbericht.

Auf Nachfragen: Die Nervosität und das andere Befinden werde durch kaltes Abwaschen jedesmal merklich besser. Er habe ein Empfinden, wie wenn es wellenartig durch den Körper gehe; in der Magengegend bestehe ein häufiges Zusammenschnürungsgefühl. Früher hätte er das Gefühl gehabt, wie wenn elektrische Ströme durch den ganzen Körper gehen würden, die Finger hätten sich verkrampft und Atemnot sei eingetreten. Die Hände, Arme und Beine würden schnell heiß, besonders beim Liegen. Bewegung und Gehen bessere alle Beschwerden. Auf fettes Fleisch verspüre er Übelkeit und Aufstoßen; im allgemeinen esse er gerne scharf und pikant.

Die Sonne und heiße Räume könne er überhaupt nicht mehr verkraften. Die Unruhegefühle zeigten sich besonders im Sitzen, länger als 10 Minuten könne er es nicht auf seinem Platz aushalten. Innerlich habe er ein pulsierendes Gefühl im ganzen Organismus. Er träume viel und wirr. Er sei etwas depressiv, aber auch schnell gereizt und werde leicht wütend; andererseits werde er immer „wurstiger" und habe keinerlei Auftrieb mehr.

Das waren die Symptome und Modalitäten, die sich bei der 1. Konsultation in Erfahrung bringen ließen. Können wir mit diesen Symptomen auf ein Mittel kommen und wenn ja, in welcher Reihenfolge etwa ging die Hierarchisierung vor sich?

Ein Führungssymptom ist die Besserung des Befindens durch Gehen und Bewegung und andererseits die Ruhelosigkeit im Sitzen beziehungsweise die Ruhelosigkeit überhaupt. Das ist zwar alles von der Überfunktion der Schilddrüse her als eine Art klinisches Bild verständlich, aber es ist doch von Wert deshalb, weil unser Medikament auf jeden Fall diese Modalitäten deutlich in seinem Arzneimittelbild haben muß; auch die Intensität dieser Beobachtungen ist beachtlich und für uns von zusätzlichem Wert. Ein sonderliches Symptom ist die Besserung durch kaltes Baden 1/492. Die Unverträglichkeit von Sonne 1/523 und von heißen Räumen 1/527 können wir ebenfalls zur Mittelwahl heranziehen.

Wenn wir von der Modalität kaltes Baden bessert ausgehen, die mit 11 Mitteln im „Kent" vertreten ist, dann werden wir finden, daß in Verbindung mit den anderen bereits genannten Symptomen Natrium muriaticum in die engste Wahl kommt und dies durch die Gemütssymptome Wut 1/151, 75 und Antriebslosigkeit, Indifferenz 1/102 noch bestätigt wird. Die Unter-Rubrik Unruhe im Sitzen 1/85 enthält unser Mittel ebenfalls und bringt uns nicht mehr von ihm weg.

Bescheid nach 3 Wochen: es gehe, nach einer leichten Hautreaktion (Hautausschläge) bereits merklich besser. Karteinotiz nach Verabreichung eines 2. Fläschchens: Sehr gutes Befinden. Die Dosierung war Nat-m. LM 18, 1mal täglich 5 Tropfen.

Fall 46: Frau, 59 Jahre, kommt wegen eines seit 3 Monaten bestehenden Schwindels. Spontanbericht: Es drehe sich wie in einem Karussell, Bücken sei schlecht, nach oben schauen sei auch sehr störeund, was sie am meisten belaste, meint die Patientin, der Schwindel trete sogar im Bett auf — allerdings nur, wenn sie auf dem Rücken liege. Gefragt, wie es denn sei beim Umdrehen im Bett, sagt die Frau, das mache ihr gar nichts aus, auch das seitliche Liegen sei gut möglich.

Sonst ist nur herauszubringen, daß die Wärme nicht vertragen wird, die Kranke mit der Galle zu tun hat und schwerere Speisen schlecht verträgt.

Was half sogleich? Was war das Leitsymptom, das auffallendste Symptom? Zweifellos der Schwindel nur beim Liegen auf dem Rücken 1/164, und das seit Monaten. Ein gutes, „recht ordentliches" Symptom ist die Verschlimmerung des Schwindels beim Sehen nach oben 1/168. Die Art der Störung, der Karussell-Schwindel 1/158 ist ebenfalls bemerkenswert. Das Mittel, Pulsatilla, wurde in der LM 12 gegeben und die Beschwerde war in wenigen Tagen vorbei.

Dieselbe Patientin kam nach längerer Zeit wieder: Der Schwindel sei weiterhin nicht mehr aufgetreten, sie habe heute einen ganz anderen Kummer.

Sie leide an einem ständigen Nasenbluten und sie wisse auch warum. Vor ca. 5 Wochen habe sie einen Schlag auf den Kopf bekommen; seitdem habe sie das Bluten und Kopfschmerzen dazu.

Die Leitsymptome sind klar: Folge von Kopfverletzung 1/202 und Nasenbluten durch einen Schlag 3/152. Das ergibt als einziges Mittel Arnica, jeweils 3wertig; beide Beschwerden verschwanden sogleich auf LM 12.

Fall 47: Frau, 28 Jahre, verlangt einen Hausbesuch: Seit 36 Stunden hohes Fieber mit Schüttelfrösten. Große Schmerzen in der linken Nierengegend; Kopf hochrot; momentane Temperatur 39 Grad axillar mit starkem Schwitzen.

Auf Nachfragen: Viel Durst auf Kaltes. Kann wegen der Schmerzen nicht links liegen; Schlaf war schlecht. Obwohl das ganze Bett dampft, friert die Patientin sofort, wenn sie sich abdeckt. Sie sagt spontan dazu, nicht einmal die Hand dürfe sie aus dem Bett nehmen — da friere sie bereits.

Es bestehe häufiger Harndrang, mit geringen Schmerzen zwar, aber wenn der Drang komme, müsse sie sofort heraus oder auf den Topf, sonst ginge es ins Bett. Die Zunge ist etwas belegt, der Stuhl träge; der Urin soll sehr dunkel und etwas trübe sein.

Die Kranke sagt noch, sie habe sich 8 Tage vorher schon nicht mehr wohl gefühlt. Einen besonderen Anlaß für die Erkrankung könne sie nicht angeben. Sie habe aber vor 2 Jahren die gleiche Sache gehabt, es sei eine Nierenbeckenentzündung gewesen. Es seien ihr zwar damals starke Mittel verordnet worden, aber sie habe sich lange nicht erholen können — es seien vorübergehend sogar „asthmatische Beschwerden" aufgetreten.

Das merkwürdigste Symptom und damit ein führendes ist das Frieren der Patientin beim Herausstrecken der Hände aus dem Bett 2/35; auch das sofortige Frösteln beim Abdecken, Kälteschauer durch Entblößen 2/52, 37 ist von Bedeutung für uns. Die Differenzierung der entsprechenden Mittel erfolgt zunächst durch das Einsetzen eines weiteren, recht ordentlichen Symptoms: der plötzlich auftretende Harndrang; im „Kent" findet sich auf der gleichen Seite eine identisch zu nennende Rubrik „muß sofort urinieren, sonst würde man den Urin nicht halten können" 3/681. Die 2 weiteren Symptome Kopf, Gesicht hochrot bei Fieber 2/88 und starker Schweiß im Fieber 2/39 führen endgültig zu Nux vomica; sogar der Durst auf Kaltes 3/484 ist bei ihm zu finden.

Es wurde in der D 30 gegeben, 2mal tgl. 5 Tropfen. Am nächsten Tag schon merkliche Besserung, nur noch etwas Temperaturen und mäßige Schmerzen.

2 Tage später war das Fieber weg, die Frau war schon zu Besuch bei ihrer Mutter, die allerdings in ihrer Nähe wohnt.

Fall 48: Mann, 49 Jahre, kommt wegen eines seit über 3 Wochen bestehenden „ekelhaften" Hustens. Er trete besonders nachts auf, der Hustenreiz sitze mitten im Brustkorb; Auswurf sei kaum vorhanden. Er habe festgestellt, daß er seither nachts, wenn er wach werde, sehr schwitzen müsse.

Auf Nachfragen: Vom Husten werde er nachts wach und müsse sich dann unbedingt aufsetzen. Aufgetreten sei die Sache wahrscheinlich nach Sitzen abends im Freien in einem Wirtsgarten; da sei die Luft schon ziemlich kalt und feucht gewesen; er habe damals auch gefroren; seitdem sei der Husten vorhanden. Das Mittel, das in der LM 18 gegeben wurde, half nach 3 Tagen. Es war verhältnismäßig leicht zu finden: Die feuchtkalte Luft wurde als auslösende Ursache des Hustens genommen 3/369; die Nachtmodalität und der Zwang sich beim Hustenanfall aufzusetzen, ist ein gutes Symptom 3/357, 368; zu guter Letzt kommt der Schweiß nachts beim Erwachen, der erst seit der Störung festzustellen ist 2/67. Die Wahl fiel auf Sepia.

Fall 49: Junger Mann, 20 Jahre, erscheint in der Sprechstunde. Spontanbericht: Seit über 3 Monaten habe er einen ständigen Husten mit starker Verschleimung auf der Brust und Brechen und Würgen dabei. Auch der Hals sei immer voll Schleim und sogar die Zunge; das sei so stark, daß er das Essen gar nicht mehr schmecke. Der Auswurf sei meist gelblich und gehe nicht gut heraus. Zum Teil sei der Husten auch trocken; im Warmen werde er besser.

Auf Nachfragen: Besonders trete der Husten nachts auf, aber da ohne Auswurf. Er habe immer leichte Temperaturen mit Hitzegefühlen. Oft aber fühle er sich einmal kalt und einmal heiß. In der Nacht müsse er am ganzen Körper schwitzen, ganz deutlich am Kopf und an den Händen — er decke sich lieber ab.

Angefangen habe das ganze mit einem starken Schnupfen. Weil dieser damals nach 1 Woche nicht weggewesen sei, habe er einen Doktor aufgesucht; der habe ihm etwas gegeben und da sei der Schnupfen gleich verschwunden gewesen. Einige Tage danach habe der Husten angefangen und bis jetzt nicht aufgehört. Er habe schon alles mögliche versucht.

Das Leitsymptom ist der unterdrückte Schnupfen 3/171, 181, eine bombenfeste Causa nach unserem Geschmack. Das zweite eigenartige Symptom ist dieses ständige Heiß- und Kaltfühlen des Patienten 2/37; diese Rubrik genügt unseren Intentionen; ähnliches finden wir in 2/40. Ein sonderliches Symptom kann die schleimige Zunge bei diesem Zustand genannt werden 3/257. Das Mittel war Mercurius solubilis; verordnet wurde es in der LM 12.

Einige Tage später erfolgte ein Anruf: Der Patient hatte sogleich nach Einnahme des Mittels 3 Tage einen starken Durchfall gehabt und das Befinden war schon wesentlich besser. Husten hatte er ebenfalls kaum mehr. Kurze Zeit später war alles in Ordnung.

Für den Durchfall wußte der Mann keinerlei Grund anzugeben; so etwas kannte er sonst überhaupt nicht. Für uns ist er das Zeichen der Reaktion auf das Quecksilber, das gegen die Unterdrückung des Schnupfens gerichtet war.

Fall 50: Frau, 55 Jahre, kommt mit folgendem Bericht in die Sprechstunde.
Vor 10 Tagen seien brennende Halsschmerzen mit Rötung des Halsinneren aufgetreten; es sei dann wieder besser geworden, aber seit 3 Tagen sei alles wieder rückfällig. Sie habe wieder starkes Brennen, mit einem kalten Gefühl dabei; letzte Nacht habe sie deshalb schlecht schlafen können. Jetzt bestünde auch ei-

ne Heiserkeit (was zu hören ist). Der ganze Hals sei sehr trocken, sie müsse immer trinken; lauwarme Getränke bevorzuge sie. Zusätzlich habe sie das Empfinden, als ob innen alles angeschwollen sei. Sprechen verschlimmere die Heiserkeit.

Die Patientin fühlt sich krank und möchte zu Hause bleiben; ich schreibe sie also dienstunfähig. Die Frau ist appetitlos und sagt so nebenbei, zur Zeit habe sie eine komische Abneigung gegen Süßes; so etwas kenne sie sonst gar nicht.

Die letzte Angabe ist zugleich die beste; denn es handelt sich um das Leitsymptom in diesem Fall 3/419. Das nächste Symptom ist das auffällige Brennen im Hals 3/295; dieser Art von Halsschmerzen begegnen wir nicht allzu häufig; die Rubrik ist allerdings groß. Das Schwellungsgefühl im Hals ist ebenfalls nicht allzu oft zu finden 3/274; wir geben uns also mit ihm zufrieden; auch mit der Trockenheit des Halses 3/286 sind wir einverstanden. Das Mittel war Causticum. In der LM 18 gegeben war am nächsten Morgen die Heiserkeit, die Trockenheit und alles andere vorbei; es bestand nur noch eine gewisse Schlappheit.

Fall 51: Junge Frau kommt wegen einer Blasenentzündung.

Spontanbericht: Es bestehe seit 4 Tagen ein unangenehmer, ständiger Harndrang und ein Brennen beim Wasserlassen; es sei auch Blut im Urin und zwar komme es am Ende des Wasserlassens. Die Patientin kann keinen Grund für die Störung angeben. Es gelingt mir nicht recht die Frau zu examinieren, da sie Engländerin ist und mir die Feinheiten der englischen Sprache fehlen.

So gebe ich über den Daumen Cantharis D 6 und außerdem Staphisagria D 6, als Tropfenmischung; die Patientin ist nämlich ganz jung verheiratet: 3/683 käme hier in etwa in Frage.

Anruf nach 2 Tagen: es gehe etwas besser. Nach weiteren 2 Tagen: alles sei wieder gekommen, besonders auch das Bluten — und das beunruhigt die Kranke am meisten. Dieser 2. Anruf kam vom Ehemann und da stellte sich heraus, daß er Dolmetscher ist. Ich bestelle ihn mitsamt seiner Frau in die Sprechstunde.

Als erstes ist festzustellen, daß die Ehefrau einige Tage vor dem Beginn der Erkrankung stundenlang im kalten Auto auf ihren lieben Mann warten mußte, der beruflich zu tun hatte. Dabei hatte sie eiskalte Füße bekommen.

Das Brennen spürt die Patientin am Blasenhals und zwar nach dem Urinieren. Der Harndrang tritt ganz plötzlich auf — sie muß dann sofort die Toilette aufsuchen. Das Blut tritt — wie schon von Beginn an — nur gegen Ende des Wasserlassens auf. Wir haben ein hervorragendes Leitsymptom, Folgen kalter Füße 1/504 und dazu: Harndrang, häufig durch Erkältung, Entzündung Harnblase durch Erkältung, und Einwirkung von Kälte und Nässe mit häufiger Entleerung der Harnblase 3/680, 686, 672. Die letzten 3 Rubriken entsprechen nicht ganz genau unserem Leitsymptom; aber sie sind doch als synonym einzustufen. Zusammen mit dem 1. Symptom steht hier bereits Pulsatilla an erster Stelle. Als 2. wertvolles Symptom ist das Bluten am Ende des Harnens zu betrachten 3/717, eine gute Beobachtung der Patientin. Dazu kommt der plötzliche Drang 3/681 und bereits weit abfallend das Brennen am Blasenhals am Ende des Urinierens 3/703; trotzdem ist die entsprechende Rubrik nur mit 5 Mitteln ausgestattet, was uns wiederum als doch beachtliche Modalität imponieren könnte. Das Mittel wurde in der LM 12 gegeben mit promptem Erfolg.

Fall 52: Frau, 54 Jahre, klagt seit fast einem Jahr über migräneartige Kopfschmerzen; seit dieser Zeit bastle ich mit meinen Mitteln herum, ohne eine Wirkung zu haben. Die Patientin ist eine Bekannte der Familie, die natürlich nie Zeit hat. Sie rutscht so zwischendurch in die Sprechstunde herein und möchte dann etwas für den Kopf. Die Anfälle treten immer häufiger auf, und nun nehme ich mir die Kranke einmal wirklich lege artis vor und es ergibt sich Folgendes:

Beim Anfall intensives Gallebrechen; die Schmerzen sind pulsierend und niemals anders. Der Ausgangspunkt sitzt am Hinterkopf links und niemals wo anders; der Schmerz erstreckt sich zur Stirne und niemals wo anders hin.

Das war alles. Wir haben hier zwar keine dramatischen Zeichen, aber doch sehr präzise und immer in gleicher Weise auftretende. Es sind alles „recht ordentliche" Zeichen und Symptome. Als bestes Symptom nahm ich die seltene Lokalisation Schmerz Hinterkopf links 1/276. Er wird dadurch in der Qualität erhöht, weil er seit Beginn dort und nur dort vorhanden ist und weil er ausgeprägt ist. Bei Verwendung eines *lokalen* Symptoms ist es unumgänglich, sich durch entsprechende Untersuchung zu vergewissern, daß die Örtlichkeit die richtige ist. Ein weiteres Symptom von Wert ist der pulsierende Schmerz, der nicht durch andere Schmerzarten „verwässert" wird, sondern ständig so auftritt, was ebenfalls seine Qualität steigert. Wir finden Kopfschmerz pulsierend in 1/334, 330 und in etwa 206; es gibt hierfür eine Menge Mittel. Es gibt aber auch die Rubrik Hinterkopfschmerz pulsierend; sie kommt unseren Bedürfnissen am nächsten und ist eigentlich die einzig richtige für uns 1/274; die Idealrubrik wäre die, wo es hieße: pulsierender Hinterkopfschmerz links; da es eine solche nicht gibt, müssen wir unser Leitsymptom auseinandernehmen in Hinterkopfschmerz links und pulsierenden Hinterkopfschmerz. Diese Überlegung ist wichtig, weil es sich nicht um ein x-beliebiges, sondern um *das* Symptom handelt, das uns den Einstieg in die Mittelwahl ermöglicht.

Als letztes Symptom kommt das Gallebrechen 3/463 — es ist noch ein recht ordentliches Symptom.

Chelidonium ist das Mittel; es wurde in der LM 18 gegeben. 8 Tage später kam die Frau wegen starker Schmerzen im Bereich des *linken* inneren Schulterblattwinkels 2/332; es ist ein Symptom von Chelidonium! Diese Sache hatte die Patientin noch nie gehabt. Die Migräneanfälle hörten vom Tage der Einnahme des Mittels an auf. Beobachtungszeit mehrere Jahre.

Fall 53: Patient, 33 Jahre, kommt in die Sprechstunde mit folgendem Spontanbericht: Seit knapp 1 Woche bestünden „furchtbare Kopfneuralgien". Beide Augen seien sehr schmerzhaft und Druck verstärke noch den Schmerz; die Sehfähigkeit sei aber normal. Der Schmerz sei auch nachts da; in der letzten Nacht war er besonders stark. Er habe schon eine Menge Tabletten verbraucht.

Auf Nachfragen: Es sei eher ein weher Schmerz. Jede Augenbewegung sei mit verstärkten Beschwerden verbunden. Er müsse es dunkel haben im Raum, da seither eine große Lichtempfindlichkeit vorhanden sei. An einen Grund für die Störung kann sich der Mann nicht erinnern. Er hat übrigens seitdem auch rheumatische Schmerzen an den Schultern.

Was tun. Ich sage dem Mann, er möge sich den Tag vergegenwärtigen, an dem dieser Zustand zum ersten Mal aufgetreten war: ob damals nicht doch etwas Besonderes los gewesen sei.

Er kann sich an nichts erinnern. Ich frage nach einer Verletzung, nach einer Überanstrengung der Augen, nach Blendfolgen usw. Bei der Frage nach einer etwaigen Unterkühlung geht dem Patienten ein Licht auf: Es habe an einem Samstag in der Frühe mit den Beschwerden angefangen und er habe am Abend vorher ein Bad genommen; die Haare seien noch naß gewesen und er sei auch sonst noch ziemlich verschwitzt gewesen, als er anschließend zu Bett gegangen sei. Er habe die Fenster aufgehabt und die kalte Luft gespürt.

Nun lag die Sache schon wesentlich anders. Die Causa ist klar; das Leitsymptom ist Folge von Unterkühlung bei Schwitzen 1/516; es findet sich eine „genauere" Rubrik, Kopfschmerz durch Naßwerden, beziehungsweise beim Schwitzen 1/259. Sie ist im Grunde trotzdem nicht sehr gut, weil bei unserem Fall die *Lokalisation* eine eher zufällige ist; die Allgemeinrubrik 1/516 ist besser, sie muß zumindest dazu genommen werden. Als 2. Symptom kann man die Lichtscheu nehmen 3/23, die von der Sache her nicht verständlich ist und damit als Symptom im Stellenwert steigt. Zuletzt kommt die Verschlimmerung durch Bewegen der Augen 3/37, ähnlich 3/55.

Rhus toxicodendron erscheint überall im höchsten Grad, also 3wertig, fettgedruckt. Wobei zu erinnern ist, daß nicht *allein* der Fettdruck ein Symptom und seine Mittel qualifiziert. Der Fettdruck, die 3-Wertigkeit also, kann auch, vor allem in großen Rubriken, vom Wege abbringen und die Mittelwahl verunsichern. Fettdruck ist nicht ganz selbstverständlich ein hervorragendes Symptom in unserem Sinne; es gehört das *Quale* des Symptoms, des Zeichens, der Modalität dazu.

Nach der Einnahme der Arznei in der D 30 sofortiger Besserungsbeginn. Nach dem 2. Schluck einige Stunden später war alles in Ordnung.

Der Fall ist aus folgendem Grund interessant: Er zeigt, daß wir doch sehr abhängig sind von der Geschicklichkeit des Patienten, seine Symptome ordentlich schildern zu können. Und wir selber müssen lernen, dem Kranken ebenso geschickt unter die Arme zu greifen, wenn er selbst an etwas nicht denkt oder zu unkonzentriert ist, wichtige Dinge anzugeben. Die „Gescheiten" sind hier des öfteren die Dümmeren.

Obiger Patient, aufgeschlossen und verbindlich, ist Mittelschullehrer und kommt von auswärts. Er kommt also eigens hierher, um sich helfen zu lassen. Er ist besten Willens und möchte seine Schmerzen los werden und ist trotzdem nicht in der Lage, sich selber an das Wesentliche zu erinnern. Da liegt es bei uns, durch gekonntes Abfragen den Fall in die Hand zu bekommen.

Das ist so bei akuten Störungen, das ist so bei subakuten und chronischen.

Immer auch müssen wir überlegen und abschätzen: Welche Symptome dürfen wir in dem und jenem Falle weglassen und welche Symptome, Zeichen und Modalitäten sind so, daß wir sie *nie und nimmer* eliminieren dürfen bei der Mittelwahl.

Fall 54: Frau, 55 Jahre, verlangt um 7 Uhr in der Frühe einen Hausbesuch.

Spontanbericht: Sie habe seit 2 Uhr morgens eine fürchterliche Migräne mit Gallebrechen; der Schmerz sitze besonders in der linken Schläfengegend. Sie müsse ganz ruhig liegen und zwar auf dem Rücken.

Einige Migräne-Tabletten, bald nach dem Anfall genommen und eine Stunde später, hatten keine Erleichterung gebracht.

Zu beobachten ist, daß die Frau die Augen abdeckt. Sie sagt, sie sei zur Zeit sehr lichtempfindlich, die Kopfschmerzen würden durch die Lichteinwirkung noch schlimmer. Auf Nachfragen: Sie leide ab und zu an diesen Zuständen; aber der jetzige sei bestimmt durch eine Überarbeitung aufgetreten. Sie habe am Tage vorher bei Malerarbeiten im Hause schwere Kübel gehoben — was die Tochter, die dabei ist, sogleich und eindringlich bestätigt.

Die Art des Schmerzes kann nicht exakt bestimmt werden. Ausstrahlungen von der schmerzenden Partie irgendwohin bestehen keine (Ausstrahlungen können als Symptom des öfteren ausgezeichnet sein, genau so oft aber wertlos). Der Mund sei bitter, es bestehe mehr Durst als sonst und Mundtrockenheit.

Weitere Symptome, Zeichen und Modalitäten sind nicht zu erfahren.

Ich nehme die Tochter mit in die Praxis und repertorisiere den Fall. Welches Mittel mußte sie mitbekommen?

Ein gutes Leitsymptom, ein unmißverständliches, ist die Verursachung dieses Kopfschmerzes durch das Kübelheben 1/252; ein weiteres die auffallende Lichtscheu 1/256; sie ist wirklich bemerkenswert. Das Gallebrechen 3/463 ist ein recht ordentliches Symptom. Die Intensität des Kopfschmerzes findet sich im „Kent" unter Kopfschmerz heftig 1/252; man sollte diese Heftigkeit als Symptom von Wert mit berücksichtigen. Zuletzt findet sich ein sonderliches, ein eigenartiges Symptom, die Besserung durch Liegen auf dem Rücken 1/257; die Bezeichnung Besserung ist nicht ganz richtig, die Patientin sagt, sie müsse ganz ruhig liegen und zwar auf dem Rücken; im Grunde kann man das aber einer Art von Besserung gleichsetzen, denn in dieser Position läßt sich der Schmerz am besten aushalten. Das Mittel war Bryonia; sofort nach dem 1. Schluck trat noch einmal Gallebrechen auf und der Kopfschmerz klang in kurzer Zeit ab. Die Dosis war in der D 30 verabreicht worden.

Fall 55: Frau, 74 Jahre, hat seit ca. 8 Wochen einen „schlechten Magen", wie sie das nennt. Der Appetit sei mäßig, der Stuhl normal; in der Frühe trete ab und zu ein leichter Schwindel auf. Komischerweise fühle sie sich — allerdings ganz kurz nur — vom Magen her etwas wohler, wenn sie etwas gegessen habe. Sie müsse seither den Rock schön weit aufmachen, weil sie so aufgebläht sei.

Auf Nachfragen: Sitzen sei unangenehm, Liegen gut; der Durst sei normal; Aufstoßen bessere merklich das Völlegefühl. Blähende Speisen seien schlecht verträglich, ebenso schweres Essen überhaupt.

Andere Symptome und Modalitäten sind zunächst nicht zu finden.

Ich bin mir über die Sicherheit der Arzneimittelwahl nicht recht im klaren und versuche es — wegen der, wenn auch vagen Essensbesserung — mit Lachesis LM 18; es zeigt sich eine mäßige Wirkung. Weil aber nach einer Woche keine wirkliche Besserung eintritt, gebe ich Lycopodium nach, ebenfalls in der LM 18 und ebenfalls ohne einwandfreie Wirkung.

Ich bestelle die Patientin wieder in die Sprechstunde — in der Zwischenzeit sind fast 3 Wochen vergangen. Eine Röntgen-Kontrolle ergibt außer einer ziemlich schweren Gastritis keinen krankhaften Befund. Es lassen sich keine neuen Besonderheiten aufdecken, aber auf die Frage, wie sie denn am treffendsten die ganzen Beschwerden schildern könne, sagt die Frau prompt: „Ich habe immer das Gefühl, wie wenn mein Magen nicht arbeiten würde."

Nun, das ist eine präzise Angabe, die zu verwerten ist; wir hören manchmal, aber gar nicht häufig, ähnliche Bemerkungen und haben im „Kent" dafür eine Rubrik mit nur wenigen Mitteln.

Als Leitsymptom kommt also Gefühl der Untätigkeit des Magens 3/469 in Frage. Von diesen Mitteln nehmen wir diejenigen, die einen Bezug zu dem Symptom schwere Speisen verschlechtern 1/515 (zweimal) haben. Das „Gürtelgefühl", die Empfindlichkeit um die Taille 3/468, 492, 504, 537, 555, die Besserung durch Aufstoßen 3/425, die starke Flatulenz überhaupt bestätigen uns, daß es sich in unserem Fall um Carbo vegetabilis handelt. In der LM 12 eingenommen verschwand die Beschwerde nach wenigen Tagen. In großen Zeitabständen benötigte die Patientin dieses Mittel wegen leichter Rückschläge und es half jeweils in kurzer Zeit.

Man kann sich fragen, ob das Mittel das Simillimum gewesen ist; man muß sagen nein, aber es war zweifellos ein gutes Simile.

Fall 56: Patientin, 59 Jahre, hat seit über 4 Wochen starke Kopfschmerzen, die sie sonst nicht kennt; diese sitzen besonders in der Stirn, aber auch am übrigen Kopf — ein Zeichen für uns, daß die Lokalisation zu verwaschen ist, um eine solche als gutes Symptom verwenden zu dürfen. Die Schmerzen kommen und gehen plötzlich, sie sind stechend, manchmal mit einem Reifengefühl um den Kopf; Bücken verschlimmert. Ich gebe mit einem einigermaßen sicheren Gefühl Belladonna D 6 als Globuli. Die Frau kommt nach 14 Tagen wieder, ohne daß die Besserung eingetreten ist. Aber sie sagt, sie könne sich jetzt erinnern, seit wann sie die Kopfschmerzen habe. Das habe sie bei der ersten Konsultation, obwohl ich sie danach gefragt hätte, nicht mehr in Erinnerung gehabt: Sie sei völlig verschwitzt nach der großen Wäsche auf dem Balkon über 1/2 Stunde einem starken Luftzug ausgesetzt gewesen.

Jetzt war die Causa klar, das Leitsymptom Kopfschmerz als Folge von Luftzug bei Schwitzen; wir müssen, da eine identische Rubrik nicht vorhanden ist, kombinieren Luftzug macht Kopfschmerz 1/257 mit Kopfschmerz nach Schwitzen 1/259; manchmal ist man um solche „Konstruktionen" froh mangels besserer Möglichkeiten. Bei unserem Fall ist allerdings die *Lokalisation,* wie des öfteren, nicht entscheidend und wir können die Rubrik Folge von Schwitzen 1/516, auch 2/25, mit gutem Grunde als eine bemerkenswerte heranziehen. Die Idee dieser Art von Störungen ist letztlich das Auftreten einer „Verdunstungskälte"; es erfolgt eine unverhältnismäßig starke Abkühlung der entsprechenden Körperpartien durch die lokale Schweißbildung. Es wurde Rhus toxicodendron gegeben, das in der LM 12 nach 2 Tagen die Beschwerde beseitigte.

Fall 57: Frau, 30 Jahre, kommt wegen seit cirka 1 Woche bestehenden Magenbeschwerden. Spontanbericht: Es bestehe seither auch eine unangenehme Übelkeit; die Schmerzen seien immer da, besonders allerdings früh und abends. Der Appetit sei nicht gut, sie fühle sich aufgebläht und Druck verschlimmere die Schmerzen; sie könne zur Zeit auch keinen engen Rock vertragen. Außerdem habe sie ein saures Aufstoßen.

Auf Nachfragen: Die Schmerzen seien eher stechend; das Essen bessere etwas die Beschwerden. Einen Grund weiß die Kranke nicht anzugeben. Der Stuhl ist unauffällig. Andere Symptome sind von der Patientin nicht zu erfahren.

Auf Lachesis LM 12 keine Besserung.

Ich bestelle die Frau nach 8 Tagen wieder zu mir und forsche weiter nach. Es stellt sich heraus, daß sie auf Fettes regelmäßig Übelkeit empfindet — aber das schon immer. Dabei kommen wir zum Kernpunkt der Störung: Es fällt der Kranken nämlich ein, daß sie zu Beginn der Magenstörung — bei einer Einladung — „anstandshalber" eine fette Torte gegessen habe und seitdem habe sie die Sache; das wisse sie jetzt ganz genau.

Das Führungssymptom, eine Causa, war also klar: verdorbener Magen nach fetten Speisen 3/453; die allgemeine Rubrik nahrhafte schwere Speisen verschlimmern 1/515, 513 sollte man ebenfalls dazunehmen, wenn es sich auch in unserem Fall um eine Störung handelt, die als *verdorbener Magen* durch fette, schwere Speisen bezeichnet werden kann. Ganz genau betrachtet geht die Beschwerde darüber hinaus, denn die Flatulenz zeigt, daß es nicht allein der Magen ist, der Schwierigkeiten macht. Für uns ist aber diese Differenzierung ohne Bedeutung, wir haben gute Rubriken und wir haben gute Symptome.

Auf Pulsatilla D 30 war nach dem 2. Schluck bereits praktisch alles in Ordnung.

Fall 58: Anruf einer Mutter: Der 6jährige Sohn habe seit 8 Tagen einen „fürchterlichen" Husten. Sie wisse auch warum: Nach Barfußgehen auf kaltem Boden sei dieser Husten gekommen. Weiter kann sie nichts sagen. Da ich das Kind kenne, es ist etwas unterentwickelt und hat vergrößerte Mandeln, ist das Mittel schnell zur Hand. Was sollte sich die Mutter besorgen? — als Tiefpotenz (da viele Apotheken Hochpotenzen nicht vorrätig haben, wird man bei telefonischen Mitteldurchgaben aus praktischen Gründen Tiefpotenzen empfehlen).

Das Leitsymptom ist auch hier wieder die Causa, die Rubrik ist zu finden in 3/367, Husten durch Kaltwerden der Füße; hier gibt es nur 4 Mittel; die Differenzierung gelang über die gewisse „Unterentwicklung" des Patienten; die Rubrik findet sich unter Zwergwuchs (hier sollte „Unterentwicklung" ergänzt werden) 1/458. Auch die großen Mandeln interessieren uns 3/286. Barium carbonicum hat einen etwas größeren Zahlenwert als Silicea: In der D 6 verwendet, hörte der Husten am anderen Tag auf.

Fall 59: Patientin, 58 Jahre, kommt wegen einer Erkältung, die seit fast 2 Wochen besteht. Es begann mit Halsschmerzen, Katarrh und Husten; nach kurzer Zeit habe sich alles auf die Nebenhöhlen geschlagen. Der Kopf sei dösig und wie zum Platzen. Die Backenknochen, die Kieferpartien, das ganze Gesicht schmerzten. Aus der Nase komme eine gelblich-grüne Absonderung.

Vor 17 Jahren habe sie einmal eine ähnliche Sache gehabt, mit Oberkieferhöhlenvereiterung; das habe damals lange gedauert bis es wieder besser geworden war. Sie befürchte, daß diesmal alles wieder genau so kommen werde.

Auf Nachfragen: In der Zimmerwärme seien die Gesichtsschmerzen viel erträglicher; andererseits sei sie hochgradig empfindlich gegen den geringsten Luftzug, Windhauch.

Die Nase sei trotz der Absonderung meist verstopft und zwar einmal die rechte und einmal die linke Seite — das wechsle ständig ab.

Das war alles, was von der Patientin erfahren werden konnte.

Da die Frau in 8 Tagen einen Urlaub antreten will, erhofft sie sich baldige Besserung.

Nun, das Medikament half sofort. Beim zweiten Einnehmen der Tropfen, so schilderte die Frau einige Tage später am Telefon, sei es schon wesentlich besser geworden und seit gestern sei alles wieder normal.

Hier war das Einstiegsymptom zweifellos die Verstopfung der Nase, die andauernd die Seiten wechselte; das ist ein hervorragendes Zeichen, wenn es deutlich und ohne Wenn und Aber in Erscheinung tritt; gewisse Tendenzen eines Seitenwechsels (bei Halsbeschwerden, bei Kopfschmerzen usw.) wird man öfters bei Aufnahme der Anamnese beobachten können, aber wie immer muß eine Symptomatik, die für uns Bedeutung hat, in einer unzweifelhaften *Intensität* und *Präzision* zum Ausdruck kommen. Bei der praktischen Arbeit ist es allerdings so, daß man nicht in jedem Fall diesem hohen Ziel nahe kommen wird — man muß möglicher Weise vernünftige Kompromisse schließen. Hier tritt eben das vor uns hin, was man als ein Fingerspitzengefühl, ein Gespür, eine Ermessenssache bezeichnen muß, das, was eben in Richtung Heil*kunst* geht. Das Mittel war Lac caninum, die Potenz LM 18.

Die Rubriken im „Kent": Verstopfung der Nase, abwechselnde Seiten 3/184, in etwa 3/183. Hier figuriert Lac caninum 3wertig, im Fettdruck. Andere Zeichen und Symptome, wenn auch verhältnismäßig dürftige, sind die Verschlimmerung der Gesichtsschmerzen durch Wind 2/127, 128 und die Besserung im warmen Zimmer 2/127. Lac-c. verbleibt als einzige Arznei.

Fall 60: Frau, 65 Jahre, kommt mit einem Hautausschlag, der seit 4 Monaten besteht, zur Behandlung.

Der gesamte Rücken ist befallen; es zeigt sich eine einzige dunkelrote Fläche, trocken, gering schuppend und stark juckend. Ich habe noch keine derartig riesige zusammenhängende Hauterkrankung gesehen.

146

Vor dieser Hautsache hatte die Kranke einen Durchfall gehabt, der 3 Monate lang bestanden hatte und mit allopathischen Medikamenten behandelt worden war. Angeblich war es eine Darminfektion gewesen.

Die letzten 4 Wochen vor der Hauterkrankung waren keine Medikamente mehr gegeben worden. Sonst waren keine besonderen Symptome, Zeichen und Modalitäten zu erfahren. Vorher war die Patientin nie hautempfindlich gewesen.

Wegen der Vorgeschichte — mögliche Unterdrückungsphänomene als Leitsymptome — gab ich Sulfur LM 12. Ein telefonischer Bescheid nach einigen Tagen: Deutliches Nachlassen der Juckbeschwerden und geringes Abblasen der Haut. Nach weiteren 14 Tagen Sulfurwirkung, jedoch keine Besserung, sondern wieder Rückfälligwerden der Störung.

Ich bestellte nun die Frau wieder in die Sprechstunde und da sagte sie spontan: Zwar sei die Ekzemgeschichte nicht schön, aber am meisten störe sie die Juckerei; und diese trete speziell beim Ausziehen auf. Immer, wenn sie sich abends oder auch sonst der Kleider entledige, werde das Jucken einfach unerträglich; zu jeder anderen Zeit, auch nachts, sei es vergleichsweise unbedeutend.

Andere Symptome waren allerdings auch diesmal nicht zu bekommen.

Das Symptom Jucken beim Ausziehen 2/196, 147 ist derart gravierend für uns, dazu besonders qualifiziert durch seine Intensität und Dauer über Monate, daß es als einziges genügt, um die Mittelwahl zu rechtfertigen; noch dazu deshalb, weil Sulfur als Mittel der Unterdrückungsfolgen nicht zum Zuge kam, einfach deshalb nicht, weil hier eine Unterdrückung nicht relevant war. Wir können diese Feststellung ex juvantibus treffen. Wir können nur das Was, aber nicht das Warum abklären: Wenn Sulfur in diesem Falle nicht hilft, ist dieser Hautausschlag keine Folge von Unterdrückung eines Durchfalls zum Beispiel. Eine Überlegung ist dabei angebracht: Wenn eine Darminfektion mit Durchfall trotz dauernder allopathischer Therapie erst nach 3 Monaten verschwindet, ist das Problem einer Unterdrückung kaum mehr gegeben, (es sei denn, daß zuletzt ein Medikament *kurzfristig* die Diarrhoe beseitigte). Wenn wir darüber nachdenken, können wir also sagen, es nimmt nicht Wunder, daß Sulfur nicht geholfen hat, weil es sich um gar keine „echte" Unterdrückung gehandelt hat. Es wäre höchstens eine Unverträglichkeit der lange gegebenen allopathischen Medikamente zur Debatte gestanden. Dafür sprach aber zunächst gar nichts. Das Mittel war Rumex. Es wurde in der D 30 gegeben und half in kurzer Frist; nach ca. 10—14 Tagen war die Haut wieder gesund.

Fall 61: Mann, 73 Jahre, kommt in die Sprechstunde: Seit ca. 8 Wochen bestünde eine beträchtliche Atemnot beim Treppensteigen und beim Gehen. Er müsse deshalb viel zu oft stehen bleiben, auch wegen eines starken Druckes auf der Brust, der seit der Atemstörung vorhanden sei.

Zusätzlich habe er ein unangenehmes Zusammenschnürungsgefühl am Hals. Nachts brauche er neuerdings offene Fenster; sogar tagsüber sei das jetzt so; die Atemnot trete auch im warmen Raum auf.

Auf Nachfragen: Am Hals habe er noch nie etwas Beengendes vertragen; die Füße strecke er wegen der Hitze nachts aus dem Bett; das bestehe ebenfalls schon seit langem. Der Appetit sei gut, der Schlaf in der letzten Zeit schlechter geworden — Atemnot habe er aber da keine. Er sei müde, zittrig und abgeschlagen.

Der Mann macht im übrigen einen energischen, aktiven Eindruck.

Im EKG: keine Infarktzeichen; Mangeldurchblutung; Herz aortenkonfiguriert und links verbreitet. RR 140/90. Mäßige Bein-Ödeme.

Weitere Symptome und Zeichen sind nach einer 20minütigen Interrogation nicht zu erfahren.

Auf Grund der vorhandenen, nicht gerade hochwertigen Symptome gebe ich zunächst einmal Lachesis LM 18. Nach 14 Tagen keine Änderung des Zustandes. Jetzt beginnt die *präzise* Hierarchisierung der vorhandenen Symptome und die Repertorisation. Ein gutes Symptom ist die Atemnot im warmen Zimmer 3/342 (hier ist Lachesis nicht dabei). Dazu kommen die heißen Füße nachts 2/454; das Herausstrecken bestätigt dieses Symptom noch 2/454. Ein anderes ist das Zusammenschnürungsgefühl am Hals seit der Erkrankung 3/279; das ist in unserem Zusammenhang ein eigenartiges Gefühl. Das Verlangen nach frischer Luft ist auch erst seit der Störung vorhanden; ein einigermaßen verständliches Bedürfnis, aber wir finden in der Rubrik: will Fenster auf 3/340 nicht viele Mittel; sie sind recht brauchbar für unseren Zweck. Zu guter Letzt kommt der Brustschmerz drückend, der wiederum erst seit der Krankheit da ist, 2/264.

Wir haben bei diesem Krankheitsfall einige Symptome und Zeichen aus der Vorgeschichte mit herein genommen. Das kann man tun, wenn man den Eindruck hat, daß sie mit den Erscheinungen der akuten Störung recht gut zu vereinen sind und letztere bestätigen. Bei diesem Vorgehen muß allerdings eine gewisse Vorsicht walten; man darf diese Symptome nicht unbesehen einsetzen. Das alleinige Medikament war der Sulfur. In der LM 18 eingenommen waren in ganz kurzer Zeit die Beschwerden von Seiten der Atemnot, des Kreislaufs usw. abgeklungen. Es wurden keine Herzpumpmittel oder anderes verabreicht. Nach einem großen Zeitabstand kam der Mann wieder wegen der gleichen Erscheinungen leichterer Art und reagierte auf das gleiche Mittel wieder vorzüglich. In den folgenden Jahren hat der Patient nichts mehr benötigt.

Fall 62: Mann, 25 Jahre, kam vor längerer Zeit in meine Behandlung und erzählte folgende Geschichte.

Er habe seit 2 Jahren ein ständig wanderndes Rheuma. 2 Jahre vorher sei er wegen eines Gelenkrheumatismus 8 Wochen im Krankenhaus gelegen. Damals sei es angegangen mit einer Bindehautentzündung rechts, die allerdings nur mit einer Salbe behandelt worden war. 8 Tage später sei er wie gelähmt gewesen und die Einweisung ins Krankenhaus sei nötig geworden; später habe dort das rechte Knie punktiert werden müssen. Nach der Entlassung sei sein Rheumatismus über längere Zeit recht ordentlich gewesen, aber die letzten 2 Jahre werde, wie gesagt, die Sache wieder schlechter und schlechter. Er stehe laufend in Behandlung und zuletzt habe er Spritzen ins Kreuz bekommen.

Mit 6 Jahren habe er eine Osteomyelitis gehabt, 9 Wochen lang. Mit 16 Jahren sei das gleiche wieder aufgetreten, er habe dann über längere Zeit Penicillin bekommen.

Auf Nachfragen: Zur Zeit seien das linke Zehengrundgelenk und der ganze Ballen stark angeschwollen und schmerzhaft; er könne kaum auftreten. Zwischendurch zeigten sich die Schmerzen einmal im Brustkorbbereich, einmal an den Schultern, an den Kniegelenken und so weiter — häufig mit merklichen Schwellungen verbunden und eigentlich immer herumziehend. Wenn es an einer Stelle besser werde, werde mit Sicherheit anschließend eine andere Körperpartie befallen.

Örtliche Wärme an den erkrankten Teilen sei ganz angenehm, aber sonst störe ihn jede Art von Wärme; das sei immer schon so gewesen. Warme Räume, warmes Wetter, liebe er gar nicht. Wenn das Rheuma nicht wäre, würde er am liebsten ständig „ganz kalt" herumlaufen — auch im Winter.

Er habe einen ziemlich ausgeprägten Durst; besonders liebe er kalte Getränke. Er schwitze allerdings viel und schnell. Am Penis bestünde seit einem Jahr ein kleiner, teilweise eiternder Hautausschlag. Nachts habe er meist die Füße aus dem Bett und das schon lange. Naßkaltes Wetter verschlechtere das Rheuma. Der Appetit sei mäßig, aber mit der Nahrung komme er in jeder Hinsicht gut zurecht. Zugempfindlichkeit, auch Wetterempfindlichkeit seien überhaupt nicht vorhanden. Bei stärkeren rheumatischen Beschwerden werde er nachts wegen der Schmerzen wach. Im Krankenhaus seien ihm damals wegen des Rheumas die Mandeln entfernt worden.

Stimmungsbilder: er sei ein skeptischer Mensch, die Stimmung könne schnell wechseln; gegen Tadel und Vorwürfe sei er ausgesprochen empfindlich. Im ganzen würde er sich als eine stille Natur bezeichnen, mit ausgeprägtem Mitgefühl gegenüber anderen. Er könne auch zornig werden und sei schnell gereizt.

Der Mann macht einen weichen, „sanftmütigen" Eindruck. Er geht sofort auf alles bereitwillig ein, er ist höflich und zuvorkommend.

Aus dem anschließend mitgegebenen Fragebogen kommt nicht viel Neues hinzu. Der Bruder ist mit jungen Jahren an einer Gehirnhautentzündung gestorben (Tbc ?). Der Vater hat ebenfalls Rheuma gehabt; er ist im 2. Weltkrieg gefallen. Die Mutter ist zuckerkrank und leberleidend.

Das ist wieder einmal so ein Krankheitsfall, bei dem man wirklich nicht viele Symptome, Zeichen und Modalitäten hat. Auf der anderen Seite wäre es schon wichtig ein Simile zu finden, da das ganze Bild — bei einem noch sehr jungen Mann — auf einen schon ganz beachtlich ausgeprägten primär chronischen Muskel- und Gelenkrheumatismus hinweist — wie das dem Patienten auch immer wieder gesagt wurde.

Von Beruf ist der Mann Schriftsetzer.

Ich gebe nun zuerst Sulfur LM 18 — wegen der Vorgeschichte: Die Behandlung mit Antibiotika, die Cortison-Behandlung im Krankenhaus und so weiter. Zumindest ist dann — jedenfalls oft — geklärt, ob diese Medikamente irgendwelche Unterdrückungserscheinungen produziert haben. Nach 14 Tagen ist der ganze Zustand merklich schlechter; nach 3 Wochen ruft die Frau an, mitten in der Nacht, ihr Mann habe so starke Beschwerden, wie er sie lange nicht mehr gehabt habe. Ich verordne nur warme Zitronenaufschläge lokal, bei Bedarf leichte allopathische Schmerzmittel dazu und setze Sulfur ab.

Nach 3 Wochen wieder Aufnahme des Sulfur und wieder ein einwandfreier Rückfall in zusätzliche Beschwerden. Sulfur wird jetzt endgültig weggelassen. Ich gebe für mehrere Wochen nur Placebo.

Bericht danach: Status quo ante; nur die Sulfur-Verschlimmerungen sind wieder abgeflaut.

Der Kranke wird neuerdings in die Sprechstunde bestellt. Ich sage ihm, er müsse Geduld haben und bespreche mit ihm alles noch einmal durch. Neue Erkenntnisse kommen nicht zum Vorschein. Also werden die alten Symptome noch einmal durchgedacht und durchgearbeitet.

Ich entschloß mich 5 Symptomen und Zeichen und Modalitäten den Vorzug von Führungssymptomen, von Leitsymptomen zu geben.

Zur Erinnerung: Wenn man sich entschieden hat, eine bestimmte Anzahl von guten oder wertvollen Symptomen zu Leitsymptomen, zu charakteristischen, zu sonderlichen und so weiter zu küren, ist es egal in welcher *Reihenfolge* man diese im Repertorium aufsucht und hierarchisiert. Das heißt, die Hierarchisierung hat *vorher* stattzufinden und hat nach Feststellung der Handvoll für uns entscheidenden Zeichen und Symptome *innerhalb* dieser Symptome keine Bedeutung mehr. Es ist also gleichgültig, mit welchen wir die Repertorisation, die Suche nach den Rubriken und ihren Mitteln im „Kent" beginnen. Ich nahm als erste Modalität das ausgeprägte Wandern der Beschwerden; mit Betonung auf *ausgeprägte* und auf die *Intensität;* ein gewisses Wandern wird jede Rheumabeschwerde aufweisen, von hierher ist ja das Wort Rheuma aus dem Griechischen übernommen.

Also, Rheuma wandernd: 2/563, 567, in etwa 1/478; wir finden eine ganze Anzahl von Mitteln; das unsere muß auf jeden Fall dabei sein, und doch wohl im Fettdruck, beziehungsweise zumindest kursiv, das ist im 2. Grad. Das zweite Symptom von wirklicher Bedeutung in diesem Fall ist diese beträchtliche Empfindlichkeit gegen jede Art von Wärme 1/526; der Mann geht am liebsten „ganz kalt" auch im Winter. Das ist außerordentlich beeindruckend bei einem Rheumatiker diesen Formats. Es soll nicht abgestritten werden, daß man im Laufe der Zeit immer mehr und häufiger für solche und ähnlich paradoxe Bilder einen „Grund" finden wird, sie plausibel machen kann. Die Homöopathie wird natürlich solche Beobachtungen zur Kenntnis nehmen, aber sie will, wie das GOETHE fordert, bei den Phänomenen bleiben, *viel mehr das Wie als das Warum* berücksichtigen und nicht *hinter* die Dinge sehen: „Die Phänomene selbst sind die Lehre". Die Homöopathie ist eine phänomenologische Heilkunst, sie wird, wenn man sie anders interpretiert, in Frage gestellt, und wenn man ihr andere Denkkategorien aufzwingt, ad absurdum geführt. Als drittes Symptom ist bei unserem Patienten die Milde, das Sanftmütige hervorstechend 1/71; ein „gestandenes Mannsbild" ist zwar milder Regungen fähig, muß es sogar sein, aber in unserem Fall geht das merklich über die Norm hinaus und wird somit individuell. Das Mitfühlen ist eine Variante des Themas, soll aber doch eigens verwendet werden 1/71. Die anderen Gemütssymptome sind auch nicht schlecht, wir können uns jedoch mit den 2 angeführten begnügen; alle Gemütssymptome des Patienten haben, wenn wir sie studieren, im Arzneimittelbild von

Pulsatilla ihr Gegenbild. Zu guter Letzt kommen noch die heißen Füße zur Wahl 2/454.

Das Mittel wird in der LM 18 verordnet. Seit dem Beginn der Behandlung mit Sulfur sind nun fast 4 Monate vergangen. Außer den Reaktionen war keine Änderung des Zustandes zu beobachten. Auf Pulsatilla beginnt eine relativ schnell einsetzende Besserung. Die Nächte werden wesentlich leichter, die Schwellungen gehen zurück. Das ewige Wandern der Beschwerden hört merklich auf. Das Befinden ist nach etwa 9 Wochen sehr gut. Der Patient nimmt das Medikament fleißig weiter. Da im Laufe der nächsten Monate noch leichte Nachklänge des Rheumas auftreten, versuche ich es mit der Arznei in der LM 30, 2mal wöchentlich 5 Tropfen. Es zeigen sich anfangs ganz deutliche, aber mäßige Reaktionen, so daß das Mittel 1mal wöchentlich eingesetzt wird. Nach längeren Wochen wird auch Pulsatilla LM 30 abgesetzt.

Bis zum heutigen Tage hat der Mann keinerlei Beschwerden mehr gehabt, sein Befinden ist ausgezeichnet. Die Sache liegt bereits mehrere Jahre zurück.

Anmerkung: Der Ausschlag am Penis war damals übrigens bald verschwunden. Vielleicht war das noch eine Sulfurwirkung, ich konnte die Sache zeitlich nicht mehr überblicken.

Was können wir aus einem solchen Fall lernen? Als Wichtigstes: wir müssen uns Zeit lassen. Wir setzen in aller Ruhe das zunächst in Frage kommende Mittel ein (Sulfur). Denn es muß auf jeden Fall geklärt werden, ob die schweren, früheren Medikamente nicht irgendwelche Unterdrückungsbilder gemacht haben. Diese sind zwar bei diesem Fall von vorneherein *nicht* anzunehmen, aber sicher ist sicher.

Man hat ja Zeit; der Patient muß aufgeklärt werden, daß er für eine wirkliche Heilung Geduld aufbringen muß; erstens, weil sein Fall ein chronischer, schulmedizinisch kaum wirklich heilbarer Prozeß ist und zweitens, weil die homöopathische Therapie eben auch ihre Zeit braucht und drittens, und das vor allem, weil es nicht leicht ist, fast ein Kunststück ist, das passende Mittel schnell zu finden. Wenn das der Patient nicht einsehen will und sich so nebenbei ein therapeutisches Wunder erwartet, dann muß er wegbleiben. Nun, unser Mann ließ nicht locker und es hat sich gelohnt.

Ist man dem Mittel auf der Spur, merkt man eine einwandfreie, wenn auch nicht dramatische Wirkung, dann darf man ebenfalls nicht locker lassen, man muß das Mittel systematisch, beinahe stur, sich auswirken lassen; über Monate, wenn es sein muß. Es ist natürlich leicht möglich — vielleicht sogar sicher, ziemlich sicher — daß ein Medikament da ist, das wesentlich eindrucksvoller wirken kann . . . wenn man es findet.

Wir haben aber in diesem Fall trotz exakter Anamnesenklärung einfach nicht die Möglichkeit, ein Simillimum zu finden. Wir müssen uns mit dem *Simile* zufriedengeben. Wir sehen aber auch, daß solche Krankheitsbilder — überhaupt chronische Krankheitsfälle aller Art — auch in einem homöopathischen *Krankenhaus nicht auskuriert* werden können. Man braucht schon einige Wochen vielleicht, bis man das Simile findet und das muß dann lange laufen. Im Krankenhaus, jeder Provenienz notabene, will der Patient etwas „sehen"; dafür geht er ja hinein. Er will nicht nur an allen Ecken untersucht werden, sondern er will auch Medikamente sehen; dadurch wird er optisch schon befriedigt. Wenn der Krankenhausdoktor nicht gleich das Simile findet — was ja oft der Fall sein wird in chronischeren Fällen — bleibt ihm nur eine reine Placebo-Therapie übrig. Aber wer macht das schon; das kann nicht verlangt werden. Man exerziert eben dann in kurzer Zeit verschiedene Mittel durch, (vielleicht auch allopathische, badetherapeutische und so fort) und die Gefahr einer homöopathischen Polypragmasie wird sehr groß. Allein die Tatsache, daß der Patient vom Arzt 1- bis 2mal täglich bei der Visite besucht wird, trägt nicht dazu bei, ein Medikament, auch wenn es vielleicht das passende ist — in aller Ruhe auswirken zu lassen. Denn wer täglich die Beschwerden der Patienten, das Rumjammern und so weiter um die Ohren hat, ist leicht geneigt, diese Ruhe zu verlieren und immer neue Arzneien auszuprobieren. Der ambulante Doktor hat demgegenüber den großen Vorteil, daß er vom Patienten 14 Tage oder 3 Wochen gar nichts hört und so unbelastet seiner Therapie freien Lauf lassen kann.

Fall 63: Mann, 55 Jahre, kommt wegen eines geschwollenen „Hodens" in die Praxis. Er habe das seit 10 Tagen bemerkt; die Sache werde immer schlechter und er müsse jetzt vom Dienst zu Hause bleiben. Er habe ziemliche Schmerzen, eher ziehende, die gingen vom linken Hoden in den Unterbauch. Er bilde sich ein, daß er auch seither öfters zum Wasserlassen müsse. Einen besonderen Grund für die Störung kann der Kranke nicht angeben. Bei der Untersuchung zeigt sich, daß der linke Hoden weit doppelt so groß ist wie der rechte. Es besteht eine starke örtliche Druckempfindlichkeit.

Weitere Symptome und Zeichen sind nicht zu erfahren.

Wir haben hier recht schwache Symptome, noch dazu nur lokale. Trotzdem wollen wir versuchen, sie mit einem homöopathischen Mittel nach der Simileregel abzudecken: Schwellung linker Hoden 3/744; ein klinisches Symptom zwar, aber nur ganz wenige Mittel finden sich in dieser Rubrik. Als nächstes Symptom ist der ziehende Schmerz zum Bauch 3/787 von Interesse für uns; auch dieses Symptom ist nicht umwerfend. Wenn wir aber feststellen, daß bereits bei diesen 2 Symptomen Rhododendron als einziges Mittel zurückbleibt, und es durch einen ziehenden Schmerz im Hoden selbst 3/787 bestätigt wird, werden wir mangels besserer Möglichkeiten die Alpenrose einsetzen. Bei solchen Anlässen ist es immer gut, noch in Anwesenheit des Patienten, das entsprechende Arzneimittelbild nachzulesen. Wir finden, daß Rhododendron eine der nicht allzuvielen Arzneien ist, die einen Bezug zu Vorgängen am Hoden haben. Wenn wir die entsprechenden Rubriken im „Kent" studieren, können wir uns davon überzeugen. Das Mittel bewirkte in der LM 18 gegeben, daß die Beschwerden einschließlich der Anschwellung bald besser wurden; die prall-elastische Schwellung war nach etwa 10 Tagen viel weicher geworden und eine knappe Woche später war alles in Ordnung.

Fall 64: Mann, 41 Jahre, kommt in die Sprechstunde. Er habe seit cirka einem Jahr mit dem Darm zu tun. Es bestehe Neigung zu Durchfällen, außerdem seien im Stuhl öfters Schleim und Blut zu sehen. Bei einer Rektoskopie war eine starke Rötung der Ampullenschleimhaut festgestellt worden, dazu eine kleine Fissur, ein kleines Divertikel und ein stark erhöhter Tonus im Descendens. Wegen einer verdächtigen Konfiguration des Coecumkopfes soll nach 3—4 Monaten eine Kontrolle gemacht werden. Ich komme mit den Symptomen nicht klar und gebe dem Patienten einen *Fragebogen* mit — über diese Fragebogenarbeit wird später noch einiges zu berichten sein.

Aus dem Fragebogen ergibt sich das Folgende (es werden alle Symptome und Zeichen aufgeführt, so, wie sie der Mann angegeben hat):

Früher Kopfschmerzen im rechten Augenbereich, zum Teil mit Erbrechen; der Schmerz war so, wie wenn mit dem Daumen in das Auge gedrückt würde.

Schwitzen, sehr schnell an der Stirne und auch sonst überall.

Bei Wetterwechsel benommen und schlapp; auch vor einem Gewitter ist es so. Neigung zu rissigen Entzündungen, besonders an den äußeren Augenwinkeln. Augen empfindlich gegen Luftzug.

Schnupfen-Neigung, besonders im Frühjahr und im Herbst; mit Halsweh und Grippegefühl.

In der Jugend wurden Nasenpolypen entfernt.

Vom 12.—14. Lebensjahr viel Nasenbluten. Nasenöffnungen früher vorne schnell eingerissen.

Bei trockener, staubiger Luft Stechen im Hals und an den Mandeln; der Mund ist dann sehr trocken; einige Male am Gaumen eine Art von Geschwürsbildung. Beißt sich leicht in die Zunge.

Schnell Halsentzündungen durch kalte Füße.

Auswurf früh nach dem Aufstehen reichlich und zäh.

Am Herzen das Gefühl des Durcheinanderschlagens bei schwülem Wetter.

Kreuzweh; als ob das Kreuz abbrechen würde, manchmal.

Ziehen an der rechten Schulter bei geringstem Luftzug.

Hüftschmerzen beim Sitzen, beim Tragen.

Öfters Fieber: muß dann zugedeckt sein; Frösteln schnelles beim Sich-Bewegen im Bett; das Frösteln beginnt im Rücken, von da geht es nach aufwärts. Bei Fieber Durst nach heißem Zitronenwasser. Schwitzen bei Fieber; es beginnt meist am Kopf. Seit 2 Jahren oft breiiger, hellgelber Stuhl, Geruch teilweise süßlich. Entleerung durchwegs explosiv. Stuhl jedoch nur 1mal täglich früh nach dem Aufstehen. Aufgebläht nach jedem Gemüse mit starkem Völlegefühl im Oberbauch — Herz schlägt dann durcheinander.

Zwischenbemerkung: Der Mann hat also schon seit 2 Jahren mit dem Darm zu tun, nicht erst seit einem Jahr, wie er das anfangs behauptet hatte. Seit einem Jahr aber ist Blut und Schleim im Stuhl.

Beim Sitzen Hitze im After und Prickeln. Die Schleimabsonderung ist wie Eiweiß. Schmerzen im Afterbereich beim Sitzen und beim Anspannen der Gesäßmuskeln. Unterhalb des Steißbeins Schmerzen beim Sitzen.

Als Kind bis zum 14. Lebensjahr Bettnässen (es mußte immer eine „Klammer" getragen werden).

Viel Harndrang bei kalten Füßen; die Blase ist auch bei kaltem, nassem Wetter empfindlich.

Nach dem Erwachen oft noch müder als am Abend.

Bei Wetterwechsel: nervös, schlapp, müde; ähnlich ist das vor Gewittern.

Bei Zugluft Neuralgie der rechten Schulter und der rechten Gesichtshälfte. Sonne für das Gesamtbefinden angenehm; aber im warmen Zimmer beengendes Gefühl.

Im Sommer bei Regenwetter Frieren an Händen und Füßen.
Zimmerwärme schlecht verträglich.
Sehr gerne frische Luft. Nach dem Essen sehr müde.
Heiße Bäder sind unverträglich.
Wenn Halsschmerzen, dann meist stechend.
Neigung zu Bläschenbildung an der Kopfhaut.
Schweiße schnell und reichlich.
Pfannengerichte nicht mehr bekömmlich.
Butter ist unverträglich; der Stuhl wird hellgelb; auch das Allgemeinbefinden ist schlecht dabei.
Verlangen nach Gemüse; dadurch jedoch stark aufgetrieben.
Ekel vor Schnaps.
Schlaflage flach, Arme meist nach oben gelagert.
Häufig Zähneknirschen.
Träume nur beim Käseessen.
Starkes sexuelles Verlangen: weil „Frau früher viel krank war".
Schnell gereizt und zornig.
Schnell verlegen und gehemmt. Stimmung veränderlich.
Empfindlich gegen Widerspruch.
Mild, nachgiebig, weichherzig; wird von traurigen Sachen sehr mitgenommen. Kann vor Mitleid mit anderen heulen.
Nach der Kriegsgefangenschaft für ein Jahr eine Art Verfolgungswahn: daß ihm jemand nachgehe und so weiter.
Sehr empfindlich gegen Geringschätzung.
In menschenvollen Räumen Beengungsgefühle.
Angst vor Gewittern, besonders wenn das Fenster offen ist.
Nicht schwindelfrei; es zieht ihn nach unten.

Das waren die Angaben des Patienten im Fragebogen.

Beim Durchsprechen des Bogens fällt dem Mann ein, „daß er praktisch sein Leben lang keine Milch vertragen konnte". Er bekommt immer Durchfall darauf.

Wir haben ein Sammelsurium von Symptomen, Zeichen und Modalitäten, das es gilt, zu durchforsten und zu sortieren.

Wir stehen vor der Frage, welche von der Masse dieser Symptome solche sind, die nach Paragraph 153 des Organon eigenheitlich, sonderlich, charakteristisch, individuell sind.

Ein über lange Zeit durchwegs explosiver Stuhl ist ein Führungssymtom 3/652. Die Verschlechterung durch Wetterwechsel in dieser Prägnanz und Dauer ist ein gutes Symptom 1/528; die Zugluftempfindlichkeit 1/511 ebenfalls. Die Unverträglichkeit von Zimmerwärme 1/527 ist eine beachtenswerte Modalität, die von heißen Bädern ebenso 1/492. Die Verschlimmerung durch Butter 1/512 ist ein bemerkenswertes Zeichen, ebenso die Unverträglichkeit von Gemüse 1/513 — das übrigens gerne gegessen wird. Verstärktes sexuelles Verlangen 3/749 ist ein recht ordentliches Symptom, das schnelle Gehemmtsein 1/149 ist interessant für uns. In gleicher Weise die Weichherzigkeit, die Milde 1/71. Das Mitleid für andere ist eine Variante davon; wir finden es in 1/87: schreckliche Dinge, traurige Geschichten ergreifen sie (ihn) tief.

Weitere Zeichen und Modalitäten von recht ordentlichem Wert sind: Abneigung gegen Aufenthalt in vollen Räumen 1/529; Angst vor Gewittern 1/44; Unsicherheit in der Höhe, fehlende Schwindelfreiheit 1/167; und nicht zuletzt der Durchfall nach Milch 3/609.

Was war das Mittel? Es handelt sich hier um einen Fall, bei dem es kaum um exquisite, aber zweifelsohne um gute, zumeist „recht ordentliche" Symptome ging, die den Anforderungen des Paragraphen 153 zufriedenstellend entsprechen. Das Medikament, das alle Symptome 1wertig, 2- und 3wertig in sich vereinte war Natrium carbonicum. Es wurde über längere Wochen in der LM 12 gegeben. Der Stuhl wurde bald normal, die Nahrungsverträglichkeit ebenfalls. Sogar die Milch konnte besser vertragen werden.

Rektoskopie, wie gewünscht, nach 3 Monaten: Als Rest ein geringfügiger Reizzustand am Descendes.

Der Mann konnte über mehrere Jahre beobachtet werden. Seine Darmbeschwerden traten nicht mehr in Erscheinung.

Fall 65: Mann, 57 Jahre, will an einem Sonntag telefonisch ein Mittel durchgesagt haben, da er über 8 Tage schon „Halsweh habe".

Indigniert gebe ich ihm den kurzen Rat, sich Belladonna zu besorgen. Ich will sehen, ob das Mittel, einfach als ein Halsmittel gedacht, ohne jede Klärung der Symptome, hilft. Gegen unbegründete Störung der Sonntagsruhe bin ich etwas empfindlich. Zudem möchte ich erkunden, ob die berühmte Einbildung eine Rolle spielt, also der Mann bloß sich deshalb bessert, weil er weiß, daß er etwas für seine Halsbeschwerden bekommen hat.

Der Mann erscheint 2 Tage später in der Sprechstunde, weil er immer noch sein Halsweh hat.

Es ergibt sich das Folgende auf Nachfragen:

Die Schmerzen bestehen jetzt seit 10 Tagen, und zwar nur auf der rechten Seite innen im Hals; es ist ein richtiges „Halsweh". Auf der linken Seite verspürt er gar nichts. Fieber, Schwitzen und andere Symptome außerhalb der örtlichen Störung sind nicht vorhanden.

Schlucken verschlimmert; Ausstrahlungen zum Ohr oder irgend woanders hin bestehen keine. Gefragt nach der möglichen Ursache sagt der Patient, er wisse schon, wodurch das gekommen sei. Er habe vor 10 Tagen einen langen Spaziergang gemacht und sei ganz durchfroren zu Hause eingetroffen.

Die Halsbesichtigung zeigt eine etwas geschwollene rechte Mandel, mit mäßiger Rötung und mit kleineren, stippchenartigen Belägen.

Nach weiteren Beobachtungen gefragt, sagt der Kranke, es sei eben ein richtiges Halsweh, ein weher Schmerz und auffallend schlecht sei es morgens.

Als 1. Symptom, als gutes Leitsymptom, kommt der Halsschmerz durch Unterkühlung, durch Kaltwerden 3/290 in Frage. Die Rubrik Halsentzündung durch Erkältung 3/276 entspricht ebenfalls, wenn auch nicht haargenau, dem Sachverhalt. Da das Frieren, das Durchfrorensein sich nicht „rundherum", zum Beispiel durch Husten, Schnupfen, Heiserkeit kundgetan hat, sondern, was etwas eigenartig ist, nur durch einen Halsschmerz, ist die gesuchte Rubrik zweifelsfrei eine beachtlich gute für uns. Uns interessiert auch die Einseitigkeit, die Rechtsseitigkeit 3/298, 289, 285, 275; bei vergleichbaren Störungen sollten all diese Rubriken verglichen werden. Ein recht ordentliches Symptom kann die morgendliche Verschlimmerung sein 3/298, die immerhin eine ganze Zeit schon beobachtet wurde. Zum Schluß sehen wir, was die Rubrik Beläge Hals bietet 3/269; auch hier ist unser Mittel unter rechts vorhanden und noch genauer unter Tonsillen 3/270 (hier allgemein, aber 3wertig). Dieses letztere Symptom ist das allergeringste an Wert für unsere Zwecke.

Das Mittel war Phytolacca; es wurde in der LM 12 gegeben und half über den anderen Tag.

Fall 66: Frau, 45 Jahre, erscheint wegen folgender Störung in der Praxis: Seit fast 10 Wochen habe sie Halsbeschwerden. Es seien im wesentlichen brennende Schmerzen, die manchmal sogar bis zu den Ohren gingen. Es bestünde ein ständiger, etwas zäher Auswurf; der Hals sei innen vollkommen trocken — dabei zeigt sie auch auf den Kehlkopf. Da der Auswurf in letzter Zeit sogar etwas blutig ist, habe sie es mit der Angst zu tun bekommen. Sie habe die ganze Zeit schon mit Salbei gegurgelt und Tees getrunken; es sei aber nichts besser geworden.

Sie habe auch einen Blutandrang zum Kopf, das könne jedoch von woanders herkommen; die Menses seien in letzter Zeit unregelmäßig geworden, vielleicht sei sie schon im „Wechsel".

Das war der Spontanbericht. Das Suchen nach weiteren örtlichen Symptomen und Modalitäten führte zu nichts. Ein Grund für die Erkrankung kann nicht angegeben werden. Hier ist nun eine kurze, aber genaue *Interrogation* nicht zu umgehen, denn mit den genannten, momentanen Symptomen können wir nichts anfangen. Bei unbefriedigenden *lokalen* Symptomen und Modalitäten brauchen wir die Interrogation, um möglicherweise auf gute Symptome und Zeichen allgemeiner Art, auf Begleit-Symptome, Gemüts-Symptome ausweichen zu können.

Bei diesem Fall können wir also ohne eine gezielte Interrogation keinesfalls auskommen — wenn auch der Zustand noch nicht lange besteht —, weil wir nicht einmal ordentliche *Lokalsymptome* haben.

Es ergibt sich im Gespräch das Folgende: Die Frau macht einen unkomplizierten Eindruck; sie ist sehr zugänglich. *Gemüts*symptome von Rang sind nicht zu haben. Es stellt sich heraus, daß die Patientin noch nie die Sonne vertragen hat; sie bekommt sofort Kopfschmerzen, Schwindel, Angstgefühle. Warme Räume passen ihr ganz im Gegensatz zu ihren Angehörigen überhaupt nicht. Menschenvolle Räume liebt sie ebensowenig.

Die Füße müssen nachts wegen der Hitze aus dem Bett gestreckt werden — auch schon vor dem „Wechsel." Milch und Fettes wird abgelehnt, die Verträglichkeit dafür ist aber nicht schlecht. Frische Luft tut ausnehmend gut, die Frau geht viel und gern spazieren. Das war alles.

Außerhalb der (banalen) lokalen Symptome finden sich also einige recht gute *Allgemein*symptome. Eines davon ist die Empfindlichkeit gegen Sonne 1/523, dann die Abneigung gegen warme Räume 1/527. Im allgemeinen beginnt die Empfindlichkeit gegen warme Räume ab 20 bis 21 Grad; was darüber hinausgeht kann demnach für uns von Bedeutung werden im Sinne eines guten Allgemeinsymptoms. Die Aversion gegen Fett und Milch 3/417, 418 nehmen wir als weiteres gutes Symptom, ebenso das Herausstrecken der Füße aus dem Bett nachts 2/454, 455, 506. Das ausgeprägte Verlangen nach frischer Luft findet sich in 1/510, die Antipathie gegen volle Räume in 1/529. Das lokale Symptom Halsschmerzen brennend steht mit vielen Medikamenten in 3/295, die Trockenheit im Hals in 3/286.

Das Mittel, das bei den angeführten Zeichen und Modalitäten zumeist in Fettdruck erscheint, war Pulsatilla und wurde in der LM 18 gegeben: Anruf nach 8 Tagen, die Tropfen hätten geradezu „wunderbar" gewirkt; schon nach einigen Tagen seien die Beschwerden wie weggeblasen gewesen. Nach 7 Monaten kam es zu einem leichten Rückfall; das gleiche Mittel, in der gleichen Dosierung half sofort wieder.

Fall 67: Frau kommt wegen ihres 7jährigen Jungen in die Sprechstunde. Weil derselbe nicht mit von der Partie ist, muß ich mich mit dem begnügen, was die Mutter zu berichten weiß:

Der Bub habe schon einige Wochen Zahnweh und zwar komischerweise immer nur nachts. Sie sei schon mit ihm beim Zahnarzt gewesen. Der habe aber nichts gefunden, die vorhandenen Zähne seien gesund und er könne sich die Schmerzen nicht recht erklären. Die Frau sagt, sie wisse bestimmt, daß es Zahnschmerzen sind. Der Zahnarzt habe ein Kalkpräparat aufgeschrieben, die Beschwerden würden aber nicht weniger. Es seien verschiedene Zähne, die Schmerzen machten.

Sonst ist nichts zu erfahren. Ich gebe als Rezept Mercurius solubilis D 6 Tabletten mit, ohne große Freude, weil ich mir nicht im klaren bin, was hier wirklich los ist. Bescheid nach einigen Tagen: Keine Wirkung.

Da auch bei einer neuen Beratung keine weiteren Symptome zu erfahren sind, überdenke ich die alten noch einmal ganz genau.

Welche Arznei kam mit der höchsten Wertigkeit heraus? Ich nahm als Leitsymptom den nächtlichen Zahnschmerz 3/227; als nächstes, eigenartiges Zeichen die Schmerzen in gesunden Zähnen 3/232; und als letztes Symptom Zahnschmerzen bei Kindern 3/233. Chamomilla in der LM 6 half über Nacht.

Fall 68: Mann, 53 Jahre, kommt in die Sprechstunde. Seit 1 1/2 Jahren habe er etwas Unangenehmes: Immer in der Frühe „sticke es ihn"; er habe ekelhaften, plötzlichen Hustenreiz, es würge ihn, dann komme etwas Schleim, der zäh und wie gedreht sei — er komme in langen Fäden.

Gefragt, was ihm sonst noch aufgefallen sei, sagt der Mann, Zähneputzen dürfe er gar nicht, da sei das Würgen unvermeidlich.

Er sei eigentlich nur gekommen, weil die ganze Geschichte langsam seiner Frau zum Hals heraushänge, dieses ewige Getue in der Frühe.

Wir haben 2 Symptome, prägnant, intensiv und über lange Zeit bestehend, die beide doch recht eigenartig sind: Brechwürgen beim Zähneputzen 3/461 und Auswurf fadenziehend 3/413. Das erste Symptom hat nur ein einziges Mittel, Coccus cacti, 2wertig; das zweite Symptom hat mehr Arzneien, darunter Coccus cacti 2wertig. In der LM 18 genommen, war die Störung innerhalb von 10 Tagen verschwunden und ist auch nach einer längeren Beobachtungszeit nicht mehr aufgetreten.

Das Beispiel ist deshalb lehrreich, weil man sieht, wie ein Zustand, der 1 1/2 Jahre vorhanden war, in kürzester Zeit gebessert werden kann — wenn man das passende Mittel hat.

Der Mann hatte natürlich sonst keine anderen Beschwerden. Die Symptome waren klar und charakteristisch für die Nepal-Schildlaus. Sie mußte gewissermaßen helfen.

Fall 69: Fräulein, 26 Jahre, kommt mit folgenden Beschwerden in die Praxis:

Sie habe seit Jahren eine Schilddrüsenüberfunktion. Vor 5 Monaten sei deshalb eine Kropfoperation gemacht worden.

Aber seit der Operation seien die Beschwerden noch schlimmer. Hauptsächlich nehme sie Valium und Librium, das beruhige sie immer wieder. Vor einem Jahr habe sie durch einen Liebeskummer zusätzliche Schwierigkeiten gehabt; das sei aber vorbei. Sie habe durch die Krankheit keinerlei Auftrieb mehr.

Da durch eine Interrogation in der Sprechstunde hier vieles doch nicht zu klären ist, bekommt die Patientin einen Fragebogen mit.

Sie erscheint nach 14 Tagen wieder. Im Bogen sind folgende Symptome angegeben: Öfters Kopfschmerzen über den Augen, im Hinterkopf und im Genick; manchmal bei Föhn, auch bei langen Spaziergängen und vor der Regel; eine ganze Nacht Schlaf bessert dann. Die Schmerzen sind drückend, sie beginnen langsam und werden immer stärker; dabei meist Übelkeit mit Hitze- und Kältegefühlen am Körper.

Leichte Benommenheit bei starkem Hunger und zittrige Hände.

Haarfarbe dunkelbraun. Manchmal Jucken der Kopfhaut.

Ab und zu leichte Entzündung der Lidränder (kommt wahrscheinlich vom Schminken). Manchmal Zucken der Augenlider.

Empfindlichkeit gegen laute und monotone Geräusche.

Erröten bei Verlegenheit und Aufregung.

Auf Stirne und Nasenrücken Fettigkeit der Haut.

Vor einem Jahr ausschlagartige Pickel an der Kinnpartie.

Manchmal Trockenheit der Zunge.

Bedürfnis ständig zu schlucken — vor der Operation war es mehr ein Würgen. Druckgefühl im Hals; zum Teil auch jetzt mit starkem Würgen, ohne Erbrechen; das alles besonders bei Aufregung und Nervosität.

Bedürfnis zum Tiefatmen; öfters leichtes Stechen und Ziehen in der Herzgegend, manchmal Reizhusten vom Kehlkopf ausgehend.

Neigung zu Herzklopfen mit Flattern, Zittern, Gefühl von Stehenbleiben (das ist seit der Operation seltener).

Herzklopfen oft abends vor dem Einschlafen und bei Aufregungen.

Bei unbequemem Sitzen, langem Stehen, schwerem Tragen Ziehen in den Muskeln an der Schulter.

Kalte, feuchte Hände bei Aufregung und Nervosität.

Bei starker Hitze Anschwellen der Fesseln, auch bei langem Sitzen.

Hitzegefühl am Körper, speziell an Händen und Füßen, bei Aufregung.

Hatte einige Male Erkältungskrankheiten mit Fieber, 2mal Nierenbeckenentzündung. Durchfall bei Aufregung, bei Nervosität und Angstzuständen.

Üblicher Stuhl nur nach dem Mittagessen. Manchmal Rumpeln im Bauch, Völlegefühl im Oberbauch, Druck in der Magengegend; öfters Magenschmerzen, Luftaufstoßen. Brechwürgen am Morgen und bei Aufregung; bei Magenbeschwerden gegen Kleiderdruck empfindlich.

Bei Angstgefühl und Aufregung häufiges Bedürfnis zum Wasserlassen.

Bei Anwesenheit Fremder — zum Beispiel im Krankenhaus — Wasserlassen unmöglich. Die Blase ist kälteempfindlich.

Das Allgemeinbefinden, das Würgen, der starke Druck im Hals, die Übelkeit und die Depressionen sind meist am Morgen schlechter. Die Beschwerden treten aber auch im Laufe des Tages auf.

Neigt bei trübem, regnerischem Wetter zu Depressionen.

Am liebsten sonniges, aber nicht heißes Wetter. Vor Gewittern erhöhte Nervosität; bei schwül-feuchter Witterung Beklemmungen. Föhn, windiges, stürmisches Wetter wird nicht gut vertragen. Schnee wird angenehm empfunden.

Kann keine beengende Kleidung um den Hals haben.

War früher — vor der Schilddrüsenstörung — viel und gerne in der Sonne.

Kann warme, schlecht gelüftete Räume, heißes Wetter schlecht verkraften: bekommt Beklemmungszustände, fängt zu schwitzen an.

Hitzewallungen bei Aufregungen, bei Angstzuständen, aber auch ohne Grund. Auffallend lufthungrig; es besteht ein ständiges Verlangen nach frischer Luft; es müssen häufig die Fenster aufgemacht werden: fühlt sich dann meist wohler. Bekommt manchmal Angst in der Straßenbahn, im Flugzeug, auf dem Schiff. Körperliche Arbeit erschöpft schnell.

Aufenthalt am Wasser wird angenehm empfunden. Fühlt sich im kalten Wasser sehr wohl. Heißes Baden ist unverträglich.

Drandenken verschlimmert die Beschwerden.

Grelles Licht, flimmerndes Licht, Fernsehen macht Kopfschmerzen.

Die Haut am Hals wird leicht wund.

Schwitzen hauptsächlich unter den Armen; auch am ganzen Körper, bei Aufregungen usw. Schweiß an den Füßen — eher süßlich.

Mögliche Ursache der Erkrankung: Hat viel Ärger; hatte einmal Liebeskummer, der aber nur die bereits vorhandenen Störungen verstärkte.

Hat fast ständig Hunger, aber oft keinen Appetit. Ist nach den Mahlzeiten bald wieder hungrig. Manchmal besteht Heißhunger.

Am Morgen oft großes Leeregefühl im Magen. Hungrigsein wird nur schlecht vertragen; es kommt zu Übelkeit, zu Schwäche und Kopfweh.

Auf fettes Essen manchmal Übelkeit und Ekelgefühl. Kaffee macht nervös, die Hülsenfrüchte verursachen Blähungen.

Wein und Sekt wird nicht vertragen; es besteht auch Abneigung dagegen.

Vorliebe für gewürzte Sachen, für Salate und auch Wurst. Sehr gerne wird Fleisch und Saures gegessen.

Konnte das Mittel Lycopus in tiefer Potenz nicht vertragen, bekam Herzklopfen. Nimmt seit längerer Zeit verschiedene Schilddrüsenmittel, auch leichte Herz- und Kreislaufmittel. Braucht seit der Operation fast ständig Psychopharmaka. Laufen mit 1 1/2 Jahren; als Kleinkind Milchunverträglichkeit (Erbrechen). Als Kind ausnehmend schüchtern und gehemmt.

Schlaf: Viel Stöhnen und Wimmern im Schlaf; öfters um 5 Uhr oder halb 6 Uhr Wachwerden — kann dann bis zum Aufstehen nicht mehr einschlafen.

Oft sich wiederholende Träume — träumt praktisch immer dasselbe: den Zug zu versäumen oder überhaupt zu spät zu kommen.

Sexuell leicht erregbar, Menses alle 26/27 Tage, 5 Tage dauernd — meist dunkel und fetzig, besonders die ersten Tage; Fluorneigung.

Gesamtbefinden, Kopfschmerzen, Rückenschmerzen, depressive Stimmung, Gereiztheit vor den Menses meist schlechter.

Vor der Regel ziemliche Beschwerden im Uterusbereich; die Schmerzen strahlen in die Oberschenkel aus, etwas auch zum Rücken.

Stimmungsbilder: schnell verzweifelt, schnell gereizt, sehr ungeduldig, gleich verlegen; mitfühlend, herzlich, schnell Gewissensbisse;

Hängt leicht unangenehmen Gedanken nach, nimmt alles zu tragisch. Konzentration manchmal schlecht. Zuspruch und gute Worte bewirken nicht viel. Oft heulerische Stimmung.

Volle Räume beengen sehr; Neigung zu plötzlichen Angstzuständen; Angstgefühle in einer Menschenansammlung. Ist überhaupt eine sehr ängstliche Natur.

Das stand alles im Fragebogen.

Es wurden bewußt diese Unmassen von Symptomen und Symptömchen aufgeführt. Zunächst erscheint es völlig unmöglich, sich hier durchzuarbeiten und einen roten Faden zu finden: *Den* Faden zu finden, der quasi die Handvoll Symptome, die bei diesem Fall von echtem Wert sind, auffädelt.

Das erfordert ein gezieltes Eingehen auf jeden Satz, auf jedes Symptom, auf jeden Punkt der im Fragebogen geschilderten Beschwerden.

Es werden nun einige Symptome, Zeichen und Modalitäten angeführt, die die Mittelwahl auf Grund ihrer Qualitäten bewerkstelligen sollten. Es gibt sicherlich noch einige andere bedeutende Symptome; die jetzt aufgeführten reichten aus, um die Mittelfindung zu ermöglichen.

Ein sehr gutes Zeichen ist der ständige Hunger bei fehlendem Appetit 3/421. Ein gutes auch, ein auffallendes ist die Beobachtung, daß kaltes Baden das Gesamtbefinden außerordentlich günstig beeinflußt 1/492. Allein diese beiden Symptome lassen — wenn man sie kombiniert — aus einer ganzen Anzahl von Medikamenten als einziges Natrium muriaticum übrig. Ein beachtenswertes Symptom stellen die sich ständig wiederholenden Träume dar 1/402, 394; hier gibt es nur wenige Mittel, Natrium muriaticum ist dabei.

Ein verhältnismäßig seltenes Symptom ist das Ausstrahlen der Schmerzen vom Uterusgebiet in die beiden Oberschenkel 3/793.

Man sollte sich die Mühe machen, auch andere Symptome und Zeichen ihrer Qualität nach zu prüfen und auf Natrium muriaticum hin zu untersuchen — als Beispiel: Die starke Gehemmtheit als Kind 1/149; das Nachhängen der Gedanken 1/152; die Milchunverträglichkeit als Kind 1/514; das Herzklopfen abends im Bett 2/221, nach Aufregung 2/223; die Hemmung beim Wasserlassen in Anwesenheit Fremder 3/684.

All diese Symptome sind für sich nicht überragend, geben aber in der Überschau das Arzneimittelbild von Natrium muriaticum sehr deutlich wieder.

Auf das Mittel, in der LM 18 trat innerhalb von 3 Wochen eine wesentliche Besserung ein: die Psychopharmaka konnten bereits nach 14 Tagen abgesetzt werden. Nach 1/4 Jahr ging es der Patientin sehr gut. Sie hatte praktisch keine Beschwerden mehr. Seelisches und körperliches Wohlbefinden war eingetreten. Es ist anzunehmen, daß der Zustand weiter stabil geblieben ist. Die Patientin hat sich auch nach längerer Zeit nicht mehr gemeldet. Man kann erwarten, daß sie wieder in der Sprechstunde erschienen wäre, wenn sie einen wirklichen Rückfall erlitten hätte.

Solche Prognosen sind gerechtfertigt, wenn man erlebt hat, wie andere, vergleichbare Krankheitsfälle nach langer Beobachtungszeit in einem guten Gesundheitszustand geblieben sind.

Natürlich wird man aus einem sensibel angelegten Menschen keinen Nervenprotz machen können. Das ist auch gar nicht der Sinn der Sache. Aber der Patient weiß sehr wohl zu unterscheiden zwischen einem Zustand, der ihn wirklich krank gemacht hat, bei dem er sich wirklich krank fühlte — und gewissen Schwankungen seines körperlichen und seelischen Befindens, die ihm eben im Prinzip doch kaum auf die Nerven gehen.

Um gewisse zivilisatorische Belastungen kommt heutzutage kein Mensch herum: und wenn wir nur an die weit verbreitete Schlappheit und Müdigkeit, Gereiztheit und Unausgeglichenheit denken. Aber man muß — glaube ich — diese Dinge unterscheiden von einem „echten" Kranksein, wo der Mensch sich wirklich nicht mehr wohl fühlt in seiner Haut. Man kann sich meines Erachtens auch nicht erlauben zu behaupten — wie das mancherorts geschieht — die homöopathischen Arzneien könnten heute nicht mehr richtig wirken, weil der Mensch allen möglichen körperlichen und seelischen Beanspruchungen ausgesetzt sei.

Das „richtige Kranksein" ist heutzutage noch genauso mit den homöopathischen Mitteln anzugehen, wie das früher möglich war — wenn man das Simile hat. Und das ist genauso leicht und schwer zu finden wie früher!

Fall 70: Frau, 53 Jahre, kommt wegen einer „Bindehautentzündung", wie sie sagt. Diese bestehe seit etwa 6 Wochen.

Besonders sei es ein Augenbrennen, das sie störe und zwar trete es speziell im warmen Zimmer auf und beim Lesen. Seither bemerke sie auch eine starke Lichtempfindlichkeit, die ihr sonst nicht bekannt sei.

Auf Nachfragen: Das Brennen sei in letzter Zeit sogar nachts aufgetreten; das könne sie sich gar nicht recht erklären. Reiben dürfe sie die Augen nicht, das verstärke das Brennen.

Ein besonderer Anlaß für die Störung kann von der Patientin nicht angegeben werden. Außer der Tatsache, daß die Augen leicht gerötet sind, sind weitere Symptome oder Modalitäten nicht zu erfahren.

Ein gutes Symptom ist das Augenbrennen nachts; 3/44; es ist zwar noch nicht lange vorhanden, aber doch recht eigenartig. Die Verschlimmerung im warmen Zimmer ist gleichfalls „komisch" 3/45; hier gibt es nur 4 Mittel, davon 2 in Fettdruck und 1 2wertig. Bereits mit diesen 2 Rubriken ist das Medikament bestimmt; es bleibt Conium übrig. Die starke Lichtscheu 3/23 ist bei Conium 3wertig vorhanden. In der LM 6 gegeben erfolgte laut einem telefonischen Bescheid eine prompte Besserung.

Das Mittel wurde zwar nur über die lokalen Symptome gefunden, aber diese waren recht gute.

Fall 71: Frau, 58 Jahre, kommt mit folgendem Spontanbericht in die Sprechstunde:

Seit einigen Jahren habe sie ständig Schwellungen im Gesicht; manchmal seien die Augen fast zugeschwollen. An anderen Partien des Körpers finde sich gar nichts. Auf Nachfragen: Sie nehme seit längerer Zeit schon „Wasser-Tabletten", aber das ändere nichts an der Sache.

Vor weit über 2 Jahren habe sie eine Gürtelrose gehabt; die habe vom Frühjahr bis Oktober gedauert. Wegen der Länge der Erkrankung habe sie ununterbrochen Medikamente zum Einnehmen und Salben zum Einschmieren bekommen. Die Haut sei an den betroffenen Stellen auch jetzt noch empfindlich.

Eigentlich sei die Gesichtsschwellung erst mit der Gürtelrose gekommen; vorher habe sie niemals etwas Derartiges gehabt. Sie fühle sich seitdem auch im gesamten nicht mehr wohl und seither bestehe auch eine ständige Stuhlträgheit, und der Appetit sei auch nicht mehr in Ordnung.

Sonst ergibt sich nur, daß die Patientin seit einem Jahr zu Herzklopfen neigt und zwar nur, wenn sie sich aufregen muß. Ab und zu tritt auch ein Brennen in der Herzgegend auf. Für diese Dinge nehme sie ein Sedativum.

Weiter zeigt sich, daß die Frau schnell friert; das sei aber ihre Art, meint sie. Besonders Finger und Zehen seien häufig kalt; die habe sie sich allerdings einmal erfroren.

Weiter ist nichts aus der Kranken herauszubringen. Sie macht einen energischen, selbstsicheren, etwas grobschlächtigen Eindruck.

An welches Mittel mußte man denken. Die Überlegung ging dahin, daß seit der Gürtelrose erst die Störung aufgetreten war. Es hatte sich nicht nur eine Schwellungsneigung im Gesicht eingestellt, sondern auch eine ständige Stuhlträgheit, eine Appetitminderung und ein gestörtes Allgemeinbefinden. Das mußte irgendwie eine gemeinsame Ursache haben; die Wasser-Tabletten hatten auf diesen Zusammenhang keinerlei Einfluß, nicht einmal auf die Gesichtsveränderungen. Weil eine Gürtelrose, und wenn sie noch so lange dauert, keineswegs die Erscheinungen macht, die unsere Patientin produziert, und unzweifelhaft das Ganze seit der Zeit der Gürtelrose vorhanden ist, muß ein spezieller, ein übergeordneter Anlaß existieren.

Wenn wir nachdenken, ist ein solcher Anlaß ohne weiteres gegeben: die Frau hat ununterbrochen allopathische Medikamente konsumiert, innerlich und äußerlich und das kann die Verursachung ihrer Beschwerden sein. Eine 3. Möglichkeit ist das rein zufällige Zusammentreffen der Gürtelrose und der anderen Krankheitserscheinungen. Das Letztere ist jedoch das Unwahrscheinlichste.

Das Hauptmittel der medikamentösen Belastung und Unverträglichkeit ist Nux vomica. Die Probe wurde aufs Exempel gemacht: In der LM 12 eingenommen, zeigt sich nach 14 Tagen folgende Wirkung: Die Frau berichtete, der Stuhl sei ganz normal geworden, sie fühle sich vor allem im Gesamtbefinden wesentlich wohler, der Appetit sei wieder da und das Herzklopfen viel besser. Die Schwellungen seien viel geringer geworden; sie könne jetzt bereits wieder in der Sonne liegen, ohne Schwierigkeiten mit dem Kopf zu bekommen.

Die Frau ließ sich nach 7 Wochen wieder sehen und sagte: Ihr fehle gar nichts mehr, sie könne wieder Bäume ausreißen.

Auch nach langer Beobachtungszeit blieb das Befinden normal.

Eine Rubrik: Folgen medikamentöser Belastung oder Medikamentenmißbrauchs ist im Repertorium nicht angeführt. Die Rubrik Obstipation nach Arzneimittelmißbrauch 3/616 ist jedoch die für unsere Zwecke *gleichwertige*. Sie kann ohne Bedenken verwendet werden.

Das Herzklopfen der Frau bei Aufregungen ist übrigens auch bei Nux vomica 2wertig vorhanden 2/223.

Fall 72: Frau, 47 Jahre, kommt wegen Schmerzen in beiden Kniegelenken, die seit fast einem Jahr bestehen. Seit etwas kürzerer Zeit sind auch Kreuzschmerzen vorhanden. Die Patientin hat Angst, daß sie eine „Arthritis" hat. Ich lasse eine Röntgen-Kontrolle der Kniegelenke machen: Es besteht eine mittlere Arthrosis deformans beider Kniegelenke.

Die Frau schildert ihre Beschwerden so: Wenn sie nach längerem Sitzen vom Stuhl aufstehe, könne sie kaum gehen vor Schmerzen; nach einigem Gehen werde das aber besser. Am Morgen seien die Kniegelenke wie eingerostet; da sei auch das Kreuz wie eingerostet. Wärme sei sehr gut für die Gelenke.

Der schnelle, findige Homöopath gibt da froher Hoffnung Rhus toxicodendron; die Frau bekam es von mir in der LM 12.

Bescheid nach einigen Wochen: Keinerlei Wirkung, weder von den Knien noch vom Kreuz her.

Eine neuerliche Konsultation ergab Folgendes:

Es sind morgens in der Frühe nach dem Aufstehen fast alle Gelenke wie „eingerostet". Es besteht eine ausgesprochene Spannung überall. Die Kreuzschmerzen sind morgens im Bett so stark, daß sich die Patientin nicht normal umdrehen kann. Sie muß sich irgendwo festhalten, um das Umdrehen bewerkstelligen zu können.

In Verbindung mit den früher erkundeten Symptomen kam jetzt nur mehr 1 Mittel in Frage.

Was waren die Leitsymptome?

Ein sehr gutes, wenn auch nicht ganz seltenes Symptom ist der Kreuz-schmerz, der die Frau beim Umdrehen im Bett hindert. Im „Kent" steht Lum-balregion, Schmerz, Umdrehen im Bett ist beinahe unmöglich 2/340; es gibt 5 Mittel. Der morgendliche Kreuzschmerz findet sich in 2/335, 336. Die eingero-steten Kniegelenke mit Beschwerden besonders bei Aufstehen nach längerem Sitzen finden sich in der Rubrik 2/601, 602. Die allgemeine morgendliche Ver-schlimmerung hat 1/487, in etwa 2/559. Als letztes, schon ziemlich abfallendes Symptom nehmen wir die Beobachtung, daß die Wärme für die Gelenke sehr gut ist 2/563.

Das Mittel war Nux vomica. In der LM 18 verordnet, half es sehr schnell. Nach knapp 1/4 Jahr spürte die Frau wieder etwas das Kreuz. Diese Beschwer-de war aufgetreten nach einem 2stündigen Radfahren — auf einem modernen Auto-Fahrrad. Die Frau war seit Jahren nicht mehr Rad gefahren. Diesmal tat es eine Salbe.

Auch dieser Krankheitsfall wurde mit einer Arznei angegangen, die über *gu-te* Lokalsymptome ausgewählt wurde. Das Naturell der Patientin ist allerdings Nux vomica; sie ist eine resolute Geschäftsfrau.

Es ist ohne weiteres möglich, daß Nux vomica nicht das Mittel für das ganze Leben dieser Patientin ist. Sie wird es entweder noch einige Male brauchen oder es muß eine neue, umfassendere Symptomenanalyse vorgenommen wer-den. Bisher ist es jedenfalls gutgegangen.

Fall 73: Frau, 47 Jahre, kommt in die Sprechstunde wegen eines „kaputten" Ellbogens, wie sie sagt.

Es ergibt sich, daß sich die Frau vor einem Jahr durch einen Fall auf den rechten Ellbogen am Olecranon verletzt hat. Die Stelle ist jetzt noch deutlich angeschwollen und, besonders auf Druck, hochgradig schmerzempfindlich.

Wir haben eine gute Causa, nämlich die Verletzung; unter Verletzung Ellbo-gen, Olecranon zu suchen ist schlecht; denn die Lokalisation ist sekundär und somit kein gutes Symptom. Im „Kent" finden sich bei Verletzung Extremitäten einige Mittel mit Lokalangaben 2/552. Aus den genannten Gründen ist diese Rubrik mit Vorsicht zu genießen. Besser sind die Allgemein-Rubriken 1/453, 454.

Es wurde also unter Verletzung Periost gesucht 1/453 und mögliche Verlet-zung Knochen 1/453. Das Mittel war Ruta. Es hat in der D 30 innerhalb von 14 Tagen ein völliges Verschwinden der Anschwellung und ein wesentliches Nach-lassen der Schmerzempfindlichkeit gebracht. Kurz darauf war der Schmerz ganz vorbei.

Fall 74: Frau, 48 Jahre, kommt in die Sprechstunde, „weil sie seit längerer Zeit nicht mehr richtig durchatmen kann".

Auf Nachfragen kommt wenig heraus — nur daß die Frau föhnempfindlich ist.

Ich versuche es vergeblich mit Lachesis LM 18: Ignatia LM 18 bringt eben-falls keinen Erfolg.

3 Wochen nach der Konsultation erfolgt am späten Abend ein Anruf des Mannes, seiner Frau gehe es sehr schlecht, sie habe starke Schwindelzustände und Herzklopfen und die Hände seien ganz weiß. Eine besondere Begründung dafür kann der Ehemann nicht sagen, weder sei es durch eine Nahrung, noch durch eine Überanstrengung oder Aufregung gekommen. Wegen der abgestorbenen Hände denke ich an Cuprum arsenicosum. Der Mann besorgt es sich in einer diensthabenden Apotheke als Tropfen in der D 4. Anruf nach 2 Stunden: die Frau hat sich wieder beruhigt.

Ich lasse das Mittel einige Zeit weiternehmen, es hilft ganz gut; einmal tritt noch ein stärkerer „Anfall" auf; aber sonst ist das Befinden etwas besser. Es vergehen einige Wochen, das grundsätzliche Bild ändert sich jedoch nicht wesentlich: Immer wieder Schwindelneigung, Herzklopfen dazu und Blaßwerden der Hände und Finger.

Ich bestelle die Patientin ein 2. Mal in die Sprechstunde. Außer den schon bekannten Beschwerden ergibt sich nur, daß *im Zusammenhang* mit dem Absterben der Hände, dem Schwindel, dem Herzklopfen gleichzeitig ein Taubheitsgefühl der Hände einhergeht und daß das Herzklopfen mit unangenehmen, ängstlichen Empfindungen verbunden ist. Weitere Zeichen und Modalitäten sind nicht zu bekommen.

Was war das Medikament von der besten Wertigkeit innerhalb dieser Symptomatologie? Das beachtlichste Zeichen, das andauernd in Erscheinung tritt, ist das Absterben der Hände und Finger; wir finden es unter Hände, Blaßwerden 2/415 und Finger gelb oder weiß 2/416. Die 2 Rubriken müssen wir zusammennehmen. Das zweite gute Symptom ist das zuletzt gefundene, nämlich das gleichzeitige Taubheitsgefühl der befallenen Partien 2/536, 541, 542. Nimmt man das ängstliche Herzklopfen dazu 2/222 und den Schwindel 1/153 (in der allgemeinen Rubrik ist das Mittel 3wertig enthalten), dann bleibt Secale als das naheliegendste Mittel übrig. Das Mutterkorn hat auch den anfallsweisen, plötzlichen Schwindel 1/166. Plötzliches Herzklopfen 2/222, 225 hat allerdings Secale nicht. Das stört uns aber auf keinen Fall, denn wir haben andere *interessante* Secale-Symptome, die uns zur Mittelfindung ausreichen.

Die Arznei, in der LM 18 verordnet half sehr schnell; mit dem Beginn des Einnehmens traten alle oben genannten Erscheinungen nicht mehr auf. Das Kreislaufverhalten wurde wieder unauffällig. Beobachtungszeit einige Jahre.

Fall 75: Mann, 46 Jahre, kommt in die Praxis mit folgendem Spontanbericht: Seit Jahren hapere es mit dem Essen. Fettes, sogar Butter, sei unverträglich; der Stuhl sei seit 2 Jahren nicht mehr in Ordnung; er sei fast geruchlos, zum Teil weich und breiig, öfters hell-gelb. Teilweise sei der Stuhlgeruch auch stechend scharf.

Es bestehe öfters saueres Erbrechen, und eine Leereempfindung im Magen, die auch durch Essen nicht besser werde. Der Kaffee werde nicht mehr vertragen.

Der Patient erzählt noch verschiedenes andere. Ich komme trotzdem nicht zurecht und gebe ihm deshalb einen Fragebogen mit.

Nach 8 Tagen kommt der Mann mit dem ausgefüllten Fragebogen zurück. Er ist Metall-Arbeiter und macht einen aufgeschlossenen, zugänglichen Eindruck.

Aus dem Fragebogen ergibt sich das Folgende:
Öfters Kopfweh bei Wetterwechsel, mit Übelkeit und Sehstörungen.
Seit einigen Jahren Schwindel; am häufigsten morgens beim Aufstehen mit einem Gefühl des Schwebens und einem Leeregefühl im ganzen Körper.
Vor 10 Jahren Verkehrsunfall mit Gehirnerschütterung. Augen etwas gerötet; an den Augen manchmal Druckschmerz.
Hitzeblasen an den Lippen oder etwas unterhalb.
Öfters blasse Gesichtsfarbe. Am rechten Ohr manchmal Druck und Ohrensausen mit hohem und tiefem Ton (durch Watte im Ohr besser).
Zunge weiß bis grau belegt.
Ziehen an der linken Brustseite, bis zum linken Arm und die linken Finger ausstrahlend (Arm dann wie taub und Angstgefühle).
Zähne schlecht am Zahnhals.
Pfropfenartiger Auswurf morgens und bei staubiger Arbeit. Nacken- und Schulterbrennen teilweise sehr stark vorhanden, besonders bei längerer starrer Haltung.
Kalte Hände und Füße, meist morgens.
Bei Fieber Kälteschauer, meist am Rücken beginnend.
Des öfteren vergeblicher Stuhldrang; Stuhl seit langem immer wieder hellgelb, fast geruchlos, weich, breiig.
Bauchschneiden bei Übelkeit, und Schwindel dabei.
Vor Stuhlgang öfters Flatus. Völle und Aufgeblähtsein nur in der Magengrube.
Rechts vom Magen oft Druck, Brennen und Ziehen.
Sehr viel Luftaufstoßen. Oft Hochkommen der Speisen, wie beim Wiederkäuen.
Neigung zum Erbrechen, meist sauer, zum Teil wasserklar, aber auch gelb und bitter.
Afterbrennen. Im Urin manchmal sandiger Bodensatz.
Fühlt sich allgemein von morgens bis mittags besonders schlecht.
Wetterwechsel, feucht-schwüles Wetter verschlimmern Kopfschmerz.
Seit dem Unfall ist die Sonne für den Kopf nicht gut.
Friert schnell; Hände und Füße immer kalt.
Wärme, (allgemeine) nicht besonders angenehm; Kälte ist eher verträglich.
Beim Bücken schwindelig, mit Schwarzwerden vor den Augen.
Warme, heiße Bäder und örtliche heiße Anwendungen nur schlecht verträglich.
Handrücken in letzter Zeit etwas trocken. Manchmal Juckreiz an den Waden und Schienbeinen.
Furunkulose in russischer Gefangenschaft (1944—1948).
Seit 1/2 Jahr 14 Pfund Gewichtsabnahme.
Hungern wird überhaupt nicht vertragen: Schwächezustand mit Schwindel und Schweißausbrüchen.

Durst unauffällig. Pfannengerichte, Fettes und Butter bekommen schlecht, ebenso Alkohol und kohlensäurehaltige Getränke.

Im Schlaf manchmal hastige Worte sprechend. Schlafseite rechts und auf dem Rücken.

Manchmal Zuckungen beim Einschlafen oder im Schlaf. Beim Erwachen oft wie gerädert.

Träumt oft von der Gefangenschaft.

Sexus seit Krankheit auffallend vermindert.

Ehrgeizig, sehr vergeßlich; verschreibt sich schnell. Menschenvoller Raum macht Beengungsgefühle. Gefühl des Herabfallens im Schlaf oder Traum, ab und zu.

Das waren die Angaben aus dem Fragebogen.

Wir haben ein Durcheinander von Symptomen und Zeichen. Wenn wir nicht auf die paar Symptome von wirklich individuellem Wert Rücksicht nehmen und sie nicht an die Spitze stellen, kommen wir einmal auf das und einmal auf jenes Mittel und können den Fall nicht kurieren.

Was aber war das Simile? Ein führendes Symptom ist die ins Auge springende Schwäche mit Schwindel und Schweißausbrüchen, die durch Hungern ausgelöst wird 1/444; der Schwindel und die Schweißausbrüche weisen auf die *Intensität* dieser Schwächezustände hin. In der Rubrik finden sich nur 4 Mittel, davon nur eines 1wertig; alle anderen 2- und 3wertig. Es ist eine sehr wertvolle Rubrik und es werden ihre Mittel dann erfolgreich eingesetzt werden können, wenn diese Schwäche durch Hungern wirklich außerordentlich ist. Ein 2. sehr beachtliches Symptom ist das Wiederkäuen, das der Patient angibt: dieses häufige Hochkommen der Speisen in solcher Art 3/434 ist nicht die Norm. Unverträglichkeit von Butter ist auch nicht alltäglich 1/512; dazu kommt die Fettunverträglichkeit 1/513.

Wir könnten noch verschiedene andere Symptome des Falles heranziehen für die im Arzneimittelbild von Phosphor — das war nämlich die „fehlende" Arznei — das Pendant gefunden werden kann.

Begnügen wir uns jedoch mit einem einzigen Symptom: Schwindel mit schwebendem Gefühl, ein eigenartiges Zeichen, das der Patient angibt und das ebenfalls den Phosphor in seiner Rubrik hat 1/167, in etwa 136. Mit dieser Ausbeute geben wir uns zufrieden.

In der LM 18 brachte das Mittel in kurzer Zeit eine wesentliche Besserung des Allgemeinbefindens. Die Schwindelzustände hörten bald auf, der Appetit und der Stuhl wurde normal, die Bauchbeschwerden verschwanden.

Fall 76: Frau, 40 Jahre, kommt in die Sprechstunde.

Sie hat innerhalb von 5 Monaten eine Gewichtszunahme von 10 Pfund beobachtet. Seither sind die Beine, Knöchel und Hände angeschwollen.

Auf Nachfragen sagt die Frau, sie habe längere Zeit vorher eine andere Sorte der A.-Pille genommen, regelmäßig, und da sei es langsam mit dem „Dickwerden" angegangen.

Da die Causa klar auf der Hand liegt, rate ich der Patientin einfach, die Pille wegzulassen und mir nach einigen Wochen Bescheid zu geben: und wirklich sind nach dieser Zeit die Schwellungen abgeklungen und auch das Gewicht hat sich wieder normalisiert. Die Frau ist eigentlich noch wegen einer anderen Störung gekommen:

Sie hat nämlich seit 10 Jahren eine ständige Stuhlverstopfung. Ich hatte der Patientin deshalb bereits bei der 1. Konsultation einen Fragebogen mitgegeben, den sie mir — ordentlich ausgefüllt — nach 6 Wochen brachte.

Aus dem Bogen ergaben sich folgende Antworten:

Schwitzen am Hinterkopf bei körperlicher Anstrengung.

Neigung zu Augenringen. Als Kleinkind, und einmal vor 15 Jahren Mittelohrvereiterung.

Geräuschempfindlich.

Zahnfleischfarbe etwas blaß. Zeitweise übler Mundgeruch und etwas Zahnfleischbluten. Zähne gut. Ab und zu dunkle Flecken auf den Lippen.

Manchmal lockerer Husten früh nach dem Aufstehen.

Ab und zu Herzklopfen und unregelmäßiger Herzschlag.

Schwellung an Beinen und Händen (nach Weglassen der Pille zurückgegangen).

Fingernägel stark längs gerillt mit weißen Flecken.

Stuhlträgheit vor 10 Jahren beginnend, ohne besonderen Grund; oft 3—4 Tage kein Stuhl; „Abführmittel gleich null wirkend".

Stuhl meist hart und wie kleine Bällchen, wie Hasenkot aussehend; oft vergeblicher Stuhldrang; zum Teil gar kein Drang. Muß sich bei der Stuhltätigkeit sehr anstrengen; dadurch schon öfters Hämorrhoidalbeschwerden.

Durch die Verstopfung Neigung zu Völlgefühl im Bauch.

Vor einigen Jahren Blasenentzündung mit Krämpfen. Blasenempfindlich durch kalte Füße.

Direkte Sonneneinstrahlung macht nervös. Liebt die Wärme und braucht sie. Muß Unterleib warmhalten.

Neigt zu Hitzeempfindungen im Kopf, besonders nach dem Essen; das ist immer schon so vorhanden.

Verlangen nach frischer Luft (aus Gewohnheit).

Bei längeren Fahrten im Auto treten Kopf- und Schulterschmerzen auf.

Hatte früher häufig migräneartige Kopfschmerzen, die in letzter Zeit seltener in Erscheinung getreten sind. Meist waren sie an der rechten Kopfseite aufgetreten mit Ausstrahlung bis zum Schulterblatt.

Diese Schmerzen traten besonders auf nach einer Party, wenn sie unter vielen Leuten war. Alkohol und Tabakrauch hatten sie aber nicht gestört.

Nach der Mittagsmahlzeit gerne toter Punkt; würde sich am liebsten hinlegen.

Hatte Serumkrankheit nach Tetanusspritze vor einigen Jahren.

Früher, als die Kopfbeschwerden häufiger waren, wachte sie mit ihnen auf.

Haut durch Sonne schnell gerötet und juckend. Kann nur wenig schwitzen.

Hatte viel Kummer.

Hatte innerhalb von 3 Jahren 5 ungeklärte Fehlgeburten (eine im 6. Monat, eine im 4. Monat und 3 zwischen 2. und 3. Monat).

Keine Abtreibungen.

Merkliche Verminderung der Eßlust bei Kummer.

Normalerweise wenig Flüssigkeitsbedarf. Wenig Alkohol, 10 Zigaretten am Tage.

Manchmal Unruhegefühle im Brustkorb; teilweise Völlegefühle dort und zittriges Empfinden.

Laufen mit 11 Monaten; richtiges Sprechen erst mit 3 Jahren.

Als Kind angeblich 2mal Diphtherie; bekam jedesmal Serum. Sonst war die Kindheit ohne Besonderheiten.

Menarche mit 13 Jahren; die Menses waren längere Zeit sehr unregelmäßig; nach Einnahme der Pille Besserung. Zur Zeit der Menses praktisch unbeschwertes Befinden. Hatte einmal normale Schwangerschaft mit Zangenentbindung; hatte damals im 6. Monat eine Gallenkolik.

Stimmungsbilder, Naturell, charakterliche Eigenheiten:

Skeptisch, von sich überzeugt; milde, sanfte Art; herzlich, liebevoll; Luftschlösser machend. Zu Scherzen und Späßen aufgelegt.

Schreckhaft, reserviert. Eher alles in sich hineinfressend als explodierend. Bei Kummer Reaktion mit Tränen; das kommt aber selten vor.

Ein menschenvoller Raum ist ihr unsympathisch.

Glaubt, sie sei zu nachgiebig (zum Beispiel in der Ehe), aber sie hat große Abneigung gegen Spannungen.

Das war die Ausbeute aus dem Fragebogen.

Man kann vorwegnehmen, daß die ganzen *Gemütssymptome nicht außerordentlich* sind, also bei der Mittelwahl keine führende Rolle spielen dürfen.

Welches Mittel kam in Frage? Was waren die Leitsymptome, die sonderlichen, die individuellen Zeichen und Modalitäten?

Unter dem Gesichtspunkt der Relativität sind die 5 Abgänge der Patientin ein klassisches Leitsymptom: Ihre große Zahl ist relativ selten, ja außergewöhnlich selten. Wobei berücksichtigt werden muß, daß es keine Artefakte waren. Die Anti-Kinder-Pille spielt in diesem Zusammenhang weder eine positive noch eine negative Rolle, wie eine genaue Exploration ergab.

Abortusneigung 3/774. Als 2. Symptom kann man den Bällchen-Stuhl nehmen 3/655; in dieser Intensität und Dauerform ist er doch selten. Als 3. Symptom gilt der Kopfschmerz unter vielen Leuten 1/251. Das ist ein Symptom *aus früherer Zeit;* es interessiert uns sehr, denn Symptome, Zeichen und Modalitäten aus der Vergangenheit sind für uns unter der Voraussetzung, daß sie *sonderlich,* eigenheitlich, charakteristisch waren, von hohem Interesse. Und Kopfschmerz in Gesellschaft oder in einer Menschenmenge, wie die Rubrik sich nennt, ist sonderlich; dementsprechend gibt es nur 4 Mittel: Plumbum met. ist das höchstwertige, im 2. Grad. Um keine Mißverständnisse aufkommen zu lassen, muß sogleich hinzugefügt werden, daß die *Kleinheit* einer Rubrik nicht selbstverständlich identisch ist mit *besonderer* Qualität; des öfteren ist es jedoch wirklich so, daß Kleinheit und gute Qualität zusammentreffen.

Plumbum ist also eine Arznei mit dieser sonderlichen Kopfschmerz-Modalität. Diese Modalität wird noch besser deshalb, weil Alkohol und Nikotin überraschenderweise keine Kopfschmerzen machen.

Wir sehen aus der Rubrik Abortusneigung, daß das Blei als einziges Mittel unter nicht sehr vielen 3wertig im Fettdruck aufgeführt ist. Der Bällchenstuhl ist bei unserem Mittel ebenfalls 3wertig verzeichnet.

In der LM 12 half das Medikament sehr schnell. Es trat bereits nach einigen Tagen normaler Stuhl auf. Nach 4monatiger Beobachtung war kein Rückfall eingetreten. Die Patientin habe ich dann aus den Augen verloren.

Fall 77: Frau, 56 Jahre, die wegen eines Hexenschusses in der Sprechstunde erscheint, bekommt im Wartezimmer plötzlich eine Gallenkolik (sie hat Gallensteine). Die Patientin wird leichenblaß, hat am Körper, besonders aber an der Stirn kalte Schweißausbrüche und starke drückend-krampfige Schmerzen im Oberbauch, die zum Rücken durchgehen. Sie ist sehr unruhig und es ist ihr „fürchterlich schlecht".

Kalter Schweiß 2/57, besonders an der Stirn 1/201 ist ein Führungssymptom, besonders in Kombination mit Gesichtsblässe 2/82, von Veratrum album. Die ängstliche Unruhe 1/83 und die starke Übelkeit 3/472 sprechen außerdem für das Mittel. Die Rubrik *tödliche* Übelkeit 3/481 entspricht zwar der Angabe der Patientin recht genau, aber wir lassen uns von Veratrum album nicht abbringen, auch wenn es in *dieser* Rubrik nicht aufgeführt ist. Die weiße Nieswurz charakterisiert sich in den anderen Symptomen so deutlich, daß uns Übelkeit überhaupt (wo sie 3wertig erscheint) genügt, um sie einzusetzen. Einen letzten Ausschlag gerade für dieses Mittel gibt die Rubrik Gallenkolik 3/558, in der Veratrum im Fettdruck erwähnt wird.

Übrigens ist das Symptom Schweiß durch Schmerzen 2/72 ebenfalls durch Veratrum abzudecken.

Eine Dosis D 30 genügte, um nach einigen Minuten die Sache zu normalisieren.

Fall 78: Frau, 71 Jahre, hat seit fast 7 Wochen eine starke Bronchitis mit dicklich-gelbem Auswurf. Der Husten tritt speziell morgens auf, auch nachts wird die Patientin oft wach durch den Hustenreiz. Beim Husten hat sie Stechen in der Brust. Auf Nachfragen: Der Appetit ist normal. Die Patientin ist seither viel müde und schwitzt nachts ausnehmend stark. Tagsüber kein Schwitzen. Hinsichtlich des Appetits berichtigt sich die Kranke: sie habe zwar einen guten Hunger, aber trotzdem keinen direkten Appetit — das sei ihr jedenfalls in der letzten Zeit aufgefallen. Klangmodalitäten des Hustens oder andere Symptome und Zeichen von homöopathischem Interesse sind nicht zu erforschen.

Welches Medikament kam — trotz der gewissen Mangelhaftigkeit der Symptome — als naheliegendstes in Frage?

Ein einziges Symptom ist für uns von Wert dergestalt, daß wir es als Einstiegsymptom nehmen können: Hunger, aber kein Appetit 3/421. Ein 2. Symptom, ist ein *anderes Begleitsymptom* der Bronchitis und deshalb gleichfalls erwägenswert, der reichliche Nachtschweiß 2/59; er ist es besonders deshalb, weil tagsüber kein Schwitzen vorhanden ist. Als 3. Symptom wurde das Aufwachen durch den Husten gewählt 3/373, 357. Das 4. Symptom, die Hustenverschlimmerung morgens 3/354 fällt schon sehr ab und soll nur als kleine Zugabe betrachtet werden.

Das Mittel war Sulfur. In der LM 18 gegeben erfolgte nach 4 Tagen ein Anruf: Der ganze Husten mit Auswurf, das Schwitzen nachts, waren nach 2—3 Tagen verschwunden.

Fall 79: Frau, 40 Jahre, erscheint in der Praxis und erzählt Folgendes:
Seit der letzten, 4. Entbindung, sei ihr Gesundheitszustand nicht mehr in Ordnung. Sie habe ständig Schwellungen im Gesicht; genauer gesagt im Bereich der Augen. Außerdem hätten sich seither Anstauungen der beiden Knöchelgelenke eingestellt, die sich bis zu den Unterschenkeln ausbreiteten.

Zu leichten Knöchelschwellungen neige sie allerdings immer etwas in der heißen Jahreszeit, aber jetzt sei das alles wesentlich stärker da.

Die Urinmenge habe seit der letzten Entbindung ganz merklich nachgelassen — das beunruhige sie besonders.

Auf Nachfragen: Der Durst sei etwas mehr als früher. Sie bekomme seither auch schnell blaue Flecken. Die Menses kämen seit der Entbindung — die vor 5 Monaten war — immer zu spät, aber trotzdem viel zu stark im Vergleich zu früher.

Die letzte Schwangerschaft sei, wie die anderen auch, gut verlaufen, ebenso die Entbindung. Sie habe keine besonderen Medikamente gebraucht.

Nur sei während dieser Schwangerschaft eine Krampfaderbildung am linken Bein aufgetreten. Es mußte damals sogar etwas gegeben werden, um eine stärkere Entzündung der Venen zu verhindern. Andere Arzneien habe sie aber, wie gesagt, nicht benötigt.

Bei den ersten 3 Kindern habe sie mit den Venen nichts zu tun gehabt.

Die Frau macht einen aufgeschlossenen, zutraulichen Eindruck.

Als Symptome wurden genommen: Menses spät, aber viel zu stark 3/768; eine Störung, die etwas eigenartig ist und für die es auch nicht sehr viele Mittel gibt. Es kann hingenommen werden, daß sich nach einer Gravidität die Menstruation die ersten paarmal etwas ungeordnet zeigt, aber nicht das, daß sich gleich danach ein Sachverhalt wie der obige entwickelt, der bereits 4 bis 5 Monate anhält.

Die Krampfadern während der letzten Schwangerschaft 1/424 sind ein anderes wertvolles Symptom deshalb, weil innerhalb der 3 ersten Schwangerschaften solche nicht in Erscheinung traten. Die blauen Flecken 2/152 werden deshalb zu einem guten Symptom, weil sie gleichfalls erst seit der Erkrankung festzustellen sind. Die Schwellungen im Augenbereich 2/114 sind ohne große Bedeutung, weil sie auch an anderen Stellen, an den Beinen, zu finden sind. Immerhin ist die Augenlokalisation etwas seltener und damit eine Nuance interessanter als die Beinstauung; Ferrum ist 2wertig vertreten: Ferrum metallicum war das Mittel. In der LM 12 verabreicht, half es in sehr kurzer Zeit. Die Menses wurden sofort normal, das Allgemeinbefinden besser, die Schwellungen gingen zurück.

Fall 80: Mann, 28 Jahre, kommt in die Sprechstunde wegen seit 2 Monaten bestehender Schmerzen im rechten Schultergelenk. Sie strahlen bis zum Arm und zum Hals aus. Seitdem besteht auch ein Krachen im Schultergelenk bei Bewegung. Auf Nachfragen: Die Schmerzen seien oft auch nachts da; sie seien im allgemeinen ziehend. Der ganze Arm sei verkrampft; auch Schwächegefühle zeigten sich. Das Hochheben des Armes verschlimmere die Beschwerden.

Aufgetreten sei alles nach einer Überanstrengung. Er habe damals schwer gehoben, es habe plötzlich einen „Knax" gegeben — und seitdem sei das da.

Er habe schon Massagen, Salben, Tabletten bekommen, aber bis jetzt habe nichts geholfen.

Leitsymptom ist die Causa: Überanstrengung beim Heben; Der Knax spricht für eine Art von Zerrung. Die Rubrik findet sich in 2/552, Verletzung Schultern. Es wurde schon darauf hingewiesen, daß bei solchen Verletzungen, Zerrungen usw. die Lokalisation mit Vorsicht zu genießen ist, denn sie ist eine eher zufällige. Man muß die Rubriken 1/454 mit zu Rate ziehen. Andererseits ist uns bekannt, daß ein Hauptmittel für Verzerrungen Rhus toxicodendron ist. Wenn keine weiteren Symptome von echter Bedeutung zu erfahren sind, bleibt nichts anderes übrig, als mit diesem Mittel einen Versuch zu machen. Die krampfigen Gefühle und die Schwäche der kranken Partie sprechen zusätzlich für unser Medikament, wenn sie auch nicht als Führungssymptome verwendet werden dürfen. Das gleiche gilt für die Verschlimmerung bei Hochheben des Armes 2/573.

In der LM 6 eingenommen half Rhus toxicodendron schon am nächsten Tag: „Die Schulter ist schon merklich besser". Ich bekam deshalb so schnelle Nachricht, weil der Patient tags darauf verreisen mußte.

Ich hörte von dem jungen Mann fast 3 Monate nichts mehr. Dann kam sein Vater in die Sprechstunde und bat noch einmal um die gleiche Arznei. Sein Sohn, der jetzt in Kanada lebte, habe sich vor kurzem wieder an der rechten Schulter verzerrt. Die übliche Behandlung habe nicht geholfen und er bitte um das Fläschchen, das ihm beim letzten Mal so gut getan habe. Der Sohn habe das Mittel in Kanada nirgends auftreiben können; er werde es ihm sofort zuschikken.

Fall 81: Junger Mann, 30 Jahre, erscheint in der Sprechstunde:

Seit 10 Wochen habe er Schmerzen an beiden Kniegelenken, links stärker als rechts. Der Schmerz finde sich in den Kniekehlen, unter der Kniescheibe und auch seitlich an den Knien.

Das Durchdrücken der Knie sei besonders schlecht. Radfahren und Gehen besserten jedesmal die Schmerzen merklich.

Seit der Störung verspüre er ein mäßiges Krachen in diesen Gelenken.

Er habe bereits Einlagen verschrieben bekommen, die ihm aber nichts genützt hätten. Es sei auch eine Röntgen-Kontrolle gemacht worden; sie habe keine krankhaften Befunde ergeben.

Ein Grund für die Störung kann nicht angegeben werden.

Auf Einzelheiten angesprochen, kann der Patient nur sagen, daß bereits früh, sofort nach dem Aufstehen, die Beschwerden anfingen. Wetter beeinflusse die Sache nicht. Eine genaue Schmerzart anzugeben, sei ihm nicht möglich.

Auf Grund dieser Symptome versuche ich es mit Rhus toxicodendron in der LM 12. Anruf nach 8 Tagen, es sei eine gute Besserung eingetreten. Der Mann soll das Mittel weiter nehmen.

Nach weiteren 10 Tagen kommt der Kranke wieder in die Sprechstunde: Das Ganze sei rückfällig geworden. Ich gebe gar nicht erst das alte Mittel in einer *höheren* Potenz — meist ist es viel sinnvoller, ein „besseres" Simile herauszu arbeiten, als die Potenzen hochzuquälen. Ausnahmen bestätigen die Regel! Ich frage den Patienten noch einmal ab.

Und da ergibt sich jetzt doch eine feine, aber wesentliche *Variante* der zu Beginn geschilderten Zeichen und Symptome: Es stellt sich heraus, daß noch mehr als die reinen Schmerzen, ein ausgeprägtes Spannungsgefühl in den beiden Kniekehlen vorhanden ist, so, „als ob die Bewegung der Knie nicht frei ablaufen könnte".

Dieses Spannungsgefühl der Kniekehlen — und nur dort ist es vorhanden — sei auch besonders deutlich spürbar morgens beim Aufstehen.

Jedes Mal, wenn er sich eingelaufen habe, kämen diese Erscheinungen, genauso wie die Schmerzen selber, schnell zum Verschwinden. Wenn auch diese speziellen *Empfindungen* nicht gerade dramatisch hochwertig sind, sind sie auf jeden Fall seltener zu finden und damit individueller als die als Schmerzempfindungen geäußerten Symptome mit ihren Modalitäten.

Das Medikament wird also über die erst bei der 2. Konsultation in den Vordergrund gerückten Zeichen und Modalitäten ausgewählt.

Welches Mittel kam in Frage? Ein besseres Zeichen, als das ausgeprägte Spannungsgefühl in den Kniekehlen morgens beim Aufstehen 2/401 existiert nicht. Das 2. Symptom ist das „Einlaufen": Jedesmal, sagt der Patient, wenn er sich eingelaufen habe, kämen diese Erscheinungen zum Verschwinden 2/401.

Das Mittel, Causticum, wurde in der LM 12 aufgeschrieben. Anruf nach 3 Wochen: Nach einer sehr deutlichen Erstverschlimmerung, sei es nach 3 Tagen wesentlich besser geworden.

Wie ich einige Wochen später von dem Patienten erfuhr, war es ihm sehr gut gegangen. Er hatte nur ein einziges Mal nach einer Bergtour am nächsten Tag flüchtige Beschwerden gehabt. Der Mann kam wegen anderer Störungen nach längerer Zeit wieder in meine Behandlung. Die Knie waren weiterhin beschwerdefrei geblieben.

Fall 82: Frau, 45 Jahre, kommt in die Sprechstunde. Vor 5 Monaten sei eine Operation an beiden Ovarien gemacht worden (Zysten?). Die erste Zeit nach dem Eingriff habe sie sich ganz wohl gefühlt.

4 Wochen später — sie war schon einige Zeit entlassen — habe sie eine Lungenentzündung bekommen (doppelseitig angeblich). Diese wurde mit einem Antibioticum behandelt.

Seither — also seit beinahe 4 Monaten — habe sie Herz- und Kreislaufstörungen. Sie habe Herzklopfen bis zum Hals, ständigen Halsdruck mit Zusammenschnürungsgefühl, teilweisen Druck auf der Blase. Vor allem aber wache sie nachts auf mit „Herzanfällen" verbunden mit starker Angst, Herzrasen, Schweißausbrüchen und Beklemmungsgefühlen.

Sie habe wegen dieser Schwierigkeiten laufend Hormonmittel bekommen, es habe sich jedoch keine Wirkung gezeigt.

Was war die Idee des Falles?

Wir wissen, daß es unumgänglich erforderlich ist, bei Aufnahme einer homöopathischen Vorgeschichte *eine mögliche Causa,* welche die Erkrankung hervorgerufen hat, in Erfahrung zu bringen. Ist das abgeklärt — im positiven oder negativen Sinne — ist ein wichtiger Schritt getan.

Bei unserem Fall stellt sich sogleich heraus, daß die ganze Störung der Frau zeitlich mit einer *Lungenentzündung,* die mit Penicilin bekämpft worden war, zusammenfällt. Wegen dieser Beschwerden wurde sie mit Hormonen versorgt, weil angenommen wurde, daß sie irgendwie als Operationsfolge aufzufassen waren.

Daß diese Ansicht falsch war, beweist allein schon die Unwirksamkeit dieser Medikamente. Die saubere Klärung der Anamnese ergibt zweifelsfrei, daß die ganze Sache nach der Lungenentzündung angefangen hat, und keinesfalls vorher. Weil eine Lungenentzündung, auch eine doppelseitige, kaum je als Folgezustände Herzanfälle und ähnliches mit sich zieht, gibt es nur eine Möglichkeit, das Krankheitsbild der Frau zu verstehen: Es kann nur hervorgerufen sein durch die Art der Behandlung der Pneumonie: und *damit sind wir beim Thema.* Es handelt sich um die Folgen der Unterdrückung einer Lungenentzündung mit massiven, allopathischen Heilstoffen.

Wir finden eine Rubrik, die der Idee unseres Falles entspricht: Verschleppte Lungenentzündung 2/214. Es gibt einige Mittel — das herausragende ist Sulfur. In der LM 12 setzte bereits nach 8 Tagen eine Besserung ein; in den nächsten 4 Wochen kamen die Beschwerden praktisch zum Verschwinden. Die Frau hat die Hormone weiter bekommen — nicht von mir. Die Besserung hat sich also bei gleichen „äußeren" Bedingungen eingestellt.

Außer dem Leitsymptom, der Causa wurden, wie man sieht, sämtliche Zeichen, Symptome und Modalitäten der existierenden Beschwerden *unberücksichtigt* gelassen. Unser Führungssymptom genügte voll und ganz, um mit Aussicht auf Erfolg den Schwefel einzusetzen.

Fall 83: Frau, 37 Jahre, bekam zum ersten Mal in ihrem Leben eine Nieren-Harnleiterkolik links. Nach Abklingen der akuten Schmerzen erfolgte eine urologische Untersuchung. Als wichtigster Befund fand sich ein linsengroßer, hochsitzender Harnleiterstein links mit mäßiger Stauung.

Trotz verschiedener Medikamente in Tief- und Hochpotenzen traten 8 Wochen lang immer wieder leichte bis mittlere Koliken auf, bei denen jedesmal schmerzstillende Zäpfchen genommen werden mußten.

Das wurde nun langsam ärgerlich und ich bestellte die Kranke zu einer ausführlichen Interrogation in die Sprechstunde.

Es stellte sich heraus, daß bei den Schmerzzuständen Brechreiz und sogar etwas Erbrechen auftraten und dazu ein ausgeprägter Stuhldrang. Harndrang war nicht vorhanden. In Verbindung mit einigen anderen, nicht sehr überzeugenden Symptomen gab ich Nux vomica LM 12.

Bescheid nach einigen Tagen: nur der Stuhldrang sei abgeklungen, die Übelkeit, sogar der Ekel gegen das Essen sei weiter vorhanden. Ich hatte übrigens die anderen Mittel, organotrope usw. weiter nehmen lassen; um ein objektives Bild zu haben. 3 Wochen später bat ich die Patientin wieder zu mir. Die Beschwerden waren in der gleichen Weise da: weiterhin Stuhldrang bei den Schmerzen (der schon besser gewesen war), weiter starke Übelkeit; neuerdings Flatulenz.

Die Patientin erzählte, daß die Schmerzen, wenn es nicht gerade zu Koliken komme, ständig ziehend seien und zwar im linken Harnleiterbereich; bei stärkeren, ziehenden Schmerzen verspüre sie auch die rechte Harnleitergegend. Ein Schmerz im Nierenbereich und in der Blasengegend war praktisch nie vorhanden. Auch jetzt keinerlei Harndrang bei den Beschwerden. Nun, auch diese Symptome und Modalitäten waren weiterhin so wenig dramatisch, daß ich mir nicht recht zu helfen wußte.

Da brachte mich ein sehr banales Zeichen auf eine Idee. Ich kenne die Patientin schon seit langem, sie kommt ab und zu wegen „nervöser" Störungen, Mensesstörungen usw.

Sie hatte immer wieder erwähnt „daß sie so rote Stellen an der Nase habe". An diese dachte ich plötzlich und ich sah einen deutlich geröteten Fleck, etwa 5-Pfennigstück-groß am linken Nasenflügel.

Mehr reflektorisch als aus besonderer Einsicht suchte ich im Repertorium und fand etwas: Nase rot, am Nasenflügel links 3/140. Es sind 2 Mittel angegeben, Natrium muriaticum und Zincum met. Da rückten plötzlich die anderen Symptome in ein besseres Licht.

Ich nahm mir die Modalität ziehender Schmerz im Harnleiter vor 3/699, die zwar nicht sehr aufregend ist, aber außer den Kolikbeschwerden die ganze Zeit permanent bestanden hatte. Es gibt nur 5 Mittel, als einziges Nat-m. 2wertig. Nimmt man das Zeichen Übelkeit bei Schmerz 3/480, dann findet man überraschenderweise ebenfalls Nat.m.; es gibt auch hier nur wenige Mittel.

Ein Versuch erschien mir angebracht; es wurde in der LM 12 verordnet.

Anruf nach 3 Tagen: zur Zeit sei kein Stuhldrang da, keine Übelkeit und kein Schmerz; aber der rote Fleck an der Nase habe zu brennen angefangen.

Bescheid nach 3 Wochen: Es bestünden keinerlei Beschwerden mehr, der rote Fleck sei wieder ruhig geworden. Auch später ist alles unauffällig geblieben.

Nur die folgenden Menses waren so stark wie noch nie aufgetreten. Die Frage ist berechtigt, ob nicht ein *spontaner* Steinabgang möglich gewesen ist. Dieser müßte 3 Tage nach Einnahme eines offensichtlich gut gewählten Mittels — nach einer Krankheitsdauer von insgesamt 3 Monaten — eingetreten sein.

Das ist nicht wahrscheinlich, wenn man bedenkt, daß die Aktivierung der Nasensache (die Patientin hat nicht gewußt, daß das Mittel sich an der Nase zeigen könnte) sicherlich über Nat.m. vonstatten ging. Das Mittel hat übrigens Urinsand 2wertig, Ziegelmehlsediment 2wertig und rotes Sediment 3wertig, alles in 3/729, 728.

Eine urologische Röntgen-Kontrolle nach knapp 2 Jahren ergab keinen Steinnachweis mehr.

Fall 84: Frau, 64 Jahre, kommt in die Praxis und erzählt das Folgende:

Seit 3—4 Jahren sei sie immer müde. Der Schlaf sei seither ganz schlecht; das Einschlafen funktioniere verhältnismäßig gut, aber sie werde nachts wach und liege stundenlang schlaflos da; sie sei dann hellwach.

Sie könne nicht lange ruhig sitzen, auch nicht lange ruhig liegen. Mit der Arbeit gehe es eigentlich recht gut.

Sie leide auch schon lange an Kopfschmerzen, besonders an der Stirne. Die Schmerzen seien bereits früh beim Erwachen da; aber auch mitten in der Nacht habe sie diese schon gehabt.

Auf Nachfragen: Sie habe viele Träume und träume alles mögliche. Wenn sie wirklich einmal durchgeschlafen habe, sei sie ein ganz anderer Mensch.

Nachts habe sie oft Wadenkrämpfe. Sie sei häufig schwindelig; der Schwindel komme ganz plötzlich. Die Wärme vertrage sie ganz allgemein nicht gut. Sie neige zu rauhem Hals.

Vor 5 Jahren habe sie einen schweren Verdruß mit ihrem Sohn gehabt; seitdem sei sie in Wirklichkeit nicht mehr gesund. Wenn sie schlaflos daliege, denke sie heute noch an den großen Fehler, den ihr Sohn damals gemacht habe.

Die Frau heult sich in der Sprechstunde richtig aus.

Weitere Symptome, Zeichen und Modalitäten -- außer trivialen -- sind nicht zu erfahren. Wegen der Symptome Folgen von Schlaflosigkeit 1/519 (die Patientin sagt, wenn sie durchschlafen könne, sei sie ein ganz anderer Mensch), Wadenkrämpfe nachts 2/488 und dem Schwindelbild versuche ich es mit einem pflanzlichen Mittel, Cocculus.

Nach etwa 10 Tagen zeigte sich in der LM 18 eine Besserung der Kopfschmerzen, der Wadenkrämpfe, des Schwindels und der Unruhe. Auch der Schlaf schien sich zu normalisieren.

3 Wochen nach Einnahme von Cocculus war das Befinden recht befriedigend. Allerdings war es mit dem Schlafen noch nicht weit her.

Cocculus ist neben Nux vomica eines der Hauptmittel bei Folgen von Schlafmangel. Dieses Zeichen hatte genügt, um die groben Beschwerden der Patientin wegzunehmen -- Nux vomica hätte *vielleicht* als ein anderes gutes Simile das gleiche erreicht. Cocculus hat nun, und das ist der springende Punkt, das Leitsymptom, das Führungssymptom dieses Falles in seinem Arzneibild: Folgen von Kummer 1/66 3wertig und Zurückkommen auf vergangene, unangenehme Dinge 1/152, 2wertig. Nux vomica hat diese Führungssymptome nicht, kann also in dieser Hinsicht als Simile doch nicht an Cocculus heran.

Wenn wir noch weiter differenzieren, können wir das Gemütssymptom heult sich in der Sprechstunde richtig aus 1/145 (es muß hier Nat.m. ergänzt werden) verwenden; auch das Symptom Ruhelosigkeit im Sitzen 1/85, 452.

Natrium muriaticum geht also über Cocculus noch hinaus, es hat die Leitsymptome Kummerfolgen und Zurückkommen auf vergangene, unangenehme Dinge im Fettdruck.

In der LM 18 gegeben, kam die Patientin 3 Wochen später wieder in die Sprechstunde. Es sei auch der Schlaf gut geworden; sie schlafe jetzt immer durch. Sie fühle sich wieder normal. Die bereits nach der ersten Arznei abgeklungenen Beschwerden seien weiterhin weggeblieben.

In diesem Fall konnte man durch ein feines Abwägen der Zeichen und Symptome von einem guten zu einem besseren Simile überwechseln.

Fall 85: Mann, 31 Jahre, blond, blauäugig; aufgeschlossenes, freundliches und liebenswürdiges Wesen, kommt zur Behandlung.

Spontanbericht: Er leide seit fast 7 Jahren an recidivierenden Magengeschwüren. Seit über 8 Wochen mache ihm wieder eines zu schaffen. Der Röntgen-Befund ergibt: „Großes, gut daumenkuppenbreites Ulcus der Magenhinterwand. Ausgeprägter Irritationszustand der Magen- und Duodenalschleimhaut" usw. Dieses war das röntgenologisch zum 4. Male festgestellte Geschwür.

Die Geschichte des Patienten: Seit langen Jahren leide er an diesen Beschwerden, meist im Frühjahr und im Herbst. Aufgetreten sei die Sache zum ersten Male, als er als Polizist einige Zeit den Verkehr in der Innenstadt Münchens habe regeln müssen. Da habe er sich anscheinend „zu Tode geärgert". Vielleicht sei es auch die schlechte Luft gewesen; vorher sei er jedenfalls immer „pumperlgesund" gewesen, auch in der Zeit, als er bei der Grenzpolizei war.

Weil die Magenerkrankung nicht besser geworden sei, sei er später von der Verkehrspolizei zu den „Diensthunden" und anschließend in ein noch leichteres Amt versetzt worden -- alles nur wegen seiner „Nerven".

Das habe aber an seinem Zustand nichts geändert. In der Zeit seiner Tätigkeit als Verkehrspolizist habe er sich übrigens einmal so stark wegen eines Vorgesetzten aufgeregt, daß er ohnmächtig wie ein Brett umgefallen sei.

Damals habe er allerdings die Magensache schon eine Zeitlang gehabt, aber seit diesem Vorfall sei es noch schlimmer geworden.

Weiter ergibt sich das Folgende: Seit den Geschwüren habe er 12 Pfund abgenommen; Zucker mache Sodbrennen, Milch sei nicht gut verträglich. Auf Alkohol sei, wenigstens früher, der Magen immer etwas besser geworden. Er sei meist recht hungrig, aber er lebe ja nur von einer ganz strengen Diät. Der Schmerz trete relativ bald nach dem Essen auf, auch bei Diät. Der Stuhl sei in der Zeit der gröberen Störungen eher verstopft. Durst habe er nicht viel.

Alle Wärme liebe er; Kälte weniger.

Er neige zum Schwitzen an den Handtellern, an den Unterschenkeln und Füßen und etwas am Rücken.

Aufregungen spüre er sofort am Magen, auch Schreck, Ärger usw. In den früheren Jahren (heutzutage kaum mehr) habe er häufig morgens erbrechen müssen, gallig, sauer usw.

Er sei natürlich ziemlich gereizt. Sensibel sei er nicht auffallend, aber bei einer schönen Musik, einem Kinderchor, müsse er heulen wie ein Schloßhund. Er sei 2mal längere Zeit im Krankenhaus gewesen, zur Behandlung und zur Beobachtung. Man habe ihm u. a. gesagt, daß auch die Bauchspeicheldrüse nicht in Ordnung sei. Heuer habe er den Magen wieder zum ersten Mal richtig gespürt, als er sich mit den Kindern seiner Verwandten habe rumärgern müssen.

Bei diesem Fall existiert ein Führungssymptom, das den Patienten samt seinem Magen charakterisiert: Durch die ganze Vorgeschichte geht das Zeichen Folgen von Ärger, Aufregung. Der Beginn der ganzen Erkrankung ist ebenfalls auf Aufregungen zurückzuführen.

Das Leitsymptom ist also Aufregungsfolge; diese Aufregung schlägt sich auf den Magen und hat sich *niemals wo anders* dargestellt, ausgenommen die Tatsache, daß bei starken Ulcusbeschwerden der Stuhl jeweils träger, also verstopft wird; das ist ein kleines, aber feines Symptom. Wobei nicht die Diät die Stuhlträgheit macht, denn diese hält der Kranke ständig ein.

Also erstes Symptom: Magenbeschwerden nach Aufregung 3/490, 495. Es sind insgesamt 5 Mittel bekannt, davon 2 im Fettdruck und 2 im Kursivdruck. Unter diesen Mitteln muß dasjenige sein, das dem Patienten „fehlt". Noch einmal wird daran erinnert, daß die Krankheit dieses Mannes auf diesem Gemütssymptom basiert und sie sich über Jahre hinaus grundsätzlich nur im Magenbereich abgespielt hat. Deshalb ist es berechtigt, sich auf die oben genannten 5 Medikamente zu beziehen und nur auf diese.

Zur Unterscheidung dieser homöopathischen Arzneien benötigen wir einige Ausschließungssymptome. Ein gutes Zeichen ist das Weinen durch die Musik 1/146; der Mann hat nicht nur einige Tränen in den Augen, sondern er „heult wie ein Schloßhund". Diese Rubrik läßt als einziges Mittel Nux vomica übrig. Ein Nux-vomica-Zeichen ist auch diese ohnmachtartige Schwäche 1/430, 441 nach dem Ärger mit dem Vorgesetzten. Stuhlträgheit, Stuhlverstopfung bei den Beschwerden ist, wie gesagt, des öfteren ein kleines, aber gutes Symptom der Krähenaugen (diese Einzelheit ist im Repertorium nicht notiert).

In der LM 12 verordnet, sagte der Patient nach knapp 2 Wochen am Telefon, er fühle sich bereits wesentlich besser, und ob er mir den neuesten Röntgenbefund zuschicken dürfe, der einen Tag vorher gemacht worden war. „Bei der heutigen Kontrolle hat sich das Ulcus v. bis auf etwa kleinfingerkuppengröße zurückgebildet. Auch leichter Rückgang der Schleimhautveränderungen . . ."

Nun, post hoc, propter hoc; Bescheid nach 6 Wochen: Magen ohne Beschwerden; er könne bereits viel mehr vertragen. Nur habe er vor einigen Tagen einen starken Durchfall gehabt, er wisse nicht woher, so etwas kenne er sonst nicht.

Der Mann kam im Laufe der nächsten Jahre noch 2 – 3mal in die Sprechstunde. Die Rückfälle waren leichterer Art und konnten mit dem gleichen Mittel immer schnell abgefangen werden. Einmal benötigte er allerdings kurzfristig Colocynthis.

Ich hatte ihm aufgetragen so schnell wie möglich die ganze Diät abzubauen und normale Nahrung zu konsumieren; diese konnte er bald anstandslos vertragen.

Fall 86: Junge Frau, 27 Jahre, kommt in die Sprechstunde mit folgenden Beschwerden: Seit einigen Monaten habe sie Schwindelerscheinungen mit Übelkeit. Es sei schon eine Behandlung der Halswirbelsäule gemacht worden, ohne Ergebnis.

Anschließend habe der Augenarzt eine Kontrolle vorgenommen; er habe zwar nichts Besonderes gefunden, aber gemeint, das komme von den engstehenden Augen, das mache ein gewisses Schielen.

Da die Patientin auch jetzt noch von diesen Aussagen (negativ) beeindruckt ist, erlaube ich mir darauf hinzuweisen, daß die „engstehenden" Augen mit Sicherheit nicht erst seit den letzten Monaten, nämlich seit dem Beginn des Schwindels vorhanden seien, sondern doch wohl schon immer.

Auf Nachfragen erzählt die Frau: Der Schwindel trete eigentlich in allen Variationen auf, am schlimmsten komme er aber, wenn sie vor dem Fernsehschirm sitze. Übrigens sei sie vollkommen „schwindelfrei", sie könne ohne Schwierigkeiten Bergtouren machen.

Seit 3/4 Jahren habe sie „fliegende Mücken" vor den Augen und speziell seit den Schwindelerscheinungen bestehe ein Kopfdruck in Gestalt eines drückenden Schmerzes an der Stirne und das nur beim Lesen -- ganz unabhängig von einem Schwindelzustand. Kaffee, Alkohol sei ohne Belang. Weiter läßt sich nur noch feststellen, daß die Kranke schon lange Hitzegfühle zur Zeit der Menses hat und sich auch schon lange unnormal warm fühlt -- das ist seit der A.-Pille so, die sie fleißig schluckt. Da diese Pille niemals andere Erscheinungen gemacht hat und schon lange genommen wird, glaube ich nicht, daß dieselbe die Verursachung der Kopfbeschwerde ist.

Fragen wir uns, was die Zeichen, Symptome und Modalitäten waren, die nach § 153 des Organon die richtige Mittelwahl ermöglichten.

Ein eigenartiges Symptom ist der Schwindel, der besonders auftritt, wenn die Patientin fernsieht. Das ist verhältnismäßig selten und damit von hohem Wert. Eine synonyme Rubrik bietet „Kent" in 1/167, wo es heißt Schwindel bei Sehen auf einen Punkt verschlechtert. Eine 2. Rubrik ergänzt das 1/168, Schwindel bei Sehen auf sich bewegende Gegenstände.

Ein gutes Symptom ist auch der drückende Stirn-Kopfschmerz beim Lesen 1/325. Das ist eine exakte Angabe hinsichtlich des Ortes (des Wo), der Zeit (des Wann) und der Empfindung (des Wie). Wir können auch noch die mouches volantes als schon recht abfallendes Symptom dazu nehmen 3/64. Alles zusammen genommen ergibt Natrium muriaticum.

In der LM 12 verordnet verschwanden die ganzen Beschwerden nach 2 Tagen und sind auch nach einer langen Beobachtungszeit nicht mehr aufgetreten.

Fall 87: Frau, 25 Jahre, jung verheiratet, kommt in die Sprechstunde mit folgenden Klagen:

Spontanbericht: Seit fast einem Jahr gehe es ihr nicht gut. Der Blutdruck sei zu niedrig; sie sei ständig müde und sie „könnte andauernd schlafen". Im Gebirge bekomme sie geradezu Schwächezustände. Der Schlaf sei gut; sie sei zunächst ausgeschlafen, aber schon im Laufe des Vormittages werde sie müde und schläfrig. Am Abend komme sie dann vom Dienst wie „erschossen" nach Hause.

Auf spezielles Nachfragen: Vor 4 Jahren sei sie 3 Monate in einem Lungensanatorium gewesen wegen eines 5-Mark-Stück großen Schattens an der rechten oberen Lunge. Der sei bei einer Reihen-Röntgen-Untersuchung entdeckt worden. Vor 3 Jahren habe sie eine Entbindung (Steißlage) gehabt, ohne Schwierigkeiten. Früher habe sie jeden Winter an einer Mittelohreiterung gelitten. Nach einer Ohr-Operation sei das aber in Ordnung gekommen.

Seit einem Jahr neige sie zu ständigen drückenden Hinterkopfschmerzen, besonders abends.

Das Gewicht ist normal und der Appetit unauffällig. Es werden keine besonderen Schweiße beobachtet, der Durst ist unauffällig.

Schwüles Wetter und Wärme tun gar nicht gut. Sonne macht schon lange Kopfschmerzen. Weitere Angaben der Kranken: Sie friere schnell; zuviel Wärme vertrage sie auch schlecht. Süßes esse sie nicht gerne; sie sei aber „wild" auf Fleisch und Wurst und das schon immer. Saures Essen liebe sie.

Sie träume viel, aber ohne sich daran erinnern zu können.

Nach dem Mittagessen sei sie besonders schläfrig. Den Kaffee vertrage sie nicht gut, er wirke immer abführend; das kenne sie schon lange so.

Sie habe „süßes Blut" (empfindlich gegen Insektenstiche).

Ein plausibler Grund für die Störung kann nicht angegeben werden. Man ist gezwungen aus diesen Angaben ein Heilmittel zu finden. Der Fragebogen ist als Retter in der Not allerdings griffbereit.

Nun, es gelang mit den obengenannten Symptomen, Zeichen und Modalitäten das passende Medikament auf Anhieb zu finden.

Ein sehr gutes Symptom existiert bei dieser Patientin: sowohl Wärme als Kälte verschlimmert 1/505; eine ausgezeichnete Rubrik, wenn beide Modalitäten in der nötigen Intensität, Präzision und Dauer nachzuweisen sind. Das 2. Symptom ist ein recht eigenartiges, der Durchfall auf Kaffee 3/608; diese Beschwerde beobachtet die Frau „schon immer". Erhöht wird dieses Zeichen dadurch, daß sich für andere Nahrungs- und Genußmittel überhaupt keine Durchfallsneigung zeigt. Als nächstes Symptom kann man die „Wildheit" auf Fleich und Wurst nehmen 3/483 und das Bedürfnis nach Saurem 3/485.

Der Wert der Symptome läßt etwas nach: Schläfrigkeit nach dem Mittagessen 1/387, Sonne macht Kopfschmerz 1/264; drückende Hinterkopfschmerzen 1/317; Träume nicht erinnerlich 1/392. Die zuletzt aufgeführten Symptome sind zwar alle mit unserem Mittel abzudecken; aber das ist ohne große Bedeutung, denn auch wenn Natrium muriaticum hier nicht dabei wäre, würden die ersten 3 oder 4 Zeichen und Symptome genügen, das Kochsalz als Heilmittel für diese Kranke zu bestimmen (nicht grammweise, wie es der Mensch täglich bei seinen Mahlzeiten zu sich nimmt, sondern hergestellt über eine stufenweise, rhythmische Verschüttelung oder Verreibung, versteht sich).

Auf die Tropfen, in der LM 12 verabreicht, verschwanden nach 3 Tagen die Kopfschmerzen, die anderen Störungen bald darauf. Kurz nach Einnahmebeginn trat ein auffallender Heißhunger in Erscheinung, der aber nach 10 Tagen wieder einem normalen Appetit Platz machte.

Ein Rückfall ist auch nach längerer Beobachtungszeit nicht aufgetreten.

Fall 88: Frau, 49 Jahre, kommt in die Praxis. Sie habe seit einer Woche ein übles Gefühl im Magen; sie habe das seit einem Hammelfleischgericht.

Auf Nachfragen: Es handelt sich um ein ständiges Gefühl von Übelkeit. Eine andere Art von Beschwerde wird nicht angegeben; Stuhl, Appetit usw. sind unauffällig. Auf das Hammelfleisch Bezug genommen, sagt die Patientin, genau genommen sei es nicht das Fleisch selber gewesen, das ihr nicht gut getan habe, sondern der Speck. Sie habe bei der Zubereitung einige Stückchen von diesem Speck gegessen. Und sie habe den sicheren Eindruck, daß daraufhin die Störung begonnen habe.

Ich stellte noch eine einzige Frage und das Mittel war klar.

Der Fall ist einfach zu lösen. Folge von Fett 1/513 (eine Speck-Rubrik fehlt). Weil aber außer der Übelkeit über *nichts anderes* geklagt wird, ist es berechtigt, ja sogar angezeigt, genau diese Modalität im „Kent" zu suchen; die Rubrik steht in 3/476, in etwa 481 (Übelkeit durch schwere Speisen).

Letztlich ist die Entscheidung zu treffen zwischen Pulsatilla und Acidum nitricum. Deshalb mußte die Frage gestellt werden, ob gewöhnlich eine Abneigung gegen Fett vorhanden ist oder nicht, beziehungsweise sogar ein Verlangen nach Fett besteht. Die Antwort kam sogleich: ich liebe Fett sehr.

Aversion gegen Fett hat Pulsatilla 3/417 im 3. Grad; Verlangen nach Fett dagegen Acidum nitricum 3/483 im 3. Grad.

In der D 30 wirkte es sofort: Anruf am nächsten Tag: Nach nicht einmal 1/2 Stunde sei die Übelkeit weggewesen.

Bei einem *akuten Fall* -- an das darf wieder erinnert werden -- ist es selten erforderlich, in eine umfassendere Anamnese hineinzusteigen. Nur dann muß man sich umtun, wenn man aus den Symptomen und Modalitäten des akuten Zustandes auf kein Mittel kommen kann. Es gelingt meist, mit Hilfe von ein oder zwei individuellen Symptomen irgend woher *aus der Vorgeschichte* die Reihe der für die akute Erkrankung in etwa in Frage kommenden Medikamente auf ein bis zwei zu lichten.

Im obigen Fall war die Arznei aus den gegebenen „direkten" Symptomen nicht zu finden; schnell und sicher aber bei der Frage nach anderen Fettmodalitäten!

Fall 89: Frau, 45 Jahre, kommt in die Sprechstunde. Sie habe seit 1/4 Jahr mit der Schilddrüse zu tun. Hoffentlich bekomme sie nicht die gleiche Erkrankung wie ihre Mutter.

Die Mutter war vor längerer Zeit in meiner Behandlung gewesen wegen einer Thyreotoxicose; sie war auf ein homöopathisches Arzneimittel in der Hochpotenz bald und dauerhaft gesund geworden.

Nun, die Tochter erzählt das Folgende: Sie habe ständig einen Knödel im Hals, der besonders gegen Abend zu empfinden sei. Dabei trete eine mäßige Übelkeit auf und etwas Atemnot.

Schon lange neige sie zum „Absterben" der Hände, auch im Sommer. Am Hals könne sie keine enge Kleidung vertragen; das sei zwar immer etwas dagewesen, aber seit der Störung wesentlich deutlicher geworden. Sie müsse sich unentwegt die Bluse vom Hals halten, wenn es eine enganliegende sei.

Sie habe das Gefühl eines innerlichen Zitterns.

Soweit der Spontanbericht. Auf Nachfragen:

In Verbindung mit dem Knödelgefühl bestehe auch ein Zusammenschnürungsgefühl am Hals. „Der Knödel" werde nach dem Essen für etwa 1/2 Stunde besser. Der Appetit sei normal, die Menses seien in Ordnung.

Sonne könne sie jede Menge vertragen; sie friere schnell und liebe jede Wärme. So sei das immer schon gewesen. Schweiß und Durst sind unauffällig.

Die übliche Nahrung macht keine Schwierigkeiten -- nur vor Fettem hat sie eine Abneigung.

Zur Zeit besteht noch ein leichter Resthusten nach einer Erkältung.

Eine besondere Verursachung der Störung kann nicht angegeben werden.

Auf Grund einiger recht brauchbarer Symptome gab ich Lachesis LM 18, das jedoch nach 14 Tagen keinerlei Wirkung zeigte; ich gab noch 8 Tage zu.

Nach 3 Wochen erschien die Patientin wieder in der Sprechstunde ohne Veränderung ihres Gesundheitszustandes.

Ich konnte auch diesmal keine „dramatischen" Symptome entdecken. Es war weiterhin über die hochgradige Berührungsempfindlichkeit des Halses kein Zweifel, ebensowenig über das Zusammenschnürungsgefühl dort.

Präziser kam zum Ausdruck, daß ein ewiges Bedürfnis zum Schlucken besteht, wegen des Kloßgefühls im Hals.

Nach neuerlicher Durchsicht der Zeichen und Symptome verordnete ich das 2. Mittel. Ich nahm als gute Symptome die Berührungsempfindlichkeit des Halses, hochgradig, 3/305, in etwa 319 und das auffällige Zusammenschnürungsgefühl 3/279; es ist eine große Rubrik mit einer Unterrubrik, Kragen verschlechtert 3/280; haargenau ist diese Unterrubrik aber nicht passend, denn das Zusammenschnürungsgefühl erfolgt nicht allein durch das Anliegen der Bluse. Trotzdem ist diese Unterrubrik für uns von großem Interesse -- der ganzen Idee des Falles nach.

Als nächstes Zeichen kann man die auffällige „Verfrorenheit" der Kranken zur Kenntnis nehmen; im „Kent" heißt das Mangel an Lebenswärme 1/462; es ist eine große Rubrik, aber es steht fest, daß nur „kalte Mittel" in unserem Fall in Frage kommen. Eine Differenzierung gestattet jedoch diese Rubrik nicht. Wir gehen zum nächsten Symptom. Das ist die Fettaversion 3/417. Das Knödelgefühl steht in 3/271 (allgemein, ohne Modalitäten) und mit der Modalität Neigung zum dauernden Schlucken durch Kloßgefühl im Hals in 3/284. Ziemlich abfallend ist hier das Gefühl des inneren Zitterns 1/485 und das Absterben der Hände 2/415, 416. Beim letzten Symptom ist im Gegensatz zu allen anderen Zeichen unsere Arznei nicht dabei -- nämlich Sepia. In der LM 18 eingenommen, kam nach 8 Tagen der Bescheid: Das Zusammenschnürungsgefühl sei merklich besser, ebenso die Berührungsempfindlichkeit des Halses. Nur am Knödelgefühl habe sich noch nicht viel geändert. Innerhalb der nächsten 14 Tage wurde dann alles normal. Das Zittergefühl verschwand, das Knödelgefühl, die Halsempfindlichkeit.

Nach mehreren Monaten kam der Vater der Patientin in Behandlung; er brachte den Bescheid mit, daß es der Tochter gut gehe.

Fall 90: Frau, 46 Jahre, wird in die Sprechstunde gefahren.

Spontanbericht: Seit 14 Tagen habe sie Schmerzen in der rechten Gesäßpartie, die bis zur Wade abstrahlten; die Schmerzen seien eher krampfig. Außerdem bestehe ein unangenehmes Spannungsgefühl des rechten Beines. Auch nachts seien die Beschwerden vorhanden und das Liegen auf der rechten, kranken Seite, sei ganz unmöglich.

Gehen sei eigentlich am besten.

Am rechten Oberschenkel empfinde sie an einer etwa 2 handtellergroßen Partie ein eiskaltes Gefühl.

Ich gebe über den Daumen gepeilt Rhus toxicodendron LM 12. Ein Anruf nach 3 Tagen ergibt, daß nach einer kurzfristigen Besserung alles wieder schlechter geworden ist. Ich lasse die Tropfen trotzdem noch 1 Woche wirken. Aber auch nach dieser Zeit wird es keinen Deut anders.

Die Patientin kommt wieder zu mir: es sei weiterhin unmöglich auf der kranken Seite auch nur kurz zu liegen. Das Gehen erleichtere, wie immer, die Schmerzen beträchtlich. Das lokale Kältegefühl finde sich jetzt nicht mehr im Oberschenkelbereich, sondern an einem Teil der rechten Wade.

Auf Nachfragen sagt die Frau, daß es ganz schlimm würde, wenn sie husten oder niesen müsse.

Was übrigens den Grund der Störung betreffe, sei sie kurz vor Beginn derselben einmal — bei zu leichter Bekleidung — ganz durchfroren nach Hause gekommen. Sie nehme beinahe an, daß sie sich da verdorben habe.

Weiter war nichts herauszuholen.

Heute gebe ich ein anderes Mittel auf Grund folgender Zeichen, Symptome und Modalitäten:

Folgen von Unterkühlung 1/504; ich nahm diese Unterkühlung auf jeden Fall als Anlaß für die Störung, nämlich für die Ischialgie. In 2/592 steht übrigens die Rubrik Ischias, Kälte verschlechtert. Man kann oder soll sie hinzunehmen; sie entspricht aber nicht genau dem Begriff *durchfroren* beziehungsweise Unterkühlung.

Ein anderes Symptom von gutem Wert ist diese Unmöglichkeit auch nur kurz auf der schmerzhaften Seite zu liegen 2/592 und ebenso das Zeichen, das unmißverständlich und die ganze Zeit über vorhanden ist, daß Gehen „am besten" ist 2/591.

Es kommen 2 einigermaßen sonderliche Modalitäten, nämlich, daß der Husten oder das Niesen die Schmerzen „ganz schlimm" macht 2/591, 592.

Das Mittel war Sepia, die Potenz LM 12.

Bescheid nach 2 Tagen: es sei jetzt merklich besser; auch nachts. Weiter 4 Tage später: sehr gutes Befinden. Die Frau kam nach 1/2 Jahr wegen einer anderen Sache zur Behandlung. Das Bein war -- ohne jeden Rückfall -- normal geblieben.

Fall 91: Frau, 60 Jahre, kommt wegen folgender Beschwerden in die Praxis:

Seit 5 Monaten habe sie Fersenschmerzen. Zunächst habe sie eine Salbe verordnet bekommen, die nicht viel genützt habe. Nach einiger Zeit sei auf Grund einer Röntgenaufnahme ein Fersensporn links festgestellt worden und an der rechten Ferse der Verdacht auf einen solchen. Vom Orthopäden hätte sie dementsprechend „Einlagen" verordnet bekommen mit den dazu passenden Löchern für die Fersen.

Aber auch nach dieser Maßnahme sei es nicht besser geworden.

Was tun? Zunächst zwinge ich mich dazu, nicht an den Sporn zu denken. Den Sporn als mechanisches Geschehen für die Schmerzen verantwortlich zu machen, ist ja sehr verführerisch, obwohl er sicher schon viel länger besteht als die Schmerzhaftigkeit. Irgendwie müssen sich Entzündungsgeschehnisse dazugesellt haben. Und diese äußern sich schlicht und einfach in bestimmten Symptomen, Zeichen und Modalitäten.

Die Kranke wird also abgefragt und es läßt sich Folgendes feststellen:

Die Schmerzen treten im wesentlichen im linken Fersenbereich auf und zwar beim Gehen; aber auch teilweise im Bett, also im Liegen und in der Ruhestellung. Sie sind stechend mit deutlichem Brennen dabei. Die Fersenpartie ist seither öfters auch pelzig.

Weiter ist noch zu erfahren, daß sogleich beim Auftreten (zum Beispiel beim Aufstehen von einem Stuhl) die Beschwerden sich bemerkbar machen, also gar kein längeres Gehen erforderlich ist.

Spontan erwähnte die Patientin bereits einige Male, daß sie ungefähr seit der Beschwerde um die Fersen herum (wieder speziell im linken Fersenbereich) einen Ausschlag habe in Form von kleineren Blasen, die zwar eintrockneten, aber immer wieder neu auftauchten.

War es möglich aus diesen Angaben überhaupt auf ein Medikament zu kommen oder mußte von vornherein eine umständliche Anamnese aufgenommen werden.

Ein Grund für die Störung konnte von der Frau nicht angegeben werden.

Ich nahm als Leitsymptom ein *Begleitsymptom* der Störung, den eigenartigen Bläschenausschlag an den Fersen, der zudem annähernd mit dem Beginn der Fersenspornbeschwerden zusammenfällt 2/450. Als nächstes Zeichen konnte man die Taubheit, das Pelzigkeitsgefühl nehmen 2/546, in etwa 537. Die Sensation brennender und stechender Schmerz der Fersen 2/627, 686 und, haargenau, stechender Schmerz mit Brennen 2/686 und dazu die Modalität Auftreten verschlechtert 2/686 reichen als gute, gerade noch gute Symptome aus, die Mittel weiter zu differenzieren.

Es bleibt Sepia. Sie brachte in der LM 12 in kurzer Frist ein sehr gutes Ergebnis. Die Schmerzen blieben auch nach langer Beobachtungszeit weg.

Der Fersensporn ist selbstverständlich noch in alter Frische vorhanden. Aber genauso selbstverständlich ist die Entzündung durch ihn und um ihn herum abgeklungen. Das hat die gut gewählte homöopathische Arznei schnell und elegant ohne Zuhilfenahme orthopädischer Maßnahmen („Einlagen") erreicht. Zur kritischen Beurteilung der Wirkung des Mittels und *allein* des Mittels hatte ich diese Einlage sogleich bei Beginn der homöopathischen Therapie entfernen lassen.

Man muß darauf hinweisen, daß häufig -- nicht nur hin und wieder -- *Mechanismen* einer x-beliebigen Erkrankung nicht automatisch und selbstverständlich einen Hinderungsgrund für eine erfolgreiche homöopathische Behandlung darstellen -- vorausgesetzt, das Mittel paßt! Neben den Mechanismen finden sich meist Entzündungsprozesse -- und *diese* kann man in den Griff bekommen. Zu erwähnen sind Abnützungsvorgänge an den Gelenken und Bandscheiben, auch Gallensteine, Nierensteine und manches andere mehr.

Hier können homöopathische Arzneien entscheidende Hilfe bringen, auch wenn die Abnützungen, die Steine, die Grießbildungen und so fort ein Hindernis zu bilden scheinen. Ausnahmen bestätigen die Regel, das heißt, die Sache klappt natürlich nicht immer.

Fall 92: Frau bittet um Rat für ein Kind, bei dem nach einer Zahnextraktion das Bluten nicht aufhört.

Folgende kleine Vorgeschichte: Vor fast 24 Stunden seien der Kleinen 2 Zähne gezogen worden. Es war kein entzündlicher Prozeß dabei, keine Parulis usw.

Unmittelbar nach der Zahnentfernung ging alles unauffällig vor sich.

Aber bald stellte sich eine Sickerblutung aus dem Zahnbett ein, die weder durch Hämostyptika noch durch eine anschließend gelegte Naht zu beseitigen war. Diese Blutung war immerhin so kräftig, daß es „wie kleine Rinnsale" an der Rachenwand aussah.

Es waren 2 Zähne nebeneinander im Oberkiefer gezogen worden.

Das Kind, ein Mädchen, ist ca. 10 Jahre alt, schlank, blaß und macht einen anämischen Eindruck -- das war sicher schon vor der Blutung so. Besondere Schmerzen werden nicht angegeben. ·

Weiter war nichts zu erfahren. Welche Tropfen waren zu wählen?

Nun, der springende Punkt bei diesem Fall ist die Causa: Folge von Zahnziehen, haargenau: Blutung nach Zahnextraktion. Der „Kent" bietet uns eine Rubrik für diese „Zufälle" 3/211. Hier gibt es verschiedene Mittel zur Auswahl. Arnica ist dabei; es scheint mir aber nicht dem Zustandsbild dieses Mädchens voll zu entsprechen. Ich denke an die Schmerzlosigkeit dieser Beschwerde; sie bringt mich etwas von Arnica weg, das ja zumeist Verletzungsfolgen der Weichteile mit Bluterguß und Schmerzen aufweist. Phosphor hat wohl einen besseren Bezug zu diesem Fall. Es ist übrigens ein Blutungsmittel, das quasi im Fettdruck *mit Stern* zu notieren ist. Auch der Habitus des Kindes sprach für Phosphor.

In der LM 6 gegeben kam es bereits nach knapp 20 Minuten zu einem Stillstand der Blutung. Die Frau hatte die Anweisung, das Medikament stündlich zu verabreichen. Ein telefonischer Bescheid nach mehreren Stunden ergab, daß die Blutung weiter weggeblieben war.

Lachesis wäre noch in engere Wahl gekommen, auch Hamamelis, Kreosot, aber wie gesagt, meist ist der Phosphor das 1. Mittel, wenn keine Spezial-Symptome auf die anderen hinweisen.

Fall 93: Junge Frau, 24 Jahre, kommt wegen einer starken Schwellung des linken Vorderfußes, speziell des Fußrückens in die Praxis.

Diese besteht seit über 3 Wochen und wurde bereits vom Hausarzt ohne Erfolg behandelt. Die Schwellung ist ödematös, leicht blaß und zieht sich etwas am Schienbein hoch.

Auf Grund einiger gezielter Fragen war das Mittel in wenigen Minuten zu finden.

Die erste Frage war die nach dem Anlaß der Störung. Prompt erfolgte die Antwort der Patientin: Vor 3 Wochen etwa sei ihr ein schwerer Gegenstand auf den Fuß gefallen. Eine weitere Frage war die nach der Empfindlichkeit: Die Partie am Fußrücken sei sehr druckempfindlich -- die Untersuchung meinerseits bestätigte die Angabe. Diese Stelle war gar nicht groß, aber die Kranke beteuerte, daß hier die Verletzung zustande gekommen sei. Die letzte Frage bezog sich auf die Schwellung, die Richtung Schienbein ging. Die Frau sagte, daß diese sich erst anschließend gebildet habe. Es war also die Möglichkeit einer Venensache, eines Rheumas, auszuschließen. Bei dieser Lokalisation kann eigentlich nur von einer Verletzung der Knochenhaut und des Knochens gesprochen werden. Die Schwellung ist also sekundär; die Haut ist übrigens unversehrt.

Diese „Aufklärung" scheint etwas überspitzt zu sein. Aber es ist nicht damit getan, daß man ein x-beliebiges Verletzungsmittel gibt, sondern dasjenige, das am meisten der „Idee" dieser Beschwerde entspricht. Da eine Weichteilverletzung an diesem Ort als wenig „aussichtsreich" angesehen werden muß, bleiben nur das Periost und der Knochen selbst übrig. Zweifellos besteht keine Fraktur, wahrscheinlich auch keine Infraktion, aber er ist ebenso lädiert wie die Knochenhaut.

Also: Verletzung von Knochenhaut und Knochen 1/453.

Das Mittel war Ruta, es wurde in der LM 12 aufgeschrieben.

Bescheid nach 3 Tagen: Die Schwellung sei schon wesentlich zurückgegangen; kurz darauf waren alle Beschwerden verschwunden.

Fall 94: Frau, 42 Jahre, kommt in Begleitung ihres Mannes in die Praxis: Die Beschwerden sind so stark, daß sie sich nicht allein außer Haus traut.

Spontanbericht: Vor fast 4 Wochen habe sich ein starker Schnupfen eingestellt. Sie sei deshalb zum HNO-Arzt geangen, der ihr von Anfang an Nasenmittel zum Einträufeln verordnet habe.

Es sei aber nicht besser geworden. Im Gegenteil, die Nase seit jetzt auf beiden Seiten total verstopft. Sie habe unerträgliche Kopfschmerzen von der Stirne bis zum Scheitel und Hinterkopf, auch auf die Augen drücke es, und mit dabei sei ein starker Schwindel (besonders bei schnellem Drehen) mit Übelkeit. Auch Herzklopfen sei vorhanden.

Sie sei total fertig und erschöpft.

Der Schnupfen habe sich von Anfang an nicht gelöst -- es gehe überhaupt nichts herunter. Der Mund sei trocken; sie müsse ständig durch den Mund atmen. Sie habe das Bedürfnis, immer nur zu liegen.

Eine Röntgenaufnahme der Nebenhöhlen habe keinen krankhaften Befund ergeben. Weitere Symptome und Zeichen ergaben nichts von homöopathischem Interesse. Wir haben ein ausgezeichnetes Leitsymptom, nämlich die Causa. Wir können auf Anhieb und ohne mit der Wimper zu zucken festlegen, daß es sich um eine *Schnupfenvertreibung* durch äußere Medikamente handelt. Das kommt heutzutage vielfach vor. Also Folge eines unterdrückten Schnupfens 3/171, 181. Ein 2. Symptom von Format ist der Drehschwindel mit Übelkeit; er ist nicht abhängig direkt von der Kopfbeschwerde und deshalb als *Be-*

gleitsymptom nach BÖNNINGHAUSEN von besonderem Wert. Es gibt viele Medikamente. 1/170 betrifft den Schwindel mit Übelkeit; für den Drehschwindel finden wir eine eigene Rubrik 1/158. Wenn wir die bisher gewonnenen Symptome zusammennehmen, bleiben einige Mittel übrig. Wir müssen noch weiter differenzieren. Wir verwenden jetzt die genaue Örtlichkeit der Beschwerde. Es handelt sich um die Unterdrückung des Schnupfens mit *Kopfschmerz im Stirnbereich;* Kopfschmerz allgemein durch Schnupfenunterdrükkung steht in 1/262; die Lokalisation Stirne unter 1/288. Die Ausstrahlung des Schmerzes von der Stirne zum Scheitel und Hinterkopf ist ein zu vages Symptom, um es verwerten zu dürfen.

Es kommt Nux vomica in die engste Wahl.

Nux vomica hat auch die Arzneimittel*belastung.* Wir können in diesem Fall zwar nicht unterstellen, daß diese auch an der Störung beteiligt ist; es dreht sich im wesentlichen um die Unterdrückung. Aber wenn wir zwischen 2 sonst gleichwertigen Mitteln zu wählen hätten, würden wir Nux vomica wohl vorziehen.

Auf die Tropfen, in der LM 12 gegeben, stellte sich eine sofortige Besserung ein. Bereits am nächsten Tag war das meiste vorbei. 2 Tage später gab es einen kleinen Rückschlag, der nur von kurzer Dauer war.

Die Müdigkeit ging allerdings erst nach einer Woche ganz zurück.

Fall 95: Frau, 35 Jahre, kommt mit folgendem Bericht in die Sprechstunde. Sie habe seit fast einem halben Jahr Kreislaufbeschwerden mit Herzklopfen, besonders beim Erwachen morgens. Dazu bestünden häufige Kopfschmerzen im Stirn- und Nebenhöhlenbereich und seit einiger Zeit auch Halsbeschwerden. Sie wisse auch, woher das alles komme. Sie habe damals eine Grippe-Impfung erhalten und das Herzklopfen zum Beispiel sei bereits am nächsten Tag aufgetreten. Früher habe sie das nicht gekannt.

Sie sei seither ständig müde. Die letzten 8 Tage sei sie dienstunfähig gewesen und habe im Bett gelegen.

Es habe die ganze Belegschaft nach der Impfung etwas Schwierigkeiten gehabt. Ein Arbeitskollege verspüre ähnliche Erscheinungen wie sie bis zum heutigen Tage. Die letzte Grippe habe sie übrigens vor 13 Jahren gehabt. Auch Halsweh kenne sie kaum.

Die Frau bleibt weiterhin krank geschrieben.

Welches Mittel kam in einem solchen Fall als nächstliegendstes in Frage? Nehmen wir die Symptome: Es dreht sich um eine Folge einer nicht verkrafteten Grippeimpfung. Wir haben hierfür die Rubrik 1/503. (Von den 9 Arzneien finden wir 4 im Fettdruck, Malandrinum, Silicea, Sulfur, Thuja.) Wir müssen uns entscheiden, welches von diesen Impffolgemitteln wir nehmen müssen. Die Symptome der Kranken geben uns jedoch keinerlei Hinweis; sie sind das Ergebnis eines Artefakts und können kein Gegenbild in unseren Arzneimittellehren haben. Und wenn schon, es ist keines dabei, das einen solchen Wert hat, daß wir es als sonderlich, als individuell, als charakteristisch und eigenheitlich einstufen könnten.

Man kann sich, man muß sich auf sein Gespür, auf sein Fingerspitzengefühl und auf eine gewisse Erfahrung verlassen. Ein Fehlschlag wäre nicht schlimm, weil man bei unseren Medikamenten innerhalb von 14 Tagen, spätestens 3 Wochen eine Wirkung haben muß. Das betrifft beinahe jeden Fall und jedes Mittel. Ob akut, subakut oder chronisch — ein Ergebnis der Mittelwirkung ist bei uns nach *spätestens 3 Wochen* zu erwarten — *wenn* die homöopathische Arznei ein Simile ist. Auch hier bestätigen die Ausnahmen — allerdings sehr selten — die Regel.

Das Kunststück besteht nur darin, durch eine sorgfältige Beobachtung *kritisch entscheiden* zu können, was sich innerhalb der genannten Zeiten von Fall zu Fall wirklich und wahrhaftig getan hat.

Ich entschloß mich Sulfur zu verabreichen. In der LM 18 gegeben, brachte das Mittel das folgende Ergebnis:

Anruf nach 8 Tagen: unmittelbar nach dem erstmaligen Einnehmen sei ein starker Schweißausbruch aufgetreten. Sie, die Patientin, habe jedoch die Arznei wie angeordnet, täglich 1mal 5 Tropfen weiter genommen. Das Schwitzen, das ihr vorher völlig unbekannt gewesen sei, habe volle 3 Tage angehalten. Außerdem habe sie einen Schnupfen bekommen, der ebenfalls einige Tage gedauert habe; auch den Schnupfen kenne sie sonst nicht.

Sie fühle sich jetzt, nach dem Schwitzen, schon wesentlich besser; die Kopfschmerzen seien weg, die Müdigkeit und die Kreislaufbeschwerden ebenso. Anruf nach 8 Tagen: Sie sei seit einer Woche wieder im Dienst. Das Befinden sei sehr gut, nur das Herzklopfen spüre sie ab und zu noch.

Bald war auch dieses vorbei. Die Frau hat nie mehr einen Rückfall gehabt.

Fall 96: Mann, 35 Jahre, kommt mit folgenden Beschwerden in die Praxis:

Seit 10 Tagen leide er an Schlafstörungen. Er könne sich auch den Grund dafür denken, denn seither habe er auch ein Völle- und Blähungsgefühl und das lasse ihn nicht ordentlich schlafen.

Auf Nachfragen: Diese Beschwerden seien nur nachts vorhanden und nur im Bauchgebiet unterhalb des Nabels. Auch der Stuhl sei nicht so wie sonst und es bestünde etwas Sodbrennen.

Ein besonderer Anlaß für die Störung kann nicht angegeben werden. Weitere Symptome und Zeichen von homöopathischer Bedeutung sind nicht nachzuweisen. Hier ist die Schlafstörung *nicht primär* vorhanden. Sie ist nur die Folge von Bauchschmerzen nachts. Genau genommen, handelt es sich nur um ein Völlegefühl nachts 3/524, beziehungsweise um ein Blähungsgefühl nachts 3/527. Zusammengezählt ergibt das 11 Mittel. Dazu nehmen wir die Tatsache, daß diese Erscheinungen sich nur unterhalb des Nabels abspielen 3/525, 529. Wir haben nicht nur keine umwerfenden Symptome, wir haben diese auch nur in geringer Menge.

Das ist einer jener Fälle — deshalb wird er auch angeführt —, bei dem das Erscheinungsbild des Patienten den letzten Ausschlag für die Mittelwahl gibt. Der Mann ist groß und schlank, blond und blauäugig und von großer Liebenswürdigkeit. So sieht ein Patient aus, der nach außen hin dem Phosphor-Bild entspricht. Für mich gab das den Ausschlag, Phosphor zu wählen.

In der LM 18 eingenommen, brachte bereits die erste Dosis eine merkliche Besserung. Nach dem 2. Schluck anderntags war die Sache in Ordnung.

Fall 97: Mann, 59 Jahre, kommt wegen akuter Magenbeschwerden in die Sprechstunde. Spontanbericht: Selbige habe er seit einer Woche. Er glaube nicht, daß das vom Essen komme. Er sei da eigentlich nicht empfindlich.,
Aber er nehme an, daß Ärger mit hereinspiele. Er habe seinen Söhnen das Geschäft übergeben und diese machten nur das, was sie wollten. Seine Erfahrung, sein Rat, würden in den Wind geschlagen; er werde nur angeschrien und das lege sich bei ihm wohl auf den Magen. Er müsse eben das alles runterschlucken.

Besondere Symptome von seiten des Magens, die für uns von Interesse sein könnten, sind nicht zu erhalten. Die Beschwerden sind unabhängig vom Essen da. Mit diesen Spontanangaben kann man sich begnügen. Sie sind so mitteltypisch, daß wirklich nur ein einziges homöopathisches Medikament in Frage kommt.

Der Patient fällt uns mit dem Leitsymptom geradewegs ins Haus: Magenbeschwerden nach Ärger 3/490, 495. Dieser Ärger wird von ihm sogleich *charakterisiert* dadurch, daß er machtlos gegen die Urheber ist, machtlos gegen seine 2 Söhne. Für uns heißt das, daß er wirklich alles „runterschlucken" muß. Die Rubrik 1/151 Zorn, Ärger mit stillem Kummer und dazu noch die Entrüstung dabei 1/151 machen es möglich, Staphisagria zu wählen.

Es wurde in der LM 18 verordnet. Bereits nach dem 1. Schluck wurde es besser; nach dem 2. Schluck am anderen Tag war der Magen wieder in Ordnung.

Der Kranke war von der Wirkung so beeindruckt, daß er gar nicht erst anrief, sondern gleich in die Sprechstunde kam, um mir höchsterfreut das gute Ergebnis mitzuteilen.

Moral von der Geschicht: Auch klein-winziger Fall kann nach beiden Seiten Vergnügen bereiten.

Fall 98: Mann, 43 Jahre erkundigt sich telefonisch, ob man auch ein Gerstenkorn homöopathisch behandeln kann. Ich bejahe das und bestelle ihn am nächsten Tag in die Sprechstunde. Er ist voller Erwartung und fragt noch einmal, ob denn so etwas möglich sei; denn das wäre ja phantastisch. Von einer Patientin von mir habe er erfahren, daß das mit ein paar Tröpfchen gelinge.

Nun, das Gerstenkorn besteht seit 4 Wochen und es soll herausgeschnitten werden. Es ist das erste Gerstenkorn im Leben des Mannes und sitzt, ziemlich dick und hart, mäßig entzündet, am rechten Oberlid; Schmerzen sind kaum dabei.

Außer der Tatsache, daß der Patient einen aufgeschlossenen, gutmütigen und etwas „weichlichen" Eindruck macht, ist an besonderen Symptomen und Zeichen nichts vorhanden.

Es ist ja meist so, „wenn es darauf ankommt", haben wir mehr Schwierigkeiten in der Mittelwahl als sonst.

Um einigermaßen sicher zu sein und um den guten Mann nicht zu enttäuschen, gebe ich ein Doppelmittel, jeweils in der LM 18.

Anruf nach einigen Tagen, das Ding sei schon total zusammengeschrumpft. Ein paar Tage später ein neuer Bescheid: alles in Ordnung; und die Frage, ob er einige bekannte Kranke in die Sprechstunde schicken dürfe.

Dieser Fall bestätigt übrigens die alte Erfahrung, daß auch Hochpotenzen *gemixt* werden können und die einzelnen „Stoffe" sich gegenseitig nicht stören. Ob das ausgesprochene „Antidote" tun, ist eine andere Frage. Bei den Mischungen hat man nur den Nachteil, daß man nicht sagen kann, welches von den Mitteln nun geholfen hat. Daß die Kombination als *solche* wirksam ist, beziehungsweise sich die Arzneien ergänzen, ist wohl nur in den seltensten Fällen zu erwarten.

Eine gegenseitige *Ergänzung* ist dagegen bei Medikamenten, die in Stoff-Form verabreicht werden, also auch bei Tiefst- und Tiefpotenzen unter dem Gesichtspunkt der *organotropen* Betrachtung auf jeden Fall möglich.

Die Rubrik Gerstenkörner, eine klinische, steht in 3/21; die Lokalisation *Oberlid* hat 7 Mittel 3/21, darunter als einziges 3wertiges Pulsatilla. Die Lokalisation zu nehmen, ist natürlich ein etwas gewagtes Spiel; genau so müßte man dann *rechtes* Auge nehmen, also Rechtsseitigkeit; diese Rubrik 3/21 hat 4 Mittel. Beide Rubriken verglichen, lassen Ammonium carbonicum übrig, 1wertig überall. Das ist nun recht „dünn".

Deshalb entschließe ich mich die 3wertige Pulsatilla zu versuchen, unter Einbeziehung der Mentalität, des Naturells des Patienten.

Da ich mir meiner Sache aber immer noch nicht sicher bin, gebe ich Staphisagria dazu, das „Hauptmittel", wenn man will, für Gerstenkörner. Das Ergebnis wurde schon mitgeteilt.

Fall 99: Ehefrau, meldet telefonisch ihren Mann in der Sprechstunde an.

Dieser, 61 Jahre, kommt in die Praxis und erzählt das Folgende: Vor 14 Tagen etwa sei er aus dem Krankenhaus entlassen worden. Dort sei er einige Tage gelegen wegen eines Bruches des rechten Sprunggelenks nach einem Rad-Unfall. Der Kranke trägt einen Gehgips.

Bald nach der Entlassung sei er in eine „fürchterliche Stimmung" geraten. Er leide an ausgesprochenen Depressionen, an einem „Katzenjammer", der besonders in der Frühe und am Vormittag da sei. Am Nachmittag klare die Stimmung etwas auf. Vor allem belaste ihn eine „vollkommene Apathie".

Er könne sich gar nicht erklären, warum er diesen Zustand habe. Der Fuß heile gut zusammen, Beschwerden dort habe er keine und als Beamter mache ihm das „Feiern" nicht allzuviel aus. Existenzsorgen kämen also nicht in Frage.

Vor 13 Jahren habe er allerdings einen ähnlichen Zustand gehabt. Es sei eine allgemeine nervöse Erschöpfung gewesen mit dem oben genannten Stimmungsbild. Damals sei das wohl eine berufliche Überarbeitung gewesen.

Auf die jetzige Erkrankung könne er sich dagegen keinen Reim machen. Auf Nachfragen: Der Unfall sei verhältnismäßig glimpflich verlaufen; er sei mit einer Radfahrerin zusammengestoßen und sie seien beide ins Krankenhaus gebracht worden. Die Schmerzen hätten ihn nicht stark hergenommen; allerdings habe er vor Schreck am ganzen Leib gezittert, viel mehr als seine Leidensgenossin.

190

Das habe sich aber dann gelegt. Was ihn am meisten wundere, sei die Tatsache, daß seine miserable Stimmung während der Tage im Krankenhaus noch nicht vorhanden gewesen war, sondern sich erst -- allerdings sehr bald -- nach der Entlassung eingestellt habe.

Hier mußte zuerst geklärt werden, warum die Stimmung im *Krankenhaus* noch unauffällig war; das war schnell getan: Der Patient hatte dort „vorbeugend" für seine Nerven Tranquilizer verabreicht bekommen, die er zu Hause weggelassen hatte. Ein Zeichen übrigens, daß diese Medikamente zwar gut wirken, aber nur palliativ!

Nach Ausräumung dieser Dinge stellte sich die ganze Störung als eine Folge von Schreck dar. Der Mann hatte „vor Schreck am ganzen Leib gezittert". Daß das nicht eine *selbstverständliche* Reaktion auf den Unfall war, zeigt uns die „Leidensgenossin", die keineswegs so reagierte. Aus der Vorgeschichte des Mannes erfahren wir, daß er schon einmal einen Nervenzusammenbruch hatte. Ein plötzlicher Schreck kann also bei ihm verhältnismäßig leicht solche Zustände auslösen.

Wir nehmen als das Führungssymptom: Folgen von Schreck 1/87. Die Erstreaktion tritt mit Zittern auf, ein recht ordentliches Symptom 1/456. Unter Schwermut, Depression 1/89 finden wir keine Rubrik Folge von Schreck; ebensowenig haben wir eine Unterrubrik Apathie, Teilnahmslosigkeit nach Schreck 1/102.

Wir sind froh, daß wir das Zitter-Symptom nach Schreck haben. Wir können damit sehr nahe an Opium herankommen.

Opium ist auch, das ergibt sich aus der Erfahrung, das homöopathische Mittel von „chronischem" Schreck; das meint, nach einem Schreckerlebnis bleiben irgendwelche seelische, aber auch körperliche Erscheinungen zurück. Der Schlafmohn steht hier in vorderster Reihe. Der Mann bekam die Tropfen in der LM 12. Es begann sofort eine Besserung und das Befinden war nach einigen Tagen wieder normal.

Opium ist für solche Fälle ein unvergleichliches Mittel.

Fall 100: Frau 43 Jahre, verheiratet, kommt in die Sprechstunde mit folgendem Spontanbericht: Sie habe seit über einem Jahr mit dem Unterleib zu tun; sie habe immer wieder unregelmäßige Blutungen. Vor 13 Monaten sei deshalb eine Ausschabung gemacht worden. Die viel zu starken und zu langen Blutungen seien vorübergehend auf die A.-Pille besser geworden.

Sie leide seit 15 Jahren an Nierensteinen und chronischer Harnleiter- und Nierenbeckenentzündung. Wegen einer Nierenbeckenvereiterung sei sie vor 6 Jahren 5 Wochen im Krankenhaus gelegen. Im vorigen Jahr habe sie mehrere Monate lang Fieberschübe und Schüttelfröste gehabt. Paraxin habe das dann beseitigt. Anschließend sei eine Mandeloperation vorgenommen worden.

An der Nierenerkrankung sei wohl der Kriegsdienst schuld.

Als Kind hatte sie Lungenentzündung. In der Jugend kam der Wurmfortsatz heraus. Es sei ihr gesagt worden, daß sie eine Endometriose habe. Wegen der ständigen gynäkologischen Blutungen müsse eine Totaloperation vorgenommen werden. Der Termin war in 10 Tagen anberaumt.

Auf Nachfragen: Genau genommen seien die Blutungen schon seit 1 1/2 Jahren unregelmäßig. Bis dahin seien die Menses problemlos gewesen. Einen Grund für die Störung könne sie nicht angeben. Sie habe zwar mit ihren Pflegekindern viel Ärger und Sorgen, aber das sei schon vorher so gewesen. Einige Monate nach der Abrasio mußte sie damals übrigens wegen eines „Blutsturzes" nocheinmal ins Krankenhaus: es war wieder eine Genitalblutung. Auch da wurde eine Antibiotica- bzw. Sulfonamid-Therapie gemacht.

Die Blutungen treten -- seit Beginn der Störung ist das so -- hellrot in Erscheinung und stoßweise auf. Es besteht ein ständiger, brennender Schmerz im Genitalbereich, brennend wie Feuer, und ein starkes Abwärtsdrängen wird verspürt.

Beide Beschwerden werden bei Einsetzen einer Blutung besser.

Die Frau fühlt sich sehr müde; sie meint wohl durch die dauernden Blutverluste. Zunächst wird man entscheiden müssen, ob und wie die chronische Nierenstörung, die langdauernde Fiebererkrankung, die Pen-Therapie und einige andere Sachverhalte aus der Vorgeschichte bei der homöopathischen Behandlung dieser Endometriose zu berücksichtigen sind.

Die Frau ist 43 Jahre, es kann also sein, daß sie im Präklimakterium steht. Hier ist die Unregelmäßigkeit der Menses, zunächst jedenfalls, ein legitimer Umstellungsvorgang. Die andauernde, seit 1 1/2 Jahren sich zeigende Blutungsbereitschaft geht jedoch weit über die Norm hinaus, sie ist ein pathologischer Prozeß. Deshalb wird vom Gynäkologen mit gutem Recht der operative Eingriff vorgeschlagen.

Und ich sage der Patientin, wenn die homöopathische Therapie kein gutes Ergebnis bringe, müsse sie sich auf jeden Fall operieren lassen.

Das 1. bedeutende Symptom ist -- wie es auch gynäkologisch, hormonell interpretiert werden mag -- die über die ganze Zeit schon vorhandene hellrote und stoßweise auftretende Blutung.

Blutung hellrot 3/771; Blutung stoßweise, gußweise 3/772.

Ein 2. gutes Symptom ist der brennende Schmerz im Genitalbereich, ein Schmerz, der sich durch seine Intensität und gleichbleibende Art qualifiziert. Brennender Schmerz im Genitalbereich 3/795. Als letztes Symptom kann man das starke Abwärtsdrängen nehmen 3/794 und in etwa 776; dazu kommt die Rubrik 3/567. Das Mittel war Phosphor. Die Auswahl erfolgte also nur über *Lokalsymptome.*

Es wurde der Kranken in der LM 12 verordnet. Bescheid bereits nach einer Woche: zunächst merklich stärkere Schmerzen im Unterbauch; 1 Stunde nach dem Einnehmen regelmäßig verstärktes Brennen und auch Stechen, das über einige Zeit anhält. Auf die Frage, ob das Mittel trotzdem weitergenommen werden dürfe, kommt meine Antwort, ja, ohne Bedenken.

Neuer telefonischer Bescheid nach 4 Wochen: Die Regel war zu einem beinahe normalen Zeitpunkt aufgetreten. Dauer 9 Tage, nicht mehr stoßweise, nicht mehr stark. In der Zwischenzeit übrigens keine Extrablutungen mehr.

Die Tropfen werden so weiter genommen. Nächste Menses 4 Wochen später, 8 Tage lang stark, dann noch einige Tage unbedeutende Nachblutung.

Kein gußweises Bluten mehr. Seit 3 Wochen ist auch das „unerträgliche" Brennen weg.

Letzter Bericht gut 3 Monate nach Behandlungsbeginn: Menses nach 6 Wochen, 6 Tage dauernd, nicht stark. Kein Nachbluten. Ausgenommen mäßige Leibbeschwerden, während der Periode sind die Bauchkrämpfe sowie das Brennen und das Abwärtsdrängen weiterhin weggeblieben; das gußweise Bluten ebenfalls. Ein Jahr später war noch einmal kurzfristig ein homöopathisches Mittel erforderlich (Secale LM 18) wegen einer verstärkten Zwischenblutung.

Die Patientin kam nach knapp 4 Jahren wieder in die Praxis. Seit 1/2 Jahr sei die Periode weggeblieben; eine gynäkologische Untersuchung habe keine krankhaften Befunde ergeben.

Die Symptome und Zeichen mußten zwar aus der *örtlichen* Störung entnommen werden, aber sie waren so wertvoll, daß sie zu einem guten Simile verhelfen konnten.

Fall 101: Frau, 67 Jahre, kommt in die Sprechstunde.

Spontanbericht: Seit einigen Wochen habe sie einen Schwindel. Er sei so stark, daß sie sich beim Gehen igendwo festhalten müsse. Dieser Zustand bleibe den ganzen Vormittag. Ab Mittag werde alles wieder normal. Die ganzen Wochen sei das schon so gewesen.

Das war der Bericht. Mehr gibt die Kranke, die einen zugänglichen, aufgeschlossenen Eindruck macht, nicht von sich.

Auf Nachfragen: Eine besondere Veranlassung, die den Schwindel ausgelöst haben könnte, sei ihr nicht bekannt. Der Schwindel beginne sofort, wenn sie morgens aus dem Bett aufstehe; der Schlaf sei ordentlich.

Bis auf die Tatsache, daß die Patientin bei Aufregungen Herzklopfen bekommt, ist aus der Anamnese *der letzten Zeit* nichts von homöopathischer Bedeutung zu erfahren. Blutdruck altersgemäß.

Das beste Symptom ist wohl die Verschlimmerung des Schwindels am Vormittag; es ist selten, daß allein in dieser Zeit die Beschwerde so deutlich erlebt wird 1/154. Das 2. Zeichen ist die Art des Schwindels; er ist so stark, daß sich die Frau festhalten muß; die synonyme Rubrik steht in 1/169, Schwindel mit Taumel und Wanken. Zur Differenzierung benötigen wir noch die anderen Zeichen. Der Schwindel beginnt sofort morgens nach dem Aufstehen; 1/153; das ist keine schlechte Modalität; sie wird noch besser dadurch, daß sie die ganze Zeit her vorhanden ist und eine bestimmte Intensität aufweist. Nehmen wir als Symptom aus der Vorgeschichte das Herzklopfen bei Aufregungen 2/223, dann finden wir zwanglos Phosphor, der durch alle Symptome und Zeichen durchgeht. Eine Dosis in der D 30 genügte, um die Störung nach 2 Tagen zum Verschwinden zu bringen.

Phosphor ist sicher nicht rundherum das Mittel dieser Frau, aber es hat sich als ein gutes Simile für die aktuelle Beschwerde erwiesen.

Fall 102: Frau, 50 Jahre, erscheint in der Praxis mit folgendem Spontanbericht:

Seit kanpp 2 Wochen leide sie an einer Diarrhoe; diese zeige sich ganz unregelmäßig, tagsüber sowohl als auch in der Nacht. Sie sei schon ganz schwach; zu

Beginn der Erkrankung habe sie Frösteln und etwas Fieber gehabt. Das sei bald wieder vorbei gewesen, aber der Durchfall sei geblieben.

Er komme wie Wasser und stinke penetrant. Sie sei appetitlos, der Bauch sei aufgebläht und viel Gurgeln dort zu verspüren.

Vor dem Stuhldrang trete ein krampfig-schneidender Schmerz auf, der nach der Entleerung wieder abklingt. In den letzten Tagen habe sich dieser Schmerz allerdings gebessert.

Nach diesem Spontanbericht ergibt sich noch auf mein Nachfragen: Der Schmerz tritt nur im Unterbauch auf, der Stuhl ist teilweise etwas grünlich und hat auch unverdaute Bestandteile in sich.

Eine Ursache für die Störung ist der Patientin nicht bekannt.

Das Hauptsymptom könnte die Schwäche sein, die der Frau seit der Erkrankung auffällt. Eine Schwäche bei einem Durchfall 1/442 von nur kurzer Dauer ist nicht selbstverständlich. Man findet Patienten, die über Wochen und Monate diese Darmstörung haben und deshalb noch lange nicht über eine Schwäche auffallender Art klagen. Ein weiteres Symptom von Wert ist der wäßrige und stinkende Stuhl 3/659, 657 und 656. Es sind zwar große Rubriken -- aber unser Mittel muß dabei sein.

Es interessiert uns auch die grünliche Stuhlfarbe 3/660, 653 und die Beimengung unverdauter Speisen 3/651. Zum Schluß suchen wir nach dem krampfig-schneidenden Schmerz, der nach der Entleerung sich bessert 3/589: ein Symptom, das wir übungshalber nehmen (eine bessere Rubrik haben wir übrigens nicht), und nicht deshalb, weil es ein gutes ist in diesem Fall.

Das Mittel war Arsen. In der LM 18 verordnet, verschwand am 1. Tag das Bauchgurgeln und am 2. Tag der Durchfall. Die Kranke gab zuerst am Telefon die sofort eintretende Besserung der Schwäche an. Sie habe aber nach dem ersten Schluck eine starke Übelkeit verspürt. Diese habe sie während der ganzen Erkrankung nicht gehabt.

Fall 103: Frau, 67 Jahre kommt mit folgenden Beschwerden in die Sprechstunde:

Seit über 3 Wochen habe sie Rheuma. Der ganze Rücken, der Schultergürtel und auch die Gliedmaßen schmerzten. Nachts sei alles besonders schlecht. Sie wisse auch woher die Sache komme: Sie habe sich erkältet und zwar habe sie in den heißen Tagen der letzten Zeit einmal baden wollen. Das mache sie sonst selten; und dieses Freibaden haben den Rheumatismus eingebracht; das Wasser sei einfach für sie zu kalt gewesen.

Auf Nachfragen: In der Nacht könne sie wegen der Schmerzen nicht ruhig liegen, sie müsse sich ständig bewegen und sich im Bett herumwälzen. Der Tag sei ihr deshalb viel lieber, weil sie in Bewegung sein könnte. Dieses „Tätigsein" tagsüber bekomme ihr sogar recht gut. Vor der Nacht habe sie ausgesprochen Angst.

Im nassen Badeanzug habe sie übrigens schrecklich gefroren; sie habe ihn deshalb bald ausgezogen.

Welches Medikament kam als naheliegendstes in Frage? Das 1. gute Symptom, das Führungssymptom ist das, was die Störung veranlaßt hat: Die Unterkühlung; genauer präzisiert, die Folge von Kaltbaden 1/492; diese Rubrik kommt *allein* in Frage. Eine gute Modalität ist das Bedürfnis sich ständig zu bewegen, sich im Bett herumzuwälzen und die Besserung tagsüber durch das Sichbewegen und Herumgehenkönnen. Es gibt hier mehrere Rubriken im Repertorium: Gehen bessert 1/501, Bewegung bessert 1/494; auch die Angabe wirft sich im Bett umher 1/83 ist für unsere Zwecke nicht schlecht. Eine sehr gute Rubrik steht unter Rückenschmerzen, muß sich im Bett dauernd bewegen 2/319; das bezieht sich zwar nur auf den Rücken, aber es entspricht der „Idee" unseres Falles recht genau.

Suchen wir noch unter Gliedmaßenschmerzen, fortgesetzte Bewegung bessert 2/560, und unter Gliedmaßenschmerzen nachts 2/559, dann kommt alles letzlich auf Rhus toxicodendron heraus.

Wiedereinmal ist es empfehlenswert, das Arzneimittelbild nachzulesen.

In der LM 18 gegeben, verschwanden nach ein paar Tagen die Beschwerden völlig, bei sofort einsetzender Besserung.

Fall 104: Frau, 42 Jahre, kommt in die Sprechstunde. Seit einem Urlaub im Süden habe sie Schmerzen in den Kniegelenken, besonders rechts; dort sei auch die Kniekehle ganz verschwollen — was sich bei Besichtigung bestätigt. Nachts verspüre sie die Beschwerde wesentlich stärker, da seien die ganzen Beine schmerzhaft, ziehend und stechend. Auf Nachfragen: Alles sei so seit knapp 3 Wochen vorhanden; sie empfinde das wie einen Muskelkater; sie habe das Gefühl einer Sperre in den Kniegelenken und ein komisches Müdigkeitsgefühl in den Beinen.

Nach einer möglichen Ursache der Störung gefragt, dauert es eine ganze Weile bis die Kranke den Sachverhalt rekonstruieren kann.

Dann kann sie sich erinnern, daß sie einmal in diesem Urlaub beim Baden sehr gefroren hatte, und zwar gegen Ende desselben. Sie kann sich deshalb daran erinnern, weil sie damals überhaupt viel gebadet hatte und mit dieser Ausnahme das Meerwasser nie zu kalt empfunden hatte.

Jedenfalls habe sie zum ersten Mal nach diesem zu kalten Baden die Beine gespürt; richtig angegangen sei es mit den Beschwerden aber erst zu Hause.

Wir haben Folge von Unterkühlung, genauer von kalt Baden 1/492. Ein gutes Symptom ist das Muskelkatergefühl, das nicht alltäglich ist. Wir können dafür die Rubrik Gliederschmerzen, wie wundgeschlagen (auf englisch „sore") 2/698 einsetzen. Ein anderes Zeichen ist die deutliche Nachtverschlimmerung, das ist Gliederschmerzen nachts 2/559. Zuletzt ziehen wir noch die Symptome Schwellung Kniekehle 2/532 und die Verschlechterung der Knieschmerzen beim Aufstehen von einem Sitz 2/601 heran; die beiden letzten Angaben sind jedoch schon recht „billige".

Das Mittel war Rhus toxicodendron. Auf die LM 18 verspürte die Frau bereits am nächsten Tag eine merkliche Besserung; kurz darauf waren die Beschwerden in Gänze abgeklungen.

Fall 105: Frau, 61 Jahre kommt mit folgender Erkrankung in die Praxis:

Spontanbericht: Seit einigen Tagen habe sie geschwollene Kniegelenke mit beträchtlichen Schmerzen, besonders beim Gehen. Sie habe vor 8 Tagen einige schlechte Zähne gezogen bekommen; vielleicht sei das eine Reaktion darauf. Auch der Zahnarzt habe ihr angedeutet, daß sie irgendwo rheumatische Erscheinungen bekommen könnte. Sie sei überhaupt etwas rheumageplagt — allerdings in den letzten Monaten nicht mehr. Ich gebe zunächst, so nach dem Gefühl, Sulfur D 6 Globuli. Danach trat eine leichte Besserung auf, aber auch das nur vorübergehend.

Auf Lachesis, auf Rhus toxicodendron keine Wirkung von Bedeutung, ebensowenig auf Einspritzungen von Arnica und Apis in tiefen Potenzen. Die Zeit verging.

Erst *nach einigen Monaten* zeigte sich eine wirklich wertvolle Modalität: Die Schmerzen begannen zu wandern. Die Kniegelenke wurden besser, aber dafür traten Schwellungen an den Handgelenken, an anderen Gelenken mit Schmerzen auf. Das war so deutlich erkennbar, daß es das Führungssymptom des Rheumageschehens dieser Patientin wurde.

Wir haben im „Kent" die Rubrik Gliederschmerzen wandernd, rheumatisch, von einer Stelle zur anderen 2/563; dazu noch Gelenkschmerzen wandernd, rheumatisch 2/567. Es sind eine Anzahl Medikamente aufgeführt; sie müssen differenziert werden durch andere gute oder sehr gute Symptome und Zeichen der Kranken.

Eine Interrogation ergab Folgendes:

Örtliche Wärme ist für die befallenen Partien gut. Im Gesamten ist Wärme jedoch nicht angenehm für das Befinden, ebensowenig aber auch Kälte; das ist ein sehr ordentliches Symptom und steht in 1/505. Die Frau gibt zu, daß sie sehr schnell beleidigt werden kann; eine Sache, die wegen ihrer Intensität ein ernstzunehmendes individuelles Gemütssymptom ist 1/15. Eine Fettempfindlichkeit deutlichen Ausmaßes 1/513 und Kopfschmerzen durch Sonneneinwirkung 1/264 (ein noch ordentliches Symptom), lassen Pulsatilla als ein gutes Simile erscheinen.

Es dauerte also, bei diesem Fall etwa 5 Monate, bis dieses Mittel gefunden werden konnte. Wenn man bedenkt, daß die Symptomatologie verhältnismäßig unkompliziert war, ist das nicht gerade ein Glanzstück einer homöopathischen Behandlung. Leider kommt so etwas nicht selten vor; im Grunde ist es der Zeitmangel, der zu diesem wenig erfreulichen Sachverhalt führt.

Die Tropfen wurden in der LM 18 verordnet, mit sofort einsetzender Besserung. Nach kurzer Zeit waren die gesamten Beschwerden verschwunden. Es ist auch nach einer langen Beobachtungszeit zu keinem Rückfall gekommen.

Fall 106: Frau, 60 Jahre, kommt in die Sprechstunde mit folgendem Spontanbericht:

Seit über 14 Tagen habe sie es mit der „Galle". Sie verspüre stechende Schmerzen im rechten Oberbauch und über dem rechten Auge.

In der Magengrube habe sie seither einen Druckschmerz wie von einem Gewicht. Der Appetit sei nicht schlecht; Stuhlträgheit bestehe schon immer, jetzt aber in verstärktem Maße. Sie sei nach dem Essen aufgebläht und habe viel Luftaufstoßen. Sie fühle sich auch im Allgemeinbefinden schlecht, habe seither auch Rheuma und mit dem Herzen stimme es ebenfalls nicht.

Sie habe ihr Enkelkind in Pflege gehabt. Vielleicht seien ihr diese 3 Wochen zu viel geworden.

Auf der Galle sei sie sowieso empfindlich -- sie habe Gallensteine. Sie sei deshalb immer vorsichtig mit dem Essen.

Ein Versuch mit Chelidonium LM 12 ergab nichts Gutes oder möglicherweise die Beschleunigung einer 2 Tage später ausbrechenden Gelbsucht:

Die Patientin sagte mir das per Telefon: Sie sei am ganzen Körper, Gesicht und Augen dunkel-gelb verfärbt; der Urin sei dunkelbraun, der Stuhl lehmighell.

Fieber bestünde ihrem Gefühl nach nicht.

Ich ließ die Frau per Taxi in die Sprechstunde kommen; es ergab sich obiger Befund und noch das Folgende:

Mund trocken, Zunge mäßig belegt, Durst unauffällig. Ekel vor jeder Nahrung; starker Druck in der Magengegend. Leber mäßig vergrößert. Puls normal.

Der Schmerz über dem rechten Auge ist zur Zeit nicht da. Großes Schwächegefühl. Bei weiterem Nachfragen erzählt die Kranke, daß sie seit der Gelbfärbung hochgradig geruchsempfindlich ist und zwar ganz besonders gegen den Speisengeruch -- das kenne sie sonst überhaupt nicht.

Außerdem spüre sie — schon seit Beginn der Gallenstörung — also jetzt seit 17 Tagen wieder „ihren rechten Mundwinkel": Der melde sich immer, wenn sie mit der Galle zu tun habe; der werde dann wund und rissig.

Eine Gelbsucht habe sie übrigens noch nie gehabt.

Welches Medikament mußte verordnet werden?

Das Führungssymptom ist ohne Zweifel diese sonst ungewohnte hochgradige Empfindlichkeit gegen Küchengerüche, Speisengerüche. Das ist keinesfalls das typische Zeichen einer Gelbsucht, aber ein individuelles Zeichen der Gelbsucht *dieser* Frau. Die Rubrik steht in 3/145. Ein zweites gutes, weil eigenartiges Symptom, ist der rissige Mundwinkel, der immer dann auftritt, wenn die Galle aufmuckt 2/111, 112. Die nächsten Symptome und Zeichen werden schon merklich „blasser": Ekel vor der Nahrung 3/475, Urin dunkelbraun 3/720, Stuhl ton-lehmfarben 3/654.

Der Druckschmerz wie von einem Gewicht im Magen 3/447, 503 ist gar kein schlechtes Zeichen; wir nehmen es in unsere Liste auf. Der stechende Stirnkopfschmerz 1/357 ist bei unserem Mittel ebenfalls vorhanden, allerdings nicht über dem rechten Auge, oder der rechten Stirnseite; das bringt uns selbstverständlich nicht von Sepia weg, was das Simile war.

In der LM 18 verordnet, kam der telefonische Bescheid nach 2 Tagen: „Es geht gut", das heißt also, das Gesamtbefinden ist bestimmt nicht schlecht. Das sagt zunächst nicht viel, denn nach Ausbruch einer Gelbsucht kann das Allgemeinbefinden relativ schnell besser werden. 2 Tage später traf die Patientin wieder ein: Die Gelbfärbung der Haut ist schon merklich zurückgegangen, der Ekel vor der Nahrung bereits einem gesunden Hunger gewichen. Keine Geruchsempfindlichkeit mehr. Der Urin ist in der Farbe schon merklich heller.

9 Tage nach Ausbruch der Gelbsucht ist die Haut- und Augenfarbe normal, die Urin- und Stuhlfarbe unauffällig. Der Appetit ist sehr gut -- das Allgemeinbefinden ganz normal.

Gegen einen mechanischen Stauungsikterus durch die Steine, der von Natur aus flüchtig sein kann, spricht die 14tägige vorausgegangene Störung und das damals schon vorhandene schlechte Gesamtbefinden und das lokale Beschwerdebild.

Wie dem auch sei: die Symptomatologie dieser Erkrankung ergab ohne Zweifel Sepia, wenn man nach den Kriterien der Homöopathie HAHNEMANNS eine Mittelwahl für diese Gelbsucht zu treffen hatte. Ein Rückfall wurde auch nach Jahren nicht beobachtet.

Fall 107: Mann, 79 Jahre, war über 4 Monate im Krankenhaus gelegen.

Der Grund der Einweisung war eine kurzfristige cerebrale Durchblutungsstörung gewesen. Einige Tage vorher waren mäßige Herzbeschwerden aufgetreten.

Während des Krankenhausaufenthaltes wurden festgestellt:

Urämische Zustände, Bronchopneumonien -- mehrere; Pyelonephritis mit Schüttelfrösten und Kreuzschmerzen; Pleuraergüsse; Ikterus indirektus initial.; Prostatahypertrophie, mit Dauerkatheter über einige Zeit; Magensaftsäuredefizit; Hepatosis chronica part.; Skelettdegeneration, besonders mittlere und untere BWS; Gefäßkesselschaden; Insufficientia cordis, chronisch. Verschiedenartigste Bakterien und Bazillen.

Es waren sehr viele Laboruntersuchungen und Röntgen-Kontrollen nötig gewesen und EKG's 35 Stück.

Therapie war die übliche. Ich stand damals mit der Tochter des Kranken telefonisch in Verbindung. 2--3mal bestand höchste Sorge um den Vater.

Einmal besuchte ich auch den Leidenden. Sein Befinden war gar nicht gut.

Der Patient wurde dann entlassen mit den obengenannten Krankheitsbefunden und fand den Weg -- direkt vom Krankenhaus -- in meine Praxis. Der Mann sah „fürchterlich" aus. Er wurde mit Hilfe von 3 Personen auf den Stuhl im Sprechzimmer praktiziert und saß da wie ein lebender Leichnam.

Er hatte in den letzten 3 Wochen heftige Kreuzschmerzen gehabt, dicke Beine und so fort. Die Zunge war strohtrocken, knallrot und wies kein Quentchen irgendeines Belages auf. Der Urin war ausnehmend übelriechend, das ganze Zimmer stank wie nach Pferdeharn. Bei dem Mann bestand eine beträchtliche Atemnot, eine krankhafte Verstopfung und viel Durst auf Kaltes.

Ich war mir meiner Mittelwahl zwar nicht absolut, aber fast sicher und sagte seiner Tochter, die dabei war, zu allererst solle der Kranke sämtliche Medikamente weglassen, die er vom Krankenhaus mitbekommen hatte. Ich nahm als ein dramatisches Symptom diesen Harngestank. Ich habe einen solchen in meiner ganzen ärztlichen Tätigkeit in dieser Penetranz nicht erlebt: Geruch wie Pferdeurin 3/723. Das 2. hochqualifizierte Symptom war die knallrote Zunge 3/252 und ihre extreme Trockenheit 3/261. Zuletzt suchte ich nach dem Durst auf Kaltes 3/484.

Ich gab dem Patienten — recht gern — 2 homöopathische Mittel, Acidum nitricum und Phosphor. Beide waren sie den Symptomen, Zeichen und Modalitäten des Kranken recht ähnlich. Ich wagte es bei dem Zustande dieses Mannes nicht, auf eine einzige Arznei zu setzen.

Die Arzneien wurden im Wechsel, 2mal täglich 5 Tropfen in der LM 18 verordnet und brachten folgende Ergebnisse:

Nach einigen Tagen war der Uringeruch bereits merklich verändert; die Zunge schien auch etwas besser. Noch Kreuzschmerzen.

10 Tage nach Beginn der Behandlung war eine sehr gute Aufwärtsentwicklung zu verzeichnen. Vor allem das Allgemeinbefinden war schon merklich gebessert. Die Zunge hatte beinahe schon einen normalen Belag! Und der Uringeruch war unauffällig. Das Wasserlassen ging teilweise noch absatzweise, der Stuhl kam bereits spontan. Die Beine wurden dünner, der Durst weniger und der Appetit fing an zu kommen. 4 Wochen nach der Mitteleinnahme: Gesamtzustand vollkommen unauffällig. Die Tochter sagte „er ist jetzt wieder so wie früher" -- der Vater nämlich.

Nach längerer Zeit war der Patient noch einmal in der Sprechstunde: Befinden ausgezeichnet. Er geht längst wieder seinen Gewohnheiten nach und nimmt schon längere Zeit nichts mehr -- gar nichts mehr ein. Die nächsten paar Jahre verliefen völlig normal. Knapp 5 Jahre später starb der Mann -- an einem Prostata-Karzinom, mit 84 Jahren. Er war nur mehr in urologischer Betreuung gewesen.

Fall 108: Mann, 37 Jahre, läßt sich per Telefon ein Grippemittel verordnen.

Er habe die letzte Nacht ziemlich geschwitzt und habe etwas Fieber. Ich sage ihm, wenn er mit dem Medikament zurecht komme, einem Komplexmittel, sei es nicht mehr nötig mich zu benachrichtigen.

Daß er nicht zurecht kam, bewies der aufgeregte Anruf der Ehefrau am selben Abend. Ihr Mann habe jetzt fast 40 Grad Fieber axillar und sei beim Aufsuchen der Toilette wegen eines plötzlichen Durchfalls bereits 3mal bewußtlos geworden. Er habe die Augen verdreht, am ganzen Körper kalten Schweiß erzeugt und sei wie ein Mehlsack umgefallen.

Ich machte einen Besuch und gab eine Injektion Arsen D 6.

Bescheid am nächsten Morgen: Die Nacht sei nicht schlecht gewesen, Fieber 39 Grad axillar. Es bestehe ein sehr harter, trockener Husten; keinerlei Auswurf, keinerlei Schweißbildung. Der Durchfall und die Kreislaufschwäche habe sich nicht mehr wiederholt.

Der Patient soll weiter sein Komplexmittel nehmen.

Besorgter Anruf am späten Abend dieses Tages:

Der Patient sei ungeheuer ruhelos, schlage mit den Händen um sich und habe eine enorme Angst. Er dürfe nicht allein gelassen werden; zumindest müsse die kleine, 7jährige Tochter bei ihm sein. Liegen sei unmöglich; der Kranke sitze halb im Bett wegen einer unangenehmen Atemnot. Der Husten sei noch schlechter geworden.

Es bestünde jetzt ein Verlangen, ein riesiges Verlangen nach eiskalten Getränken; immer nur wenig zwar, aber in ganz kurzen Abständen werde besonders Wasser verlangt. Stärkeres Aufrichten im Bett mache sofort Übelkeit. Die

Temperatur sei jetzt noch um 1 Grad höher geworden. Der Kranke sei blaß im Gesicht und strohtrocken.

Die Frau sagt mir noch, daß ihr Mann in der Jugend 2mal eine Lungenentzündung gehabt habe. Bei der 2. sei er von den Ärzten aufgegeben gewesen, aber ein Homöopath habe ihn damals überzeugend und in ganz kurzer Zeit kuriert.

Sie erhoffe sich auch diesmal wieder eine gute Wirkung von der Homöopathie. Nun, das ehrte mich; ich hatte mir aber auch noch die Angaben der sehr gut beobachtenden Ehefrau fein säuberlich notiert. Ich nahm den „Kent" und repertorisierte die Leitsymptome des Falles und machte mich auf den Weg zu dem Kranken mit dem Mittel in der Tasche.

Ich hatte als Leitsymptome, als wertvolle Symptome folgende genommen: Die „ungeheure" Ruhelosigkeit, bei Fieber notabene 1/84, und die Angst vor Alleinsein 1/41. Weiter kam an die Reihe das „riesige" Verlangen nach eiskalten Getränken 3/484, noch dazu in ganz kurzen Abständen und in kleinen Mengen 3/440, 440.

Die Übelkeit bei Aufrichten im Bett steht in 3/474 und die Trockenheit der Haut bei Fieber in 2/39, 42. Die Blässe im Gesicht bei Fieber findet sich in 2/83.

Es waren eigentlich alle Symptome von hohem Rang beziehungsweise von sehr guter Qualität.

Nimmt man aus der Vorgeschichte die Bewußtlosigkeit bei Durchfall 1/429, 442 dazu, die verdrehten Augen 3/4 und den kalten Schweiß 2/57, dann erkennt man, daß der Krankheitszustand des Mannes vom Beginn des Grippegefühls an bis zum letzten Bericht der Ehefrau ein sozusagen faszinierendes Gegenbild von Arsenicum album bietet. Diese Arznei wurde in der LM 12 gegeben; abends noch 2mal und nachts bei Bedarf. Das Komplexmittel wurde abgesetzt. Ich ließ nur Wadenwickel machen und Zwiebelaufschläge auf die Brust; mehr aus optischen, denn aus therapeutischen Gründen. (Die Wadenwickel hatte der Patient schon die Tage vorher gemacht.)

Anruf am nächsten Nachmittag: Starkes Schwitzen noch in der letzten Nacht -- Unruhe keine mehr, Atemnot keine mehr, der Husten wird besser. Der Schlaf war nicht viel -- die 2 Nächte vorher war der Kranke aber „völlig schlaflos" gewesen.

Anruf tags darauf: Auch diese Nacht noch stark geschwitzt; Temperatur 37,2 Grad axillar. Der Husten ist wesentlich besser, der Schlaf war gut, es beginnt der Appetit. Der Durst ist längst wieder unauffällig -- trotz des Schwitzens!

Telefonischer Bescheid wieder einen Tag darauf: Die Temperaturen sind normal und der Husten praktisch weg. Der Mann hat in der letzten Nacht noch einmal kurz gegen 3 Uhr geschwitzt.

10 Tage nach dem Beginn mit den Grippeerscheinungen eine letzte telefonische Nachricht: Der Patient ist längst auf und läuft viel in der frischen Luft herum. Das Befinden ist bis auf eine gewisse Schlappheit sehr gut. Der Mann hatte innerhalb der paar Tage 15 Pfund an Gewicht verloren.

Fall 109: Frau, 66 Jahre, kommt in die Praxis wegen „Ohrensausen".
Das habe sie seit einigen Monaten und zwar ganz besonders im linken Ohr.
Außerdem bestehe seither „so ein Gewimmer" im ganzen Kopf. Manchmal sei
alles so, wie wenn es ihr den Kopf zerreißen würde.
Das Gehör rechts, mehr aber noch links, sei schlechter geworden.
Auf Nachfragen: Das sei alles ganz plötzlich gekommen. Sie habe damals so
eine Art „Schlagerl" gehabt; so sei es ihr wenigstens gesagt worden.
Sie habe bis zum heutigen Tag Medikamente bekommen, aber die Beschwerden seien nicht anders geworden.
Der Blutdruck sei bei Beginn der Erkrankung 225 gewesen und die Sache habe sich so abgespielt:
Sie habe — aus gutem Befinden heraus — das Gefühl bekommen, wie wenn
sie der Schlag treffen würde. Es sei ihr schlecht geworden und sie habe eiskalt
geschwitzt im Gesicht und am Kopf. Dieser sei noch einmal so groß geworden,
so wie wenn er zerreißen würde. Das habe eine ganze Weile gedauert und später sei der Arzt gekommen. Sie nehme seither auch blutdrucksenkende Mittel.
Er ist zur Zeit 165/100.
Auf Nachfragen: Sie spüre seither das Wetter. Gegen die Hitze sei ihr Kopf
schon immer empfindlich gewesen.
Die Patientin hat vorher nie besondere Krankheiten gehabt; sie neigt nur etwas zu Erkältungen. Sie ist von derber Art und Statur und fristet ihr Leben als
Münchner Marktfrau.
Ich nahm folgende Leitsymptome: Zuerst das intensive Vergrößerungsgefühl
des Kopfes 1/224; „so wie wenn er zerreißen würde" 1/225, 301.
Das 2. gute Symptom aus der Vorgeschichte war das eiskalte Schwitzen im
Gesicht 2/113 und am Kopf 1/200. Und dann kamen noch die Ohrengeräusche
3/119, 128. Als Mittel bleibt als naheliegendstes Glonoin. Die Empfindlichkeit
gegen Hitze am Kopf gibt es nicht im „Kent", jedoch Kopfschmerzen bei
Sonne, eine in etwa gleichsinnige Rubrik 1/264. Das Mittel ist hier im Fettdruck enthalten; die Modalität ist nicht hochwertig, aber sie paßt recht gut,
um Glonoin zu rechtfertigen.
Es wurde in der LM 12 verabreicht. Anruf der Patientin nach 14 Tagen: Sie
glaube, daß alles besser sei. 4 Wochen nach Mitteleinnahme war das linke Ohr
gut und das dicke Gefühl, wie wenn der Kopf zerreißen würde, weg. Am rechten Ohr zeigte sich ab und zu noch ein leichtes Kribbeln.
Die Frau erschien nach knapp 4 Monaten noch einmal zur Blutdruck-Kon-
trolle. RR 140/90. Blutdrucksenkende Mittel hatte sie nicht mehr genommen.
Beschwerden waren keine mehr vorhanden.

Fall 110: Frau, eine von den uns allen bekannten „Dauerpatienten", die wir nie
so recht in den Griff bekommen, erscheint wieder einmal in der Sprechstunde.
Sie holt sich diesmal allerdings einen Rat für ihre knapp 2 Jahre alte Enkeltoch-
ter. Diese sei so vor 5 Wochen aus der Klinik entlassen worden, in die sie einige
Zeit vorher wegen eines bedrohlichen, fieberhaften „Krupp" eingeliefert worden war.

Seitdem das Kind wieder zu Hause sei, vertrage es die Milch nicht mehr. Sie werde ständig herausgebrochen und zwar in geronnener Form.

Das Gesamtbefinden sei aber ordentlich.

Die Frau weiß nur noch, daß das Kind schon immer leicht am Hinterkopf schwitzt. Ich gab der Oma das Mittel mit: Es war Aethusa, Erbrechen geronnener Milch 3/464, ein sehr gutes Mittel für diese Störung — wenn es paßt.

Bescheid nach einer Woche, es sei alles wie immer. Das Kind habe eher noch mehr gebrochen. Ich setze die Tropfen ab und warte 8 Tage; auch nach dieser Zeit keinerlei Veränderung des Befindens.

Ich überlege mir den Fall noch einmal.

Ich entschließe mich, die Behandlung des fieberhaften Krupp im Geiste nachzuvollziehen und komme zu dem Ergebnis, daß mit einer an Sicherheit grenzenden Wahrscheinlichkeit entweder ein Sulfonamid oder ein Antibioticum, oder beides, gegeben worden war.

Wenn daraufhin das Kind keinerlei Schwierigkeiten mehr gehabt hätte, also gesundet wäre, wäre die Sache in Ordnung gewesen, vordergründig jedenfalls. Das Kleine ist aber seit der Klinikentlassung gestört in bezug auf ihren Verdauungskanal, genauer gesagt in bezug auf die Milchverträglichkeit; das ist ein anderer Sachverhalt, als wenn ein *erwachsener* Mensch mit der Milch nur schlecht und recht oder gar nicht zurecht kommt. Ob nun die Unterdrückung des Fiebers eine Störung der Darmflora, ein Durcheinanderbringen der Magensäfte oder sonst etwas zur Folge gehabt hat, ist vorerst sekundär.

Die Idee der Erkrankung ist für mich: Ergebnis einer Unterdrückung eines fieberhaften Prozesses beziehungsweise Unverträglichkeit starker Medikamente.

Ich nehme zunächst das erstere mehr an als das letztere und gebe Sulfur. Er findet sich auch 2wertig in der Rubrik Erbrechen geronnener Milch.

Das Mittel wurde in der LM 6 aufgeschrieben und nach ein paar Tagen war der ganze „Spuk" vorbei. Er trat auch nach längerer Beobachtungszeit nicht mehr in Erscheinung.

Fall 111: Eine 80jährige Frau verlangt über ihren Untermieter wegen einer akuten Kreislaufschwäche einen sofortigen Besuch. Ich habe den Eindruck, daß es nicht so pressiert und fahre erst nach der Sprechstunde zu der Kranken.

Es ergibt sich das Folgende:

Seit einigen Monaten leidet die Frau, wie sie sagt, an „Herzschwächen". Sie ist seither ständig bettlägerig und fühlt sich nach ihren Worten „furchtbar elend". Es besteht merkliche Atemnot, Ängstlichkeit, Appetitlosigkeit, Schlaflosigkeit. Am meisten fällt die allgemeine Schwäche auf, mit Neigung zu kaltem Schwitzen. Vorgeschichte: Etliche Wochen vor Beginn der Störung ist die Patientin nach einem 6wöchigen Aufenthalt im Krankenhaus wegen einer leichten Apoplexie entlassen worden.

Einige Tage danach war ein ziemlich kräftiger Durchfall mit Übelkeit aufgetreten. Weil die üblichen Medikamente nicht gewirkt hatten, war ein stärkeres „Stopfmittel" eingesetzt worden. Einige Stunden nach Einnahme desselben war der Darm völlig ruhig geworden und der Durchfall hörte auf.

Dafür trat ganz plötzlich ein Versagen des Kreislaufs auf, das so eindrucksvoll war, daß die Frau in aller Eile wieder ins Krankenhaus eingeliefert werden mußte. Die Entlassung erfolgte nach 14 Tagen; dann hausärztliche Weiterbehandlung mit Herz- und Kreislaufmitteln allopathischer Herkunft.

Unter dieser Therapie stand die Kranke noch, als ich sie besuchte. Die von ihr angeführten Beschwerden bestanden in der gleichen Art vom Tage der Einweisung bis zur Stunde meines Hausbesuches.

Auf Grund der Sachlage konnte nur ein Mittel in Frage kommen.

Leitsymptom: Unterdrückung eines Durchfalls mit sofort sich anschließender, wochenlang dauernder Herz- und Kreislaufschwäche.

Es wurde Sulfur gegeben, D 30 eine Dosis. Die gewohnten Mittel sollte die alte Dame zunächst noch weiternehmen. Das kann man tun, weil sich homöopathische und allopathische Heilmittel in den meisten Fällen überhaupt nicht stören. Außerdem hat man den Vorteil, bei gleicher Ausgangslage, die Wirkung der neuen Arznei, der homöopathischen, besser überschauen zu können.

Anruf am nächsten Morgen: Die Nacht sei recht gut gewesen; nach langer Zeit habe sie, die Patientin, wieder ordentlich schlafen können. Sie fühle sich im Ganzen erstaunlich wohl. Sie habe noch einen leichten Schwächeanfall gehabt, aber das könne daher kommen, daß sie gleich in der Frühe aufgestanden sei, was wohl nach dem wochenlangen Liegen etwas voreilig gewesen sei.

Im Verlauf der nächsten Tage wurde das Befinden wieder normal. Es trat kein einziger Schwächezustand mehr auf, der Schlaf blieb gut, der Appetit kam und so fort. Die allopathischen Medikamente hatte ich schon bald weggelassen.

10 Tage nach Mittelwirkung rief mich die Frau an und sagte mir, sie habe vor 2 Tagen plötzlich wieder einen Durchfall gehabt; der habe aber nur 1 1/2 Stunden angehalten; denn sie habe gleich wieder ein Durchfallmittel, allerdings ein „leichtes", eingenommen! Sancta simplicitas. Die Patientin hatte also keineswegs begriffen — obwohl ich ihr erklärt hatte, daß ich den verdrängten Durchfall als Ursache ihrer Kreislauferkrankung annehmen mußte — um was es sich handelte. Sie unterdrückte flugs das Neuerscheinen des Durchfalles und hatte Glück, daß weiter nichts passierte; denn dieser Durchfall 10 Tage nach Einnahme der Einzeldosis war mit Sicherheit als „Aktivierung" durch die Sulfur-Arznei zu verstehen.

Die Frau hatte übrigens beobachtet, daß sie gleich nach dem Einnehmen des Einzelmittels eine ganze Zeit beträchtlich gefroren hatte.

Nach 3 Wochen bekam die Patientin noch Arsen-Tropfen in der LM 12, auf Grund von Symptomen, die schon früher vorhanden gewesen waren. Die anderen Beschwerden waren längst verschwunden.

Fall 112: Vor längerer Zeit kam ein Mann in die Praxis, der sich erkundigte, ob man für eine gute Bekannte von ihm, 58 Jahre, noch etwas tun könnte.

Er erzählt: Dieselbe könne seit fast 8 Wochen nichts mehr bei sich behalten; sie breche jedes Essen, könne kaum Flüssigkeiten aufnehmen und sei total „heruntergekommen".

Trotz verschiedenster Medikamente und Diätvorschriften sei das bis zum heutigen Tag so geblieben.

Der Mann hat einen umfangreichen Zettel mit Notizen bei sich. Er entschuldigt sich deshalb, sagt aber, ihm sei empfohlen worden, alles genauestens aufzuschreiben, denn „diese Homöopathen wollten das so".

Die Frau könne selber nicht kommen, da sie seit Wochen bettlägerig sei.

Die Notizen ergeben zusammen mit meinem Nachfragen und Präzisieren der Angaben das Folgende:

„Die Frau hat einen großen Lebenswillen. Der Ductus ist so":

Vor 8 Wochen etwa sei zum 1. Mal das Brechen aufgetreten. 14 Tage vorher sei sie wegen eines hohen Fiebers — einer Art Grippe — behandelt worden. (Bei meinem Besuch nach 10 Tagen bekam ich die Verpackung des Medikaments zu sehen; es war ein Antibioticum).

Das Fieber sei bald weggeblieben und das Erbrechen habe eingesetzt. Übrigens sei die Kranke vorher niemals in dieser Weise anfällig gewesen. Sie leide allerdings an einer chronischen Stuhlträgheit und bekomme für ihr Herz seit einem Jahr ein Digitalis-Präparat.

Vor 14 Tagen habe sich dann bei der Patientin ein Durchfall gezeigt, der durch ein entsprechendes Mittel schnell nachgelassen habe. Seit der Zeit sei aber das ganze Krankheitsbild noch schlechter geworden.

Die Frau schlafe sehr viel, bis zu 16 Stunden am Tage; aber das kenne er von ihr nicht anders.

Sie breche praktisch alles, mit viel Würgen; oft sei es ein reines Schleimbrechen in ziemlicher Menge.

In den letzten Jahren habe sie viele Mandelabszesse gehabt, mindestens jedes Jahr 1—2mal. Diese seien mit antibiotischen Medikamenten immer schnell weggewesen.

Was war die Idee des Falles? Wieder einmal besteht der hochgradige Verdacht auf ein Unterdrückungsgeschehen.

Ich gebe dem Mann eine Dosis Sulfur D 30 mit und schreibe dazu eine Mischung von Nux vomica D 6 und Arsen D 6 auf, 3mal täglich 8 Tropfen.

Wie die Wirkung dieser *Mischung* zu beurteilen ist, gut oder schlecht, oder weder noch, kann aus der Entwicklung des Krankheitsbildes abgelesen werden.

Ich gab diese „Zusatzmittel" nur deshalb, weil es bei dem üblen Zustand der Patientin optisch nicht gut war, nur ein paar Körnchen, und das nur einmal, in einem Schluck Wasser, nehmen zu lassen.

Ein Besuch wäre zunächst witzlos gewesen, weil so oder so nur eine einzige Arznei zur Diskussion stand, die sich auswirken mußte.

4 Tage nach der Einzeldosis bekam ich von dem Mann folgende Nachricht: Seit vorgestern kräftiges Nasenbluten, das sonst die Patientin nur wenig und nur bei starkem Schnauben der Nase kennt.

Die Bekannte hatte gestern 3mal einen massiven, sehr schwarzen und stinkenden Durchfall! Das Brechen zeigt sich weniger intensiv.

Bescheid nach weiteren 4 Tagen: Das Erbrechen wird laufend besser. Noch einmal eine Stunde starkes Nasenbluten.

Es kommt etwas der Appetit.

Der Mann ist mit der Patientin bereits vor 2 Tagen mit dem Auto spazieren gefahren. 2 Wochen nach der Einzelgabe: Brechen nicht mehr vorhanden, ißt mit gutem Appetit; ist schon lange Stunden auf.

Der massive Durchfall ist ohne Zweifel als „Aktivierung" des Unterdrükkungsgeschehens zu verstehen und zwar aus dem Grunde, weil danach eine entscheidende Besserung des Befindens in kürzester Frist eintrat.

Die Mischung Nux vomica-Arsen hatte demnach keinerlei Bedeutung und Wirkung. Die Frau ist heute wegen völlig anderer Krankheiten in Behandlung. Die Störung, wegen der sie erstmals gekommen war, ist niemals mehr aufgetreten.

Fall 113: Junger Mann, 32 Jahre, kommt in die Sprechstunde wegen einer chronischen Bindehautentzündung beider Augen, wie er sagt.

Diese besteht seit über 3 Jahren und wird augenärztlich mit Salben behandelt -- bisher ohne Erfolg.

Nach einer möglichen Verursachung gefragt, sagt der Patient spontan, das habe er „seit einer Schweißarbeit". Er habe unvorsichtig in den Lichtbogen gesehen und sei dieser Blendwirkung stark ausgesetzt gewesen.

Er habe damals für 3 Tage in der Augenklinik gelegen zur Beobachtung und Behandlung. Das Sehvermögen sei völlig normal, aber die Augen seien ständig gerötet und empfindlich gegen die geringste Blendwirkung von Sonnen- und jedem anderen Licht.

Er vertrage auch den Rauch nicht und habe häufig Trockenheits- und Sandgefühle in den Augen. Verstärkte Tränenbildung habe er keine.

Vor diesem „Unfall" sei er nie anfällig gewesen hinsichtlich seiner Augen.

Weiter war nichts zu erfahren. Es begann nun der Kampf um das heilende Mittel, der sich mehrere Monate hinzog. Die Salben und andere örtliche Medikamente setzte ich sogleich bei Beginn der Behandlung ab. Das war in diesem Fall besser, als sie zunächst zu belassen. Sie hatten überhaupt nichts bedeutet -- weder im Guten noch im Schlechten! Auf das erste Mittel, Mercurius solubilis trat eine schnelle Besserung ein, die aber nicht lange anhielt. Auf das 2. Mittel, Argentum nitricum reagierte der Mann ähnlich. So 2 bis 3 Wochen ging es jeweils ordentlich, dann kam der Rückfall. Trotzdem agierte ich sehr vorsichtig; das nahm viel Zeit des Abwartens in Anspruch. Als endlich abgeklärt war, daß von beiden Medikamenten nichts Entscheidendes zu erwarten war, gab ich nach etwa 3 Monaten eine neue Arznei.

Die bekam der Patient, so wie die anderen Tropfen, in der LM 12. Und das letzte Mittel half nun wirklich. Ich ließ es über einige Wochen laufen: Es trat wiederum eine schnell beginnende Besserung ein, die aber diesmal anhielt und die Störung zum Verschwinden brachte.

Der junge Mann war übrigens sehr verständig und „hielt durch". Wohl auch deshalb, weil er die einwandfreie, wenn auch nicht anhaltende Wirkung der anfangs gegebenen Potenzen erlebt hatte und damit Vertrauen bekam. Dazu kam wohl als ausschlaggebend die Tatsache, daß ich ihn lange vorher von einer chronischen jahrelang dauernden Gastritis mit einem gut gezielten Einzelmittel innerhalb weniger Wochen und andauernd „befreien" konnte.

Es kommt häufig vor, daß es Patienten, besonders die chronisch Kranken, auch mal mit der Homöopathie versuchen, aber nicht selten nach dem ersten Arzneimittel, wenn es nicht gleich hilft, wieder abspringen. Die Regel ist das allerdings nicht.

Nun, das Leitsymptom des Falles war Folge von Blendwirkung durch den Lichtbogen eines Schweißgerätes. Eine synonyme Rubrik ist im „Kent" 3/12 aufgezeichnet. Es gibt 3 Mittel, Mercurius solubilis, Argentum nitricum und Antimonium crudum. Die ersten beiden hatte ich bereits versucht, ohne wirkliche Heilergebnisse.

Es blieb Antimonium crudum übrig; eventuell konnte noch Natrium sulfuricum herangezogen werden, das in der Spalte Sehen ins Feuer verschlimmert 3/23, neben Mercurius solubilis angeführt ist, allerdings nur 1wertig.

Antimonium crudum ist wie Mercurius solubilis im Fettdruck verzeichnet.

Als Zusatzsymptom konnte man die starke Blendwirkung, die Lichtscheu des Patienten nehmen 3/23 und die Trockenheits- und Sandgefühle 3/31, 50, 45. Die beiden letzten Zeichen sind bei Antimonium crudum nicht zu finden, die Lichtscheu nur 1wertig. Das war der Grund, warum ich zuerst Mercurius solubilis und Argentum nitricum eingesetzt hatte. Auf Antimonium crudum war also die Heilung erfolgt. Das ist ein Hinweis dafür, daß Symptome wie Lichtscheu, wie Sand- und Trockenheitsgefühl zumindest bei diesem Patienten zur Mittelwahl nicht beitragen konnten; ein Beweis dafür, daß die *Verursachung*, die Blendung durch den Lichtbogen, über alle anderen noch vorhandenen Symptome hinweggeht und diese letzteren keine „echten" im Sinne der Similewahl sind.

Fall 114: Frau, 50 Jahre, im Klimakterium unter Hitzewallungen leidend, die sich auf Acidum sulfuricum in der LM 12 sehr erträglich verhalten, kommt in den letzten Monaten immer wieder in die Praxis wegen unangenehmer „Blasenentzündungen".

Die verordneten Mittel helfen jeweils nur langsam; sie sind abgestimmt auf die Tatsache der Wechseljahre, auf den vorhandenen Descensus des Genitale, auf die örtlichen Symptome und so fort.

Sie helfen so, daß man sagen muß, die träge einsetzende Besserung der Blasenbeschwerden kann genauso gut eine „spontane" sein.

Vor 5 Wochen war wieder einmal die Blase fällig: Auf Mercurius sol. LM 12 nach 10 Tagen keinerlei Wirkung.

Ich mache mich nun endlich frei von „Klimakterium, Descensus usw." und rolle den Fall von neuem auf. Daß die oben genannten Kriterien keine Ansatzpunkte für Leitsymptome abgaben, bewies die fehlende Besserung durch die eingesetzten Medikamente. Die Wiederaufnahme der Symptomatologie ergab nun das Folgende:

Häufiger, ekelhafter Harndrang; starkes Brennen, speziell in der Harnröhre nach dem Wasserlassen, teilweise schon während des Wasserlassens.

Heute sagte mir die Kranke zum ersten Male, daß dieser Schmerz so stark sei, daß sie am liebsten laut schreien würde.

Auf meine, auch diesmal gestellte Frage, ob sie sich denn gar keinen Anlaß für die immer wieder rückfällige Störung vorstellen könne, sagt die Frau: sie könne nur sagen, daß sie, wenn die Hitzewallungen einmal wieder stärker seien, nachts total verschwitzt aufwache, abgedeckt sei und am ganzen Körper eiskalt.

Vielleicht sei das ein Grund für die Krankheit.

Mir ging nun ein Licht auf.

Ich nahm als Leitsymptom die Unterkühlung, die Erkältung, die sich auf die *Blase* schlug — versteht sich. Im „Kent" steht die Rubrik Harnblase, Entleerung häufig nach Einwirkung von Kälte und Nässe 3/672 und Harndrang häufig durch Erkältung 3/680. Das andere Zeichen, das die Patientin zum 1. Mal heute geschildert hatte, war: sie würde „am liebsten schreien" vor Schmerz; eine synonyme Rubrik haben wir in 3/680, Kind schreit bevor der Urin abgeht; auch in 3/672, 670 gibt es das. Es heißt in diesen Rubriken also Schreien, *bevor* der Urin abgeht. So gesehen, sind diese 3 Rubriken nicht *haargenau* dem Beschwerdebild der Kranken entsprechend, aber zweifelsohne, und um das dreht es sich, der „Idee" nach! Das Mittel war Sarsaparilla; es war das nächstliegende und brachte in der LM 12 eingenommen eine sofort einsetzende Besserung und Verschwinden der ganzen Beschwerden in einigen Tagen.

Auch nach langer Beobachtungszeit erlitt die Frau keinen Rückfall.

Fall 115: Mann, 59 Jahre, kommt in die Sprechstunde.

Er habe seit 8 Tagen üble Kopfschmerzen, von einer Art, die er sonst nicht kenne. Es seien ziehende, fast unerträgliche Schmerzen, besonders am Hinterkopf. Vor allem falle ihm auf, daß ihm seither „das Hirn hin und herfalle" — so habe er jedenfalls die Empfindung. Im Freien sei alles schlechter.

Welches Medikament kam hier in Frage?

Wir haben ein höchst eigenartiges Symptom und finden es im „Kent". Gefühl von Fallen im Gehirn, hin und her 1/182; eine Rubrik, die haargenau der Empfindung des Patienten entspricht. Es gibt 2 Mittel Niccolum und Acidum sulfuricum.

Der Mann macht uns die Freude, daß er sie uns differenziert durch seine Angabe, daß alles im Freien schlechter ist 1/182. Es bleibt Acidum sulfuricum. In der D 30 waren kurze Zeit nach dem Einnehmen des ersten Schluckes die Beschwerden „wie weggeblasen".

Fall 116: Frau, 42 Jahre, erscheint in der Praxis.

Es ist eine Patientin, die im Laufe der Jahre bereits einige Male wegen verschiedener, jeweils nicht ganz einfacher Erkrankungen zur Behandlung kam und bei der man das „Glück" hatte, regelmäßig das fehlende Mittel auf Anhieb zu haben.

Sei es, daß es Kranke gibt, die „ihre" Symptome sehr gut beobachten können, sei es, daß sie grundsätzlich wertvolle Symptome entwickeln, wir werden immer wieder erleben, daß wir bei manchen sozusagen unter der Hand und fast „lächerlich" leicht die passende Arznei finden. Leider ist das nicht immer so der Fall. Nun, bei dieser Kranken ging auch dieses Mal alles glatt.

Die Vorgeschichte: Die Frau hatte, wie sie sagte, mit „Krampfanfällen" zu tun und zwar seit 1/2 Jahr.

Diese Anfälle würden immer häufiger, in den letzten 14 Tagen habe sie 4mal solche Zustände gehabt.

Meist beginne es nachts: sie bekomme eine Art Schüttelfrost, Schwindelzustände mit Leeregefühl im Kopf; die Hände und Unterarme seien dann wie abgestorben und eiskalt, die Hände verfärbten sich ganz blau. Dazu stelle sich meist Herzklopfen und ein Angstgefühl ein.

Sie sei seither unglaublich schreckhaft und weinerlich geworden, was sie früher nie gekannt habe.

Ich fragte die Frau, was denn los gewesen sei bei Beginn der Störung. Da sagt sie spontan, das habe sie nach einem großen Schreck bekommen.

Ihr Mann sei damals mit den 3 Kindern im Auto verunglückt. Es sei nicht viel passiert, nur das Auto sei total zerstört gewesen.

Aber fertig gemacht habe sie etwas anderes: Es sei ein Mann von der Polizei spät abends in ihrer Wohnung erschienen und habe ihr -- ohne jeden Übergang -- mitgeteilt, daß ihr Mann mit den Kindern schwer verunglückt sei. Sie habe damals vor Schreck am ganzen Körper gezittert. Und das tue sie auch heute noch bei den geringsten Anlässen. Die Mittelwahl fällt leicht. Die Kranke macht die klare Aussage, daß sie einen Schreck erlitten hat 1/87; sie hat damals vor Schreck gezittert 1/456 und tut das heute noch bei Kleinigkeiten.

Das Medikament war Opium. Es wurde in der LM 12 aufgeschrieben und brachte bereits nach 10 Tagen ein sehr gutes Ergebnis. Das Zittrige war weg; die miserable Stimmung, das Weinerliche, das Schreckhafte, alles war bereits viel besser. Anfälle bis jetzt keine. Die Patientin verständigte mich erst nach mehreren Wochen von ihrem Zustand: Sie fühle sich längst wieder normal; ob sie zur Vorsicht die Tropfen noch einige Zeit weiternehmen solle. Sie seien nach 3 Wochen aufgebraucht gewesen. Sie habe sich wieder so gesund gefühlt, daß sie weiter nichts mehr getan habe. Die Anfälle seien vom Beginn der Behandlung an ausgeblieben. Weitere Therapie: nihil.

Fall 117: Mann, 54 Jahre, kommt in die Sprechstunde. Seit 7 Monaten sei er in Behandlung wegen „Ischias". Er habe seither laufend Spritzen bekommen, Tabletten, Wärmebehandlung -- ohne Wirkung. Es sei alles immer dasselbe.

Es sei die rechte Seite befallen, der Schmerz gehe nach unten bis zum Vorderfuß. Im Liegen und Sitzen sei es erträglich, aber das Gehen sei ganz schlecht. Wenn er zur Ruhe komme, werde die Sache bald wieder besser.

Angefangen habe es nach einem Hexenschuß beim Aufrichten vom Bücken; der habe 3 Tage gedauert. Im Kreuz verspüre er nichts mehr.

Manchmal bekomme er durch die Beinschmerzen geradezu Kopfschmerzen. Bei einer Röntgenkontrolle sei kein krankhafter Befund erhoben worden.

Der Patient hat einen ausgesprochenen Druckschmerz an der Außenseite des rechten Kniegelenks, in der Nähe des Wadenbeinköpfchens.

208

Weil für ein passendes Mittel kaum Anhaltspunkte vorhanden sind, versuche ich es mit Arnica-Apis-Injektionen in tiefen Potenzen. Zunächst scheint sich eine gewisse Besserung anzubahnen, aber -- kritisch betrachtet -- ist es nach 6 Wochen das alte Bild. Der Kranke kommt pünktlich zu den Einspritzungen, er wird aber langsam unruhig. Seit Beginn der Erkrankung sind jetzt über 8 Monate vergangen.

Ich interessiere mich noch einmal für die Vorgeschichte:

Sie bringt des Rätsels Lösung und die heilende Arznei: Zunächst war also der Hexenschuß aufgetreten, der spontan nach 3 Tagen wieder verschwunden war. Er ging in dem Augenblick weg, in dem sich der Mann mit aller Wucht der Kopf von unten her an einen Balken angerammt hatte. Zur selben Zeit, so der Ausdruck des Patienten, ging der Ischias „flöten".

Also Folge von einer „Stauchung" der Wirbelsäule vom Kopf her. Diese Feststellung ist nicht an den Haaren herbeigezogen, sondern eine äußerst reale Angelegenheit, denn der Rammstoß erreichte, daß in diesem Augenblick der Ischiasschmerz begann -- und der Hexenschuß verschwand.

Im Bereich der Lendenwirbelsäule mußte sich also eine Art von Verletzung abgespielt haben. Warum das gerade an dieser Stelle geschah, ist nicht überschaubar.

Wir suchen also unter der Rubrik Verletzung der Wirbelsäule, wobei die Lokalisation Kreuz sekundär ist 2/325, 315: Erschütterung der Wirbelsäule durch Schlag, Stoß. Dazu kann noch die Rubrik Ischiasschmerz nach Verletzungen 2/592 genommen werden. Das Mittel war Hypericum. In der LM 18 verabreicht, trat sofort eine Besserung ein und nach 14 Tagen war alles in Ordnung.

Unerfreulich ist hier wieder die Tatsache, daß bei dem Mann erst nach 6 Wochen das homöopathische Mittel gefunden werden konnte. Bei größerer Geschicklichkeit in der Aufnahme der Vorgeschichte, hätte man das Simile bereits bei der ersten Konsultation ausmachen können.

Fall 118: Frau, 28 Jahre, kommt in die Praxis und erzählt das Folgende:

Seit der 2. Entbindung vor über einem Jahr leidet sie an „Kreislaufstörungen". Sie habe schon eine Menge von Kreislauf- und Nervenmitteln verordnet bekommen, aber leider ohne jede Wirkung.

Sie fühle sich im Befinden sehr schlecht, sei sehr schwach und müsse sich tagsüber immer wieder hinlegen.

Diese Schwäche empfinde sie wie eine Ohnmacht -- es werde ihr „schwarz vor den Augen"; dabei habe sie ein Gefühl der Leichtigkeit -- wie wenn sie schweben würde -- und wie wenn alle Sinneseindrücke vergehen würden.

Sie frage sich, ob das die Spritzen gewesen sein könnten, die sie während der 2. Entbindung nötig gehabt hatte: die Wehen hätten sich nur sehr schwach gezeigt und hätten teilweise auch ganz ausgesetzt.

So war es auch bei der 1. Entbindung gewesen.

Bei den Schwächezuständen sei keine Übelkeit vorhanden und keinerlei Art von Schweißbildung. Vor und bei den Menses werde alles noch schlimmer. Die Periode sei aber wie immer regelmäßig, nur etwas stark und lange dauernd.

Im Zusammenhang mit den Beschwerden tritt mäßiges Herzklopfen und Herzstechen auf. Weitere Symptome, Zeichen und Modalitäten von homöopathischem Interesse sind nicht zu gewinnen. Die Blutdruckmessung ergibt einen Wert von RR 100/75.

Die Kranke macht einen wachen, intelligenten, etwas „sanften" Eindruck. Was war das Mittel, was waren die Leitsymptome?

Eine erstklassige „Sensation" ist das Gefühl von Leichtigkeit, das die Frau uns angibt 2/395. „Wie wenn sie schweben würde" 3/398, 1/167, 136; das ist eine ähnliche Empfindung, die wir ebenfalls berücksichtigen. Die Angabe, „wie wenn alle Sinneseindrücke vergehen würden" steht im „Kent" unter der Rubrik Schwindel, mit Versagen der Sinne 1/170, 95 und in etwa 52. Das Schwarzwerden vor den Augen entspricht der Spalte 3/61 und in etwa 1/168.

Zur weiteren Differenzierung benötigen wir einige Symptome aus der Vorgeschichte, zunächst einmal aus der Zeit der Entbindung. Die Wehen „hätten sich nur sehr schwach gezeigt" 3/803; so schwach, daß sie verschiedene Spritzen gebraucht hätte, sagt die Patientin. Das gleiche war beim ersten Partus geschehen.

Zuletzt kann man zur Not noch die ohnmachtartige Schwäche nehmen 1/428, eine Riesenrubrik, in der aber unsere Arznei vorhanden sein muß. Die Verschlimmerung vor und bei den Menses ist in diesem Fall beinahe ein Trivialsymptom; wir suchen nur übungshalber die Rubrik, Schwäche vor und bei Menses 1/445 und allgemein: Verschlechterung vor und während Menses 1/511.

Das Medikament, das als naheliegendstes in Frage kam und in der LM 18 gegeben wurde, war Nux moschata.

Die Patientin ließ nichts mehr von sich hören. Sie kam wegen einer Fingerverletzung der linken Hand nach etwa 1/2 Jahr wieder in die Praxis:

Zunächst müsse sie sich sehr entschuldigen. Sie habe wegen ihrer „Schwächezustände" nicht mehr angerufen; aber diese seien sofort nach den Tropfen besser geworden und ohne jeden Rückfall nie mehr aufgetreten.

Fall 119: Frau, 36 Jahre, erscheint in der Sprechstunde.

Sie leide seit vielen Jahren an einer Migräne. Sie habe auch ein *Überbein* am rechten Handrücken seit 7 Jahren, das schon 2mal operiert worden sei, aber immer wieder nachwachse. Zur Zeit ist es fast kleinkirschgroß und steinhart.

Ich sage der Patientin, man sollte zuerst einen Behandlungsversuch mit dem Ganglion machen: ich wüßte selbst nicht, ob das auf Anhieb mit einem homöopathischen Mittel gelingen würde; ich würde aber nicht lange experimentieren; wenn sich nach 14 Tagen gar nichts zeige, solle sie einfach wieder den Chirurgen aufsuchen.

Ich gebe der Frau einen Fragebogen mit, um so schnell wie möglich zur Migränebehandlung zu kommen.

Sie macht einen etwas „mickrigen" Eindruck, sie ist blaß, klein und grazil. Ich ließ das Ganglion-Mittel 14 Tage wirken. Ein Anruf nach dieser Zeit ergab keine Änderung. Da der Fragebogen noch nicht ausgefüllt war, ließ ich die Tropfen zu Ende nehmen. Bescheid nach gut 4 Wochen: Das Überbein sei, nachdem es zusehends weicher und kleiner geworden war, bald ganz vergangen.

Ein klassisches Leitsymptom gibt es hier nicht. Ich suchte nach der Rubrik Ganglion am Handrücken, genau am Handgelenk oben. Sie ist angegeben mit 9 Mitteln in 2/478. Mir blieb nur übrig, den Gesamteindruck der Frau, den „Typ", das Grazile, das „Mickrige", zu verwerten. Ich entschloß mich zu Silicea, das eines der wenigen Ganglionmittel 2wertig ist und in etwa dem „Konstitutions-Typ" der Kranken entspricht. Es ist ein Fall, bei dem dieser „Konstitutions-Typ" das Tüpfelchen aufs i bei der Arzneimittelwahl sein konnte — nicht mehr und nicht weniger.

Ich hatte richtig kalkuliert; das Ganglion verschwand und ist die nächsten Jahre nicht mehr aufgetreten.

Über die Migräne-Behandlung der Frau wird später berichtet.

Fall 120: Anläßlich eines Besuches bei einem 73jährigen Mann mit einem kinderfaustgroßen Karbunkel am rechten Gesäß (das Hauptmittel war Tarantula cubensis LM 18) werde ich von der Frau des Patienten gefragt, was man wohl bei ihrer Enkelin machen könne.

Dieses 20jährige Fräulein liegt — voll bekleidet — auf ihrem Bett, da es ihr wieder einmal „so schlecht und schwindelig" ist.

Ich erfahre folgende Vorgeschichte:

Vor 3 Wochen hat das Mädchen wegen der üblichen Periodenschmerzen ein starkes coffeinhaltiges Medikament genommen, 3mal hintereinander in kurzem Abstand; weil die Beschwerden diesmal „so unerträglich" waren.

Kurze Zeit nach dem letztmaligen Einnehmen traten Schwindelerscheinungen und Übelkeit auf, Herzklopfen und Schweißausbrüche. „Die Gegenstände waren einmal weit weg, einmal nah da," berichtet die Kranke außerdem.

Die Schwindelanfälle und die Übelkeit, dazu das Herzklopfen waren die ganzen 3 Wochen unverändert geblieben.

Mit Hilfe der Oma packte die Leidende die ihr bereits verordneten Medikamente aus. Es waren 5 verschiedene Mittel von Cardiazol über Vitamin-Präparate bis zum Psychopharmakon. Die ganze Zeit war die Patientin dienstunfähig gewesen.

Welches Mittel kam in Frage?

Die Causa ist unmißverständlich klar, sie ist hieb- und stichfest. Es handelt sich nicht so sehr um eine Medikamenten-Unverträglichkeit, sondern vielmehr um einen „Arzneimittelmißbrauch". Ein verhältnismäßig starkes Schmerzmittel in kurzem Abstand 3mal hintereinander zu nehmen, grenzt an Mißbrauch. Die Folgen waren sogleich zu spüren — bei diesem Fall jedenfalls!

Unser „Simile" ist Nux vomica. Die aus dem Mißbrauch resultierenden Zeichen und Symptome sind „artifizielle", also im Sinne unserer Mittelwahl nicht zu verwerten. Eine Ausnahme bilden, und das selten, nur *außerordentliche* Symptome, die hier fehlen. Das Gefühl der Entferntheit der Gegenstände, des Zunaheheranrückens ist zwar eigenartig, aber doch vergleichsweise zu wenig qualifiziert, um Nux vomica auszustechen. Nux vomica ist die Arznei katexo-

chen, auch wenn es diese Art von Sinnestäuschungen nicht in seinem Arzneimittelbild hat 3/69, 1/161.

Es wurde in der LM 18 gegeben.

Nach einigen Tagen kam der Bescheid: Gleich nach dem erstmaligen Einnehmen der Tropfen sei ein — sehr angenehmes — Hitzegefühl zum Kopf und den
Gliedmaßen aufgetreten mit einem — weniger angenehmen — Pelzigwerden
der beiden Hände und Unterarme. Anschließend sei es dann sehr gut geworden; sie habe plötzlich nichts mehr von den Beschwerden bemerkt. Beim
2. Schluck am nächsten Tag sei 1/2 Stunde nach dem Einnehmen noch einmal
ganz kurz ein Übelkeitsgefühl aufgekommen.

Die letzten Tage war gar nichts mehr passiert. Alles war bald nach dem
1. Schluck praktisch normal geworden.

Fall 121: Frau, 45 Jahre, leidet seit Jahren an einem vasomotorischen Schnupfen, der völlig unabhängig von der Jahreszeit ist. Sie hat von mir schon verschiedene Medikamente bekommen, Arsenicum album, Allium cepa, Natrium muriaticum und andere. Alle diese LM-Potenzen helfen mehr oder weniger deutlich palliativ (am besten noch Arsen), aber niemals kurativ. Der Zustand hört
nie ganz auf, er ist einmal besser, einmal schlechter, jedoch nie zufriedenstellend.

Die Patientin kam wieder einmal in die Sprechstunde: Es war ein „guter
Tag", sie schilderte mir gute Symptome, ich hatte gute „Einfälle".

Folgende Symptome, Zeichen und Modalitäten blieben nach einer sorgfälti-
gen Interrogation „übrig":

Es besteht die ganzen Jahre ein wäßriger Ausfluß aus der Nase; reichlich und
ziemlich scharf. Dabei tritt häufiges Niesen auf mit Augentränen und starkem
Jucken der Nase innen. Genau genommen zeigt sich das Niesen in ausgesprochenen Niesattacken. Ich ließ mich diesmal nicht von mehr oder weniger interessanten Symptomen aus den anderen Systemen des Organismus, beziehungsweise aus den Gesamtzusammenhängen beeindrucken — die mich auf Arsen.
alb., Natrium mur. gebracht hatten —, sondern hielt mich nur an die wenigen,
oben festgestellten, gewissermaßen objektiven und sicheren Zeichen und Modalitäten.

Es waren keineswegs unerhörte und dramatische Symptome, aber sie waren
deutlich zu beobachten und über Jahre hinaus gleichmäßig vorhanden; und die
anderen Arzneien hatten alle nicht geholfen.

Welches Mittel kam so gesehen eigentlich nur in Frage — wenn wir auf die
Wertigkeit etwas Rücksicht nehmen?

Ich nahm als Ausgangsrubrik das Augentränen, das bei den Schnupfenzu-
ständen andauernd mit dabei war 3/30. Eine Erscheinung, die noch mehr wert
ist, waren die Niesattacken 3/175, die ebenfalls seit Anbeginn mit zu dem Bild
gehörten. Der wäßrige Ausfluß aus der Nase 3/171, die Menge 3/170, der
Fließschnupfen also 3/177, ließen Sabadilla als ein gutes Simile in die engere
Wahl kommen. Es ist nur nicht vertreten bei Nasenausfluß scharf und wundmachend 3/170, 172; was uns aber nicht von ihm wegbringt. Ein Versuch war auf
jeden Fall angezeigt.

In der LM 18 verordnet, half es sozusagen auf Anhieb. Bereits nach 4 Tagen trat eine entscheidende Besserung ein und bald darauf war der Schnupfen total verschwunden. Beobachtungszeit: mehrere Jahre, ohne Rückfall.

Fall 122: Frau, als Patientin in Behandlung, bittet um Rat beziehungsweise um ein Mittel für ihren Mann.

Dieser leide seit einigen Monaten an einer Kreislaufstörung. Er habe schon Medikamente bekommen, aber die Sache werde nicht anders.

Immer wieder trete ganz plötzlich ein Kollaps auf mit kaltem Schweiß am ganzen Körper und Herzklopfen. Dazu geselle sich eine riesengroße Angst mit Unruhe; der Mann könne dann nicht allein bleiben – es müsse jemand um ihn sein.

Der Patient ist 46 Jahre alt. Einen speziellen Grund für die Störung kann die Frau nicht angeben. Weitere Symptome und Zeichen sind von ihr nicht zu erfahren.

An welches Mittel ist zu denken; welches kommt eigentlich hier nur in Frage – unter der Voraussetzung, daß die Symptome von der Ehefrau im wesentlichen richtig und vollständig beobachtet worden sind?

Das Hauptsymptom kann man sagen, war hier ganz einfach die Kollapsneigung. Das ist eine klinische Symptomatologie; man kann aber ohne weiteres die Kollapsrubrik im „Kent" 1/417 nehmen, denn der Sachverhalt ist bei diesem Fall ein so umschriebener, daß unsere Arznei innerhalb dieser Kollapsrubrik enthalten sein muß. Übrigens ist in dieser Rubrik der Hinweis „auf Ohnmachten" 1/428 zwar gerechtfertigt, aber nicht identisch mit dem Kollapsbegriff, den wir benötigen.

Die vorhandenen Kollaps-Mittel müssen nun mit Hilfe anderer guter Symptome differenziert werden. Ein wichtiges Zeichen ist die „riesengroße Angst mit Unruhe" 1/83, mit der eigenartigen Modalität, daß der Mann nicht allein bleiben kann 1/4, 41. Diese Zeichen und Modalitäten genügen, um Arsenicum album einzusetzen. In der LM 18 aufgeschrieben, erfuhr ich nach längeren Wochen, daß seit dieser Arznei kein Anfall mehr aufgetreten war und nur einmal in der ersten Zeit eine leichte ängstliche Unruhe.

Fall 123: Frau, 36 Jahre, kommt zur Behandlung und erzählt ihre Krankengeschichte:

Seit 6 Jahren habe sie Herz-und Kreislaufstörungen und sei deswegen ständig in ärztlicher Behandlung. Sie packt eine Anzahl von Herz-Kreislauf- und Nervenmitteln aus, ein halbes Dutzend verschiedener – zweifelsohne guter – Sachen, die ihr jedoch bisher nicht geholfen hatten, obwohl sie, wie sie sagte, die Medikamente im Laufe der Jahre in Massen geschluckt hatte.

Sie habe einen Schwindel, der sie ganz benommen mache. Sie habe den ganzen Tag das Gefühl, wie wenn sie betrunken wäre. Außerdem verspüre sie ein ewiges Klumpengefühl am Herzen, verbunden mit Schmerzen, die bis zum linken Arm und in die linke Schulter ausstrahlten.

Sie fühle sich häufig schlapp und müde. Teilweise sei bei den Schwindelerscheinungen eine plötzliche Übelkeit vorhanden; diese sei allerdings bis vor einem Jahr noch stärker gewesen.

Auf Nachfragen: Die ganze Störung sei vor 6 Jahren angegangen nach einer Unterleibsoperation. Damals seien eine Eileiterdurchblasung gemacht, irgendwelche Verwachsungen vermutet und auch anscheinend operativ gelöst worden: das alles wegen ihrer Kinderlosigkeit. Leider habe das nichts genützt — sie habe auch jetzt noch keine Nachkommen. Seit der Operation habe sie viel schneller kalte Hände und Füße. Ungefähr um diese Zeit habe auch ein Nakkenschmerz angefangen und ein Pelzigwerden der Arme und Hände, besonders nachts.

Der Blutdruck sei immer unauffällig gewesen. Die Mandeln seien herdverdächtig.

Seit 2 Jahren neige sie außerdem zu Kreuzschmerzen; sie verspüre sie hauptsächlich nachts und zwar gegen den Morgen zu. So gegen 6 Uhr in der Frühe werde sie wach davon und müsse dann — viel zu zeitig — aufstehen, weil sie es im Bett nicht mehr aushalte. Auch das Kreuz sei schon behandelt worden, leider auch ohne Erfolg. Die Frau macht einen vernünftigen, etwas zurückhaltenden Eindruck.

Sie bildet sich ihre Beschwerden bestimmt nicht ein, sondern leidet sichtlich darunter.

Ich lasse mir den Operationsverlauf noch genauer schildern:

Es stellt sich heraus, daß bei der Narkose etwas nicht recht geklappt hatte. Denn die Kranke weiß noch, daß sie damals „ganz blau" geworden war — das hatte man ihr anschließend mitgeteilt.

Weitere Symptome von homöopathischem Interesse sind nicht zu bekommen.

Welches Mittel kam in Frage? Was waren die sonderlichen, die eigenheitlichen und individuellen Zeichen und Modalitäten nach § 153?

Das führende Symptom ist die Tatsache, daß die ganze Erkrankung seit dem operativen Eingriff vorhanden ist. Der Eingriff als solcher wird kaum die geklagten Beschwerden verursacht haben. Dafür ist jedenfalls keinerlei Anhalt gegeben.

Etwas ist aber sicher der Fall: Während der Narkose ist die Patientin „ganz blau" geworden. Das ist keinesfalls zu übersehen.

Es kann jemand anderer ebenfalls bei dieser Gelegenheit „blau werden". Wenn er hernach gesund aus der Klinik herauskommt und unter solchen Gesichtspunkten gesund bleibt, hat sich die Sache erledigt.

Wenn er dagegen gestört bleibt und zwar über lange Jahre, dann ist es berechtigt, hier eine Verursachung anzunehmen, das heißt, die Störung auf die Schädigung durch die Narkose zurückzuführen. Ganz besonders dann, wenn über Jahre hinaus kein einziges der, wie gesagt, guten Herz- und Kreislaufmedikamente der Schulmedizin die geringste Besserung bringt.

Hat man in solcher Weise die *Idee* dieses Erkrankungsfalles herausgearbeitet, dann ist die Mittelfindung einfach, denn es wird zu allererst Nux vomica auszuwählen sein. Wir haben bei dieser Krankheit noch einige Symptome, die ausgezeichnet dem Nux-vomica-Bild entsprechen; ein interessantes Symptom ist das ständige Gefühl des Betrunkenseins 1/156. In 1/116 und 174 sind ebenfalls Arzneimittel mit dem Gefühl der Betrunkenheit aufgezeichnet, allerdings ohne das zusätzliche Symptom Schwindel. Die Kreuzschmerzen, die die Patientin seit 2 Jahren ihr eigen nennt mit der eigenartigen Zeitmodalität morgens im Bett 2/336 bzw. speziell gegen den Morgen zu 2/335 sind gleichfalls Nux-vomica-typisch.

Es muß sogleich darauf verwiesen werden, daß diese „Zusatz"-Symptome nicht erforderlich sind, um Nux vomica, nachdem es als das Mittel der arzneilichen Belastung (Narkosefolge) ausgewählt wurde, in seinem Wert zu bestätigen. Sie sind uns willkommen, aber im Grunde als bessere „Schnörkel" zu betrachten. Das Mittel wurde in der LM 18 eingesetzt.

Bescheid nach 14 Tagen: Sehr gute Besserung; der Kreuzschmerz war bereits nach 5 Tagen weggeblieben. Die Frau kam nach 5 Wochen wieder in die Sprechstunde: eigentlich sei vom Beginn des Einnehmens an die Wirkung eingetreten. Nach wenigen Tagen habe sie überhaupt nichts mehr gespürt bis heute . . . aber was noch nicht in Ordnung sei, sei der Nacken und das Pelzigwerden der Hände und Arme.

Ich tat zunächst nichts. Ich ließ das gleiche Mittel laufen und wartete insgesamt 8 Wochen.

Die Herzerscheinungen, der Schwindel, die Übelkeit und auch die Kreuzschmerzen waren weiterhin wie weggeblasen. Nur die Arme waren noch immer pelzig.

Ich hatte die allopathischen Herz- und Kreislaufmedikamente bald nach der Besserung allesamt abgesetzt.

Warum sind die Taubheitserscheinungen nicht „in einem Aufwaschen" mit zurückgegangen? Zweifellos hat das Mittel, das alle anderen Störungen beseitigt hat, hier keine Wirkung, besser gesagt, keinen Ansatz gehabt.

Daß eine Suggestivwirkung, eine Spontanremission oder das *Weglassen* der allopathischen Medikamente (das ja erst nach der Besserung erfolgte), nicht der Grund für die beinahe über Nacht eintretende Besserung von 6 Jahren lang bestehenden Beschwerden sein können, zeigt die Tatsache, daß die tauben Arme nicht gut geworden sind.

Gerade dieser Fall scheint mir ein gutes Beispiel für eine Mittelwirkung und *nur* eine Mittelwirkung zu sein: Was über den Bereich des Simile hinausgeht, kann von ihm nicht erfaßt werden. Die Patientin ist in den nächsten Jahren in größeren Abständen wegen interkurrenter Krankheiten in der Praxis erschienen.

Übrigens hat der Nackenschmerz noch einige Schwierigkeiten gemacht.

Die Beschwerden, die über die Narkosebelastung in Erscheinung getreten waren, sind die ganzen Jahre ohne den geringsten Rückfall weggeblieben — einschließlich der Kreuzschmerzen.

Diese Kreuzschmerzen waren anscheinend, beinahe zufällig, Nux vomica-Kreuzschmerzen und sind deshalb „so nebenbei" mit verschwunden. Der ebenfalls seit der Operation bestehende Nackenschmerz ist wahrscheinlich auf das „Anschnallen" zurückzuführen; dafür spricht auch die beidseitige „Pelzigkeit" der oberen Extremitäten. Es ist ein „Artefakt mechanischer Art" und hat mit Nux vom. nichts zu tun.

Fall 124: Frau, 50 Jahre, kommt in die Sprechstunde „wegen ihres Magens". Seit etwa 4 Monaten habe sie damit zu tun. Solche Beschwerden habe sie früher nicht gehabt. Sie sei seither andauernd in Behandlung, aber es habe sich bisher nichts geändert.

Eine Röntgenkontrolle der Gallenblase vor 6 Wochen habe keinen verdächtigen Befund ergeben.

Anfangs sei es so gewesen, daß die Schmerzen nach dem Essen etwas nachgelassen hätten.

Das habe sich jedoch bald geändert: die Beschwerden zeigten sich fast immer so 3 Stunden nach dem Aufnehmen der Nahrung, sogar ab und zu noch etwas später.

In den letzten Wochen sei sie außerdem ständig aufgebläht; der Stuhl habe sich in der letzten Zeit verhärtet und funktioniere nur mehr so jeden 2. Tag.

Die Magenschmerzen empfinde sie eher als krampfig und mehr im linken Oberbauchbereich; teilweise sei das Schmerzempfinden auch „gleichmäßiger". Über den Appetit könne sie nicht klagen.

Die ganze Angelegenheit habe „schön langsam" begonnen. Eine besondere Veranlassung für die Störung könne sie nicht nennen.

Auf genaueres Nachfragen: Sie sei Filialleiterin und habe natürlich viel Aufregungen, aber das sei schon lange so der Fall. Sie habe eigentlich schon vor 3 Jahren über eine gewisse Zeit hin Magendrücken gehabt und im letzten Jahr des öfteren krampfartige Erscheinungen in dieser Gegend.

Gebratenes vertrage sie schon lange nicht mehr, Kartoffeln auch nicht; Fettes habe sie noch nie gerne gegessen, Butter schon. Seit der Erkrankung verkrafte sie auch das Obst nicht mehr, das Kraut blähe sie auf.

Nun, es stellt sich -- wenn es auch zäh geht -- noch das Folgende heraus:

Die Frau hat vor 6 Jahren über eine längere Zeit in einer Gastwirtschaft essen müssen. Sie hat sich damals mit dem „schlechten Fett" herumschlagen müssen und sich, wie sie behauptet, dabei den Magen verdorben.

Denn genau genommen ist der Magen bereits seit *dieser* Zeit nicht mehr in Ordnung. Sie hält seither Diät, denn schwerere Speisen werden nicht mehr vertragen.

Als Kind war die Patientin blutarm. Sie hat auch in der letzten Zeit, in den letzten Monaten zusätzlich Vitamin-Spritzen bekommen. Weitere Symptome, Zeichen und Modalitäten von homöopathischem Interesse sind nicht zu erhalten.

Die Frau macht einen zugänglichen, etwas „tranigen" Eindruck.

Durch die ziemlich ausführliche Anamnese kommt ein Gesichtspunkt herein, der sonst möglicherweise nicht aufgetaucht wäre. Die Kranke hat ihre Beschwerden nicht etwa erst seit 4 Monaten, sondern sie laboriert bereits seit vielen Jahren an ihnen herum. Es stellt sich heraus, daß sie seit den Zeiten des Essens in einer Gastwirtschaft erkrankt ist und zwar sagt sie, sie habe sich damals „mit dem schlechten Fett" herumschlagen müssen.

Das ist ein über jeden Zweifel erhabenes ausgezeichnetes Leitsymptom. Erst seither spürt sie ihren Bauch, ihren Magen, ihr Gedärm und lebt diät. Seit dem „schlechten Fett' ist der Bauch nicht mehr gesund!

Dieses Leitsymptom wird noch „runder" dadurch, daß die Kranke vor dieser „Wirtshausaffäre" noch nie mit dem Magen-Darm-Kanal, mit der Galle-Leber, mit der Bauchspeicheldrüse meinethalben, zu tun gehabt hat.

Folgen von Fett und schweren Speisen 1/513, 515 und besser noch verdorbener Magen nach fetten Speisen 3/453.

Wir finden eine Anzahl von Medikamenten, die durch weitere gute Symptome auf eines oder einige passende reduziert werden müssen. Eines dieser Zeichen ist die etwas eigenartige Beobachtung der Patientin, daß die Beschwerden sich regelmäßig erst ca. 3 Stunden nach der Nahrungsaufnahme zeigen 3/490. Dazu kommt das Symptom, daß gegen Fett eine gewisse Aversion besteht, sie hat es „noch nie gerne gegessen" 3/417. Als Aussonderungssymptom ist das nicht schlecht, genauso ordentlich sind die Symptome, daß Obst 1/515 und Kohlsorten 1/514 nicht mehr vertragen werden. Übrigens gibt es noch eine recht genaue Rubrik für unseren Fall: Magenschmerzen nach fetten Speisen 3/491. Sie ist zwar etwas knapp bemessen, für unsere Intentionen beinahe zu anspruchslos, aber immerhin bestätigt sie unser Mittel, Pulsatilla.

Es wurde in der LM 18 verordnet. Der 1. Anruf kam nach 8 Tagen: Sie fühle sich deutlich wohler. Nach 3 Wochen Mittelwirkung wurde eine sehr gute Besserung des Befindens mitgeteilt. Das Aufgeblähte, die Schmerzen seien nicht mehr vorhanden. Der Stuhl sei viel dunkler geworden, sei nicht mehr verhärtet und gehe täglich. Nach weiteren 4 Wochen: Seit einiger Zeit habe sie es mit der normalen Kost versucht. Sie könne ohne Schwierigkeiten wieder alles essen, beteuert die Patientin.

Nach knapp 4 Jahren erlitt die Frau einen flüchtigen Rückfall; siehe Fallschilderung 222.

Fall 125: Frau, 62 Jahre, kommt auf „Anraten der Schwester" in die Sprechstunde; letztere sei mit der homöopathischen Behandlung sehr zufrieden und habe sie herempfohlen.

Sie klagt über Folgendes: Seit mehr als 6 Jahren habe sie Schmerzen am rechten Großzehenballen. Sie habe schon verschiedene Behandlungsversuche unternommen, auch Einlagen verordnet bekommen -- leider habe nichts geholfen.

Nachts sei der Schmerz so stark, daß sie kaum zum Schlafen komme. Tagsüber habe sie beim Gehen und Auftreten die meisten Beschwerden.

Die Schmerzen empfinde sie fast immer stechend, „wie von Nadeln". Sie merke an der Zehe auch das Wetter deutlich.

Auf Nachfragen: Sonst sei sie keineswegs rheumaempfindlich oder gar rheumakrank. Einen Grund für die Störung könne sie nicht angeben. Es sei alles relativ langsam gekommen und immer schlechter geworden. Eine äußere Verletzung, ein Splitter, ein Dorn oder ähnliches konnte niemals nachgewiesen werden. Der Schmerz sitze ganz örtlich im „Ballen". Die Zehe sei nie heiß oder entzündet gewesen.

Weiter ist aus der Patientin nichts heraus zu bekommen.

An welches Medikament mußte als naheliegendes gedacht werden?

Die Mittelwahl konnte nur aus den örtlichen Symptomen heraus gelingen. Allgemeine Schmerzen Ballen, Großzehe 2/614. Über Jahre hinaus hat sich der Schmerz hier und nur an diesem Ort abgespielt. Die Lokalisation ist also unmißverständlich, und andauernd dieselbe geblieben.

Wir haben hierfür 6 homöopathische Arzneimittel.

Ein anderes, ohne Zweifel eindrucksvolles Symptom, ist der gleichbleibende stechende Schmerz. Dieses Zeichen können wir nicht vernachlässigen. Es besteht bereits „ewig". *Stechender* Schmerz Großzehenballen ist mit nur 4 Mitteln vertreten 2/688. Eines davon, nämlich Ammonium carbonicum ist auch in der allgemeinen Rubrik Schmerzen Großzehenballen enthalten. Jetzt kommt ein Problem. Wenn wir uns entschließen zu Ammonium carbonicum, das in beiden Rubriken jeweils nur 1wertig vorhanden ist, dann schalten wir das einzige Mittel im Fettdruck in 2/614 aus, und das ist Ledum. Der Sumpfporst hat aber das *lokale* Stechen nicht. Andererseits wissen wir von Ledum, daß es ein Mittel ist, das die Empfindung Stechen vielfach und meist 2wertig (zum Beispiel in der Rubrik Gelenkschmerzen, stechend 2/668) und des öfteren auch 3wertig aufweist. Außerdem wissen wir, daß unter Stechen, Großzehe 2/687 Ledum ebenfalls 2wertig aufgeführt ist — wenn auch nicht unter Stechen Großzehen*ballen*. Zusammenfassend kann man sagen, Ledum ist als erste Arznei aufzuschreiben.

Man könnte den Eindruck haben, daß die Beurteilung dieses Sachverhalts eine höhere Art von Pedanterie darstellt, daß die Dinge an den Haaren herbeigezogen sind. Ich betrachte das keineswegs so, sondern bin der Meinung, daß auf jeden Fall bei gewissen Problemen der homöopathischen Symptomatologie und damit der Mittelwahl eine bis in die Einzelheiten gehende Abklärung erforderlich ist.

Daß sich dieses „pedantische Verhalten" ausgezahlt hat, beweist das Ergebnis der Behandlung:

Das Mittel wurde in der LM 18 eingenommen:

Telefonischer Bescheid nach 3 Wochen. Nach 6 Tagen sei bereits die Besserung aufgetreten. Die Patientin sagt wörtlich „sie spüre fast nichts mehr", und auch nachts könne sie wieder schlafen.

Bescheid nach 10 Wochen: Bis auf ganz geringe Störungen im Urlaub — bei größeren Wanderungen sich zeigend — sei der Fuß in Ordnung geblieben. Nachts seien überhaupt keine Schmerzen mehr dagewesen.

Ich konnte die Frau jahrelang beobachten. Sie hat niemals mehr ihren Ballen gespürt.

Fall 126: Mann, 65 Jahre, erscheint in der Sprechstunde.

Seit einigen Wochen sei er schon in Behandlung. Er bekomme Spritzen gegen seine Schmerzen in den Kniegelenken. Erfolg habe er noch keinen.

Vor einigen Monaten habe er eine Grippe gehabt. Es seien Zäpfchen und Tropfen verordnet worden. Das habe gut geklappt und von der Seite her habe er keine Beschwerden mehr.

Die Geschichte mit den Kniegelenken habe sich so abgespielt: Vor 5 Monaten sei er — er ist Lagerverwalter — von einer ziemlichen Höhe herabgesprungen und habe sich starke Schmerzen, besonders im linken Vorderfuß und im linken Zehenbereich, zugezogen. Es sei ein Bluterguß und eine Schwellung dort zu sehen gewesen.

Der Schmerz habe sich nach aufwärts verzogen und 3 Wochen später habe das linke Knie angefangen. Der Fuß selbst sei ziemlich bald besser geworden. Die Kniebeschwerden links habe er bis vor einigen Wochen durchgehalten, dann sei er zum Doktor gegangen, der ihm — siehe oben — Injektionen in das linke Knie gemacht habe. Das sei aber nicht besser geworden, sondern es seien auch im rechten Kniebereich Schmerzen hinzugekommen.

Er bekomme jetzt auch dort Einspritzungen.

Am linken Fuß — dem Ausgangspunkt der Störung — sei jetzt wirklich gar nichts mehr vorhanden. Diese Besserung habe sich längst vor den Spritzen, und zwar von selbst, eingestellt.

Beim Husten gehe der Schmerz durch den ganzen Körper, über das Kreuz bis in die beiden Knie.

Mit den Knien habe er übrigens noch nie etwas zu tun gehabt, auch nicht mit den Fußgelenken.

Was war die *Idee* dieses Falles?

Nun, es handelt sich um einen Zustand nach Prellung durch Herabspringen aus einer bestimmten Höhe. Die Beschwerde zeigt sich zunächst im Sprunggelenk, tritt hier schnell zurück, wird unauffällig und erscheint bald darauf am Kniegelenk derselben Extremität. Warum das so vor sich geht, ist nicht recht erklärlich; es spielt aber für uns keine besondere Rolle.

Auch die Lokalisation, Verletzung Sprunggelenk oder Kniegelenk, oder (theoretisch) Hüftgelenk ist für uns sekundär, wichtig ist nur, daß wir den Modus der Verprellung, der Verletzung erfassen und das ist der Sprung von der Höhe auf die Beine.

Das ist also das Führungssymptom dieses Falles, die Causa. Recht viel weiter kommen wir nicht, denn andere Zeichen sind kaum vorhanden, beziehungsweise wenn sie da wären, wären sie nur mit Vorsicht zu genießen. Die Causa geht „meilenweit" voraus. Prellungsmittel, Verletzungsmittel finden sich in der Rubrik 1/453. Hier stehen eine ganze Anzahl von ausgezeichneten Medikamenten. Wir können uns eine kleine Aussonderung erlauben: Der Mann hatte damals am Fußgelenk einen Bluterguß dabei gehabt. Dieses Symptom spricht (wenn auch ein Nachweis dieser Art für das *Kniegelenk* nicht möglich ist) in gewisser Weise für Arnica 1/453.

Alles ist etwas verschwommen bei diesem Fall, aber wenn wir liebäugeln mit der Gegenüberstellung: hier Prellungsfolge mit Bluterguß — dort Arnica, fühlen wir uns irgendwie ganz wohl in unserer Haut. Arnica ist ein ganz bedeutendes Verletzungsmittel der Homöopathie, es sollte im „Kent" im Fettdruck *mit* Stern stehen.

Mangels anderer Symptome kann man es für diesen Fall als die naheliegendste Arznei bezeichnen. Rhus toxicodendron beispielsweise fällt ziemlich ab, weil es kein Mittel von Verletzungen, Verprellungen mit Blutaustritt (Bluterguß) ist.

219

Auch bei dieser Erkrankung hat sich das Eingehen auf die Idee der Störung und das Nachdenken über die Einzelheiten gelohnt. Auf das Mittel, in der LM 18 eingenommen, kam nach 12 Tagen ein Anruf des Patienten: Es sei bereits eine merkliche Besserung zu verzeichnen und er sei schon ohne Stock gegangen. Die Schmerzen an den Knien hätten beinahe vollständig aufgehört; aber komischerweise spüre er jetzt wieder den Unterschenkel und den verletzten Fuß links.

Nach weiteren 14 Tagen kam die Nachricht, daß die Knie völlig in Ordnung seien. Die letzte Zeit habe er nur noch eine Kleinigkeit am linken Fuß verspürt.

Bemerkenswert ist das „Zurückdrehen" der Beschwerden von den Knien zum linken Sprunggelenk, wo der Schmerz begonnen hatte.

Fall 127: Mann, 36 Jahre, meldet sich telefonisch an. Es sei bei ihm der Verdacht eines „Hodenbruches im Beginn" ausgesprochen worden; ob das ohne eine sofortige oder spätere Operation zu behandeln sei.

Er wird in die Sprechstunde bestellt und es ergibt sich das Folgende:

Von einer beginnenden Hernie kann man wohl nicht sprechen. Es bestehen ziehend-stechende Schmerzen im unteren Bereich der linken Leistengegend. Diese sind seit etwa 7 Monaten vorhanden und aufgetreten, nachdem sich der Patient beim Skifahren einmal schwer „verrissen" hatte. Das ergab sich nach einer kurzen Klärung der Vorgeschichte.

Die Causa ist klar, das Mittel ist klar.

Denn bei einer Verletzung, bei der es sich im wesentlichen um eine Verzerrung, ein „Verreißen" handelt, ist unser Hauptmittel Rhus toxicodendron. Man wird es ohne Bedenken einsetzen können und abwarten, ob es sich als wirksam erweist. Tut es das nicht, dann erst soll man andere Arzneien heranziehen. Natürlich mußte auch hier die *Idee* der Störung erfaßt werden.

Es ist zweckmäßig, das Arzneimittelbild von Rhus toxicodendron nachzulesen. Rhus ist ein „herrliches" Mittel, auch in anderen Zusammenhängen — wenn es seinen Leitsymptomen gemäß eingesetzt wird.

Ich gab es in der LM 18; nach 2 Wochen war der Mann wieder in Ordnung, bei sofort einsetzender Besserung.

Fall 128: Mann, 57 Jahre, erscheint mit folgender Beschwerde in der Praxis:

„Das ganze Jahr schon könne er schlafen, wo er gehe und stehe". Dafür komme nach dem Zubettgehen kein Schlaf und er liege stundenlang wach, obwohl er kurz vorher besonders schläfrig sei.

Er sei nach jedem Essen am Einschlafen. „Gefährlich" sei auch die Zeit zwischen 8 und 11 Uhr vormittags. Mit Sicherheit schlafe er ein, wenn er einige Zeit gesessen habe; wenn er etwas lese, „entschlummere" er ebenfalls sogleich.

Mir genügten zunächst einmal diese doch sehr individuellen Symptome und Zeichen, vor allem deshalb, weil mir der Patient von früher her bekannt war.

Der Kranke war vor 10 Jahren wegen multipler, blutender Magengeschwüre (Ulcera peptica nach Magenresektion) in meiner Behandlung gewesen.

Er hatte auf ein homöopathisches Mittel hervorragend angesprochen und ließ sich jahrelang nicht mehr blicken, da es ihm vom Magen her ausgezeichnet gegangen war.

Nun, die Symptome und Zeichen dieser eigenartigen Schlafstörung waren so, daß sie das gleiche Mittel wie damals für die Magensache erforderten — es war Natrium muriaticum.

Ein sehr gutes Symptom ist die Modalität Schlaflosigkeit mit Schläfrigkeit 1/383, oder noch besser ausgedrückt, man ist müde und schläfrig und kann trotzdem nicht schlafen.

Das Einschlafen nach kurzem Sitzen ist genauso wie das beim Lesen ein sehr ordentliches Symptom 1/372 und 1/372. Man wird die Angabe im „Kent" „Schläfrigkeit überwältigend" 1/388 dazunehmen. Das Einschlafen nach jedem Essen 1/372 ist als Zeichen auch noch recht brauchbar, genauso wie die Schläfrigkeit vormittags zwischen 8 und 11 Uhr 1/384; da die genaue Zeit 8—11 Uhr mit keiner Arznei vertreten ist, beschränken wir uns auf die Gesamtrubrik Schläfrigkeit vormittags.

In der LM 18 aufgeschrieben, war nach 12 Tagen die Neigung zum Einschlafen tagsüber behoben; zugleich versicherte mir der Patient spontan, daß auch der Schlaf wieder normal geworden sei. Er lege sich ins Bett, lese einige Minuten und sei „weg". Auch nach einer längeren Beobachtungszeit trat kein Rückfall auf.

Fall 129: Ein Patient kommt in die Sprechstunde, „weil ihm seine Frau Kummer macht".

Sie habe vor einiger Zeit zum 3. Mal entbunden. 8 Tage nach der Geburt habe sich soviel Milch gebildet, daß das Kind nicht trinken könne; die Milch laufe von selbst weg. Der Knabe müsse sozusagen künstlich ernährt werden. Bis jetzt habe man keine Möglichkeit gefunden, diese überfließende Milch abzubremsen.

So jedenfalls lauteten die Angaben des Ehemannes. Irgendwelche Hormontherapie hatte er abgelehnt. Der Mann kann sich nur vage erinnern, daß nach der Geburt des 2. Kindes ebenfalls etwas nicht gestimmt hat. Genaueres weiß er nicht. Da also keinerlei Zeichen, Symptome und Modalitäten zu haben sind, bleibt nichts anderes übrig, als es mit *dem* Medikament zu versuchen, das im „Kent" unter der Rubrik Milch fließt von selbst 2/234 als einziges dick ausgedrucktes zu finden ist; das ist Calcium carbonicum. Ich gebe es in der LM 18. Bescheid nach 4 Tagen, keine Änderung.

Ich habe die Frau am Telefon und frage nach dem zweiten Partus: Sie habe damals wegen eines Fiebers im Wochenbett antibiotische Mittel bekommen; das Fieber sei gleich besser geworden, der Wochenfluß habe aufgehört und dann sei zum 1. Male die Milch „übergelaufen".

Beim 1. Kind dagegen sei die Entbindung normal verlaufen und auch die Milchbildung unauffällig geblieben.

Jetzt denke ich an eine andere Arznei. Ich schicke sie per Brief in der D 30, 5 Körnchen (die Frau wohnt weit weg).

Anruf nach 4 Tagen: es sei wesentlich besser geworden. Der Überschuß sei nicht mehr da; zugleich habe sich der noch vorhandene Wochenfluß auf ein Minimum reduziert.

Telefonischer Hilferuf nach 3 Tagen: Der Wochenfluß sei zwar kaum mehr da, aber die Milch um so mehr.

Neues Durchdenken des Krankheitsfalles.

Das Mittel, das zunächst als Einzeldosis sehr gut gewirkt hatte, war Sulfur. Der Rückschlag nach 3 Tagen paßte mir gar nicht. Konnte es vielleicht nur eine starke Reaktion sein, dergestalt, daß nach weiterem Abwarten sich alles von selbst einspielen würde?

Ich hatte den Schwefel wegen der Unterdrückung des Wochenflusses und der danach zum 1. Mal auftretenden übermäßigen Milchbildung gegeben.

Das alles hatte sich ja nach der zweiten Entbindung zugetragen.

Bei dem Durchlesen der Rubriken Milch fließt von selbst 2/234 und Milch reichlich 2/234 sah ich, daß der Sulfur nicht dabei war. Das nahm ich zum Anlaß, eine mögliche Nachwirkung von Sulfur gar nicht abzuwarten, sondern sogleich ein neues Mittel herauszuarbeiten.

Ich beließ es bei dem Führungssymptom Lochien unterdrückt (durch antibiotische Medikamente). Die Rubrik steht in 3/774. Die 3 „besten" Symptome zusammen genommen ergaben einige Arzneimittel; Pulsatilla lag vorne. Weil mir das Naturell nach der Schilderung des Ehemannes in etwa für Pulsatilla sprach, schickte ich der Patientin per Eilpost diese Arznei in der D 30.

In der Einzeldosis genommen erfuhr ich nach 8 Tagen, daß die Milch jetzt nicht mehr laufe, nach einer Verstärkung der Beschwerde für 2 Tage. Eine weitere Nachricht 10 Tage später ergab, daß nun endgültig Ruhe war.

Bemerkenswert ist, was hier ein „weniger gutes" Simile, der Sulfur, ausrichten konnte, nämlich ein promptes Nachlassen des Wochenflusses und zunächst auch der Milcherzeugung. Trotzdem ist der Rückfall, beziehungsweise die flüchtige Wirkung verständlich, weil der Schwefel einen *wesentlichen* Faktor der ganzen Störung nicht in seinem Arzneibild hat, nämlich überfließende und reichliche Milchbildung.

Fall 130: Frau, 31 Jahre, kommt mit einer akuten Beschwerde in die Praxis.

Seit knapp 3 Tagen leide sie an Schwindel und Magenkrämpfen; seit heute auch an Schläfen- und Stirnkopfschmerzen. Stuhl und Appetit sind normal. Die Krämpfe verstärken sich nach dem Essen.

Die Patientin fühlt sich auch etwas benommen; zeitweise hat sie „Ohnmachtsgefühle". Auf Nachfragen: Aufgetreten sei die Sache bei einer Kaffeetafel; eine Viertelstunde nach dem Kaffeetrinken sei es losgegangen.

Welches Mittel kommt als naheliegendstes in Frage?

Der Sachverhalt ist dahingehend klar, daß er eine Folge von „Kaffeetrinken" ist 1/513. Es gibt eine Reihe von Medikamenten. Wenn auch die anderen Symptome und Zeichen in großen Abstand hinter diese Causa zu setzen sind, weil sie in gewisser Weise „artifizielle" sind, müssen wir uns doch an ihnen orientieren, um zum Simile für diese Frau zu kommen.

Wir nehmen das Symptom Magenkrämpfe. Zu unserer Überraschung findet sich im „Kent" eine Spalte, die uns sehr willkommen ist, die einfach eine Erfahrungs-Rubrik zu sein scheint: Krampfschmerz Magen bei Kaffeetrinken 3/506. Es gibt 2 Mittel, Chamomilla und Nux vomica, beide 2wertig. Kopfschmerz nach Kaffeegenuß ist ebenfalls bei beiden Arzneien vorhanden 1/253. Schläfen- und Stirnkopfschmerz bei Kaffeetrinken gibt es nicht: 1/282, 293 und 284. Der Schwindel nach Kaffeetrinken spricht wiederum für Chamomilla *und* Nux vomica. Weil eine weitere überzeugende Unterscheidung nicht möglich ist, gebe ich als Versuch Nux vomica. Ein geringer Unterschied zeigt sich nämlich darin, daß der Krampfschmerz *nach Essen* 3/506 Nux vomica 3wertig aufweist und Chamomilla gar nicht. Diese Modalität ist zwar recht schwach, aber besser als gar nichts. Die Brechwurz wurde in der D 30 gegeben, eine Dosis. Bescheid am nächsten Tag: ohne Beschwerden.

Fall 131: Frau, 35 Jahre, kommt zur Behandlung:
Vom 4. bis zum 17. Lebensjahr habe sie ein Bronchial-Asthma gehabt. Das sei nach einem Keuchhusten aufgetreten und habe sich ziemlich verloren. Seitdem sie in München wohne, habe sie allerdings zeitweise wieder gewisse Schwierigkeiten. Vor einigen Monaten hätte sie leichtere Asthmazustände erlebt.

Sie komme aber wegen ihrer Leber. Sie sei seit Jahren krank. Man habe bei ihr eine „chronische Leberzellzersetzung" festgestellt. Sie sei in ständiger Behandlung und habe vor einiger Zeit wieder einmal „ihre" 20 Spritzen bekommen.

Sie habe Schmerzen unter beiden Rippenbögen, Druckgefühle in der Magengegend, öfters krampfartige Schmerzen im ganzen Bauch, Kopfschmerzen.

Sie sei immer müde, häufig aufgebläht und neige zu Schwindel. Der Schlaf sei miserabel. Sie habe kein ausgesprochenes Eßbedürfnis, aber auch keine Unlust. Sie vertrage nicht alles; übliche Kost jedoch, vorsichtig genossen, sei ganz gut bekömmlich.

Sie leide ständig an eiskalten Füßen. Die Wärme passe ihr nicht schlecht, aber warme Räume liebe sie nicht, da schwitze sie immer soviel.

Der Blutdruck sei viel zu niedrig. An der frischen Luft fühle sie sich insgesamt wesentlich wohler.

Auf spezielleres Nachfragen: Aufgetreten sei die Sache vor 10 Jahren. Damals habe sie wahrscheinlich „zu kalt" gegessen: sie habe eine Portion Erdbeeren vom Eisschrank weg schnell hineingeschlungen; sie seien noch „ganz gefroren" gewesen.

Seither habe sie jedenfalls die Beschwerden. Eigentlich seien am selben Tag noch die Erscheinungen aufgetreten und bis jetzt -- in Variationen -- geblieben. Vorher waren der Magen und der Bauch und die Leber niemals empfindlich gewesen.

Das waren im wesentlichen die Angaben der Patientin.

Kann es sein, daß nach einer einzigen Verderbnis durch gefrorene Erdbeeren eine Erkrankung entsteht, die nicht nur nicht trotz andauernder Behandlung abklingt, sondern sich immer mehr „einhängt"?

Wenn man andere vergleichbare Beobachtungen und Erfahrungen heranzieht, muß man sagen, jawohl, das kann ohne weiteres sein. Bei diesen „Zufällen" hat man den Eindruck, daß durch ein *einmaliges* Ereignis, zum Beispiel Unterkühlung, schweres Essen, verdorbene Nahrung, Schreck und „tausend andere Dinge" eine *Weichenstellung* erfolgte, und der Zug, einmal aufs falsche Gleis geraten, ununterbrochen dort weiterfährt, bis er wieder durch eine neuerliche Richtungsänderung auf den rechten Weg kommt. Die Umgleisung erfolgt über das passende Heilmittel. Die obengenannten Zufälle machen sich meist nur *dann* als richtungsändernde bemerkbar, wenn bei dem Kranken eine Psora, eine Sykosis, eine Syphilis-Erkrankung im Sinne Hahnemanns vorliegt. Der „gesunde" Organismus wird mit solchen Störungen meist fertig.

Ich nahm also die Erdbeeraffäre als ein Leitsymptom: Beschwerden infolge gefrorener Speisen — es hätten genauso gut Himbeeren, Speiseeis und so fort sein können 1/513. Es sind 9 Medikamente angeführt, davon 3 2wertig und Pulsatilla 3wertig. Ich setzte ohne weitere Überlegung Pulsatilla in der LM 18 ein und wollte sehen, wie es sich auswirkte.

Bescheid nach 12 Tagen: alles unverändert. Die Frau hatte aber gestern einen mäßigen Asthmaanfall -- den ersten wieder nach mehreren Monaten. Das erschien mir nun gar nicht zufällig, ich nahm es als Mittelreaktion und ließ Pulsatilla nach einer kleinen Pause weiter wirken.

Eine Woche später: Der Magendruck ist besser.

Bescheid über den Krankheitsverlauf nach knapp 7 Wochen Arzneieinnahme: „Es geht gut". Die Frau braucht keine anderen Mittel mehr zu nehmen (ich hatte die allopathischen Dauermedikamente zunächst weiter nehmen lassen). Das Allgemeinbefinden ist entscheidend gebessert, die Müdigkeit ist nicht mehr vorhanden, der Schlaf ist gut, sämtliche Magen- und Bauchbeschwerden sind abgeklungen.

Nach 4 Monaten kam die Patientin wegen einer ganz anderen Beschwerde in die Sprechstunde. Von der Leber her und überhaupt, habe sie sich weiter gut gefühlt. Sie sei im Urlaub gewesen und habe da einen Ausschlag bekommen an den Händen und zwischen den Fingern, trocken und sehr juckend.

So etwas habe sie noch nie gehabt und sie sei noch am Urlaubsort in Behandlung gegangen. Sie habe eine Salbe eingeschmiert und der Ausschlag sei auch schnell weg gewesen, nach einigen Tagen schon.

3 Wochen später habe sich ein schweres Asthma entwickelt, das jetzt noch, nach 10 Tagen immer noch, wenn auch nicht mehr so stark, anhalte. Deshalb sei sie da; was solle sie tun.

Ich gab der Kranken auf Grund dieser Vorkommnisse ein Mittel in der LM 18 mit, nämlich Sulfur, das für einen Asthmazustand nach Unterdrückung eines Hautausschlages 3/332, angezeigt sein kann. Für mich war das Zusammenfallen von Hautausschlag, mit schnellem Verschwinden nach Salbenbehandlung, und Auftreten eines Bronchial-Asthmas bei einem *psorischen* Menschen auf keinen Fall ein zufälliges Ereignis, sondern eine makabere Verschiebung eines Krankheitsgeschehens von der Haut in die Lunge.

Die Frau bekam jedoch die strikte Anweisung, dieses Mittel erst nach einer telefonischen Rücksprache mit mir zu nehmen. Vorher solle sie ihr „Leber-Mittel" wieder einsetzen. Das war Pulsatilla. Bronchial-Asthma nach Unterdrückung eines Hautausschlages hat zwar Sulfur 2wertig, aber Pulsatilla 3wertig im Fettdruck 3/332, 338

Die Patientin bekam also „ihr" Mittel noch vor Sulfur.

Und das reichte aus. Nach 8 Tagen war das Asthma wieder abgeklungen -- wahrscheinlich auf die Kuhschelle hin, möglicherweise spontan, nicht jedenfalls auf Sulfur, das nicht benötigt wurde.

Wenn man bedenkt, daß die Kranke vorher in ihrem ganzen Leben keine Schwierigkeiten mit der Haut gehabt hat, könnte man sich vorstellen, daß dieser Ausschlag als Ableitung von Schlacken oder Toxinen zu verstehen ist, die sich durch die homöopathische ,,Leber-Behandlung", wenn auch erst nach längerer Zeit, über die Hautoberfläche in Bewegung gesetzt haben. Gefördert wurde möglicherweise das Ganze durch den Urlaub im Süden. Die akute Hauterkrankung einfach als banale Infektion oder wie man das nennen mag, aufzufassen, scheint mir etwas dürftig zu sein. Immerhin stellte sich bald darauf ein Asthma ein. Ich weigere mich in solchen Fällen das als reinen Zufall zu betrachten. Besteht aber eine Abhängigkeit voneinander, muß man bei der Wahl einer homöopathischen Arznei daraus eine therapeutische Konsequenz ziehen.

Die Patientin kam nach 2 1/2 Jahren wieder in die Sprechstunde wegen leichter asthmatischer Beschwerden. In der Zwischenzeit waren Leberteste gemacht worden, ,,an denen nicht das Geringste dran war". Beschwerden von Seiten des Verdauungstraktus hatte sie niemals mehr gehabt -- sie aß und vertrug alles.

Für die Atmung gab ich wieder -- Pulsatilla in der LM 18, das die Störung schnell beseitigte.

Sollte sich die Atemstörung weiter einstellen, wenn auch in großen Abständen, so haben wir bereits ein neues Mittel im Köcher — Sulfur.

Fall 132: Frau, 76 Jahre, kommt in die Praxis und erzählt:

Seit über 2 Jahren leide sie an einem Jucken der Analgegend. Sie habe immer wieder Salben und Zäpfchen verordnet bekommen, aber die Sache sei nie anders geworden. Nach dem Stuhlgang sei das Jucken und Brennen noch unangenehmer, die Stuhltätigkeit selbst jedoch unauffällig.

Auf Nachfragen: Eine Hautveränderung sei die ganze Zeit nicht vorhanden gewesen. Die juckende Fläche sei kleinhandtellergroß und bestensfalls etwas rauh. Sie empfinde eigentlich eine Mischung von Jucken und Brennen. Das bewirke, daß sie nachts nicht ordentlich schlafen könne.

Eine Ursache für die Störung kann die Patientin nicht angeben; es ist alles ganz plötzlich gekommen.

Vor 20 Jahren war eine Magenoperation vorgenommen worden. Seit langer Zeit besteht kein Appetit mehr, sie ,,esse halt, damit sie nicht ganz von Kräften komme", meint die Kranke. Sie ist zaun-dürr, wiegt 84 Pfund bei einer Größe von 165 cm. Sie ist auch im Gesicht stark abgemagert und hat eine schmutziggelbe Gesichtsfarbe. Geistig ist sie völlig unauffällig; sie macht einen bescheidenen und biederen Eindruck.

Die Frau hat übrigens im Laufe der Zeit beobachtet, daß bei wiederholt schon aufgetretenen Hämorrhoidalblutungen das Jucken jedesmal wesentlich besser geworden war. Seit der Magenoperation kann sie keine Süßigkeiten mehr vertragen. Früher war sie nicht hautempfindlich. Frieren kennt sie nicht.

Ich sage der Patientin, sie solle jetzt alle Salben und Zäpfchen weglassen und gebe ihr ein Mittel mit.

Ich nahm ein einziges, beinahe unauffälliges Zeichen dieser Störung zum Anlaß, es zum Leitsymptom zu machen. Wiederholt hatten Hämorrhoidalblutungen merklich das Jucken in gutem Sinne beeinflußt. Eine synonyme Rubrik findet sich in 3/630. Hier heißt es Hämorrhoiden unterdrückt. Synonym ist diese Rubrik deshalb zu nennen, weil es sich um die Idee der *goldenen Ader* handelt. Hämorrhoiden beginnen zu bluten und irgendwelche Beschwerden verringern sich merklich. Es ist im Prinzip ein Unterdrückungsphänomen, das sich da *offenbart,* und zwar ein solches *spontaner* Spielart. Spontan erfolgt ein Hämorrhoidenbluten und es ändert sich eine Situation zum Guten. Ein 2. recht ordentliches Symptom ist das Jucken und Brennen, besonders nachts. Es gibt im „Kent" eine Spalte Anusjucken mit Brennen 3/625. Es sind nicht sehr viele Mittel und als einziges ist Sulfur 3wertig dabei. Man findet auch noch Jucken nachts 3/625 und nach Stuhlgang 3/625; letztere Modalitäten sind schon sehr abfallend, aber sie passen zu Sulfur. Wir brauchen sie nicht, aber wir sehen sie gerne.

Die Arznei wurde in der LM 18 verordnet.

Ich bekam Bescheid nach 3 Wochen. Das Jucken sei nach 3 Tagen weggewesen; sie könne jetzt wieder durchschlafen behauptet die Frau. Der Appetit sei viel besser, sie verspüre wieder ein Hungergefühl, das sie seit Jahren nicht mehr gekannt habe. Sie habe 2 Pfund zugenommen; das sei seit „einer Ewigkeit" wieder eine Gewichtszunahme. Nach knapp einem Vierteljahr kam die Patientin zum 2. Mal in die Sprechstunde. Der Appetit ist weiterhin ausgezeichnet; sie hat wieder etwas zugenommen. Die Juckerei sei praktisch weggeblieben, der Schlaf normal. Ich gebe nocheinmal ein Fläschchen von dem „Gotteswasser" mit, wie die Frau die Tropfen bezeichnet.

Das Verlangen nach Süßem, ein Sulfur-Symptom, 3/485 hatte ich nicht verwertet, es war erst nach der Magenoperation aufgetreten und damit möglicherweise „artifiziell" bedingt, also für die Mittelwahl nicht gut geeignet.

Fall 133: Frau, 55 Jahre, erscheint in der Sprechstunde wegen eines Kopfschmerzes, der seit 4 Monaten vorhanden ist. Sie hat gut beobachtet und macht folgende Aussagen:

Der Schmerz geht mit Übelkeit einher, er zeigt sich am stärksten im Stirnbereich, um die Augen und in den Schläfen; zum Teil zieht er bis in die Oberkiefer und Zähne.

Sie fühlt sich schon ganz schwach durch diese Beschwerden. Das komme, sagt die Patientin, wohl daher, weil sie die ganze Zeit nicht ausschlafen kann; denn der Schmerz beginne meist gegen 4 Uhr früh, selten etwas später. Sie werde dann einfach wach und die Sache fange an. Gegen Ende des Tages klinge die Geschichte wieder ab und nachts um die gleiche Zeit beginne das Spiel von neuem.

Ich kenne die Frau von früher, sie hat mit der Galle zu tun und hat auf ein Gallemittel (eine stoffliche Mischung aus Curcuma und Chelidonium) immer gut angesprochen.

Ich nahm, weil eine *Verursachung* dieser Störung nicht zu fassen war, die eigenartige Zeitmodalität als Führungssymptom: Kopfschmerzen nachts gegen 4 Uhr auftretend 1/239. Dazu kann man zur Not das Anhalten der Kopfschmerzen tagsüber nehmen 1/235. In der Nacht-Rubrik sind 3 Mittel verzeichnet Chelidonium, Raphanus, Stramonium.

Wenn man das Repertorium nicht als Ausschwitzung schwachsinniger Homöopathen betrachtet, sondern ein bestimmtes Vertrauen zu seinem Inhalt hat, wird man eine der 3 Arzneien versuchen und natürlich zuerst Chelidonium, das den Bezug zur Galle hat. Läßt man sich *nicht* auf diese Zeit-Modalität und ihre Mittel ein, weil sie zu obsolet und fragwürdig scheint, dann ist es unmöglich -- wenn man die homöopathische Mittelwahl ernst nimmt -- etwas zu verordnen. Denn in diesem Krankheitsfall sind keine einzigen anderen Symptome und Zeichen zu finden, die eine sinnvolle Mittelwahl zulassen. Ein Versuch mit Chelidonium ist also angebracht. In der LM 12 verschrieben, kommt der Bescheid nach 4 Tagen: Der Kopfschmerz ist weg. Nach einer eindeutigen Verschlimmerung am 1. und 2. Tag zeigte sich in der 3. Nacht noch ein mäßiger Schmerz, der aber dieses Mal -- was die ganzen Monate nicht beobachtet wurde -- bereits um 1 Uhr früh anfing.

Folgerung: Ein passendes Mittel kann unerhört schnell wirken und die Angaben im Repertorium sind verifizierbar in der Praxis. Wenn man nicht in der Lage ist, aus dem Patienten alles *Mögliche* herauszuholen, also eine schlechte Anamnese macht, dann werden solche und andere individuellen Symptome und Zeichen nicht gefunden und ihre Übereinstimmung mit den entsprechenden Rubriken im „Kent" kommt nicht zum Tragen. Diese Rubriken sind dann nicht gefragt und die Beurteilung, ob sie gut oder schlecht, sinnvoll oder unsinnig sind, ist nicht möglich.

Auch nach langer Beobachtungszeit waren die Kopfschmerzen nicht rückfällig.

Fall 134: Eine 65jährige Frau kommt in die Sprechstunde, sie will sich nur die gewohnte „Depotspritze" gegen ihr Bronchialasthma geben lassen und sich neue Medikamente, allopathische und homöopathische von mir aufschreiben lassen: Ich vertrete gerade einen Kollegen und es ist eine Patientin von ihm.

Ich schreibe die Medikamente auf, drücke mich aber um die Spritze.

Ich stelle nur die Frage an die Kranke, seit wann sie das Asthma habe und wie sie denn so zurechtkomme.

Da bekommt die Frau einen Weinkrampf mittlerer Sorte -- übrigens eine Frau, die keineswegs den Eindruck einer „hysterischen" oder sensiblen Person macht — und sagt mir, die Krankheit habe sie seit 5 Jahren, nämlich seit dem Tode ihres Mannes. Sie komme auch heute noch nicht über diesen Tod hinweg. Vorher habe sie Atembeschwerden, oder gar ein Asthma, nicht gekannt.

Das Asthma war im Laufe der Jahre nicht besser geworden. Die Patientin machte gesundheitlich einen miserablen Eindruck. Es war ein übles Krankheitsbild, dem man allopathisch und homöopathisch beizukommen versuchte. Ich sagte der Frau, und gab ihr ein Fläschchen eines Mittels in der LM 18 in die

Hand, sie solle das einmal dazu verwenden. Vielleicht könnten die Tropfen eine kleine Unterstützung der anderen Therapie sein.

Einige Wochen später — ich hatte die Angelegenheit vergessen — wurde ich von dem Kollegen angerufen, der wissen wollte, was die Frau damals von mir bekommen hatte. Sie sei gerade bei ihm, die Tropfen seien alle und sie wolle sie noch einmal verschrieben haben. Sie behaupte, sie hätten ihr sehr gut getan und sie hätte seither keinen Asthmazustand mehr gehabt.

Ich sagte ihm das Mittel — es war Natrium muriaticum in der LM 18.

Einige Zeit später bekam ich nochmals den Bescheid, daß es der Frau gut geht. Sie ist mir dann aus den Augen gekommen.

Nun, es handelt sich nicht so sehr um die Wirkung gerade *dieses* Medikaments. Vielmehr drehte es sich darum, die *entscheidende Frage* zu stellen, den wahren Grund der Erkrankung zu erfahren.

Und diesen Grund zu erfahren und zwar in wenigen Minuten.

Hätte man vor 5 Jahren diese Zusammenhänge erfahren, man hätte das gleiche Mittel benötigt und man hätte der Frau wahrscheinlich eine lange Leidenszeit erspart.

Die Sache wäre schnell abgeklungen; man hätte allerdings auch sagen können, nun, es war eben eine flüchtige Störung.

Andererseits wäre auch nach 10 Jahren Krankheit diese Therapie haargenau so zu bewerkstelligen, denn die *Causa* existiert auch dann noch als dieselbe.

Bemerkenswert ist es, daß die jahrelange massive Behandlung, u. a. mit Cortisonen das homöopathische Heilmittel in seiner Wirkung nicht hat stören können.

Wie lange diese Sache gut gegangen ist, ist nicht mehr zu überschauen. Sicher ist, daß das Kochsalz etwas in die Wege geleitet hat.

Das Leitsymptom war Folge von Zurückkommen und Beharren auf vergangenen, unangenehmen Dingen 1/152, und als 2. gutes Symptom Folgen durch „unglückliche Liebe" 1/70, meinethalben mit stillem Kummer 1/66. Das Hauptmittel ist und bleibt Natrium muriaticum. Wenn sich seine Wirkung erschöpft hat, beziehungsweise ein „besseres" Simile gefunden werden muß, dann bleiben die *anderen* Medikamente unserer Rubrik noch zur Auswahl. Von ihnen sind manche noch von hohem Wert und können bei Bedarf eingesetzt werden. Unzweifelhaft ist es, daß bei dieser Kranken innerhalb *dieser* Rubrik 1/152 das ihr fehlende Mittel zu suchen ist. Das Heilmittel dieser Frau ist nirgendwo anders, als unter den Arzneien dieser Rubrik zu finden.

Wir werden uns nicht dem naiven Glauben hingeben, mit homöopathischen Mitteln nun „alles" kurieren zu können.

Wir müssen aber wissen, daß wir die Grenzen unserer therapeutischen Möglichkeiten immer weiter ziehen können. Das A und O ist die gekonnte Arzneimittelwahl. Sie ist abhängig von unserer Fähigkeit, die wirklichen und wahrhaftigen Führungssymptome zu finden.

Das ist die schwere Kunst der Homöopathie: Aus der Krankenbiographie, der Vorgeschichte, die lege artis durchgeführt sein muß, die wesentlichen, die individuellen Symptome, Zeichen und Modalitäten herauszufinden. Jeder neue Patient erfordert neues, nie dagewesenes Handeln. Jeder braucht „sein" Mittel oder „seine" Mittel.

Bedenken wir, daß die medizinische Diagnose, *wenn* sie überhaupt exakt gestellt werden kann, fast immer eine „Illusion" ist. Was bedeutet es, wenn nach einem vertriebenen Hautausschlag ein Bronchial-Asthma kommt, ein Herzleiden, eine Kreislauferkrankung. Und umgekehrt, was bedeutet es, wenn ein Asthma, eine Kreislauferkrankung, eine Herzstörung nach dem Auftauchen eines Hautausschlages verschwindet, sich „in der Luft auflöst" oder zumindest entscheidend besser wird.

Ist es nun und war es nun ein Herzleiden, oder ein Hautausschlag, oder war es beides. Die Diagnose ist im Grunde genommen etwas, was nicht unmittelbar faßbar ist. Sie ist nur *mittelbar* faßbar — dahinter steht ja die leidende Lebenskraft — und für den *Homöopathen* faßbar in den Symptomen, Zeichen und Modalitäten des Kranken, denen er ohne Theorie und Arbeitshypothesen das Arzneibild seiner am *gesunden Menschen* meist in subtoxischer Form geprüften Heilstoffe aus dem Mineralbereich, Pflanzenreich und Tierreich gegenüberstellt und diese gemäß der Simileregel zum Einsatz bringt.

Was zeigt uns der letzte Fall?

Daß es eine seelische Ursache war, welche das Bronchial-Asthma gemacht hat. Warum diese seelische Verursachung gerade ein solches Krankheitsbild hervorgerufen hat, können wir nicht überschauen, das ist auch nicht in diesem Rahmen erforderlich. Wir haben in unseren Arzneimittelbildern die Gegenspieler von einer Unmenge von Krankheitsbildern, auch seelisch-geistig bedingter. Wir wollen nicht *hinter* diese Dinge sehen, sondern innerhalb der Phänomene bleiben.

Ob man das Lungenasthma als psychosomatisches Krankheitsgeschehen aufbaut oder nicht, ist hier nicht gefragt. Die Homöopathie heilt nach dem Similesatz und hat ihr Genügen daran. Sie beschwatzt die Leute nicht, sondern arbeitet kaltblütig nach der Simileregel.

Fall 135: Mann, 45 Jahre, läßt telefonisch über seine Frau um ein „Fiebermittel" nachsuchen. Er hat 38 Grad Temperatur axillar, Husten, Schnupfen, Gliederschmerzen.

Auf ein Komplexmittel zeigt sich am nächsten Tag wenig Änderung. Am übernächsten Tag Anruf der Frau, es werde immer schlechter. Das Fieber sei viel höher geworden, die Kopfschmerzen, speziell am Hinterkopf viel stärker. Das Gesamtbefinden habe sich merklich verschlechtert.

Auf Nachfragen sagte mir die Ehefrau am Telefon:

Es sei ihr aufgefallen, daß ihr Patient seit gestern am Kopf schwitze, sehr deutlich, und nur dort. Bisher habe er überhaupt keine Schweißbildung gehabt. Es bestehe eine starke Berührungsempfindlichkeit der Haut am ganzen Körper. Durst und Hunger seien nicht vorhanden. Das sei nicht schlimm, denn das Essen schmecke sowieso nach nichts, behaupte der Mann.

Mehr wußte die Frau nicht zu sagen.

Was war das passende Medikament?

Ein gutes Symptom war eine Art von *Begleitsymptom,* nämlich das Schwitzen ganz allein am Kopf 1/201, ein anderes diese Berührungsempfindlichkeit der Haut; es gibt im „Kent" eine Rubrik, die man dafür verwenden kann; Empfindlichkeit der Haut 2/143. Das Essen schmeckt nach nichts, läßt der Patient verlauten; das ist kein selbstverständliches Zeichen einer Appetitstörung; die Speisen sind geschmacklos 3/193; diese Rubrik nehmen wir, sie ist gut.

Die doch sehr beträchtlichen Kopfschmerzen bei Fieber 1/253 erweisen sich als ein ordentliches Zeichen, auch die Gliederschmerzen bei Fieber wird man hinzunehmen 2/561. Die Durstlosigkeit bei Fieber 3/439 ist bekannt für Pulsatilla.

Es war die Arznei, die alle guten Symptome auf sich vereinigte. Ich ließ es der Frau in der D 6 besorgen, 4mal täglich 8 Tropfen — Hochpotenzen sind nicht in jeder Apotheke zu bekommen — und es erfolgte ein Bescheid am nächsten Tag: Schlagartiges Einsetzen der Besserung mit dem Beginn des Einnehmens der Tropfen.

Fall 136: Frau kommt mit der Tochter, 5 Jahre, in die Sprechstunde.

Seit gestern huste das Kind und habe Schnupfen; Fieber sei nicht dabei. Sie, die Mutter, befürchte, daß das ein Keuchhusten sein könnte, denn das Kind „ziehe" beim Husten. Außerdem habe es schon gebrochen, allerdings nur 1mal. Und die Gesichtspartien seien etwas aufgedunsen.

Ohne besondere Begeisterung gebe ich Drosera D 30, eine Dosis.

Eine echte Mittelwahl ist zunächst — was des öfteren vorkommt — wegen mangelnder guter Symptome nicht möglich. Man muß abwarten, was geschieht.

Die Frau ruft nach 2 Tagen an. Es ist keine Änderung aufgetreten, die Tochter hustet ununterbrochen Tag und Nacht. Das Brechen hat sich nicht weiter gezeigt. Jetzt sieht die Sache schon besser aus.

Das ununterbrochene Husten „Tag und Nacht", wie die Mutter wörtlich angibt, ist ein beachtliches Symptom 3/353, 377. Unter einer Anzahl von Mitteln ist Spongia allein im 3. Grad aufgezeichnet. Die nächste Rubrik heißt Husten mit Schnupfen 3/180; von Anfang an heißt die Parole Husten-Schnupfen. Ich schlage noch unter Gesicht gedunsen nach 2/114, ein einigermaßen billiges Symptom, aber es genügt mir, um den Meerschwamm, geröstet, weiter einzuengen. Zweifelsohne kommen noch andere Arzneien auf Grund der verwerteten Rubriken in Frage, zum Beispiel Phosphor, Natrium muriaticum. Eingedenk der Tatsache, daß der Tag- und Nacht-Husten eine gute Zeitmodalität darstellt, bleibe ich aber bei Spongia, das hier ja das hochwertigste Medikament ist.

In der Dosierung LM 18 war am nächsten Tag die ganze Störung vorbei. Es ist zu empfehlen, das Arzneimittelbild von Spongia zu studieren.

Fall 137: Frau, 58 Jahre, erscheint wegen einer hartnäckigen Bronchitis in der Sprechstunde.

Sie ist aufgetreten vor 1 1/2 Jahren nach einer Kropfoperation. Der Schleim ist schwer löslich, es ist viel Husten und Herzstechen dabei und ein Knödelgefühl im Hals (durch den Schleim?).

So schildert die Patientin spontan ihre Beschwerden. Auf Nachfragen: Seit fast 10 Jahren wird die Frau mit Hormon-Tabletten „versorgt"; wegen der Hitzewallungen, die seit dieser Zeit bestehen. Sie neigt zu heißen Füßen und seit 1/4 Jahr zu Herzklopfen. Ein Jahr lang mußten außerdem nach der Strumektomie Jod-Pillen geschluckt werden.

Nun, zunächst ist die ganze Angelegenheit in Hinsicht auf eine homöopathische Mittelwahl völlig undurchschaubar. Allein schon wegen der jahrelangen Hormonbehandlung ist das „echte" Bild der Störung total verwaschen.

Bei der weiteren Interrogation ergibt sich:

Eigentlich ist die Bronchitis nicht unmittelbar nach der Operation aufgetreten, sondern nach einer starken Erkältung, die 4 Wochen nach dem Eingriff -- ohne besondere Fiebererscheinungen -- mit Husten, Verschleimung der Bronchien usw. einhergegangen war. Und seither ist diese Bronchitis da. Gefragt nach der damaligen Behandlung, weiß die Patientin nur, daß es Spritzen und Tabletten waren, „um eine mögliche Lungenentzündung zu verhindern".

An welches Medikament mußte man denken? Ich nahm als Führungssymptom verschleppte Bronchitis, vergleichbar mit der Rubrik verschleppte Lungenentzündung 2/214. Ich konnte den Verdacht, daß die Bronchitis durch die moderne Therapie in der Abheilung eher gebremst als gefördert worden war, nicht ausräumen und baute darauf meine Mittelwahl auf. Es kam auf einen Versuch an; die anderen Symptome und Zeichen waren, wie gesagt, derart verwaschen, daß man mit ihnen nichts anfangen konnte. Wenn die „Verdrängung" das Führungssymptom war, war das allerdings ziemlich egal.

Ich gab Sulfur, das Hauptmittel für „Verschleppungen, Verdrängungen" in der LM 18. Bereits nach 8 Tagen war der Schleim lockerer, der Auswurf weniger, der Halsdruck leichter und der ständige „Brustschmerz" zurückgegangen.

3 Wochen nach der Mittelwirkung beklagte sich die Kranke über ungewohnt starke Hitzewallungen und Schweißbildung. Die anderen Beschwerden waren praktisch alle verschwunden.

Nach knapp 6 Monaten kam die Frau wieder: es gehe alles gut, bis auf die Hitzewallungen. Sie habe in den letzten Monaten „mit den Hormonen aufgehört". Besonders in der letzten Zeit würden aber die Wallungen wieder unerträglich.

Auf Sepia LM 18 ließen diese Beschwerden ziemlich nach, wie sich nach einigen Wochen herausstellte. Von einer wirklichen Heilung wird man erst dann sprechen können, wenn auch bei Weglassen von Sepia oder anderer Arzneien für postklimakterische Beschwerden alles ins Gleichgewicht kommt.

Weil das individuelle postklimakterische Zustandsbild durch die Sexualhormone völlig denaturiert wurde und die homöopathische Mittelwahl ein möglichst „reines" oder „reinliches" Krankheitsbild voraussetzt, ist die Auswahl der passenden Arznei mit Schwierigkeiten verbunden. Nach Sepia hat sich die Frau nicht mehr gemeldet. Entweder sind die Hitzewallungen besser geworden oder sie ist zu ihren Hormonen zurückgekehrt.

Fall 138: Frau, 78 Jahre, kommt in die Sprechstunde.

Seit 2 Tagen merke sie, wie die linke Großzehe sich entzünde. Jetzt sei das ganz unmöglich geworden, sie müsse das behandeln lassen.

Die Besichtigung ergibt eine Zehe, die massiv angeschwollen ist, besonders an der Unterseite. Weiter zeigt sich, daß die Entzündung etwa einen Zentimeter breit um das Nagelbett herum ausgedehnt ist. Es besteht eine große Berührungsempfindlichkeit, und die Partie ist purpur-violett verfärbt.

Von einer Eiterung ist noch nichts zu erkennen.

Das Leitsymptom war für mich die eigentümliche purpur-violette Verfärbung 2/413. Die Rubrik heißt Panaritium. Sie ist eine klinische, aber unser Mittel muß innerhalb dieser Rubrik und ihren Modalitäten zu finden sein.

Ein Grund in homöopathischem Sinne ist für die Störung nicht nachzuweisen: Deshalb bleibe ich bei Lachesis, das als einzige Arznei und 2wertig unter Panaritium purpurfarben angegeben ist. In dieser Spalte steht nichts von Berührungsempfindlichkeit. Da diese aber als 2. Symptom von Wert in Frage kommt, benutze ich die allgemeine Rubrik 1/493.

Ich verließ mich auf diese beiden Zeichen und gab die Arznei in der LM 18. Am nächsten Tag „Zusammenfallen" der Zehe und Verschwinden der vorhandenen Schmerzen. Am übernächsten Tag war noch eine ganz leichte Rötung zu sehen.

Die alte Dame hat in langer Beobachtungszeit mit der Zehe keine Schwierigkeiten mehr gehabt.

Fall 139: Kind, 5 Jahre, ist seit einem Jahr, wie die Mutter sagt, immer kränklich.

Vor allem neige die Tochter seither zu bronchitischen Erscheinungen. Dazu gesellten sich Atemstörungen: Die Frau schildert eine spastische Bronchitis.

Ich hatte schon vor einem halben Jahr für dieselbe Erkrankung ein Mittel gegeben, das wenig Erfolg brachte; damals hatte die Mutter noch gehofft, es würde sich alles von selber einrenken.

Dieses Mal ging ich noch genauer auf die Vorgeschichte ein und es kam zutage, daß die Störung — zeitlich jedenfalls — nach einer Masernimpfung aufgetreten war. Ich nahm die Frau ins Kreuzverhör. Es blieb kein Zweifel, nach einer Masernimpfung war alles gekommen. Im Zusammenhang damit war dazumal auch einige Tage Fieber aufgetreten. Bei Impffolgen, feiner ausgedrückt, bei Beschwerden durch schlecht vertragene Impfungen, kommen für den Homöopathen 2 Behandlungswege in Frage. Entweder man verordnet Arzneien homöopathischer Herkunft aus 1/503, wo die Impffolgemittel zusammengefaßt sind oder man gibt Nosoden, also potenzierte Stoffe, die aus bestimmten Erregern, Ausscheidungen usw. hergestellt sind. Ich entschloß mich zu letzterem und gab Morbillinum LM 18. Nach einigen Tagen bereits ergab sich eine wesentliche Besserung der Bronchitis und des gesamten Allgemeinzustandes und bald darauf trat völlige Heilung ein.

Die Beobachtungszeit geht über mehrere Jahre. Anzufügen ist, daß das Mädchen als Kleinkind eine Ekzemneigung hatte, was eine Belastung durch eine Impfung plausibel erscheinen läßt. Denn aus dem Ergebnis der Therapie mit einer Nosode kann nur geschlossen werden, daß die Impfung die Ursache der spastischen Bronchitis war. Die Patientin hat die nächsten Jahre selbstverständlich die üblichen Erkältungen gehabt, wie sie heutzutage jedes Kind durchmacht, aber die spastische Bronchitis trat niemals mehr auf.

Fall 140: Frau, 47 Jahre, hat es mit der „Schilddrüse".

Sie will sich deshalb behandeln lassen und zwar mit Spritzen, wie sie sagt. Diese hätten „ihrer Tante so gut getan bei der gleichen Erkrankung" und sie würde sie ebenfalls gerne versuchen.

Die Patientin fügt hinzu, sie habe allerdings erst eine neue allopathische Behandlung begonnen, etwa vor 4 Wochen. Eine weiter zurückliegende Therapie habe damals nichts genützt.

Ich sage der Frau, sie solle ruhig die neue Behandlung nach Vorschrift zu Ende machen lassen, und erst bei Mißerfolg wieder kommen.

Die Kranke kam knapp ein Jahr später wieder in die Praxis. Sie meinte, nur wenn sie ständig ihre Medikamente nähme, wäre das Befinden relativ ordentlich. Von einer echten Besserung oder gar Heilung könne dagegen keine Rede sein.

Experimenti causa begann ich jetzt mit den Injektionen, die der Tante so gut geholfen hatten: Colchicum D 4, Chelidonium D 4, Levico D 3 (Weleda). Diese Einspritzungen gibt man mehr bei Strumen als bei Funktionsstörungen der Schilddrüse im engeren Sinne. Sie wirken sehr gut -- wenn sie angezeigt sind. Die Nichte aber hatte keine wirkliche Veränderung der Größe der Schilddrüse.

Nach 8 Injektionen war keinerlei Wirkung festzustellen -- die allopathischen Mittel mußten laufend weiter genommen werden. Ich gab noch einige Spritzen zu.

Nach 8 Wochen wurde mir die Sache zu bunt und ich nahm zum ersten Male eine homöopathische Anamnese auf.

Ich hatte mit Absicht so lange gewartet. Die Frau hatte die Störung seit weit über 3 Jahren und war in fortwährender Behandlung gewesen; da kam es auf einige Wochen nicht an.

Und was mir sehr wichtig war, ich wollte wissen, in wieweit eine Erwartungssituation -- daß nämlich die Injektionskur so helfen würde wie bei der Tante -- meine medikamentöse Therapie beeinflussen oder gar ersetzen würde.

Nun, die Suggestivkraft, die „Persönlichkeit des Arztes", das positive Einstellen auf die neue biologische Behandlung, die Spritzen mit Colchicum, Chelidonium, Levico, alle diese „therapeutischen Impulse" konnten die Patientin keinesfalls von ihren Beschwerden abbringen. Sie hatten sich um keinen Deut gebessert.

Die aufgenommene Krankengeschichte ergab im Grunde einen ganz simplen Sachverhalt, das heißt, die Symptome, Zeichen und Modalitäten waren so, daß das Simile auf Anhieb zu finden war:

Seit über 3 Jahren war die Frau gesundheitlich nicht mehr in Ordnung. Eine Ursache für die Störung war nicht nachzuweisen.

Die linke Partie des Halses ist gering verdickt, die rechte unauffällig.

Am Hals wird ein Druck- und Vergrößerungsgefühl empfunden, besonders beim Bücken. Am lästigsten ist das andauernde Schwindelgefühl mit dem Gefühl des Betrunkenseins; dieser Schwindel tritt vormittags stärker als nachmittags auf. Es besteht Neigung zu Herzklopfen.

Die Kranke fühlt sich ständig zu warm. Es besteht ein großes Verlangen nach frischer Luft und „den ganzen Tag werden die Fenster aufgerissen". Warme

Räume sind unerträglich. Die Hände sind, besonders früh beim Erwachen, sehr heiß; die Füße werden nachts grundsätzlich aus dem Bett gestreckt. Im warmen Zimmer tritt sogleich Schwitzen auf, was sonst kaum vorhanden ist.

Außer der Wärme und Hitze wird auch Kälte nicht vertragen. Die Patientin friert leicht. Der Durst wird als normal angegeben.

Es treten häufig Herzbeklemmungen auf; das Durchatmen ist öfters mit Schwierigkeiten verbunden. Der Appetit ist gut, das Gewicht gleichbleibend.

Seit einem Jahr zeigen sich am Morgen Schnupfenanfälle mit Niesen.

Vor 20 Jahren hatte die Frau mit der Galle zu tun. Mit 43 Jahren begann der Wechsel und die Menses hörten auf, „sang- und klanglos", wie sie meint.

Die Patientin macht einen ruhigen, zutraulichen Eindruck; sie ist groß und etwas füllig, hat blondes Haar und blaue Augen.

Als 1. Symptom kann man den Schwindel mit dem Betrunkenheitsgefühl nehmen 1/156, dieser liegt sozusagen etwas außerhalb der Legalität einer Schilddrüsenstörung, einer vegetativen Dystonie. Speziell das Betrunkenheitsgefühl ist ein sonderliches Symptom. Wir finden dann eine Fülle von bemerkenswerten bis guten Symptomen: Kälte und Wärme verschlimmern 1/505, die Füße werden aus dem Bett gestreckt 2/454, warme Räume sind unverträglich 1/527, die Fenster müssen ständig offen sein, in etwa 3/340; und das Schwitzen im warmen Zimmer 2/73.

Das Mittel, Pulsatilla, fiel uns gewissermaßen in den Schoß, allerdings erst nach exakter Aufnahme einer homöopathischen Krankengeschichte.

In der LM 18 verordnet, war der Schwindel nach einigen Tagen verschwunden. Und in kurzer Zeit waren auch die anderen Krankheitserscheinungen abgeklungen. Nach 9 Monaten bekam ich die Nachricht, daß es der Frau weiter gut geht.

Fall 141: Frau, 50 Jahre, kommt in die Sprechstunde. Sie leidet seit mehreren Jahren an einer Migräne. Sie war bereits beim Nervenarzt. Sie wurde auch chiropraktisch behandelt, und so fort.

Die Patientin beschreibt die Schmerzen vom Nacken ausgehend zum Kopf, zu den Augen, wo sie drückend sind, oder zu den Ohren, wo sie eher stechend sind. Die Beschwerden können auch „ganz woanders" anfangen. Die häufigst empfundene Schmerzart ist „zusammenziehend".

Anstrengung und Aufregung verschlimmern. Oft ist Übelkeit dabei und bei starken Beschwerden erfolgt Erbrechen, sauer, auch bitter und wäßrig.

Die Anfälle zeigen sich innerhalb von 4 Wochen mindestens 5—6mal und sie beginnen fast immer nachts gegen 3 Uhr.

Ein Grund für die Störung kann nicht angegeben werden. Die Frau ist, wie sie sagt, ein Nervenbündel, hat Kummer mit der Tochter, den sie aber verkraftet; sie war immer etwas blutarm und hat noch nie warme Räume vertragen. Sie macht einen zurückhaltenden Eindruck. Das einzige an diesem Migränefall, das über das Übliche hinausgeht, ist die nächtliche Verschlimmerung gegen 3 Uhr. Diese ist ständig so da, sowohl in ihrer Pünktlichkeit als auch in ihrer Intensität. Auch für diese eigenartige Zeitmodalität bietet der „Kent" eine Rubrik 1/239. Es gibt nur 5 Mittel. Unter diesen fünfen gilt es nun das für die Patientin zutreffende herauszuarbeiten, mit Hilfe der außerdem vorhandenen Zeichen und Modalitäten des Krankheitsfalles. Wie gesagt, liegen letztere beinahe unter unserem Niveau, sie sind also nur geeignet, als Ausscheidungssymptome eine gewisse Funktion zu erfüllen: Die Rubrik Erbrechen bei Kopfschmerz findet sich in 3/457, Erbrechen sauer in 3/464, bitter in 3/461, wäßrig in 3/467; die letzten 3 Spalten schlagen wir eigentlich nur übungshalber nach. Ein Allgemeinsymptom, das doch recht beachtlich ist, ist die Unverträglichkeit von warmen Räumen 1/527, sie wurden „noch nie vertragen", ein Hinweis, der Intensität und Dauer beinhaltet. Von den oben genannten 5 Arzneien haben nur Natrium muriaticum und Thuja diese Wärmemodalität im Arzneibild. Die Örtlichkeit der Schmerzen: der Nacken beziehungsweise der Hinterkopf, und die Ausstrahlung von da nach vorne ist als homöopathisches Symptom nur von geringer Bedeutung, und dazu noch recht unklar. Genau genommen ist eine weitere Unterscheidung zwischen den beiden Konkurrenten fast nicht möglich.

Ich beginne mit Natrium muriaticum, und halte Thuja in Reserve — das unter *Erbrechen* bei Kopfschmerzen nicht auftaucht. So gesehen, ist Natrium muriaticum doch naheliegender.

Auf die Tropfen in der LM 18 begann von Stund an eine Besserung und nach 3 Wochen traten die Kopfschmerzen nicht mehr auf. Die Frau fühlte sich auch im Gesamtbefinden „viel besser".

Ein Bescheid nach knapp 5 Monaten ergab, daß kein Rückfall eingetreten war.

Fall 142: Junger Mann, 33 Jahre, Fallschirmjägeroffizier, ein „Kerl wie Samt und Seide", rotblond, wie aus dem Ei gepellt, kommt in die Praxis. Er hat es seit mehreren Jahren mit dem Magen und dem Kreislauf. Er war schon beim Internisten und nimmt seit längerer Zeit Magen-, Galle-, Bauchspeicheldrüsen-Medikamente. Es wurde alles untersucht vom EEG bis zur Leberfunktion. Auffallende, krankhafte Befunde konnten nicht nachgewiesen werden. Der Blutdruck soll einmal etwas höher gewesen sein. Die heutige Messung ergibt normale Werte. Eine Mumps, knapp vor einem Jahr aufgetreten, wurde mit einem Antibioticum bekämpft.

Angaben über die Beschwerden: Magendruck und Völlegefühl im Magen, das sich bis zum Hals ausdehnt. Der Appetit ist sehr wechselnd, schwere Speisen werden schlecht vertragen. Sattessen macht ebenfalls Schwierigkeiten. Das Trinkbedürfnis ist normal; Urin und Stuhl sind unauffällig. Ein Grund für die Störung ist nicht zu finden; der Mann hat zwar viel und gern kalt getrunken, das aber schon immer; seit der Erkrankung meidet er das natürlich.

Druck, Völle usw. zeigen sich so 20 Minuten nach der Nahrungsaufnahme.

Bis zum 6. Lebensjahr war der Patient magen- und darmempfindlich. Er litt vor allem an sauren Durchfällen 3/656. Mit 7 Jahren hatte er eine schwere Lungenentzündung.

Wärme jeder Art wird abgelehnt. Er fühlt sich am wohlsten in kühlen Räumen und hat ständig die Füße aus dem Bett. Er bekommt leicht einen Sonnenbrand und der Schweiß macht rötliche und juckende Stellen auf der Haut. Es besteht eine Neigung zu aufsteigender Hitze zum Kopf und zu roten, heißen Ohren.

Das Gesamtbefinden ist seit der Krankheit nicht gut.

Der Patient bekommt den „Befehl", alle jahrelang konsumierten Medikamente sogleich wegzulassen, „weil er von mir ein homöopathisches Mittel verordnet bekommt".

Ich nahm als Leitsymptome die Aversion gegen die Wärme jeder Art, die Unverträglichkeit derselben 1/526; die aufsteigende Hitze zum Kopf 1/190, 191, 177; dazu die heißen, roten Ohren 3/91, 88, eine Beobachtung, die keineswegs durch den Blutandrang zum Kopf gerechtfertigt ist; die heißen Füße 2/454 sind zumeist ein recht bemerkenswertes Symptom, das die Mittelfindung erleichtern kann.

Zu guter Letzt baute ich den Gesamteindruck des Mannes in die Mittelwahl mit ein. Er ist, wie gesagt, aus dem Ei gepellt; das ist keine Laudatio, sondern eine nüchterne Beobachtung, die ich mit der Rubrik im „Kent" peinlich in Kleinigkeiten, auffallend gepflegt usw. „abdecke" 1/74. Vom Typ her beachte ich auch das rot-blonde Haar. Kurz und gut ich verordne dem Patienten Sulfur.

In der LM 18 angewendet wurden die ersten Tage die Bauchbeschwerden merklich schlechter, der Kranke empfand „ein starkes Herumtreiben im Bauch gefolgt von dünnen „Stühlen". Einige Zeit später waren alle Krankheitserscheinungen abgeklungen; das Völlegefühl, der Magendruck, der Blutandrang waren nicht mehr vorhanden –- das Allgemeinbefinden unauffällig.

Ich bekam eine letzte Nachricht nach knapp 4 Monaten, daß das Befinden weiterhin normal geblieben war.

Fall 143: Diesen Patienten, einen 11jährigen Jungen, habe ich nicht persönlich gesehen. Es kam nur seine Mutter in die Sprechstunde, die mir über ihren Sohn das Folgende erzählte:

Es sei ein schmächtiger, blasser Bub, der seit 3 Jahren nicht mehr gesund sei. Er habe viel Kopfschmerzen (wie im Schraubstock), leide an Schlaflosigkeit (besonders das Einschlafen sei gestört). Zweimal in der Woche etwa „mache er in die Hosen" (unwillkürlicher Stuhlabgang). Er leide auch manchmal an Bettnässen.

Der Junge sei entsetzlich nervös, er könne nicht stillsitzen und zeige so komische, ruckartige Bewegungen der Gliedmaßen. Er sei heißhungrig, aber auch zeitweise ohne Appetit. Das Fett mache Übelkeit, der Stuhl sei träge, der Durst sehr groß. Er esse gerne süß, hin und wieder aber auch saure Sachen.

Bei jeder Bewegung schmerze ihn der Bauch und manchmal die rechte Hüfte. Vor 2 Jahren habe er an Abszessen gelitten; mit 1 1/2 Jahren habe er eine Mittelohrentzündung, mit 3 Jahren einen Scharlach durchgemacht. Im letzten Jahr sei er wegen einer Gürtelrose in Behandlung gewesen.

Nach Auskunft der Ärzte sei es eine Nervenstörung, veitstanzähnlich. Er schneide Grimassen, z. B. vor dem Spiegel. Er werde sehr schnell zornig, er zerreiße seine und fremde Sachen. Er sei sehr beeindruckbar und ein „Angeber".

In der Schule komme er ganz ordentlich mit. Beim Lernen werde er jedoch sehr schnell schläfrig; nicht so beim Spielen, beim Sport oder beim Lesen von leichter Lektüre. Beim Schlafen hänge er gerne den Kopf zum Bett heraus.
Auf diese Angaben hin sollte ich ein Heilmittel für den Jungen finden.
Ich wählte als 1. Symptom das Grimassenschneiden 1/59, in etwa 48; wie man dieses Verhalten auch interpretieren will, es ist ein sonderliches, also für uns ein wertvolles Symptom. Genauso von Wert ist der große Zorn 1/151, der den Kranken zum „Zerstören" seiner Sachen bringt 1/77, 149. Ein Zeichen, das wiederum sehr beachtlich ist, ist diese auffallende Schläfrigkeit beim Lernen, also bedingt durch geistige Anstrengung 1/372, 387. Ein außerordentlich „individuelles" Benehmen ist wohl der unwillkürliche Stuhlabgang, der sich etwa 2mal in der Woche einstellt 3/632.
Als naheliegendstes homöopathisches Arzneimittel schälte sich Hyoscyamus heraus. Die Mutter bekam 2 Gaben in der D 30 mit; die 2. Gabe sollte nach einigen Wochen gegeben werden.
Bereits auf die erste Dosis war nach 4 Wochen alles wesentlich besser geworden und ein Bescheid nach weiteren 8 Wochen besagte, daß die Krankheit überwunden war. Ich traf die Mutter nach mehreren Jahren wieder. Der Sohn hatte niemals mehr einen Rückfall erlitten.

Fall 144: Frau, 54 Jahre, kommt in die Sprechstunde wegen ihrer „Nerven".
Spontanbericht: Seit 6 Wochen habe sie Krämpfe im After, verbunden mit ziemlichen Hämorrhoidenschmerzen, und das besonders morgens. Der Stuhlgang mache dabei keine Schwierigkeiten. Sie sei seither „total mit den Nerven herunter". Es bestünde eine enorme Reizbarkeit und Unleidlichkeit. Niemand dürfe sie ansprechen; bei Zuspruch überkomme sie das große Heulen.
Gynäkologisch sei vor längerer Zeit eine Senkung festgestellt worden; sie wisse nicht, ob die Darmkrämpfe dadurch hervorgerufen würden. Im Unterbauch (im kleinen Becken) empfinde sie ein komisches Hitzegefühl.
Eine Ursache für die Störung kann die Patientin nicht angeben.
Als Führungssymptom nahm ich die enorme Reizbarkeit 1/151 und die Heulerei auf Zuspruch 1/108, 146. Dazu als „komisches" Symptom das Hitzegefühl im gynäkologischen Bereich 3/755 und auf jeden Fall die eigenartigen „Afterkrämpfe" 3/627, 626.
Bei diesen Zeichen und Modalitäten konnte es kein besseres Mittel als Nux vomica geben. In der LM 18 verordnet, erfolgte ein Anruf nach einer Woche, daß die Nerven viel besser geworden seien. Die Krämpfe und das Hitzegefühl seien weggeblieben; seit der Einnahme des Mittels bestehe allerdings eine mäßige Stuhlträgheit.
Bescheid nach weiteren 10 Tagen: Keine Beschwerden mehr; Stuhl ebenfalls wie gewohnt. (Wegen der Stuhlstörung hatte ich die Tropfen nach dem ersten Anruf 3 Tage aussetzen lassen.)

Fall 145: Frau, 82 Jahre, kommt in die Sprechstunde.
Seit 8 Tagen habe sie starkes Tränen beider Augen, was sie sonst nicht kenne. Sie sei allerdings in einen Luftzug gekommen.

Sie war im Auto mitgenommen worden und es waren die Fenster offen gewesen. Ich nahm das Symptom Augentränen im Wind 3/31. Weil eine weitere Nachfrage keine charakteristischen Zeichen ans Tageslicht brachte, blieb nichts anderes übrig, als von den vorhandenen Medikamenten für Tränen nach Wind ein fettgedrucktes auszuwählen. Ich gab Euphrasia LM 18. Die Beschwerde verschwand über Nacht.

Die obengenannte Patientin litt übrigens seit Jahrzehnten an inneren und äußeren schmerzhaften und blutenden Hämorrhoiden. Sie konnte wegen ihres Herzens nicht operiert werden. Längere Zeit vor der Augenstörung hatte mich die Tochter um ein Mittel für diese Beschwerden gebeten.

Auf Aloe D 4 und Aesculus D 4 war eine recht ordentliche Besserung eingetreten und diese hielt auch an -- bei laufender Einnahme dieser Arzneien.

Vor einem Jahr war dann die alte Dame selbst einmal in der Sprechstunde aufgetaucht, um sich ihre Tropfen abzuholen. Bei dieser Gelegenheit nahm ich eine erstmalige Anamnese auf und kam auf das Mittel, das hier das heilende war. Folgende Symptome wurden vermerkt:

Chronische Hämorrhoiden; Schmerzen unabhängig vom Stuhlgang; nach dem Stuhlgang ein drückender Schmerz extra, der eine ganze Zeit anhält. Häufig vergeblicher Stuhldrang. Die Kranke hatte schon 3mal eine Afterfissur an der gleichen Stelle. Da mir das Medikament bereits durch diese Symptome genügend definiert erschien, erspare ich mir eine genauere Interrogation und gab Sulfur.

Ich nahm als gutes Symptom ausnahmsweise einmal die Chronizität der Hämorrhoiden 3/629; als ein anderes, sonderliches Symptom den drückenden Schmerz nach dem Stuhlgang 3/643; es gibt hier nicht viele Mittel; wesentlich schien mir der drückende Schmerz, der immer nur in dieser Art empfunden wurde, und nach dem Stuhlgang, also nach der Entleerung auftrat. Als letztes Symptom nahm ich die Rubrik Fissuren im Anus 3/628. Dieses halbklinische Zeichen schien mir deshalb von Bedeutung, weil ein 3maliges Auftreten einer Fissur die Intensität der Störung anzeigt.

In der LM 18 verordnet, verschwanden die Hämorrhoidalbeschwerden kurzfristig und endgültig und waren auch nach einer Beobachtungszeit von 3 Jahren nicht mehr rückfällig geworden.

Fall 146: Alter Herr, 89 Jahre, klagt über starke, reißende Gesichtsschmerzen, besonders auf der linken Seite. Sie bestehen seit einigen Tagen und erstrecken sich bis zu den Ohren, speziell zum linken Ohr. Sie sind plötzlich da, halten bis zu einigen Stunden an und verschwinden dann ebenso plötzlich wie sie gekommen sind.

Ich begnügte mich mit diesen Angaben und nahm als 1. Symptom das plötzliche Auftreten und plötzliche Verschwinden der Beschwerden. Im „Kent" gibt es dafür eine eigene Rubrik 1/466. Sie weist nicht allzuviele Mittel auf, aber diese wollen „auseinandergenommen" und auf ein oder zwei Arzneien beschränkt werden. Dazu nahm ich die reißenden Gesichtsschmerzen, eine Schmerzart, die doch eine „charakteristische" ist 2/136. Als ein Zusatzzeichen wählte ich die Abstrahlung dieser Schmerzen bis zu den Ohren 2/129; das ist nicht umwerfend als Symptom, aber eines, das präzisierbar und nur mit einigen Arzneien vertreten ist. Wir müssen ja zumeist froh sein, wenn wir als 3. und 4. Symptome solche haben, die noch *verhältnismäßig* gut beziehungsweise „noch recht ordentlich" sind.

Ich nahm Belladonna in der LM 18 und ließ mich von ihr auch nicht abbringen, als ich herausfand, daß der reißende Schmerz *linksseitig* 2/138 bei ihr nicht bekannt ist. Die Seitenmodalitäten sind nicht selten von einem außerordentlichen Rang, sie können aber genausogut bei Vorhandensein „besserer" Symptome an Glanz verlieren. Cholocynthis kommt Belladonna recht nahe in den zweitrangigen Symptomen, hat aber nicht das Leitsymptom Schmerz beginnt plötzlich und hört plötzlich auf. Wenn man die Rubrik anfallsweiser Gesichtsschmerz nimmt 2/122, findet sich neben Belladonna 2wertig auch Cholocynthis 2wertig. Die haargenaue Rubrik steht jedoch in 2/126. Es erfolgte auf die Tropfen eine schnelle Besserung. Schon nach dem erstmaligen Einnehmen waren die Schmerzen vorbei.

Der Patient hatte übrigens schon öfters diese Art von Beschwerden produziert und jedesmal zeigte das gleiche Mittel die gleiche prompte Wirkung.

Fall 147: Frau, 37 Jahre, bittet telefonisch um einen Rat.

Sie liege seit heute im Bett und habe fast 39 Grad Fieber axillar mit starken Bauchkrämpfen, die sie dazu brächten, sich zusammenzukrümmen. Sie habe dazu stechende Schmerzen in der Lebergegend. Der Stuhl sei nicht gestört. Sie verspüre einen bitteren Geschmack im Mund.

Sie fühle sich völlig zerschlagen, habe Augenweh und Kopfschmerzen. Das alles habe gestern schon begonnen mit Frieren und Schaudern.

Durst habe sie keinen; sie habe etwas häufigeren Harndrang, der Urin sei heller als gewohnt.

Sie sei fest zugedeckt. Der Kopf sei heiß, die Hände und Füße aber seien kalt. Das war das Ergebnis einer Rede und Gegenrede am Fernsprecher.

Einen Grund für die Störung kann die Patientin nicht angeben. Das Essen kann auch nicht schuld sein, sagt sie. Der Appetit ist nun mehr ganz gering vorhanden. Welches Mittel benötigte diese Kranke?

Als sehr gutes Symptom fand ich den heißen Kopf und die kalten Extremitäten. Ich nahm die Rubriken Hitze Kopf, mit kalten Extremitäten 1/192 und Hitze Gesicht mit kalten Extremitäten 2/106 und dazu die Rubriken, die im Grunde genommen noch wichtiger sind, kalte Hände bei *Fieber* 2/470 und kalte Füße bei *Fieber* 2/475. Als ein weiteres Zeichen kam die völlige Zerschlagenheit -- bei Fieber, versteht sich -- an die Reihe 2/699, 561. Bauchkrämpfe, die zum Zusammenkrümmen zwingen 3/578, 550 und der bittere Geschmack bei diesem aktuellen Anlaß 3/190 folgten als nächstes. Als Abschluß nahm ich die Durstlosigkeit bei Fieber 3/438; und die Tatsache, daß die Patientin fest zugedeckt war im Fieber 2/52 (identisch mit Abneigung gegen Entblößen) und daß neben den Krämpfen auch ein stechender Schmerz in der Lebergegend geschildert wurde 3/596. Ich repertorisierte sehr sorgfältig. Die Kranke wohnt weit entfernt von München und ich wollte mir einen Besuch ersparen.

Ich wählte Pulsatilla und es wurde von einem Angehörigen abgeholt. In der LM 18 mitgegeben kam der Bescheid am anderen Tag, daß sämtliche Beschwerden wesentlich besser geworden waren. Die Kranke hatte nachts noch sehr stark geschwitzt. Die Temperatur war 37,2 Grad axillar.

Ein zweiter Anruf tags darauf: Temperatur normal; keine Beschwerden mehr. Fühlt sich wieder hergestellt.

Fall 148: Diese Krankengeschichte entbehrt nicht einer gewissen Komik. Sie spielte sich wie folgt ab.

Vor längerer Zeit kam ein Mann in die Sprechstunde. Er war völlig durchgedreht und wegen des Befindens seiner Frau ganz verzweifelt.

Die Gattin habe vor einiger Zeit an der Gebärmutter operiert werden müssen. Sie sei 55 Jahre und habe wegen unregelmäßigen Blutungen eine Totaloperation benötigt.

Es sei zunächst alles gutgegangen, die Patientin sei nach etwa 3 Wochen nach Hause entlassen worden und habe sich auch 14 Tage recht ordentlich gefühlt. Eines nachts habe sie aber plötzlich starke Unterleibsschmerzen bekommen und mäßiges Fieber dazu. Die Krankheitserscheinungen seien anschließend so schlimm geworden, daß der zugezogene Gynäkologe eine neuerliche Einweisung in die Klinik veranlaßt hatte.

Dort sei eine ,,Wandverdickung und Entzündung im rechten Unterbauchgebiet" festgestellt worden.

Weitere Einzelheiten seien ihm, dem Ehemann nicht bekannt. Nach zwei Wochen konnte die Frau wieder nach Hause gehen; die Schmerzen waren immer noch etwas da: nur das Fieber, das jedoch schon vor der Einweisung zurückgegangen war, hatte aufgehört. Es waren während der stationären Behandlung übliche Entzündungs- und Nervenmittel gegeben worden.

Und nun kam das, was den Mann ,,auf die Barrikaden" trieb und ihn ,,fertig machte": Kaum war die Patientin einige Tage zu Hause, gingen die Beschwerden in alter Frische von neuem los; nur das Fieber zeigte sich kaum mehr. Erstens sagte der Mann werde die Frau überhaupt nicht mehr gesund und zweitens fehle sie ihm im Büro seines Betriebes und drittens habe er eine Menge Geld ausgegeben und viertens werde er sie sofort zu mir bringen.

Letzteres redete ich ihm aus. So eilig sei die Sache nun auch wieder nicht und außerdem müßte man noch einige Tage warten, um zu sehen, wie und ob die Klinikbehandlung doch noch im Sinne einer Besserung nachwirke.

Der Ehemann rief nach 3 Tagen noch einmal an und dann knapp nach einer Woche und teilte mir mit, daß das Befinden seiner Frau weiterhin schlecht sei: ständige Bauchbeschwerden trotz äußerster Schonung bis zur Bettruhe.

Jetzt bestellte ich die Patientin in die Sprechstunde: Im Grunde war das Problem in kürzester Frist gelöst:

Das Komische bei der Sache war doch das plötzliche Auftreten der Beschwerden eines nachts, obwohl die Operation gut vertragen worden war, was sich an dem unauffälligen Befinden 14 Tage lang nach der Entlassung gezeigt hatte.

Meine gezielte Frage war also: „Was war danach nachts los gewesen"? Und ohne im geringsten zu zögern sagte die Kranke „da habe ich einen schweren Traum gehabt und bin aus dem Schlafe hochgefahren und habe das Gefühl gehabt: da hat es mir jetzt etwas im Unterleib verrissen".

Bei der Palpation ist der ganze Unterbauch sehr druckempfindlich und es ist außer der frischen Operationsnarbe eine riesige Blinddarmnarbe aus vergangenen Zeiten festzustellen.

Welches Mittel kam in Frage? Wegen der Aufgeregtheit des Mannes gab ich unsere „2 besten" mit, die für so etwas helfen.

Die simple Erklärung der Ursache der Störung hat uns ja die Frau in einem einzigen Satz dargelegt . . . : „da hat es mir jetzt etwas im Unterleib verrissen".

Das 1. Mittel für solche Zwecke ist Rhus toxicodendron, das 2. kann Arnica sein. Es ist zu empfehlen, beide Mittel in guten Arzneimittellehren in dieser Hinsicht sorgfältig zu studieren.

Ich gab das eine Medikament in der LM 18 in der Frühe, und das andere in der LM 18 am Abend.

Nach einigen Tagen war das ganze Drama total von der Bildfläche verschwunden und hat sich niemals mehr wiederholt.

Post scriptum: manchmal täte es ganz gut nicht nur multiple Laborkontrollen anzustellen — wozu kein schöpferischer Geist vonnöten ist —, sondern sich einmal „ganz dumm" zu stellen und unvoreingenommen den Patienten schlicht und einfach zu fragen, was *er* denn glaube, was der Anlaß zu seiner Krankheit sei. Man wird bei diesem Vorgehen *häufig* auf Dinge stoßen, die eine völlig andere Betrachtung der Beschwerde ermöglichen und dementsprechend eine andere Therapie erfordern. Allerdings ist die Homöopathie bei vergleichbaren Sachverhalten der Schulmedizin weit überlegen, denn sie hat entsprechende Arzneimittel, die der letzteren fehlen und ihr völlig unbekannt sind.

Dieser kleine Fall beweist das ohne weiteren Kommentar.

Über die Homöopathie können „Kenner" plaudern wie sie wollen; sie können großen Unsinn verbreiten; das alles kann ihnen verziehen werden. Aber etwas wäre unverzeihlich, wenn sie behaupten würden, die Homöopathie sei eine Schlamper-Methode. Kein Zweig der ganzen Medizin nimmt den Kranken so ins Kreuzverhör — wenn man Labor und andere leckere Dinge ausklammert — wie der homöopathische Arzt, wenn er sein Geschäft versteht. Und nur in solcher Manier kann ihm die Arzneimittelwahl gelingen.

Sein ceterum censeo lautet immerdar: Wie treibst Du's mit der Aufnahme der Vorgeschichte und wie hast Du's mit der Klärung einer möglichen „Causa" bei einer x-beliebigen Erkrankung.

Eine echte Causa, echt im homöopathischen Sinne, ist ein hervorragendes Leitsymptom, das vielfach ohne große Mühe und sicher zum heilenden Mittel führt.

Fall 149: Fräulein, 22 Jahre, kommt in die Sprechstunde wegen einer „Allergie", wie sie sagt. Selbige besteht seit gut 3 Wochen und wurde schon mit Spritzen und anderen Medikamenten behandelt; es sind über den ganzen Bauch und

Rücken verteilte blaß-braune bis rötliche Flecken, die meisten von Linsengrö-
ße, die mäßig und nicht immer jucken. Die junge Dame sagt, daß sie sonst völlig
gesund ist. Sie ist groß und etwas füllig, freundlich-verbindlich und man hat den
Eindruck, daß sie in jeder Hinsicht -- allerdings nicht ohne Antibabypille -- ihr
junges Leben genießt. Letztere hat, wie sich herausstellt, auf die Hautsache keinerlei Auswirkung.

Bei dieser Vorgeschichte ist man, wie oft bei Hautstörungen, zunächst einmal ziemlich ratlos, was die Wahl des passenden Mittels betrifft.

Auf mein Drängen, sich etwas anzustrengen, erzählt die Patientin, daß sie bis
vor einigen Wochen an der „Galle" behandelt worden ist. Diese gebe jetzt endlich Ruhe, nachdem sie ein ganzes Jahr lang Schwierigkeiten gemacht hatte.

Welches Medikament die Galle wieder -- nach einem Jahr -- in Ordnung gebracht hatte, war nicht zu erfahren. Es ist erstaunlich, wie wenig sich manche
Kranke um die Heilstoffe „annehmen", die ihnen helfen sollen oder auch wirklich geholfen haben. Vielfach ist es ihnen völlig egal, was das Mittel ist oder
wie es heißt.

Nun, das war alles -- aber es war so viel, daß man dem Simile auf die Spur
kommen konnte.

Ich nahm als Idee der Störung, als führendes Symptom die Tatsache, daß
einige Wochen nach dem Verschwinden der Gallebeschwerden, die 1 Jahr
schon bestanden hatten, eine „Hautallergie" ans Licht des Tages kam, die der
Kranken vorher völlig unbekannt war.

Wenn hier überhaupt ein Symptom von Bedeutung sein konnte, dann nur die
Möglichkeit einer *Verdrängung* von Beschwerden (Galleerkrankung) und keine
echte Ausheilung dieser Erkrankung. Auch hier kann nicht schlankweg behauptet werden, daß ein Zusammenhang zwischen der früheren Störung und
der jetzigen Beschwerde existieren *muß*. Genausowenig aber kann behauptet
werden, daß *keine* solche Querverbindung besteht. Ich entschloß mich, das
Ganze *gemeinsam* zu betrachten, das heißt, eine Abdrängung von Störfaktoren
im Galle-Leberbereich auf die Haut hin zu „unterstellen". Diese Vermutungen
sind in vergleichbaren Fällen keineswegs abstrus, denn jedermann weiß, daß
viele Medikamente der modernen Medizin keine echten Heilergebnisse hervorbringen; der Name *Langzeittherapie,* was vielfach gleichzusetzen ist mit Dauer-
therapie, weist auf dieses Problem hin. Daß bei solcher Betrachtung Reste,
kleine oder große, von Krankheitsprozessen ohne weiteres im Organismus her-
umvagabundieren können, wird dem aufmerksamen Beobachter nicht entgehen.

Ich gab also das Hauptmittel, das bei solchen Verdrängungen fast immer als
erstes angezeigt ist, nämlich Sulfur, in der LM 18.

Bereits 3 Tage später erfolgte ein Anruf, daß die Galle wieder „aufmucke",
was sie die letzten Wochen nicht mehr getan hatte. Aber die Hautflecken seien
schon viel blasser geworden. Ich ließ die Tropfen aussetzen.

Die Haut war nach weiteren 6 Tagen wieder normal geworden, die Gallenbe-
schwerden verhielten sich jedoch auch nach Wiederaufnahme der Arznei refraktär, das heißt, es war noch ein anderes Mittel nötig, um sie zum Abklingen
zu bringen. Diese Arznei war Pulsatilla; das soll hier nur angedeutet werden.

Es ist erneut daran zu erinnern, daß die Patientin früher niemals mit der Haut zu tun hatte. Eine Allergie sui generis war somit viel weniger plausibel als ein Zusammenhang mit der Gallenstörung.

Fall 150: Alte Dame, 83 Jahre, kommt wegen Kniebeschwerden. „Seit 4 Wochen tut das linke Knie weh." Ein Anlaß für diese Störung kann nicht genannt werden.

Zunächst ergibt sich nichts, was für ein Einzelmittel spräche; es sind also keine wahlanzeigenden Symptome da und deshalb ist ein Versuch mit einem homöopathischen Mittel ohne Witz. Da hört die homöopathische Heilkunst auf, Gutes tun zu können -- da ist sie überfordert.

Ich verabreiche also fleißig Injektionen mit organotrop wirkenden biologischen Heilstoffen. Die Patientin humpelt auch 3 Wochen unermüdlich in die Sprechstunde, um die Spritzen entgegenzunehmen. Ein Erfolg ist leider nicht zu verzeichnen. Das Knie wird zwar nicht schlechter, aber auch nicht besser.

Eines Tages mache ich einen zweiten Vorstoß in die Gefilde eventueller Zeichen und Symptome homöopathischer Qualität.

Da stellt sich heraus, daß gerade im Liegen das Knie besonders schlecht ist. Sitzen ist ganz gut verträglich; sogar das Gehen macht keine allzugroßen Probleme. Am schlimmsten ist jedoch die Nacht, beziehungsweise das Liegen.

Die Kranke sagt, daß die Schmerzen wie eitrig sind, wie tobend und daß sie sich eigentlich im ganzen linken Bein zeigten und nur am stärksten am Knie.

Sie müsse eben am Bettrand sitzen und die Beine herunter hängen lassen, dann würden die Schmerzen schnell vergehen.

Welches Mittel kam in Frage, nachdem sich -- so nebenbei -- diese eigenartige und relativ selten vorkommende Modalität als Leitsymptom für diese Störung entpuppt hatte? Der „Kent" hat auch für solche Zeichen seine Hinweise. In 2/589 heißt es bei Schmerzen Beine, Herunterhängenlassen des Beines bessert. Belladonna und Veratrum album sind 1wertig und Conium ist 3wertig angegeben. Andere Medikamente existieren nicht in dieser Rubrik.

Der Schierling in der LM 18 verordnet, tat sogleich sein Bestes. Die Patientin kam nach 8 Tagen wieder. Das Knie sei viel besser; sie „tue längst wieder die Füße rein". Kurze Zeit später war das linke Bein wieder normal.

Auch nach längerer Beobachtungszeit trat kein Rückfall auf.

Fall 151: Alter Herr, 84 Jahre, kommt auf einen Stock gestützt in das Sprechzimmer gehumpelt, begleitet von seinem Sohn, der ihn im Auto hergefahren hat.

Der Sohn erzählt: Der Vater habe seit über 6 Wochen Schmerzen am rechten Kniegelenk und könne kaum mehr gehen. Der Hausarzt sei der Meinung, bei den alten Knochen sei eben nicht mehr viel zu machen, da seien die Gelenke abgenützt, und er habe einige Bestrahlungen und Salben verordnet. Bis jetzt habe beides nicht geholfen.

Er, der Sohn, wundere sich nur, daß diese alten Gelenke noch bis vor 6 Wochen so gut gehalten hätten. Der Vater sei immer noch Rad gefahren und auch beim Gehen habe er keine Schwierigkeiten gehabt.

Ich stelle jetzt meine erste Frage: Wieso ist das Knie gerade seit 6 Wochen schlecht und prompt erfolgt vom Vater die Antwort: „Beim Aufstehen vom Knien ist es passiert, da hat es geknackt und seitdem ist der Schmerz da".

Die örtliche Untersuchung stellt klar, daß der innere Gelenkspalt sehr druckempfindlich ist. Eine Schwellung und sonstige äußere Krankheitszeichen sind nicht vorhanden. Hier war selbstverständlich das Leitsymptom die Verletzungsfolge.

Ich gab dem Patienten 2 Mittel in der LM 18 mit. Das erste, Arnica, wurde allein genommen. Nach 8 Tagen erfolgte ein telefonischer Bescheid des Sohnes, daß sich nichts gebessert habe.

Ich ließ das 2. Medikament, Rhus toxicodendron nehmen. Anruf nach 12 Tagen: Mit dem Beginn des neuen Mittels habe sofort eine Besserung eingesetzt. Der Vater sei bereits auf den Friedhof gegangen. Gleich nach dem Besuch in der Sprechstunde war übrigens — nicht von mir veranlaßt — eine Röntgenaufnahme des Knies gemacht worden. Die Diagnose war Innenbandverletzung — ein etwas unverbindlicher Befund.

Fallkritik in Kurzfassung: Suggestionswirkung scheidet aus, weil erst das 2. Mittel gewirkt hat. Spontanremission? Einsetzen derselben genau an dem Tag, an dem die passende Arznei genommen wird nach fast 8wöchentlicher Dauer der Störung? Das anzunehmen, ist auf ein verkrampftes Denken zurückzuführen. Andere Mittel? Es wurden keine dazu genommen. Der Mann kam auf Empfehlung eines Freundes, der ein Jahr vorher mit fast den gleichen Beschwerden aus vergleichbarer Ursache zu tun gehabt hatte — allerdings bereits Monate lang — und der mit dem gleichen Medikament, in derselben Potenz, sofort und gut reagiert hatte und seither keinerlei Probleme mehr mit seinem Knie gehabt hat: Eine Art Reproduzierbarkeit der Mittelwirkung. Ich bekam einen letzten Bescheid nach knapp 6 Wochen. Das Knie war gesund geblieben.

Wieder hat sich erwiesen, daß Arnica mehr das Mittel für Weichteilverletzungen 1/453, besonders mit Blutaustritt ist 1/453, und Rhus toxicodendron mehr das Mittel der Zerrung von Zwischengewebe, Bindegewebe, Sehnen, der Verrenkungen usw. 2/568.

Fall 152: Mann, 39 Jahre, kommt wegen „komischer" Beschwerden, wie er sagt, am Samstagnachmittag außerhalb der Sprechstunde.

Seit gestern Abend habe er Halsschmerzen, besonders links mit Fieber 38,2 Grad axillar. Beim Schlucken habe er ein eigenartiges Gefühl, und beim Reingucken sehe der Hals ganz dick aus.

Er sagt auch, daß er sich in seinem ganzen Befinden schlecht fühlt.

Seit 15 Jahren habe er übrigens alle Jahre im Herbst seine Halsentzündungen — das sei nach einem kalten Bad so geblieben — aber diese Art von Entzündung habe er noch nie gehabt.

Bei Besichtigung des Halsinneren sieht man das Zäpfchen extrem nach rechts verdrängt und wie eine durchsichtige Blase voll Wasser aussehend — in der Größe einer kleineren Kirsche; links daneben ist der weiche Gaumen ähnlich verändert. Von der linken Mandel ist nichts zu sehen. Die ganze linke Rachenpartie ist verschwollen. Von besonderen Symptomen ist sonst nichts zu erfahren; höchstens die auf Nachfragen kommende Antwort, daß trotz der erhöhten Temperatur kein Durst empfunden wird. Da ich an diesem Samstag nicht länger zu Hause bin, sage ich dem Mann, daß er notfalls den diensthabenden Arzt verständigen müsse; sage ihm jedoch sofort dazu, daß das in ähnlichen Fällen noch nie notwendig gewesen sei.

Gerade bei beginnenden Mandelabszessen, die nicht selten mit diesen Ödemen anfangen, muß man den Patienten irgendwie orientieren.

Welches Mittel kam in Frage? Ich war meiner Wahl keineswegs todsicher und gab 2 verschiedene Fläschchen in der LM 18 mit. Der Kranke sollte vorerst nur das erste nehmen. Wenn sich bis zum Abend keinerlei Besserung zeige, solle er die zweite Arznei versuchen, am Abend und dann noch in der Nacht.

Anruf des Kranken am nächsten Morgen um 10 Uhr: Er fühle sich sehr gut. Das Schlucken sei wesentlich besser geworden, die Schwellung sehr zurückgegangen und die Temperatur 37,0 Grad axillar. Auf meine gezielte Frage, wann er zum ersten Male ein Besserungsgefühl verspürt habe, kommt nach einem deutlichen Zögern die Antwort: unmittelbar nach dem 1. Schluck.

Das 2. Mittel war also nicht nötig gewesen. (Es war Lachesis — keine überzeugende Wahl.) Am anderen Tag bekam ich wieder Bescheid: Das Befinden sei völlig normal. Ob er seine Dienstreise antreten könnte, fragte der Patient.

Was war das Leitsymptom dieses Falles?

Zunächst einmal die Angabe des Medikaments, es war Apis.

Die wassersackartige Ödembildung des Zäpfchens und der Umgebung desselben ist so typisch für Apis, daß das das Kriterium des Falles ist. Wir haben kein einziges Symptom, das höher zu bewerten ist. Die Betonung liegt auf durchscheinender Wassersack — das ist mehr als eine ödematöse Schwellung; letztere kommt bei manchen anderen Mitteln vor; „Kent" 3/285.

Diese Formung zeigt nicht nur das Zäpfchen, sondern soweit es anatomisch möglich ist, auch die ganze linke Seite 3/285. Zur Not kann man die Linksseitigkeit dazunehmen 3/285.

Die Durstlosigkeit in allen Ehren; wir nehmen sie gern zur Kenntnis 3/438. Aber auch mehr Durst bei Fieber dürfte uns hier nicht von Apis wegbringen.

Der Verdacht auf einen beginnenden Tonsillarabszeß ist, wie gesagt, nicht von der Hand zu weisen; trotzdem muß es bei dem Verdacht bleiben; was wir mit Sicherheit erkennen können, ist der Wassersack und daran hängen wir die ganze Mittelwahl auf. Apis hat übrigens auch Bezug zu Eiterungsprozessen: Furunkel 2/180, hier steht Apis 2wertig und Karbunkel 2/183, hier steht es ebenfalls 2wertig.

Notwendig war noch eine andere Überlegung: Wird bei diesem ganz akuten Fall die Vorgeschichte (speziell die Badesache) *mit* zu berücksichtigen sein. Da muß man sagen nein; auch wenn die seit 15 Jahren (nach einem *kalten Bad*) auftretende Halsentzündung in ihrer jährlichen Rhythmik ein interessantes Symptom ist, können wir das vernachlässigen: weil das akute Krankheitsgeschehen ein so typisches Apis-Bild bietet.

Es kann sehr wohl sein, daß wir auch bei *akuten* Krankheiten Symptome und Zeichen aus der weiter zurückliegenden Vorgeschichte finden und sie verwenden müssen. Sie können unsere Mittelwahl vor allem dann beeinflussen, wenn das akute Bild wenig wertvolle Symptome aufweist.

Hat zum Beispiel jemand eine akute Halsentzündung nur rechtsseitig und erfahren wir, daß der Kranke früher mehrmals Halsentzündungen durchgemacht hat, bei denen regelmäßig ein Wechsel der Seiten auftrat 3/269, dann werden wir ihm für die diesmalige Erkrankung Lac caninum verordnen, ohne daß wir abwarten, ob vielleicht dieser Seitenwechsel auch bei der *jetzigen* Entzündung sich bemerkbar macht. In einem sochen Fall ein *nur* rechtsseitiges Medikament zu geben, wird keinen überzeugenden Erfolg erwarten lassen.

Man kann natürlich den oben angeführten Krankheitsfall auch „auf Anhieb lösen": Wassersack ist gleich Apis. Das ist für mein Gefühl zu genial. Man kann aus jedem Fall lernen, aber nur wenig über die homöopathische *Schnell-Diagnose;* sehr viel jedoch über exaktes Beobachten und intensives Nachdenken. Das kann natürlich beim Geübten des öfteren auch ganz schön schnell gehen.

Im allgemeinen ist die ad hoc-Masche: das ist Sepia, das ist Lycopodium, das ist Sulfur ein verdächtiges Zeichen dafür, daß der betreffende „Geniale" die Kompliziertheit und Schwierigkeit der homöopathischen Arzneimittelwahl noch gar nicht begriffen hat.

Mit homöopathischen Blitz-Diagnosen kann man einen Außenstehenden blenden. Meist ist diese Hokus-Pokus-Gesinnung nur ein vorübergehender Luxus: Éntweder man fällt wieder auf seine Füße, oder man gibt bald wieder ganz auf.

Ebenso abzulehnen ist das überpeinliche, das pedantische Vorgehen, wo jedes simple Symptom auf die Goldwaage gelegt wird: auch das bringt nur Versager!

Abschließend soll auch bei diesem Fall die Frage gestellt werden: 1. War die Besserung eine *Suggestionswirkung?* Der Mann, ein höherer Beamter, denkt nicht im Traum daran, sich etwas einblasen zu lassen. Zumeist ist der Arzt in der Lage die Mentalität seiner Patienten hinsichtlich Suggestion und Autosuggestion richtig einzuschätzen. Man kann hier ohne weiteres eine entsprechende Stellung beziehen und das Wenn und Aber sehr bald nach der oder jener Richtung hin klarstellen. 2. Auch ein überhöhter *Erwartungseffekt* ist nicht gegeben, weil der Mann von mir hörte, daß das 1. Mittel ohne Wirkung sein könnte. 3. Die „*Fremdsuggestion*" ist ebenfalls unmöglich: ich wußte zwar, welche Heilmittel der Mann bekam, aber ich traute mir selber nicht über den Weg, sonst hätte ich ihm nicht das 2. Mittel mitgegeben. Wirkung à la *Spontanremission?* Gerade nach dem ersten Schluck! Unsere Praxen würden da nur von Massen-Spontanremissionen leben. 4. Üblicher Heilverlauf? Nein! Ich fürchte solche Fälle, weil sie sehr schnell in einen Abszeß ausarten können.

Noch ein Hinweis: Man hat manchmal bei Gesprächen mit Kollegen der *klinischen* Richtung der Homöopathie den Eindruck, daß sie die Angaben des Patienten nicht gerne für voll nehmen. Ich würde da vorsichtig sein. Nicht jeder der zu uns kommt, ist von vornherein ein unsicherer Kantonist, nicht jeder ein Dorftrottel.

Der wache homöopathische Arzt lernt sehr bald die Symptome des Psychopathen, des Neurotikers, des Hypochonders und auch des Vegetativ-Stigmati-

246

sierten unterscheiden von denen des „wahrhaft Kranken". Wobei ich nicht behaupten möchte, daß die erstgenannten Menschenkinder nicht auch als krank einzustufen sind. Aber sie erfolgreich homöopathisch zu behandeln, ist schwer und sie machen unsere Nerven schnell fertig. Ihre Symptome, Zeichen und Modalitäten sind täglich *anders,* wir können sie nirgends unter den Hut eines Arzneimittelbildes bringen, sie sind kaum exakt faßbar und sie sind selten „echt" und selten „dramatisch" in *unserem* Sinne.

Fall 153: Frau, 46 Jahre, erscheint in der Sprechstunde und bringt gleich die Diagnose mit: Sie leide an einer Colitis mucosa und ulcerosa. Eine Röntgenuntersuchung und eine Darmspiegelung hätten aber keine „organischen" Befunde ergeben. Die Dickdarmentzündung habe sie besonders stark seit einem Jahr. Sie habe laufend Tabletten genommen, bis auf die letzten Wochen, da habe sie es aufgegeben, weil sie nichts bewirkt hätten. Sie esse natürlich unentwegt Diätkost. Sie habe ständig Schmerzen im Oberbauch, eigentlich überall im Bauch.

Aus der Vorgeschichte ergibt sich das Folgende:
1952 litt die Patientin an einer Schwangerschaftstoxicose mit hohem Blutdruck. Aber: „Der Urin ist längst in Ordnung und die Wasserausscheidungsversuche sind unauffällig, ebenso ist es der Blutdruck." Eine Blasenspiegelung habe ebenfalls keinen krankhaften Befund ergeben. 1970 sei die rechte Kieferhöhle wegen einer Vereiterung operiert worden. Der Stuhl sei sehr wechselnd, hart und weich, oft schleimig und blutig, und mit unverdauten Nahrungsbestandteilen durchsetzt.

Rohkost vertrage sie seit einem Jahr überhaupt nicht mehr; aber auch vieles andere sei schlecht bekömmlich. Zitronen liebe sie sehr. Margarine, Gurkensalat, Zwiebeln seien für sie nicht genießbar.

In der Frühe „pressiere" es, da müsse sie gleich auf die Toilette.
1958 habe sie ein Zwölffingerdarmgeschwür gehabt — so ganz hatte das aber nicht geklärt werden können. Sie war damals 8 Wochen lang gelegen, die ersten 3 Wochen mit hohem Fieber, das aber dann schnell auf eine Penicillin-Behandlung zurückgegangen sei.

Auf Primeln und Erdbeeren bekomme sie Hautausschläge. Auch gegen Medikamente sei sie empfindlich. Seit 5 Jahren habe sie Kummer wegen der schweren Krankheit ihres Mannes. Die Menses seien noch normal und wie immer etwas zu früh. Seit 2 Jahren beobachte sie vermehrte „Leberflecken" am rechten Unterarm. Die Sonne vertrage sie gut; gegen warme Räume jedoch habe sie eine große Abneigung. der Durst sei normal, der Appetit recht ordentlich. Sie esse gern Süßes, auch Saures, soweit die Diät dies zulasse. Die Frau ist etwas korpulent, groß, dunkelhaarig und macht einen ruhigen, aufgeschlossenen Eindruck.

Auf meine gezielte Frage, was sie sich als Grund ihrer Erkrankung vorstellen könnte, sagt sie, das wisse sie nicht. Aber krank in den Gedärmen sei sie genau genommen schon seit 1958, nämlich seit dem erstmaligen Auftreten des Zwölffingerdarmgeschwürs, wenn auch die Sache erst seit einem Jahr besonders krass in Erscheinung trete.

Das war alles, was an Symptomen, Zeichen und Modalitäten bei dieser 1. Konsultation zu erfahren war.

Ich versicherte mich sogleich, ob das Jahr 1958 wirklich der Ausgangspunkt der Erkrankung sein konnte; ein zeitlicher Zusammenhang war auf jeden Fall gegeben. Damals hatte die Patientin 3 Wochen lang mit hohem Fieber gelegen, das schnell auf ein Antibioticum verschwunden war.

Man mußte sich entschließen, das schnelle Abklingen des Fiebers als Trivialität oder als den Ausgangspunkt für die chronische Darmerkrankung zu nehmen. Ich tat das letztere, weil mir ein zufälliges zeitliches Zusammentreffen zu abwegig erschien; die Kranke hatte früher mit dem Darm niemals Schwierigkeiten; sie war und ist allergisch und es kann die geschilderte Art der Fieberbehandlung ohne weiteres die Störungen machen, unter denen die Patientin seit langem zu leiden hat.

Also Leitsymptom: Unterdrückung eines fieberhaften Prozesses und Medikamenten-Unverträglichkeit mit nachfolgender Baucherkrankung.

Das Mittel gab ich in der LM 18 und bekam nach 14 Tagen telefonisch Bescheid. Die Frau erklärte, daß sie sich besser fühle und daß sie die ersten 4 oder 5 Tage 20—25mal gezwungen gewesen sei, auf die Toilette zu laufen. Sie habe so große Mengen Urin entleeren müssen, vom 1. Tag des Einnehmens an, daß sie 6 Pfund an Gewicht verloren hatte. Der Harn sei „literweise" weggegangen und habe so nach Salmiak gerochen, daß sie immer wieder die Wäsche wechseln mußte. Diesen Uringeruch habe sie noch niemals gehabt; vor 4 Jahren etwa sei der Harn ab und zu etwas scharf im Geruch gewesen, aber niemals so wie Salmiak. Sie habe in den letzten Tagen keinerlei Nieren- oder Blasenbeschwerden verspürt.

Die Bauchkrämpfe seien nicht mehr da; der Stuhl sei jetzt eher zu hart. Diese ersten 14 Tage seien trotz allem „wunderbar" gewesen.

Bescheid nach weiteren 3 Wochen: Der Harn habe nur noch einmal wie Salmiak gerochen. Ab und zu habe sie noch etwas Stuhlstörungen gehabt, auch leichtes Bauchweh, aber keine Bauchkrämpfe mehr.

Die Speisen seien jetzt wieder besser verträglich — seit über einem Jahrzehnt wieder. Sie habe bereits eine Ente gegessen und sie vertragen.

Nach 3 1/2 Monaten erschien die Patientin wieder in der Sprechstunde. Der Stuhl war regelmäßig geblieben, normal geformt, ohne krankhafte Bestandteile. Alle anderen Beschwerden waren ebenfalls abgeklungen. Das Allgemeinbefinden ist wesentlich besser als die ganzen Jahre vorher. Die Nahrung wird vertragen wie vor der Erkrankung. Ex iuvantibus muß angenommen werden, daß die Darm-Krankheit dieser Frau auf die oben angeführten Verursachungen zurückzuführen ist. Der Schwefel hätte sonst nicht helfen können. Es muß aber zugestanden werden, daß dieser Krankheitsfall auch deshalb gut zu behandeln war, weil noch ein paar andere Sulfur-Symptome — außer dem Unterdrückungsmodus — da waren: Abneigung gegen warme Räume, gerne Süßes und so fort. Aber auch ohne diese Modalitäten war Sulfur das heilende Mittel.

Letztere Symptome und Zeichen sind wie kleine Pilotfische, die unseren Hai, unser Führungssymptom begleiten. Sie lotsen uns zum Mittel, definieren es aber nicht. Das ist eine wichtige Überlegung.

Daß die Unterdrückung des Fiebers eine Leitidee dieser Krankheit war, zeigt die Reaktion auf den Sulfur: Sofortiges Ingangkommen einer Ausscheidung und noch dazu in einem solchen Ausmaß (literweise) und von solcher Qualität (Salmiakgestank). Man erlebt da geradezu, wie dieser Organismus seit Jahren auf diese „Explosion" gewartet hat.

Nun reagiert nicht jeder, der ein Fieber unterdrückt bekommt, auf üble Weise. Viele verkraften das (noch), das heißt, sie werden mit den „Schlacken", die der Organismus irgendwie über das Fieber loswerden wollte, von sich aus fertig und sie werden sie auf andere Weise los. Daß bei den allermeisten unserer Fiebererkrankungen das Fieber als Selbstheilungsvorgang oder als Selbstheilungsversuch zu verstehen ist, leuchtet nur den Bazillen- und Viren-Fetischisten nicht ein. Auch hier bestätigen Ausnahmen wieder nur die Regel.

Die Tatsache, daß der Sulfur solche Fälle kurieren kann und die Schlacken oder Gifte oder Toxine ausgeschieden werden mit seiner Hilfe, zeigt uns, daß bei diesen Unterdrückungskrankheiten der *Krankheitsname* Schall und Rauch ist; *wie im Grunde in homöopathischer Sicht mehr oder weniger jeder Krankheitsname Schall und Rauch ist.* Zwei Betrachtungen müssen noch angestellt werden: Zunächst muß man sich im klaren sein, daß die Unterdrückung des Fiebers nur deshalb so genannt werden durfte, weil sogleich nach Einsetzen des Antibioticums — es hätte genausogut jeder x-beliebige andere Modus von Unterdrückung sein können — das Fieber verschwand.

Hätte die Frau *trotz* Penicillin das Fieber noch über eine *längere* Zeit gehabt, wäre keine Unterdrückung, sondern bestenfalls eine Arzneibelastung, eine Arzneiunverträglichkeit zu registrieren gewesen.

Ein fieberhafter Infekt oder was auch immer damals vorlag, wurde umrangiert durch die Fiebervertreibung. Was bei einem Gesunden ohne viel Aufhebens gelingt, nämlich eine schnelle Fieberbeseitigung zu *verkraften,* das funktioniert bei unserer Patientin nicht. Der Infekt wird nicht ausgelöscht, nicht „ausgebrannt". Der Vorgang wird nur umgelagert auf den Darm, auf den Bauch. Letztere Störung ist also eine glatte „Illusion". Denken wir nun anders herum: Hätte die Frau 1958 die Fieberattacke durchgestanden ohne Unterdrückungstherapie, dann wäre sie *so* nicht krank geworden und es über ein dutzend Jahre so geblieben.

Zum Abschluß: Die Kummersache der Frau, nämlich die schwere Krankheit des Mannes, besteht erst seit den letzten Jahren. Die eigene Erkrankung hat sie schon viel länger. Folge von Kummer ist also hier nicht gefragt in Hinsicht auf die Mittelfindung.

Fall 154: Mann, 64 Jahre, kommt in die Praxis. Seit 10 Tagen habe er Ischiasschmerzen am linken Bein. Begonnen habe das in der Mitte des linken Oberschenkels und habe sich von da nach oben und unten ausgebreitet.

Der Schmerz sei ziehend und brennend, aber auch reißend und bohrend. Das Gehen sei schlecht, das Sichruhigverhalten am allerbesten. Er sei schon in Behandlung und habe Medikamente genommen; das habe bis jetzt nichts genützt.

Soweit der Spontanbericht des Mannes, den wir immer und möglichst ohne Unterbrechung anhören müssen.

Auf Nachfragen: Der Patient glaubt sich erkältet zu haben. Er hat als Tapezierer beim Arbeiten die „Shorts" angehabt und war auf einem Neubau im Luftzug gestanden. Er streitet aber ab, bei der Arbeit besonders geschwitzt zu haben.

Das Anziehen der Beine ist nicht gut möglich; am liebsten ist es dem Kranken, wenn er die Beine schön strecken kann, zum Beispiel nachts. Das Umdrehen im Bett empfindet er nicht als angenehm; das Liegen auf der *kranken* Seite ist aber recht vorteilhaft. Wärme ist ihm erwünscht.

Im Sitzen und im Stehen ist der Zustand erträglich; auch beim Aufstehen gibt es keine Schwierigkeiten, ebensowenig zu Beginn der Bewegung. Wenn aber der Mann etwas längere Zeit geht, fangen die Schmerzen an.

Welches Medikament kam in Frage? Ich gab etwas über den Daumen gepeilt Rhus toxicodendron in der LM 18 mit der stillen Hoffnung, mir die Arbeit dahingehend zu erleichtern, allein auf die Folge von Luftzug hin mit dieser Arznei zurechtzukommen. Nach 2 Tagen kam eine geringe Besserung. Tags darauf war alles wieder beim alten.

Also, alles noch einmal von vorne: Dauer der Erkrankung jetzt beinahe 2 Wochen. Wie immer suchen wir hier nach einem möglichen Grund, einer Causa, einer Ätiologie. Wir erfahren, daß der Mann glaubt, sich erkältet zu haben. Wenn wir die Einzelheiten ergründen, ergibt es sich, daß er recht hat.

Wir haben die Details erforscht; dazu gehört, daß Zugluft die auslösende Ursache war und dazu gehört, daß der Mann dabei *nicht* geschwitzt hat.

Diese Frage ist unbedingt zu klären, denn Folge von Kälte, Luftzug, *ohne* durchschwitzt zu sein, haben andere Mittel als Folgen von Kälte mit Durchschwitzung 1/516. Es ist nicht gut, nun Kälte, Zugluft verschlimmert im „Kent" im allgemeinen Teil nachzuschlagen 1/503, 511, auch wenn in beiden Rubriken unser Medikament dabei ist. Wir müssen nachsehen bei „Ischias" in 2/590. Hier haben wir ein Beispiel dafür, daß auch das sogenannte *klinische Symptom* bei der homöopathischen Mittelwahl eine Rolle spielen kann; nämlich dann, wenn wir unter dieser klinischen Rubrik „Ischias" für uns *hochwertige* Symptome, Zeichen und Modalitäten finden.

Die ganz allgemeine Spalte Kälte, Luftzug verschlimmert (alles), kommt nur dann ins Spiel, wenn wir keine lokalbezügliche Rubriken vorfinden.

Einen Husten zum Beispiel, der einwandfrei durch Barfußlaufen entstanden ist -- wie das öfters bei Kindern vorkommt -- werden wir ebenfalls nicht unter Verschlimmerung durch kalte Füße im *allgemeinen* Teil des Repertoriums 1/504 nachschlagen, sondern unter *Husten,* entstanden oder verschlimmert durch Kaltwerden der Füße in 3/367. Das alles sind wichtige Gesichtspunkte, die wir bei jedem Fall, lang oder kurz, leicht oder schwer, ins Auge fassen müssen.

Wir finden nun die genaue Bezeichnung „Zugluft löst Ischias aus" *nicht* im „Kent", sondern nur die weniger exakte, Folge von Kälte 2/592. Was tun? Wir merken uns auf jeden Fall diese Rubrik und können später die *allgemeine* Rubrik „Folgen von Luftzug" 1/511 dazu betrachten. Das ist aber eine gewisse Notlösung, denn wir haben gerade oben erfahren, daß immer *zuerst* die lokale Rubrik zu suchen ist, wenn wir Symptome mit unseren Arzneien vergleichen wollen -- die hochqualifizierten, versteht sich. Also: Lieber fassen wir die *Kälte*rubrik im *Ischiasteil* ins Auge, als die *Zugluft*rubrik ganz *allgemein* im „Kent".

Bei alledem dürfen wir niemals vergessen, daß das Repertorium eine *beratende und keine mathematische Funktion* hat.

Gehen wir jetzt von diesen etwas umständlichen, aber notwendigen Überlegungen weiter zu den anderen Symptomen des Falles. Was sagen uns die Schmerzsymptome? Nicht viel, denn wenn der Schmerz so *und* so *und* so ist, können wir nicht einfach die verschiedenen Schmerzarten zusammenbündeln und dann die Mittel aussondern; wir können und müssen uns dann auf die *allgemeine* Schmerzrubrik beziehen. Nur wenn ein Schmerzzustand *andauernd* der gleiche ist oder bleibt, zum Beispiel der Schmerz kommt immer und geht immer plötzlich, oder der Schmerz ist nur stechend und praktisch niemals anders, kann das ein hochwertiges Symptom werden.

Der Patient kann das Bein nachts „schön strecken"; das ist ein ganz nettes Symptom, aber wir können es nicht mit einem Mittel abdecken, weil es so etwas nicht gibt unter Ischias. Deshalb die *allgemeinen* Rubriken im 1. Band zu benützen, ist nicht gut, weil das schon sehr allgemein wird und vor allem, weil das Strecksymptom keineswegs so hervorragend ist, daß wir deshalb die *allgemeine* Rubrik Strecken bessert (will sich strecken) 1/450 in Kauf nehmen. Außerdem ist dieses Bessern wenig deutlich ausgesprochen.

Aufstehen, Sitzen, Stehen bringt keine Nachteile; das ist erfreulich -- aber das ist ein neutrales Verhalten und das können wir nicht honorieren dergestalt, daß wir so etwas zu einem Symptom oder zu einer Modalität von Rang erklären. Ebenso ist es mit der Wärme, die „erwünscht" ist.

Daß ein Ischiaszustand durch Umdrehen im Bett nicht zum Frohlocken Anlaß gibt, ist ebenfalls einleuchtend und für uns ohne echtes Interesse.

Wir brauchen ja immer nur die sonderlichen, die eigenheitlichen Symptome, solche, die uneinleuchtend sind, individuell.

Wir haben nicht bei jedem Fall solche hochbedeutsamen Zeichen und Modalitäten. Wir müssen uns auch mit den „billigeren" begnügen, was die Mittelwahl entsprechend problematischer macht. Darum der Schrei nach einer gekonnten Anamnese, damit wir in die Lage kommen, gute Symptome, bzw. die vorhandenen besten zu erfahren.

Nun, wir haben noch: Das Liegen auf der kranken Seite ist recht gut möglich. Das ist gar nicht so schlecht, denn das ist nicht logisch und selbstverständlich. Wir haben dafür im „Kent" keine Rubrik, aber eine, die einen ähnlichen „Geist hat" und die wir zu Rate ziehen können: Auf der schmerzhaften Seite liegen bessert 2/592. Wir merken uns jedenfalls diese Rubrik und ihre Medikamente.

Außerdem haben wir noch: Bei Beginn der Bewegung ist noch kein Schmerz spürbar -- ebensowenig wie beim Aufstehen vom Sitzen beispielsweise! -- aber wenn der Mann etwas *länger* geht, fangen die Beschwerden an. Er geht etwa 10 Schritte durchs Sprechzimmer unbehelligt -- die weiteren jedoch sind fast unmöglich, weil jetzt die Schmerzen einsetzen und zwar ganz beträchtlich.

Ist dieses Zeichen, dieses Symptom wertvoll? Es ist wertvoll, weil genau dieser Modus bei Ischiasfällen recht selten vorkommt. Wenn wir erfahren, daß weder das Aufstehen vom Sitzen, noch das Sitzen, noch das Stehen, noch das Liegen Schwierigkeiten machen (was nicht oft anzutreffen ist), dann wird die Modalität *fortgesetzte* Bewegung verschlechtert um so auffälliger und damit außerordentlich.

Zu vermerken ist, daß bei den Rubriken *Bewegung* und *Gehen* nicht immer exakt unterschieden werden kann, ob es nun die Bewegung ist oder die Geh-Bewegung, also das Gehen, was besser oder schlimmer macht. Die Erfahrung ergibt, daß besser alle beide Rubriken zu nehmen sind. (Eine Ausnahme macht zum Beispiel die Rubrik Schulterbewegung bessert oder verschlechtert; das ist zu unterscheiden von Schmerzen, die durch *Gehen* die Schulter belasten oder bessern, was also eine Geh-Bewegung ist). Für unsere Zwecke findet sich nun Colocynthis: fortgesetzte Bewegung verschlechtert 2/591 und dazu noch in etwa Gehen verschlechtert 2/591.

Das haargenaue Ischiassymptom, *fortgesetzte* Bewegung verschlechtert, wird also nur durch ein einziges Mittel im 2. Grad abgedeckt; es zeigt, daß die Sonderlichkeit auch beim Arzneimittel da ist, genauso wie beim Patienten.

Wir müssen uns nun entscheiden, ob wir dem Kentschen Buch bis in solche Einzelheiten „trauen", oder solch ein Symptom einschließlich Mittel als faulen Zauber empfinden. Es gibt Leute, die solche Sachen als Unsinn hinstellen. Eigenartigerweise sind es allein solche, die mit dem „Kent" niemals gearbeitet haben oder einfach nicht in der Lage sind, das Repertorium richtig einzusetzen. Alle anderen, die mit dem Repertorium vertraut sind, sehen keinen Anlaß, *solche* Symptome samt Mittel nicht zu berücksichtigen, wenn sie exakt aus der Vorgeschichte, aus dem Abfragen des Patienten erfahren werden konnten.

Wenn sie der Kranke produziert — ohne jede Ahnung von einer Arzneiprüfung — und wenn sie mit einem Mittel abzudecken sind, warum eigentlich sollte man sie nicht einsetzen? Unser Fall ist kein bevorstehender Blinddarmdurchbruch oder eine Pneumonie höchster Problematik.

Wenn das Mittel nicht paßt, hat eben der Mann seinen Zustand einige Zeit länger; was macht das schon aus im Vergleich zu der Tatsache, daß wir den „Kent" auf seine Zuverlässigkeit hin abgetastet haben und dazugelernt haben, was wiederum vielen anderen Patienten zugute kommt.

Ich habe die Erfahrung gemacht, daß solche und ähnliche Symptome — sonderliches Symptom mit einem oder nur ganz wenigen Mitteln — oft eine Mittelwahl bestimmen können und die dazugehörigen Arzneien — auch wenn es nur ein einziges Mittel war — sich hervorragend bewährt haben.

Auch in diesem Fall hat sich das bestätigt:

Auf Colocynthis in der LM 18 kam nach 24 Stunden an einem späten Samstagnachmittag ein telefonischer Hilferuf der Ehefrau: Es sei alles viel schlechter, es sei sogar ganz schlecht. Bereits in der 1. Nacht nach den neuen Tropfen habe der Mann wieder mit den Dolantin-Zäpfchen anfangen müssen.

Ich ließ das Mittel absetzen und (bei Bedarf) einfach die Zäpfchen weiternehmen. Am nächsten Tag wieder Besserung, am übernächsten Tag keinerlei Beschwerden mehr. Dolantin war übrigens keines mehr gebraucht worden.

Bescheid nach weiteren 8 Tagen: Es ist alles gut geblieben. Auch die Schwäche des kranken Beines — der Patient knickte in den Knien ein — ist nicht mehr vorhanden, in etwa 2/515. Dieses Schwächesymptom hatte ich übrigens nicht in Erfahrung gebracht. Ich weiß, daß es dem Mann weiter gut gegangen ist; seine Frau, die nach längerer Zeit in meine Behandlung kam, berichtete mir das.

Fallkritik: Suggestivwirkung ist nicht anzunehmen, denn das 1. Medikament hat nichts bewirkt. Das zweite hat eine ganz beträchtliche Verschlimmerung gebracht und nach Absetzen beinahe eine schlagartige Besserung. Eine starke Verschlechterung eines Zustandes kann sehr wohl von selbst kommen — aber die schnelle Besserung nach *Absetzen* des homöopathischen Arzneimittels spricht für dessen Heileffekt, der zunächst als starke Arzneireaktion zum Ausdruck kommt.

Man kann ganz allgemein sagen: Wenn man im Zweifel ist, ob sich ein Zustand an sich eindeutig verschlechtert hat oder ob die gegebene homöopathische Arznei der Grund für die Verschlimmerung ist, wird das *Herausnehmen* des Mittels die Sache klären. Danach wird die Mittelreaktion bald abklingen und es wird sich, wenn es die heilende Arznei war, zumeist eine schnelle und bedeutende Besserung einstellen. Wenn trotz des Aussetzens des Mittels die Verschlechterung weiter geht, dann ist es eine „echte" Verschlimmerung des Krankheitszustandes — das homöopathische Medikament war falsch gewählt, oder die Erkrankung ist homöopathisch nicht heilbar. Starke Reaktionen kommen übrigens viel häufiger bei Hoch- als bei Tiefpotenzen vor. Das *Absetzen* der Arznei ist aber nur dann möglich, wenn man die Hochpotenzen nicht in *einmaliger* Gabe gibt (D oder C 30, 200, 10 000, 100 000 und — so fort), sondern in der Form der *LM-Potenzen*.

Das ist der Vorteil dieser LM-Potenzen, daß man jederzeit mit dem Mittel wieder „herauskann". Selbstverständlich wirken die Hoch- und Höchstpotenzen in Einzelgaben hervorragend — wenn man das Simile hat. Wie oft weiß man aber bereits am Anfang, ob es das passende Mittel ist, was man verordnet? Wenn dann starke Reaktionen auftreten — manchmal hat man den Eindruck, solch ein Mittel tobt herum wie eine Biene in einem geschlossenen Honigglas — kann man nicht eingreifen. Das Einzelmittel in der Einzelgabe ist auf die Strecke geschickt und kann nicht zurückbeordert werden. Gegenmittel zu geben ist im Grunde natürlich ein Nonsens.

Es wird sofort der eine oder andere sagen: Ich gebe auch die D 200 und höher *täglich* und das ist ganz gut gegangen, denn ich habe keine Reaktionen erlebt. Nun, das liegt vor allem daran, daß der betreffende Heilkünstler eben ein nicht gut passendes Simile verabreicht hat. Ein solches Un-Simile stört auch in der Hochpotenz nicht, aber es geht letztlich daneben und wirkt meist nur palliativ. Ausnahmen können natürlich trotzdem die Regel bestätigen. Mit dem Metermaß des abstrakten Denkens kann die homöopathische Heilkunst nicht bewältigt werden. Jedermann muß seine eigenen Erfahrungen sammeln.

Fall 155: Vor längerer Zeit erreichte mich ein Anruf aus dem „hohen Norden". Ein Herr, so um die 50 Jahre bat dringend um Hilfe wegen einer sehr schmerzhaften „Intercostalneuralgie" der rechten unteren Rippen. Sie bestand seit mehreren Tagen und zu ihr hatte sich eine Zahneiterung im linken Unterkiefer gesellt. Es war schon Ranunculus bulbosus, Lycopodium und anderes genommen worden — ohne Wirkung. Ich erfuhr auch, daß 2 Wochen vorher eine Nierenkolik rechts aufgetreten war, mit einem fraglichen Steinabgang, die nach 2—3 Tagen wieder abgeklungen war. Auf meine Frage, wie denn der Urin sei, kam die Antwort, dieser sei jetzt ganz unauffällig. Aber vor und während der Koliken sei er trübe, satzig und sandig gewesen; auch der Geruch sei schärfer gewesen.

Ich fragte den Patienten, ob denn die Schmerzen jetzt noch eine Art Kolikzustand seien, denn es sei doch sehr eigenartig, daß nach einer Nierenkolik bzw. nach einem Steinabgang eine Intercostalneuralgie auftrete. Es war jedoch eine ordinäre Neuralgie mit gemeinen Schmerzen.

Weitere Symptome, Zeichen und Modalitäten von homöopathischem Interesse waren nicht zu erforschen.

Ich sagte dem Mann, er möge sich Berberis in der LM 18 besorgen. Wenn es innerhalb 24 Stunden nicht besser würde, solle er mir Bescheid geben. Es war um keinen Deut anders nach dieser Zeit.

Welches Mittel kam jetzt noch in Frage? In der LM 18 bewirkte es, daß innerhalb der nächsten 24 Stunden die Neuralgie verschwand und die Zahneiterung dazu, wie ein neuerlicher Anruf ergab. Einige Zeit später kam eine Karte, auf der der Dank für die „freundliche und durchschlagende Hilfe" aufgezeichnet war.

Welche Überlegungen mußten in diesem Falle angestellt werden? Was war das Leitsymptom?

Das ist ein Krankheitsbild, das in bezug auf die homöopathische Mittelwahl eine bestimmte Erfahrung voraussetzt und ein gewisses Eingearbeitetsein in ihre Probleme; dazu eine gewisse Geistesgegenwart und gute Einfälle.

Wer aus diesen Bemerkungen ein Eigenlob herauslesen möchte, dem ist nicht zu helfen. Es handelt sich nicht um dieses, sondern um eine nötige Anmerkung, die darauf hinweisen soll, daß es bei mancherlei Fällen ohne solche Eigenschaften nicht geht. Es mußte ja alles in einem Telefongespräch von wenigen Minuten Dauer entschieden werden: Es mußte die Anamnese abgeklärt, das Leitsymptom bzw. die Idee der Störung erfaßt und das Mittel angegeben werden.

Ranunculus bulbosus wurde zuerst versucht; es ist das Feld-, Wald- und Wiesenmittel der Thoraxneuralgien, zum Beispiel 2/256. Lycopodium hat schon mehr abgefordert: es ist ein Medikament der Steindiathese 3/728, des Sandes im Urin 3/729 und auch ein Schmerzmittel für Thoraxneuralgien 2/256, 269. Beide Arzneien hatten nicht geholfen, ein grober, aber klarer Hinweis, daß die Gedankengänge und Symptombewertungen, die zu ihnen geführt hatten, die falschen waren.

Nun, sowohl die Zahneiterung als die Neuralgie mußten als Folgekrankheiten aufgefaßt werden. Von da ging es zur Idee der „Metastasierung". Der Witz der ganzen Sache war der Urinbefund. Nicht so sehr, daß er trübe, satzig und sandig gewesen war und schärfer im Geruch war das Problem, sondern, daß er nach Abklingen der Kolik (und dem Steinabgang?) vollkommen *unauffällig* geworden war und daß plötzlich *andere* Schwierigkeiten (die Neuralgie, die Zahneiterung) auftraten.

Wann ist das schon der Fall? Fast immer hört mit der unkomplizierten Kolik auch alles andere auf, Beschwerden zu machen, vor allem treten selten Erscheinungen an *anderen* Stellen im Organismus auf. Der klare und „normale" Urin ist in unserem Fall eine Schimäre. Er ist nicht klar, weil sich der Organismus wieder „gefangen" hat, sondern weil er die Schlacken -- nehmen wir ruhig einen solchen Begriff, der recht gute Vorstellungen vermittelt -- jetzt nicht mehr über den Urin ins Freie bringen kann, sondern woanders ablagert. Daß es gerade der Zahn ist, oder der Intercostalnerv, ist einigermaßen sekundär. Jedenfalls sind diese Lokalsymptome nicht so hochwertig, daß wir sie als wesentlich für die Mittelwahl betrachten dürfen. Es können zum Beispiel „Orte weniger großer Widerstandskraft" sein. Das Warum können wir zunächst nicht überschauen; es ist auch ohne Bedeutung für uns.

Man sieht an diesem Beispiel, daß es auf den „Einstieg" ankommt, wenn wir zur Bewertung eines Symptoms schreiten. Vom Gesichtspunkt der *Metastasierung* sind die lokalen Symptome einfach ohne echtes Interesse für die Mittelwahl.

Der Urin ist also nicht sauber deshalb, weil der Organismus nach der Kolikattacke wieder gesund ist, sondern ganz im Gegenteil deshalb, weil er nicht in der Lage war, weiter seine Schlacken loszuwerden -- aus einem nicht überschaubaren Grunde -- und diese woanders hin verlagerte.

Man denkt zunächst an ein Nierenmittel, das diese Modalität in etwa hat und das ist Berberis. Bei ihm geht es schlechter, wenn der Urin sauber wird. Allerdings bleibt Berberis eher *innerhalb* des Nierengeschehens; es trifft also nicht so genau unser Problem. Ein Versuch damit ist aber angezeigt. Ja, wer bis zu Berberis vorstößt, beweist damit, daß er den *Weg* zum passenden Arzneimittel eingeschlagen hat. Das 2. Mittel ist *Sulfur*. Es hat fast schlagartig geholfen, was beweist, daß die oben angeführten Gedankengänge richtig waren, und was beweist, daß eine LM-18-Potenz hervorragend wirkt. Wir haben in unserem Beruf das große Glück, die Wirksamkeit unserer Arzneien -- auf der Basis der homöopathischen Gesetzmäßigkeiten gefunden -- bald am Patienten beobachten zu können und entsprechend schnell erfahren zu können, ob unser Kalkül richtig, weniger richtig, oder falsch war. Darauf wird uns der Kranke geziemend hinweisen, je nach Temperament freundlich, vorwurfsvoll, verzagt oder voller Hoffnung. Wir können vom Glauben zur Erkenntnis fortschreiten, vom Vermuten zum Wissen, vom Kalkulieren zur echten Ratio.

Im „Kent" finden wir die allgemeine Rubrik Metastasen in 1/427. Lokale Rubriken, zum Beispiel Herzstörung bei Gicht und Rheuma 2/220, zeigen *verwandte* Zustände: Asthma nach Unterdrückung von Hautausschlägen 3/332 ist dagegen eine reine „Metastase".

Unter „Nieren" gibt es keine lokalen Zusammenhänge, wir brauchen die allgemeine Rubrik. Wobei darauf aufmerksam zu machen ist, daß das Haupt- und Staatsmetastasenmittel Sulfur ist, wie wir von HAHNEMANN wissen (es gehört in 1/427 in den höchsten Rang gesetzt).

Der Schwefel hat also die Schlacken weggeschmolzen, wie die Sonne den Schnee im Frühling und wir erleben wieder einmal, daß einfach viele Krankheitsnamen Benennungen darstellen nur für die Rechnung und für die Statistik, aber nichts Konkretes. Was wiederum beweist, daß der Homöopath sehr richtig vorgeht, wenn er bei vielen — nicht aber bei allen — Erkrankungen die Diagnose bei *seiner* Mittelwahl bewußt „wegdenkt", beziehungsweise über sie wesentlich hinausgeht.

Wer das ein stumpfsinniges Abdecken der Symptome und Vertreiben derselben nennt, sollte bis unter die Haarwurzeln erröten nicht deshalb, weil er eine andere Meinung vertritt, sondern deshalb, weil er mit dieser Meinung seine Ignoranz in homöopathischen Dingen der Außenwelt offeriert.

Fallkritik: Eine Spontanremission ist „nicht drin": Mit Einsetzen des passenden Mittels geht ab sofort nicht nur die Neuralgie zurück, sondern auch der Zahneiterungsprozeß, was haargenau der Leitidee der Behandlung dieses Falles entspricht. Eine Suggestivwirkung wäre zumindest nach dem Einnehmen des 3. Mittels (Berberis) zu erhoffen gewesen, nicht mehr aber beim vierten. Im Gegenteil, wer selbst schon einmal dringende Hilfe gebraucht hat, weiß, daß das Versagen des Medikaments eine fast grenzenlose Enttäuschung bereitet. Man verzweifelt dann wieder einmal an der Homöopathie — bis zum nächsten schönen Erfolg!

Bei der Gelegenheit sollte man daran denken, daß man sich selber sowieso kaum mit einem Simile behandeln kann; man hat nicht den Abstand, um sich selbst zu erkennen in seinen Symptomen, Zeichen und Modalitäten. Wer sieht sich selbst schon als Fremden, dessen Krankheitszeichen man kaltblütig und ungerührt zusammen stellt und hierarchisiert.

Fall 156: Mann, 63 Jahre erscheint wegen eines seit Jahren bestehenden Bronchialasthmas in der Praxis. Er ist ein Routinepatient, einer, der sich und seine Krankheit und den Medizinmann dazu genau kennt und auch genau weiß, was ihm gut tut und was nicht.

Er erzählt das Folgende: Seit weit über 7 Jahren habe er jetzt sein Asthma. Er sei deshalb schon längst pensioniert, und ohne sein Aludrin und andere Medikamente, die er ständig nehmen müsse, wäre er schon längst erstickt. Er ist natürlich andauernd in ärztlicher Betreuung. Mit der Homöopathie hat er es noch nie versucht. Seine Bekannte, die kuriert worden sei, habe ihn herempfohlen. Vom Asthma meint er, daß es die „trockene Form" ist. Einen Grund für die Erkrankung kann er sich nicht denken. Begonnen habe es zur Zeit des Spätfrühlings nach einem Urlaub:

Er sei auf einmal nachts mit Atemnot wach geworden, so aus dem Schlaf heraus und das Ganze sei trotz hausärztlicher Behandlung so schlimm geworden, daß er im Herbst des gleichen Jahres 3 Monate im Krankenhaus habe liegen müssen. Er sei ohne echte Besserung entlassen worden. Vor längerer Zeit sei er wiederum ins Krankenhaus geschickt worden — aber es sei immer dasselbe.

Wegen der Atemnot hätten sie ihm auch die Mandeln entfernt. Er habe viel Druck und Brennen auf der Brust. Nachts sei die Atemstörung am stärksten da, aber das sei seit der Erkrankung noch nie anders gewesen. So um 2 Uhr nachts sei das mit den Anfällen am schlimmsten.

In den letzten Jahren schwitze er nachts viel, besonders beim Erwachen, aber auch schnell beim Lesen, bei leichter Anstrengung usw.

Etwa 5 Monate vor dem Beginn der Krankheit habe man ihm die Nasenscheidewand operiert und 3 Monate vorher die Nebenhöhlen wegen chronischer Eiterungen derselben und wegen seines chronischen Schnupfens.

Seitdem sei er diese Sache los, sagte der Mann wörtlich.

Seit dem Asthma fühlt er sich immer zu warm, hat nachts Hitzegefühle an den Oberschenkeln und streckt die Füße aus dem Bett.

Auf der Lunge ist das übliche Giemen und Pfeifen zu hören. Der Blutdruck geht über 200. Die Haut ist empfindlich gegen die Sonne, der Kranke bekommt schnell einen Sonnenbrand. Die Asthmazustände sind vom Wetter, vom Föhn *völlig unabhängig.*

Weitere Zeichen und Symptome sind nicht zu erfahren. Bis auf seinen Schnupfen und das Bronchial-Asthma war der Mann sein Leben lang nicht krank!

Es handelt sich also um ein typisches mittelschweres Asthma bronchiale; allein den Spray benötigt der Patient 10- bis 15mal innerhalb von 24 Stunden und das seit langen Jahren.

Welches Mittel kam in die engste Wahl?

Was waren die Leitsymptome dieses Falles? Man mußte sich etwas einfallen lassen, um an das Simile heranzukommen.

Wie gehen wir vor? Nach der Aufnahme der Anamnese — sie ist geklärt und liegt als Fallschilderung vor — ist die erste Frage die nach einer möglichen Causa, nach einer Verursachung dieser Erkrankung.

Ein kleiner Satz des Patienten bringt im Grunde des Rätsels Lösung und damit das Heilmittel. Bei der Schilderung seiner Geschichte kommt er auf die Operationen der Nasenscheidewand und der Nebenhöhlen zu sprechen, die wegen seines chronischen Schnupfens gemacht werden mußten: „Seit dem sei er diese Sache los." Wenn wir nachrechnen, ist das Asthma etwa 1/4 Jahr nach dem „Loswerden dieser Sache" aufgetreten. Nie war der Mann vorher besonders krank gewesen, vor allem niemals auf der Lunge; nur der chronische Schnupfen war da. Und nachdem dieser nach den Eingriffen ausgerottet war, kam die Asthmakrankheit. Daß sie erst 1/4 Jahr später anfängt, ist kein Gegengrund gegen das Abhängigsein beider Krankheitsprozesse voneinander. Die einzige Alternative ist nur die Annahme eines völlig zufälligen Zusammentreffens des (künstlichen) Verschwindens einer Absonderung und des Auftauchens einer anderen Erkrankung: Wer nur etwas Gespür für ein Krankheitsgeschehen solcher Art hat, wird die Zufälligkeit sogleich verneinen.

Und damit ist das Wesentliche geklärt. Lungenerkrankung als Folge einer unterdrückten Absonderung. Man wird sofort an Sulfur denken, denn es ist beinahe das Mittel der Wahl für solche Sachverhalte: aber nur *beinahe* das Mittel der Wahl. Die Idee stimmt natürlich; aber wir müssen exakter denken. Was wurde denn unterdrückt; es wurde unterdrückt eine Absonderung aus der Nase, ein chronischer Schnupfen. Wir haben 2 Rubriken im „Kent", welche gerade diese Modalität berücksichtigen; Schnupfen unterdrückt 3/171, 181. Solange wir innerhalb der *Lokalrubriken* gute und sehr gute Modalitäten haben, werden wir nicht oder nur vorsichtig auf die allgemeinen Modalitäten ausweichen; das hier ist ein Beispiel dafür.

Was ist das 2. sonderliche, individuelle Symptom dieses Kranken? Wir finden nichts „Individuumgemäßeres" als die seit weit über 7 Jahre bestehende Anfallsbereitschaft nachts um 2 Uhr und um diese Zeit herum — das ist außerordentlich. Wir haben in 3/332 3 Medikamente, Kalium bichromicum und Rumex crispus 2wertig und Arsenicum album im Fettdruck.

Wenn wir vergleichen, bleibt Kalium bichromicum als das der Störung am nächsten liegende Mittel übrig; das andere wäre Arsenicum album. Aber wir wissen, daß Kalium bichromicum eines der „besten" Nebenhöhlenmittel ist und dieser Störung näher verwandt sein kann als Arsen.

Kalium bichromicum wäre mit großer Wahrscheinlichkeit das Schnupfenmittel dieses Mannes gewesen — ohne Nasenscheidewandoperation, ohne Nebenhöhlenausräumung; denken wir auch an den Bezug dieser Arznei gerade zur Nasenscheidewand.

Alle anderen Zeichen und Modalitäten sind vergleichsweise unbedeutend. Das Schwitzen nachts, das Schwitzen bei Anstrengung, beim Lesen, ist so gestreut, daß wir es als „ordinär" bezeichnen müssen; es ist kein gutes Symptom für uns; das Hitzegefühl der Beine, das Herausstrecken der Füße aus dem Bett 2/454 ist dagegen mehr zu beachten.

Bedenken wir aber, daß solche Beobachtungen durch das jahrelange Aludrinnehmen usw. modifiziert werden können, wir also auf keinem sicheren Boden stehen.

Auf 2 Symptome hin wurde also das Mittel gefunden: Folgen von Unterdrückung eines Schnupfens (Die haargenaue Rubrik *Asthma* durch Unterdrückung eines Schnupfens, die noch besser wäre, gibt es nicht im Repertorium). Dazu kommt die Periodizität der Anfälle um 2 Uhr nachts. Alle anderen Zeichen und Modalitäten waren im Vergleich dazu banal — immer relativ betrachtet.

Nach dem Beginn des Einnehmens von Kalium bichromicum in der LM 18 kam nach 8 Tagen der erste Anruf des Patienten: Das Schwitzen werde anscheinend etwas weniger; er fühle sich zur Zeit auch so gar nicht schlecht. 4 Wochen später kam er zur 2. Konsultation. Das Schwitzen ist weggeblieben; die Anfälle treten jetzt nicht mehr um die gewohnte Zeit auf, sondern erst gegen 5 Uhr früh; erst da wird Aludrin benötigt (ich hatte dem Kranken ausdrücklich aufgetragen, alle seine bisher gewohnten Medikamente solange weiter zu nehmen, bis er den Eindruck habe, daß er sie nicht mehr benötige). Diese Zeitverschiebung begann bereits nach wenigen Tagen der Mittelwirkung. Seit den letzten 4 Wochen — also 1 Woche nach Behandlungsbeginn — laufe die Nase wieder, sagte der Mann und zwar beiderseits mit häufigen Niesanfällen; die Absonderung sei scharf und dünn. Auch über den Rachen gehe viel weg, das sei gelblich-dünn-salzig. Diese Sekretionen sind seit der Operation nicht mehr im geringsten vorhanden gewesen. Der Kranke braucht zur Zeit täglich 1/2 Dutzend Taschentücher. Das Atmen ist insgesamt „wesentlich besser". Auf die vorsichtige Frage, ob er denn wie früher gewohnt, seine Nasentropfen nehmen solle, „fresse" ich den Mann fast: wenn er das tue, könne er mit seinem Asthma gleich ins Grab steigen, sage ich ihm.

Ich ließ die Nase laufen, nach vorne und nach hinten. Das Mittel wurde weiter genommen. Diese Nase sonderte noch wochenlang ab. Später kam die Meldung, daß seit einigen Wochen auch aus der Lunge Schleim in Mengen komme. Jetzt erst wisse er, meint der Patient, daß er auch auf der Lunge Schleim habe. Das Atmen sei normal; gerade seitdem der Schleim in Bewegung gekommen sei, sei die Atmung völlig normal geworden. Nach knapp 4 Monaten kommt der Kranke zum 3. Mal in meine Sprechstunde: „Es ist alles in Ordnung; ich bin der glücklichste Mensch", das war seine erste Rede. Die letzten Wochen hatte sich alles normalisiert. Die Nasen-Rachen-Absonderung war verschwunden, die Schleimbildung der Lunge ebenso. Das Befinden ist unauffällig. Der Mann kann die Treppe wieder normal steigen. Der Blutdruck ist auf altersgemäße Werte zurückgegangen. Allopathische Medikamente werden längst nicht mehr gebraucht. Als der Patient mir erzählt, daß er schon lange wieder seine gewohnten Zigarren rauche, ermahne ich ihn mit sanfter Gebärde, letzteres noch etwas zu überdenken. Ein Bescheid knapp 1/2 Jahr nach Behandlungsbeginn: Alles in Ordnung.

Wir sehen an diesem Beispiel, daß es eine Naivität ist, die Totalität der Symptome und Zeichen hirnlos zu verwerten — wie uns das manchmal von „Sachverständigen" unterstellt wird.

Die Totalität brauchen wir nur, um alles an möglichen Symptomen zu haben; deshalb zu haben, daß wir mit größtmöglicher Sicherheit daraus die paar wertvollen nach Paragraph 153 des Organon auswählen können. Aus der *Totalität* der Symptome des Kranken müssen wir wählen, und nicht aus einer schlampig aufgenommenen Vorgeschichte. Und diese Zeichen und Symptome dürfen nur individuelle sein und eigenheitliche — auch solcher *klinischer* Art, wenn es sie gibt — und niemals werden sie in größerer Anzahl zu finden sein.

Ich konnte den Patienten noch 2 Jahre weiter beobachten. Er kam zuletzt wegen pectanginöser Beschwerden; wegen flüchtiger, geringfügiger Atembeschwerden bekam er noch 2mal ein Fläschchen Kalium bichromicum LM 18; dann verlor ich ihn aus den Augen.

Der Blutdruck war die ganze Zeit unauffällig geblieben.

Fall 157: Frau, 47 Jahre, kommt in die Sprechstunde, weil sie es seit einem 1/2 Jahr „mit dem Magen" hat. Sie habe schon alles getan, sie halte eisern Diät. Sie nehme Librium, sie habe schon 20 Einspritzungen bekommen und dazu krampflösende Zäpfchen, aber sie habe weiterhin ihre Beschwerden. Die Galle sei röntgenologisch ohne krankhaften Befund. Vor 3 Monaten sei im Magen ein Geschwür festgestellt worden, durch Röntgenuntersuchung. Jetzt, vor wenigen Tagen, sei bei einer Nachkontrolle angeblich kein solches mehr zu finden gewesen. Wieso habe sie dann die Beschwerden unverändert wie am ersten Tag?

So etwa war der Spontanbericht. Auf Nachfragen: Sie habe ein ständiges Gurgeln im Bauch; sie habe anfangs viel Durchfall gehabt, wahrscheinlich auf die damals verordneten Medikamente; denn nach Absetzen derselben sei der

Stuhl wieder so geworden, wie er gleich zu Beginn der Störung gewesen sei, nämlich stark verstopft.

Einen Grund für die Erkrankung kann die Patientin nicht angeben. Die Schmerzen zeigen sich regelmäßig 1 — 2 Stunden nach dem Essen. Der Appetit ist eigentlich recht gut, sogar teilweise zu gut. Besondere Essensmodalitäten sind nicht zu erfahren; nur gegen Fleisch und gegen Hülsenfrüchte hat die Kranke eine gewisse Abneigung bekommen. Sie hat übrigens früher mit dem Magen nie zu tun gehabt.

Es besteht eine andauernde Übelkeit, unabhängig von der Nahrungsaufnahme.

Die Menses sind noch regelmäßig. 2 Schwangerschaften wurden normal ausgetragen. Während der Gravidität trat jeweils eine beträchtliche Stuhlverstopfung vom Beginn bis zum Ende auf. Auch machten sich während dieser Zeiten „ihre Hämorrhoiden" ungewöhnlich stark bemerkbar.

Die Frau macht einen etwas eigenartigen Eindruck. Man empfindet, daß sie nie allein zum Homöopathen gefunden hätte. Sie kommt auf Anweisung ihres Mannes, den ich lange vorher von einer chronischen Magenstörung befreit hatte. Die Frau Gemahlin hielt es zunächst lieber mit der Allo- als mit der Homöopathie. Warum auch nicht.

Nun, ich war neugierig, was sich machen ließ.

Welches Mittel kam in Frage? In der LM 18 verschrieben kam nach 12 Tagen der erste Anruf der Patientin: „Sie müsse schon sagen, es gehe viel besser". Diese Besserung sei eigentlich bereits nach 2 Tagen aufgetreten; sie habe keine Magenbeschwerden mehr. Der Bauch sei viel freier und die Stuhlträgheit lasse nach. Telefonischer Bescheid nach weiteren 14 Tagen: sie könne normal essen, das Bauchweh und das Gurgeln seien vorbei. Magenbeschwerden und Übelkeit seien weiter nicht mehr aufgetreten; Der Stuhlgang hätte sich wieder einreguliert.

Eine 2. Konsultation nach knapp 8 Wochen ergab: „Es geht wirklich besser, das heißt, es geht sehr gut". Probleme bestehen keine mehr, die Patientin kann alles essen. Ich lasse bei diesen und ähnlichen Krankheitsbildern die Diät und alles andere — bis auf ausgefallene Medikamente — ohne Bedenken weiter nehmen, weil ich sehen möchte, was mein Mittel unter *unveränderten* Bedingungen leistet. Die Patienten merken sehr bald, ob ihnen unsere Arzneien gut tun oder nicht. Sie lassen, wenn das Arzneimittel paßt, bald von selbst die anderen Medikamente weg und stellen auch ihre Kost wieder auf normal um.

Bei Asthmatikern zum Beispiel wäre es völlig unmöglich, schlagartig die krampflösenden, die herz- und kreislaufwirksamen Medikamente abzusetzen. Wir wissen ja gar nicht, ob unser Mittel gut hilft, das heißt ob es ein gutes Simile ist.

Wer glaubt, daß allopathische Medikamente die homöopathischen stören und umgekehrt, dem ist der Wirkungsmodus der Hochpotenzen noch nicht aufgegangen! Ausnahmen können auch hier die Regel bestätigen.

Jetzt die Fall-Lösung: Wir haben einige gute Symptome; wir haben ein paar bessere Symptome, die aus der *Vorgeschichte* stammen.

Die Schmerzen treten in der Regel 1–2 Stunden nach dem Essen auf 3/490, das ist ein gutes, wenn auch kein erstklassiges Symptom. Viele Ulcusbeschwerden des Magens haben diese Zeitmodalität.

Wie steht es mit der „homöopathischen Ätiologie"; es ist keine bekannt. Was bedeutet der große Hunger; wer fleißig Diät schluckt, kann diesen haben. Das Gurgeln im Bauch ist nicht ganz schlecht, aber es gibt eine Menge Medikamente: es ist doch ein mageres Zeichen. Die Frau klagt über andauernde Übelkeit — wer denkt da nicht an Nux vomica 3/474; vor allem deshalb, weil Kostbelastungen nicht hereinspielen.

Ein wichtiges Symptom kommt auf uns zu, wenn wir erfahren, daß auch eine starke Verstopfung besteht. Darmträgheit ist zunächst ein recht banales Zeichen; die auffallende Stuhlträgheit seit der Magenerkrankung ist aber doch außerhalb „des Üblichen". Obstipation bei Magengeschwüren ist im Repertorium nicht zu finden 3/616. Wenn wir aber erfahren, daß die Frau auch während ihrer 2 Schwangerschaften bedeutend verstopft war 3/617 und ebenfalls nur zu dieser Zeit beträchtliche Hämorrhoidalbeschwerden hatte 3/630, werden wir Nux vomica mit Vergnügen als das naheliegendste Mittel einsetzen, da es recht gut den sonderlichen, individuellen Symptomen und Zeichen dieser Kranken entspricht. Die prompte Mittelwirkung bei der ziemlich ungnädigen Patientin bestätigte das.

Die Abneigung gegen Fleisch und Hülsenfrüchte wiegt nicht sehr schwer; es freut uns, daß Nux bei Fleisch dabei ist 3/417; für Hülsenfrüchte gibt es keine Rubrik 3/418.

Fall 158: Frau, 27 Jahre, kommt wegen eines „furchtbaren Ausschlags" in die Sprechstunde; er besteht seit 10 Tagen, verteilt sich in linsengroßen Flecken über den Körper und juckt wenig. Es wurden schon 7 Calcium-Injektionen gemacht, Tabletten eingenommen und eine Cortison-Salbe ausprobiert.

Aus der Vorgeschichte ergibt sich, daß die Patientin vor 10 Tagen wegen einer Entzündung an der Cervix operiert worden war — vor 10 Tagen! Sie hatte die Narkose nicht vertragen und viel gebrochen. Sie leidet jetzt noch an Übelkeit und ist gleich satt nach dem Essen; der Kaffee schmeckt auch noch nicht.

Sie sagt, daß sie von der Haut her etwas belastet ist. Der Vater hat eine Schuppenflechte. Eine Woche vor dem Eingriff hat sie übrigens auf eine harmlose Hautcreme hin Pickel bekommen, die jetzt noch nicht ganz zurückgegangen sind. Das war alles. Was war zu tun? Zunächst denkt man natürlich an Nux vomica, dem Mittel, das bei Folgen von Narkose- und Medikamentenunverträglichkeit meist gut hilft.

Es half dieses Mal nicht, wie ein Anruf nach 4 Tagen ergab. Außer Nux vomica gibt es nun noch andere Medikamente gegen Arzneimittelunverträglichkeit und -mißbrauch. Im Repertorium gibt es keine Rubrik, die sie anzeigt, aber es existiert eine, die, wenn sie auch nicht identisch ist, unseren Forderungen Genüge leistet: Arzneimittelmißbrauch macht *Verstopfung* 3/616. Innerhalb der entsprechenden Mittel muß das unsere zu finden sein. Wir wählen Sulfur aus, weil es sich von allen anderen Mitteln durch seine starke Beziehung zur Haut unterscheidet.

Bei einem solchen Fall kommen solche „Mätzchen", wie eine Pickelbildung auf eine harmlose Hautcreme hin zum Tragen und helfen das Arzneimittel mitbestimmen. Dazu soll die Schuppenflechte des Vaters ebenfalls einen Beitrag leisten.

Auf Sulfur LM 18 verging der Ausschlag innerhalb von 2 Tagen bei sofort einsetzender Besserung. Er hatte immerhin bereits 14 Tage gedauert.

Fall 159: Junge Frau, 22 Jahre, kommt wegen Schmerzen in der linken Leistengegend in die Praxis. Diese zeigen sich seit einem 1/2 Jahr. Die Patientin war deshalb schon beim Gynäkologen, der keinen einschlägigen Befund erheben und auch kein Medikament verschreiben konnte — außer der Antibabypille; und die auf Wunsch der Frau.

Es stellte sich bereits auf die 1. Frage meinerseits heraus, daß sie die Leistenbeschwerden seit dem Umzug in ihre neue Wohnung verspürt.

Was war die kleine Idee dieses Mini-Falles? Was war das Mittel? Es wurde in der LM 18 gegeben und nach 9 Tagen kam ein telefonischer Bescheid, daß der Schmerz in das Gesäß und in die obere Ischiasgegend derselben Seite gewandert war. Eine Woche später war die Leiste mitsamt den anderen Regionen wieder in Ordnung.

Das Leitsymptom war die Verzerrung beim Umzug. Das herauszufinden sollte kein Problem sein — man muß natürlich die diesbezügliche Frage stellen. Die Lokalisation ist zweitrangig. Die Frau hätte sich genauso die rechte Leiste, das linke Knie, das Kreuz usw. „verletzen" können. Die erste Arznei ist und bleibt Rhus toxicodendron. Wenn es nicht hilft, gibt es allerdings noch andere. Wir haben auch *lokale* Rubriken im „Kent", die deshalb eingerichtet sind, weil eben zum Beispiel Ruta bei entsprechenden Verletzungen, „Verrenkungen" der Handgelenke 2/552 sich bewährt hat.

Ich habe später erfahren, daß zwar der Schmerz nach wenigen Tagen abgeklungen war, daß jedoch noch über einige Zeit bei gewissen Bewegungen und Anstrengungen eine Empfindlichkeit im Leistenbereich da war. Später verschwand auch diese.

Auch wenn diese Fallgeschichte keinerlei Dramatik in sich hat, ist es für den Kranken recht angenehm, wenn er von solchen Dingen bald und dauerhaft befreit werden kann; Dinge, die nicht selten recht hartnäckig sein können.

Bei dieser Gelegenheit muß darauf aufmerksam gemacht werden, daß wir gar nicht daran denken, von unseren Mitteln Wunder zu verlangen. Andererseits denken wir nicht daran, unsere Behandlungsergebnisse unter den Scheffel zu stellen. Es laufen genug kranke Menschen herum, die sich mit ihren Zuständen chronisch herumquälen und die mit anderen Therapien nicht wirklich erfolgreich behandelt werden konnten — und die deshalb zu uns kommen. Es sind keine unheilbaren Krankheitsfälle, aber häufig unheilsame, refraktäre, bei denen wir oft entscheidende Hilfe anbieten können. Es wird nicht selten die Frage gestellt: Wieviele von Euren Patienten heilt ihr denn so im Durchschnitt? Diese Frage ist berechtigt, aber genau genommen nicht ganz richtig gestellt.

Wenn in einer Sprechstunde 3 chronisch Kranke kommen, die ein Bronchialasthma nach einer unterdrückten Lungenentzündung haben, werden wir alle 3 mit einer an Sicherheit grenzenden Wahrscheinlichkeit ausheilen kön-nen.

Wenn 3 Asthmatiker kommen, die schon jahrelang mit viel Cortison behan-delt wurden und *keine Unterdrückung* einer Lungenentzündung als Führungs-symptom in der Anamnese haben, dann werden wir wahrscheinlich keinen ku-rieren können: Weil Cortison das beinahe einzige Medikament ist, das unsere Arzneien nicht mehr wirken läßt und weil es dazu noch dasjenige allopathische Medikament ist, das die Symptomatologie, die wir so unverfälscht wie möglich brauchen, so verzerrt und denaturiert, daß eine erfolgreiche Mittelwahl nach den Kriterien der Homöopathie ausgeschlossen werden muß.

Meine Antwort auf obige Frage heißt: Jeden Tag gelingt es mehr, kranke Menschen erfolgreich zu behandeln; jeden Tag lernen wir mehr Homöopathie.

Fall 160: Frau, 49 Jahre, kommt in die Sprechstunde, weil seit 5 Wochen etwas mit ihrer Stimme los ist. Vielleicht habe sie sich übernommen, weil sie in ihrem Geschäft viel habe sprechen müssen. Sie fühle sich im Hals verschleimt; die Stimme sei seither belegt, meist sogar heiser. Das Sprechen strenge sie an und das Singen im Kirchenchor noch viel mehr.

Auf Nachfragen: Vieles Sprechen sei sie beruflich gewohnt; sie habe noch nie solche Schwierigkeiten gehabt. Schmerzen habe sie gar keine; das Schluk-ken sei unauffällig. Bei Beginn der Störung habe sie einen kleinen Schnupfen dazu gehabt, wohl durch eine Erkältung. Sie habe damals beim Warten auf die Straßenbahn sehr gefroren.

Was war das Mittel? Was waren die sonderlichen, eigenheitlichen Sympto-me? Die 1. Frage ist die nach dem Grund der Beschwerde. Wenn wir — uns wie üblich nach allen Seiten absichernd — auf die Erkältung kommen, auf die Un-terkühlung, auf das Kaltwerden, müssen wir das als Führungssymptom einstu-fen. Wir finden nicht unter Heiserkeit die Rubrik, die wir brauchen, sondern unter Stimmverlust; Stimmverlust bei Einwirkung von Kälte 3/324. Eingedenk der Tatsache, daß das Repertorium für uns nichts anderes als eine *Beraterfunk-tion* hat, ist es gerechtfertigt die letztere Rubrik mit zu Rate zu ziehen. Die *all-gemeine* Rubrik Folgen von Erkältung, Kälteeinwirkung, Unterkühlung 1/504 ist zum ersten viel zu umfangreich, zum zweiten für unsere Zwecke deshalb we-nig geeignet, weil sie zu unverbindlich ist; die Patientin hat im wesentlichen durch die Unterkühlung *nur* die Stimme „verloren", sie hat weder Rheuma noch anderen zusätzlichen Schaden davongetragen.

Wir brauchen noch weitere ein oder zwei Symptome. Ein gutes Zeichen ist die Heiserkeit ohne Schmerzen 3/322; seit 5 Wochen ist das so. Das ist schon sehr ordentlich für uns. Die Modalitäten Anstrengung durch Sprechen und Sin-gen sind nicht hochwertig; sie sind einigermaßen verständlich. Besser ist schon der Schnupfen, der (durch die Unterkühlung) mit dabei war 3/322. Das wäre in absteigender Linie das 3. Symptom, das wir nehmen. Es ist aber keineswegs als *Begleitsymptom* (wie *wir* es werten) aufzufassen. Als Arznei kam Causticum ans Tageslicht. In der LM 18 war es bereits nach 2 Tagen merklich besser gewor-den. Es hatte sich sehr viel Schleim gelöst „aus dem Hals und vom Rachen hin-ten". Nach knapp einer Woche war das Befinden wieder völlig normal.

Übungshalber suchen wir die Rubrik Sprechen verschlechtert 3/321, Singen verschlechtert 3/322.

Fall 161: Frau, 62 Jahre, erscheint in der Sprechstunde. Sie habe es wieder mit der Niere, seit fast 4 Wochen wieder. Sie hat die letzten Steinkoliken vor fast 1 1/2 Jahren gehabt (rechts) und hat sich bisher wohl gefühlt. Sie hat weiter nichts mehr unternommen, weil laut Pyelogramm und anderer Befunde „nichts mehr los ist", wie sie sagt. Das ist der Spontanbericht.

Auf Nachfragen: Diesmal seien die Beschwerden etwas anders; sie sitzen tiefer als gewöhnlich im rechten Unterbauch. Es seien keine direkten Kolikschmerzen. Der Harn laufe ganz ohne „Kraft und Druck" weg; ja, manchmal, besonders in der Frühe, funktioniere das Wasserlassen zunächst überhaupt nicht oder etwa erst nach einer Stunde.

Begonnen habe die Störung vor einigen Wochen und zwar in ganz komischer Weise: Bei einer kräftigen Stuhlentleerung (wohl eine unkontrollierte Preßtätigkeit) habe sie im rechten Unterbauch einen starken, rißartigen Schmerz verspürt und seither habe sie die Beschwerden. Seit dieser Zeit habe sie auch keine richtigen Windabgänge mehr. Die früheren Nierenmittel habe sie — ohne Wirkung — schon einige Zeit genommen.

Was war zu tun? Welches Medikament konnte der Frau helfen?

Nun, eine solche Angelegenheit ist leichter zu klären, wenn wir — was wir im wesentlichen bereits getan haben — dem Patienten zunächst einmal seine Geschichte vortragen lassen und das möglichst ohne Unterbrechung; nur wenn er nicht bei der Stange bleibt, greifen wir mahnend ein. Die Kranke sagte also, daß diese kolikähnlichen Erscheinungen anders sind als früher. Und da spitzen wir bereits die Ohren; denn das kann bis in die Mittelwahl anders sein.

Der Urin läuft ohne Kraft weg 3/672 (schwacher Strahl); zum Teil dauert es eine Stunde, bis es klappt 3/677; beide Symptome sind schon etwas komisch. Aber dann kommt etwas Eigenartiges: die Beschwerde beginnt plötzlich mit einem rißartigen Schmerz bei einer — wie man rekonstruieren kann — unkontrollierten Preßtätigkeit während der Stuhlentleerung. Und seitdem und nicht seit irgend einer anderen Veranlassung oder anderen Zeit ist die Störung da! Wir werden uns kurz noch einmal vorsichtig vergewissern, daß sich alles so abgespielt hat; denn dieses Ereignis ist dann das Führungssymptom für uns.

Die alten Arzneien, von denen die Patientin noch etwas hatte, die Mittel für die Nieren nämlich, haben nicht geholfen. Das unterstützt unsere Vermutung, daß es sich diesmal um gar keine Nierensache handelt, sondern um etwas ganz anderes.

Wir erfahren noch, daß die Frau ein großes Myom hat. Jetzt wird alles klar. Das ist ein Zerrungsmechanismus, der da als Verursachung der Erkrankung in Frage kommt. Im Augenblick der „Verletzung" beginnt der Schmerz und er hält bereits 4 Wochen an. Die Entscheidung welches Medikament zu nehmen ist, wird jetzt nicht mehr schwerfallen. Rhus toxicodendron ist immer das 1. Mittel, wenn eine Verzerrung als Ursache im Hintergrund steht.

Die dabei aufgetretene Harnstörung ist jetzt sekundär. Unser Mittel ist zwar dabei, aber das ist keine obligate Voraussetzung für seine Wahl. In der LM 18 verordnet, nach einigen Tagen völliges Verschwinden aller Beschwerden einschließlich der „Harnverhaltung".

Fall 162: Junge Frau, 29 Jahre, kommt in die Sprechstunde. Seit 8 Wochen habe sie Schmerzen am rechten Arm. Die meisten Beschwerden verspüre sie am Oberarm und an der Schulter. Da die Patientin „maulfaul" ist, warte ich nicht lange auf ihre Aussagen, sondern stelle gezielte Fragen. Bekanntlich sind solche Oberarm- und Schulterbeschwerden nicht dankbar zu behandeln. Wir haben zwar eine Reihe von Medikamenten, aber die Symptome sind meist wenig individuell und die Mittelwahl ist deshalb nicht leicht zu bewerkstelligen.

Ich machte mich auf etwas gefaßt und nahm mir vor, so exakt wie möglich vorzugehen.

Die Frau hatte schon Bestrahlungen bekommen und eine Cortison-Depot-Spritze. Die *geschilderten* Schmerzen bestanden erst seit 10 Tagen. Vorher war die Störung sehr wechselhaft; einmal war der Ellbogen schmerzhaft, einmal der ganze Arm, einmal mehr die Schulterpartie und der Oberarm.

Durch weiteres vorsichtiges „Hineinfragen" in die Patientin, nahm die Angelegenheit langsam Konturen an. Angefangen hatte die Sache am rechten Ellbogen, nachdem die Frau mit unerhörter Wucht, wie sie sagte, denselben gegen eine Türe gestoßen hatte. Sie sei damals gleich zum Arzt gefahren, der habe eine Röntgenaufnahme gemacht, die aber keinen „Bruch" ergeben hatte; er habe ihr Tabletten und eine Salbe aufgeschrieben.

Nach einer Woche sei alles beinahe gut gewesen. Dann seien die Schmerzen am Ellbogen von neuem aufgetreten, und zwar wesentlich stärker. Daraufhin habe sie Bestrahlungen bekommen, fast 14 Tage lang und zuletzt, weil auch das nicht geholfen hatte, eine Injektion.

Nach dieser Einspritzung habe sie für einen Tag am ganzen Körper starke Schmerzen gehabt, besonders an den Gliedmaßen und seit 10 Tagen eben bemerke sie die Erscheinungen am rechten Oberarm und an der rechten Schulter. Seitdem spüre sie aber den Ellbogen nicht mehr. Dort sei der Schmerz weggeblieben.

Wenn wir nachrechnen, kommen wir mit den Zeitangaben der Patientin nicht ganz zurecht. Das können wir jetzt nicht ändern, es haben sich jedoch einige wesentliche Gesichtspunkte abklären lassen und wir haben einen Weg zur Behandlung dieser Beschwerde aufgedeckt.

Was waren die Überlegungen, die angestellt werden mußten, um zum heilenden Mittel zu kommen?

Manchmal gelingt es nur mühsam eine Aussage zu erreichen von einem Patienten, der etwas faul im Denken und Erzählen ist: Wenn man aufpaßte, konnte man aber auf die vordergründig vorhandenen Schulter- und Oberarmschmerzen nicht hereinfallen. Die saubere Anamnese ergab eine Verletzung des Ellbogens durch stumpfe Gewalteinwirkung. Das andere war sozusagen alles Rankenwerk: Erst auf das Cortison kam die Schulter und der Oberarm an die schmerzliche Reihe.

Hier waren 2 Möglichkeiten zu bedenken: War es ein *Vertreiben* der Beschwerden vom Ellbogen nach oben, was die Injektion bewirkt hatte, oder mußte die Ausbreitung einfach als eine *Unverträglichkeit* des Cortison betrachtet werden?

Der Ellbogen war ja auf das Cortison gut geworden. Genau genommen hatte sich auf dieses Medikament — als Spritze in Depotform — nicht allein der Oberarmsachverhalt entwickelt, sondern es gab einen ganzen Tag lang „starke Schmerzen am ganzen Körper, besonders an den Gliedmaßen".

Das spricht schon sehr für eine Arzneireaktion durch die Injektion. Das ist dann Nux vomica! Sulfur wäre das Mittel, wenn die Beschwerden vom Ellbogen nach oben in die rechte Oberarm- und Schulterpartie gewandert wären; denn dann würde der Schwefel als Arznei für Folgen von Vertreibung fungieren.

Dazu kommt eine besondere Überlegung: Eine „Vertreibung" ist eine Verschiebung von zumeist entzündlichen Prozessen in andere Körpergebiete, in unserem Sinne auch als „Metastase" zu verstehen.

Bei unserer Patientin handelt es sich aber um die Folge einer Gewalteinwirkung, also eines mechanischen Geschehens am rechten Ellbogen und nicht primär um ein Entzündungsgeschehen. Und eine *mechanische* Sache „metastasiert" wohl kaum mit Hilfe oder infolge einer Cortison-Spritze, oder auch anderer therapeutischer Machenschaften. Sinnvoll Sulfur einzusetzen ist demnach vorbei. Da zwar nach der Spritze die Beschwerden am Ellbogen nachließen, aber andere auftauchten, die den ganzen Organismus belasteten, muß es sich um eine Arzneimittelunverträglichkeit handeln. Also bleibt Nux vomica als das erstklassige Mittel der Arzneimittelunverträglichkeit. Der Verlauf war deshalb interessant, weil er anzeigte, daß der eingeschlagene Weg der richtige war.

Auf Nux vomica in der LM 18 klangen nach einem Tag die Oberarm- und Schulterbeschwerden ab — und der Ellbogen trat wieder schmerzhaft in den Vordergrund. Nach einigen weiteren Tagen beruhigte sich dieser wieder, dafür trat ein stärkerer Schmerzzustand des rechten Handgelenks und der ganzen rechten Hand dazu.

Nux vomica hatte wahrscheinlich in *verstärktem* Maße die „Artefakte", die auf die Cortisonspritze hin aufgetreten waren, in Bewegung gebracht (bis zu der Schmerzhaftigkeit der rechten Hand, die vorher nie da gewesen war). Seine Aufgabe war erfüllt, nämlich die Arzneibelastung über diesen Weg zu anullieren.

Als sich nach einer Woche alles wieder auf den Ausgangspunkt der Beschwerde, auf den Ellbogen konzentriert hatte, setzte ich die 2. Arznei ein, diesmal Arnica. Es ist ein sehr gutes Mittel für Prellungsfolgen. Wenn es im wesentlichen die Knochenhaut und der Knochen gewesen wären, die nach dem Anprall an die Tür verletzt worden wären, hätte man eher an Ruta gedacht 1/453. Die Patientin sprach aber von einer unerhörten Wucht des Anpralls; es war anzunehmen, daß deshalb die „ganze Funktionseinheit des Gelenkes" in Mitleidenschaft gezogen war und das sprach mehr für Arnica.

In der LM 18 verschrieben, waren nach 8 Tagen alle Beschwerden praktisch verschwunden. Im Laufe der nächsten Wochen wurde die Frau, wie ich telefonisch von ihr später erfuhr, noch an ihren Ellbogen erinnert bei Wetterwechsel und bei größerer Belastung desselben.

Fall 163: Frau, 33 Jahre, kommt in die Sprechstunde wegen einer seit weit über 6 Jahre dauernden „chronischen Gastritis", wie sie sagt.

Es bestehe ein starkes Völlegefühl nach dem Essen, noch Stunden hernach Luftaufstoßen; dazu auch Magendruck, ständige Müdigkeit und ein hartnäckiger und übelriechender Achselschweiß. Aufregung lege sich auf den Magen, der Stuhl sei immer etwas zu hell beziehungsweise wechselnd in der Farbe.

Auf Nachfragen: Zu Beginn der Erkrankung habe sie eine Nierenbeckenentzündung durchgemacht; damals sei sie 4 oder 5 Monate krank gewesen. Zu dieser Zeit habe man auch die Gastritis festgestellt.

In der frühen Jugend habe sie 4mal eine Lungenentzündung gehabt und vor 2 Jahren noch eine Blasenentzündung mit blutigem Urin. Der Harnbefund sei in Ordnung. Im Winter neige sie zu Erkältung und Halsweh.

Das sind in der Zusammenfassung die Ergebnisse einer Interrogation von ungefähr 20 Minuten. An welches Mittel mußte gedacht werden?

Was haben wir an Symptomen, Zeichen und Modalitäten bei diesem Krankheitsfall? Nur die Gesamtheit der Symptome kann uns auf ein passendes Mittel bringen. Eine Vernachlässigung dieser Abklärung der Gesamtheit der Symptome wäre gerade bei diesem Krankheitsfall wider die Natur der homöopathischen Arzneimittelwahl.

Es ist nicht automatisch so, daß wir bei einem Patienten eine *stundenlang* dauernde Vorgeschichte aufzunehmen haben. Es ist oft so, daß das Arzneimittel deshalb bald durchschimmert, weil bereits während der Interrogation einige wenige *außerordentliche* Symptome auftauchen. Je geschickter man sich anstellt, je konzentrierter man arbeitet, desto mehr ist die Gesamtaufnahme der Vorgeschichte zu bewältigen, desto häufiger schimmert verhältnismäßig bald ein passendes Arzneimittel durch. Trotzdem wird man sich bis zum Ende der Abfragerei „freihalten".

Im Hintergrund, für alle möglichen Einzelheiten und „Finessen", haben wir noch den *Fragebogen,* der oftmals nicht zu umgehen ist und der uns unsere Arbeit, speziell bei refraktären, unheilsamen und chronischen Krankheitsfällen ganz entscheidend erleichtert.

Wir haben bei dieser Kranken Völle nach dem Essen, lang andauerndes Luftaufstoßen, öfters helle Stuhlfarbe beziehungsweise Farbwechsel und noch den übelriechenden Achselschweiß. Das ist beinahe gar nichts für eine Mittelwahl. Bei solchen Symptomen besteht die höchste Gefahr, daß man sie — auch wenn man erkannt hat, daß sie minder sind — zu erweitern versucht dadurch, daß man den Kranken wie eine Zitrone ausquetscht und nach anderen „besseren" Zeichen und Symptomen der *lokalen* Störung fahndet. Der richtige Weg jedoch führt über die Aufnahme der Gesamtsymptomatologie zum heilenden Mittel.

Und da haben wir bei unserer Patientin nicht viele, aber interessante Dinge geboten. Vor der Gastritis gab es eine Nierenbeckenentzündung, die 4—5 Monate gedauert hatte. Nicht allein die lange Dauer als solche, sondern auch die dazu gehörige allopathische Langzeittherapie müssen wir unter die Lupe nehmen. Ganz sicher wurde wegen des damals bestehenden Fiebers (ohne ein solches gibt es keine akute, „anständige" Pyelonephritis) zunächst ein Antibioticum oder ein Sulfonamid gegeben. Die *Hartnäckigkeit* der Störung von damals spricht fast mit Sicherheit für eine ungewollte Verschleppungstaktik durch diese Medikamente. Nicht daß die Patientin dieses Fieber einige Monate gehabt haben muß! Aber anfangs hat sie es ganz bestimmt gehabt, und das wurde mit einem Antibioticum oder Sulfonamid genauso bestimmt bekämpft.

Das ist keine Haarspalterei; denn zum Zeitpunkt der Krankenhausbehandlung wegen der refraktären Nierenbeckenentzündung trat doch die Gastritis zum ersten Mal in Erscheinung und sie ist heute nach 6 Jahren immer noch in alter Frische da.

Vor Jahren hat die Frau 4mal eine Lungenentzündung gehabt — das war schon in der Antibiotica-Ära. Sie bekam — und das war auch nötig abzuklären — bereits dazumal ihre Bazillen- und Virenmedikamente.

Seit der Pyelonephritis ist die Frau krank, denn seither hat sie die chronische Gastritis. Bei dieser Vorgeschichte kommt zu allererst die Möglichkeit einer Unterdrückungsfolge ins Gespräch. Alle entzündlichen Erkrankungen dieser jungen Frau wurden abgewürgt mit den bekannten Heilstoffen. Es ist kein Arzneimittelschaden, sondern vielmehr ein Unterdrückungsschaden. Sogar die hartnäckige Nierensache könnte (könnte!) bereits eine Verdrängungsfolge einer der 4 oder aller 4 Lungenentzündungen sein. 4 Lungenentzündungen in verhältnismäßig kurzer Zeit gibt es bei einer mitsinnigen Behandlung nicht, am allerwenigsten bei der homöopathischen.

Das Mittel mußte also Sulfur sein.

Etwa 10 Tage nach Einnehmen der Arznei in der LM 18 hatte sich noch keinerlei Änderung ergeben. Auf Grund der Erfahrung, daß bei chronischen Fällen innerhalb dieser Zeit noch kein Urteil über einen Mitteltreffer oder -versager gefällt werden kann, ließ ich ungerührt die Tropfen weiter nehmen. Ein Wirkungsbeginn kann selbstverständlich vor dieser Zeit eintreten — das ist sogar recht oft der Fall, auch bei chronischen Erkrankungen. Die Entscheidung, ob ein Medikament wirklich und wahrhaftig eine Similefunktion hat, sollte man allerdings nicht vor 2 oder 3 oder 4 Wochen treffen. Wenn sich bis dahin nichts getan hat, weder eine Besserung noch eine Verschlechterung (in der Form einer Reaktion) sich angezeigt hat, dann wird man das homöopathische Mittel herausnehmen, den Krankheitsfall noch einmal überdenken und ein besseres Simile erforschen.

Ich bekam Bescheid nach weiteren 14 Tagen, und da sah die Geschichte schon wesentlich anders aus. Seit 8 bis 10 Tagen sei der Allgemeinzustand viel besser, der ·Achselschweiß verschwunden, der Magendruck wesentlich leichter, ebenso das Aufstoßen; der Stuhl sei dunkler geworden, die Milch wieder verträglich usw.

Ich hörte dann von der Patientin fast 1 1/2 Jahre nichts mehr. Dann kam sie wieder in die Sprechstunde — wegen einer anderen Störung (Haut). Von der „chronischen Gastritis" hatte sich nie mehr etwas gezeigt. Die Frau war völlig gesund geblieben. Fazit: Mancher Patient entzieht sich unserer weiteren Kontrolle nur dadurch — weil es ihm gut geht.

Es sollen noch die Rubriken derjenigen Symptome und Zeichen angegeben werden, die von der Patientin bei Aufnahme der Vorgeschichte geschildert wurden — übungshalber. Sie haben jedoch in diesem Fall keine wichtige Aufgabe, weil das Leitsymptom Krankheit nach Unterdrückung eines Entzündungsprozesses *für sich allein* das fehlende Mittel bestimmt und die anderen Symptome „Artefakte" sind.

Verschlimmerung nach Milch 1/514; verschleppte Lungenentzündung 2/214; Stuhl in der Farbe wechselnd 3/664; Stuhl hell 3/654; übelriechender Achselschweiß 2/237; Völlegefühl nach dem Essen 3/450; Luftaufstoßen nach dem Essen 3/431. Sulfur ist bei sämtlichen dieser Zeichen und Modalitäten vertreten, aber diese *begründen* nicht die Mittelwahl, wenn auch einzelne davon gute und sogar recht gute Qualität aufweisen.

Fall 164: An diesem Fall arbeitete ich — gemeinsam mit der Patientin — ein halbes Jahr bis das Heilmittel gefunden werden konnte. Die Frau, 62 Jahre, kam wegen einer „Arthritis" am rechten Knie, wie sie sagte, in die Sprechstunde, die damals 7 Monate bestand. Ich machte flugs einige Zeit Injektionen mit Arnica und Bienengift in Tiefpotenzen, was des öfteren sehr gut hilft und eine genaue Mittelwahl unnötig macht, die bei Kniebeschwerden, wenn sie nicht in den Rahmen anderer rheumatischer oder arthritischer Zusammenhänge eingespannt sind, nicht immer leicht ist. Es zeigte sich leider keine positive Wirkung.

Ich ging auf Medikamentensuche: Nachts war der Schmerz jeweils am schlimmsten, tagsüber beim Gehen erträglich. Er strahlte Richtung Hüfte und Richtung Wade aus und war wetterunabhängig. Ein Grund für die Sache konnte nicht herausgefunden werden. Wegen der nächtlichen Schmerzen mußte die Frau des öfteren aufstehen. Das Strecken des Knies verschlimmerte. Ich gab Rhus toxicodendron, Kalium carbonicum, Ledum, Pulsatilla, Ignatia und Salben und weiterhin die Injektionen — nichts ging vorwärts. Eine Röntgenaufnahme ergab einen verengten Knie-Gelenkspalt innen. Wieder einmal kaute ich mit der Kranken, die sich bisher sehr mitbemüht hatte, die Symptomatologie durch. Es war alles wie gehabt, ausgenommen einen Sachverhalt, der der Patientin erst die letzten Wochen aufgefallen war: Sie hatte das Empfinden, daß das kranke Knie wie abgeschnürt war, wie wenn „ein starker Verband um das Knie liegen würde". Ich nahm diese neue Beobachtung gerne zur Kenntnis. Beide waren wir aber bereits so zermürbt, daß wir uns trotz dieser interessanten „Sensation" keine allzu großen Hoffnungen machten. Ich gab also die Arznei an, die Frau besorgte sie sich in der LM 18. 4 Wochen später erschien sie wieder in der Sprechstunde, strahlte und meinte, die letzten Tropfen „haben wie ein Wunder gewirkt": Nach 8 bis 10 Tagen seien die Schmerzen am Knie und alles was damit zusammen hing, spurlos verschwunden und bis heute nicht mehr aufgetreten.

Wenn man genau hinsieht, kann man aus den oben aufgeführten Symptomen das Mittel sehr gut finden. Mir half dazu noch ein Symptom aus der Vorgeschichte der Frau, das erst nach der Angabe der eigenartigen Empfindung am Knie ins rechte Licht gerückt wurde.

Es zeigt also ein eigenartiges Symptom den Einstieg in die Mittelfindung an. Es ist im „Kent" enthalten. Wir haben eine Rubrik, die diesem Gefühl haargenau entspricht 2/391; hier steht „wie eingebunden" und es finden sich einige

Mittel — unter Knie, versteht sich; die Lokalisation Knie ist so gezielt, daß letztlich nur die Medikamente für die Knie in Frage kommen. Das Rechts- oder Linksproblem ist erfahrungsgemäß nur unter bestimmten Gesichtspunkten interessant. Es wird dann erst bedeutend, wenn immer wieder nur ein Knie, nur eine Mandel, nur eine Seite usw. befallen wird und das ohne logischen Grund. Die Rubrik „Zusammenschnürung Knie" 2/410 ist gleichfalls zu verwerten; es sind aber keine neuen Mittel dabei.

Wie können wir nun die vorhandenen Arzneimittel für das „Eingebundenheitsgefühl" der Knie so auseinander dividieren, daß eines davon für unsere Patientin am passendsten erscheint? Was ist das nächste, beste Symptom? Es ist ein Symptom, das schon immer da ist und das ohne Zweifel einen außerordentlichen Stellenwert hat: nachts ist es immer am schlimmsten, am schlimmsten mit den Kniebeschwerden. Wir orientieren uns und finden die Rubrik 2/601; das ist die allgemeine Rubrik Knieschmerz, nachts. Die Frau hat übrigens teilweise die Nachtschmerzen deutlich als stechend empfunden; auch diese Rubrik gibt es 2/681; aber sie *allein* zu nehmen ist unmöglich, weil die *allgemeine Rubrik* Knieschmerz grundsätzlich — wie auch zu allen anderen Schmerzarten — dazuzunehmen ist. Das heißt, diese Allgemeinrubrik beinhaltet *jeglichen Schmerz,* zum Beispiel stechend, ziehend usw. Wenn wir diese 2 Rubriken, Bandagengefühl Knie, und Nachtverschlechterung Knie betrachten, bleiben 2 Mittel übrig, Natrium muriaticum und Sulfur. Der Zahlenwert ist bei Natrium muriaticum höher. Ich nahm aber Natrium muriaticum deshalb, weil dieses Medikament bei der Frau in früherer Zeit bereits mehrere Male ausgezeichnet geholfen hatte, wenn sie Kummer mit dem Herrn Sohn hatte, der ein größenwahnsinniger Halodri ist.

Der Fall zeigt, daß man ohnmächtig ist, wenn man keine guten Symptome hat oder solange man keine guten Symptome hat. Nur muß man unterscheiden zwischen dem Nichtfindenkönnen aus eigener „Schwäche" und dem Nichtfindenkönnen mangels Existenz von solchen Symptomen. Bei der Kranken trat erst nach etwa einem Jahr Knieerkrankung das Symptom in Erscheinung, das zum heilenden Mittel führte: das „Verbandgefühl". Sie kommt eines schönen Tages, nachdem die Helden müde sind, mit dem Gefühl, „daß das Knie wie abgeschnürt ist, wie wenn ein starker Verband um das Knie liegt".

Die Patientin, es ist eine Hausfrau, hat mit absoluter Sicherheit niemals eine Arzneimittellehre oder ein Repertorium homöopathischer Provenienz in der Hand gehabt, die ihr dieses komische Gefühl hätten einflüstern können!

Anmerkung: Der enge Gelenkspalt ist ohne Bedeutung, er hat auf unsere Mittelfindung keinen Einfluß und hat auch keinen entscheidenden Einfluß auf den späteren Verlauf des Geschehens gehabt. Ich hatte die Frau noch 4 Jahre in Beobachtung, sie hatte niemals mehr Schwierigkeiten mit ihrem Knie.

Fall 165: Frau, 71 Jahre, kommt in die Praxis wegen Kopfschmerzen, die seit über einem Jahr bestehen. Die Schmerzen zeigen sich im Nackenbereich und gehen von da aus zum Hinterkopf. Sie treten nur im Bett oder im Liegen auf. Dabei besteht ein ständiges „krabbelndes Gefühl wie von Läusen unter der

Kopfdecke". So bezeichnet die Patientin diese Empfindung. Um die Beschwerden zu erleichtern, besteht das Bedürfnis, andauernd den Kopf zu bewegen.

Aufgetreten ist die Störung nach einer Grippe mit starkem Husten. Letzterer dauerte fast 4 Monate. Zu Beginn war auch ein bronchitischer Auswurf da und alles wurde mit Tabletten behandelt. Welche das waren, konnte die Kranke nicht sagen, es waren jedenfalls keine „teueren".

Seit 2 Jahren ist das Geruchs- und Geschmacksempfinden weniger geworden; zunächst war es nach der Grippe sogar ganz verschwunden.

Die Patientin konnte bis heute trotz verschiedener Behandlungsversuche ihre Kopfschmerzen nicht loswerden. Früher hatte sie an diesen nicht gelitten. Bei der Grippe war sie 3 Wochen gelegen und gegen Ende der Bettruhe begann bereits die Kopfbeschwerde. Sonst ist die Frau „pumperlgesund", wie sie das bezeichnet. Welches Mittel kam hier in Frage; es wurde in der LM 18 verordnet.

Anruf nach 14 Tagen: Vom 1. Tag des Einnehmens an sind die Schmerzen nicht mehr in Erscheinung getreten. Das Krabbeln ist wesentlich besser. Dazu bemerkte die Frau ausdrücklich, daß sonst die Kopfschmerzen auch jede Nacht vorhanden waren. 5 Wochen nach Beginn der Behandlung kam sie wieder, weil das Fläschchen zu Ende war. Sie hatte keine Kopfschmerzen mehr, kein Krabbeln mehr, alles war in bester Ordnung.

Der Fall ist dahingehend kompliziert, daß die Idee der Erkrankung etwas im Abseits liegt. Man mußte sich den Fall „zusammenreimen", um nicht zu übersehen, daß die Störung unter dem Zeichen von „Grippetoxinen" läuft. Daß das die richtige Kalkulation war, liegt auf der Hand: auf Sulfur, dem Heilmittel 1. Ordnung für solche Krankheitsprozesse trat ab sofort die Heilung ein. Das kann nur das wahre Simile erreichen und kein anderes Medikament. Es ist daran zu erinnern, daß es *sehr gut* passende und *weniger* gut passende Similia für einen Krankheitsfall gibt, wie jeder aufmerksame Beobachter homöopathischer Mittelwirkungen weiß.

Betrachten wir unter dem Kriterium der Toxinidee die anderen Zeichen und Modalitäten des Falles. Ist das Krabbelsymptom wertvoll, ist das Auftreten der Schmerzen speziell im Liegen und nachts von Interesse, ist das Abstrahlen vom Nacken in den Hinterkopf, das Bedürfnis ständig den Kopf zu bewegen von Bedeutung? Das Bessere ist des Guten Feind: Das alles war *sekundär* im Vergleich zu dem Wesentlichen dieser Beschwerde.

Man könnte sich vorstellen, daß der Kopfschmerz die Folge des monatelang bestehenden *Hustens* ist. Nun, letzterer dauerte zwar lange, aber der Kopfschmerz begann bereits am Ende der Grippe. Eine Unterdrückung kommt hier ebenfalls nicht in Frage, denn diese Grippe wurde ganz vernünftig behandelt — nicht mit „teueren" Medikamenten.

Eine kleine, aber entscheidende Frage war auf jeden Fall zu stellen: Hatte die Frau in früherer Zeit Kopfschmerzneigung? Nein, niemals kannte sie Kopfschmerzen, niemals bis zum 71. Lebensjahr. Erst nach dem grippalen Infekt kamen sie — das ist ein ausgezeichneter Beleg für die Theorie der „Grippemetastase". Die Patientin hätte genauso eine Myocarditis bekommen können oder andere unschöne Dinge — das wissen wir alle. Auch da wird das erste Mittel der Schwefel sein. Allerdings ist es *nicht immer* Sulfur, es gibt auch andere homöopathische Arzneien für Folgezustände nach Grippe.

Nachtrag: Die Geruchs- und Geschmacksstörungen sind früher schon dagewesen. Sie können nicht über die Toxintheorie plausibel gemacht werden. Sie hatten sich allerdings in Verbindung mit der Grippeerkrankung merklich verschlechtert und waren während der Sulfurgaben wesentlich besser geworden, wie ich nach längerer Zeit erfahren konnte.

Fall 166: Mann, 65 Jahre, kommt in die Sprechstunde. Vor 20 Jahren sei er am Magen operiert worden wegen chronischer Geschwüre. So 15 Jahre lang habe alles ordentlich funktioniert, aber dann habe auch die Gallenblase herausoperiert werden müssen, weil es doch schon einige Zeit vorher nicht mehr so recht „mit dem Bauch gut gegangen war". Nach diesem Eingriff habe er sich wohl gefühlt bis vor knapp 5 Monaten.

Damals habe er ein Stück Schwarzwälder Kirschtorte in einem Lokal gegessen. Diese sei sehr kalt gewesen und 2 Tage später habe es mit den Beschwerden angefangen. Er habe seitdem Schmerzen im ganzen Bauch, meist unter dem Nabel beginnend und sich nach oben ausbreitend. Sie seien jedoch ganz unabhängig vom Essen. Seither habe er auch einen ständigen Durchfall. Das sei vorher nicht so der Fall gewesen, wenn auch schon seit seiner Magenoperation der Stuhl nie mehr fest und geformt gewesen sei. Trotz zusätzlicher Magenmittel — außer verschiedenen Medikamenten, die er laufend nehmen müsse — sei der Magen bzw. der Bauch bis jetzt nicht besser geworden, auch der Durchfall nicht.

Er müsse am Tag so 4- oder 5mal „laufen". Der Appetit sei dabei gar nicht schlecht. Was gegen die unmittelbaren Schmerzen am besten helfe, seien krampflösende Zäpfchen. Die Torte habe er sonst gut vertragen. Er rauche sehr viel; ob das wohl auch etwas mit herein spiele? Das Gewicht sei in den fast 5 Monaten der Erkrankung von 75 auf 65 kg gefallen. Aber laut Röntgenbefund habe er keinen Krebs.

Aus der Vorgeschichte ergibt sich auf Nachfragen noch das Folgende:

Lebenslang ist ihm Aufregung auf den Magen geschlagen; auch nach der Magenoperation ist das so geblieben. Seither ist er gegen Milch hochempfindlich, auch gegen Backwerk und zum Teil gegen Süßigkeiten. Alles andere ist verträglich; seit der Tortenaffäre allerdings werden Butter und Fette nicht mehr recht verkraftet. Zeit seines Lebens ist der Patient hochempfindlich gegen Kälte aller Art; alles, das kalte Trinken, das kalte Essen, kalte Füße, kurzum jedes x-beliebige Kaltwerden spürt er sofort im Bauchraum.

Früher, während der Magengeschwürszeit habe er sich bei den Schmerzen zusammengekrümmt. Seit der Tortenesserei müsse er sich jedoch bei den Schmerzen nach rückwärts beugen. Luftaufstoßen, tief Durchatmen, Windabgänge besserten gut. Hosenträger habe er schon lange angeschafft, denn enge Gürtel könne er nicht vertragen. Die Bauchschmerzen seien krampfartig, aber auch ziehend, bohrend.

In der letzten Zeit sind die Fingernägel brüchig geworden.

Eine örtliche Untersuchung ergibt, daß in der Magengrube nur eine geringe Schmerzempfindlichkeit vorhanden ist, dagegen eine deutliche im Unter- und Mittelbauch. Fast die ganze Bauchpartie reagiert auf eine Berührung stark, auf einen Druck höchst schmerzhaft. Auch nachts wird der Patient öfters durch die Beschwerden wach. Er nimmt dann eben ein Zäpfchen.

Der Mann beteuert, daß seine Geschwüre früher „rein nervös" bedingt waren. Er ist intelligent, groß, hager, dürr und hat eine ausgeprägte Nasolabialfalte. Welches Mittel kam in die engste Wahl?

Es war nicht leicht zu finden.

Zunächst haben wir die Vorgeschichte der Magen- und Gallenoperation. Der Mann ist da gut zurecht gekommen. Erst vor knapp 5 Monaten wurde er „wirklich krank" und zwar nach einer zu kalten Schwarzwälder Kirschtorte. Andererseits ergibt sich, daß das kalte Hineinessen eigentlich nur *ein* Modus der Störung ist. Wenn man sich nicht weiter orientiert, bleibt man an diesem „Leitsymptom" hängen, macht den kurzen Weg und sucht im Repertorium Folge von kaltem Essen 3/492, 452 Magen und 3/545 Bauch. Hier ist unser Mittel Nux vomica nicht dabei. Es ist jedoch 3wertig aufgezeichnet in der allgemeinen Rubrik Nahrungsmittel, kalte Speisen verschlechtern 1/514. Aber um all das handelt es sich zunächst nicht. Wir müssen, wenn wir ein Ursachensymptom zum Leitsymptom küren, uns nach allen Seiten absichern, ob es nicht doch nur ein *Gelegenheitsursachen-Symptom* ist. Wenn es ein solches ist, ist es als Führungssymptom minderwertig.

In unserem Fall war es ein Gelegenheits-Symptom. Bei weiterem Abklären der Vorgeschichte stellt es sich nämlich heraus, daß der Mann sein ganzes Leben lang hochempfindlich gegen Kälte aller Art ist. Kaltes Trinken, kaltes Essen, kalte Füße, jede Kälte, jedes Kaltwerden überhaupt verschlechtert. Es zeigt sich dabei eine kleine, aber bedeutende Einzelheit: Der Patient spürt alles nur in bezug auf seinen Bauch. Nicht die Blase spürt er, nicht die Lunge, nicht das Rheuma in den Gliedmaßen, nicht eine allgemeine Erkältung, sondern nur den Magen-Darm-Kanal. Wir entdecken also durch exaktes Nachfragen ein individuelles und außerordentlich charakteristisches Symptom, ein echtes Klassesymptom, ein sonderliches und eigenheitliches, was trotzdem nicht komisch oder sonderbar ist.

Jedes Symptom, jedes Zeichen, jede Modalität kann individuell sein. Das Individuelle dieses Kranken besteht in der Kälteempfindlichkeit seines *Bauches.*

Das ist ein gutes Beispiel für die *Relativität* eines Symptomes: *Nur* der Bauchraum reagiert auf Kälte, sonst vergleichsweise kein anderer Körperteil, keine andere Körperregion dieses Patienten. Wäre das anders, dann wäre diese seine Kältemodalität an der Grenze der Banalität, zumindest mit so vielen Medikamenten bestückt, daß die Arzneiwahl von daher nicht gelingen könnte.

Für diese Kälteempfindlichkeit haben wir die Rubrik Bauchbeschwerden verschlimmert oder hervorgerufen durch Kaltwerden 3/545. Es gibt nur wenige Mittel, das allein schon ist — häufig jedenfalls — ein Gütezeichen für die Qualität einer Rubrik, wobei die entsprechende Modalität, das Zeichen selbst, das notwendige Format aufweisen muß. Diese homöopathischen Arzneien werden durch weitere Symptome von Wert, die wir vom Patienten erhalten differenziert: Aufregung ist ihm sein Leben lang auf den Magen geschlagen 3/490, in etwa 495. Die *allgemeine* Rubrik Erregung verschlimmert 1/32 ist zu diffus, um hier mit herangezogen werden zu dürfen. Es dreht sich immer nur um den Magen und um nichts anderes.

Und trotzdem ist dieses Gemütssymptom nicht so gut wie das obengenannte Kältesymptom. Es ist verhältnismäßig „billiger" als das viel seltener zu beobachtende *Lokalsymptom:* Jede Art von geringster Kälte schlägt sich sogleich auf den Bauch. Das Bewertungsschema 1. Gemütssymptome, 2. Allgemeinsymptome, 3. Lokalsymptome ist also mit Verstand zu beurteilen. Das Kältesymptom als Allgemeinsymptom überwiegt bei weitem die Erregungsmodalität, also ein Gemütssymptom. Ein gutes Gemütssymptom ist weniger richtungsweisend für die Mittelfindung, als ein ausgezeichnetes Lokalsymptom — und so fort. Die Kunst des Homöopathen besteht darin, solche Dinge zu erkennen und zu ermessen, denn daraus entwickelt sich die Mittelwahl und nicht im Hin- und Zurückblättern des Repertoriums oder der Arzneimittellehren.

Ein gutes Symptom ist der *Durchfall,* der erst seit der kalten Torte besteht 3/609; dazu das Streckenmüssen bei den Schmerzen 3/542 (im „Kent" als Rückwärtsbeugen bessert zu finden). Dann haben wir noch die Empfindlichkeit gegen geringe Berührung 1/493; das ist die Allgemeinrubrik. Berührungsempfindlichkeit Bauch und Magen läuft unter 3/537, 555 und 468, 492. Die Rubrik heißt Kleidung stört, empfindlich gegen Kleidung, Gürtel. Die hohe Druckempfindlichkeit des Bauches steht in 3/543. Die letztgenannten paar Modalitäten passen noch zum Medikament, sind aber nicht mehr sehr viel wert. Die Unverträglichkeit von Milch seit der Magenoperation kann ein artefizielles Zeichen sein, das wir lieber weglassen.

Alle anderen Nahrungsmodalitäten sind ziemlich sekundär, weil es sich „gehört", daß ein chronisch Magen-Galle-Kranker nicht alles verträgt. Die Butter- und Fett-„sensibilität", nach der kalten Torte entstanden, kann gleichfalls vernachlässigt werden.

Das Mittel wurde in der LM 18 verordnet und nach 14 Tagen kam der Bescheid, daß die Beschwerden sich bereits um die Hälfte vermindert hätten. Nachricht nach weiteren 4 Wochen: keine Beschwerden mehr. Das Gewicht ging zunächst noch um 2 Pfund zurück. Die Wirkung hatte sich übrigens bereits einige Tage nach Einnehmen der Tropfen gezeigt. „Es war eigentlich bereits am nächsten oder übernächsten Tag irgendwie anders. Ich habe mir gesagt, ‚jetzt wirst du hysterisch'." So schnell — meinte der Mann — könne ein Medikament doch nicht wirken. Nach kurzer Zeit war auch der Durchfall abgeklungen. Nach 3 Monaten kam der Patient noch einmal in die Sprechstunde. Er hatte seit mehreren Wochen eine gute Gewichtszunahme. Bis jetzt sei alles einwandfrei gewesen, aber seit 3 Tagen spüre er schneidende Schmerzen im Bauch.

Ein Nachfragen ergab, daß der Mann bis vor wenigen Tagen 14 Tage lang Holz gehackt hatte.

Auf ein paar Tropfen (Arnica und Rhus toxicodendron in der LM 18) ging die Beschwerde bald wieder zurück. Weitere 2 Monate später erfuhr ich von der Tochter, daß es dem Vater weiterhin gut gehe.

Nux vomica wäre mit großer Wahrscheinlichkeit das Heilmittel dieses Mannes *an sich* gewesen; das Mittel, das eine Magenoperation, das eine Gallenoperation hätte verhindern können. Nicht weil Nux vomica ein gutes Magen-Galle-Leber-Mittel ist — so zu denken, wäre nicht richtig —, sondern weil dieser Patient ganz bestimmte Nux vomica-typische Symptome und Zeichen produziert hat, sein Leben lang produziert hat.

Dieser Krankheitsfall benötigte 1 Stunde „Erstberatung". Wer glaubt, solche verzwickten Zusammenhänge innerhalb einer Krankenbiographie in 10 bis 15 Minuten klären zu können, irrt — auch wenn er selbst ein Genie ist. Der Patient ist es bestimmt nicht — und auf diesen ist er angewiesen. Wir müssen „schnelle Brüter" werden, aber keine Husch-Husch-Therapeuten. Wir erleben an diesem Fall auch, daß es einfach nicht sinnvoll ist, gleich alle Laborbefunde oder meinetwegen auch eine umfangreiche körperliche Untersuchung in die Erst-Konsultation mit einzubauen, das bringt uns von dem ab, was *wir* zur Mittelwahl benötigen, nämlich die sorgfältige Anamnese nach den Kriterien der Homöopathie, mit ihren Zeichen, Symptomen und Modalitäten. Wer von Laborbefunden und so fort her seine homöopathische Behandlung abhängig macht, hat die Idee der homöopathischen Mittelwahl nicht begriffen. Daß der Mann kein Karzinom hat, freut uns natürlich — aber auch da hätte er kein anderes Mittel bekommen, wenn die Symptome seiner Krankengeschichte die gleichen gewesen wären . . . wenn!

Fall 167: Mutter kommt mit ihrem knapp 4jährigen Sohn in die Sprechstunde. Dieser leidet seit 1 1/2 Jahren an einem Dauerschnupfen. Er hat große Gaumenmandeln, hat aber noch keine Mandelentzündung gehabt. Wegen des chronischen Nasenkatarrhs wurden schon des öfteren antibiotische Medikamente und Sulfonamide gegeben, vor allem, wenn Fieber dazu kam. Bei jedem anderen Infekt wurde der Knabe sowieso mit obigen Stoffen versorgt.

Vor gut einem Jahr war wegen der Nasenerkrankung die Rachenmandel entfernt worden — ohne Erfolg, wie die Mutter sagte.

Der Junge war heuer schon 4 Wochen an die Nordsee verschickt worden zwecks Besserung seiner Beschwerde — ohne Änderung des Befindens.

Auf weiteres Nachfragen: Der Zustand wird immer unangenehmer. Der Sohn hört die letzten Wochen wesentlich schlechter — wohl durch einen Tubenkatarrh bedingt —, und eine Röntgenkontrolle vor 14 Tagen ergab, daß beide Kieferhöhlen „vereitert" sind. Die Nase ist meist verstopft, speziell die rechte Seite. Geschlafen wird mit offenem Mund; angeblich sind auch Polypen in der Nase vorhanden.

Bis auf das Schlafen mit offenem Mund und die großen Mandeln war der kleine Mann *vor* Beginn des hartnäckigen Schnupfens nie anfällig gewesen. Seither aber stimmt es nicht mehr trotz der verschiedensten Therapieversuche der Spezialisten. Jeder aufmerksame Beobachter weiß, daß große, sogar übergroße Rachen- oder Gaumenmandeln nicht a priori krankmachend sind — der obige Fall zeigt das wieder einmal. Das Entfernen der Mandeln wird heutzutage viel zu häufig praktiziert und kann, auch wenn sie nicht „gesund" sind, des öfteren ein Mißgriff sein.

Einem Statistiker einer Lebensversicherung fiel auf, daß die Mandeloperierten signifikant mehr Blinddarmentfernungen hinter sich haben, als andere. Post hoc, propter hoc?

Nun, die Frau erinnerte sich, daß der Sohn zum ersten Mal in seinem Leben vor 1 1/2 Jahren einen Schnupfen mit ziemlich hohem Fieber bekommen hatte, der damals mit den üblichen Sulfonamiden beziehungsweise Antibioticas behandelt worden war und zunächst schnell wieder abgeklungen war. Von dieser Zeit an hatte sich aber der Dauerschnupfen entwickelt.

Welches Medikament wurde verordnet?

Wir haben natürlich bereits entdeckt, daß es sich auch hier um ein ständiges Verdrängen von Fieber- und Entzündungsprozessen handelt. Wobei es gar nicht darum geht, nur die obengenannten Heilstoffe zu beschuldigen. Jede beliebige andere Art und Weise von Unterdrückung von Krankheitsprozessen kann krankmachend wirken.

Das Wesentliche ist es, aus der Vorgeschichte zu erkennen, ob ein solcher Verdrängungs- oder Unterdrückungsmodus die Ursache, die *wahrhaftige* Ursache einer Störung ist. Das Kind mußte also Sulfur haben. In der LM 18 verordnet begann nach 8 Tagen eine dick-schleimige Absonderung aus dem rechten Nasenloch, das seit 1 1/2 Jahren zumeist verstopft war. Die Farbe war gelblichgrünlich. Die Sekretion zeigte sich 14 Tage lang und in einer Form, wie sie, nach Angaben der Mutter, noch nie aufgetreten war. Nach 4 Wochen war das Gehör wieder besser, der Schnupfen merklich zurückgegangen und der Patient konnte sich wieder richtig „ausschnäuzen". Nach 4 Monaten kam die Mutter noch einmal in die Sprechstunde. Der Schnupfen war weggeblieben, das Hören unauffällig geworden. Noch besteht der offene Mund, nachts, und die Gaumenmandeln sind noch groß. Es war nicht die Aufgabe des Sulfur die Hypertrophie der Tonsillen zurückzubilden. Diese Arznei sollte das Unterdrückungsgeschehen ins Reine bringen und nichts anderes. Der „Lymphatismus" des Kindes benötigt ein „konstitutionelles" Mittel beziehungsweise ein Mittel, das aus der gesamten Symptomatologie auszuwählen ist, wobei die Rubriken Tonsillen vergrößert, verhärtet 3/286, 286 zu Hilfe genommen werden können. Sulfur, der auch in *diesen* Rubriken vorkommt, ist dazu nicht geeignet, sonst hätte er bereits eine Rückbildung der Mandeln erreicht.

Fall 168: Frau, 58 Jahre, erscheint in der Praxis wegen „Darmblutungen". Aus der Vorgeschichte ergibt sich, daß sie vor 25 Jahren einen Typhus abdominalis gehabt hat, der als Residuen rezidivierende Darmblutungen zurückgelassen hat. Sie waren in den früheren Jahren so schlimm, daß der HB-Wert bis auf 35 zurückgegangen war. Im Laufe der Zeit hatte sich die Krankheit wesentlich gebessert. Es waren nur mehr in größeren Abständen geringe Blutungen aufgetreten. Damals war Antimonium crudum D 6 das Mittel gewesen. Seit etwa 1/4 Jahr blutet jedoch die Patientin wieder, nicht in großen Mengen, aber kontinuierlich. Dabei ist ein häufiger Stuhldrang mit zu beobachten. Das Blut hat eine ganz normale rote Farbe. Das Allgemeinbefinden ist unauffällig; aber der Ehemann drängt trotzdem auf eine „Erholungs-Kur".

Auf Grund dieser Vorgeschichte nehme ich es mit den Einzelheiten sehr genau, ich kalkuliere alles durch, „meditiere und hierarchisiere".

Was herauskommt, ist zunächst einmal Hamamelis; in der LM 18 eingenommen, zeigt es nach 14 Tagen keinerlei Wirkung. Ich denke an eine Röntgenkontrolle des Darmes, aber die Frau nimmt die Angelegenheit nicht tragisch und meint, man könne ja noch abwarten. Sie hat in gewisser Weise recht, mehr gefühlsmäßig allerdings als der Erkenntnis nach, denn die Röntgenuntersuchung, welches Ergebnis auch immer sie zeitigen würde, hat *keinen* Einfluß auf die Auswahl des homöopathischen Medikaments. Nach knapp 6 Wochen erscheint die Kranke wieder in der Sprechstunde. Es ist alles gleich geblieben, nämlich ein anhaltendes Weiterbluten. Sie hat beobachtet, daß die Darmblutungen zumeist mit Krampfgefühlen im Bauch mit Stuhldrang, und dann Stuhlgang einhergehen. Fast bei jedem Stuhl ist das so. Die Stuhlqualität und -quantität ist übrigens sonst ohne Besonderheiten.

Eine andere Einzelheit stellt sich bei der 2. Konsultation heraus. Es geschieht oft, daß plötzlich ein Finger schmerzt und dann eine blaue Stelle „wie ein Bluterguß" erscheint. Die Patientin neigt überhaupt zu blauen Flecken; schon geringe Anlässe, Druck, Stoß, zaubern solche hervor.

Das 2. Mittel war Lachesis. In der LM 18 lief es nur 3 Wochen, dann kam die Frau wieder zu mir und stellte trocken fest, es sei alles wie immer; nichts habe sich geändert.

Bei dieser 3. Beratung „meditierte und hierarchisierte" ich wegen der gehabten Pleite ein zweites Mal und kam auf Phosphor.

Da sind einmal die zu schnell sich einstellenden blauen Flecken; sie sind ganz unabhängig von der Darmstörung 2/152. Unter Typhus finden wir im „Kent" manche Mittel, die schon für diese Krankheit gegeben wurden 2/34, in etwa 38; auch von daher lassen wir uns inspirieren. Die Blutungen selbst gehen mit Stuhldrang, mit Krampfgefühlen im Bauch einher 3/582; weil das ständig so ist, ist dieses Zeichen bemerkenswert.

Darmblutungen finden wir in 3/651, 623. Wir können noch eine Rubrik Darmgeschwüre suchen, weil es sich wahrscheinlich um blutende Geschwüre handelt. Wir finden nur Geschwüre Magen 3/469; das ist immerhin eine lesenswerte Rubrik. Die plötzlich auftretenden schmerzhaften blauen Stellen an den Fingern weisen auf platzende undichte Kapillaren hin. Zusammenfassend kann man sagen, daß der Phosphor dem Zustandsbild recht nahe kommt. Wenn wir das Arzneimittelbild durchlesen und die phosphor-typischen Symptome und Zeichen kennen lernen, finden wir das bestätigt. Manchmal gibt es eben Fälle, wo wir so und ähnlich abtasten müssen. Aber, wie schon gesagt, bringt uns eine gut aufgenommene Anamnese und die nötige Ausdauer auch hier vielfach über die Runden.

Die Arznei wurde in der LM 18 gegeben. Für einige Tage steigerte sich das Bluten merklich. Es ließ dann schnell nach und war kurz darauf ganz verschwunden.

Die Patientin hatte nach ca. 2 Jahren einen leichten Rückfall, der sofort auf das gleiche Mittel behoben werden konnte.

Fall 169: Vor einigen Jahren erschien eine damals 58jährige Frau in der Praxis und erzählte mir eine lange Leidensgeschichte:

Sie habe Angst, Angst eigentlich so lange sie lebe. Sie war schon bei den verschiedensten Ärzten einschließlich der Nervenärzte.

Ich nahm mir für die Kranke damals fast 2 Stunden Zeit und gab ihr einen Fragebogen mit.

Sie schickte mir vorher ein Extrablatt, legte klinische Befunde bei und kam nach 14 Tagen mit dem ausgefüllten Bogen wieder. Natrium muriaticum, das ich ihr „zur Probe" in der LM 18 aufgeschrieben hatte, hatte nicht das Geringste bewirkt.

Die klinischen Befunde, das Blutbild, die Blutchemie, die Röntgenergebnisse und so fort waren comme si, comme ca; wenn man wollte, konnte man sich einiges zusammenreimen. Wenn nicht, dann war die Frau nur nervenmäßig auf dem Hund.

Nun, ich bekam von der Patientin außer dem Fragebogen noch etwas sehr Wichtiges in die Hand, nämlich dieses Extrablatt!

Darin stand — etwas verkürzt:

„Zwangsneurose ist mein Hauptleiden. Angst, Angst und wieder Angst ist seit 10 Jahren mein Leben. Die letzten 2 Jahre waren ganz schlimm. Eine fürchterliche Unruhe ist in mir; bin ich irgendwo, dann will ich schon wieder heim. Ganz schlimm wirkt sich die Angst oder Zwangsneurose aus, wenn ich etwas einkaufen soll.

Ich frage mich: hat das Leben noch einen Sinn? Bemerken möchte ich, daß meine Ehe gut ist — auch die materielle Seite ist in Ordnung. Das Elternhaus war vorbildlich, das Verstehen mit den Geschwistern ist sehr gut.

Angst hatte ich schon als Kind. Ich möchte erwähnen, daß mein Vater wochenlang sterbenskrank war, als ich ,im Werden' war. Bemerken möchte ich ferner noch, daß ich krankhaft geizig werde. Außerdem habe ich furchtbare Angst vor der Zukunft; auch arge Angst, ob ich alle Tage meine Hausfrauenpflichten erfüllen kann.

Vor 1 bis 2 Jahren war ich ganz elend. Der damals behandelnde Nervenarzt schreckte zusammen, als er mich sah. Zuerst wurde der Radio-Jod-Test gemacht; er war jedoch ohne Befund. Dann wurde ich nur mit Pillen behandelt und ich lag wochenlang daheim wie im Dämmerschlaf — so benommen machten mich diese Pillen.

Ein Leben mit dieser Angst ist kein Leben. Als die Eltern starben, war es furchtbar. Bei Vater meinte ich schon, es hörte das Leben auf, aber da hatten wir noch die Mutter. Doch als diese vor 5 Jahren starb, konnte ich deren Tod Jahre nicht überwinden.

Auch bin ich leber- und galleleidend. Bei geringstem fettigem Essen oder Diätfehler, habe ich sofort Durchfälle, spritzend, ganz ölig. Im Jahre habe ich 1- bis 2mal extra noch schwere Durchfälle. Sie dauern einige Tage lang und ich muß dann täglich 20- bis 30mal auf die Toilette. Das war besonders mit 20 bis 27 Jahren schlimm mit den Durchfällen. Ich bekam Opium und der Darm wurde so gelähmt, und ich hatte meine Ruhe. Ich hatte dazu auch Gallebrechen.

278

Die letzten Jahre treten die Durchfälle in der Frühe so um 5 Uhr und 3- bis 4mal innerhalb kurzer Zeit auf — und ich bin damit zufrieden.

Als Säugling hatte ich ganz schlimm Gelbsucht. Als Kind die schwere spanische Grippe; mein Leben hing an einem Faden.

Außerdem leide ich an Anämie. Bemerken möchte ich noch, daß ich während des letzten Krieges unendlich viel zu leiden hatte."

Das war das Extrablatt. Aus dem außerdem ausgefüllten Fragebogen ergibt sich noch: Darf keine Anstrengungen haben. Hat zu kleines Herz, „Kinderherz". Leidet an Afterjucken. Hat 2 Fisteloperationen am Mastdarm hinter sich und „gespaltenen Ausgang" durch die 2. Operation.

Ist um 5 Uhr schon wach, geht aber bereits um 21 Uhr zu Bett. Liebt die mittlere Wärme; kalte Bäder sind nicht gut. Hin und wieder empfindet sie in der Mundhöhle einen Pfeffergeschmack.

Die Kranke schwitzt fast niemals. Das Körpergewicht betrug in den letzten Jahren 45 kg. Im Bett zeigt sich starkes Zucken der Beine, so daß dann ein Bein auf das andere „haut".

Als Kind wurden die Mandeln 3mal „entfernt". Neigung zu Herzklopfen vor dem Einschlafen. Die Frau träumt die ganze Nacht hindurch — alles durcheinander. Die Regel war stets normal.

Gemütliches, Mentalität: Die Patientin ist ruhelos, grüblerisch, schnell verzweifelt, weichherzig; sie ist in letzter Zeit geizig geworden. Sie weint viel, wenn die Ängste kommen. Durch die Angstgefühle ist sie lebensüberdrüssig. Sie hängt leicht unangenehmen Vorkommnissen nach. Es finden sich Ängste aller Art: Angst vor der Zukunft, vor der Dunkelheit, vor dem Einkaufen, daß den Angehörigen etwas zustoßen könnte, und so fort.

Als die Frau zum 1. Mal zu mir kam, schreckte ich beinahe so zusammen „wie der Nervenarzt". Ich habe selten ein derartig verzweifeltes Mienenspiel eines Menschen zu Gesicht bekommen. Sie wog ganze 45 Kilogramm; sie ist nicht groß. Sie war „total fertig" muß man sagen. Die Angst sprang ihr aus den Augen. Das Gesicht war abgehärmt, erschreckt, krankhaft eingefallen und stark abgemagert.

Insgesamt ist der Ausdruck „verheerender Eindruck" wohl als der beste am Platze. Zu dem Krankenexamen ist noch hinzuzufügen, daß die Kranke bei Aufregungen, Ärger ebenfalls ihre Durchfälle hat; daß sie als Kind die Mundfäule hatte; daß sie *keinerlei* Wetterempfindlichkeit spürt; daß der Appetit so gut ist, „daß sie am liebsten alles zusammenessen würde"; daß sie oft grundlos heult und lieber allein ist.

Es läßt sich weder ein Bandwurm noch eine Tuberkulose noch sonst etwas „Interessantes" nachweisen. Das Gewicht ist — wie schon erwähnt — seit Jahren so wie es ist. Die Frau ist keine Hysterica. Auch der Krankheitsbegriff Neurose ist letztlich Schall und Rauch!

Sie leidet sehr unter ihrem Zustand und sie kämpft ständig dagegen an — allerdings vergeblich. Sie ist ein armes Menschenkind, das den ihr zugewiesenen bitteren Kelch schon ziemlich weit ausgetrunken hat.

Auf das als 1. Medikament verordnete Natrium muriaticum kam also keine Änderung des Befindens zustande. Wenn man sich die ganze Krankengeschichte zusammenreimt, sich um das „geistige Band" bemüht, dann kann man eigentlich nur ein Mittel sehen, das dieses Krankheitsgeschehen als das heilende ändern kann; sowohl den seelisch-geistigen wie auch den körperlichen Zustand wirklich ändern kann.

An welche Arznei mußte gedacht werden?

Man konnte bereits beim Durchlesen des Extrablattes und des Fragebogens das Heilmittel erkennen, nämlich Arsenicum album:

„Angst, Angst und wieder Angst" ist seit 10 Jahren mein Leben 1/2, schreibt die Frau; „eine fürchterliche Unruhe ist in mir" 1/84; „ich werde krankhaft geizig" 1/55. In ihrer dramatischen Intensität charakterisieren bereits diese 3 Symptome die Patientin *und* das Medikament! Darum ranken sich: sofort Durchfälle bei Diätfehlern 3/606; Durchfälle ölig 3/658. Die Angst springt ihr aus den Augen 2/75; das Gesicht ist abgehärmt 2/75, krankhaft eingefallen 2/76, stark abgemagert 2/75. Das grundlose Heulen steht in 1/145. Auch die Weichherzigkeit hat Arsen 1/71. Bis in die „billigeren" Symptome, Zeichen und Modalitäten hinein „fehlt" dieser Frau Arsenicum album. Es ist wunderbar, wie sich alles ineinander webt. Das Mittel ist „identisch" den Krankheitsprozessen dieser Patientin. Hinter all diesem kann man das erleben, was die *Ratio* ist, was die Homöopathie zur menschlichsten äller Heilkünste machen kann, wo Naturprozeß und Krankheitsprozeß „kongenial" sind, wo sich aus der Diagnose, der homöopathischen *Mitteldiagnose* nämlich, unmittelbar das Heilmittel ableiten läßt, die *individuelle* Arznei.

Nun, das sind alles keine Katastrophenfälle, keine für Intensivstationen, aber es sind Krankheiten, die einem Menschen das Leben schwer machen, ihn quälen und die, das kann man hinzufügen, ohne die Homöopathie HAHNEMANNS einfach nicht so umfassend, so überzeugend, so schonend und letztlich so elegant kuriert werden können. Jede Heilmethode hat ihre Verdienste, die homöopathische steht sicher nicht an letzter Stelle und sie ist keineswegs eine „Ergänzungs-Therapie", wie sogar manche ihrer Adepten das so gerne hinstellen möchten — mangels besseren Wissens und Könnens, versteht sich.

In der LM 18 verordnet, kam der 1. telefonische Bescheid nach 3 Wochen: Das Heulen ist wesentlich besser. Der Stuhl ist jetzt geformt, eher zu streng. Die Patientin kann saure Milch vertragen — sie macht im Vergleich zu früher keinen Durchfall mehr. Die Frau hat 6 Pfund zugenommen. Angst hat sie nur vor dem Einkaufen und sonst nicht mehr. Sie kann bereits wieder lachen.

Nach einigen Wochen hatte die Kranke 2—3 Fläschchen der Arznei verbraucht. Sie bekam dann nichts mehr.

Nach 7 Monaten gab es einen kleinen Rückfall hinsichtlich der Angstgefühle. Alle anderen Beschwerden bis auf den Einkaufsstick, wie das die Patientin selbst bezeichnete, waren praktisch längst abgeklungen. Sie sei bei diesen Angstgefühlen keineswegs wieder heulerisch dabei, versicherte sie. Die Frau hatte ihr Mittel lange nicht mehr gehabt und ich gab ihr zunächst ein „Zwischenmittel", wie ich das ihr gegenüber bezeichnete; es war Pulsatilla.

Ich wollte erfahren, ob es mit einem recht oberflächlich gewählten Mittel auch geht. Und es ging; das heißt, wahrscheinlich renkte sich diese geringe Störung von selbst wieder ein, nachdem die Basis durch das wahre, heilende Mittel geschaffen worden war. Im darauffolgenden Jahr waren es noch einige kurzfristige Schwankungen des Gesundheitszustandes, die die Frau 3mal in die Sprechstunde führten.

Der Kauftick allerdings wollte und wollte nicht weichen und das war der Anlaß, daß die Patientin auch im übernächsten Jahr noch einige Male in der Praxis auftauchte. Ich versuchte es damals mit verschiedenen Arzneien, die aber nichts bewirkten. Arsenicum album, das Grundheilmittel, hatte ich, wie gesagt, nach 2—3 Fläschchen zu Beginn der Behandlung nicht mehr benötigt.

Die Frau hatte sich in Hinsicht auf das Allgemeinbefinden, auf die Ängste usw. ausgezeichnet gebessert und normalisiert, sie war rund und voll geworden, besonders im Gesicht, sie fühlte sich so gut, daß ich es nicht unterlassen konnte, sie anläßlich einer Konsultation einmal richtig anzuraunzen und ihr den Kauftick als widerwärtiges Getue vorzuwerfen. Im gleichen Atemzug gab ich ihr das — wie ich sagte — letzte Mittel für diesen Tick mit; es war Ignatia LM 18. 10 Tage später, hörte ich von einem merkwürdigen Vorkommnis. Es habe die Patientin H. angerufen und gebeten, mir ausrichten zu lassen, daß sie sich spontan allein ein Kleid gekauft hatte.

10 Monate später erschien die Frau noch einmal in der Praxis: Sie fühle sich weiter normal, sie habe das Lachen wieder gelernt, sie sei frei von Ängsten und sie könne auch wieder in ein Kaufhaus gehen.

Daß man aus einem sensiblen Wesen keinen Menschen formen kann mit dem Nervenkostüm eines vollsaften Agronomen, versteht sich von selbst. Wir sprechen ja von verschiedenen Gesundheiten; jeder hat die seine. Diese Frau hat die ihre wieder im gesamten Umfang zurückerlangt.

Ob nun der Kaufhaustick durch mein rüdes Verhalten oder durch Ignatia verschwunden ist, kann schlecht entschieden werden.

Die weitere Überlegung wäre die, ob man das Grundmittel, Arsenicum album, nicht doch etwas länger hätte wirken lassen sollen. Ich bin der Meinung, das hätte man tun können. Aber erfahrungsgemäß hätte es — angesichts einigermaßen vergleichbarer Fälle — auf den *Tick* trotzdem keinen Einfluß gehabt. Wir wissen von HAHNEMANN, daß es nicht selten geschieht, daß ein einziges Medikament bei einer chronischen Erkrankung zur Ausheilung nicht ausreicht. Dabei ist jedoch nicht zu vergessen, und das betrachte ich als wesentlich, daß das Arsenal der homöopathischen Mittel zu Zeiten HAHNEMANNS noch nicht so umfangreich war wie *heutzutage:* das Arsenal der gutgeprüften und in Hinsicht auf ihre Prüfungsprotokolle nicht ausgemagerten Mittel notabene!

Bei dieser Gelegenheit muß der Paragraph 67 des Organon beziehungsweise die dazu gehörige Anmerkung in seinem Schlußteil in Erinnerung gebracht werden:

„Auch ist eine homöopathische Arznei deshalb noch nicht gegen einen Krankheitsfall unpassend gewählt, weil ein oder das andere Arzneisymptom einigen mittleren und kleinen Krankheitssymptomen nur *antipathisch* entspricht; wenn nur die übrigen, die stärkeren, vorzüglich ausgezeichneten (charakteristischen) und sonderlichen Symptome der Krankheit durch die Symptomenähnlichkeit (homöopathisch gedeckt) des Arzneimittels vertilgt und ausgelöscht werden, so vergehen auch die wenigen *entgegengesetzten* Symptome von selbst, ohne im mindesten die Heilung zu verzögern". (Etwas verkürzt wiedergegeben). Wir sehen sofort, daß hier wieder die Worte des Paragraphen 153 auftauchen. Die Gewissensfrage an den Homöopathen lautet also ewig und immer gleich: „Wie hast Du's mit den sonderlichen Symptomen? "

Bei dieser Gelegenheit soll auch noch ein anderer Sachverhalt erörtert werden: Man hört immer wieder die Ansicht, daß die LM-Potenzen exorbitant hohe Potenzen sind. Diese Meinung ist falsch. Der Wirkungsmodus der potenzierten Arznei wird gesteigert durch die *Häufigkeit* der Verschüttelungsrhythmen. Wenn ich eine LM 18 habe, habe ich das Mittel — Ausgangspunkt ist die D 3 einer Dilution oder einer Trituration — 18mal einem *Verschüttelungsprozeß* unterworfen; *genauso* ist das bei einer D 18 oder C 18. Der Unterschied besteht nur in der Spannweite der *Verdünnung*. Rechnerisch ist ab der LM 4 nach der Braunschen Molekularbewegung „nichts mehr drin" und man kann aus diesen Überlegungen heraus ab einer LM 5 von einer hohen Potenz und ab der LM 12 etwa von einer Hochpotenz sprechen. Da aber die „Rasanz" — nur um einen Ausdruck zu haben — bei einer LM 18 nicht so stark ist, wie bei einer D 200, C 200 und so fort, da sie „nur" 18mal lege artis verschüttelt wurde, ist auch die Wirkung relativ weich und milde. Diese ist nicht so hart, wie bei den anderen Hochpotenzen. Durch das zusätzliche 10malige Schütteln unmittelbar vor der Verwendung der Arznei, schlägt das Mittel zudem gewissermaßen nicht immer in dieselbe Kerbe. Man kann es deshalb täglich 1- und 2mal und sogar noch öfters geben. Die Einzelheiten sind im Organon HAHNEMANNS nachzulesen.

Wer die LM-Potenzen aller Art als unmäßig hohe Potenzen ansieht, verwechselt sie mit der *50 000 D-Potenz!* Letztere ist wirklich sehr hoch; sie ist 50 000mal verschüttelt — was nur maschinell zu machen ist. Auch diese Potenzen wirken hervorragend in *Einzelgaben*. Wer aber trifft schon jedesmal ins Schwarze mit *einer* Dosis in großen Abständen. Die LM-Potenzen sind irgendwie elastischer, sie erfordern anscheinend auch nicht das totale Simile; sie wirken auch dann noch, wenn sie nicht spiegelbildlich passen. Dadurch, daß sie täglich gegeben werden können, mogeln sie sich gewissermaßen auf diese Weise an das Krankheitsbild heran. Wer sich mit den LM-Potenzen vertraut gemacht hat, wird mit ihnen vollauf zufrieden sein. Man braucht selten höhere Potenzen als die LM 18. Auch für die akuten Krankheitsfälle werden selten andere benötigt — weder niedrigere noch höhere.

Wer mit der LM 18 nicht auskommt, suche das nicht durch die Erhöhung der Potenz auszugleichen, sondern durch die Wahl eines *noch besseren* Simile. Daß es gute und weniger gute Similia gibt, weiß jeder, der die Homöopathie etwas in den Griff bekommen hat.

Das Prinzip ist: erst das Simile, dann wieder das Simile und zum Schluß erst die Potenz. Die überspitzten Potenzforderungen, — für psychische Erkrankungen höhere Potenzen als für körperliche, das Hinaufhetzen der Potenzhöhen ins Aschgraue — beweisen nur ein verkrampftes Denken. Man soll nicht das mindere Simile ausgleichen wollen durch das Hinquälen eines Effekts mit Hilfe immer noch höherer „Kraftentfaltungen". Ein *besseres Simile* löst meist schlagartig das Problem. Das gut und sehr gut passende Simile erfordert keine unsäglich hohen Verschüttelungen, sondern nur die von HAHNEMANN in den letzten Jahren seines Lebens geprüften und geforderten LM-Potenzen.

Diese Feststellungen — Ausnahmen bestätigen die Regel! — sind sicher auch für die Hersteller der homöopathischen Einzelmittel wichtig. Was diese nicht selten an Potenzanforderungen erfüllen sollen, ist gräulich. Und der geplagte Apotheker muß jedem Unsinn an Potenzhöhen/Wünschen nachkommen, die einer, der von der Potenzproblematik keine Ahnung hat, sich „ausrechnet".

Die Fülle von Potenzen, die Masse ihrer verschiedenen Höhen ist, wenn man es nüchtern betrachtet, eine Sache, die völlig willkürlich in die Welt gesetzt wurde. Bei HANHEMANN lesen wir nirgends davon. Genauso wie im Grunde die Großartigkeit der Mittelwahl in ihrer Einfachheit liegt, genauso liegt die Großartigkeit der Potenzwirkung nicht in den x-fachen verschiedenen Dosierungen und widersinnigen Vielfältigkeiten, sondern in ein paar Grundeinheiten der Potenzgrößen. Die Potenzsprünge und die Potenzhöhen haben *schon* ihren Sinn. Man sollte erforschen, welche Rhythmen zum Beispiel die einzelne Heilpflanze hat, wie die Verzweigung der Ansätze der Blätter ist usw. Die Mistel hat beispielsweise einen ausgesprochenen Zweierrhythmus. Aber das ist Zukunftsmusik. Wir sind immer noch beim simplen Einpauken homöopathischer Gesetzmäßigkeiten, die sich an der praktischen Erfahrung bewährt haben. Vollziehen wir das Postulat HAHNEMANNS: „Machts nach, aber machts genau nach".

Der oben geschilderte Fall soll auch zeigen, daß man ein Mittel, das man als das passende gefunden hat, ungerührt seine Zeit wirken lassen soll und daß man sich durch gewisse „Rückfälle" oder Exacerbationen nicht von ihm wegbringen lassen darf; es sei denn, man kommt auf Grund genauer und kritischer Beurteilung des individuellen Krankheitsgeschehens zu einem überzeugend „besseren".

Manchen chronischen Fall verscherzt man sich dadurch, daß man zu früh die Arznei wechselt, jede Schwankung des Krankheitszustandes sogleich mit einem anderen, neuen Medikament verfolgt. Dieser „Verfolgungswahn" ist nichts anderes als das Resultat einer Unsicherheit, die auf einer schlecht aufgenommenen Vorgeschichte beruht; die keinen Überblick über die sämtlichen Zeichen, Symptome und Modalitäten ermöglicht. Ohne diese Totalität der Symptome kann man vernünftigerweise keine sichere Leitlinie haben, können nicht alle *möglichen* Leitsymptome herausgefiltert werden. Der „irre" Beschuß ein paar *vorhandener* guter oder weniger guter Symptome und Zeichen aus einer *unvollständig* aufgenommenen Vorgeschichte mit immer neuen Mitteln, ist die Folge. Mangels noch fehlender und unerkannter guter Symptome dreht man sich mit den alten vorhandenen ständig im Kreis.

Fall 170: Herr, 86 Jahre — vorher gesundheitlich vollkommen in Ordnung — kam vor ein paar Jahren in meine Behandlung wegen eines fieberhaften Infekts und Schmerzen der rechten Schulter, aufgetreten nach einer Unterkühlung in einem ungeheizten Saal. Es besteht seither, besonders nachts, ein stärkerer Drang zum Wasserlassen. Der Patient muß so alle 2 Stunden zum Urinieren aufstehen. Auf Infludo, einem homöopathischen Komplexmittel, zeigt sich nach mehreren Tagen keine besondere Wirkung. Es besteht immer noch das von Beginn an vorhandene Fieber von 38,4 Grad bis 38,8 Grad axillar gemessen und ein miserabler Allgemeinzustand.

Es hat sich in den letzten Tagen ein außerordentlicher Durst entwickelt, besonders auf kalte Getränke. Ein unnormaler Durst, den der Kranke Zeit seines Lebens nicht gekannt hat. Die Prüfung des Urins ergibt eine dunkelgrüne Verfärbung des entsprechenden Teststreifens; sie zeigt also einen starken Zuckeranteil im Harn an. Ein Harnzucker war früher niemals nachzuweisen gewesen. Es besteht eine ausgeprägte Appetitlosigkeit.

Die Temperatur geht erst nach 14 Tagen zurück, wahrscheinlich mit Hilfe einer Dosis Lycopodium D 30. Die letzten Tage war das Fieber regelmäßig nachmittags gegen 16 und 17 Uhr aufgetreten.

Bis hierher war also das Vorgehen im wesentlichen auf Beobachtung eingestellt (von dem nicht angezeigten Grippemittel Infludo abgesehen) und auf Warten von ordentlichen Symptomen, die ein homöopathisches Mittel anzeigten; auf Warten von *wertvollen* Symptomen besser gesagt; denn ein Dutzend *unbedeutender* Symptome — außer dem Durst und der 16- und 17-Uhr-Rhythmik — waren allerdings zu registrieren. Aber wenn man bei einem solchen unklaren Sachverhalt darauflos therapiert, zerstört man das ganze Symptomenbild; besonders dann, wenn man reihenweise hohe Potenzen gibt. Das „Ding" ging nun erst richtig los, wie man nach dem bisherigen Verlauf das auch irgendwie spüren konnte. Der Patient wurde immer schwächer; besonders seine Stimme wurde auffallend schwach. Eine mäßige Stimmschwäche fand sich eigentlich schon seit Beginn der Störung.

Die Haut wurde gelb, der Urin dunkelgelb bis bierbraun und der Stuhl hellgelb bis grau; dieser war die ganze Zeit bereits breiig gewesen.

Die Gelbfärbung wurde massiv; das Gesicht intensiv schmutzig-gelb. Der Urin war in der gleichen Weise zuckerhaltig wie zu Beginn der Erkrankung.

Summa summarum: es war alles in eine beachtliche Gelbsucht und eine Zucker-Harnruhr ausgeartet.

An einer ganz banal beginnenden Gelbsucht mit Diabetes hatte ich 1/2 Jahr vorher einen guten Bekannten mit 70 Jahren verloren. Trotz aller Kunst der Medizin von heute mitsamt der ihr im Krankenhaus zu Gebote stehenden Möglichkeiten, einschließlich natürlich der Cortisone, verblich der Mann nach einigen Wochen. Er hatte übrigens niemals vorher eine Gelbsucht gehabt, genau so wenig wie der hier zu besprechende Patient.

Nun, letzterer bekam jetzt ein Medikament, was das Folgende bewirkte:

In der Nacht nach dem Einnehmen der ersten Tropfen am Abend vorher kam ein kräftiger *Durchfall,* der sich noch den ganzen nächsten Tag zeigte. Daraufhin fühlte sich der Kranke ein ganzes Stück wohler. Der Stuhl kam dann 3 Tage überhaupt nicht, am 4. Tag jedoch spontan; er war jetzt geformt, aber noch grau bis gelb. Der Urin war weiter zuckerhaltig, bierbraun und etwas schäumend.

Einige Tage später wurde die Stuhlfarbe dunkler, der Urin heller und die Gelbfärbung ließ bedeutend nach. Der Appetit war bereits normal; am Tage nach dem Durchfall war er geradezu *unstillbar.* Der Harn war wieder zuckerfrei. Das Gewicht begann zu steigen, es war seit der Erkrankung um 10 Pfund gefallen.

14 Tage nach Ausbruch der Gelbsucht ist alles wieder in Ordnung, nur die Augen sind noch etwas gelblich. Der alte Herr ißt bald wieder alles — vom Pfannenkuchen bis zum Schweinebraten. Der Mann hatte übrigens mit 80 Jahren eine schwere interlobäre Pneumonie, wie damals röntgenologisch festgestellt worden war. Sie war mit Sulfur LM 18 und 3 Eisen-Spritzen (Ferrum chloratum D 4) ohne jede Problematik oder Komplikation und ohne jedes andere Medikament, versteht sich, schnell und sicher und man muß schon sagen „elegant" auskuriert worden.

Welche Arznei kam eigentlich für die Gelbsucht in Frage?

Es wurde also fast 14 Tage abgewartet bis sich das passende Mittel auf Grund besonderer Symptome abzuzeichnen begann. Man kann sagen, daß es überspitzt ist oder sogar unverantwortlich, so lange im Grunde *nichts* zu tun. Aber wenn wir unsere Mittelwahl ernst nehmen, kann das gar nicht anders sein. Es kann gar nicht anders gehandelt werden, weil eben zunächst keine wirklich wahlanzeigenden Symptome, Zeichen und Modalitäten existieren. Mit schlechten Symptomen zu arbeiten, die natürlich auch hier jederzeit und zahlreich zu finden sind, ist einfach ein Nonsens. Wer sich nicht recht zutraut abzuwarten, der muß — wenn er konsequent denkt — allopathisch vorgehen, denn mit der Homöopathie kann er zunächst nichts erreichen, nichts Sinnvolles erreichen.

Also die Symptome läpperten sich langsam, aber sicher zusammen: Es trat zunächst ein außerordentlicher Durst auf bei einem Mann, der einen solchen im ganzen Leben nicht gekannt hat; diese Tatsache ist wichtig: so etwas hat er nie gekannt. Ob ein Diabetes dahinter steht oder nicht, ist sekundär, das Durstzeichen ist hier einmalig im wahrsten Sinne des Wortes und ein Leitsymptom. Die vielen Durst-Mittel konnten differenziert werden durch die feinere Modalität Durst auf Kaltes. Die 16- und 17-Uhr-Fieberrhythmik war ebenfalls ziemlich früh aufgetaucht; wir werden sie unter die guten Symptome einreihen. Die ausnehmend schwache Stimme ist auch ein nicht sehr oft zu beobachtendes Symptom bei einer solchen Erkrankung. Die Erkältungsfolge, die Unterkühlung in einem ungeheizten Saal, ist hier nicht so hochwertig einzustufen, daß sie zum Schlüsselsymptom erhöht werden könnte.

Durst außerordentlich 3/439; Durst bei Fieber 3/440 (hier als Zeichen nicht sehr überzeugend); Durst auf Kaltes 3/484; auffallend schwache Stimme 3/323; die Fieberrhythmik 2/48, 49; die Urinfarbe bis bierbraun 3/720; die Stuhlfarbe bis grau 3/653; die Zuckerausscheidung im Harn 3/718 (bei diesem Fall ein gutes Symptom); und zuletzt die Unterkühlung, die Erkältung 1/503, 504 (wohl mehr eine Gelegenheitsursache).

Es war also der Phosphor, der in Frage kam.

Er hat auch die 17-Uhr Fieberrhythmik. Der Einstieg in die Mittelwahl war der große Durst auf kalte Getränke. Von da aus ziehen wir die anderen Rubriken zu Rate und wir sehen, daß der Phosphor überall dabei ist. Auch der *klinische* Begriff Harnzucker wird von uns zur Kenntnis genommen und auch hier ist das Medikament im Fettdruck vertreten. Alle Symptome machen wir uns zu eigen, wenn sie hochwertig sind. Und wir wissen, daß hochwertig im homöopathischen Sinne ein sehr relativer Begriff ist. Das höchste Symptom in diesem Falle ist der außerordentliche Durst bei einem Mann, der so etwas in seinem ganzen Leben nicht gekannt hat.

Der Patient hat die nächsten Jahre niemals mehr mit der Galle, mit einer Zuckerstörung zu tun gehabt. Er ißt und verträgt alles. Er benötigte keinerlei Mittel mehr. Auch die Lungenentzündung mit 80 Jahren hat nicht die Spur einer Störung hinterlassen.

Fall 171: Dieser Fall wird deshalb gebracht, weil an ihm gezeigt werden kann, wie man abzuwägen hat und die Symptome auseinander zu nehmen hat in „echte" und artifizielle. Wenn wir hudeln, also unsauber arbeiten, liegen wir in solchen Fällen mit unserer Mittelwahl schief:

Der Mann, 72 Jahre, kam vor einiger Zeit in die Praxis wegen einer Landkarten-Zunge; genaugenommen wegen einer Leukoplakie. Diese hatte er seit über einem Jahr und seit der Zeit auch Luftaufstoßen einige Stunden nach dem Essen, Magenbrennen, dazu Druckgefühle und Beklemmungen am Herzen. Er hat angeblich zu wenig Magensäure und nimmt bereits die ganze Zeit eine Anzahl von allopathischen Heilstoffen ein. EKG und Blutdruck sollen unauffällig sein.

Auf Nachfragen stellt sich heraus, daß *vor* der Zungenstörung keinerlei Störungen des Magens von Bedeutung da waren. Diese haben genau genommen erst angefangen nach einer gewissen Zeit der Behandlung der Leukoplakie.

Denn diese wurde von einem Hautspezialisten nach ihrer Feststellung mit Vehemenz und Nachdruck angegangen und zwar ein 3/4 Jahr lang ununterbrochen mit „Medikamentenstößen" von Antibiotika. Das sei nötig gewesen, meint der Patient, denn es sei auch „Soor" dabei und die Pilze hätten eben vernichtet werden müssen. Leider sei das nicht gelungen, denn er habe die Zungenbeschwerden noch wie am 1. Tag. Sie seien fast über Nacht gekommen und zwar nachdem eine Zahnprothese angepaßt worden war.

Es war nachzuweisen, daß es wirklich das Prothesenmaterial gewesen war, das der Mann nicht vertragen hatte, und es war sogleich ein Ersatz dafür hergestellt worden.

Also, die Prothese war schuld an der Leukoplakie und an der Landkartenzunge mitsamt dem Soor und indirekt auch an den Magenbeschwerden des Patienten, seinen Herzbeschwerden sogar, und warum . . . ist leicht zu erraten.

Welches Medikament kam zunächst in Frage? In der LM 18 verschrieben, kam ein telefonischer Bescheid nach 14 Tagen. Innerhalb von 24 Stunden waren die Magenbeschwerden verschwunden, das Aufstoßen, das Brennen, alles war vorbei. Im Laufe der nächsten Zeit bekam der Mann das Mittel noch ein 2. und 3. Mal, weil es ihm „überhaupt ausgezeichnet bekam". Die Herzbeschwerden waren auch längst besser geworden. Was aber war mit der Zungenerkrankung? Diese hoffte ich, allerdings nur vage, könnte vielleicht auch mit Nux vomica, dem erstverordneten Mittel, in einem Aufwaschen mitverschwinden. Diese Hoffnung erfüllte sich nicht. Und so ließ ich ein Medikament herstellen aus dem Prothesenstoff, in der D 6.

Nach einigen Wochen stellte sich heraus, daß nach einer kurzfristigen Besserung, an der Zungenerkrankung sich nichts geändert hatte.

Diese Erfahrung kann man bei vergleichbaren Fällen öfters machen. Arzneien, die aus dem krankmachenden Stoff hergestellt beziehungsweise potenziert wurden — wo man also den großen Teufel mit dem kleinen Beelzebub auszutreiben versucht — wirken vorübergehend ganz gut, aber meist nicht anhaltend. Das liegt wohl an dem, daß die entsprechenden Substanzen, beispielsweise hier das Prothesenmaterial, keineswegs für jedermann unverträglich sind, sondern nur für relativ wenige. Das heißt, es steckt eben da bereits eine Überempfindlichkeit, eine angelegte „Allergie" dahinter und diese ist der *wahre Grund* für die Schwierigkeiten, die ein x-beliebiger Stoff oder ein x-beliebiges Medikament machen können. Es handelt sich also darum, diese Empfindlichkeit, — man kann „Psora" sagen, um einen Namen zu haben — zu beseitigen mit einem homöopathischen Mittel aus der Reihe der psorischen. Es bleibt nichts anderes übrig, als über den Fragebogen aus der gesamten Krankenbiographie, ein Heilmittel für solche allergische Empfindlichkeiten auszuwählen. Nux vomica ist da überfordert. Es wurde in diesem Fall gegeben als das Mittel der *Arznei*unverträglichkeit beziehungsweise des Arzneimittelmißbrauchs. Denn die „Medikamentenstöße" zur Behandlung der Zunge erwiesen sich als eine arzneiliche Überbelastung. *Seither* waren, wie das genaue Examinieren des Falles ergab, die Magen- und Herzbeschwerden aufgetreten. Die schlagartige Wirkung von Nux vomica bestätigt diese Behauptung.

Der Patient blieb nach dem Versagen des potenzierten Prothesenstoffes aus der Behandlung weg. Vielleicht ist es ihm später mit der Zunge doch noch besser gegangen, vielleicht auch nicht.

Fall 172: Vor einiger Zeit kam ein 62jähriger Mann in die Sprechstunde und erzählte von seiner Krankheit.

Vor 13 Monaten hatte er mit einem Arbeitskollegen einen 200-Liter-Öltank gehoben, der in einem Keller installiert werden sollte. Er sei ihm aber „weggerutscht" und dabei habe er sich wohl die Arme „verrissen". Er habe sofort Schmerzen bekommen und vom Arzt eine Cortisonspritze erhalten.

Nach einer leichten Besserung seien 2 Tage später „gemeine Schmerzen" aufgetreten, besonders am rechten Schultergelenk und am rechten Oberarm.

Er war dann fast 7 Wochen in einem Krankenhaus seines niederbayrischen Wohnorts gelegen und hatte „Gelenkspritzen" (Cortison), Gesäßspritzen, Massagen, Bestrahlungen bekommen, und dazu ein Spezialmittel aus dem „Österreichischen". Nach den ersten Spritzen sei auch der *linke* Arm mitsamt dem Schultergelenk in Mitleidenschaft gezogen worden. Nach der Entlassung habe sich kaum eine Besserung eingestellt. Nach einigen Monaten sei es dann noch schlechter geworden.

Der Mann kann beide Arme kaum mehr bis zur Waagerechten bewegen. Am rechten Oberarm besteht ein beachtlicher Muskelschwund.

Früher habe er schwer gearbeitet, das ganze Leben lang, und bis zu einigen Zentnern gehoben, sagt der Kranke. Jetzt „kann er überhaupt nichts mehr tun". Sogar nachts plagen ihn stundenweise die Beschwerden. Der Mann macht nicht den Eindruck eines schmerzempfindlichen Menschen.

Mehr war nicht zu erfahren. Was war zu tun? Was war die Idee dieses Falles? Ich gab 2 Mittel in der LM 18. Das zweite sollte erst nach 14 Tagen auf Abruf genommen werden. Der Bescheid nach dieser Zeit lautete: Die Arme konnten bereits nach 3 Tagen besser gehoben werden. 4 Wochen nach Mittelwirkung konnten diese beinahe normal hochgestreckt werden. Die Arbeit kann fast wie früher ausgeführt werden. Wieder einige Wochen später: Der Mann arbeitet so wie eh und je. Das 2. Mittel wurde nicht benötigt. Wieso konnte die erste Arznei bereits die Störung so positiv beeinflussen?

Wenn man diese Krankengeschichte verfolgt, kommt man zunächst einmal auf die Verursachung der Beschwerde. Es ist einwandfrei das „Verreißen" der Arme, speziell des rechten Armes durch das Wegrutschen des schweren Öltanks der Ausgangspunkt der Erkrankung. Aber — und über das kann man stolpern — bei genauer Betrachtung stellen sich eigenartige Erscheinungen heraus, die nicht allein von dem Unfall herrühren können.

Daß sich erst 2 Tage nach dem Unfall trotz einer sofort gegebenen Cortisonspritze, die „ganz gemeinen" Schmerzen einstellen, ist bereits etwas komisch. Komisch ist es auch, daß dann im Krankenhaus nach der weiter durchgeführten Cortisonbehandlung die ganze linke obere Extremität hochempfindlich und schmerzhaft wird, die Extremität, die sich beim Unfall selbst nur gering bemerkbar gemacht hat. Und einigermaßen komisch ist es, daß trotz dieser massiven Therapie einschließlich Massagen, Bestrahlungen, die Sache immer noch schlechter wird. Man wird natürlich sagen können, so geht eben ein Erkrankungszustand, in die Binsen — was doch nicht selten vorkommt. Nun, das kann schon sein, aber man muß sich wohl auch etwas anderes einfallen lassen: Hat sich vielleicht die Störung gerade durch die Medikamente so entwickelt? Und es ist keineswegs bösartig, wenn man solche Kalkulationen anstellt, denn näher als ein mehr oder weniger zufällig sich ausbreitender Krankheitsprozeß, liegt ganz zweifellos die Tatsache, daß letztlich eine Unmasse von Mitteln verabreicht wurde, von denen man weiß, daß sie sehr wohl Bilder hervorrufen können, die dem entsprechen was unser Patient produziert. Um das zu erkennen, ist selbstverständlich eine kritische Beurteilung des Sachverhalts erforderlich und dann die therapeutische Konsequenz zu ziehen. Und die Bestätigung für die Richtigkeit dieser Überlegungen folgt auf dem Fuße. Nach 3 (!) Tagen begann bereits eine Besserung — nach beinahe 14monatiger Erkrankung; und zwar nicht auf das beinahe fast selbstverständlich zu verordnende Mittel Rhus toxicodendron — es wurde nur als „Reserve 2" mitgegeben, sondern auf Nux vomica LM 18, dem Hauptmittel der Arzneiunverträglichkeiten.

Ex juvantibus kann man sagen: Die Medikamententheorie hat sich als richtig erwiesen, denn dafür war Nux vomica als erste Arznei zuständig und nicht das Verletzungs- und Zerrungsmittel Rhus toxicodendron.

Nach mehreren Monaten benötigte der Mann wirklich einmal Rhus toxicodendron — deshalb nämlich, weil er sich eine Verzerrung im Kreuz zugezogen hatte.

Fall 173: Frau, 58 Jahre, erscheint in der Sprechstunde wegen einer chronischen Entzündung der Zunge und Mundhöhle. Seit 3 bis 4 Jahren besteht die Neigung zu schmerzhafter Bläschenbildung der Zunge, zu trockenen, brennenden Lippen — „wie von Essig brennend". Am linken Mundwinkel findet sich eine leichte Raghade. Die Frau kann seither keine schärferen Sachen mehr essen oder trinken, keine Salate, kein Obst, keinen Alkohol.

Seit längeren Wochen besteht ein psoriasisähnlicher Hautausschlag am ganzen Körper, weswegen gerade eine hautärztliche Behandlung läuft. Vor der Zungen-, Mund-, Lippenerkrankung war die Patientin „nie krank gewesen". Auf Nachfragen: Sie friert leicht, sie hat immer kalte Hände und Füße. Mit 42 Jahren begann unvermittelt das Klimakterium; es sind von daher keinerlei Beschwerden vorhanden oder zurückgeblieben.

Außer der Tatsache, daß die Kranke keinen Durst kennt, sind zunächst einmal keine Zeichen, Symptome und Modalitäten von besonderem Interesse zu erfahren. Ich habe allerdings den Eindruck, daß die Bekanntgabe des „Nie-Krank-Gewesenseins" etwas zu forsch erfolgt ist und recherchiere weiter. Nun, das Nachdenken der Patientin bringt sie auf eine Störung, die sie vor über 4 Jahren gehabt hat. Damals war sie immerhin mehrere Wochen lang an einem Durchfall mit Bauchschmerzen krankgelegen und hatte anfangs „ununterbrochen Tag und Nacht auf dem Klosett gesessen". Der Stuhl war auch blutig gewesen. Es wurde damals an eine Infektion gedacht, weil einige andere Personen ihres Betriebes — allerdings nur kurzfristig — die gleichen Erscheinungen gehabt hatten.

Seit dieser Durchfallserkrankung ist die Frau empfindlich geworden gegen schwere Speisen. So etwas war früher nie der Fall gewesen. Auch heute noch treten in größeren Abständen Durchfälle auf, besonders auf schwer verdauliche Nahrung. Wegen der Mundhöhlen-Zungen-Beschwerden suchte sie schon bei vielen Hilfe. Sie befürchtet allmählich einen Vitaminmangel, weil praktisch keinerlei Obst, kein Gemüse, keine Kompotte gegessen werden können; jede kleinste Schärfe macht Reizzustände und Schmerzen.

Hinsichtlich der Darmstörung kann sich die Kranke noch erinnern, daß der Durchfall etwa 3 Wochen vergeblich mit Tabletten behandelt worden war und dann allerdings auf einen „rötlichen Milchsaft" schnell verging. Schon im Aufbruch begriffen, fällt ihr noch ein, daß sie seit *dieser* Zeit zu auffälliger Schläfrigkeit neigt und zu „ewigem" Gähnen, was sie früher überhaupt nicht gekannt hat.

Was war zu tun, was war das Mittel?

Auch hier konnte nur deshalb erfolgreich behandelt werden, weil es gelang aus der Vorgeschichte das zu entnehmen, was für die Mittelfindung von entscheidender Bedeutung war. Es wurde eine Causa, eine „Veranlassung" in unserem Sinne gefunden, die das Krankheitsgeschehen in die Wege geleitet hatte.

Das war die fast ruhrartige Diarrhoe, die die Patientin 4 Jahre vorher durchgemacht hatte. Danach erst kam die Zungen- und Mundentzündung zum Vorschein. Sie bestand ja nach Angaben der Frau seit 3 oder 4 Jahren. Genauer gesagt begann sie einige Wochen nach dem abrupten Aufhören des Durchfalls auf Grund des „rötlichen Milchsafts", der ein Sulfonamid war. Auf ein *vorher* gegebenes Medikament hatte sich 3 Wochen lang nichts getan.

Wenn wir solche Einzelheiten erfahren, müssen wir aufpassen und gut zuhören, denn die Lösung des Rätsels ist nichts anderes als der *vertriebene* Durchfall (immerhin hatte die Patientin zunächst täglich bis zu 30 Stühle gehabt) und das Umrangieren der Noxen oder wie wir das nennen wollen, vor allem auf die Mundpartien. Seither hat die Kranke übrigens auch mit der Verdauung und Nahrungsverarbeitung zu tun. Sie verträgt lange nicht mehr alles; vorher war das nie so gewesen.

Wenn wir kaltblütig unsere Kalkulation anstellen und die Symptome ordnen, kommen wir auf diese Zusammenhänge und damit auch auf das heilende Medikament. Es war der Sulfur. War hier die Abklärung an sich schon nicht leicht, kam noch dazu, daß die Frau mit ihrem großartigen Getue, daß sie nämlich „früher nie krank gewesen sei" uns zunächst in die Irre geführt hatte. Erst zum Schluß bequemte sie sich, etwas nachzudenken und sich ihre Durchfallerkrankung einfallen zu lassen, und an dieser wurde sozusagen die ganze Therapie aufgehängt. Als sie schon zur Tür hinausmarschiert, fällt ihr noch dazu ein, daß sie seit der Durchfallsache zur Schläfrigkeit neigt und zum „ewigen Gähnen", eine Beobachtung, die unsere Noxentheorie bis aufs i-Tüpfelchen bestätigt.

Außerdem bestätigte natürlich die Wirkung des Schwefels die Theorie. In der LM 18 gegeben kam ein telefonischer Bescheid nach 8 Tagen. Die Zunge ist sofort schmerzfrei geworden, die Lippen brennen nicht mehr so stark, der Hautausschlag geht etwas zurück — ich hatte der Frau gesagt, sie solle statt der verordneten Cortison-Salbe eine neutrale, leicht fettende Hautcreme verwenden. Das Gähnen ist zur Zeit auch besser, ebenso die Schläfrigkeit. Kommentar der Patientin am Telefon: „Das kann doch nicht alles innerhalb von 8 Tagen besser werden; das ist wie ein Wunder!" Nun, solche und ähnliche Aussprüche bekommen wir gar nicht selten zu Gehör. Sie werden nicht angeführt, um eine einfältige Propaganda zu betreiben, sondern nur, um zu charakterisieren, wie die Patienten die Wirkung eines gut passenden homöopathischen Mittels erleben können.

Nach 3 Wochen Mitteleinnahme: Die Zunge ist gut, keinerlei Bläschenbildung mehr; sie ist nicht mehr trocken und weißlich-grau belegt, sondern „schön rot und feucht", wie die Frau das schildert. Das Brennen der Lippen ist bedeutend besser geworden. Die Lippen sind noch etwas trocken. Der Hautausschlag ist nicht mehr generalisiert, sondern hat sich auf den rechten Arm zurückgezogen. Neue kranke Stellen auf der Haut sind schon bei Beginn des Einnehmens der Tropfen nicht mehr aufgetreten. Das Gähnen und die Schläfrigkeit haben sich weitgehend zurückgebildet. Bereits 14 Tage nach dem Behandlungsbeginn hat die Kranke übrigens einen mittleren Durchfall gehabt mit Bauchweh und Kopfschmerzen und die Woche vorher eine leichte fieberhafte Unpäßlichkeit.

Ob letztere Dinge Zufälligkeiten sind oder einfach höchst charakteristisch für die Sulfur-Wirkung, soll hier nicht entschieden werden. Bei ähnlich gelagerten Fällen sind solche Intermezzi fast durchweg ein Zeichen der erfolgten „Umstellung" des Organismus und damit der beginnenden Ausheilung der Störungen.

Es wird ja immer Leute geben, die solche Heilergebnisse als Einbildung, Zufälligkeiten oder Imponderabilien im Verlaufe eines Krankheitsgeschehens hinstellen. Es sei ihnen vergönnt, so zu denken. Es stört sie nicht primär das Ergebnis; es stört sie nur, daß das mit hohen homöopathischen Potenzen fertig gebracht wird; und das darf nicht sein. Sagen wir es doch viel handfester: Manchem hängen eben die homöopathischen Trauben zu hoch — deshalb sind die letzteren wohl nicht die Schuldigen.

Nun, die Haut wurde in der nächsten Zeit etwas unruhiger und zwar auf Grund der Nahrungsänderungen. Die Frau aß wieder alles, trank Säfte und belastete damit die Haut, die schon recht gut geworden war. Wir kamen überein, deshalb mit Fruchtsäften, Orangen vorübergehend vorsichtig zu sein.

Ein letzter Bericht kam nach knapp 3 Monaten. Die Zungen- und Munderkrankung blieb verschwunden, die Verträglichkeit der Nahrung wurde völlig normal und der Hautausschlag trat nicht mehr in Erscheinung.

Fall 174: Das ist ein kleiner, aber lehrreicher Fall.

Mutter einer etwas mehr als 1jährigen Tochter meldet sich telefonisch: diese sei seit 3 Tagen weinerlich und unleidlich. Der Stuhl sei seither etwas hart und die Eckzähne kämen. Es sei sonst das liebenswürdigste Kind von der Welt. Sicher seien die Zähne an dem Befinden schuld. Die früher erschienenen hätten allerdings kaum Schwierigkeiten gemacht. Fieber sei keines da, auch alles andere sei unauffällig. Ich empfahl Chamomilla D 12, was jedoch, wie sich nach einem telefonischen Bescheid nach 8 Tagen ergab, die Liebenswürdigkeit der jungen Dame keineswegs wiederherstellte. Die Stimmung war weiter miserabel. Auch Pulsatilla anschließend empfohlen, brachte nichts. Es blieb nur übrig, per Fernsprecher eine etwas bessere Anamnese aufzunehmen. Telefonisch deshalb, weil die Familie weit weg im Westen wohnt und ein Herreisen absurd gewesen wäre.

Solches kommt ja nicht selten vor: Es wird ein telefonischer Tip wegen irgend einer Beschwerde gegeben und man setzt prompt auf das falsche Mittel. Andererseits kann man gerade für unsere Zwecke auch telefonisch so und so oft eine ganze Menge an Symptomen erfahren, weil diese fernmündlich recht ordentlich abgeklärt werden können; natürlich geht das nicht bei „Katastrophenfällen" und anderen Störungen, wo es „brennt".

Aber man muß das eben exakt tun: Die Knüppel-aus-dem-Sack-Mittel-Diagnose der Homöopathie kann auch hier zum Fehlgriff werden.

Chamomilla war also nach dieser Methode durchgegeben worden. Es half nicht und es mußten andere Zeichen, Symptome und Modalitäten — via Telefon — eruiert werden. Und da erfuhr ich von der Mutter einige Einzelheiten, die recht aufschlußreich waren. Das Kind hatte früher an Milchschorf gelitten; es schwitzt heute noch schnell an Stirne und Hinterkopf — und sonst nirgends. Es pflegt bäuchlings zu schlafen und es trinkt sehr viel.

Welche Arznei wurde jetzt verordnet und was waren die wahlanzeigenden Symptome? Zunächst noch eine Anmerkung. Dieser Fall ist deshalb schon interessant, weil er zeigt, daß ein völlig unvoreingenommener und „harmloser" Mensch nur dann erst auf ein homöopathisches Medikament „anspringt", wenn es gut paßt. Und daß die Redereien von Suggestion und Autosuggestion und Spontanremission vielfach Allgemeinplätze sind. Ausnahmen bestätigen selbstverständlich auch hier wieder die Regel.

Auch deshalb ist der Fall so lehrreich, weil er — wie jeder andere Fall, den wir mit homöopathischen Mitteln behandeln — von uns unseren ganzen Einsatz erfordert. Jeder Erkrankungsfall, den wir homöopathisch behandeln, will gewissermaßen individuell ernst genommen werden.

Die homöopathischen Mittel wollen aus ihrem Versteck herausgebeten werden, sie preisen sich nicht an und das ist schon beim geringfügigsten Krankheitsprozeß so. Die Bemühung um die Symptome ergab also, daß die Kleine früher an einem Milchschorf gelitten hatte 1/187; und daß sie leicht an Stirne und Hinterkopf schwitzt; das wird erst ein gutes Zeichen dadurch, daß das Mädchen *nur am Kopf* schwitzt 1/201 und nirgend anderswo. Die Frage, ob auch sonst Schweißneigung besteht, mußte also auf jeden Fall gestellt werden; wenn jemand überall am Körper schnell schwitzt, ist das Kopfschwitzen witzlos und eine Trivialität für uns. Das Kind schläft — wie manch andere Kinder — auf dem Bauch 1/378; das allein ist nicht überwältigend, aber es ist auch für unser Mittel typisch; genauso ist es mit dem großen Durst 3/437. Milchschorf, Kopfgrind heißt, daß es sich um eine Milchfehlernährung, um Unverträglichkeit von Milch gehandelt hat oder noch handelt 1/514. Vergessen wir die schwierige Zahnung nicht, das ist doch das Hauptproblem. Eine Rubrik dafür steht in 3/221; aber sie ist noch nicht „fein" genug. Das Mädchen hat nicht irgend etwas bei seiner Zahnung (Fieber, Durchfall, Krämpfe könnten es sein), sondern es hat eine Verstimmung im seelischen Bereich, es heult, es ist unleidlich; ein Kind, das sonst das „liebenswürdigste Geschöpf von der Welt ist", wie die Mutter beteuert. Und das ist auch wichtig: Es ist ein Kind, das sonst vergnügt ist, nicht schwierig im Charakter, im Temperament und gerade dieses wird so reizbar und störrisch.

Damit erhebt sich dieses Gemütssymptom klar und deutlich über die Norm, es wird sonderlich, es wird individuell.

Wir finden eine Rubrik im „Kent", die uns dafür einige Medikamente angibt: Reizbarkeit bei Zahnung 1/81 — mehr wollen wir nicht; die Varianten weinerlich, unleidlich, störrisch können wir zusammenfassen und als übergeordneten Begriff den der Reizbarkeit nehmen. Wir müssen etwas elastisch denken und nicht nur bei weinerlich suchen, einem Symptom, das im Vordergrund steht, wo wir aber keine Angaben haben. Weinen bei Zahnung gibt es nicht 1/147. Reizbarkeit umfaßt hier das Wesen der Gemütsstimmung, sie entspricht dem, „was los ist".

Alles zusammen gesehen ergibt Calcium carbonicum als das heilende Mittel; kein anderes konnte so gut seine Wirkung entfalten — auch Chamomilla nicht; was bei genauerem Hinsehen nicht helfen konnte, weil es mit der Idee des Falles nicht im Einklang steht.

Im Repertorium steht noch Krankheiten während der Zahnung der Kinder 1/529. Calcium carbonicum ist zwar 3wertig dabei und es ist eine gute Rubrik — aber wir brauchen Differenzierungen.

Auf Calcium carbonicum, in der LM 18 zugeschickt, kam nach einer Woche folgende Meldung: 5 Minuten nach der ersten Dosis eine dramatische Verschlimmerung — wahrscheinlich im Sinne eines Wutanfalles (ich verstand die Frau nicht recht am Telefon) und dann eine sofort einsetzende Besserung. In kurzer Zeit war die Tochter wieder „normal". Eine fabelhafte Wirkung sagte in etwa die Mutter.

Fall 175: Frau, 56 Jahre, erscheint in der Sprechstunde wegen eines „toxischen Adenoms" der Schilddrüse, das in allernächster Zeit operiert werden soll.

In solchen Fällen müssen wir das Medikament bald finden, nicht weil die Operation so pressant ist, sondern weil die Patienten aufgescheucht sind und von uns schnelle Hilfe erwarten. Da die Frau im Ausland wohnt, also höchstens — nach vergleichbaren Beobachtungen — noch ein einziges Mal kommen wird, wenn das Mittel *nicht* paßt, kündige ich ihr als erstes an, daß sie einen Fragebogen ausfüllen muß, um von vornherein alle Möglichkeiten der Arzneimittelwahl auszuschöpfen.

Dazu gehört natürlich auch die 1. Konsultation, die sogleich zu einer *gröberen* Bestandaufnahme vorhandener Symptome, Zeichen und Modalitäten führen soll. Es folgen die Angaben nach dem Kreuzverhör:

Seit der Schwangerschaft (vor Jahrzehnten) Hämorrhoiden. Seit „ewigen Zeiten" um 11 Uhr Heißhunger; Hunger auch teilweise gegen 17 Uhr. Trotz des vermehrten Appetits und reichlichen Essens, besteht ständiges Untergewicht zwischen 48 und 52 kg bei durchschnittlicher Körpergröße. Die Frau leidet seit einigen Jahren an Durchfällen; bereits nach dem Frühstück erfolgt die Entleerung. Am wohlsten fühlt sie sich beim Schwimmen. 1944 wurde der Hals bestrahlt; seither ist sie im Gesamtbefinden viel schlechter — behauptet die Kranke. 1944 wurde sie auch an den Eileitern und Ovarien operiert; nach 7 Jahren bekam sie ein Kind. Seit 1944 sind Gallensteine bekannt. Die Haut ist gegen Waschmittel und Seifen empfindlich; auf synthetische Stoffe entstehen Hautausschläge. Neigung zu Herzklopfen und zu paroxysmalen Tachycardien. Seit der Röntgenbestrahlung ist die Sonne unverträglich. In der letzten Zeit 2mal „Kreislaufkollaps" mit Schüttelfrösten und kalten Schweißen.

Auf Grund dieser Symptome erhält die Patientin Natrium muriaticum LM 18 und nimmt den Fragebogen mit.

Nach 3 Wochen erscheint sie mit dem ausgefüllten Bogen wieder. Das Kochsalz hat keinerlei Änderung der Beschwerde gebracht.

Es folgen die Aufzeichnungen aus dem Fragebogen:

1944 Entfernung eines Ovars mitsamt der Tube wegen Verwachsungen. Einige Jahre vorher wurde die Nasen-Scheidewand operiert einschließlich Wucherungen in der Nase. Es besteht seit Jahrzehnten ein kleiner Kropf mit toxischem Knoten. Seit etlichen Jahren Durchfallsneigung; es müssen ständig Tabletten genommen werden. Kreislaufbeschwerden zeigen sich besonders seit einem Jahr, Hämorrhoiden seit der Gravidität 1951, 1944 wurden Gallensteine entdeckt.

Kopf: Manchmal Kopfschmerzen; Schwindel bei längerem Stehen in Geschäften mit Leeregefühl im Kopf und mulmigem Gefühl im Magen. Nachts Jucken und Beißen der Kopfhaut; leichte Ekzeme unter den Augen; Neigung zu Bindehautentzündungen. In der Jugend häufig Nasenbluten. Im Gesicht sehr empfindliche Haut (Ausschläge auf bestimmte Seifen, Putzmittel, Waschmittel). Neuralgien der linken Gesichtshälfte vor 35 Jahren. Früher Neigung zu Halsentzündungen. Kurzatmigkeit bei Anstrengungen. Der Blutdruck ist immer zu niedrig; einmal Kollaps nach Zahnextraktion, und einmal bei großer Hitze mit Ziehen in der Herzgegend, Ausstrahlung in den linken Arm und kaltem Schweiß. Seit 2 Jahren Tachycardien in größeren Abständen, anfallweise. Schmerzen zwischen Schulterblättern, beim Maschinenschreiben oder auch bei Gallenkoliken. Neigung zu kalten Füßen. Die Fingernägel brechen leicht ab. Nachts manchmal Wadenkrämpfe.

Andauernde Durchfallsneigung, meist vormittags, aber auch nachmittags; 3- bis 4mal täglich erfolgt eine Entleerung — bei Aufregungen außerdem. Rumpeln und Gurgeln im Bauch nach Mahlzeiten mit Getränken. Hungergefühl um 11 Uhr und zeitweise auch um 17 Uhr. Brechreiz bei stinkenden Gerüchen.

Im Hochsommer bei Hitze und Schwüle schlechtes Allgemeinbefinden. Bei Zugluft Augenentzündungen. Die Kranke friert schnell, verträgt jedoch auch kein heißes Wetter und keine schlecht gelüfteten, überheizten Räume. Nachts soll das Schlafzimmer kühl sein. Fühlt sich am wohlsten beim Schwimmen und bei Gartenarbeit. Kreuzschmerzen seit Operation 1944 (nach Narkosespritze ins Kreuz). Bekommt schnell blaue Flecken. Schlechte Gerüche stören außerordentlich. Kleine Frostbeulen an den Füßen; Schweißneigung gering. Trotz normalen Appetits ist die Frau bald wieder hungrig. Der Durst ist reichlich. Speck und kalter Schweinebraten sind verträglich, nicht aber blähende Speisen, Bohnen, Erbsen, Linsen.

Bei Aufregungen innerliches Zittern, und manchmal Herzflattern. Seit langer Zeit werden verschiedene Medikamente eingenommen, aber keine starken chemischen Mittel. Gelüste nach Kalk als Kind. Häufiges Sprechen im Schlaf und Zähneknirschen.

Angaben aus der gemütlichen Sphäre: schnell gereizt, sehr anspruchslos, immer ruhelos und eilig, Neigung zu Übergewissenhaftigkeit.

Nach *Präzisierung* der angeführten Einzelheiten aus dem Fragebogen in einem Gespräch von einer knappen Stunde Dauer bekam die Frau eine Arznei mit. Was war die nächstliegendste?

Es war Sulfur. Wir haben einige erstklassige Symptome, die wir zur Mittelwahl verwenden: den 11-Uhr-Rhythmus, der sich seit „ewigen Zeiten" so darstellt 3/421; und ein Symptom, was gleichfalls in die vordere Linie gestellt werden muß, das Untergewicht, das in diesem Fall nicht allein — wenn überhaupt durch die Durchfälle erklärt werden kann, weil letztere erst seit einigen Jahren bestehen, das Untergewicht aber schon „immer"; Untergewicht *trotz* fleißiger Nahrungszufuhr 3/421. Ein eigenartiges Symptom ist die Unverträglichkeit von Wärme verschiedenster Art, obwohl ein Mangel an „Lebenswärme" zu registrieren ist; das heißt für uns: Wärme belastet und letztlich Kälte auch 1/505; Mangel an Lebenswärme findet sich für sich in 1/462, Wärmeempfindlichkeit in 526. Die Rubrik trotz guten Essens bald wieder hungrig, sucht man in 3/422.

Ruhelos und eilig, Neigung zu Übergewissenhaftigkeit finden wir ebenfalls bei Sulfur; es ist aber zu sagen, daß diese Gemütssymptome oft im Fragebogen angegeben werden, also nicht gerade individuelle sind.

Im allgemeinen wird ja mit viel zu vielen Symptomen gearbeitet. Unsere Leistung besteht nicht nur in der Aufnahme der vollständigen homöopathischen Anamnese, sondern auch im *Hierarchisieren* der erhaltenen Zeichen und Symptome. Wie schon erwähnt, ist die *Intensität* eines Symptomzeichens in den allermeisten Fällen ein wichtiges, allerdings nicht einziges Kriterium für seine Qualität. Wer ist heute nicht ruhelos und eilig 1/26; wer ist nicht gewissenhaft, mehr oder weniger. Die Betonung liegt auf der Intensität, auf der ,,Penetranz" des Symptoms. Zusätzlich muß es, und das ,,bedingungslos", *außer*-ordentlich sein, individuell und eigenheitlich.

Kommen wir zu den Symptomen, mit denen wir beinahe auf die schiefe Bahn kommen gewissermaßen, die also nur mehr recht wenig Bedeutung haben.

Durchfallsneigung mehr vormittags 3/604; blähende Speisen, Bohnen, Erbsen, Linsen belasten 1/512, 513 (Sulfur ist hier nicht dabei). Schnell blaue Flekken 2/152; Fingernägel brechen leicht 2/508; Rumpeln und Gurgeln im Bauch 3/532. Das Herzklopfen 2/220 und die paroxysmalen Tachycardien 1/434 sind zwar bessere Zeichen, aber es gibt eine große Anzahl von Mitteln dafür. Eine keineswegs schlechte Modalität ist die auffallend feine Nase für schlechte Gerüche 3/145. Beinahe alles ist Sulfur! Die allgemeine Ekzemneigung und die Hautempfindlichkeit sprechen ebenfalls für den Schwefel.

In der LM 18 verordnet, kam nach 3 Wochen ein Anruf, daß es eigentlich ,,recht gut gehe"; allerdings seien eine Woche nach dem Einnehmen viele rote Flecke im Gesicht aufgetreten, die stark juckten. Sie habe den Eindruck, sagte die Patientin, daß der Stuhl jetzt besser sei, als auf die seit Jahren gewohnten Enzym- und Fermentmittel. Aber sie sei in der letzten Zeit so müde gewesen, daß sie ein Vitaminpräparat habe nehmen müssen.

Ich ließ die Tropfen noch einige Zeit weiter nehmen; weil aber der Ausschlag im Gesicht immer stärker wurde, empfahl ich eine 3wöchentliche Pause. Danach beruhigte sich die Haut wieder und die Arznei wurde wieder eingesetzt.

Ich bekam den nächsten Bescheid nach weiteren 8 Wochen: Das Befinden ist gut und unauffällig, der Durchfall ist schon lange nicht mehr vorhanden, die Nahrungsverträglichkeit ist viel besser und die Herz- und Kreislaufbeschwerden haben aufgehört. Auch ihre Schwester bestätigte ihr, daß es ihr ,,noch nie, solange sie sie kenne, so gut gegangen sei"; so drückte es die Patientin am Telefon aus. Sie hatte übrigens in der Zwischenzeit fast 10 Pfund zugenommen. Das dokumentiert eine echte Umstellung des gesamten Organismus, angesichts der Tatsache, daß vorher eine ,,ewige" Untergewichtigkeit vorgeherrscht hat. Zweifellos handelte es sich um eine chronische Erkrankung, wobei das toxische Adenom keineswegs die Grundstörung war, sondern — was die Sache viel besser charakterisiert — ein *psorisches* Geschehen, das letztlich von Jugend auf existiert und erfolgversprechend nur durch eine psorische Arznei der Homöopathie behandelt werden kann.

Für die Mittelwirkung war typisch der zu beobachtende Hautausschlag, der so stark war, daß die Arznei abgesetzt werden mußte.

Wir sehen, im Grunde sind es nur ein paar Symptome gewesen, die die Medikamentenwahl begründet haben, aber ein paar sonderliche, eigenheitliche und individuelle! Man wird einwenden, die ständige Untergewichtigkeit (im „Kent": Abmagerung bei Heißhunger 3/421, das ist der „Sinn" dieser Rubrik) sei doch typisch für diese Art von Schilddrüsenstörung. Das wird auch nicht bestritten. Doch wir nehmen unsere Zeichen und Modalitäten aus allen Ecken und Enden des gestörten Organismus, also auch aus den klinischen. Irgendeine Begründung für ein Symptom oder Zeichen — und wenn es noch so individuell ist — werden wir immer zusammentüfteln können und je mehr wir in der klinischen Diagnostik fortschreiten, um so „überzeugender".

So kann man den Heißhunger um 11 Uhr sehr wohl auf einen Unter-Zucker zurückführen. Uns interessieren jedoch die Phänomene, die der Kranke uns bietet; nicht *warum* er sie hat, sondern, *daß* er sie hat ist unser homöopathisches Anliegen. Und das ist ein Unterschied. Wenn wir noch so sehr Schilddrüse rufen, noch so sehr Unter-Zucker, noch so sehr Herzintoxikation, unsere Arzneiwahl resultiert aus der Zusammenschau derjenigen Symptome, Zeichen und Modalitäten, die allein für *diesen* Patienten charakteristisch sind; angefangen vom klinischen oder halbklinischen Krankheitszustand bis zur Auswertung der sonderbaren, der komischen Symptome. Man könnte es eine ganz *bestimmte Konstellation* der Symptome, Zeichen und Modalitäten des *Kranken* nennen (und nicht der Krankheit), die eine homöopathische Mittelwahl begründen.

Die Patientin ist von Seiten des Herzens noch nicht in Ordnung. Sie hatte nach knapp einem Jahr — nach dem plötzlichen Tod eines Angehörigen, den sie miterlebte — wieder Herzjagen. Dieses ließ sich mit Natrium muriaticum etwas im Zaune halten. Es kann sein, daß die Frau darüber hinaus für diese Beschwerde ein noch besseres Simile benötigt. Weitere Sulfurgaben konnten diese Sache nicht beeinflussen. Das andere Befinden ist dagegen gut und unauffällig geblieben.

Ein in der letzten Zeit gemachtes EKG ergab übrigens keine krankhaften Befunde.

Fall 176: Mann, 53 Jahre, kommt in die Sprechstunde wegen eines „chronischen Rheumatismus" — so sei es ihm gesagt worden.

Es ergibt sich, daß er am rechten Kniegelenk seit 2 Jahren, und am linken Kniegelenk seit über 4 Jahren Beschwerden hat. Früher hat er viel an Ischias gelitten und zwar links, was ebenfalls schon als Rheumaanlage gewertet worden war. Die Sache mit den Knien hatte langsam begonnen. Vor einem Jahr war er deshalb in einem italienischen, vor 2 Jahren in einem deutschen Rheumabad gewesen.

An den Beginn des Gesprächs wird — wie immer — die Frage nach einer möglichen Verursachung der Erkrankung gestellt. Und da ergibt sich, daß von einem „wirklichen" Rheumatismus bei diesem Mann keine Rede sein kann: Die jahrelang dauernden Ischiaserscheinungen waren nach dem Heben eines schweren Kohlensacks aufgetreten. Der Beginn der Kniebeschwerden *links* ging gleichfalls auf das Konto eines Verletzungsmechanismus. Der Patient konnte sich allerdings erst auf eindringliches Fragen meinerseits erinnern, daß er damals durch einen Sturz auf das linke Knie nach einigen Stunden bewegungsunfähig geworden war es war eine „Sperre" eingetreten, wie das öfters nach Innenband-, Kreuzband- und Meniskusverletzungen vorkommt.

Weiter ergibt sich, daß das *rechte* Knie, das sich erst seit 2 Jahren rührt, wesentlich weniger stört, so um 50 — 70 % weniger als das linke.

Die Schmerzen am linken Knie bestehen seit der Verletzung vor 4 Jahren; seither ist *diese* Störung da. Was machen wir aber mit dem rechten Knie, das erst seit 2 Jahren weh tut? Das hat zunächst nichts zu tun mit dem vor 4 Jahren verletzten linken Kniegelenk.

Theoretisch muß das linke auf der Basis einer *Verletzungsfolge* behandelt werden; das rechte aber nicht, denn dafür haben wir keine Beweise. Woher kann die Beschwerde dieses rechten Kniegelenkes kommen; ist sie rein zufällig. Die Frage nach dem Umfang der Schmerzen dieses Knies mußte gestellt werden; es ergibt sich, daß die Beschwerde 50 bis 70 % *geringer* ist als die des verletzten Knies. Das Jonglieren mit Prozenten ist hier nicht eine Marotte, sondern gibt die Möglichkeit, den Hintergrund des kranken *rechten* Knies zu erforschen. Seine verhältnismäßig geringgradige Schmerzhaftigkeit läßt mit großer Wahrscheinlichkeit vermuten, daß sie eine konsekutive ist im Sinne statisch bedingter Verhältnisse und keine zufälliger, oder anderer Natur. So etwas kommt vor, wenn auch nicht häufig. Das rechte Knie wurde demnach wegen der Erkrankung des linken jahrelang überlastet und hat das nicht verkraftet. Diesen Schluß kann man, ohne Konstruktionen aufzubauen, ziehen; das ist die naheliegendste Erklärung für die Störung dieses rechten Knies. Es dreht sich also hier keineswegs um einen rheumatischen Vorgang, sondern ähnlich wie beim linken Knie, um eine „Verletzungsfolge", besser gesagt, um eine Überanstrengungsfolge.

Wir dürfen nicht pingelig sein und sagen, wir haben Fälle gesehen, wo das andere Knie nach Verletzung des einen nicht krank geworden ist. Auch das kann sein, richtig ist aber auch, daß es die andere Möglichkeit gibt. Wesentlich ist, daß wir an die Fragestellung überhaupt denken.

Ein erstes Mittel für Verletzungen, Zerrungen ist Rhus toxicodendron. Es bezieht sich mehr auf die Zwischengewebe, wozu man auch eine Verklemmung des Meniskus u.ä. rechnen kann. Arnica hat zwar nicht so die Verzerrungsmodalität, aber es ist doch ein naheliegendes Medikament und kann schon mit Rhus konkurrieren.

Über die Schmerzempfindungen haben wir uns bisher nicht orientiert. Sie sind sie bei unserem Krankheitsfall wenig wichtig; sie können es sein, wenn sie ganz gezielt *nur* brennend, nur stechend usw. sind. Sind sie *vielfältig,* einmal so, einmal so, beweist das bereits ihre mindere Bedeutung in bezug auf die Mittelwahl. Dazu kommt, daß bei Gelenkerkrankungen die Art der Beschwerden, die Schmerzmodalitäten nicht oft gute Hinweise für die Mittelfindung abgeben.

Der Patient hat noch einige recht ordentliche Symptome beobachtet, die zur Similefindung beitragen, beziehungsweise die beiden zuerst zu versuchenden Arzneien Rhus und Arnica unterscheiden. Er beklagt eine hochgradige Empfindlichkeit der beiden Kniegelenke gegen Luftzug 1/511 *(örtlich* konnte ich eine solche Modalität im „Kent" nicht entdecken) und er hat andauernd das Bedürfnis, eine Decke über den Knien zu haben 1/497 (synonym: Entblößen einzelner Teile verschlechtert). Unter Knie steht die Rubrik Kälteeinwirkung verschlechtert 2/602; sie entspricht nicht recht dem Bedürfnis nach dem Bedecken der Knie; außerdem ist die Lokalisation etwas zweitrangig; die erstgenannte Rubrik ist aus diesen Gründen vorzuziehen.

In der Sprechstunde fällt noch auf, daß der Patient kein Sitzfleisch hat, sondern ständig auf seinem Stuhl hin- und herrutscht.

Von der Ehefrau, die mitgekommen ist, erfahre ich noch unter vorgehaltener Hand, daß der Herr Gemahl dem Schnaps zugetan ist.

Die letzteren Verhaltensweisen müssen nicht mehr weiter abgeklärt werden, ebenso wenig andere Zeichen und Symptome aus der Biographie dieses Mannes, denn nachdem hinter seiner Krankheit nichts anderes als eine Verletzungsfolge und eine Überanstrengungsfolge steht, sind sie ohne Relevanz für die Mittelwahl; sie *dürfen* gar nicht verwendet werden, sonst bringen sie uns vom Thema ab.

Der „chronische Rheumatismus" des 53jährigen Mannes war also kein solcher. Diese Behauptung ist nicht fahrlässig, sondern das Ergebnis einer Aufnahme einer Anamnese nach HAHNEMANN. Unsere Mißerfolge beruhen zum großen Teil auf dem Unvermögen eine solche Anamnese lege artis durchzuführen. Es erfordert eine beinahe ungeheuerliche Umstellung der eingefahrenen medizinischen Denkgewohnheiten, wenn man eine Vorgeschichte nach den Bedingungen der Homöopathie in Angriff nimmt.

Gesetzt den Fall, daß ein allopathischer Kollege auf ein Zustandsbild stößt, bei dem *beispielsweise* eine Gedächtnisschwäche nichts anderes ist als die *Folge* einer Gehirnerschütterung: Er kann mit dieser Tatsache letztlich nichts anfangen. Er ist nach 2 Seiten überfordert: Er nimmt feinere und individuelle Differenzierungen bei einem solchen Krankheitsbild nicht zur Kenntnis und er weiß — wenn er wirklich einmal über vorhandene Leitsymptome in homöopathischem Sinne stolpert — mit ihnen nicht das Geringste anzufangen. Dehnt man diese Überlegungen auf seine Kritikfähigkeit in Sachen Homöopathie aus, ist es geradezu unfair von ihm eine Urteilsfähigkeit über diese zu erwarten. Er kann ihre *Ergebnisse* kritisch beurteilen, aber niemals den *Weg,* der zu ihnen führt. Tut er das letztere, möchte er sozusagen mitreden, handelt er unwissenschaftlich.

Umgekehrt ist das allerdings wesentlich anders. Wir, die homöopathischen Ärzte, können sehr wohl das Wesen und die Denkvorstellungen der Schulmedizin, speziell ihre Allopathie, ihre Erkenntnisse und Probleme durchschauen, denn wir sind aus ihr hervorgegangen; und deshalb wissen wir auch, daß eine ganze Anzahl von Leiden und Erkrankungen des Menschen durch die homöopathische Heilweise *wesentlich besser* beeinflußt werden kann, als durch die heutigen Möglichkeiten der Allopathie. Eine ganze Anzahl notabene und nicht alle!

Eine ganze Anzahl von Krankheiten können wir besser kurieren. Darunter sind nicht immer die schwersten — die die Allopathie meist auch nur palliativ behandeln kann; aber es sind darunter die refraktären, die chronischen, die, welche die Menschen durch ihre Hartnäckigkeit zermürben, wenn sie auch nicht alle „gefährlich" und lebensverkürzend sind.

Wir müssen wissen, an welcher Stelle wir stehen im großen Welttheater der Heilwissenschaften. Wir müssen vor allem wissen, wie weit wir mit unserer Therapie gehen dürfen und wann wir das Feld anderen medizinischen oder außermedizinischen Heilmethoden überlassen müssen. Eines kann aber festgestellt werden. Je länger man Homöopathie betrieben hat, gekonnt betrieben hat, desto mehr wird man sich zutrauen dürfen und desto befriedigender wird diese Tätigkeit werden.

Zum Schluß das Ergebnis der Behandlung mit Rhus toxicodendron, das im Gegensatz zu Arnica die Modalitäten lokales Wärmebedürfnis und Luftzugverschlechterung hat. In der LM 18 bekam ich nach 4 Wochen Bescheid, daß bereits nach 3 Tagen eine sehr gute Besserung aufgetreten war. Der Patient hat dann das Mittel mehrere Wochen genommen und es war nicht erforderlich, ein anderes zu geben.

Ein älterer Kollege der naturwissenschaftlich-kritischen Richtung der Homöopathie hat einmal in einer Broschüre geschrieben, daß er „für das erste ärztliche Gespräch, die erste Consultation also, in schwierigeren, chronischen Fällen etwa 10 — 15 Minuten braucht und selten mehr".

Allein der obenangeführte „Rheumafall" beweist bereits, daß das nicht geht. In einer Viertelstunde bringen wir aus dem Mann niemals das Wesentliche heraus, nämlich, daß er in seinem Leben nie einen echten Rheumatismus gehabt hat. Wir brauchen eine Stunde oder noch mehr. Die simplen, oberflächlichen Symptome holen wir vielleicht in 15 Minuten heraus, aber nicht die Idee dieser Erkrankung. Der 15-Minuten-Takt der hier für chronische Fälle angepriesen wird, bedeutet eine grobe Fahrlässigkeit in Sachen homöopathischer Heilkunst.

Fall 177: Frau, 48 Jahre, bat mich vor längerer Zeit um einen brieflichen Rat.
Sie leidet seit einem Jahr an einer „linksseitigen Wurzelneuritis des Ischiadicus, die sie sehr quält". Sie war ständig in neuraltherapeutischer und chiropraktischer Behandlung gewesen, die aber die Ischiasschmerzen nicht zum Weichen brachte. Auch die Akkupunktur und homöopathische Mittel konnten keine Besserung bringen. Am Schluß des Briefes fand sich der Satz: „Sie sind meine letzte Hoffnung!"

Ich bat um die Ausfüllung eines Fragebogens, einen solchen umgehend gegen Norden schickend. 14 Tage später kam der gut ausgefüllte Bogen zurück. Als die Patientin wenig später anrief wegen eines Simile, mußte ich ihr sagen, daß ich den Bogen leider noch nicht durchgearbeitet hatte. Ich setzte aber hinzu, sie solle mir doch ganz kurz einen möglichen Grund für ihren Zustand angeben und da kam auch prompt die Antwort: „Ja, da bin ich damals aufs Kreuz gefallen, vorher habe ich nichts mit dem Ischias zu tun gehabt."

Auf ein Mittel in der LM 18 kam nach 4 Wochen der 2. Brief: „Ich habe nach Ihrer Anweisung nun 3 Wochen eingenommen und darf heute sagen, daß die argen Schmerzen wesentlich nachgelassen haben. Nur bei längerem schnellen Gehen oder bei bestimmtem Druck im Bett verspüre ich noch einen leichten Brennschmerz. Ich bin sehr glücklich darüber . . ."

Das war also eine Ischiaserkrankung nach *Verletzung*. So streng sind bei uns die Bräuche. Was nützt es, wenn wir fleißig und auch haarscharf die Symptome aus dem „Kent" herausrepertorisieren, wenn wir die Prämissen falsch setzen. Das ist die Hintergründigkeit, daß wir alles, wirklich alles aus dem „Kent" herausknobeln und zusammenfügen können; wir kommen immer auf ein Medikament. Wir werden jedoch kaum mehr herausarbeiten dürfen als die *erstklassigen* Symptome, (gerade noch die „recht ordentlichen" Symptome), die wir aus der mühsam aufgenommenen Vorgeschichte herausgeholt haben — und das sind meist nur eine Handvoll. Jedes andere Vorgehen ist Dilettantismus.

Das Repertorium selbst kann im Grunde nicht dilettantisch benützt werden; der Dilettantismus beginnt, und endet auch schon, bei der Symptomenwahl, das heißt, bei der Aufnahme der Vorgeschichte des Kranken und deren Auswertung nach homöopathischen Gesetzmäßigkeiten.

Bei der Kranken wurde also bisher die Causa vernachlässigt, nämlich die Verletzung, der Sturz aufs Kreuz.

Das Mittel war Arnica. Hatte man das Prinzipielle des Falles erfaßt — und das konnte man hier ausnahmsweise mit Hilfe einer *einzigen* Frage — dann war die Rubrik im „Kent" in der nächsten Minute zu finden 2/592; es ist die Ischias-Rubrik, Folge von Verletzungen. Es ist nicht die *Kreuz*-Rubrik, genau genommen. Das *Ergebnis* des Sturzes auf das Kreuz ist eine fachärztlich diagnostizierte „Wurzelneuritis des Ischiadicus" und nichts anderes.

Keiner wird die Nase rümpfen, weil man hier über eine *klinische* Rubrik zur Arznei kommt, denn die *Unterrubrik* „Ischias nach Verletzung" ist eine hochwertige Modalität und hat nur 2 Mittel, das sind Arnica und Hypericum, beide im 2. Rang.

Man kann auch auf Hypericum tippen, da ja ein Nerv verletzt worden war. Genau genommen stimmt das aber nicht, denn der Ischiasnerv kann bei einer solchen Sturzverletzung *nicht direkt* blessiert werden, wie das beispielsweise beim Anstechen eines Nerven passiert. Die Verletzung — besser noch die Verprellung — bezieht sich auf den örtlichen Bereich an sich. Arnica liegt also näher. Hypericum könnte aber als „Reservemittel" in Frage kommen.

Wer glaubt, daß ein Sturz — also eine „Geringfügigkeit" — niemals solche Schwierigkeiten machen kann und solche Hartnäckigkeit des Heilverlaufs dazu, der irrt.

Ein paar Schluck Gletscherwasser, erhitzt getrunken, haben einem jungen Bergwachtmann für 5 Jahre seines Lebens den Magen verdorben, ihn auf Diät gesetzt und ihm eine Unmenge finanzieller Ausgaben verursacht: Allein auf dieses Symptom hin 3/492 bekommt er ein Fläschchen mit Tropfen in der LM 18 und sie bringen seine Magenbeschwerden in kaum 3 Wochen total zum

Verschwinden. Das Mittel wurde gewählt auf der Grundlage dieser „Gletscher-wasser-Krankheit".

Das soll nur ein Beispiel für viele vergleichbare Erkrankungsfälle sein.

Die Intensität des *Sturzes* spielte bei unserer Patientin also keine entscheidende Rolle — aber die Intensität der *Störung* als solcher. Das *Unverhältnismäßige* darf uns also nicht dazu animieren, es zu vernachlässigen, wenn bei kritischer Betrachtung eine Erkrankung trotz einer solchen Unverhältnismäßigkeit zustande gekommen ist.

Ich habe die Frau später persönlich kennengelernt. Sie war gesund geblieben.

Fall 178: Frau, 49 Jahre, kommt wegen einer „Neuritis" der rechten oberen Extremität. Diese wurde schon mit Spritzen, Bestrahlungen, Massagen und Schwefelbädern angegangen. Die Wirkung war insgesamt nur eine geringe, so daß es jetzt die Patientin mit der Homöopathie versucht. Die 1. Frage ist immer die gleiche: Ist ein einleuchtender Grund für die Störung nachzuweisen — wozu im Sinne der homöopathischen Mittelwahl selten der obligate Bandscheibenschaden gehört. Es kann keine erkennbare Veranlassung für die Beschwerde und ihre Hartnäckigkeit gefunden werden.

Die Krankheit besteht seit knapp 5 Monaten. Es begann mit dem Einschlafen der Finger der rechten Hand; nach einiger Zeit kamen Schmerzen der rechten Schulterpartie dazu, die zunächst bis zum Ellbogen gingen und sich später auf den ganzen Arm ausdehnten. Sie werden als tobend-reißend empfunden. Der Arm ist kraftlos. Die Hand ist einmal ganz kalt und einmal heiß und das schon fast von dem Beginn der Beschwerden an. Die Hand schwitzt auch seither, und zwar ist es ein kühles Schwitzen, besonders „innen", wie die Frau sagt. Die linke Hand schwitzt nicht.

Nachts war der Schmerz teilweise „ganz furchtbar"; das hat sich gebessert; die Kranke nimmt allerdings laufend Schmerzmittel ein.

Da die Symptome etwas mager sind, frage ich noch einmal nach einer möglichen Veranlassung. Die Kranke kann nur sagen, daß sie sich bestenfalls durch vieles Arbeiten mit der rechten Hand verdorben hat; diese Arbeit macht sie aber schon sehr lange, lange vor dem Beginn der Beschwerden mit dem Einschlafen der Finger. Besonders die ersten 3 Finger waren anfangs betroffen; allmählich ging das Kribbeln „durch den ganzen rechten Arm, sogar einschließlich der Handfläche". Welches Medikament kam in Frage? Die Mittelwahl war nicht ganz einfach. Ich gab deshalb 2 Mittel mit, wobei das zweite nur eingesetzt werden sollte, wenn es mit dem ersten nicht klappte.

Ohne Repertorium konnte man das oder die Mittel nicht finden; es sei denn, man wälzte sämtliche homöopathischen *Enzyklopädien* durch. Und da würde man die Führungssymptome fast mit Sicherheit übersehen.

Beim genaueren Hinsehen zeigt die Neuritis doch recht ordentliche individuelle Bilder. Auffällig ist die abwechselnde Hitze und Kälte der Hände 2/452, 470. Wer sieht schon bei Neuritiserkrankungen dieses andauernde Kalt- und Heißwerden der Hände. Das ist selten und damit individuell. Wenn man sich vielleicht auch eine klinische Begründung zusammenreimen kann, das Entscheidende ist, daß mit und ohne einleuchtende Interpretation diese Modalität eine Rarität ist.

Die anderen Symptome sind alle etwas zweitrangig, wir brauchen sie aber zur Unterscheidung der paar Mittel, die unter 2/452, 470 im „Kent" stehen. Der Arm ist kraftlos, das Symptom ist einigermaßen typisch für eine Neuritis 2/510. Cocculus, eines der wenigen Mittel des Leitsymptoms ist eigenartigerweise nicht dabei, obwohl es ein anerkanntes Schwächemittel ist. Die *Seitenbeziehungen* (unter Schwäche Arm) sind wie meist, ohne rechten Wert; sie würden nur dann etwas an Bedeutung gewinnen, wenn an der rechten Seite bereits *mehrere* Male und *nur dort* die Neuritis aufgetreten wäre. Das Schwitzen der Hand jedoch ist gar nicht ohne; es schwitzt nur die eine, die kranke Hand 2/523 und noch dazu kühl, was gar nicht dumm ist 2/523. Unter der Allgemein-Rubrik Schwitzen erkrankter Körperteile 2/63 ist wiederum *Secale* nicht angegeben, aber Cocculus. Diese Rubrik sollen wir nicht ausschließen. Andererseits schwitzt nicht die ganze erkrankte Extremität, sondern nur ein Teil sonderbarerweise, nämlich nur die Hand. Dadurch kommt die entsprechende Rubrik in ein noch besseres Licht.

Wir haben noch die Taubheit, das Einschlafen. Die ganze obere rechte Extremität ist „eingeschlafen"; das haben wir im „Kent" in 2/535; Secale ist 3wertig aufgezeichnet. Cocculus und Belladonna und andere 2wertig; bei Pelzigsein ist es umgekehrt 2/538. Man kann sich fast delektieren beim Suchen nach diesen Symptomen im „Kent". Nun, es blieb nichts anderes übrig, man mußte beide Arzneien mitgeben. Diese zwei waren es, die von allen anderen dem Zustandsbild der Patientin am nächsten kamen. Ich ließ zunächst das Mutterkorn nehmen und siehe da, es half so gut, daß man sich Cocculus sparen konnte. Hätte man beide Mittel *zusammen* gegeben — das eine früh, das andere abends — hätte man nicht entscheiden können, welches geholfen hatte.

In der LM 18 aufgeschrieben kam nach 4 Tagen ein Bescheid: etwas Besserung. Nach einer Woche Mittelwirkung: Besserung auf 1/3 gestiegen. Die Hand bleibt bereits gleichmäßig warm. Nach weiteren 14 Tagen waren die ganzen Beschwerden bis auf geringe Reste verschwunden.

Man könnte sich über die Einzelheiten eines Krankheitsfalles in weit größerem Ausmaß und wie ich meine in geradezu künstlerischer Manier unterhalten und sich auseinandersetzen. Da würde jeder chronische Fall eine ganze Akte abgeben; erst recht dann, wenn ein Rückfall eintrat und alles noch einmal neu durchzudenken wäre, um eben auf ein „noch besseres" Simile zu kommen.

Im Grunde ist jede Wahl eines homöopathischen Mittels eine „Stunde der Detektive", ein immer wieder neues, einmaliges, spannendes Erlebnis.

Fall 179: Es ist ein kleiner Fall, bei dem aber das Medikament ohne Repertorium kaum oder gar nicht gefunden werden konnte.

Frau, 45 Jahre, kommt in die Praxis wegen innerer Hämorrhoiden, wie sie sagt. Diese bestehen bereits seit mehreren Wochen. Ein besonderer Anlaß kann nicht gefunden werden. Solche Störungen sind in den letzten Monaten und Jahren des öfteren aufgetaucht.

Der Stuhlgang ist normal dabei. Es zeigt sich „ein ganz gemeiner", einmal stechender und einmal brennender Schmerz, verbunden mit Jucken. Nur ganz selten tritt ein leichtes Bluten der Hämorrhoiden auf.

Auf weiteres Nachfragen stellt sich heraus, daß die Erscheinungen unabhängig von einer Stuhlentleerung sind, und, daß das Sitzen schlimm, das Gehen aber am allerbesten ist. Ich begnüge mich mit diesen Angaben und gebe ein Mittel, welches? Das Symptom von hoher Qualität bei dieser Erkrankung ist die Besserung durch Gehen. Wir haben (zunächst) nur eine Arznei im „Kent" dafür 3/629, und diese im Fettdruck; es ist Ignatia. Welche Hämorrhoiden bessern sich schon durch Gehen so bedeutend?; daß sie sich durch Sitzen verschlimmern, ist andererseits kein Kunststück. Das andere individuelle Zeichen fällt uns geradezu in den Schoß, wenn wir unsere Gedanken um Ignatia kreisen lassen: Die ganzen Erscheinungen sind unabhängig von einer Stuhlentleerung. Das ist wirklich komisch, so komisch, daß es einfach widersprüchlich ist 1/454. Die Ignatius-Bohne tritt plötzlich ins *Scheinwerferlicht* — es muß die passende Arznei sein.

Es gibt eine Rubrik, wo bei *stechendem* Schmerz das Gehen im Freien bessert 3/647; Thuja ist das einzige Mittel und das nur 1 wertig. Es ist aber aus unseren Überlegungen nicht auszuschließen, es hat sogar noch die Widersprüchlichkeit. Ignatia ist aber unbedingt das qualifiziertere Medikament. Thuja kann man versuchen, wenn das erstere nichts bewirkt.

Die Rubrik „innere Hämorrhoiden" 3/630 enthält Ignatia 3 wertig, Thuja überhaupt nicht; allerdings ist dieses klinische Symptom so oder so mit Vorsicht zu genießen. Die Verschlimmerung durch Sitzen findet sich in 3/636, 647.

Die Modalität Verschlechterung im Sitzen fällt im Vergleich zu derjenigen Besserung durch Gehen weit ab und kann hier vernachlässigt werden.

Ich gab die Tropfen in der LM 18 und innerhalb von 3 Tagen waren die Beschwerden vorbei. Auch nach einer Beobachtungszeit von 1 1/4 Jahren haben sich die Hämorrhoiden nicht mehr bemerkbar gemacht.

Fall 180: Mann, 66 Jahre, einer von den Dauer-Patienten, wie er in allen Praxen vorkommt, sensibel, vegetativ stigmatisiert, freundlich, ausdauernd im Kommen, erscheint wieder einmal in der Sprechstunde wegen seiner Bauchbeschwerden. Die Befunde (Röntgen, Labor) waren seit Jahren ohne Besonderheiten. Der Mann aber fühlte sich und fühlt sich bis heute nie „komplett". So ziemlich alles, was unsere Heilweise an möglicherweise passenden Medikamenten bietet, war versucht worden mit dem Resultat, daß zwar keine echten Erfolge zu verzeichnen waren, daß aber der Mann im Grunde genommen recht zufrieden mit der Behandlung war und ist; vielleicht deshalb, weil es ihm jahrelang, wenn auch nicht viel besser, so doch nicht schlechter ergangen ist.

Diesesmal erzählte er, aber er klagte nicht, daß er noch immer den Durchfall habe, der ihn bereits seit beinahe 2 Jahren plagt.

Mit selbigem hatte ich mich die ganze Zeit zusätzlich zu den üblichen Kümmernissen des Kranken herumgeschlagen, Arzneien herausgetüftelt, Symptome nach allen Seiten beäugt — es ist fabelhaft, was man alles zusammen kombinieren kann —, aber nichts ging. Immer wieder zeigte sich die Diarrhoe, alle

10 Tage, alle 4 Tage und so weiter. Sie trat praktisch nur in der Frühe auf; es bestand Kältegefühl im Bauch, es war Völlegefühl da, Flatulenz; es „pressierte", manchmal ging bei einem Flatus etwas Stuhl mit ab. Und manch andere Dinge präsentierten sich, auf die man ein wohlwollendes Auge richtet in Hinsicht auf die Mittelwahl. Aber von Sulfur bis China, von Arsen über Antimon bis Natrium sulfuricum, alles Verordnete half nichts. Auch Tiefpotenzen wurden bemüht; es wollte sich nichts ändern.

Der Mann hatte in der Zeit der knappen 2 Jahre auch noch deftigere Dinge gehabt. Er erlebte einen schweren Sturz auf das Steißbein, eine fieberhafte Winter-Bronchitis, ein Taubwerden der ganzen linken Körperhälfte. Unabhängig davon „liefen" seine Herz- und Kreislaufschwächen, seine Bauchbeschwerden.

Heute erwähnte der Mann so nebenbei, daß sein Bauch eben die Erkältung nicht vertragen habe; die Durchfälle seien halt die Folge davon. Solche Bemerkung hatte ich irgendwann schon einmal gehört; und ich fand sie auf seiner Karteikarte notiert zu einem Zeitpunkt, wo die Stuhlstörung bereits 8 Monate bestanden hatte. Damals blieb es bei dieser Notiz, aber dieses Mal stieß ich nach und es stellte sich heraus, daß der Patient eine Erkältung meinte, die er sich in einem Sommerurlaub in Jugoslawien zugezogen hatte. Seither war der Durchfall da und die Erkältung war so zu verstehen, daß er sich damals mit der nassen Badehose auf den naß-kalten Sand des Adriastrandes niedergelassen hatte. Fast am selben Tag begann die Darmerkrankung und sie war bis zum heutigen Tage so geblieben.

Ich gab ihm das nach solchen Modalitäten zu verabreichende Medikament, vergaß sämtliche anderen bereits erfolglos durchexerzierten „guten" Symptome und Modalitäten und siehe da, in kurzer Zeit war die Darmerkrankung verschwunden. Sie ist nach langer Beobachtungszeit auch nicht mehr aufgetreten.

Der Mann hat uns also lange an der Nase herumgeführt, bis es uns endlich gelungen ist, diese seine Störung in den Griff zu bekommen.

Ein Zeichen auch dafür, daß es bei Leuten, die ewig einmal das und einmal jenes haben, sehr wohl möglich ist, bei Auftreten einer gewissermaßen „anständigen" Erkrankung schnellstens zurecht zu kommen, *wenn* man das Mittel findet und also aus der Vorgeschichte, aus der Symptomatologie das entnimmt, was der Nervus rerum ist. Hier war es das Sitzen in der nassen Badehose im nassen Sand. Die passende Rubrik ist in 3/607; es heißt hier Diarrhoe nach Stehen auf feuchtem Boden; wer würde das nicht zwanglos mit unserer Modalität Sitzen im nassen Sand „identifizieren". Wir versuchen es einfach mit dem Hauptmittel dieser Rubrik, mit Dulcamara. Die Potenz war die übliche, also LM 18.

Man kann einem solchen Krankheitsfall zwei Dinge entnehmen: 1. Bei einem vegetativ stigmatisierten Menschen, besser Patienten, wird eine „wahre" Störung immer zu beseitigen sein, soweit sie heilbar ist. 2. Die anderen Beschwerden solcher Menschenkinder entscheidend beeinflussen zu wollen wird wohl selten gelingen; die letzteren sind mit einer „Konstitution" und mit einem Nervenkostüm ausgestattet, die die Homöopathie als Heilmethode überfordern — leider.

Es ist gut, wenn man recht bald hinter solche Zustandsbilder kommt, sonst wird man einen zermürbenden Kampf erleben mit solchen Kranken, die jeden Tag ein Dutzend neue und andere Symptome liefern. Da wird die homöopathische Mittelwahl zur Farce und das Ergebnis ist entsprechend. Sie sind nicht leicht abzugrenzen gegen *ähnliche* Störungen, die aber eine ganz *bestimmte* Ausgangsbasis haben: Kummerfolgen, Liebeskummerfolgen, Schreckfolgen, Familien- und Berufsprobleme usw. Gerade solche Gründe und Veranlassungen machen nicht selten Bilder, die wie die oben genannten aussehen. Erst bei genauerem Hinhören stellt man fest, daß der betreffende Kranke früher *„ein ganz anderer Kerl"* war und erst durch irgendeine Veranlassung so geworden ist, wie er sich uns jetzt präsentiert. *Diese* Fälle sind „behandlungsfähig" und man kommt meist bald zu guten Ergebnissen.

Fall 181: Frau, 67 Jahre, Besitzerin einer Porzellan-Gallenblase mit Steinen seit langer Zeit, die nicht selten aufmuckt, sich aber bei vorsichtiger Kost recht vernünftig verhält, kommt eines Tages wieder in die Sprechstunde:
Sie habe einen Diätfehler gemacht und bei einer Feierlichkeit Mayonnaise und manch' andere schwere Sachen gegessen.
Sie hat Grausen vor Fleisch 3/417, 475 und Wurst und viel Durst. Auf das Verursachungssymptom hin Folgen von schwerem Essen 3/453, 1/515 gebe ich Pulsatilla LM 18. Am übernächsten Tag zeigt sich folgendes Bild: Es hat sich ein Durchfall eingestellt, ein Völlegefühl, ein Frösteln im Rücken mit Kälteschauern, eine allgemeine Übelkeit. Der Bauch ist gegen Erschütterung empfindlich geworden, es besteht eine ausgeprägte Schläfrigkeit und eine erhöhte Temperatur, 38,5 Grad axillar. Die Zunge ist normal feucht. Auf Gelsemium LM 18 klingen nach 2 Tagen die Beschwerden mitsamt dem Fieber ab. Es wurde von mir — ohne rechte Überzeugung, da die Störung zunächst ordnungsgemäß verlief — noch Belladonna nachgegeben. Andererseits war der wilde Jasmin bestimmt nicht das Simile des ganzen Zustandes, genausowenig wie die vorher verabreichte Kuhschelle; so empfand ich das jedenfalls.
Nun, etwa eine Woche nach dem Kostfehler — bei Beibehaltung von Diät — traten Gallenkoliken auf, nicht exzessiv, aber doch Koliken. Ich „mochte" jetzt nicht mehr und verordnete Krampfzäpfchen, die zwar die Schmerzen momentan linderten, aber nicht mehr brachten. Zu Beginn der Koliken hatte mir die Kranke etwas erzählt von Zusammenschnürungsgefühlen; ich hatte jedoch nicht recht hingehört, ich hatte ja schon die Zäpfchen „im Kopf".
Die Angelegenheit ging und ging nicht vorwärts. Mein Kurz-Urlaub war nahe; die Kranke hatte ihren geplanten eigenen Urlaub nicht antreten können. Man mußte sich etwas anderes einfallen lassen.
Ich entsann mich der „Zusammenschnürungsgefühle". Sie waren weiterhin da und zwar genau gesagt so, „wie wenn einen ein Strick um den Bauch zusammenschnüren würde". Ohne Repertorium könnte diese Angabe im Sinne der Arzneimittelfindung nicht verifiziert werden. Mit seiner Hilfe wurde eine Arznei verordnet, in der LM 18, die fast schlagartig zum Erfolg führte.
Nach 3 Monaten war trotz längst aufgenommener *Normalkost* kein Rückfall geschehen; in den nächsten 3 Jahren wurde in größeren Abständen bei gewis-

sen Beschwerden von Seiten der Gallenblase das gleiche Mittel, jeweils mit bester Wirkung, eingesetzt. Eine Gallenblasenentzündung, wie sie nach den obigen Krankheitserscheinungen doch wohl vorgelegen hatte, und Koliken traten in der ganzen Zeit nicht mehr auf.

Außer dem *bedarfsweise* genommenen Arzneimittel benötigt die Frau keinerlei andere Medikamente für ihre Gallenblase.

Ich habe ihr übrigens nicht zur Operation geraten, weil sie niemals eine Gelbsucht gehabt hat und verschiedene Dinge sonst noch dagegen sprechen. Es besteht auch ein leichter Altersdiabetes.

Nach einer Statistik soll jede 2. Frau ab dem 70. Lebensjahr Gallensteine haben. Ich kann das nicht nachprüfen; ich weiß nur, daß es des öfteren recht vernünftig ist, wenn man die Finger von Operationen läßt, die ein gestörtes Organ wegnehmen, von dem kein Mensch weiß, ob sich nicht der Organismus gerade über *dieses* Organ ein „heilungssuchendes" Ventil verschafft oder verschafft hat und, wenn es herausgenommen ist, er sich andere Auswege suchen muß. Das klingt nicht sehr wissenschaftlich nach heutigen Maßstäben; diese sind aber sicher in vielen Fällen, gerade wenn sie operative Eingriffe betreffen, viel zu mechanisch angelegt.

Der Chirurg wird kaum je später in Erfahrung bringen, ob und daß sich durch die und die Operation zum Beispiel ein Herzinfarkt früher gezeigt hat, eine Gedächtnisschwäche krankhaft wird; daß eine Wurmfortsatzentzündung häufiger nach Mandelentfernungen vorkommt und eine Nebenhöhlenausräumung ein Bronchialasthma zur Folge hat, und so fort.

Nicht wenige Operationen werden vollzogen, die man sich hätte sparen können. Und bei manchen Krankheitsfällen kommen wir nur dann weiter, wenn wir daran denken, daß eine einmal vorgenommene *Operation* an irgendeinem Organ des Körpers den Zustand, weswegen der Kranke zu uns kommt, „hervorgerufen" hat.

Eine sorgfältige Aufnahme der Vorgeschichte wird solche Verknüpfungen aufklären können.

Unsere Patientin hat anfangs ein ziemliches Durcheinander von Symptomen, Zeichen und Modalitäten geboten. Man konnte zunächst nicht auf das erstklassige Mittel kommen und es kam erst mit dem Beginn der Gallenkoliken das Symptom, das das führende war, ans Licht des Tages: Zusammenschnürungsgefühle im Oberbauch „wie wenn man einen Strick um den Bauch zusammenschnüren würde" 3/526; das ist haargenau die Rubrik; das Zusammenschnürungsgefühl wie mit einer *Binde* steht ebenfalls in 3/526; es entspricht jedoch nicht *so* typisch der Beobachtung der Frau. Wir haben Chelidonium 3wertig und Causticum 1wertig als einzige Arzneien der Schnur-Rubrik. Dieses Zeichen ist viel seltener als das Schulter- und Rückensymptom von Chelidonium 3/554 und daher besonders überzeugend. Wenn wir ein solches Symptom haben, verblassen letztlich die meisten anderen und es müßte ein *noch* dramatischeres existieren oder neu auftreten, um uns von Chelidonium abzubringen. Daß wir dieses Mittel dem Causticum zunächst vorziehen, ist klar, denn es ist ein Gallemittel par excellence — wenn es gezielt homöopathisch verordnet wird. Gezielt, das besagt, daß man es nicht routinemäßig in tiefen und

tiefsten Potenzen gibt, denn das bedeutet nichts anderes als reine Phytotherapie. In dieser Form hilft es zwar nicht schlecht, aber das ist keine klassische Homöopathie. Nur als wahrhaftiges Simile kann es seine besten Dienste tun.

Causticum wird man trotz allem als 2. Medikament im Köcher haben, wenn
Chelidonium enttäuschen sollte. Das hat es die ganzen Jahre nicht getan.

Fall 182: Mann, 56 Jahre, hatte sich erkältet und die Störung mit einem Komplexmittel wieder beseitigt. Nach 14 Tagen, von denen einige im Urlaub verbracht wurden, zeigte sich der fieberhafte Infekt neuerdings, möglicherweise
ausgelöst durch Zugluft beim Schwitzen.

Es war ein Katarrh der Nase dabei, Kopfweh und etwas Husten. Der Schnupfen ließ nach einigen Tagen nach. An seine Stelle trat starker Husten, Fieber,
Brustschmerz. Appetitlosigkeit stellte sich ein und Unruhe und Schwitzen besonders nach Mitternacht. Die Nächte waren schlecht, die Extremitäten kalt.

Es wurde ein anderes biologisches Medikament genommen, das Übelkeitsre-
aktionen machte. Der Hustenreiz war recht unangenehm, er ging vom Brustbein aus und jegliches Sprechen verstärkte ihn. Es war kaum Durst vorhanden.
Wenn nach dem Befinden gefragt wurde, wurde die Stimmung unwillkürlich
heulerisch.

Diese *zweite* Erkrankung dauerte bereits 12 Tage und der Patient schilderte
seinen Zustand als ein „schweres Krankheitsgefühl".

All diese Angaben erfuhr ich über ein Telefongespräch, das außerdem bei
gezielter Rückfrage noch folgende Symptome und Zeichen ergab:

Große Schwäche, Appetit ganz schlecht; der Durst ist seit 2 Tagen von wenig
auf ein starkes Trinkbedürfnis umgeschlagen; bevorzugt wird jedes kalte Getränk. Es besteht ein trockener Reizhusten Tag und Nacht. Die Brustpartie ist
vorne und seitlich stark schmerzhaft; der Husten dagegen kaum. Der Kopf ist
heiß, die Extremitäten sind kalt, der Körper selbst ist normal warm. Nachts
meist starkes Schwitzen. Es besteht ein Fiebergefühl; die Temperatur wurde jedoch bisher nicht gemessen.

Diese *zweite* Erkrankung hatte also begonnen mit einem Nasenkatarrh, einem Schnupfen. Erst als dieser *abgeklungen* war, kamen die anderen Krankheitserscheinungen, vorzugsweise der Brust. Aufgrund dieser keinesfalls hervorragenden Symptomatologie, gab ich ein Mittel durch, das in der LM 18 eingenommen werden sollte. Der telefonische Bericht am übernächsten Tag
besagte: „Sofortiges Nachlassen der Unruhe; ich sah mir im Fernsehen eine
Sportveranstaltung an, wozu ich vor der Einnahme gar nicht fähig gewesen wäre und aß mit Appetit etwas Pikantes, was ich seit einer Woche nicht getan
hatte."

Die Temperatur war auf 36,5 Grad axillar gefallen; am Tage vorher war sie
noch 38,0 gewesen. Der Husten ist nicht mehr so trocken, das Allgemeinbefinden „wesentlich besser". Es kam der Seufzer: „Ich war noch nie so krank." Die
Schmerzen in der Brust wurden leichter.

Weil 4 Tage nach der Arzneiwirkung verschiedenes noch nicht gut war, insgesamt erst „eine 50- bis 60%ige Besserung" zu verzeichnen war, wurde ein
anderes Medikament nachgegeben.

Das 1. Mittel war Belladonna gewesen. Es wurde auf Grund folgender Symptome eingesetzt. Verdrängter Schnupfen 3/171, 181; diese Verdrängung ist hier als eine *spontane* zu verstehen; sie benötigt selbstverständlich die gleichen Mittel wie eine solche, die auf eine beliebige andere Weise zustandekommt. Ein weiteres Zeichen entpuppt sich aus der Gemütslage; die Stimmung ist auffallend heulerisch; sie ist *derart* dem Manne sonst nicht bekannt; zuständig ist die Rubrik Weinen unwillkürlich 1/145, 147. Das 3. Symptom ist der heiße Kopf bei kalten Extremitäten 1/192, 2/106. Die Bevorzugung kalter Getränke steht in 3/484. Rundherum paßte also Belladonna recht gut.

Nun trat ein Problem auf. Der Mann kam nicht weiter vom Fleck. Die Angelegenheit mußte neu überdacht werden. Etwas war bisher ausgeklammert worden; es war die Erkältung Nummer eins. Diese war ja in Verbindung mit einer vernünftigen Therapie bald abgeklungen. Sie hatte sich jedoch nach etwa 2 Wochen neuerdings gemeldet und zwar in verstärktem Maße. In Verbindung mit dem „Hängenbleiben" des Krankheitsprozesses — obwohl Belladonna eine überzeugende Anfangswirkung geboten hatte — mußte nun ein Medikament eingesetzt werden, das sich als „Aktivator", als Aufheizer einen Namen gemacht hat, nämlich Sulfur. Wegen einer unbefriedigenden Gesamtwirkung wenden wir uns also einem Mittel zu, das als dasjenige für „Folgen verzögerter Heilentwicklung" in erster Linie in Frage kommt.

Eine andere Lösung wäre diejenige, aus der vorhandenen *Ges .mt*symptomatologie — des akuten bzw. subakuten Krankheitsbildes — nach Belladonna eine „noch passendere" Arznei zu wählen. Wenn man sich aber dazu entschließt, die sich verzögernde Heilung beziehungsweise die *Rückfälligkeit* der Erkrankung als Leitsymptom zu nehmen, — und das ist wohl die angemessenste Überlegung — dann kommt einfach nur Sulfur in Betracht.

Auf Sulfur LM 18 „tat es einen Ruck, der Katarrh setzte wieder ein und die Brust wurde frei". So die Beobachtung des Patienten. Jetzt trat erst die Wendung ein. Dieses Mittel mußte allerdings in gewissen Abständen noch über einige Wochen genommen werden. Der Kranke wünschte es sich, da es ihm „auch sonst sehr gut" bekam. Das prompte Wiederauftreten des Schnupfens nach Sulfur und das Freiwerden der Brust bestätigte zusätzlich noch die Verdrängungstheorie, auf die bereits gebaut wurde, als die Tollkirsche als erstes Mittel verordnet wurde. Ich konnte den Mann nicht dazu bringen, anschließend eine Röntgenaufnahme des Thorax machen zu lassen. Die gewisse Hartnäckigkeit der Störung und das miserable Allgemeinbefinden sprach für einen bronchopneumonischen Prozeß; ich hätte das gerne röntgenologisch bestätigt bekommen.

An diesem Fall-Beispiel kann man erleben, daß sehr wohl auch für einen akuteren Erkrankungsfall mehrere Similia erforderlich sein können. Das zweite Medikament war zweifellos das bessere, obwohl das erste „sofort" seine guten Dienste tat. Sulfur hätte möglicherweise von vornherein alles besser gemacht und schneller kuriert.

Fall 183: Mann, 66 Jahre, erscheint in der Praxis, um sich wegen seiner „Gleichgewichtsstörungen" behandeln zu lassen.

Ich bat ihn, mir seine Geschichte zu erzählen. Er gehe eigentlich immer wie ein Betrunkener, sagte er; es sei ein Taumeln beim Gehen vorhanden. Er sei auch schon des öfteren hingefallen, zuletzt vor 8 Wochen und bei der Gelegenheit habe er sich 3 Rippen gebrochen.

Aber nicht nur beim Gehen habe er diese Beschwerden, sondern auch beim Zubettgehen. Da drehe sich das ganze Zimmer, und beim Hinlegen habe er das Gefühl, wie wenn er mit einem Aufzug abwärts fahren würde.

Das war der Bericht des Kranken. Auf Nachfragen ergibt sich das Folgende:

Das Hinfallen geschieht aus heiterem Himmel durch einen plötzlichen Schwindelanfall und nicht durch unsicheres Gehen. Diese Frage war abzuklären deshalb, weil der Mann rechts eine versteifte Hüfte hat.

Auto- und Bahnfahren machen keinerlei Schwierigkeiten. Und jetzt kommt — das darf niemals und unter keinen Umständen vernachlässigt werden — die Frage nach einer möglichen Ursache für diese etwas eigenartige Gleichgewichtsstörung.

Die Patienten bringen ja zumeist die Diagnosen schon mit von den Behandlern, die sich bereits vorher um sie bemüht hatten. Wir nehmen sie selbstverständlich zur Kenntnis, genauso wie die meist ebenso mitgebrachten Labor-, Röntgen- und anderen Befunderhebungen; aber sie sind keine Wegbereiter zur Findung des ausgezeichneten homöopathischen Arzneimittels.

Es ergibt sich, daß der Patient seine ersten Schwindelzustände vor 7 Jahren erlebt hat im Krankenhaus, in dem er 26 Wochen wegen einer Spanverpflanzung am rechten Hüftgelenk gelegen hatte. Innerhalb dieser Liegezeit trat damals der Schwindel in Erscheinung und war in immer kürzer werdenden Abständen immer häufiger geworden. Seit 1 1/2 Jahren sind die Gleichgewichtsstörungen ständig vorhanden. Wegen seiner Hüfte war der Mann schon einige Male im Krankenhaus gewesen; es handelt sich um einen nie ausgeheilten Bruch des rechten Oberschenkelhalses, der dann letztlich die Versteifung des Gelenkes herbeiführte beziehungsweise die operative künstliche Versteifung erforderte. Bei den früheren Aufenthalten war niemals irgendein Schwindel aufgetreten. 1948 wurde der Kranke am Magen reseziert wegen Geschwüren daselbst. Die Blutdruckwerte sind seit jeher unauffällig. Das rechte Ohr ist seit langem immer wieder „belegt" und das Gehör dort schlechter; es wurden Trommelfellmassagen gemacht, ohne Ergebnis.

Zuletzt gibt der Patient noch an, daß er seit 14 Tagen viel Bauchschneiden hat mit Übelkeit und Durchfall; der Appetit ist gestört und anfänglich war ein leichtes Fieber dabei.

Diese Symptome, Zeichen und Modalitäten genügten, um eine Arznei verordnen zu können, das den individuellen und eigenheitlichen Symptomen des Falles nach § 153 des Organon am besten zu entsprechen schien.

Welches Mittel war das? Es wurde in der LM 18 gegeben. Es erfolgte ein Anruf nach 4 Tagen, daß ab sofort kein Schwindel mehr aufgetreten sei und das Mittel „wunderbar hingehauen habe". Bei einem alten und routinierten Krankenhaus- und Doktorgänger ist diese Qualifizierung eines Heilergebnisses besonders zu vermerken. Man könnte zunächst der Meinung sein, daß es sich um eine Suggestiv- oder Autosuggestivwirkung handelt. Nun ist aber eine ganz konkrete Beobachtung zu verzeichnen. Der Durchfall, den der Patient seit 14 Tagen hat, die ganze Darmstörung, ist noch völlig unverändert trotz Arsen D 6, das er von mir mitbekommen hatte. Das Warum ist leicht zu erklären. Die Aufnahme der Vorgeschichte in Hinsicht auf die chronische Erkrankung hatte so viel Zeit und auch Kraft in Anspruch genommen, daß für die Wahl eines passenden *akuten* Mittels, das für die Verdauungsstörung nämlich, nichts mehr übrig blieb; das heißt, ich gab einfach Arsen mit der Hoffnung, daß es entweder zufällig paßte, oder daß zumindest der Durchfall von selber wieder aufhören würde. Also, die Darmsache blieb unverändert; sie war der Grund, warum ich bereits nach 4 Tagen um einen Anruf bat. Vom Schwindel eine derart frappante Besserung zu erwarten, lag keineswegs in meinem Sinn. Viel eher hoffte ich, daß zunächst der Durchfall abklang. Dieser hat sich dann im Laufe der nächsten 10 Tage langsam gelegt, ebenso die andere Bauchstörung. Der Schwindel trat jedoch vom ersten Tag an über längere Zeit überhaupt nicht mehr in Erscheinung. Nur war die ersten paar Tage nach der Schwindel-Arznei ein dumpfer Stirnkopfschmerz zu verzeichnen gewesen, den der Kranke jedesmal nach dem Einnehmen für eine Stunde etwa verspürte und den er vorher nicht gekannt hatte.

Nun, das fehlende Mittel war leicht zu finden. Es handelt sich ja — wie immer — um nichts anderes, als um die Sammlung von *wertvollen* Symptomen, die wir aus der sauber aufgenommenen Krankenvorgeschichte bekommen. Dieses „Ensemble" war hier so, daß es für Nux vomica sprach. Das Auftreten während des Krankenhausaufenthaltes vor 7 Jahren war verdächtig auf eine Störung, hervorgerufen durch bestimmte Medikamente (einschließlich der Narkose) während dieser Zeit. Einen anderen Anlaß für den Schwindel kann man sich überhaupt nicht vorstellen, wenn man den Zufall ausschaltet. Das 2. wertvolle Symptom war wohl der Schwindel „wie wenn man betrunken ist" 1/156, in etwa 116, 174; auch das „Zimmerdrehen" 1/161 ist sehr bemerkenswert; Schwindel beim Hinlegen 1/162 ist schon banaler; für das *Gefühl* des Abwärtsfahrens gibt es keine Rubrik; der plötzliche Schwindel ist kein überzeugendes Symptom 1/155, 166.

Nimmt man die Ulcusvorgeschichte noch dazu 3/469, dann sieht man, daß Nux vomica „immer dabei" ist. Der Patient erzählte bei der 2. Konsultation, daß er seit dem Mittel endlich wieder Appetit habe, das Essen schmecke ihm jetzt wie seit Jahren nicht mehr, „jetzt freue ich mich immer auf das Essen". Das ist deshalb keine Einbildung, weil der Mann keine Ahnung von der Reichweite des Mittels hatte; für ihn war es nur für den Schwindel bestimmt. Er bekam noch in größeren Abständen bei gewissen Schwindelbeschwerden seine Tropfen, die jeweils und sogleich den Zustand normalisierten. Nach knapp einem Jahr kam er wegen einer Venenentzündung zu mir und wieder längere Zeit später wegen einer Gelbsucht. Aber hier schickte der Hausarzt den Patienten ins Krankenhaus. Seitdem ist er mir aus den Augen gekommen.

Man kann aus diesem Fall einige Dinge lernen. Eine Tief- und eine Hochpotenz zusammengegeben, stören sich zwar nicht, aber jede Potenz kann nur dann für sich wirken, wenn sie die passende ist. Die aktuelle Bauchbeschwerde soll man nicht in die Symptome und Zeichen der Gesamtvorgeschichte interpolieren, zumindest ist das dann nicht zu empfehlen, wenn innerhalb der *akuten* Symptomatologie einigermaßen wertvolle Symptome zu bekommen sind.

Wir erleben sehr aufschlußreiche Arzneiwirkungen: Das chronische Mittel war *passend* und hat eine sofort einsetzende Besserung fertig gebracht. Das akute Mittel war *schlecht* gewählt und hat überhaupt nichts bewerkstelligt beziehungsweise so minimal sich geäußert, daß eine spontane Besserung der Darmbeschwerde naheliegt. Wer an eine Spontanremission des chronischen *Schwindels* glaubt oder an eine Suggestionswirkung, und zu gleicher Zeit den ebenfalls behandelten *Durchfall* nicht in solche Betrachtungen einbezieht, hier also „paßt", der legt alles nach Gutdünken aus: die akute Diarrhoe ließ sich weder suggestiv noch per Selbstheilung zu einer Besserung herbei; wieso aber der chronische Schwindel? Die beiden hom. Mittel wurden bekanntlich gleichzeitig verordnet:

Wer immer noch und immer wieder die Heilergebnisse mit homöopathischen Medikamenten bezweifelt oder gar als Schwindel abtut, weil er sie nicht in seine angelernten materialistischen Denkgewohnheiten einfügen kann, soll an A. EINSTEIN erinnert werden, der auf die Frage, wie er zur Entdeckung der Relativität gekommen sei, geantwortet hat, „indem ich unumstößliche Grundsätze umwarf".

Die Homöopathie wirft ebenfalls unumstößliche Grundsätze der zeitgenössischen medizinischen Denkvorstellungen um und arbeitet mit „neuen", besser den Krankheitsprozessen angepaßten Arzneien, und sie hat ihre Erfolge.

Fall 184: Junger Mann, 29 Jahre, kommt in meine Behandlung wegen einer chronischen Stuhlverstopfung, die seit 12 Jahren besteht. Außerdem hat er seit 3 Jahren Potenzstörungen. Er „braucht die stärksten Abführmittel" und trotzdem setzt die Stuhltätigkeit für 4—5 Tage aus.

Auch bei diesem Krankheitsfall — und eine chronische Obstipation ist eine Krankheit — kommt man nur dann auf das heilende Medikament, wenn man die wesentlichen Einzelheiten aus der Vorgeschichte des Patienten nicht vernachlässigt. Und dazu gehört die Erfassung der möglichen causalen Zusammenhänge innerhalb der Störung. Diese Zusammenhänge müssen jedoch hieb- und stichfest sein, man darf sich nichts vormachen, und wissend, daß eine Causa im homöopathischen Sinne ein hochqualifiziertes Leitsymptom darstellt, eine solche *hinquält*, die bei nüchterner Betrachtung keine „echte" ist. Wem der Knopf aufgegangen ist, daß das *ätiologische* Symptom in homöopathischer Betrachtung fast sofort zu bestimmten Mitteln führt, der wird das beherzigen. Nur die „wahrhaftige" Causa führt zum Arznei-Mittel, nicht die Gelegenheitsursache, die im Sinne unserer Mittelwahl eine Trivialität ist.

Nun, da unser Mann so genau sagen kann, daß er seit 12 Jahren seine Verstopfung hat (und seit 3 Jahren die Impotenz — die wir zunächst ausklammern), ist es wahrscheinlich, daß wir zum Simile kommen: Unsere Nachfrage ergibt, daß einige Zeit vor Beginn der Darmerkrankung der Patient eine Gehirnerschütterung durchgemacht hat, weswegen er einige Zeit im Krankenhaus gelegen war.

Jetzt wäre, wenn wir uns mit dieser Tatsache begnügen würden, ein Reinfall möglich: Nicht die Gehirnerschütterung hat die Verstopfung hervorgerufen — was keinesfalls unmöglich sein muß —, sondern der durch den dabei verbliebenen „ewigen Kopfschmerz" bedingte Tablettenverbrauch. Es läßt sich nachweisen, daß der Patient über Jahre hinaus, bis vor 3 Jahren — also 9 Jahre ununterbrochen — täglich mindestens einige Male mittelstarke Schmerztabletten geschluckt hat. Dann bekam er für 14 Tage ein „Spezialmittel", das zwar schnell den Kopfschmerz nahm, aber schleunigst abgesetzt werden mußte, weil eine schwere Impotenz auftrat. Die Kopfschmerzen blieben weg, die Impotenz jedoch blieb da.

Der junge Mann war schon bei verschiedenen Spezialisten, einschließlich dem Psychotherapeuten.

Welches Mittel kam in Frage; wie mußte bei einem solchen Sachverhalt vorgegangen werden?

Es ging aus der Vorgeschichte die Folge von Arzneimittelmißbrauch hervor, zusammen mit einem Abführmittelmißbrauch 3/616. Wer das anzweifelt, berücksichtigt nicht, daß genau nach dem Beginn der Einnahme der Tabletten für den Kopfschmerz die Stuhlverstopfung auftrat. Da ein anderer Grund aus der Anamnese nicht hervorgeht, wäre die Alternative nur der Zufall. Ehe aber dieser „beschuldigt" wird, wird der Homöopath viel mehr noch als jeder andere die Arzneimittelbelastung vorziehen — das ist überhaupt keine Frage.

Und wie schon einmal erwähnt, der eine verträgt viel auf diesem Gebiet, der andere wenig. Wir dürfen den Patienten nicht auf *uns* einstimmen, sondern wir haben uns auf den Kranken abzustimmen bei der homöopathischen Arzneimittelwahl. Wir glauben demjenigen, der zu uns kommt nicht jeden „Krampf", aber wir haben uns die Fähigkeit anzueignen, die Spreu vom Weizen zu sondern, dasjenige, was von dem Bericht des Patienten glaubhaft ist, zu trennen von dem, was unglaubwürdig ist. Wer gut hinhört, wird im Laufe der Jahre sehr wohl die Symptome und Zeichen auch in solcher Art beurteilen und bewerten lernen.

Nur, wer „für das 1. ärztliche Gespräch in schwierigeren, chronischen Fällen selten mehr als 10—15 Minuten benötigt", wie das schon lauthals von Homöopathen verkündet wurde, der ist ein Verderber homöopathischer Sitten und Gesetze und schadet dieser Heilkunst.

Gerade in diesem ersten Gespräch werden oft schon die Weichen gestellt für die Mittelwahl — viel weniger hat da die körperliche Untersuchung den Vorrang. Sogar in der Schulmedizin wird die letztere nur mit 20 % bewertet bei der Stellung einer klinischen Diagnose — einschließlich neurologischer Untersuchungen!

Mit weiteren 20 % werden übrigens die Laboruntersuchungen zusammen mit der Röntgen-Diagnostik „eingesetzt". „Einen wesentlich höheren Beitrag zur richtigen, klinischen Diagnose, einen von 55 % nämlich, liefert dagegen die sorgfältig erhobene Vorgeschichte." Das sagt bereits die Lehrmedizin über ihre offiziellen Vertreter. Für uns ist die „sorgfältig erhobene Vorgeschichte" nicht nur mit 55 % dabei, sondern mit beinahe 100 %. Wem dieser Prozentsatz zu hoch ist, vergißt, daß wir auch aus noch so schönen Laborergebnissen keine therapeutischen Konsequenzen ziehen können: Es wird hier von der homöopathischen *Arzneimitteldiagnose* gesprochen.

Also auch in diesem Falle war wieder einmal Nux vomica des fehlende Mittel. Die Anamnese war quasi 3teilig zu beurteilen: Erst Kopfverletzung, dann Verstopfung, dann Impotenz. Wenn man bedenkt, daß sowohl die Verstopfung als die sexuelle Schwäche rein artefizielle Störungen sind, und daß das eine seit 12 Jahren, das andere seit 3 Jahren besteht, wird man von der gängigen modernen Heilkunst nicht gerade in allen ihren Auswirkungen in den Bann geschlagen.

Die Arznei in der LM 18 verordnet bewirkte, daß laut einem Anruf nach 10 Tagen der Stuhl in ,,Ordnung" war. Das war bereits nach 3 Tagen geschehen. Bei Fragen nach den Einzelheiten ergibt sich allerdings, daß der Patient täglich noch eine leichte Abführtablette braucht, jedoch nicht mehr die ,,stärksten Abführmittel", die trotzdem nicht verhindern konnten, daß die Stuhltätigkeit für 4 bis 5 Tage aussetzte.

Nach knapp 4 Wochen erfolgte der nächste telefonische Bescheid: Der Stuhl geht längst ohne Tabletten; jedoch tritt er nur 2tägig auf und er ist etwas streng. Dabei war eine interessante Sache zu erfahren. Der in den letzten 3 Jahren weggebliebene Kopfschmerz war wiedergekommen und zwar 14 Tage nach der Mitteleinnahme. In den nächsten Wochen blieb die Stuhltätigkeit unauffällig. Der Kopfschmerz war langsam verschwunden; die Potenzstörung hat der Mann immer noch. Einige Zeit vermeinte man hier eine Besserung beobachten zu können, was sich aber später als Irrtum herausstellte. Nach einer Beobachtungszeit von 7 Monaten konnte gesagt werden, daß die Stuhltätigkeit dergestalt in Ordnung geblieben war, daß gelegentlich ein leichter Abführtee benötigt wurde, um völlig normale Verhältnisse zu gewährleisten. Ich gab damals wegen der Potenzsache, die also auf das Medikament der arznеilichen Belastung Nux vomica nicht mitangesprochen hatte, Phosphor LM 18 und bekam nach knapp 4 Wochen die Nachricht, daß diese Schwäche besser geworden sei.

Weiteres habe ich von dem Patienten nicht mehr erfahren. Ich hätte ihm, wenn nötig, noch Sulfur nachgegeben, unser Hauptpsoramittel. Es ist *auch* ein Mittel der Arzneibelastung 3/616, und könnte auch ein Simile sein für die *Folge* dieses verdrängten Kopfschmerzes: das ist das Auftreten der Impotenz des jungen Mannes nach einer ,,Spezialmittel"behandlung, die denselben schlagartig beseitigte. Wobei bedacht werden muß, daß es ein Unterschied ist, ob eine ,,schlagartige Besserung" über eine gut gewählte homöopathische Hochpotenz erfolgt, oder via Verdrängung auf ein anderes Organsystem durch ein x-beliebiges anderes Medikament. Denn es muß daran erinnert werden, daß dieser Kopfschmerz mit Hilfe der *Spezialbehandlung* verschwunden ist mit dem Ergebnis, daß gleichzeitig die Impotenz auftrat; entweder ist also diese als Folge einer *Verdrängung* aufzufassen oder es wurde der Kopfschmerz auf Kosten einer hormonellen Störung beseitigt, die als eine *direkte* Schädigung zu betrachten ist. Für das erstere spricht, daß die Brechwurz hier nicht angesprochen hat; daß es sich also eher um eine Verdrängung als um eine Arzneimittelschädigung gehandelt hat. Sulfur wäre dann das indizierte Mittel gewesen.

Fall 185: Frau, 59 Jahre, kommt in Behandlung wegen eines ausgebreiteten trockenen Ekzems. Die Vorgeschichte: Die Patientin bekam wegen einer Auslandsreise eine Pocken-Impfung; 8 Tage vorher war eine „Vorimpfung" verabreicht worden. Auf die zweite Impfung traten Fieber und ein stark geschwollener Arm auf (Impfarm); das dauerte eine Woche. Dabei war der Allgemeinzustand schlecht und später gesellten sich noch eitrige Pusteln hinzu, die 3 Wochen anhielten. Ihre Lokalisation konnte nicht mehr angegeben werden.

Nachdem sich die Pusteln zurückgebildet hatten, trat das Ekzem auf den Plan. Anfangs nässend, breitete es sich stark juckend, von den Händen in Abschnitten über den ganzen Körper aus.

Da die Frau bereits 2 Tage nach der Impfung ihre Reise antrat, konnte sie nichts unternehmen und wollte auch nichts tun und kam so erst bei der Rückkehr nach Deutschland zur Behandlung der bereits beinahe 6 Wochen bestehenden Hauterkrankung.

Die Störung ist auch ausnehmend schmerzhaft und der Ausschlag ist noch rundherum in voller Blüte.

Welches Medikament kam als erstes in Frage? Wo findet man die Rubrik im „Kent"?

In der LM 18 verordnet begann sofort die Besserung; nach 2 Tagen war der stechend-brennende Schmerz merklich besser und die Haut nicht mehr so trocken. Nach insgesamt 10 Tagen waren am Körper nur noch vereinzelte kleine Stellen leicht entzündet. Da ich die Kranke in Vertretung eines Kollegen behandelte, weiß ich nicht sicher, ob später ein Rückfall gekommen ist; da das Ekzem eine klare Impfstörung war, ist das aber unwahrscheinlich.

Wie dem auch sei, Ekzeme solcher Art können sich manchmal sehr hartnäckig verhalten. Ich bekam eine Patientin in die Hände, die nach einer passiven Tetanus-Impfung eine Hauterkrankung hatte, die sich schon über Jahre hinzog.

Allerdings möchte man bei solchen Fällen, wie schon früher angedeutet, nicht dem Impfprinzip allein die Schuld geben. Viele Menschen vertragen solche Impfungen recht gut, der Mensch hält — wie man weiß — viel aus und diejenigen, die sie nicht verkraften, von leichten Störungen angefangen bis zu übelsten Krankheitszuständen, können wir allesamt in die Kategorien der *Psora oder der Sykosis* einreihen. Man muß also daran denken, daß eine Impfung, wenn sie nicht vertragen wird, nicht reflektorisch unsere Impffolgemittel erfordert, sondern, daß sie eine Art „Gelegenheitsursache" sein kann. Thuja und andere Arzneien werden dann nicht selbstverständlich alles schaffen, weil dahinter eine latente psorische oder sykotische Erkrankung steckt. Der Fall wird auch deshalb gebracht, weil ausnahmsweise hier überhaupt nichts „Medizinisch-Therapeutisches" getan worden war, die Hochpotenz also bei einem 6 Wochen bestehenden Krankheitsprozeß als einziges Therapeutikum zeigen konnte, was sie zu leisten imstande war.

Wer auch da von Suggestion spricht, oder von Spontanremission, darf nicht mehr erwarten, daß er ernst genommen wird. Die Wirkung war einfach deshalb so prompt da, weil die Anamnese leicht zu bewerkstelligen war, das heißt, weil man bei dieser Krankheit eigentlich kaum „danebenschießen" konnte, da es nur eine kleine Anzahl von „Impfmitteln" der Homöopathie gibt, die auszuwählen nicht schwierig ist.

Sogleich muß hinzugefügt werden, daß das nicht im Widerspruch steht zu den oben angeführten Feststellungen, wonach hinter einer unverträglichen Impfung eine Psora oder eine Sykosis stehen kann. Die 9 Impfmittel in 1/503 des Kent'schen Repertoriums werden selbstverständlich in erster Linie als die Hauptmittel herangezogen. Nur müssen sie auseinander genommen werden in solche, die mehr psorische und solche, die mehr sykotische sind. Diese Unterscheidung ist — nach HAHNEMANN — niemals anders als *„homöopathisch"* vorzunehmen. Das besagt, daß eine dahinter stehende *Sykosis* oder *Psora* nicht anders als über den § 153 des Organon zu verarzten ist. *Ihre* Arzneien werden wie alle anderen der Homöopathie auch, nur so und niemals auf einem anderen Wege ermittelt.

So betrachtet kamen also bei dieser „artifiziellen" Hauterkrankung nur die Medikamente von 1/503 in Frage. Es war nur noch zu bestimmen, welches von diesen man einsetzen mußte. Die Ideal-Rubrik Hautausschläge nach einer Pockenimpfung gibt es nicht; es gibt auch nicht diejenigen Hautausschläge nach einer Impfung allgemein. Wenn wir den Fall bedenken, haben wir vorderhand noch keine Symptome und Zeichen, die für eine latente Psora oder Sykosis und „homöopathisch" *entsprechenden* Arzneimitteln plädieren. Wir müssen also „nach dem Gefühl" vorgehen und die Impfmittel *als solche* uns vor Augen führen. Und da darf man sagen, daß Thuja zunächst einmal der große Favorit ist. Wir geben zum Beispiel als Vorbeugung kaum je Sulfur (was eine psorische Arznei ist), sondern Thuja, wenn jemand gegen Pocken geimpft werden soll. Nun, man hätte auch mit Sulfur anfangen können; denn es konnte wie gesagt aus der Symptomatologie heraus weder der Würfel für ein sykotisches noch für ein psorisches homöopathisches Medikament fallen. Unzweifelhaft wird jedoch das passende Mittel ab sofort zeigen müssen, was es kann. Thuja hat es gezeigt und wir sind zufrieden.

Sulfur wäre — aus der Erfahrung heraus — die nächste Arznei gewesen für diese Patientin, wenn sich ein Rückfall ergeben hätte.

Fall 186: Mann, 64 Jahre, erscheint in der Sprechstunde wegen starker Vergeßlichkeit und Gedächtnisschwäche.

Er hatte vor einigen Jahren einen schweren Autounfall erlitten mit geradezu sagenhaften Verletzungen, u. a. Hirnembolie, Lungenembolie, Beinbruch. Er war 10 Tage in akuter Lebensgefahr und 4 Wochen bewußtlos. Die damalige Klinikbehandlung war erstaunlich erfolgreich, nur — und deshalb kam der Patient — die enorme Gedächtnisschwäche war trotz großer Bemühungen der Spezialisten die gleiche geblieben. Er nahm seit 5 Jahren ununterbrochen die modernsten Medikamente, hatte aber keinen Erfolg damit. Jetzt versuchte er es mit der Homöopathie.

Ein Schädelbruch war übrigens bei dem Unfall nicht aufgetreten, wohl aber ein Oberschenkelbruch links usw.

Seitdem leidet der Mann auch an einer chronischen Furunkulose, speziell im Analbereich. Ein Kopfschmerz tritt nur in leichter Form bei Föhnwetter auf.

Der Patient ist natürlich seit seinem Autounfall nicht mehr arbeitsfähig. Was waren die Überlegungen in einem solchen Fall? Was war zu tun, welche Arznei kam in Frage?

Da die Störungen zweigleisig zu behandeln waren, erstens die Kopfsache und zweitens die Furunkulose, waren auch 2 Mittel fällig, und weil der Mann von weit her kam, wurden beide zusammen verordnet; das bedeutet, das eine wurde in der Frühe, das andere am Abend eingenommen. Die Furunkulose war ja nicht die Folge der Unfallverletzungen, sondern hatte andere Gründe. Ich habe den Kranken nicht danach gefragt, aber aus der Sachlage war zu entnehmen, daß nur ein, höchstens zwei Mittel, für diese Hauterkrankung in Frage kamen — Diabetes war nicht vorhanden.

Beide Medikamente wurden in der LM 18 angewandt. Es kam ein telefonischer Bericht nach 14 Tagen. „Die Mittel sind sehr gut; das Befinden ist sehr zufriedenstellend, das Erinnerungsvermögen viel besser. Es haben bald nach der Einnahme alle Furunkelstellen gejuckt." 8 Wochen später kam der Patient noch einmal in die Praxis. Die Furunkel hatten noch längere Zeit gejuckt, waren aber bald alle „eingetrocknet". Außerdem war über längere Zeit eine Nasenabsonderung aufgetreten, wie sie der Mann seit dem Kriege nicht mehr gehabt hatte. Die Konzentrationsfähigkeit ist entscheidend besser, es sind ihm „Geschehnisse wieder eingefallen, die seit dem Unfall total verschüttet gewesen waren".

Nach knapp 1/2 Jahr kam der vorerst letzte Anruf; „es geht phantastisch".

Das „Phantastische" des Befindens hat im wesentlichen die nächsten Jahre vorgehalten. Allerdings wünscht sich der Patient alle 1 bis 1 1/2 Jahre erneut die beiden Tropfen-Fläschchen. Er konsumiert die Arzneien und fühlt sich ausgezeichnet.

Das homöopathische Mittel bei dieser Kopfverletzung war nicht Hypericum oder Natrium sulfuricum 1/184, 202, in etwa 250, sondern Arnica. Wobei nicht behauptet werden soll, daß nicht auch die anderen Arzneien Gutes hätten tun können. Warum aber gerade Arnica? Wenn wir die Vorgeschichte genau verfolgen, gab es keine lupenreine Gehirnerschütterung, aber auch keinen Schädelbruch. Die *Embolie* ging wahrscheinlich auf die Knochenbrüche zurück; der Mann hatte ja neben der Hirnembolie auch eine Lungenembolie. Also Fettembolien waren das. Da wird mehr die *Durchblutung,* die Versorgung des Gehirns von dieser Seite her gestört — aber es ist keine direkte Verletzung desselben. Gedächtnisschwäche nach Gehirnerschütterung ist im „Kent" nicht angegeben; man kennt aber Natrium sulfuricum als gute Arznei dafür. Andererseits sind für letztere keine Extra-Symptome da, keine auffallende Wetterfühligkeit, nichts. Wenn wir den hygroskopischen Wirkungsmodus dieses Mittels überlegen, ist keine Phase der Hirnstörung unseres Patienten diesem Medikament beizuordnen.

Arnica als erste Hilfe bei gestörter Durchblutung (einschließlich Blutergüssen bis zur mikroskopischen Ausprägung) nach Verletzungen, Prellungen, Erschütterungen und ähnlichem war hier also das Mittel der Wahl — jedenfalls im ersten Anlauf. Daß es angezeigt war, zeigt sein fabelhaftes Verhalten.

Man kann sich fragen, ob nicht Arnica bei dieser Gelegenheit auch als Furunkelmittel hätte funktionieren können, da es doch als solches als gut wirksam bekannt ist. Das kann man verneinen, denn diese Furunkulose ist höchstwahrscheinlich artifiziell; sie ist keine direkte Folge des Unfalls, sondern die Folge von massiven Medikamenteneinverleibungen im Laufe der Jahre; sie zeigt nichts anderes an, als den Versuch des Organismus, die „schlechten Stoffe" im Sinne der Selbstreinigung wieder loszuwerden — und das ist dann Sulfur (das ja sowohl ein Medikament der medikamentösen Belastung als auch eines für Hautreinigungstendenzen ist). Der Sulfur hat auch das sofort auftretende Rumoren an den entsprechenden Stellen ausgelöst, Jucken usw., was von Arnica als Reaktion kaum bekannt ist; es hat Jucken in seinem Arzneimittelbild verhältnismäßig geringfügig 2/146, 195, im Vergleich zu den „Riesen" Sulfur, Silicea, Mercurius, Graphites, Arsen usw.

Ich wiederhole es, ob Arnica für die Verletzungsfolgen oder Hypericum oder Natrium sulfuricum hätte gewählt werden sollen, steht noch im Zeichen des Ermessens, wenn man unbedingt will: Obwohl keine andere Arznei Arnica in ihrer Tätigkeit hätte übertreffen können. Das kann nachträglich behauptet werden. Nicht aber steht es im Ermessen Arnica als Furunkelmittel dieses Krankheitsfalles zu bezeichnen. Es hat mit der Verletzung nichts zu tun, wenn der Patient seither seine chronischen Furunkel hat. Er hat solche erst seit dem Unfall, aber nur scheinbar; denn der Unfall hat nichts anderes als die Medikamentenschwemme ausgelöst, die die Furunkulose initiiert hat. Im allgemeinen ist es nicht empfehlenswert 2 homöopathische Mittel *gleichzeitig* zu geben, allein deshalb nicht, weil man dann nicht feststellen kann, welches von beiden geholfen hat. Es sei denn, daß man, wie bei obigem Fall, 2 völlig auseinanderliegende Störungen hat, deren Besserung jede für sich exakt durchschaut werden kann.

Es darf wieder einmal daran erinnert werden, daß es hochpotenzierte homöopathische Arzneien waren, die diesen eklatanten Erfolg bewirkten, also Mittel, bei denen nicht mehr das Stofflich-Substantielle, sondern der „geistartig gemachte" Arzneistoff wirkte, das *Quale* also.

Auch in diesem Fall waren die heilenden Medikamente wieder den Verhältnissen entsprechend leicht zu finden, weil man hervorragende Kriterien für ihre Wahl hatte.

Es sollen jetzt einige Kurz-Fälle geschildert werden, wie sie jeder Praktiker, ob Allopath oder Homöopath, täglich erlebt. Sie sind zwar unkompliziert, aber auch sie erfordern ihre Zeit und bestimmte Voraussetzungen, wenn man sie homöopathisch angehen will.

Diese Patienten kamen beinahe alle (ein einziger Kranker wurde besucht) innerhalb eines Zeitraumes von einer guten Woche in die Praxis beziehungsweise konnten über den Fernsprecher „abgefertigt werden".

Fall 187: Ein 45jähriger Mann meldet sich eines Nachmittags telefonisch, daß er seit früh einen massiven Durchfall hat. Er läßt sich mit dem Auto in die Praxis fahren, wo es ihn sofort wieder auf die Toilette drängt, und er einen Stuhl entleert, der die ganzen Räume mit seinem Gestank durchzieht; außerdem erbricht er mit solcher Vehemenz und Lautstärke, daß man glauben möchte, auf dem Klosett habe sich der Teufel zerrissen.

Ich hatte bereits am Telefon erfahren, daß der Patient am Abend vorher nicht mehr frische Ölsardinen gegessen hatte und dazu ein „außerordentlich scharfes Gulasch". Als er sein Geschäft verrichtet hatte, betrat er blaß im Gesicht und mit kaltem Schweiß bedeckt, kaum fähig sich aufrecht zu halten, das Sprechzimmer. Als er Platz genommen hatte, bekam er sogleich 5 Körnchen in den Mund geschoben. Welches Mittel war erforderlich?

Der Kranke empfand eine schnelle positive Wirkung: „Mir geht's bereits besser" sagte er spontan und fuhr nach 10minütigem Verweilen in einem anderen Zimmer wieder nach Hause. Bericht am Abend: Noch *einmal* sei ein leichter Durchfall aufgetreten, aber es gehe ihm wieder gut. Am nächsten Morgen war alles im Lot.

Der Mann hatte immerhin 6 Pfund an Gewicht verloren.

Natürlich weiß auch der Homöopath, daß nach einer aus den tiefsten Gründen des Organismus erfolgten Entleerung — oben und unten — eine Erleichterung sua sponte eintreten kann; aber so schnell und gründlich in der Wirkung?

Es handelt sich also um einen akuten, schweren Brechdurchfall. Sowohl das Brechen als der Durchfall ist so handfest, daß wir Medikamente brauchen, die gleichfalls beides „haben". Und zusammensuchen werden wir diese Arzneien nicht in sämtlichen uns zur Verfügung stehenden homöopathischen Arzneimittellehren: ALLEN, HERING, CLARKE, KENT, BOERICKE, TYLER, HAHNEMANN und so fort — die ja unsere Arzneimittelbilder erst durch ihre *Mannigfaltigkeit* von wirklich allen Seiten zur Darstellung bringen und damit erst in Wahrheit in ihrer Gesamtheit charakterisieren —, sondern schlicht und einfach das Repertorium aufschlagen, wo all das schon abrufbereit programmiert ist. In 3/455 finden wir die Brechdurchfall-Mittel der Homöopathie, so ein halbes Hundert an der Zahl.

Wenn wir erfahren, daß es nicht mehr frische Ölsardinen waren, die der Mann am Abend vorher gegessen hatte, dann ist das eine Causa, die wir zu berücksichtigen haben bei der Mittelfindung, und diese wesentlich mehr, als die Tatsache, daß auch ein sehr scharfes Gulasch verspeist worden ist. Eine nicht mehr frische oder verdorbene Nahrung schlägt eine scharfe, auch eine „zu scharfe" aus dem Feld.

Brechdurchfall bei *verdorbener* Nahrung also: Die Betonung liegt unmißverständlich und gezielt auf verdorben und nicht auf Fett oder Öl. Wenn beide Modalitäten zur Diskussion kommen, werden wir bei dieser Konstellation grundsätzlich „der Verdorbenheit" den Vorzug geben. Wir haben die Rubrik verdorbener Fisch, verdorbenes Fleisch in 1/513. Auch hier liegt die Betonung gezielt auf verdorben und weniger auf Fleisch, oder Fisch, oder Wurst 1/516! Wir können also diese Spalten gerne für verdorbene Nahrung *überhaupt* verwenden. Wir finden verschiedene Mittel und müssen unterscheiden, was sie von einander trennt. Dazu benötigen wir die anderen Symptome des Kranken in der Reihenfolge ihrer Wertigkeit. Da ist zunächst der kalte Schweiß 2/57 und die Blässe 2/82. Das ist bereits ein Zustand, den wir als ohnmachtähnliche Schwäche im „Kent" finden 1/428, noch dazu bei Diarrhoe 1/429. Auch in 1/442 ist eine passende Rubrik angegeben, auch 1/417 ist ausgezeichnet für uns, Kollaps nach Diarrhoe. Jetzt kommt noch der Gestank des Stuhles, er ist notiert in 3/656. Wenn wir alles zusammenschauen, kommt Arsenicum album als das passendste Heil-Mittel zum Vorschein.

Es ist aus der Erfahrung heraus für vergleichbare Fälle meist das „beste" Medikament. Jeder der sein Mütchen an den Hochpotenzen kühlen möchte, hat hier ein brauchbares und überzeugendes Versuchsfeld, vorausgesetzt, daß er fähig und in der Lage ist, nach den Gesetzen der Hahnemannischen Homöopathie Arsen als das Simile herauszuarbeiten. Je höher die Potenz, desto sauberer muß die Arznei ausgewählt werden.

In solcher Weise wurde also Arsen als das heilende Mittel dieses Falles bestimmt. Was liegt näher, als ihm die gute Wirkung zuzuschreiben; was liegt näher, als die Suggestivkraft oder die Spontanremission und den Zufall als die Agenten der Heilung außer Kurs zu setzen.

Fall 188: Bei diesem Krankheitsfall ist es noch reizvoller nachzudenken, ob die Beschwerde von selbst, oder auf das gut gewählte homöopathische Mittel hin so prompt nachgelassen hat.

Es kommt der telefonische Anruf der Tochter einer 87jährigen Frau, daß bei letzterer seit knapp einer Woche ein Brechdurchfall bestehe; die Diarrhoe sei noch schlimmer als das Erbrechen.

Langsam werde die Sache etwas problematisch, äußert die Tochter, denn die Mutter werde schon recht schwach. Allein am heutigen Tage (der Anruf erfolgte am frühen Abend) habe sie ein dutzendmal die Toilette aufsuchen müssen.

Auf Nachfragen: Vor 8 Tagen habe die Frau eine nicht mehr einwandfreie Birne gegessen, seither sei sie krank — ob wohl das heute übliche Spritzen des Obstes daran schuld sei?

Ich empfahl der Angehörigen noch schnell vor Ladenschluß in die Apotheke zu gehen und sich ein Mittel in der D 6 geben zu lassen. Rückruf nach einigen Minuten, der Apotheker habe nur 1 Fläschchen D 30 vorrätig. Daraufhin kam meine Anweisung, hiervon 5 Tropfen auf etwas Wasser zu geben, den ersten Schluck nehmen zu lassen und, bei wenig Wirkung, am nächsten Morgen den zweiten nachfolgen zu lassen.

Einige Minuten später kam ein erneuter Anruf. Auf dem Fläschchen stehe D 28 darauf und nicht D 30; ob die Mutter das genau so nehmen dürfe. Ich bejahte das. Am nächsten Morgen ergab ein telefonischer Bescheid, daß die alte Dame nachts noch einmal einen *breiigen* Stuhl gehabt hatte und daß sie sich bereits wesentlich frischer fühlt. Das Bauchzwicken jedesmal vor dem Durchfall habe sie auch nicht mehr verspürt. Ein weiterer Bericht nach 2 Tagen später ergab, daß die Arznei „ein voller Erfolg" war; anschließend an den breiigen Stuhl in der Nacht war den Tag darauf überhaupt keine Entleerung mehr erfolgt und seit heute war die Stuhltätigkeit normal. Der 2. Schluck war übrigens nicht mehr nötig gewesen.

Fallkritik: Spontanremission oder Mittelwirkung. Auf den 1. Schluck des verordneten Medikaments hört ab sofort der Durchfall auf, der fast 8 Tage gedauert hat. Ich kenne die Tochter nur vom Telefon her und die Mutter überhaupt nicht. Daß die erstere keine Vorstellung von der Höhe der Potenz, beziehungsweise von einer homöopathischen Potenz überhaupt hatte, bewies der 3. Anruf, wo die Frage gestellt wurde, ob statt der D 30 auch die D 28 eingenommen werden durfte. Konnte die Mutter dann noch über eine zweimal um die Ecke gedrehte, indirekte Suggestion beeinflußt werden? Und eine Spontanremission, die haargenau zu dem Zeitpunkt eintreten sollte, an dem das passende, weil leicht auszuwählende Medikament seine Wirkung entfalten konnte, war genauso wenig — bei vernünftiger Betrachtung der Sachlage — zu erwarten.

Hier war es wieder eine verdorbene Nahrung und zwar eine Birne; die Betonung liegt wiederum auf verdorben. Es gibt die Rubrik Birnen verschlimmern 1/512; 3 Arzneien sind verzeichnet, Borax, Bryonia und Veratrum album. Diese Rubrik ist die Idee dieser Erkrankung nicht angemessen. Ob Birne oder Fleisch, ob Wurst oder Käse, wenn das Wesentliche die *Verdorbenheit* der Nahrung ist, dann schlagen wir im „Kent" nur bei den Modalitäten nach, wo diese „schlecht gewordene" Nahrung in eigenen Spalten aufgeführt ist. Wie im vorigen Fall bereits erwähnt, sind es die Rubriken 1/513, 516.

Ein gutes Zeichen ist die Schwäche, die aus dem Durchfall resultiert. Ob logisch interpretierbar oder nicht, wenn wir keine anderen, besseren Symptome haben, klammern wir uns auch an diese Schwäche; sie ist zwar nicht unverständlich, aber keineswegs selbstverständlich einem mehrtägigen Durchfall zugehörig. Wenn wir zu pedantisch und „wagnerisch" vorgehen, können wir letzten Endes alles logisch auslegen, wie zum Beispiel den Kollaps bei einem plötzlichen Brechdurchfall. Hier sagt uns der Fachmann in etwa, daß es nichts anderes ist als ein falscher Sympatico-Vagotonus, der bei der Gelegenheit auftritt. Bleiben wir lieber bei den „Noxen und Giften", die bei einer verdorbenen Nahrung Umtriebe im Organismus machen; zwar bringen uns diese auch nicht direkt zum passenden Medikament, aber sie erklären uns besser, warum eine verdorbene Speise Unheil anrichten kann. Auch die Salmonellen und die Ruhrerreger bringen uns nicht weiter. Gewöhnen wir uns an, in unseren Bereichen nicht *hinter* die Dinge zu sehen — sie selbst sind die Lehre. Das nannte GOETHE „die anschauende Urteilskraft". Die „Lehre" ist bei diesem Krankheitsfall die „schlecht gewordene" Nahrung; sie genügt uns, um die „kongenialen" Arzneimittel einzusetzen. Auch hier war es Arsenicum album, das der Sache auf Grund der Vorgeschichte mit ihren Zeichen und Symptomen am nächsten kam.

Fall 189: Bei diesem Fall handelt es sich um einen 53jährigen Mann, der sich seit mehreren Tagen im Bauch nicht mehr wohl fühlt und zwar seitdem er in einem vornehmen Lokal ein opulentes Mittagessen zu sich genommen hatte. Nicht nur er, sondern auch seine Angehörigen hatten es nicht vertragen. Die anderen waren, wie er sagte, nach einem kräftigen Durchfall schnell wieder ins Gleichgewicht gekommen, er dagegen hatte bis jetzt noch seine Schwierigkeiten.

Welches Arzneimittel kam in Frage beziehungsweise welcher Sachverhalt mußte geklärt werden? Es bedarf nur zweier Sätze:

Diese Sätze konnte man so formulieren: „Es ist auffällig, wenn gleich mehrere Gäste auf ein gemeinsames Essen hin eine Diarrhoe bekommen und es ist nicht naheliegend, daß sich diese Störung durch die *Reichhaltigkeit* des Menüs, durch die schwer verdauliche Nahrung als solche auf alle Teilnehmer gleichzeitig hat auswirken können. Es besteht vielmehr der Verdacht, daß etwas verdorben war; so gesehen, paßt plötzlich alles zusammen."

Man kann also nicht von einem „verdorbenen" Magen üblicher Bezeichnung sprechen. Dieser tritt nicht allein durch eine *schlecht* gewordene Nahrung auf. Verdorbene *Nahrung* ist etwas ganz Bestimmtes, sie ist eine nicht mehr frische Nahrung, die krank macht. Also die Rubriken Folgen schwer verdaulicher Speisen 1/515 und „verdorbener" Magen 3/453 sind fehl am Platze; ob nun unser Heilmittel dabei auftaucht oder nicht, ist völlig egal. Für uns gelten nur die Hinweise in 1/513 und 1/516, wo sich die homöopathischen Medikamente für Folgen *verdorbener Speisen* finden.

Es wurde Arsenicum album eingesetzt, gewissermaßen „bedenkenlos", auch wenn keine anderen guten Symptome dafür sprachen, eingedenk der Erfahrung, daß für solche Fälle Arsen nicht nur 3wertig im Fettdruck bekannt ist, sondern 3wertig mit *Stern*. In der D 30 mitgegeben kam der Bescheid am näch-·sten Tag: Nach einigen Stunden sei die Sache gut geworden. Die Ehefrau vermeldete, daß der Mann jetzt nicht mehr „die ganze Zeit herum hängt", wie das die ganzen Tage her zu erleben war.

Fall 190: Junger Mann, 21 Jahre, hat vor einigen Tagen — von seiner fürsorglichen Tante veranlaßt — in einer ungewohnt großen Menge eine Schweinshaxe verzehren müssen, die ihm eine Appetitstörung mit Unbehagen im Bauchraum eingebracht hat. Er holt sich deshalb einen ärztlichen Rat.

Er bekommt ein Mittel in der D 30 mit, mit der Bitte, am nächsten Tag Bescheid zu geben und zu beobachten, ob und ab wann eine Auswirkung der Körnchen eingetreten sei.

Der Anruf tags darauf ergab: Nach 2 Stunden habe er sich im Magen und Bauch wieder wohl gefühlt. Was war das Mittel? Es war Pulsatilla.

Der Patient bringt uns die guten Symptome ins Haus. Schweinefleisch verschlimmert 1/515. Nimmt man zur Not die „Völlerei" hinzu 1/499, dann ist bereits eine gewisse Differenzierung der Medikamente dieses Falles möglich. Weil besondere, gute Symptome und Zeichen nicht vorhanden sind geben wir zuerst dasjenige Mittel, das hier als eines mit 3fachem Wert, mit Fettdruck und *Stern* bekannt ist, nämlich Pulsatilla. Der Stellenwert der Kuhschelle ist bei solchen „Zufälligkeiten" nicht hoch genug einzuschätzen. Sofort ist hinzuzufügen, daß bei Vorhandensein anderer *guter* Symptome neben dem Leitsymptom Verursachung durch Schweinefleisch die entsprechenden Mittel selbstverständlich den Vorrang haben; nur wenn solche guten nicht nachzuweisen sind, gibt man Pulsatilla.

Hat man also weitere *qualifizierte* Symptome, dann sind diese richtungweisend und es kann leicht sein, daß zum Beispiel bei einer Gelbsucht nach

Schweinefleischessen eine Arznei wie Sepia in Frage kommt (die 3wertig unter Schweinefleischverschlimmerung in 1/515 steht), wenn dabei über eine außergewöhnliche Empfindlichkeit gegen Küchen- oder Speisengerüche geklagt wird 3/145 — was bei einer Gelbsucht gar nicht so selten vorkommt und ein beachtliches Leitsymptom ist. Anmerkung: Wir werden übrigens die Rubriken Verdauungsstörung nach Schweinefleisch 3/453, Durchfall nach Schweinefleisch 3/611 usw. nicht vernachlässigen; werden jedoch, wenn es nicht haarscharf *diese* Beschwerden sind, die Allgemein-Rubrik Schweinefleisch verschlimmert mit zur Arzneimittelwahl heranziehen.

Fall 191: Nach der Feier eines Geburtstages mit dem obligaten viel zu viel In-sich-Hineinessen von guten, aber schweren Speisen und einem fetten Nachtisch (alles der Gastgeberin zuliebe) erfolgte früh gegen 4.30 Uhr ein Erwachen wegen großen Unbehagens im Bauchraum mit „fürchterlichem" Sodbrennen, mäßiger Übelkeit, Aufstoßen von Luft und wie von Speisengeschmack — mit einem Wort wegen eines verdorbenen Magens.

So zunächst einmal der Bericht eines Hilfesuchenden. Dieser wurde mir nachts gegen 5 Uhr telefonisch übermittelt. Der Erkrankte „wagte" es nur deshalb, mich um diese Zeit zu „belästigen", weil er wußte, daß ich da bereits zu sprechen war — ausnahmsweise! Ich gab ihm den Tip, aus seiner Hausapotheke ein Mittel in der D 30 zu entnehmen. Bei einem Anruf am nächsten Abend erfuhr ich, daß der Spuk in 10 Minuten vorbei war, danach der Schlaf einsetzte, und der darauffolgende Tag völlig unauffällig verlief.

Auch hier kann man den Begriff Völlerei zur Not anwenden 1/499. Es handelt sich aber doch mehr um das Nichtvertragen von schweren, üppigen, von fetten Speisen. 1/513, 515 und 3/453. Zur klassischen Schlemmerei gehört Alkohol und Nikotin und manch anderes in größerem Ausmaß genossen, dazu.

Der Nachttermin war kein Symptom von *hohem Rang*. Ich erfuhr allerdings, daß der Patient eine gewisse Periodizität des Auftretens dieser Beschwerden in der letzten Zeit wahrgenommen hatte; das heißt, bei ähnlichen Anlässen kamen die krankhaften Erscheinungen immer nur um diese Zeit.

Die Zeitphänomene können von eklatanter Bedeutung für die Mittelwahl sein, müssen aber mit Augenmaß interpretiert werden.

Als Beispiel: Wenn jemand alle Sonntage seine Migräne bekommt, dann sind wir zunächst erfreut über ein hochwertiges Zeichen hinsichtlich dieses Wochenrhythmus. Wenn der Betreffende aber nur deshalb alle Sonntage seine Migräne bekommt, weil er da eine besondere Nahrung zu sich nimmt, beispielsweise Hammel- oder Schweinebraten, dann ist es der letztere Umstand, der seinen Kopfschmerz auslöst und der Sonntagsrhythmus ist kein Führungssymptom mehr, sondern eine Banalität. Das zu erfassen ist unumgänglich, wenn man nicht in seiner Arzneiwahl schief liegen will.

Bei unserem Fall hat die Nachtrhythmik einen gewissen Wert. Von Pulsatilla wissen wir, daß es seine Beschwerden zwei und mehr Stunden nach dem Essen macht 3/490, und daß auch Speiseerbrechen erst einige Stunden nach dem Essen erfolgt 3/466. Dieses Erbrechen ist zwar bei unserem Kranken nicht aufgetreten, aber es veranschaulicht die Tendenz der Pulsatilla, die Beschwerden, speziell nach schwerer und fetter Nahrung, erst einige Stunden nach der Nahrungsaufnahme zu haben.

Die Kuhschelle wurde jedoch lieber wegen der Tatsache verordnet, daß sie an sich als ein ausgezeichnetes Medikament für die oben geschilderte Störung gilt, wenn wegen Fehlens *überzeugender* Symptome und Zeichen eine weitere Differenzierung von Arzneien nicht möglich ist. Die Nachtrhythmik wurde demnach vorsichtshalber nicht allein berücksichtigt.

Fall 192: Frau, 53 Jahre, hatte seit 2 Tagen Schmerzen in der Magengegend und zwar war es ein Wehtun, ein Ziehen und Spannen in der Magengrube und unter den beiden Hypochondrien mitsamt den unteren Rippenbögen. Eine Nachfrage ergab, daß sie nach einem stundenlangen Briefeschreiben und Sortieren von Drucksachen, welche über den ganzen Schreibtisch verteilt waren, aufgetreten waren.

Welches Mittel wurde gegeben?

Hier war es aus der Vorgeschichte die Anstrengung, etwa auf der Linie eines Muskelkaters durch das Herumarbeiten im Sitzen am Schreibtisch, was die auslösende Ursache für die Beschwerde sein konnte. Eine gezielte Frage klärte das sehr schnell: alles war unabhängig von der Nahrungsaufnahme; es bestand keinerlei Flatulenz; der Appetit und die Verdauungstätigkeit waren wie sonst.

Ich gab zunächst Arnica — ohne Wirkung. Das andere Mittel, Rhus toxicodendron, half sogleich, was dafür spricht, daß mehr die Zwischengewebe, die Muskelansätze an den unteren Rippen usw. überanstrengt waren. Die Rubrik Magenschmerzen durch Anstrengung 3/488 kann hier mit zu Rate gezogen werden; besser ist es die Lokalisation etwas beiseite zu schieben, da sie einigermaßen zufällig ist. Die Überanstrengungsrubrik allgemeiner Art ist „sicherer" 1/491. Hier ist eine große Anzahl von Mitteln aufgezeichnet; wir wissen aber aus Erfahrung, daß Rhus toxicodendron nicht nur 3wertig und im Fettdruck bekannt ist, sondern zusätzlich noch mit einem *Stern* zu versehen ist.

Suggestionswirkung muß abgelehnt werden, denn sonst hätte das 1. Mittel helfen müssen; es hatte nach einigen Stunden keinerlei Änderung gebracht, im Gegensatz zum 2. Mittel, nach dem „innerhalb von 20 Minuten der ganze Schmerz wie weggeflogen war". Beide Medikamente wurden als Einzeldosis in der D 30 gegeben.

Fall 193: Vater eines 36jährigen Mannes kommt wegen dessen Erkrankung in die Sprechstunde. Der Sohn habe seit 2 $^1/_2$ Tagen Nierenkoliken rechts. Er sei praktisch ans Bett gefesselt, er habe Fieber und noch immer seien die Koliken nur durch die starken Medikamente des hausbesuchenden Urologen zu beherrschen. Der junge Mann hatte vor mehreren Jahren eine Nierensteinoperation links gehabt und seit mehreren Wochen leichte Schmerzempfindungen im rechten Nierenbereich, die dann in den letzten Tagen zu Koliken ausgeartet waren.

Die Leeraufnahme gleich zu Beginn der Erkrankung gemacht, habe einen glasstecknadelkopfgroßen Stein entdecken lassen, der kurz vor der Blase war.

Genaueres Abfragen des Vaters ergibt das Folgende:

Zu Beginn habe der Sohn etwas gebrochen; er leide unter einem mäßigen Harnzwang, das Wasserlassen funktioniere nicht sofort, sondern erst nach 2 oder 3 Minuten, die Schmerzen seien krampfig-schneidend, wellenartig. Bei den ersten Koliken sei Blut im Urin gewesen.

Wenn die Schmerzen besonders stark kämen, müsse der Patient aus dem Bett aufstehen und sich mit dem Rücken auf einen Tisch legen und die Beine und Arme seitwärts herunterhängen lassen. In dieser Stellung seien sie am besten auszuhalten. Immerhin verbleibe der Kranke manchmal bis zu einer Stunde in dieser Lage. Die letzte Kolik war heute früh gewesen, der Urologe habe wieder seine Medikamente geben müssen (das Gespräch mit dem Vater fand nachmittags statt).

Welches Mittel kam in Frage? Ich gab 2 Arzneien mit.

Zu dem 1. Mittel entschloß ich mich, als ich erfahren hatte, daß der Hauptschmerz sich im rechten Nierenlager abspielte, keineswegs vorne im Harnleiterbereich, auch nicht im Blasenbereich (wo der Stein sitzen sollte) und kaum im rechten oberen Bauchgebiet. Alles fand im „Rücken" statt.

Das Mittel sollte am gleichen Tage noch 2mal genommen werden, es wurde in der LM 18 verordnet.

Am nächsten Tag kam ein Anruf und zwar vom Sohn: „Es ist phantastisch, 2 Stunden nach dem erstmaligen Einnehmen ist der Stein abgegangen; er ist groß wie ein Zündholzkopf". Damit war der Schmerz im wesentlichen abgeklungen, der bis zum Nehmen der Arznei noch intensiv den ganzen Nachmittag gedauert hatte. Der Stein wurde untersucht und als „gemischter" deklariert. Die „Rückenschmerzen" verschwanden bald vollkommen. Was war die Idee dieses Falles? Eine ganz bestimmte Überlegung war anzustellen, sonst konnte man nicht auf das Heilmittel kommen. Das 2. Mittel, es war Belladonna, wurde nicht benötigt, und von dem ersten nur einige Tropfen.

Auch der Homöopath ist so frei, zu wissen, daß es sich hier auch um einen Spontanabgang des Steines gehandelt haben kann; für den Urologen ist das selbstverständlich, denn er wußte von der ganzen „Verschwörung" nichts. Aber: warum gerade wieder ein Nachlassen der bis dahin fast ununterbrochen weit über 2 Tage bestehenden Schmerzen und Koliken im Augenblick des Mitteleinsatzes. Dieses Nachlassen begann *sofort* und 2 Stunden später war der Stein da *ohne* Kolik oder sonstige Beschwerde. Genau in dem Augenblick mußte sich demnach der Zufall auswirken, wo das Mittel, das sorgfältig ausgesuchte Mittel notabene, seine Wirkung ebenfalls zeigen konnte.

Die homöopathische Arznei war Colocynthis. Das extreme Überstreckbedürfnis durch Liegen auf dem Rücken auf einem Tisch mit Herabhängenlassen der Arme und Beine (bis zu einer Stunde!) ist mir bei keinem homöopathischen Medikament bekannt. Wir haben jedoch das *Pendant* bei Colocynthis; bei ihm ist es das starke Vorwärtsbeugen, das bessert. Weil der Kolikschmerz — und das ist das Wesentliche — nur im Rücken auftrat bzw. im Nierenlager, war von daher gesehen das Rückwärtsbeugen ein *Vorwärtsbeugen* im Sinne des „Wirkungsmechanismus" dieses Mittels. Wir wissen, daß Colocynthis besonders auf Hohlorgane wirkt; die Harnleiter und in etwa die Nieren sind solche.

Der Mann mußte sich krümmen auf seine Weise, aber es *war* im Grunde genommen ein Krümmen, wenn man die Sache durchdenkt. Vom Bauch her betrachtet, war die Haltung des Patienten ein extremes Strecken, vom Nierenlager her dieselbe Haltung ein extremer Beugeversuch — Zusammenkrümmen ist hier Beugen, und Beugen ist Colocynthis 3wertig. Nun, die anderen Symptome waren alle recht trivial. Man kann folgende Rubriken nachlesen: Blut im Urin 3/717; Nieren, schneidender Schmerz 3/698; allgemein Dysurie 3/670. Sie sollen nur zeigen, daß Colocynthis sehr wohl eine Arznei für solche Störungen sein kann. Recht eindrucksvoll ist übrigens die Rubrik 2/355, wo unter lanzinierender Schmerz Lumbalregion Colocynthis unter wenigen Mitteln 3wertig im Fettdruck erscheint; auch unter schneidender Schmerz Rücken, allgemein 2/360 ist Colocynthis 2wertig dabei.

Ein Leitsymptom von Colocynthis ist das Zusammenkrümmen wegen Bauchschmerzen 3/550, in etwa 580 und 495. Die Koloquinte tritt hier überall 3wertig im Fettdruck auf; sie sollte ebenfalls mit einem *Stern* versehen werden.

Fall 194: Frau sucht für ihren 52jährigen Mann um ein Medikament nach. Dieser leide an einer fieberhaften Prostatitis, habe der Doktor gesagt. Das sei jetzt schon 3 Tage so. Der Kranke habe unentwegt krampfige Schmerzen, dazu Harn- und Stuhldrang, alles zusammen; er sei reizbar und ganz verzweifelt. Die ganzen schon verordneten Medikamente würden nichts helfen.

Da ich die Frau während der Sprechstunde zwischen Tür und Angel abfertigte, schrieb ich ihr ein Doppelmittel in der D 6 auf; die eine Arznei konnte man allerdings im Repertorium sofort finden — die andere wurde nur vorsichtshalber mit reingemixt.

Bescheid vom Mann am nächsten Tag: Zunächst sei eine starke Verschlechterung der Beschwerden aufgetreten, aber das Gesamtbefinden sei schnell zufriedenstellend geworden. Nach der Verschlimmerung habe er die Tropfen nur noch 2mal genommen. Der Kopfschmerz sei auch schon weg. Tags darauf erfolgte ein letzter Anruf: ,,Vollkommen beschwerdefrei". Welche Medikamente wurden aufgeschrieben?

Also ein schneller Erfolg, garniert mit einer Erstverschlimmerung, die der Patient bestimmt nicht erwartet hatte — ich auch nicht.

Für diese ,,fieberhafte Prostatitis" wurde Nux vomica gegeben. Stuhl- und Harndrang treten zusammen auf; das ist nicht immer so, wir haben ein recht ordentliches Symptom 3/648, 682, in etwa 706. Tenesmus ist *mehr* als Stuhldrang oder Harndrang; wir sollen aber beide Rubriken befragen.

Ein individuelles Zeichen ist das Verhalten des Mannes. Er ist ganz verzweifelt — bereits nach einigen Tagen! Nun, frohe Lieder wird keiner bei einem solchen Zustand singen, aber die starke Niedergeschlagenheit, die Verzweiflung genauer gesagt, ist auch nicht das Übliche 1/120: Verzweifelt — durch die Schmerzen versteht sich. Die allgemeine Reizbarkeit ist für Nux vomica ebenfalls typisch 1/77.

Allerdings war in der Mischung auch Belladonna. Wir sehen jetzt, daß bei den interessanten Symptomen Belladonna nicht zu finden ist. Nux vomica war die heilende Arznei.

Fall 195: Mann, 45 Jahre, bittet um einen telefonischen Tip für seine „Erkältung".

Er habe seit gestern Halsschmerzen, starke Schluckbeschwerden und 38,8 Grad Fieber axillar. Auf Nachfragen: Er habe die Füße eiskalt und den Kopf heiß. Der Hals innen sei ganz ausgetrocknet. Dieser Anruf erfolgte am frühen Nachmittag.

Welches Mittel kam hier in Frage? Es wurde in der LM 18 verordnet und abgeholt. Telefonischer Bescheid des Patienten am nächsten Morgen vom Sportplatz: Er sei bereits wieder beim Tennisspiel. Er habe nachts noch stark geschwitzt und heute beim Erwachen sei das Befinden ganz normal gewesen. Der Hals sei frei und die erhöhte Temperatur vorbei. Der Kopf sei bald nach dem Einnehmen der Tropfen frei von Hitze gewesen, und die Füße seien wieder warm geworden.

Erneuter telefonischer Bericht am Abend: Er, der Kranke habe den ganzen Tag Tennis gespielt und gerade bei einer Temperaturmessung festgestellt, daß er unter der Achsel 37,5 Grad gemessen habe; ob das schlimm sei. Er habe auch noch keinen rechten Appetit.

Ich lese dem Herrn Über-Sportler per Fernsprecher die Leviten und sage ihm, er solle den anderen Tag zu Hause bleiben und sich halten.

Tags darauf hatte sich alles wieder normalisiert.

Die Leitsymptome: Gut ist der „ausgetrocknete" Hals 3/286. Aber noch besser ist der heiße Kopf mit den kalten Füßen (nicht die Hände) 1/192, 2/106; wir nehmen natürlich Kopf und Gesicht als Rubriken zusammen; man kann oft nicht genau zwischen beiden in Bezug auf das Hitzegefühl differenzieren; wenn eine Unterscheidung unmißverständlich möglich ist, nehmen wir nur den betroffenen Teil. Das nächstliegende Medikament ist Belladonna; es gibt noch andere Arzneien, welche diese Kombination der Symptome und Zeichen haben, aber wenn wir unter Halsschmerzen durch *Erkältung* nachlesen — was immerhin eine Hilfsmethode ist, nämlich eine halb-klinische Kalkulation — sehen wir, daß die Tollkirsche unter gar nicht vielen Mitteln dabei ist, 3/290. Erkältung von vornherein als Leitsymptom zu definieren, ist nur dann erlaubt, wenn man abklären kann, daß das kein „gemeines" Symptom ist. Heutzutage sind die Menschen vielfach so anfällig für Erkältungen, so daß diese eher als Gelegenheits- und nicht selbstverständlich als wahre Ursachen in unserem Sinne anzusprechen sind. Man kann darüber nachdenken, ob nicht das nachfolgende nächtliche Schwitzen die Störung im positiven Sinne entscheidend beeinflußt hat; das kann ohne weiteres so sein. Bei unserem Patienten ist jedoch zu bedenken, daß er *sogleich* nach der Belladonna-Einnahme die Füße warm und den Kopf hitzefrei bekommen hat, demnach ganz klar daran eine beginnende Mittelwirkung abzulesen ist. Wir erleben häufig, daß nach einem *Simile* eine Schweißabsonderung in Gang kommt nicht nur bei akuten, sondern auch bei subakuten und chronischen Krankheitsprozessen.

Aber es gibt auch Kranke, die uns sagen, ich muß nur richtig schwitzen, dann geht es mir gleich besser — *ohne* daß das auf irgendeine Therapie in Schwung kommt. Diese *spontane* Schweißbildung ist immer ein gutes Zeichen.

Fall 196: Um die Mittagszeit wird telefonisch um einen dringenden Besuch gebeten. „Bitte kommen Sie sofort, ich habe Angst, daß die Mutter stirbt." So sagte es die Tochter und da muß man sich wohl auf den Weg machen.

Ins Krankenzimmer eintretend fällt als erstes auf, daß auf die Schränke verteilt verschiedene Trauerkleider hängen. Die Tochter sitzt bei der 42jährigen Mutter am Bett, die Eltern der Kranken stehen ängstlich in der Gegend herum. Die Patientin selbst liegt mit geschlossenen Augen fast abgedeckt auf dem Bett und krampft mit Armen und Beinen. Zeitweise nimmt sie die linke Hand an die linke Brustkorbseite, die anscheinend schmerzt.

Ich messe den Blutdruck, besonders aus optischen Gründen und beginne die Umstehenden abzufragen. Es ist nicht schwer zu erraten, was hier los ist. Der Ehemann der Frau ist vor kurzem relativ jung und ganz plötzlich an einem Herzinfarkt gestorben. Die Eltern der Frau sind von auswärts gekommen. Vor 3 Tagen war die Beerdigung und gestern der Trauergottesdienst. Heute war es bei der Patientin erst richtig losgegangen; der ganze Vormittag war schon miserabel und seit der letzten knappen Stunde hatten sich die oben erwähnten Störungen eingestellt. Wegen der „Nerven" war die Kranke sowieso beim Arzt; sie war auch wegen derselben schon in stationärer Behandlung.

Nun, das alles läpperte sich zusammen, so daß man langsam an ein Mittel denken konnte. Die Kranke bekam 5 Körnchen einer D 30, in einem Glas Wasser aufgelöst. Fast unmittelbar nach dem 1. Schluck bekam sie einen Weinkrampf und nach wenigen Minuten war die Verkrampfung rundum vorbei.

Was war das Mittel?

Am frühen Abend bekam ich von der Tochter die Nachricht, daß alles in Ordnung sei. Es ist leicht möglich, daß die Patientin später noch etwas anderes brauchen wird. Für ihre schweren Stunden tat die aktuelle Arznei ihre Pflicht und Schuldigkeit. Diese homöopathische Arznei war Ignatia; das Leitsymptom war Folgen von Kummer, genauer und letztlich Folgen von Liebeskummer 1/70; noch genauer Konvulsionen durch Kummer 1/421. Die Rubrik Konvulsionen durch unglückliche Liebe, 1/421, in der Hyoscyamus als einziges Mittel steht, führt allerdings zu weit; wir dürfen die Rubrik *Kummer* und Konvulsionen nicht vernachlässigen. Auch Folgen von Schreck ist nicht schlecht 1/422. Bei geschlossenen Augen ist Ignatia nicht dabei 3/2, 5, in etwa 20, aber unter stillem Kummer, und das ist wohl der Sachverhalt.

Sehr nahe liegt Hyoscyamus; aber es fehlt die „Stille", der passive Zustand. Hyoscyamus ist, wenn man schon vergleicht, viel mehr ein „aufgeregtes" Mittel und eine Arznei der wilden Eifersucht 1/70.

Das Kentsche Repertorium sollte man bei Hausbesuchen dabei haben und ebenso eine Taschen-Apotheke mit ca. 100 homöopathischen Arzneien, alle in der D 30 als Globuli.

Wie zu Beginn dieser letzten 10 Fallschilderungen geschrieben wurde, wurden all diese Erkrankungen innerhalb eines Zeitraumes von 8—10 Tagen behandelt.

Es waren ausnahmslos akute Störungen und sie haben alle auf das jeweils sorgfältig ausgesuchte homöopathische Mittel außerordentlich gut reagiert. Neun davon wurden mit Hochpotenzen (LM 18 oder D 30), also mit Infinitesimalpotenzen behandelt; ein Fall mit einem Doppelmittel in der D 6. Ein Überblick über den Verlauf und die Erfolge zwingt dazu Stellung zu nehmen, ob es sich denn um Heilmittelwirkungen oder um Suggestionswirkungen oder um Spontanremissionen gehandelt hat.

Eine Spontanremission oder Suggestivwirkung bei *allen* diesen Erkrankungen, von denen ich eine Anzahl gar nicht zu Gesicht bekommen hatte, wäre so fabelhaft in ihren Konsequenzen, daß das ein unerhörtes, ein wundersames Phänomen wäre und die geläufigen Vorstellungen von Krankheitsprozessen ad absurdum führen würde.

Wenn alles bei akuten oder subakuten Krankheitserscheinungen so problemlos und hervorragend über Spontanheilung und Suggestion und Einbildung sich abwickeln würde, wäre zu überlegen, ob überhaupt noch Medikamente ausgegeben werden müssen oder ob jedwede Art der Versorgung unserer Patienten mit Heilmitteln irgendwelcher Provenienz ein reines Gaudispiel ist. Die Antwort darauf ist, daß das ein unverantwortliches Spiel mit dem kranken Menschen wäre.

Nun, ich habe da keine Bedenken: Jeder mündige Mediziner hätte diese Heilergebnisse zumindest bei der Mehrzahl der Fälle auf das Konto seiner Behandlung geschrieben, wenn er mit *seinen* Medikamenten das gleiche erreicht hätte.

Zusammenfassend ist zu erklären, daß es jeder Vernünftigkeit widerspricht, allen oben vorgeführten akuten Krankheitsfällen die schnelle Wiederherstellung der Zufälligkeit beziehungsweise der Einbildung zu unterschieben — von den *anderen* in diesem Buche geschilderten über 300 Krankengeschichten gar nicht zu reden. Wenn nur ein *einziger* dieser Patienten durch ein homöopathisches Mittel, durch eine lege artis hergestellte Hochpotenz, und durch nichts anderes geheilt wurde, genügt das, um die Möglichkeit und die Methodik dieser Therapie als eine erfolgreiche zu bestätigen. Dieser *eine* Fall ist „tausend andere wert, weil er sie alle in sich enthält"; dieses Goethe-Wort ist zu beherzigen. Ein *einziger* Krankheitsfall reicht aus — wenn er mit Sicherheit homöopathisch kuriert werden konnte — um mit seiner Hilfe das *Prinzip* der homöopathischen Heilweise als richtig und wahr unter Beweis zu stellen.

Fall 197: Frau, 60 Jahre, kam vor längerer Zeit in die Praxis wegen eines Magenleidens, das seit dem Kriegsende besteht. Die Beschwerden treten eigenartigerweise, wie das die Patientin spontan mitteilt, jeweils nach 2 Wochen auf, halten einige Tage an und klingen verhältnismäßig schnell wieder ab, um nachher in dem genannten Abstand von vorne zu beginnen. Das hat sich gerade in den letzten Jahren so gezeigt, früher waren die Besserungszeiten anhaltender.

Die Schmerzen selber sind zu den Frühjahr- und Herbstzeiten am schlimmsten, die Krankheitsphasen treten jedoch über das ganze Jahr verteilt auf.

Es wurden natürlich immer wieder Röntgenkontrollen gemacht, zum letzten Mal vor etwa einem halben Jahr. Es waren auch da wieder „Magen- und Zwölffingerdarmgeschwüre" zu finden, behauptete die Kranke. Beim Auftreten der Erscheinungen zeigt sich ein Völlegefühl, „der Bauch wird da wie zum Platzen"; die Schmerzen zeigen sich besonders im linken Oberbauch. Seit 30 Jahren werden Abführmittel gebraucht. Es wurden schon unzählige Behandlungsversuche unternommen, Rollkuren, Diätkuren, Spritzkuren.

Auf Nachfragen ergibt sich noch das Folgende:

Eine „Phase" beginnt jeweils mit Aufschwulken von meist bitterem Magenwasser. Wenn der „Anfall" vehement kommt, wird jede Nahrung erbrochen, auch die Diätkost; eigenartigerweise bereits während der Aufnahme. Dazu gesellt sich allmählich ein Ekel vor dem Essen; andererseits werden Speisen in kleinen Mengen zugeführt, als beschwerdelindernd empfunden.

Schwere Kost, saure Kost, Heringe, Aufregungen und vieles andere verschlimmern die Krankheit. Es werden kontinuierlich Magen-Tabletten und Abführmittel gebraucht; außerdem wird ständig Diätkost eingehalten. Weiter stellt sich heraus, daß die ganze Skala der Beschwerden mit einem Durchfall endet, „und das ist immer schon so gewesen". Die Patientin sagt dazu „ich freue mich immer darauf, weil dann alles nach 2 Tagen besser wird".

Der Beginn der Durchfälle ist immer nachts, wo 2- bis 3mal eine Entleerung stattfindet; auch den ganzen nächsten Tag treten sie noch auf.

Dieser Stuhl ist jeweils „schwarz" und vom Geruch her „stinkend". Die Frau meint, daß das Galle oder Blut sein muß, sie glaubt auch, daß „da immer irgendwo ein Geschwür aufgeht".

Bei dieser Gelegenheit mußte unbedingt abgeklärt werden, was der wirkliche Anlaß dieser Diarrhoe ist, weil die Kranke diese Darmstörung auf die Abführ-Tabletten zurückführt, die „einfach nach einiger Zeit zu stark wirken und von Zeit zu Zeit eben Durchfall erzeugen". Durch einige Fangfragen erwies sich die Vermutung der Patientin als Fehlanzeige; es wird bestätigt, daß die Tabletten ununterbrochen in gleicher Weise genommen werden; außerdem ist die Tatsache, daß die Diarrhoe über Nacht schwarz und stinkend auftritt nicht in Einklang zu bringen mit der Auswirkung der gewohnten Abführmittel.

Wir haben in diesem Krankheitsfall ein einziges Symptom von unschätzbarem Wert und sicherer Aussagekraft: Die ganze Skala der Beschwerden endet mit einem Durchfall, „und das ist immer schon so gewesen"; darauf folgt der für uns aufregende Satz: „ich freue mich immer darauf, weil dann alles nach 2 Tagen besser wird".

Die Meinung der Patientin, daß „da immer ein Geschwür aufgeht" ist gar nicht so abwegig; zumindest erfolgt bei dieser Gelegenheit eine schwarze, stinkende Abscheidung in Durchfallsmanier, die „Luft macht" und jedesmal eine wesentliche, wenn auch keine endgültige Besserung des Zustandes zur Folge hat.

Absonderung bessert, ist also das Prinzip dieser chronischen Erkrankung, was an klinischen Diagnosen auch immer dahinter stecken mag.

Die Rubrik ist im „Kent" in 1/490 angegeben — aber nur in der Buch-Ausgabe von 1971. Sie sollte in den früheren Ausgaben ergänzt werden; die Mittel sind Cimicifuga 2wertig, Lachesis und Sulfur 3wertig im Fettdruck; Sulfur sollte dazu noch mit einem *Stern* versehen werden.

Nun finden wir in 3/605 Diarrhoe bessert alle Symptome, und Zincum metallicum als einziges Mittel, 2wertig. Daran kann man natürlich als an das erst zu versuchende Medikament denken; es stimmt zweifelsohne mit dem Leitsymptom des Falles überein. Da wir aber häufig zu den Modalitäten der *lokalen* Krankheitszeichen die entsprechenden *allgemeinen dazu* benützen, hier zum Beispiel Absonderung allgemein bessert 1/490, werden wir lieber Sulfur als Arznei einsetzen. Es ist *das* Mittel der Besserung nach Absonderung und entspricht dem ganzen Sachverhalt der Störung besser. Zincum kann notfalls immer noch herangeholt werden. Es wird daran erinnert, daß bei dem exzellenten Führungssymptom dieser Erkrankung alle anderen Zeichen, Symptome und Modalitäten *vergleichsweise* ohne Bedeutung sind und vernachlässigt werden können.

In der LM 18 gegeben, entwickelte sich das folgende Bild: Nach 14 Tagen hieß es, „es geht recht gut"; bis auf leichte Übelkeitsgefühle sind zur Zeit keine Beschwerden vorhanden. Die Stuhltätigkeit ist normal; keine Verstopfung, keine Völle zeigt sich. Die ersten Tage nach dem Einnehmen der Tropfen war starkes Sodbrennen aufgetreten. 4 Wochen später: Bis vor 8 Tagen war alles *ganz* gut, mit Betonung auf ganz. Nach einem Essen (keine Diät) zeigen sich dann für mehrere Tage wieder stärkere Beschwerden auf; sie klingen bald vollkommen ab. „Von Anfang an war mir so wohl im Magen und Bauch", beschreibt die Frau die Wandlung.

Innerhalb der nächsten 4 Monate traten insgesamt noch 3mal leichte Attacken in Erscheinung. Es ging knappe 2 Jahre gut, dann erschien die Patientin wieder auf der Bildfläche, weil sie seit 8 Tagen wieder erbrechen mußte und viel Völle und Aufgeblähtheit verspürte. In der Zwischenzeit, (einige Monate vorher) war eine Magenspiegelung gemacht worden, die keinen krankhaften Befund ergab. Ich gab sogleich wieder den Schwefel, und die Störung konnte schnell behoben werden.

Die Kranke hat den Sulfur in größeren Abständen insgesamt nur 3- oder 4mal benötigt, jeweils ein 10-ccm-Fläschchen.

Beobachtungszeit fast 3 Jahre. Sollte eine gewisse Anfälligkeit trotz des Sulfur bestehen bleiben, dann wird man an das bereits erwähnte Zincum oder an ein anderes Mittel (Lachesis) denken müssen.

Es sollen an dieser Stelle einige *Angaben HAHNEMANNS über die LM-Potenzen* angeführt werden. Es handelt sich um den Paragraphen 246 des Organon 6. Auflage.

„Jede, in einer Cur merklich fortschreitende und auffallend zunehmende Besserung ist ein Zustand, der, so lange er anhält, jede Wiederholung irgend eines Arznei-Gebrauchs durchgängig ausschließt, weil alles Gute, was die genommene Arznei auszurichten fortfährt, hier seiner Vollendung zueilt. Dies ist in *akuten* Krankheiten nicht selten der Fall; bei etwas chronischen Krankheiten hingegen, vollendet zwar auch bei langsam fortgehender Besserung *zuweilen* eine Gabe treffend gewählter, homöopathischer Arznei die Hülfe, die dieses Mittel in solchem Falle seiner Natur nach auszurichten im Stande ist, in einem

Zeiträume von 40, 50, 60, 100 Tagen. Aber theils ist dies sehr selten der Fall, theils muß dem Arzte, so wie dem Kranken viel daran liegen, daß, wäre es möglich, dieser Zeitraum bis zur Hälfte, zum Viertel, ja noch mehr abgekürzt und so weit schnellere Heilung erlangt werden könnte.

Und dies läßt sich auch, wie neueste, vielfach wiederholte Erfahrungen mich gelehrt haben, recht glücklich ausführen, unter folgenden Bedingungen: . . ." HAHNEMANN gibt dann im Paragraphen 270 (mit der Anmerkung 208, 209, 210) genaue Hinweise für die Herstellung und Verwendung der LM-Potenzen.

Dieser § 246 ist im Vergleich zu den früheren Auflagen des Organon revidiert. R. HAEHL schreibt 1921, daß HAHNEMANN für diesen Paragraphen die 5. Auflage zu Grunde gelegt hat, und dort die Erweiterungen und Streichungen HAHNEMANNS charakteristische Handschrift tragen. Das will besagen, daß diese Erneuerung nicht auf HAHNEMANNS Frau Melanie, einer engagierten Homöopathin zurückzuführen ist. Entsprechend wurde der alte Paragraph 270 und seine Anmerkungen geändert.

Es ist höchst eigenartig, daß keiner der zeitgenössischen homöopathischen Ärzte bis vor 2 Jahrzehnten etwa daran gedacht hat, diese beiden Paragraphen zu beachten oder ernst zu nehmen. Sie stehen allerdings, so wie sie HAHNE-MANN geändert angegeben hat, erst in der 6. Auflage des Organon.

Bis auf 3 kleinere Firmen hat diese LM-Potenzen in der BRD niemand zur Kenntnis genommen oder hergestellt. Man hat sich sogar bis zu höchsten und allerhöchsten D- oder C-Potenzen verstiegen — KENT eingeschlossen! Potenzen, die bei HAHNEMANN nirgends zu finden sind und nirgends empfohlen wurden. Man fabriziert sie fleißig und hat natürlich gute Erfolge, aber die LM-Potenzen, vom „Meister" selbst inauguriert — er dürfte bei aller Wertschätzung seiner Adepten doch wohl am vertrauenswürdigsten und kompetentesten sein — waren allen zu „hoch". FLURY, Bern, hat das große Verdienst, sie wieder neu zum Leben erweckt zu haben. Ab der LM 4 etwa ist bekanntlich in diesen Verschüttelungen „nichts mehr drinnen", jedenfalls nichts, was stofflich-chemisch wirken könnte. In den höheren Potenzen, bis LM 30, LM 200 beispielsweise, sind es dann noch weniger „Nichtse". Diese homöopathischen Arzneimittel wirken ausgezeichnet, sie sind vor allem sehr praktisch zu handhaben und erfreuen des Homöopathen Herz, wenn er es versteht, sie richtig einzusetzen.

Fall 198: Mann, 49 Jahre, kommt in die Sprechstunde.

Er hatte vor fast 7 Wochen nach einer Erkältung mit 40 Grad Fieber die übliche moderne Therapie genossen mit massivem Einsatz antibiotischer Medikamente und hatte schnell die fieberhaften Erscheinungen angebracht. Eine Röntgen-Kontrolle hatte den Verdacht einer Pleuritis nicht bestätigt. Aber es wurde dem Patienten wegen einer immer noch erhöhten Senkung (zur Zeit 14/30) geraten, vorsichtig zu sein und dieselbe in bestimmten Abständen kontrollieren zu lassen.

Weswegen aber der Kranke kam, war etwas anderes: Seit dieser Erkrankung habe er im rechten Oberbauch starke, manchmal kolikartige Schmerzen, die bis zur rechten Schulter ausstrahlten und dazu einen „total aufgeblähten Bauch". Beim Tiefatmen sind die Schmerzen sofort spürbar. Die ganzen Beschwerden sind unabhängig vom Essen; der Appetit ist ordentlich. Das Gesamtbefinden ist zwar nach der gehabten Erkältung noch nicht befriedigend, aber das Wesentliche sind die Störungen von Seiten des Bauches.

Welches Mittel kam in Frage? Durch die exakte Abklärung der Zusammenhänge sind wir dem *Hintergrund* der Beschwerde auf der Spur. Wir haben aus der Anamnese erfahren, daß der Mann seit 7 Wochen, nach einer Erkältung mit Bauchkoliken und Meteorismus zu tun hat. Wir fragen uns, liegt das noch im Bereiche der Erkältung oder ist es unabhängig davon.

Diese Frage ist von Wichtigkeit, wenn wir das homöopathische Mittel sinnvoll einsetzen wollen; denn wenn die *Erkältung* und das, was mögliche Nachfolgelast ist, zu berücksichtigen ist, dann werden wir nicht Chelidonium zum Beispiel geben, was sonst wegen der Ausstrahlung zur rechten Schulter, einem guten Symptom, in die engere Wahl kommen könnte.

Das Herumblättern im Repertorium und Notieren von oberflächlich ausgewählten Symptomen-Rubriken ist dasjenige, was leider nicht selten gemacht wird, was aber falsch ist. Was nützt das beste Werkzeug, wenn es ohne Witz eingesetzt wird. Der Weg ist so, daß zuerst die Entscheidung über die wertvollen Symptome zu treffen ist und *dann* die Repertorisation beginnt.

Nun, wenn wir aufpassen, dann kommen wir bei diesem Krankheitsfall bald dahinter, daß es nach einer Unterdrückung „stinkt". 40 Grad Fieber bei einem fast 50jährigen ist kein Pappenstiel; es wurde sogar eine Pleuritis vermutet, und dieses Fieber ging „schnell wieder" weg nach einem Antibioticum. Das ist zunächst einmal erfreulich, wenn aber unmittelbar danach der Patient mit seiner Bauchgeschichte auftritt, hat der Homöopath daran zu denken, daß das eine Folge von Unterdrückung eines hochfieberhaften Krankheitsgeschehens sein kann. Das ist jedenfalls die erste Überlegung. Die Art der Beschwerden, einschließlich des reizvollen Chelidonium-Symptoms ist dann zweitrangig.

Wenn man sich das Wesentliche dieses Falles vor Augen geführt hat, ist die nächste Frage zu stellen. Ist es vielleicht ein Medikamentenabusus, eine Arzneiunverträglichkeit? Nein, das ist es nicht, dazu ist die Unterdrückungsfrage oder das Verdrängungsgeschehen viel zu vordergründig.

Warum rührt sich dieses im *Bauchbereich?* Wir erfahren, daß der Kranke früher lange Zeit magen- und leberempfindlich gewesen ist. Hier ist das *lokus minoris;* an dem setzt sich erfahrungsgemäß ein Verdrängungsgeschehen gerne fest.

Ein schnelles Verschwinden von Fieber kann selbstredend von selber einmal oder auch durch unsere homöopathischen Mittel vorkommen: das ist alles akzeptabel, *wenn* der betreffende Kranke anschließend gesund wird und bleibt; dann ist dieses Verschwinden nichts anderes als ein Beweis dafür, daß der Organismus spontan oder mit Hilfe der passenden Arzneimittel gut und durchschlagend der Erkrankung Herr geworden ist. Treten „Nach-Krankheiten" auf oder verschleppen sich die Beschwerden, dann ist es rechtens, an Unterdrückungen, Noxen, dahinschwelende Prozesse zu denken und gegen diese entsprechend therapeutisch vorzugehen. In der Allopathie gibt es keine derartige Therapie, in der Homöopathie wird Sulfur eingesetzt, das erste Mittel für solche Schäden.

Bereits am 2. Tag trat eine ,schlagartige' Besserung ein, wie der Patient am Telefon beteuerte. Die Potenz war die LM 18.

Charakteristisch für diesen Fall ist übrigens — aus allopathischer Sicht — die Sorge um die erhöhte Blutsenkung. Der Mann war darauf aufmerksam gemacht worden, die Senkung noch einige Male prüfen zu lassen. Das ist recht erbaulich, geht aber am Kern der Sache weit vorbei, wenn man den Krankheitsablauf „dynamisch" betrachtet.

Nun, die besondere Aussage, welche Sulfur als das Mittel der Wahl herausforderte war diejenige, daß die ganze Beschwerde vom Essen unabhängig war, bei ordentlichem Appetit; auch das sprach gegen eine Arzneimittelbelastung, die sich mehr vom Appetit und von der Nahrungsverträglichkeit her zeigen wird — *wenn* die Verdrängungserscheinungen sich auf den Bauch auswirken und *hier* zu trennen sind von Arzneibelastungen.

Die „totale" Aufblähung des Bauches könnte natürlich auch auf eine solche medikamentöse Störung zu beziehen sein — ein Antibioticum, ein Sulfonamid kann auch heute noch an der Darmflora Übles anrichten — aber sie kann genauso eine Folge der Unterdrückung sein.

Erst im Vergleich mit ähnlich gelagerten Krankheitsfällen mit entsprechenden therapeutischen Ergebnissen kommt man zu der konkreten Erfahrung, ob es mehr die Unterdrückung, oder ob es die Unverträglichkeit von Arzneien gewesen ist, die den und jenen Fall getroffen hat. Post festum erst, und im Rückerinnern an ähnliche Geschehnisse wird man sicheren Boden unter den Füßen haben.

Das ist etwas anderes als eine *statistische* Registrierung von homöopathischen Heilerfolgen. Letztere ist im Grunde ein Nonsens; so wie es ein Nonsens ist, eine Statistik über die Verschiedenartigkeit von Daumenabdrücken zu produzieren. Jeder Fingerabdruck ist anders, jeder homöopathisch behandelte Fall ist eine Einmaligkeit — ob er akut, subakut oder chronisch ist.

Dagegen spricht nicht, daß beispielsweise Sulfur ein häufig verordnetes Arzneimittel gegen die *Unterdrückung* von Krankheitsprozessen ist. Es handelt sich einzig und allein darum, daß das Krankheitsbild der Unterdrückung außerordentlich *vielgestaltig* ist und deshalb die Aufstellung eines statistischen Schemas unmöglich ist. Mit anderen Worten, kein Mensch auf der Welt, kein Patient, wird jemals mit *gleichartigen* Erscheinungen irgendwo in seinen körperlichen und seelischen oder geistigen Zusammenhängen auf eine Unterdrückung einer Krankheit durch x-beliebige therapeutische Manipulationen reagieren. Statistik setzt eine Vergleichbarkeit der Sachverhalte voraus; bei unseren Belangen kann das nur die *Identität* einer Störung des einen mit der des anderen Patienten sein. Und das gibt es nicht. Bereits bei der Allopathie und bei allen anderen Heilmethoden ist die statistische Erfassung irgendwelcher Krankheiten nur in der gröbsten Form von einigem Sinn und Zweck.

Über die *Häufigkeit des Einnehmens des homöopathischen Mittels in LM-Potenzen:* Im obigen Fall genügt es, wenn 1mal am Tage, früh nüchtern 5

Tropfen auf einen Schluck Wasser genommen werden, vorausgesetzt, *das Mittel paßt gut.* Wenn es *weniger* gut paßt, wird man auch mit 2- oder 3maligem Einnehmen pro die nicht mehr bewirken.

Durch die 10malige Verschüttelung der LM-Potenzen jeweils vor der Verwendung, und bei der „Weichheit" der LM-Potenzen, kann man eine LM 12, eine LM 18 ohne weiteres 2- oder 3mal am Tage geben. Das kann bei akuten Krankheitsfällen angebracht sein, aber auch einmal bei subakuten oder chronischen. Das Simile kann sich *vielleicht* so noch positiver auswirken.

Bei Menschen, die Allergiker sind, auch bei anderen Patienten kann es vorkommen, daß nichtangenehme Reaktionen auftauchen, ob nun die Arznei einmal oder öfters am Tage eingenommen wird. Hier wird man die Tropfen auf 1/8 Liter Wasser, sogar auf 1/4 Liter Wasser verdünnt verordnen, wobei nur ein Schluck aus dem Glas getrunken und der Rest weggeschüttet wird.

Außerdem gibt es Kranke, die grundsätzlich auf jede Hochpotenz „sauer" reagieren, die also äußerst sensibilisierbar oder sensibilisiert sind, und endlich gibt es solche, von denen man mit Sicherheit sagen kann, daß sie sich alles nur *einbilden.* Letztere sind allerdings die wenigsten in einer homöopathisch geführten Praxis und bei guter Beobachtung und üblicher Menschenkenntnis schnell herauszufinden.

Fall 199: Frau, 71 Jahre, erscheint in der Sprechstunde und behauptet, „daß es ihr mit dem Nacken phantastisch gehe". Sie kommt diesmal wegen einer anderen Sache. Ich habe flugs ihre Karteikarte in der Hand — solch ein Ohrenschmaus tingiert den abgebrühtesten Homo homöopaticus — und stelle fest, daß die Patientin eben wegen dieses Nackens vor knapp 1/2 Jahr zum letzten Mal hier war und dieser dazumal schon nach weniger als 14 Tagen „gut" geworden war.

Die Vorgeschichte: Wegen eines „Cervicalsyndroms" kam die Frau seit mehreren Jahren zu mir; in größeren Abständen allerdings, denn zwischendurch bekam sie von woanders her ihre Spritzen und Massagen, ihre Kurzwellen und ihre Glissonschlinge. Ich hatte mit Nux vomica, mit Cimicifuga und anderen Arzneien gewisse Achtungserfolge in diesen Jahren zu verzeichnen gehabt, aber keine Wirkungen, die ein gutes Simile macht. Wie jedermann flüchtet man sich dann in die röntgenologisch bewiesenen Abnützungen — was bei einer alten Dame fast natürlich ist — und sagt sich und dem Kranken, daß es leider diese sind, welche . . .

Die Klagen waren die üblichen; Nackenschmerzen, ziehend, stechend, brennend; schlechter nachts im Liegen und durch Kälte, aber auch durch Wärme, und Ausstrahlen der Schmerzen in beide Arme mit Parästhesien. Die Ausbreitung in *beide* obere Extremitäten ist im allgemeinen ein sicheres Zeichen, daß die Halswirbelsäule beteiligt ist.

Nun, Medikamente für Nackenbeschwerden haben wir in Mengen 2/327, mitsamt einer Anzahl guter und weniger guten Modalitäten. Und wenn die Lokalisation derart deutlich festzulegen ist, dann werden wir speziell hier nach außerordentlichen Zeichen suchen und zunächst nur hier. Sind aber weder von da noch von irgend sonst woher Symptome von hoher Qualität zu bekommen, dann ist der Fall nicht zu kurieren. So war das bei dieser Patientin, bis zu dem bewußten Zeitpunkt vor einem knappen halben Jahr.

Damals stellte sich nämlich heraus — und im Grunde ist es schlimm, daß man sich mangels Zeit nicht die Mühe macht in jeder, aber auch in jeder Vorgeschichte nachzufilzen —, daß die Frau vor etwa 6 Jahren ein Schleudertrauma erlitten hatte und seither mit dem Nacken zu tun hatte. Man muß zwar bei jeder Causa, bei jeder möglichen Veranlassung einer Störung hart gegen sich sein und die betreffende causale Möglichkeit unbarmherzig ins grelle Licht der kritischen Beurteilung rücken, aber einer Verletzung diesen Formats kann man zugestehen, daß es ein Führungssymptom höchster Qualität ist — wenn man es unter die Finger bekommt.

Bei unserer Patientin lag die Sache so: Ein Ausländer war ihr damals auf den stehenden Volkswagen, in dem sie am Steuer saß, mit großer Wucht von rückwärts aufgefahren, so daß der VW „ganz zusammengeschoben und der davor stehende Wagen noch mit beschädigt worden war". „Es hatte mir den Kopf ganz schwer nach rückwärts gerissen, es waren keine Kopfstützen vorhanden." Einige Zeit danach traten zum ersten Mal die Beschwerden auf; in auffallender Weise allerdings erst nach 3 bis 4 Wochen nach dem Unfall. Man steht vor der Entscheidung: Ist das lange Interregnum noch *tragbar* im Sinne eines causalen Zusammenhanges zwischen Schleudertrauma und Wirbelsäulensyndrom, vor allem bei einer Frau diesen Alters, in dem bestimmte Abnützungen der Wirbelsäule „legitim" sein und ganz allein Ärger machen können.

Sicher ist, daß der Aufprall mit großer Wucht erfolgte, und daß vor diesem Unfall die Kranke niemals Schmerzen an dieser Stelle gehabt hat. Das zu klären, ist außerordentlich wichtig, denn damit rückt zweifellos das Trauma in den Blickpunkt des Geschehens. Und jede andere Therapie, die diesen Sachverhalt nicht ins Visier nimmt, wird schief gehen — was, siehe oben, bereits bewiesen worden ist. Also der Zeitabstand kann schon so sein, daß eine unmittelbare und handgreifliche Folge *nicht* festzulegen ist und trotzdem ein wahrer Zusammenhang besteht. Dazu kommt, daß nach 6 Jahren bei einem älteren Menschen die Erinnerung nicht so gut sein muß, daß genaue Aussagen um jeden Preis zu erwarten sind. Für die passende Mittelwahl war die wesentliche Voraussetzung die, daß abgeklärt werden konnte, daß der Nacken *vor* dem Unfall in Ordnung war.

Die Richtigkeit dieser Kalkulation, das Tippen auf den Unfall und die daraus gezogene therapeutische Konsequenz bestätigte das schnelle und dauerhafte Verschwinden sämtlicher Beschwerden.

Neben der ersten Klärung — nämlich der Unfallfolge — war noch eine zweite, allerdings nicht so ausschlaggebende vonnöten. Man mußte die *Lokalisation* der Störung „klein" schreiben, denn sie ist unzweifelhaft sekundär, weil die Verletzung im Genick „zufällig" ist. Wenn das Schleudern, das Verreißen und Verletzen an der *HWS* auftritt, dann nur deshalb, weil der Autositz so gebaut ist — wenn er anders konstruiert wäre, würde meinetwegen das Kreuz im Mittelpunkt des Geschehens sein. Uns interessieren die Mittel für die Verletzung der Wirbelsäule überhaupt. Schleudertrauma ist im „Kent" nicht verzeichnet. Die Rubriken Verletzung des Rückgrates und Rückenschmerzen nach Verletzung finden wir in 2/315, 325 und in etwa 310. Die haargenaue Aufzeichnung im „Kent" steht in 2/315 unter Verletzung des Rückgrats: Erschütterung der Wirbelsäule durch Schlag, Stoß; es gibt 3 Mittel, alle 2wertig, Arnica, Hypericum, Acidum nitricum. Wir haben also mehrere Medikamente zur Verfügung, die dem Führungssymptom unseres Falles gerecht werden.

Ich hatte Hypericum gegeben, in der LM 18, weil das Schleudertrauma mehr die Verletzung der Nervengewebe — die meisten Klagen wiesen darauf hin — und viel weniger eine der Muskelgewebe oder eine der Bänder und Fascien verursacht hatte. Hypericum ist neben Phosphor das wichtigste Nervenverletzungsmittel 1/453 und es ist speziell ein Mittel der Verletzung der Rückenmarksnerven. Auch die nächsten Jahre erlebte die Patientin keinen Rückfall.

Fall 200: Mann, 45 Jahre, kam vor einigen Jahren in die Sprechstunde und brachte als Diagnose Colitis mucosa et ulcerosa bestehend seit 7 Jahren mit. Er war deshalb schon einige Male im Krankenhaus. In der Verwandtschaft sind solche oder ähnliche Krankheiten nicht bekannt.

Der Beginn liegt noch 1 Jahr länger zurück; damals begannen rezidivierende Blutungen aus den unteren Darmabschnitten, ziemlich hell in der Farbe. Einige Wochen später kamen Schmerzen und Schleimabsonderungen hinzu. Der Stuhlgang erfolgte zunächst nur alle 6 bis 8 Tage; später traten die Durchfälle auf, 5- bis 6mal täglich. Es wurden bis zu 12 Tabletten pro die von den üblichen Mitteln genommen; darunter waren auch Medikamente für die „Nerven". Bis auf die letzten 9 Monate, wo der Stuhl durch ein neues Arzneimittel zwischendurch etwas geformter war, blieb er andauernd durchfällig und blutig-schleimig. In den letzten Jahren waren Zeiten dabei, wo ein Stuhlzwang vorhanden war, der den Mann 15- bis 30mal am Tage auf die Toilette trieb, wobei aber nur etwas blutiger Schleim abging.

Das war zunächst alles an Zeichen, Symptomen und Modalitäten, was aus dem Kranken herauszubringen war. Er behauptete bereits über 10 000 Tabletten geschluckt zu haben und es taucht natürlich sofort das Problem auf, ob das bei Beginn der homöopathischen Behandlung in Hinsicht auf eine zusätzliche chronische Arzneimittelbelastung mit einkalkuliert werden muß.

Man wird Folgendes überlegen: Das Prinzipielle der medikamentösen Belastung (und auch Unterdrückung) ist doch zuerst das, daß die *Tatsache* dieser Belastung, dieser Unterdrückung, klar und deutlich vor Augen geführt werden muß. Wir können nicht reflektorisch sagen, aha, der und jener, der hat schwere Medikamente bekommen, der braucht sofort Nux vomica oder Sulfur. Wir übersehen da die bei noch vielen Menschen vorhandene Regulationskraft, die es ermöglicht, daß trotz belastender Therapien und trotz Verdrängung bestimmter Krankheitsprozesse der kranke Organismus mit sich selbst ins reine kommt.

Die Krone der Schöpfung hält eine ganze Menge aus.

Nur wenn wir behaupten können, daß der Patient *seine Medikamente nicht verkraftet* hat, was sich dadurch zeigt, daß es *außerhalb* der „normalen" Krankheit mit verschiedenen anderen Dingen nicht mehr stimmt, dann brauchen wir Nux vomica beispielsweise. Nur wenn wir sagen können, daß der Kranke Antibiotika usw. bekommen hat und *seither* krank ist oder *zusätzlich* zu seiner „normalen" Krankheit sich noch eine Kunstkrankheit aquiriert hat, dann brauchen wir Sulfur oder andere wirksame homöopathische Mittel, die für diesen Unterdrückungsmodus bereitstehen. Wer ein Antibioticum erhält und *trotzdem* seine Fieberzustände beispielsweise noch längere Zeit hat, kann im allgemeinen von dieser Therapie weder Nutzen noch Schaden davontragen. Wer aber nach einem vertriebenen Fieber — einem, das normal nicht sobald verschwindet — nicht mehr gesund oder erst recht krank wird, der braucht Sulfur und so fort. Wer nach einer mit einem Antibioticum oder einem Sulfonamid behandelten fieberhaften Bronchitis oder Lungenentzündung sein Bronchialasthma bekommt, braucht fast immer Sulfur als die Arznei der Verdrängung und Unterdrückung — und er wird mit großer Wahrscheinlichkeit sein Asthma wieder loswerden.

Und wenn immer wieder beschwörend auf die Aufnahme einer sauberen homöopathischen Anamnese hingewiesen wird, dann deshalb, daß solche Zusammenhänge nicht übersehen werden und diese und andere *Verursachungen* ans Tageslicht kommen — um so das heilende Mittel finden zu können.

Wer die mögliche Causa — Causa in unserem Sinne — bei der Aufnahme einer Krankengeschichte nicht abklärt oder sie vernachlässigt, treibt Schindluder mit seiner Heilweise und macht unter solchen Gesichtspunkten letztlich einen Kunstfehler.

In unserem Fall war es also eines der ersten Erfordernisses, zu entscheiden, ob die Unmasse von nötigen und unnötigen Medikamenten den Mann geschädigt hatte oder nicht. Wir werden da nicht die Blutchemie-Kontrolle und andere Laboruntersuchungen vornehmen lassen — diese nützen für das, was *wir* wissen wollen kaum je etwas — sondern wir werden schlicht und einfach nachzuprüfen haben, ob der Kranke seit der Tablettenschluckerei zum Beispiel sich merklich und unverkennbar in Hinsicht auf seine Erkrankung und auch in Hinsicht auf andere gesundheitliche Zusammenhänge zusätzlich „verändert" fühlt. Und das muß einigermaßen „knallig" sein. Veränderungen sollen nicht in Finessen bestehen, sondern in Beschwerden, bei denen der Patient vom Stuhl hoch geht und beteuert: seit diesem Medikament, seit dieser Therapie bin ich zusätzlich krank oder noch kränker geworden.

Wer all das nicht zur Kenntnis nimmt, wird nicht mit Nux vomica und nicht mit Sulfur und mit keinen anderen entsprechenden Arzneien das Geringste erreichen.

Nun, dem Mann konnte nach den obigen Kriterien kein Unterschied vor und seit dem Tablettenkonsum nachgewiesen werden. Es konnte deshalb auch nicht von einem Tablettenabusus gesprochen werden dergestalt, daß ein Abusus identisch ist mit einer gesundheitlichen Schädigung. Die nächste Entscheidung bezog sich auf die Führungssymptome dieses Falles.

Was war das Sonderliche, das Eigenheitliche, das Individuelle? Man findet eigentlich nichts Außerordentliches in dieser Krankengeschichte. Wir haben nur einige interessante Symptome aus dem Bauchbereich selbst. Ein objektives ist das Symptom, daß der Kranke Zeiten hatte, wo er am Tage 15- bis 20mal die Toilette aufsuchen mußte, wobei nur etwas blutiger Schleim abging. Das ist ein klassischer Tenesmus, ein *Stuhlzwang* — der übrigens recht ekelhaft ist — und nicht nur ein Stuhldrang. Wir haben eine Rubrik in 3/648, wo die Arzneimittel für diese Beschwerde aufgezeichnet sind, nämlich Tenesmus bei Diarrhoe. Dazu kommt das Symptom blutig-schleimige Stühle; das ist schon recht bedeutend, denn das ist ein Dauerzustand bei der Krankheit dieses Mannes und nicht etwas Flüchtiges. Nie war der Stuhl anders die ganzen Jahre als blutig-schleimig 3/662. Es ist gleichgültig, ob das ein klinisches oder halbklinisches Krankheitszeichen ist, es ist nicht gefragt, ob es auf der Basis der ulcerösen Veränderungen, die immer wieder durch Untersuchungen, Rektoskopien usw. nachgewiesen werden konnten, beruht; führend ist nur die Tatsache der Intensität und der Dauer dieser Erscheinungen, die sehr wohl als „eigenheitliche und charakteristische" zu bezeichnen sind. Beide Rubriken zusammen gesehen ergeben eine kleine Anzahl von Mitteln; das naheliegendste ist Mercurius solubilis — Mercurius corrosivus wäre vielleicht noch passender gewesen. In der LM 18 verordnet, bekam ich erst Auskunft nach 5 Monaten. Dann kam der Patient wieder. Der Darm war damals nach 3 Wochen gut geworden und er war es geblieben bis vor 8 Tagen. Da hatte das Bluten wieder angefangen. Auf das gleiche Mittel in der gleichen Stärke war die Sache bald wieder vorbei. Nach ein paar Wochen gab es wieder einen kleinen Rückfall, der auf die gewohnte Arznei schnell vorbei war.

Nach etwa 18 Monaten tauchte der Patient wieder auf; er wollte sich „nur vorsichtshalber" sein Mittel holen. Er hatte mit seinem Darm die früheren Schwierigkeiten nicht mehr erlebt, aber er war vor einigen Monaten an einer Mastdarmfistel operiert und vor kurzem nachoperiert worden. Er fürchtete wegen der dabei benötigten vielen Medikamente um seinen Darm und wollte mit den Tropfen „vorbeugen".

So gesehen war er also seit knapp 2 Jahren beschwerdefrei.

Ich gab ihm das Mittel mit, das er „vorsichtshalber" verlangte und das, so wörtlich, „immer 100%ig hilft".

Später habe ich den Mann aus den Augen verloren. Sollte er trotz allem wieder rückfällig geworden sein, dann könnte man ihm mit einer an Sicherheit grenzenden Wahrscheinlichkeit entweder mit einem anderen Mercur-Präparat der Homöopathie oder anderen ihrer Arzneimittel weiterhelfen.

Ich hatte dem Patienten gleich zu Beginn der Behandlung einen Fragebogen überreicht, den er nie ausgefüllt hat. Ich konnte nur soviel Zusätzliches erfahren, daß er keinerlei Begründung für seine Erkrankung sich vorstellen und angeben konnte.

Fall 201: Mann, 59 Jahre, kommt in die Sprechstunde wegen einer Gastritis, die er seit 8 Wochen mit sich herumträgt. Er arbeitet als Vertreter, er hat nie Zeit und allein schon deshalb bekommt er von mir Nux vomica LM 18 verordnet. Dieses erste Symptom „immer in Eile" 1/26 und die Ungeduld und das Nicht-Warten-Können 1/109 sprach dafür und dazu noch „seine Abhängigkeit von den Magen-Nerven", wie er das selbst nannte. Wir sagen Verschlimmerung durch Aufregung, auf den Magen bezogen 3/490.

Angesichts der Erfahrung, daß kein Homöopath das passende Mittel „geschenkt" bekommt, war die Enttäuschung, daß Nux vomica nicht geholfen hatte, wie mir der Patient eine Woche später mitteilte, nicht groß. Die genannten 2 wertvoll erscheinenden Gemütssymptome waren zwischen Tür und Angel „gefunden worden" und waren eben nicht allein die wahren, sonst hätte der Mann seine Beschwerde bereits losgehabt.

Nun, er kam — als Vertreter hatte er nie Zeit . . . siehe oben — erst nach fast einem halben Jahr wieder, weiterhin im Besitz seiner Gastritis; er hatte sich bisher selbst behandelt, umsonst zwar, aber auch vergebens.

Eine bessere Aufnahme der Vorgeschichte — die bei einem subakuten Fall nicht bis in die früheste Jugend zurückreichen muß, außer man findet rein gar nichts an guten Symptomen aus der neueren Krankenbiographie — ergab die schon bekannte Tatsache, daß die Beschwerden von Ärger und Aufregung abhängig waren und dazu, daß sie völlig unabhängig vom Essen waren. Der Patient klagt über ein Gefühl wie von einem Stein im Magenbereich, wobei der Druck des Hosenbundes und des Gürtels als angenehm empfunden wird. Der Kaffee ist allerdings seit der Störung nur schlecht verträglich.

Auf die Symptome Steingefühl im Magen 3/449, Verschlimmerung durch Kaffee 3/492, 1/513, in Verbindung mit der alten Modalität Aufregung verschlimmert 3/490, 495 verordnete ich jetzt Chamomilla LM 18. Ich war meiner Sache so gut wie sicher, aber nach einer Laufzeit von 14 Tagen hörte ich von dem Kranken, daß auch diese Arznei nichts bewirkt hatte.

Eine nochmalige Symptomenjagd ergab wenig Ausbeute; manchmal, erklärte der Mann, habe er den Eindruck, daß die Nahrungsaufnahme die Beschwerden etwas bessere. Dagegen könne er mit Bestimmtheit sagen, daß abgesehen von dem ständig vorhandenen Steingefühl, die Schmerzen zumeist krampfig seien.

Es blieben, wenn man sich an die Symptome und Zeichen halten wollte, die vorhanden und wirklich nicht schlecht waren, nur noch wenige Medikamente übrig. Ich gab dem Patienten aus Unsicherheit gleich zwei davon mit, mit der strikten Anweisung, zunächst nur das erste zu verwenden und das zweite in Reserve zu halten.

Es kam nach einer Woche der telefonische Bescheid, daß sofort eine Besserung eingesetzt hatte. Ein erneuter Anruf wenige Tage später, verkündete, daß der Magen bereits vollständig in Ordnung gekommen war. Was war das 1. und was war das 2. Mittel (das nicht mehr benötigt wurde) gewesen?

Es soll sogleich aus den bisherigen Beobachtungen folgende Schlußfolgerung gezogen werden: Man ist zunächst nie seiner Similewahl sicher, auch wenn man dafür die Hand ins Feuer legen möchte.

Das beweist in unserem Fall das Fehlschlagen von Chamomilla.

Erst post festum kann man für die Überlegungen, die zur Mittelfindung geführt haben, einstehen dahingehend, daß man überzeugt ist, die Symptomenauswahl gut, weniger gut oder miserabel gemacht zu haben. Der Patient wird uns darüber schleunigst aufklären. Aber jederzeit wird man unter der Voraussetzung, daß ein Krankheitsfall ordentlich aufgenommen wurde, eine Menge lernen, auch wenn er schiefgegangen ist.

Bei sauberer Arbeit wird man übrigens — nachdem der Kranke den ersten Erfolg- oder Mißerfolg verkündet hat — schon durch die Prüfung der Einzelheiten, die man aus der Vorgeschichte, aus der Interrogation weiß, mit großer Sicherheit bestätigt finden können, ob das gegebene Medikament wirklich etwas bewirkte oder nicht. Eigentlich kann man bei fast jedem Krankheitsfall die entsprechende Entscheidung fällen. Wer in schöner Regelmäßigkeit so redet, als wären alle Erfolge mit homöopathischen Heilmitteln Einbildung oder Spontanbesserungen, beweist nichts anderes, als daß er nie gelernt hat, eine anständige homöopathische Anamnese aufzunehmen und aus diesem Grunde noch nie fähig und in der Lage war, kritisch und objektiv zu beobachten, um was sich es handelt bei der Abklärung einer Erfolgsmeldung eines homöopathisch behandelten Patienten. Ein Grundsatz ist, daß man diese niemals unbesehen hinnehmen wird. Jedes mitgeteilte Ergebnis, ob positiv oder negativ, erfordert ein sofortiges Nachstoßen, ob denn das, was der Kranke behauptet, auch dem entspricht, was wirklich los ist. Und nachprüfen und vergleichen können wir das Wesentliche nur, wenn wir seine Anamnese fein säuberlich auf der Karteikarte oder im ausgefüllten Fragebogen vor uns haben. Auch und gerade am Telefon können wir gezielt und inquisitorisch fragen, ob denn die und jene Beobachtung, die und jene Änderung des Befindens echt und wahr ist, oder nur Einbildung und Schimäre. Diese Sachverhalte beziehen sich also sowohl auf die Besserung eines Zustandes, den der Kranke uns schildert, als auch auf eine mögliche Verschlimmerung.

Insoweit ist das ewig klingelnde Telefon für uns eine willkommene Hilfe und man kann dieses Sprechgerät zu einer guten Auskunftei machen, besonders wenn der Partner am anderen Ende „auf Draht" ist.

Nun zurück zu unserem Fall.

Eines war sicher und damit auch die Mittelwahl in gewisser Weise vorbestimmt, daß nämlich die ganzen Beschwerden abhängig von Aufregung und Ärger waren und überhaupt nicht vom Essen. Wenn das so deutlich ist und in dieser außerordentlichen Form eine relative Seltenheit darstellt, ist dieses Ärger-Symptom, ist diese Modalität das Führungssymptom. Wir werden den Ärger zwar auf den Magen beziehen, aber vorsichtshalber auch noch auf den Bauchbereich, also im „Kent" diese Rubriken aufsuchen, jedoch nicht die allgemeine Rubrik Ärger, Aufregung verschlimmert im 1. Band nachschlagen 1/150, 32; das wäre nicht exakt genug und würde uns vom Mittel wegführen.

Wir müssen uns das ins Bewußtsein bringen. Nur wenn wir rein gar nichts unter den Lokalerscheinungen bei vergleichbaren Fällen finden, suchen wir die übergeordnete, die Rubrik Ärger verschlimmert, Aufregung verschlimmert, oder auch Kummer verschlimmert, Nässe, Kälte usw. verschlimmern im 1. Band unter Allgemeines. Immer wieder handelt es sich um das gleiche Prinzip. Wenn lokale Modalitäten zu haben sind, ziehen wir diese vor, wenn sie hochwertig sind. Wenn sie banal sind, grau und unbedeutend, überlesen und vernachlässigen wir sie. Hier suchen wir also unter Magen und Bauch. Und wir suchen nicht nur unter Ärger 3/488, 542, sondern auch unter Erregung 3/490, 543 und auch unter Zorn 3/495, 549. Diese Rubriken sind „blutsverwandt"; der Patient kann nicht leicht die Unterschiede bestimmen. Kummer dagegen dürften wir beispielsweise nicht verwenden, denn das ist nicht dasjenige seelische Trauma, das dem Mann, der sehr selbstsicher ist, den Magen verdirbt.

Von den Schmerz*arten* wählen wir zunächst die *krampfigen* aus; wir lesen nach unter Magen krampfig und vorsichtshalber auch Bauch krampfig 3/505, 578; und wenn vorhanden berücksichtigen wir auch hier Bauchkrämpfe, Magenkrämpfe nach *Ärger* usw.; bei Magen finden wir nichts, beim Bauch dagegen 2 Mittel 3/580, Colocynthis 3wertig und Staphisagria 2wertig. Wir müssen uns auch im klaren sein, daß wir *nicht nur* unter dem Schmerz krampfig beispielsweise nachzuschlagen haben, wenn er auch wirklich so und typisch so ist, sondern auch *immer* unter der Allgemeinrubrik Schmerz Magen Bauch, denn diese *allgemeine* Rubrik beinhaltet *alle* Arten von Schmerzen.

Das alles klingt etwas kompliziert, aber wenn man einmal eingearbeitet ist, läuft doch Verschiedenes wie am Schnürchen.

Dabei lassen wir den Grundgedanken niemals außer acht: Wir wollen nur eine Handvoll erstklassiger bis zumindest noch „recht ordentlicher" Symptome und Zeichen aus dem „Kent" herausholen. Was mehr ist, ist bereits verdächtig auf mindere, zumindest nicht zufriedenstellende Symptome und Modalitäten.

Wenn wir letztere unbedingt *auch* repertorisieren wollen, macht das dann nichts aus, wenn wir uns führen lassen von den paar wertvollen Symptomen. Wenn wir uns jedoch durch die billigeren *leiten* lassen, müssen wir am Ziel vorbeischießen, weil wir die Gesetzmäßigkeiten der Homöopathie mißachten.

Wir sind also dabei, das Führungssymptom dieses Krankheitsfalles mit den dazugehörigen Arzneimitteln abzudecken. Wir können, zwecks Übung, diese fein säuberlich aufschreiben. Wir haben dann eine Anzahl von Ärger-, Erregungs- und Zornmitteln; diejenigen, die als Arzneien in Frage kommen, wenn solche Gemütsbelastungen den Magen dieses Menschen und seinen Bauch dazu durcheinander bringen. Und nur sie bringen durcheinander, nicht das Essen, nicht das Fett, nicht der Kohl — nur der Kaffee macht außerdem Schwierigkeiten.

Die aufgeschriebenen Medikamente kommen also für unseren Mann in die engere Wahl; wir vernachlässigen zunächst nur die Kaffeemodalität, weil sie bei einem Magengestörten nicht von vornherein aufregend ist.

Wir können diese Arzneien nur differenzieren dadurch, daß wir mit Hilfe eines weiteren guten Symptoms eine Auswahl treffen. Haben wir noch ein einigermaßen wertvolles. Nun, das haben wir — und das ist die Angabe des Patienten, daß der Druck des Gürtels, des Hosenbundes recht gut tut. 3/490, 506. Meist erwartet man das Gegenteil, man erwartet das „Gürtelgefühl", die Empfindlichkeit gegen beengende Kleidung, das Lockern des Hosenbundes, wofür es eine Menge Rubriken gibt; ein Zeichen dafür, daß *diese* Modalität nicht umwerfend wertvoll ist.

Ich hatte nicht das Symptom *Druck bessert* bei meiner zweiten Mittelwahl nach vorne gesetzt, sondern das Kaffeesymptom, was Chamomilla ergab 3/492, 1/513; es half überhaupt nicht — und so lernt man auch an den Versagern. Denn um so mehr lud jetzt das Drucksymptom zur Anwendung ein. Druck bessert, er tut gut, sagt der Patient; da findet sich Chamomilla nicht. Colocynthis ist das einzige Medikament aus der Reihe der Ärgermittel für Magen und Bauch, das diese eigenartige Druckbesserung aufweist.

Es kommt noch das Steingefühl, es ist nicht hochkarätig, aber auch nicht zu vernachlässigen; wir finden es in 3/449, 523 usw.

Auf Colocynthis, in der LM 18 verwendet, kam also ein Anruf nach 7 Tagen, daß eine sofort beginnende Besserung der Beschwerden eingesetzt habe und der Magen bereits sehr gut geworden sei. Der Mann blieb gesund, bis nach knapp 2 Jahren eine akute Wurmfortsatzentzündung eine Einweisung ins Krankenhaus zur Operation nötig machte.

Das Reservemittel war Staphisagria, das aber recht weit vom Ziel weg war, wenn man die Symptomatologie des Kranken nachträglich noch einmal überdenkt.

Fall 202: Frau, 62 Jahre, gibt eines Morgens den telefonischen Bescheid, daß sie Gallebeschwerden hat. Sie habe bereits gestern zu brechen angefangen und starke Magenkrämpfe seien aufgetreten. Die Temperatur unter der Achsel sei 37,5 Grad und der ganze Oberbauch druckempfindlich; der Stuhl zeige sich hell und gelblich und durchfällig; zusätzlich verspüre sie einen Stirnkopfschmerz.

Aufgetreten sei alles nach einem Fleischsalat, der aber ganz frisch aus dem Geschäft besorgt worden war.

Das war alles. Ich ließ der Patientin ein Mittel in der LM 18 zukommen, das sie sogleich bei Erhalt nehmen sollte und abends ein zweites Mal.

Ein Anruf am gleichen Abend berichtete zwar über eine Temperaturerhöhung auf 38,6 Grad axillar, aber der Bauchschmerz hatte bereits ziemlich nachgelassen. Brechen war nicht weiter aufgetreten. Das Gesamtbefinden und die örtliche Beschwerde waren am nächsten Tag schon wesentlich gebessert, die Kranke sprach von einer „relativ sehr guten Besserung".

Ich ließ die Frau, die eine halbe Autostunde vor München wohnt, deshalb ohne Bedenken mit dem PKW in die Praxis fahren und stellte noch einen druckempfindlichen Fleck im Gallenblasenbereich fest. Die Zunge war unauffällig rot und feucht. Der Appetit sei auch schon wieder im Kommen, meinte die Patientin. Die Tropfen ließ ich noch einige Tage weiter nehmen.

Post hoc propter hoc — schneller kann's nicht gehen; schneller ohne Fieber sein auch nicht. Nur Antibiotika usw. bringen erhöhte Temperaturen manchmal noch schneller weg.

Aber Fieberfreiheit und Wiederherstellung der Gesundheit in 3 bis 4 Tagen sind zwei Paar Stiefel. Letzteres gelingt in vergleichbaren Fällen mit unseren Mitteln ausgezeichnet, wenn sie die passenden sind. Eine Spontanbesserung ist *doch* wenig wahrscheinlich, weil die Frau, wie sich später herausstellte, früher schon in ähnlicher Weise mit ihrer Gallenblase zu tun gehabt hatte und noch niemals so prompt ihre Beschwerden angebracht hatte. Außerdem ist gerade eine solche Vorgeschichte für eine Arznei aus der Materia medica homöopathica besonders typisch und sie hat sich auch in wesentlich komplizierteren Fällen ähnlicher Art immer wieder bewährt. Bewährt natürlich nur dann, wenn die Bedingungen, die gerade diese Arznei stellt, erfüllt wurden.

Wir können aus den Angaben der Kranken am Telefon bereits auf einige Mittel tippen. Sie versichert uns, daß alles nach dem Verzehr eines Fleischsalates aufgetreten ist. Das ist schon das Führungssymptom dieses Falles. Eine Zusatz-Frage ist allerdings bei vergleichbaren Krankheitsfällen immer zu stellen: die Frage, ob diese fette Speise frisch war. Entweder es war hier das schwere Essen, das die Koliken provozierte, oder es war eine nicht mehr frische Nahrung, die nicht vertragen wurde. Beides ist möglich und eine entsprechende Aufklärung ist unbedingt erforderlich. Als „dritte" Alternative kommt nur noch der Zufall ins Spiel — und der ist das Letzte, was wir als auslösende „Ursache" in Erwägung ziehen.

Die Rubriken stehen in 1/515 (2mal) und 513. Wenn wir das Prinzip der Leitsymptome ernst nehmen, kommen *nur* die dort aufgezeichneten Medikamente für diese Patientin in Frage. Und wenn wir aus der klinischen Symptomatologie heraus (Gallenblasenanamnese, heller Stuhl usw.) auf eine Leber-Galle-Störung schließen, kommen wir zwanglos auf Pulsatilla als das Medikament.

Die anderen Symptome und Zeichen, „Magenkrämpfe", Erbrechen, sind wenig bedeutend. Was noch recht „erfreulich" ist, ist der Stirnkopfschmerz 1/288, denn es ist ein Begleitsymptom nach BÖNNINGHAUSEN, das außerhalb der erkrankten Körperpartie auftritt und *deshalb* bemerkenswert ist.

Schwere Speisen verschlimmern Magen-Leber-Galle finden wir auch noch unter den Magen-Rubriken 3/453, wo steht, verdorbener Magen nach fetten Speisen; wobei auf den Terminus verdorbener Magen nicht allzu großer Wert zu legen ist; man kann bedenkenlos den Oberbauch dazu nehmen. Es ist eine ausgezeichnete Rubrik; die danebenstehende Verdauungsstörung 3/452, wo es sich um Krankheitserscheinungen handelt, die nicht allein auf den Oberbauch beschränkt sind, steht ihr nicht nach. Im Zweifelsfalle wird man beide Rubriken zu Rate ziehen, weil sie doch „verwandt" sind. Erbrechen nach fetten Speisen steht in 3/456; das umfaßt aber nicht die Gesamtlage, denn wo bleibt da der Krampfschmerz, das Fieber, der helle Stuhl? Die Leitrubrik ist eben diejenige in 1/513 und 515. Sie umfaßt das Wesen dieser Störung.

Suchen wir übungshalber noch die Rubriken heller, gelber Stuhl 3/654, 653, den Durchfall 3/657, 659, die Magenkrämpfe 3/505 oder die Gallenkolik 3/558, dann sehen wir, daß Pulsatilla auch diese zweitrangigen Symptome mit sich führt.

Fall 203: An diesem kleinen Fall soll die Problematik der Mittelwahl gezeigt werden, das Stolpernkönnen über ganz einfache Zeichen und Symptome.

Eine Frau, 54 Jahre, meldet sich zeitig in der Frühe zur Behandlung und klagt über Folgendes:

Seit heute morgen habe sie ekelhafte Kopfschmerzen, verbunden mit einem Übelkeitsgefühl und Appetitlosigkeit. Außerdem besteht Bauchdruck, Sodbrennen und etwas durchfälliger Stuhl. Die Patientin glaubt, daß sie sich am Abend vorher mit einer Nahrung verdorben hat. Sie war im Kaffeehaus gewesen und hatte sich ein Schinkenbrot mit einer dicken Schicht überbackenem Käse bestellt und auch mit Genuß verspeist. Erst heute früh beim Erwachen waren dann die Beschwerden da. Wegen dieser Symptomatologie denke ich an

Nux vomica; es hat den gastrischen Kopfschmerz 1/249 und die Verschlimmerung früh beim Erwachen 1/236; dazu paßt die Übelkeit 3/478 und anderes. Die Brechwurz entspricht auch der gereizten Stimmung der Kranken. Ich gebe die Arznei in der D 30, eine Dosis. 2 Stunden später erzählt mir die Patientin am Telefon, daß sie nicht eine Spur einer Veränderung des Befindens feststellen könne.

Auf Nachfragen erzählt sie mir jetzt, daß es in dem Lokal ziemlich schmuddelig gewesen und die Speisezubereitung wegen der vielen Gäste wohl nicht nach den Gesetzen absoluter Sauberkeit und Frische möglich gewesen war. Diese Hinweise veranlassen mich, an Arsenicum album zu denken, das Brechen, aber auch Brechreiz und Durchfall in sich vereinigt 3/455 und bei Folgen von Verzehr nicht mehr frischer bis verdorbener Lebensmittel eines der ersten homöopathischen Arzneimittel ist. Es wurde in der D 30 besorgt; es ergab wiederum keinerlei Wirkung — der Zustand war nach 2 Stunden unverändert.

Ich ließ mir die Sache noch einmal durch den Kopf gehen und ich kam auf etwas, was keineswegs eine Sache des *Ermessens*, einer Eventualität war, wie die Unsauberkeit des Lokals, die Intensität und Qualität der Bauch- und Kopfsymptome, sondern was als eine Tatsache da war. Eine Realität war es, daß die am Abend vorher aufgenommene Nahrung, das Schinkenbrot mit einer dicken Schicht überbackenem Käse versehen natürlicherweise eine Speise ist, die einen durchschnittlichen Verdauungsapparat zur erhöhten Tätigkeit herausfordert und für unsere Patientin ganz einfach zu „schwer" war.

Auf das entsprechende Mittel, eine Dosis in der D 30, war die ganze Verstimmung in wenigen Minuten wie weggezaubert und blieb es auch. Das Medikament war Pulsatilla, eines, das für solche Zwecke im „Kent" im Fettdruck aufgeführt ist und außerdem mit einem *Stern* auszuzeichnen ist.

Pulsatilla hat auch den gastrischen Kopfschmerz 1/249, die Verschlimmerung morgens beim Erwachen 1/236, den Brechdurchfall 3/455 (beziehungsweise Brechreiz und Durchfall), die Übelkeit bei Kopfschmerz 3/478 und vor allem die Folge schwerer, üppiger und fetter Nahrung 1/515, 513 und 3/453. In diesen 3 letztgenannten Rubriken ist Nux vomica nur einmal vertreten. Auch das spricht dafür, daß die schwere Nahrung die Folge der Störung war und damit das führende Symptom.

Man sieht, daß nach zwei fehlgeschlagenen Versuchen das wahre Simile die Beschwerde schnell und sicher beseitigen konnte; und das wird immer so sein, wenn man ein solches findet. Wenn! Diese Beeinflussung ist bei akuten Krankheiten genau so möglich wie bei subakuten und chronischen — wenn letztere überhaupt noch heilbar sind: aber nur nicht so im Sauseschritt, versteht sich.

Eine jegliche x-beliebige chronische „heilbare" Krankheit wird bei Verwendung von Hochpotenzen — und das muß wieder einmal gesagt werden — sich nach 2 bis 3 Wochen spätestens irgendwie *anders* äußern müssen, wenn das Medikament passend gewählt wurde. Wenn sich in dieser Zeit nichts gerührt hat, auch keinerlei *Reaktion* sich gezeigt hat, war die Arzneimittelwahl falsch.

Fall 204: Das ist ein Krankheitsfall, der den Weg zur Similefindung von einer besonderen Seite her deutlich macht, der zeigt, daß es nicht damit getan ist,

„repertorisieren" zu können, sondern daß davor die gute Beobachtungsgabe, der gute Einfall und das synthetische, das konkrete Denken stehen; daß man der Idee des Falles gerecht wird, dem gerecht wird, was der Witz der Sache ist und nicht zuletzt, daß man die Arzneimittelbilder ihrem Wesen nach, ihrem „Geist" nach im Kopf hat.

Es handelt sich um einen 6jährigen Jungen, der zusammen mit anderen Kindern 14 Tage vorher an einem grippalen Infekt erkrankt war. Es war hohes Fieber vorhanden gewesen mit wenig katarrhalischen Erscheinungen und keinen besonderen Schmerzen. Auf Aconit D 6 ließen die Temperaturen bald nach, aber nach der Entfieberung blieb eine auffallende Müdigkeit zurück. Die Erholung ging nicht recht vonstatten, nach einigen Tagen kehrten subfebrile Temperaturen zurück und 10 Tage nach Beginn dieser Erkrankung trat eine pflaumengroße Drüse an der rechten Halsseite auf, verbunden mit einer kloßigen Sprache. Die Tonsillen waren dick, aber ohne Beläge oder Pfröpfe. Kleinere Drüsen waren auf der anderen Halsseite schon vorher dagewesen. Eine lokale Behandlung des betreuenden Kollegen mit einer Archangelika-Salbe blieb ohne Erfolg, das leichte Fieber hielt an, das Kind blieb blaß und krank.

Leber und Milz waren nicht tastbar, man konnte im Blutbild eine Mononucleose ausschließen, die Senkung war stark erhöht, die Tuberkulin-Probe negativ. Im ganzen war es ein etwas ungewöhnliches Krankheitsbild.

Wenn man *lokal* dachte, mußte man die Medikamente einsetzen, die im „Kent" unter Schwellung Submaxillardrüsen stehen in 2/116 und in etwa 78. Weil man aber keine individuellen, eigenheitlichen Symptome, Zeichen und Modalitäten zur Verfügung hatte, war vorderhand das Gesetz der homöopathischen Mittelwahl nicht zu erfüllen, das im § 153 des Organon bestimmt, daß „die auffallenderen, sonderlichen, ungewöhnlichen und eigenheitlichen (charakteristischen) Zeichen und Symptome des Krankheitsfalles besonders und fast einzig fest ins Auge zu fassen sind".

Etwas ließ sich allerdings aus der Vorgeschichte entnehmen: daß ein Geschwister des Jungen 6 Wochen vorher einen fraglichen Scharlach gehabt hatte; jedenfalls war es damals 4 Wochen von der Schule weggeblieben. Ein Scharlach-Symptom war aber bei unserem Patienten nie vorhanden gewesen, keine Scharlachröte, kein Ausschlag und so fort. Andererseits gibt es heutzutage, wie man weiß, Scharlach ohne „Scharlach"; diese Dinge kommen sogar recht häufig vor. Die Kinder erholen sich nach einem scheinbar banalen Infekt nicht, nach einiger Zeit schuppen plötzlich die Hände usw. Wir haben aus dieser Vorgeschichte also zwei Möglichkeiten der Entscheidung: zum ersten die Behandlung aus *lokaler* Sicht; sie kann nichts einbringen, weil die Kriterien der Mittelwahl das nicht zulassen, wenn wir die Homöopathie HAHNEMANNS anwenden wollen. Zum zweiten die Behandlung unter dem Gesichtspunkt einer Scharlachfolge; eine Überlegung, die ziemlich weit vom Schuß ist, denn es weist nichts auf eine solche hin: man kann nur die allgemeine Erfahrung hernehmen, die besagt, daß eben öfters ein Scharlach ohne typische Symptome möglich ist und also auch Nachfolge-Krankheiten auftreten können, ohne daß man den Ausgangspunkt der Erkrankung in klassischer Form erlebt hat.

Folgen von Scharlach siehe „Kent" 1/438 und ähnlich 3/718, 134. Dazu kann man noch an die Nosode Scarlatinum LM 18 denken.

Diese andere Alternative steht also ebenfalls auf sehr wackeligen Beinen, und im Grunde ist es keine saubere Arbeit, wenn wir unter diesen Gesichtspunkten eine homöopathische Arznei geben. Es gab noch eine dritte Lösung, die bei genauem Hinsehen deshalb die beste sein mußte, weil sie Vorstellungen beinhaltete, die keine Ermessensfragen mehr waren, sondern einem synthetischen Denken gemäß „mit dem geistigen Auge sichtbare Wirklichkeiten", wie der alte GOETHE das nennen würde. „Synthese" heißt laut Lexikon: Zusammenfassung einer Vielheit selbständiger Teile zu einem einheitlichen Ganzen. Was waren diese Wirklichkeiten? Welches Mittel kam in Frage?   ·

Es wurde am Abend des selben Tages in einer D-30-Dosis verabreicht; noch in der Nacht stieg die die ganzen Tage vorher subfebril gebliebene Temperatur auf 38,5 Grad axillar; am nächsten Tage war jegliches Fieber verschwunden, und tags darauf die pflaumengroße Drüse der rechten Halsseite bis auf ein Viertel ihres Umfanges zurückgegangen. Das Befinden wurde in kürzester Frist wieder völlig normal.

Nachsatz: Ich erfuhr später noch ein sehr ordentliches Symptom. Das Kind hatte während der ganzen Zeit der Störung eine ungewohnte Aversion gegen Milch 3/418. Die unbestritten klarste Lösung des Problems war also das Wieder-in-*Schwung-bringen* eines nach einem positiven Anfangsergebnis (zunächst Entfieberung — mit oder ohne Hilfe des Aconit) weiterschwelenden Krankheitsprozesses mit subfebrilen Erscheinungen, mit Drüsenvergrößerungen usw. Dieses Dahinschwelen war die *Idee* dieser Erkrankung, und Sulfur ist zumeist dasjenige Arzneimittel, das den Schwelbrand zum Aufflammen bringt, der dann um so schneller und endgültig in sich zusammenfällt und verlöscht. Es brachte nach einigen Stunden eine deutliche Fieberreaktion und danach ein schnelles Abklingen der Beschwerde.

In der D 30 verordnet, genügt meist eine einzige Dosis von Sulfur, um die Angelegenheit in Bewegung zu bringen. Es ist selten erforderlich, am nächsten oder übernächsten Tag eine zweite und dritte Gabe folgen zu lassen; auch ein Schwamm kann durch noch so langes Eintauchen in Wasser nicht „nasser" werden, als er durch kürzeres Unterwasserdrücken bereits geworden ist.

Fall 205: Es handelt sich um einen 43jährigen Mann, der sich zunächst telefonisch orientiert hatte wegen seines „beginnenden Bronchial-Asthmas" und der dann auch bald in der Sprechstunde erschien. (Manche Patienten fragen erst an, ob man in ihrem Fall eine Aussicht auf einen gewissen Erfolg versprechen kann.)

Der Mann erzählte, daß er vor etwa 10 Monaten eine Virus-Grippe durchgemacht hatte, von der er sich nicht erholen konnte. Es war eine Bronchitis zurückgeblieben mit einem hartnäckigen Husten und beginnenden spastischen Atembeschwerden.

Er hatte fast 5 Monate die übliche Bronchitis-Therapie gehabt; die letzte Zeit ohne Antibiotica und Sulfonamide, aber mit unglaublich viel Vitaminen. Die Röntgen-Kontrolle der Lungen hatte damals unsaubere Befunde und das

Sputum eine Mischinfektion ergeben, was zur Folge hatte, daß der Patient das anschließende knappe halbe Jahr neuerdings und ununterbrochen bis zum Zeitpunkt des Auftretens in der Sprechstunde bakterien-wirksamen Medikamente schlucken mußte. Eine vor einiger Zeit durchgeführte Kur in einem Bad für Bronchialleiden brachte keine Besserung, die der Rede wert war.

Bis heute nimmt also der Kranke seine Bomben- und Granatenmittel und er wird in seinem Allgemeinzustand immer schlechter, auch „mit den Nerven ist es nichts mehr". Der Auswurf ist nach wie vor vorhanden, ebenso der Husten, und seit 14 Tagen bekommt der Kranke nachts keine Luft mehr.

Wenn man diese Krankengeschichte betrachtet, ist man zuerst betroffen über die Einfalls- und Hemmungslosigkeit der bisher durchgeführten Therapie und dann guten Mutes auf Grund einer Tatsache, die auf jeden Fall *ein* homöopathisches Mittel zur Anwendung geradezu herausfordert, wobei es allerdings nicht so ist, daß dann das idiotensicher wirken muß. Es gibt in der Homöopathie noch mehrere Heilstoffe, die in potenzierter Form gerade diesem Krankheitsbild gerecht werden.

Wer glaubt, bei einem solchen Sachverhalt fein säuberlich die Symptome, Zeichen und Modalitäten zusammenbasteln zu müssen, begibt sich auf einen Holzweg allein schon deshalb, weil durch die einfältige Therapie vorher ein „wahres" Symptomenbild völlig denaturiert worden ist. Man sieht die Symptome entweder überhaupt nicht mehr oder nur wie hinter einer Wand aus Milchglas.

Die Sache war hier schon *halb gewonnen*, wenn wir auf den Dreh dieser Störung kommen. Es war nichts anderes als eine *verschleppte* Grippe-Bronchitis, die sich mit einer an Sicherheit grenzenden Wahrscheinlichkeit auf der Basis einer medikamentösen Verdrängung entwickelt hatte.

Es wurde Sulfur gegeben, einmal täglich 5 Tropfen in der LM 18 und es zeigte sich folgende Entwicklung: Ein Anruf nach 14 Tagen besagte, daß der Husten innerhalb einer Woche praktisch vorbei war; eine Woche nach der Mitteleinnahme trat ein Schnupfen auf, den der Mann die ganze Zeit nicht gehabt hatte. Das Befinden war aber dabei keineswegs gestört — „ich fühle mich jedoch recht wohl dabei, viel wohler als vorher".

Dieser Schnupfen hielt die nächsten 3 Wochen ununterbrochen an, es kam sogar noch ein Tubenkatarrh hinzu, und ich gab wegen der gewissen Ängstlichkeit des Patienten einige halbwegs organotrope Mittel in tiefer Potenz.

Auf die Frage was ihm lieber sei, die spastische Bronchitis oder der Schnupfen, war klar, daß sich der Kranke für den Schnupfen entschied. Der Husten war vorbei und auch die Atemnot nachts war lange — nämlich nach wenigen Tagen schon — weg. Das Allgemeinbefinden war gut und unauffällig.

Nach insgesamt 6 Wochen waren die Nase und die belegten Ohren wieder normal geworden. Es war ein Fläschchen Sulfur (10 ccm Inhalt) verbraucht worden — ich hatte anfangs die Arznei wegen des Schnupfens etwas pausieren lassen. Vielleicht war das der Grund, daß nach einem fast schlagartigen Verschwinden der bronchitischen Erscheinungen die Beschwerden von der Nasen-Ohren-Seite etwas länger zum Wiederabklingen brauchten.

Wie dem auch sei, wenn wir eine relativ schnelle Wirkung eines Mittels einwandfrei beobachten können, werden wir vom Thema auch dann nicht abweichen, wenn *andere* vorher nicht existierende, erst durch die Umstellung neu auftretende Krankheitserscheinungen, *wochenlang* bestehen bleiben sollten.

Diesem Bronchitiker wird nie in Wirklichkeit geholfen werden können, wenn wir wiederum die Idee seiner Erkrankung nicht erfassen — er rutscht mit großer Wahrscheinlichkeit in ein Bronchial-Asthma hinein, das auch in 10 Jahren nicht anders homöopathisch-therapeutisch anzugehen wäre als zur jetzigen Zeit. Das Wesen dieser Erkrankung läßt nur eine einzige therapeutische Gangart zu . . . siehe oben.

Wenn immer wieder beschwörend darauf hingewiesen wird, daß nur ein paar Symptome für die homöopathische Mittelwahl von Belang sein können, dann kann man aus den beiden letzten Fall-Beispielen ein Gespür für diese Behauptung bekommen: Nur aus den wahren Symptomen, aus den *wirklich* sonderlichen und eigenheitlichen Symptomen wird man die Arzneimittelwahl bewerkstelligen können — alle andere „Ähnlichkeitssuche", alle andere „Homöopathie" ist eine kleinkarierte Methode, die über gewisse organotrope Verbindlichkeiten nicht hinausgeht.

Der Mann ließ sich nach 4 Monaten noch einmal hören. Eine Röntgen-Nachkontrolle der Lunge wies „eine wesentliche Besserung" auf, und der Röntgenarzt war „sehr zufrieden".

Beim Patienten selbst ist alles in Ordnung — er hatte keinerlei Beschwerden mehr gehabt.

Eine notwendige Bemerkung: Die Anamnese dieses Krankheitsfalles ergab also eine fast ununterbrochene antibiotische und Sulfonamidmedikation beinahe über 10 Monate und das nur, weil eine Mischinfektion aus dem Sputum herausgelesen wurde und der Röntgenbefund nicht in Ordnung war. Man soll zwar nicht am ehrenwerten Bemühen solcher Therapieversuche zweifeln, aber es gehört schon ein pathologischer Erregerfimmel und eine totale Instinktlosigkeit hinsichtlich der Einsicht in Krankheitsprozesse dazu, auf solche Manier Heilkunst zu betreiben.

Wer glaubt, das dürfe man nicht „offiziell" sagen, der verkennt die Wachheit des heutigen Zeitgenossen und Patienten. Dieser ist in vielen Dingen aufgeklärt und er nimmt uns zwar noch immer eine Menge ab, aber er kommt langsam dahinter, daß manches, was mit ihm getrieben wird, nicht gerade first class ist. In einer Zeitschrift stand vor einiger Zeit, daß 23 % der Krankenhaus-Patienten eines großen EG-Landes wegen *Arzneimittelschäden* behandelt werden müssen. Ich hoffe nur, daß sich da ein Druckfehler eingeschlichen hat.

Gestehen wir allesamt und ohne Verklemmungen auch Fehler ein. Der Patient merkt sie sowieso meist recht schnell und ist auch damit „einverstanden", wenn er mündig ist. Aber tun wir nicht so, als ob wir Wunderknaben wären und um so besser kurieren könnten, je teurer die Medikamente sind und je massiver und intensiver wir sie unseren Klienten in den Rachen schütten.

Eine weitere Bemerkung: Es gibt Fach-Kollegen, die sich daran delektieren gewissermaßen, daß die Homöopathie einen Diabetes, eine Perniziosa und noch verschiedene andere Krankheiten keinesfalls kurieren könne. Von dieser

Warte aus wird herumgeäugelt und festgestellt, daß die Schulmedizin, die Allopathie hier und überhaupt bei vielen Krankheiten viel mehr leisten könne.

Ich bin der Meinung, daß da eine falsche *Fragestellung* vorliegt. Nur wem das
Wesen der homöopathischen Heilkunst nicht aufgegangen ist, kann sich wundern, wenn bei *solchen* Krankheiten mit potenzierten Mitteln wenig oder
nichts zu erreichen ist. Die Homöopathie substituiert nicht und sie hat *dann*
auch keine Entfaltungsmöglichkeiten, wenn „stumme" Krankheitsbilder auftreten. Und vielfach sind gerade Krankheiten wie Tumore, Perniziosa, Diabetes stumm in bezug auf Symptome, Zeichen und Modalitäten. Diese Homöopathie ist dann überfordert wie ein Automobil, das zwar auf seine Art Hervorragendes leisten kann, aber deshalb noch lange nicht fliegen können muß. Die
Substitution ist andererseits nichts anderes als eine Therapieprothese; sie ist
wohl etwas wert, bedeutet aber keineswegs eine echte Heilung.

Zusammenfassend kann man sich folgende Gedanken machen:
1. Die moderne Medizin hat, wenn es um operative Technik und Diagnose-
Technik beziehungsweise Diagnose-Raffinesse geht, erstaunliche Fortschritte
gemacht.
2. Was den kranken Menschen selbst angeht, ist keineswegs ein überwältigen-
der Fortschritt zu verzeichnen, sondern es ist eher eine Enthumanisierung gekommen bis hinein zu den Bomben- und Granaten-Therapien, die nicht einem
kranken Menschen als Individuum verordnet, sondern schematisch einem aus
seiner Koordination herausgefallenen Säfteverbund verpaßt werden.
3. Die wahren Ergebnisse dieser Heilkunst sind recht dürftig, wenn man den
Begriff Heilung nicht mit den „Erfolgen" der Langzeit-Therapie und der Thera-
pieprothesen verwechselt.
4. Die Homöopathie HAHNEMANNS hat bei den meisten *gängigen* Krankheiten, ob akute, subakute oder chronische, ungleich mehr Ergebnisse aufzuweisen, die einer echten Heilung entsprechen — sie muß nur ihren Gesetzen gemäß angewandt werden. Sie ist noch dazu eine unerhört menschengemäße und
menschenfreundliche Heil-Methode.
5. Die Katastrophen-Medizin, die Medizin der Intensiv-Stationen sind nicht die
Aufgaben und nicht die Ziele dieser Homöopathie; sie stellt hinsichtlich solcher Therapiekunststücke auch die Fragen anders.
6. Die Substitutionsbehandlung liegt ebenfalls nicht im Heilbereich der Homöopathie; sie entspricht nicht ihren Intentionen. Sie strebt wirkliche Heilung
an und überläßt die Prothesentherapie anderen, wobei diese anderen ohne
Zweifel zumeist legitim und ehrenwert handeln und ihre relative Erfolge haben.
7. Die Homöopathie heilt nicht alles — siehe oben.
Sie ist keine Psychotherapie. Die bei ihr anfallenden psychotherapeutischen
Effekte sind solche, welche bei sämtlichen anderen Formen der Heilkunst
ebenfalls in Kraft treten. Ihr „andere" solcher Effekte zu unterstellen, heißt,
sich von der wissenschaftlichen Beschäftigung mit ihr zu „befreien", besser
gesagt, sich um diese herumzudrücken.

Fall 206: Mann, 65 Jahre, kommt in die Sprechstunde wegen hartnäckiger Kopfschmerzen, die seit 3 Monaten bestehen.

Er bezeichnet die Schmerzen als ausgesprochen ziehende, „die vom Schädeldach oben (was der Scheitel ist) bis zur Halsmuskulatur beiderseits sich ausbreiten". Rheumamittel und ähnliches haben bis jetzt nichts bewirkt. Einen einleuchtenden Grund, eine besondere Veranlassung für die Störung, kann der Patient nicht vorbringen. Außer der Feststellung, daß das Bewegen und Drehen des Kopfes die Beschwerden am *Hals* deutlich verschlimmert und frische Luft angenehm ist, sind keine Zeichen und Symptome zu erfassen, die auch nur im Ansatz für die Mittelwahl von Interesse sein könnten.

Es bleibt nichts anderes übrig, als mit diesen paar recht dürftigen Symptomzeichen zu operieren. Beim Repertorisieren stellt sich eine kleine Überraschung heraus; diese läßt es sinnvoll erscheinen, ein Medikament einzusetzen, an das man sonst nie im Leben denken würde.

Was war das für ein Mittel?

Der Patient bekam es in der LM 18 verordnet. Eine Woche später kam der telefonische Bescheid, daß zur Zeit keine Kopfbeschwerde vorhanden sei, und 4 Wochen später ein anderer, daß die Kopfschmerzen vom Tag der Mitteleinnahme an nicht mehr wiedergekommen seien.

Auch nach einer langen Beobachtungszeit war kein Rückfall zu verzeichnen. Wie hierarchisieren wir die Symptome dieses Falles?

Der Mann hat seit 3 Monaten einen Kopfschmerz, der vom Scheitel bis zum Hals außen verläuft. Das ist ein sehr ordentliches Symptom — wenn es stimmt. Wir müssen daher, zwar vorsichtig, aber drängend uns vergewissern, daß das so ist und dazu noch klären, ob andere Abläufe und Modalitäten *außerdem* und mit dazu existieren.

Es genügt, sich kurz „bescheinigen" zu lassen, daß ganz allein die bekannte Verlaufsart besteht und daß sich zwei, allerdings recht billige Symptome deutlich dazugesellen, nämlich die Besserung in frischer Luft 1/510 und die Verschlimmerung am Hals bei Drehen und Bewegen des Kopfes 2/328, ähnlich Schmerzen äußerer Hals bei Bewegung 3/306. Das beste Zeichen haben wir jedoch in 1/367; hier ist die identische Rubrik: der ausgesprochen ziehende (und kein anderer) Schmerz über Monate und die Lokalisation mit der Verlaufsrichtung. Wann haben wir schon eine *solche* erlebt — doch recht selten.

Wir haben hier ein gutes Beispiel für die *Relativität* eines Symptoms. Wenn diese Verlaufsart nur eine von *manch anderen* bei irgenwelchen Kopfschmerzbildern ist, ist sie bedeutungslos in bezug auf die Mittelfindung. Bei unserem Fall ist es aber ein umrissenes, exakt abgrenzbares lokales Schmerzgeschehen mit einer Verlaufsrichtung besonderer Art, die noch dazu lange dauernd und deutlich ist. Ein zunächst banales Symptom wird plötzlich individuell; wir dürfen zur Kenntnis nehmen, daß es sich nach Abschluß unserer Ermittlungen zu einem „aufregenden" herausgemausert hat.

Das Mittel war Chelidonium, und es zeigt sich an seiner Heilwirkung, daß sich auch solche beinahe komischen Angaben des Repertoriums verifizieren lassen, diese also „stimmen". Die Frage ist erlaubt, warum sich KENT gerade hier Chelidonium einfallen läßt, wenn es sich nicht irgend einmal oder des öfteren bewährt hätte. Warum sollte er gerade Chelidonium angeben, wo es doch viel „größere" Mittel gibt mit tausenden von Symptomen, von denen doch so nebenbei auch hier eines passen könnte. So ist es eben nicht, nur Chelidonium ist für *diesen* Kopfschmerzverlauf und *diese* Schmerzart zuständig.

Diese Symptome haben wir also sauber aus dem Kranken herausgeholt und wir finden zu unserer eigenen Überraschung, daß es nur diese eine Arznei Chelidonium gibt, die ihnen entspricht. Und wir setzen sie ein, wie gewohnt in der LM 18 — aude sapere! Solche Beobachtungen und Bestätigungen wird man, je mehr man mit dem Repertorium arbeitet, desto öfter erleben und immer mehr von der Qualität und Zuverlässigkeit der Kent'schen Angaben überzeugt werden. Die zwei Voraussetzungen, die grundsätzlich vonnöten sind, kennen wir:

Sorgfältige Aufnahme aller Symptome mit Auswahl der wertvollen; und das Wissen wo sie im „Kent" zu suchen sind, wo die wertvollen zu suchen sind. Unwertvolle, triviale gibt es zumeist in Massen beim Patienten, und auch im „Kent" sind selbstverständlich ebenfalls in Massen unwertvolle — aber kaum falsche — Symptome vorhanden — wie es eben der Masse von unwertvollen Symptomen, Zeichen und Modalitäten der *Arzneiprüfungen* entspricht.

Fall 207: Bei diesem Krankheitsfall waren die Kopfbeschwerden wesentlich unangenehmer. Es handelte sich um die Kopfneuralgien einer jungen Frau von 22 Jahren, die seit etwa 4 Jahren bestanden.

Sie begannen jeweils anfallsweise hinter dem linken Ohr. So gab die Patientin die Örtlichkeit an — es war aber mehr die linke Hinterhauptschuppe; und sie strahlten zum linken Auge und zur linken Gesichtshälfte aus. Sie traten in kürzeren, aber unregelmäßigen Abständen auf und dauerten meist eine ganze Woche. Vom vielen Tablettenschlucken hatte die Kranke bereits eine „Gastritis", wie sie sagte.

Mehr an Symptomen und Zeichen war nicht zu bekommen. Aus der Vorgeschichte ergab sich allerdings, daß die Frau vor 7 Jahren einen Unfall gehabt hatte dergestalt, daß sie mit großer Wucht mit dem Kopf auf eine Eisplatte fiel und sich bei dieser Gelegenheit denselben stark „verriß". Von daher waren bis zum heutigen Tage Kopfbeschwerden, wenn auch unbedeutende, zurückgeblieben. Die Neuralgien selber fingen jedoch erst 4 Jahre später nach diesem Unfall an.

Die große Frage war nun, sollte man hier trotzdem einen Zusammenhang suchen oder war keine wahre Querverbindung zwischen diesen beiden Sachverhalten gegeben. War der zeitliche *Abstand* zwischen dem Unfall und dem Auftreten der Neuralgien, der ja, wenn man nachrechnet, 3 Jahre betrug, nicht zu groß?

Im Prinzip war das damalige Verreißen durch den Sturz auf das Eis die Variante eines Schleudertraumas. Wir haben in unseren Protokollen nicht diesen feinen Sound, sondern sprechen von der Folge von Verletzung der Wirbelsäule durch Erschütterung, Schlag, Stoß 2/315. Wir können die größeren Rubriken Verletzung der Wirbelsäule 2/315, in etwa 325, eigentlich vernachlässigen. Wir haben von 3 Mitteln Arnica, Hypericum und Acidum nitricum das „Nerven"mittel zu wählen und das ist Hypericum 1/453. Das Schleudertrauma ist eine Sache der Nerven — und weniger der anderen Gewebe dieser Gegend. Wie konnte man diese Riß-, Schlag- und Stoßverletzung vor 7 Jahren und die Neuralgien auf einen gemeinsamen Nenner bringen? Man hatte das sichere Gefühl, daß zwischen beiden einfach eine Verbindung da sein mußte. Und diese konnte durch einen kleinen Trick nachgewiesen werden. Der Trick bestand darin, nicht nur den Schmerz an der linken Hinterhauptschuppe zu registrieren, von wo seit den letzten 4 Jahren die Neuralgien ausgingen, sondern ein Symptom, ein Zeichen zu entdecken, das bei einer Verletzung des Genicks im Sinne einer Verzerrung, einer Art Schleudertrauma mit großer Wahrscheinlichkeit existieren mußte, nämlich irgendeine Schmerzhaftigkeit im Bereich der Halswirbelsäule. Ohne diesen „Befund" (mit und ohne Röntgenkontrolle — die meist nicht viel ergibt) konnte man keine *Verletzungsfolge* konstruieren.

Gedacht, getan. Ein Fingerdruck in der Gegend des 2. Halswirbels ergab eine derart hochgradige Schmerzempfindlichkeit, daß die Patientin wie von der Tarantel gestochen vom Stuhl hochfuhr. Einige Wiederholungen dieses Druckversuches auf sanftere Weise bestätigten diese Tatsache. Die Kranke hatte an dieser Stelle nie einen spontanen Schmerz erlebt und nur indirekt sozusagen konnte der Schaden gefunden werden.

Alles in allem war ein Versuch mit Hypericum begründet. In der LM 18 verordnet, kam die Frau nach 4 Monaten wieder, um sich wieder das Mittel zu holen, denn in der letzten Zeit seien wieder leichte und nur einen Tag dauernde Neuralgien aufgetreten. Diese hatte sie von Anfang des Tropfennehmens nicht mehr gehabt.

Ich verordnete also das 2. Fläschchen und bat die Patientin, doch noch einmal etwas von sich hören zu lassen, auch wenn es ihr gut ginge. Das tat sie leider wieder nicht, aber von ihrem ständigen Begleiter erfuhr ich nach längerer Zeit, daß sie sich wohl fühle.

Fall 208: Diese Erkrankung geschah vor nicht allzulanger Zeit und sie ist ein Beweis dafür, daß es auch anders geht — anders nämlich als mit antibiotischen Medikamenten.

Eine Frau, 30 Jahre, erkundigte sich telefonisch, ob man bei einer Kieferhöhlenentzündung auch mit Homöopathie etwas machen könne. Sie sei bei ihrem Facharzt gewesen wegen einer starken Kopfneuralgie linksseitig (speziell im Kiefer- und Augenbereich links) und der habe ihr ein Penicillin-Präparat verordnet; es sei nach einer Röntgenkontrolle eine Kieferhöhlenverschleimung nachgewiesen worden.

Die Patientin erfuhr von mir, daß man ihre Störung homöopathisch behandeln könne. Aber vor der Erfolg haben die Götter den Schweiß gesetzt, und am Telefon muß man ad hoc ein oder mehrere mittel-typische Symptome in die Hand bekommen, um ins Schwarze treffen zu können. Ein Mißerfolg ist irgendwie unangenehmer, wenn man den Kranken nicht zu Gesicht bekommen hat und Anonymität nach beiden Seiten vorherrscht. Man hat das unbestimmte Empfinden, daß allen dreien, dem Patienten, dem Doktor und der Homöopathie dann besonders schlecht gedient ist. Bei bekannten Patienten ist das viel weniger von Bedeutung.

Nun, es stellte sich heraus, daß die Frau seit 2 Wochen an einem Schnupfen herumlaborierte, einem linksseitigen, und daß seit 4 Tagen nichts mehr an Absonderung zu vermerken war und zu gleicher Zeit die Neuralgie begann. Die rechte Nasenpartie war die ganze Zeit frei geblieben.

Welche Überlegungen mußten angestellt werden, und was sollte sich die Kranke in der Apotheke besorgen?

Ich gab die Arznei in einer mittleren Potenz, weil die Frau am anderen Ende der Stadt wohnt und sicher keine Hochpotenz auftreiben konnte. Das Mittel sollte 4mal täglich genommen werden, jeweils 7 Tropfen.

Es ist das plötzliche Verschwinden eines bereits seit 10 Tagen bestehenden Schnupfens linksseitig das Führungssymptom. Das ist kein „gesundes Vorbeisein", das ist eine Verhaltung! Und dieser Verhaltung folgt die Neuralgie auf dem Fuße und sie dauert bereits 4 Tage.

Es ist eine Sachlage, die recht häufig zu erleben ist; bei vielen akuteren Gesichtsneuralgien findet man diese Vorgeschichte. Solche „Stauungen" gibt es als spontane oder durch therapeutische Verdrängung bedingte. Wir haben also das Leitsymptom Schnupfen unterdrückt 3/171, 181. Zur Differenzierung der aufgeführten Medikamente verwenden wir die Linksseitigkeit der Beschwerde; das ist begründet, denn diese hat sich während der ganzen Zeit der Störung nur auf dieser Seite zugetragen. 3/167, 177. Linksseitig war der *Schnupfen* vorhanden, als Absonderungsprozeß zunächst. *Das* interessiert uns bei dieser Seitenmodalität und nicht die Tatsache, daß er später dort eintrocknete. Leider war am Fernsprecher nichts weiter zu erfahren und es mußte bei der Entscheidung, welches Mittel zu empfehlen war, die Erfahrung mitspielen, die früher bei linksseitigen Kieferhöhlenerkrankungen gemacht werden konnte, und diese war so, daß Lachesis sich in solchen Fällen immer wieder gut bewährt hat.

Also 2 Zeichen bestimmten das Schlangengift: *spontane* „Unterdrückung" eines Schnupfens und unzweifelhafte Linksseitigkeit. Letztere ist ein klassisches Lachesis-Symptom und oft von hohem Wert.

Die Arznei sollte wie gesagt 4mal täglich in der D 12 verbraucht werden. Die Absonderung trat fast sofort nach zweimaligem Einnehmen am gleichen Abend noch auf und das meiste lief über die Choanen weg. Der Schmerz im linken Gesichtsbereich begann sich zu bessern, allerdings waren die Neuralgien auch am übernächsten Tage noch im geringen Umfang vorhanden. Dabei verlagerte sich die ganze Störung von links nach rechts, ein Wandern, das charakteristisch für Lachesis ist und sicher nicht zufällig „angefangen" hat. Deshalb ist die Zufälligkeit auszuschließen, weil nach Absetzen der Arznei die ganze Störung schnell abheilte. Der Mann rief nach 8 Tagen an und berichtete, daß die Nebenhöhlen seiner Frau schon seit einigen Tagen wieder völlig in Ordnung seien.

Man hat bei der Entwicklung dieses Krankheitsgeschehens den Eindruck, daß die Dosierung 4mal 7 Tropfen am Tage ein Überhetzen, eine zu starke Reaktion von Lachesis hervorrief. Nach 2maliger Gabe des passenden Arzneimittels *läuft* die verstopfte Nase wieder, und *trotzdem* wechselt die Beschwerde kurzfristig auf die andere Seite, um dort nach Weglassen der Tropfen gleich wieder zu verschwinden *ohne* dort eine Neuralgie oder etwas anderes zu hinterlassen. Das ist der ganze Gegensatz zur linken Seite, wo nach Versickern der Sekretion eine ekelhafte Neuralgie in Erscheinung getreten war.

Für Linksseitigkeit von Gesichtsschmerz gibt es übrigens eine Anzahl von Medikamenten, unter drückenden Schmerz Gesicht links nur Verbascum als einziges Medikament, in Fettdruck 2/135. Aber diese Linksmodalität hat Lachesis gewissermaßen im übergeordneten Sinne viel deutlicher 1/521. Seine Modalität umfaßt sowohl den Gesichtsschmerz links, als die Schnupfenerkrankung links, als auch die Verstopfung links — es entspricht demnach dem „Geist" dieser linksseitigen Erkrankung insgesamt mehr, als das *einzelne* lokale linksseitige Geschehen, von dem beinahe jedes für sich eine eigene Arznei benötigt.

Fall 209: Mann, 59 Jahre, leidet seit einem Jahr an „inneren Hämorrhoiden" und kommt deshalb in die Praxis. Frühere Krankheiten sind alle in Form von Verletzungen aufgetreten. Die Darmsache ist erst im letzten Jahr gekommen und ist ausnehmend hartnäckig. Ich bin etwas vorsichtig und möchte, daß sich der Patient bei einer derart leeren Anamnese eine Rektoskopie, einen Breieinlauf und auch ein Blutbild machen läßt. Die Einzelheiten, die ich auf Nachfragen erfahren kann, sind nicht großartig. Es zeigt sich nur, daß der Kranke ein heftiges Jucken verspürt im Analbereich, und das viel mehr nachts als tagsüber. Das bestätigt auch die Tatsache, daß er seither in der Nacht mindestens einmal aus dem Bett aufstehen muß, um sich durch Eindrücken einer Hämorrhoidal-Salbe und äußeres Einschmieren diesen Juckreiz zu erleichtern. Schmerzen und Blutungen sind nicht bekannt. Am Anus außen findet sich ein leichtes Ekzem, das ebenfalls juckt. Der Mann erwähnt „noch eine Kleinigkeit", wie er sagt: Das Kratzen, das durch das Jucken veranlaßt wird, macht Stellen auf der Haut, die nässen. Aus diesen Symptomen und Zeichen heraus komme ich auf ein Arzneimittel, das ich in der LM 18 verschreibe.

Nach 14 Tagen kommt der telefonische Bescheid, daß in den ersten Tagen nach Mitteleinnahme die Hauterscheinungen um den After herum wesentlich stärker waren, ebenfalls das Jucken — daß aber anschließend alles erheblich besser wurde. Das nächtliche Aufstehen ist vorbei, und das Ekzem, bis auf minimale Erscheinungen, ebenfalls. Nach 8 Wochen kam der Patient noch einmal vorbei, um sich das gleiche Medikament aufschreiben zu lassen, „um alles ganz zu beseitigen".

Wenige und wenig wertvolle Symptome und Zeichen waren zu finden, aber bei genauem Hinhören erfuhr man doch von einem Führungssymptom. Das war das *nächtliche* Jucken; es besteht praktisch nur nachts und andauernd seit einem Jahr. Das Repertorium hat einige Mittel dafür in 3/625; dazu kann man noch das Jucken im warmen Bett nehmen 3/625. Daneben haben wir die Angabe, daß ein leichtes Ekzem um den After zu finden ist, das nach Kratzen nässende Stellen auf der Haut macht; letzteres Zeichen ist nun etwas schwachbrüstig, aber es gibt gerade für dieses eine Spalte 3/631. Zusammen mit dem Leitsymptom bleibt als hervorragende Arznei Sulfur übrig.

Die röntgenologisch nachgewiesenen inneren Hämorrhoiden können auch Sulfur sein 3/630. Der Breieinlauf und die Röntgenkontrolle ergaben übrigens außerdem noch eine ausgedehnte Diverticulose; das Blutbild mit Senkung war unauffällig.

Man kann nun — theoretisch — fragen, welche homöopathischen Arzneimittel wären in Frage gekommen, wenn ein Carcinom des Rektums gefunden worden wäre. Und da muß gesagt werden, daß die existierende Symptomatologie auch *dann* Schwefel gefordert hätte. Im Grunde ist natürlich diese Überlegung eine akademische, weil eben bei einem Tumor diese Symptomenkonstellation nicht vorhanden wäre. Sie ist jedoch vorhanden *trotz* Bestehen einer Diverticulitis ausgedehnter Art, aber nicht selbstverständlich *wegen* des Vorhandenseins einer solchen.

Der Mann kam wie erwähnt 8 Wochen nach Behandlungsbeginn noch einmal in die Sprechstunde und ließ sich dann nicht mehr sehen.

Das kann auch ein gutes Zeichen sein. Denn nicht jeder Patient, der *unprogrammgemäß* wegbleibt, muß unzufrieden mit unserer Behandlung gewesen sein. Nach meinen Beobachtungen ist es bei einem größeren Teil dieser Kranken so, daß sie nichts mehr von sich hören lassen, weil es ihnen gut geht. Das ersieht man später daraus, daß sie nach längeren Monaten oder Jahren wegen einer ganz anderen Beschwerde wieder in der Praxis auftauchen.

Nun, es kann genausogut sein, daß unser Patient deshalb nicht mehr erschienen ist, weil er einen Rückfall gehabt hat und nicht mehr mit einem homöopathischen Mittel weitermachen wollte.

So oder so hätte ich gern gesehen, daß der Schwefel noch über einen längeren Zeitabschnitt — wenn auch nur mit Unterbrechungen — wirken hätte können. Wenn man bedenkt, daß es bei inneren Hämorrhoiden häufig um gewisse Pfortaderstauungen geht, wobei die Leber nicht unbeteiligt ist, wäre eine längere Behandlungs- und Beobachtungszeit erwünscht gewesen.

Fall 210: Frau, 54 Jahre, macht es dringend und möchte sofort in die Praxis kommen. Sie kommt und erzählt, daß sie seit einigen Stunden einen unangenehmen Schwindel mit Übelkeit hat. Sie war als Mitfahrerin ihres Mannes im Auto unterwegs gewesen und mußte beinahe 1/2 Stunde nach dem Stadtplan eine Straße suchen. Sie saß in dieser Zeit immer wieder vornübergebeugt und fixierte vergeblich diesen Plan.

So leicht die Sache aussieht, so kompliziert war das Aufsuchen der Symptome, die für ein bestimmtes Mittel sprachen.

Was sollte man nehmen: lieber die Übelkeit, lieber den Schwindel, lieber das Fahren, lieber das Vorgebeugtsein, lieber das Fixieren der Karte, oder alles zuzusammen?

Wie sollte die Differenzierung, die Hierarchisierung dieser mehr oder weniger simplen Zeichen und Symptome vonstatten gehen?

Ich sagte mir, wenn die Arznei paßte, mußte sie in der Hochpotenz schlagartig helfen; dieser Fall schien mir geeignet, eine Hochpotenzwirkung überzeugend zu erleben.

Das erste Mittel, etwas „unsauber" ausgesucht, half gar nichts, wie sich nach 1/2 Stunde herausstellte. Ich hatte auf Petroleum getippt, das die Verschlimmerung durch Sehen nach Abwärts hat 1/167 und Schwindel mit Übelkeit 1/170 und auch ein „Hauptmittel" gegen Folgen von Autofahren ist 1/499, in etwa 520, 3/476, 480. Ich hatte die D 30 gegeben.

Wenn man genau hinsieht, wird man bei der Beurteilung der Symptome feststellen, daß alles nicht recht stimmt, was zur Wahl von Steinöl führte — alles ist irgendwie nicht sauber genug . . .

Was mußte man tun, um auf eine exaktere Linie zu kommen beziehungsweise was sollte man unbedingt bei dieser Störung in Erwägung ziehen? Was sollte man die Patientin noch fragen? Mit welchem anderen Schwindel-Modus war der Ablauf dieser Beschwerde zu vergleichen? Wenn man darauf kam, war das Mittel gefunden. Was war es?

In der D 30, eine Dosis von 5 Körnchen verabreicht, war der „Fehler" in einigen Minuten bereinigt; wie ich nach einigen Wochen erfahren konnte, war der Schwindel nie mehr aufgetreten.

Die Kranke ist übrigens eine resolute, kritisch urteilende Person, die sich weder etwas einbildet noch etwas vormachen läßt.

Das Medikament, das kurzfristig diesen komischen Schwindel wegbrachte, war Borax. Es soll zunächst neben der Petroleum-Symptomatologie eine andere zusammengestellt werden: Schwindel mit Übelkeit 1/170; Schwindel bei Anstrengung der Augen 1/155; Schwindel anfallsweise oder plötzlich 1/155, 166; Schwindel durch geistige Anstrengung 1/162. Es kommt Natrium muriaticum heraus. Einige Rubriken enthalten auch Borax, andere nicht.

Jetzt taucht wiederum die Gretchen-Frage der homöopathischen Arzneimittelwahl auf: Wie hast du's mit den sonderlichen Symptomen, wie zum Beispiel mit den „verursachenden"?

Die *Anstrengung* der Augen erfaßt letztlich nur zum Teil die Ursache der Störung; was ist mit dem Fahren, dem Abwärtsschauen? Wenn man sich die Situation vergegenwärtigt, wird man zu dem Ergebnis kommen, daß es sich um eine wiederholte *Abwärts*bewegung des Kopfes beim Suchen nach der unbekannten Straße gehandelt hat. Das war die Lösung: das „geistige Band", das diese Beschwerde umfaßt heißt ständige Abwärtsbewegung des Kopfes verursacht den Schwindel 1/154, 491. Die Rubrik im „Kent" heißt allerdings Schwindel beim Abwärts*gehen,* und Abwärts*gehen* verschlechtert allgemein. Es ist erlaubt, es ist sogar notwendig, das der Abwärtsbewegung des Kopfes gleich.zu stellen, denn beiden ist ein Wesentliches, nämlich, das „Abwärts" eigen. Das klassische Abwärts*sehen* allerdings, das Schwindel erzeugt 1/167 beinhaltet einen wichtigen Bestandteil der beiden oben angeführten Modalitäten nicht; es ist bei ihm das „Bewegliche" nicht vorhanden. Denn beim Abwärts*gehen* an sich als auch beim Abwärtssehen *unserer* Patientin — das ja ständig unterbrochen wurde von einem Kopfheben — ist dieser *zusätzliche* Bewegungsmechanismus das Charakterisierende, und das ist Borax. Man sollte diese Arznei in den Arzneimittellehren nachlesen.

Eine wichtige Frage mußte noch geklärt werden: Die Frau ist sonst nicht empfindlich beim Autofahren; das Fahren selbst könnte also nicht den Schwindel ausgelöst haben.

Im 1. Band des „Kent" auf Seite 499 ist noch die Rubrik Abwärtsfahren allgemein verschlimmert angegeben; es gibt 2 Mittel, Borax im Fettdruck und

Psorinum 2wertig; auch hier ist wieder an den Begriff Abwärts derjenige der Bewegung gekoppelt.

Fall 211: Mann, 76 Jahre, kam vor einiger Zeit in die Sprechstunde wegen „Angina pectoris". Bis vor etwa 5 Monaten war er „immer guter Dinge", sagt der Patient; seit dieser Zeit macht das Herz nicht mehr mit. Beim Spazierengehen dauert es kaum 5 Minuten, dann tritt ein krampfiger, drückender Schmerz unter dem Brustbein auf, die Beklemmungen und die Schmerzen zwingen zum Stehenbleiben, und die Beschwerden sind dann bald wieder vorbei. Seit 3 Wochen bestehen auch Schmerzen im ganzen Brustkorb, die von der Wirbelsäule nach vorne gehen.

Außer einer Bronchitisneigung in der kalten Jahreszeit hatte der alte Herr keine Probleme gesundheitlicher Art. Aus der Vorgeschichte ist nichts zu erfahren, was für den Homöopathen von Interesse wäre. Der Mann war sein Leben lang nicht krank.

Ein weiteres Nachfragen ergibt nicht viel. Die Schmerzen treten beim Spazierengehen auf und geringfügig beim Tragen von schweren Gegenständen. Andere Anstrengungen, wie sie ein 76jähriger üblicherweise „benötigt", machen keine Schwierigkeiten. Weitere Modalitäten, Kälte, Wärme, Aufregung, Wetterabhängigkeit usw. sind nicht vorhanden.

Eine EKG-Kontrolle, die ein einziges Mal zu Beginn der Störung gemacht wurde, war einigermaßen altersentsprechend; der Blutdruck ist 135/75. Das Treppensteigen macht eine mäßige „altersgerechte" Kurzatmigkeit, aber keine Herzerscheinungen. Der Herzschmerz strahlt beim Einsetzen in den linken Arm aus bis vor zur Hand und den Fingern. Ein seither verwendetes Medikament, das aus mehreren Komponenten besteht, hilft nichts, meint der Kranke, aber eine Nitroglyzerin-Kapsel sogleich.

Mehr ist beim besten Willen aus dem Mann nicht herauszuholen; er ist ein cleverer Berliner (in München wohnend), von dem man den Eindruck hat, daß er seine Schwierigkeiten etwas herunterspielt.

Wenn man das Repertorium, den 2. Band, nach der Herzsymptomatologie absucht, stellt man fest, daß es ein umfangreiches Gebiet ist, das beherrscht werden will. Aber es entspricht den mehr oder weniger klinischen Erscheinungsbildern von Herzkranken in jeder Weise: Es finden sich eine Menge von Schmerzqualitäten, angefangen vom allgemeinen Herzschmerz 2/252 über Brennen am Herz 2/262, Drücken 2/265, bis zum ziehenden Schmerz 2/290. Alle Schmerzarten sind noch mit einer Anzahl von Zeit- und anderen Modalitäten garniert. Es gibt die Rubrik zusammenschnürender Schmerz, Engegefühl 2/238, und die Beklemmung 2/203. Dazu kommt die Lokalisation: außer Herz findet man Brustbein, Unter-Brustbein, linke Thoraxseite, Umgebung des Herzens usw. Das alles will „gewußt" sein und vor allem richtig verwendet werden zur Mittelwahl. Man findet weiter Angstgefühle Brust und speziell Herzgegend 2/201, 202, dazu Herzklopfen 2/220 mit Modalitäten aller Art, Herzflattern 2/208 und anderes.

Das Herzkapitel bei KENT und das was rundherum ist, ist eine Studie für sich. Dazu gehört selbstredend das Studium der einzelnen Arzneimittelbilder in den Arzneimittellehren. Der Homöopath braucht mindestens ein halbes Dutzend davon, noch besser ist der Besitz von einem ganzen Dutzend. Jede sieht das Mittel von einer anderen Seite und jede hat in gewisser Weise recht — genauso wie man einen Baum von verschiedenen Seiten betrachten kann und *jede* Betrachtung der Wahrheit entspricht. Das gesamte Bild, die Ganzheit, den Gesamteindruck gibt aber nur die „Rundschau" — das ist beim Baum so, das ist beim homöopathischen Arzneimittel so. Nur wenn wir am Patienten nichts anderes entdecken als Herzsachen und nichts als Herzgeschehnisse mit ihren Modalitäten, dann reicht das Herzkapitel aus. Sind jedoch aus der Vorgeschichte andere Dinge da, oder waren andere da, dann gehören diese genauso in den Griff genommen und mitverwertet bei der Mittelwahl.

Und nun kommt das Künstlerische zum Zuge, oder trivialer der „Riecher", das Fingerspitzengefühl, der Einfall, die Erfahrung, die Geistesgegenwart, das richtige Augenmaß, und dann erst fällt die Entscheidung: Was von der Totalität der Symptome kommt ins vorderste Glied, was ist sonderlich, eigenheitlich und individuell?

Das alles wurde uns schon gelehrt, wurde uns eingetrichtert, aber es kann nicht oft genug ins Bewußtsein gebracht werden.

Es ist die Aufgabe des „ächten Heilkünstlers" — wie HAHNEMANN ihn nennt — zu entscheiden, zu ermessen, was ist in diesem Falle, was ist in jenem Falle das Leitsymptom; was sind die paar Symptome von der (relativen) höchsten Qualität, die das Eindringen ermöglichen in die Schatzkammer unserer Heilmittel und ihre Auswahl.

Ohne Totalität der Symptome kann eine „wissenschaftliche" Auswahl des Mittels oder der Mittel, die für einen Patienten in Frage kommen, nicht gewährleistet werden. In unserem Fall hat eine kurze, aber exakte Durchleuchtung der Vorgeschichte des Mannes ergeben, daß er bis vor 5 Monaten sein Leben lang nicht krank gewesen ist. Wir können also keine Totalität einer Symptomatologie aufnehmen, weil wir keine haben. Wir dürfen auch nicht in den Fehler verfallen, Symptome aus dem Mann herauszuquetschen, Konstruktionen, Substruktionen zu fabrizieren, nur um um Gotteswillen solche zu bekommen. Und wie leicht ist es möglich einen Kranken dazu zu bringen, das oder jenes „eigentlich doch zu haben oder gehabt zu haben". Beim heutigen Zeitgenossen werden wir immer Kleinigkeiten finden, die ihm nicht „passen", wo Ansätze da sein können von Störungen, Beschwerden, Krankheitserscheinungen — denn die moderne Zeit ist „kränkend" im psychischen und physischen Sinne. Wenn wir da jede Reizbarkeit auf die Goldwaage legen, jede Wetterempfindlichkeit, jede Stuhlträgheit, werden wir nie und nimmer ein homöopathisches Heilmittel finden.

Wir brauchen eine *wahre* Symptomatologie! *Krankhafte* Reizbarkeit beispielsweise im echten Sinne des Wortes, *unverständliche* Sparsamkeit oder Geiz, um nur zwei gute Gemütssymptome zu nennen.

Wer dem klassischen Homöopathen unterstellt, daß er nur die *Gemütssymptome* berücksichtigt, stur und hirnlos, soll sich schämen, denn er beweist, coram publico, daß er HAHNEMANN und KENT und die Idee der Simileregel nicht im geringsten begriffen hat.

Nicht in Bausch und Bogen „frißt" der Homöopath jegliches Gemütssymptom des Patienten, sondern dramatisch beinahe, sonderlich, außerordentlich, eigenheitlich, individuell muß es sein, wenn es gekürt wird bei der Wahl des Simile. Als Gemütssymptom, aber auch als Allgemeinsymptom und als Lokalsymptom, als Begleitsymptom muß jegliches Symptom ein individuelles, ein außerordentliches sein.

Alles andere Verhalten und Tun ist Galenische Medizin, nicht Simile-Medizin!

Nun, unser Mann hat, wie gesagt, nichts außer seinen Herzbeschwerden. In gewisser Weise schön für ihn, aber nicht für uns. Die Herzrubriken sind so vielgestaltig (mit guten und miserablen Symptomen — wie beim Patienten auch), daß es Mühe macht, sich durchzuarbeiten, um die fehlende Arznei aufzufinden.

Ich war meiner Sache wenig sicher und gab dem Patienten 2 Medikamente mit. Er hat nur das erste gebraucht. Welches Mittel war das?

In der LM 18 verordnet, 1mal täglich 5 Tropfen, ergab sich folgende Wirkung: Die ersten 3 Wochen war alles „prima". Er war sehr erleichtert, versicherte mir der Patient in der nächsten Sprechstunde. Seit den letzten 3 Tagen bestehe allerdings ein komischer Druck im rechten oberen Brustkorbbereich. Telefonischer Bescheid 5 Wochen nach Mittelbeginn „es ist alles in Ordnung". Das Spazierengehen verläuft normal. Auch die weiteren Meldungen hießen: „es geht bestens". Seither sind fast 4 Monate vergangen. Der Mann hat vom ersten Tag an kein Nitro-Mittel mehr gebraucht. Natürlich ist der alte Herr nicht gefeit gegen eine spätere Schwierigkeit von Seiten des Herzens oder auch von einer ganz anderen Seite her. Die Homöopathie behauptet nicht, ein Leben künstlich verlängern zu können, sondern wenn Krankheiten auftreten, dem gegebenen Leben in seinen Selbstheilkräften Unterstützung anzubieten, mitsinnige Hilfe zu geben.

Das Mittel war Aurum metallicum. Organotrop wird man viel eher an Cactus oder Crataegus oder anderes denken.

Es kann nicht bewiesen werden, daß Cactus *keine* Besserung hätte bringen können — aber nur stofflich dargeboten, als Substanz oder in tiefen Potenzen. In einer Hochpotenz hätte es nichts ausrichten können, denn die Leitsymptome des Falles führen zu Aurum und nicht zu Cactus.

Das Führungssymptom zeigt sich darin, daß der Herzschmerz beim Spazierengehen auftritt, also nur beim Gehen im Freien. Zunächst scheint diese Modalität etwas mager zu sein, aber bei gründlicher Abklärung der Einzelheiten ist es gerade das, was „komisch" ist. Es kann einen stutzig machen, daß der Schmerz nicht auch beim Treppensteigen auftritt. Auch alle anderen Anstrengungen lösen keine Beschwerden aus, weder körperliche noch seelische, nicht einmal das Wetter — nur das Spazierengehen macht Schwierigkeiten. Wir kennen etwas Ähnliches beim intermittierendem Hinken, der „Schaufensterkrankheit". Unser Symptom hat somit das Format eines Leitsymptoms. Wir finden es im „Kent" in 2/205 Gehen im Freien verschlechtert; da gibt es nur ganz wenige Mittel, Cactus ist nicht dabei.

Wir müssen uns jedoch absichern und sämtliche Schmerz- und Beklemmungserscheinungen im Brustkapitel des Repertoriums ab 2/202 nachschlagen

— so wie es vorhin schon angedeutet wurde —, denn nur dann können wir feststellen, ob es außer der genannten noch eine andere Rubrik gibt. Es gibt keine mehr; ich habe jedenfalls trotz sorgfältiger Suche keine gefunden, die so genau dem individuellen Symptom unseres Kranken entspricht.

Wir haben jetzt eine vernünftige Ausgangsbasis, und alle anderen noch in etwa guten Zeichen und Modalitäten — „recht ordentliche" also — müssen auch bei den Spazier-Mitteln vorhanden sein. Das zweite beachtliche Symptom ist ohne Zweifel der Schmerz unter dem Sternum, der *nur* da sitzt; er strahlt aus bis zum linken Arm, bis zur ganzen linken Hand.

Auch hier werden wir alle Beschwerden und Modalitäten nachschlagen, die es im „Kent" Kapitel „Brust" nachzuschlagen gibt. In 2/251, 265 steht eine Aufzeichnung von Medikamenten mit Schmerzen Brustbein; diese zu nehmen, ist vorläufig nicht ratsam, denn es handelt sich bei uns um solche, die *hinter* dem Brustbein auftreten 2/252. Ob hier Aurum dabei ist oder nicht hat uns zunächst völlig egal zu sein; diese Rubrik müssen wir beachten.

Eine andere in 2/265 heißt *drückender* Schmerz hinter dem Brustbein; auch sie ist so wichtig wie die erstgenannte.

Wenn auch der Patient nicht ausdrücklich von einem nur drückenden Schmerz spricht, sollen wir diese Schmerzqualität mit einbeziehen, denn sie entspricht der Idee der Angina pectoris und der der Beklemmung. Wir wissen außerdem, daß eine einzelne Schmerzart nicht für sich allein verwertet werden kann, daß vielmehr auf jeden Fall der allgemeine Schmerz und dazu *verwandte* Schmerzarten *gemeinsam* gesehen und verarbeitet werden müssen. Schon beim Überfliegen der Herz-Rubriken sieht man, daß Aurum häufig bei Schmerz hinter Brustbein (und zur Not auch bei Schmerz Brustbein) aufgezeichnet ist. Die *Lokalisation* zeigt bei unserem Fall unmißverständlich an, daß nur *sie allein* bei der Mittelwahl zu berücksichtigen ist.

Wenn auch das Abstrahlen zur linken Hand bei Aurum deutlich vertreten ist 2/254, in etwa 2/568, ist es doch nicht so markant wie der Brustbeinschmerz. Aurum metallicum war also das Mittel. Treppensteigen kann der Mann seinem Alter entsprechend; der Blutdruck ist unauffällig. Beides spricht nicht gegen Aurum, wenn auch beim Gold der Blutdruck oft hoch ist und das Treppensteigen Herzbeschwerden macht 2/265. Ich erinnere an das einfache Beispiel von Pulsatilla. Das ausnehmend milde Gemüt und die schwachen Menses können es bereits indizieren. Es muß nicht die Durstlosigkeit oder die starke Hitzeempfindlichkeit automatisch mit dabei sein. Das heißt *einige* Symptome und Zeichen und Modalitäten können bereits ein Mittel charakterisieren, wenn sie von hoher Qualität sind. Niemals aber müssen *sämtliche* hochqualifizierten Symptome einer homöopathischen Arznei von der Symptomatologie eines Krankheitsfalles abgedeckt werden.

Fall 212: Mann, 62 Jahre, möchte wegen seiner Erkrankung eine telefonische Auskunft. Er hat seit einigen Tagen „mit den Nieren zu tun", und zwar mit Nierenkoliken links, die trotz urologischer Betreuung nicht weichen wollen.

Zwar hatte eine Röntgenkontrolle nur einen pfefferkorngroßen Stein ergeben, aber dieser wußte sich in stundenlangen Koliken unangenehm bemerkbar zu machen. Die Schmerzen saßen im linken Nierenbereich und gingen bis zur Blase. Die Schmerzqualitäten waren nicht exakt bestimmbar und außerdem durch die schon verordneten Medikamente verhältnismäßig wertlos geworden. Ich konnte aus dem Patienten (es war ja ein Ferngespräch, da er Haus und Bett hüten mußte) nichts weiter herausbringen, was von Interesse für die Mittelfindung gewesen wäre. Er erwähnte nur noch, daß er sich bei den Schmerzen nicht ruhig verhalten könne und immer wieder aus dem Bett steigen müsse.

Was tun? In solchen Fällen, wo aus der aktuellen Situation heraus fast nichts an Modalitäten zu erhalten ist, kann man sich — muß man sich sogar — in die Vorgeschichte flüchten und dort recherchieren, ob Sachverhalte da sind, die auf ein Mittel für die *akute* Störung schließen lassen.

Ich hatte den Mann die Jahre vorher wegen eines chronischen Gelenkrheumatismus in Behandlung gehabt, der nach vielen allopathischen und manchen homöopathischen erfolglosen Therapieversuchen auf Lycopodium LM 18 und später LM 30 praktisch verschwunden und in den letzten 2 Jahren nicht mehr behandlungsbedürftig war. Ich fragte nach, ob er noch etwas von dieser Arznei habe, was bejaht wurde. Er hatte noch ein halbes Fläschchen von der LM 30.

Zusammen mit der Tatsache der früheren guten Auswirkung dieses Mittels auf seinen Rheumatismus und 2 Symptomen des jetzigen Zustandes, die von hauchdünnem ·Interesse waren, sollte der Kranke 5 Tropfen als Einzeldosis in der LM 30 nehmen.

Am nächsten Tag kam um die Mittagszeit folgender Anruf: Eine halbe Stunde nach Einnahme der Arznei „wurde es plötzlich unruhig im Bauch", es wurde außerdem „ein komisches Frieren" empfunden. Am Abend kam noch einmal eine starke Kolik, die aber dieses Mal ohne die gewohnte Spritze des behandelnden Arztes bald abklang. Im Gegensatz zu sonst war auch die gewohnte motorische Unruhe bei den Beschwerden nicht dabei. Bald nach der Schmerzattacke trat „*ein wohliges Gefühl im Bauch* auf", — etwas, was bisher nie empfunden worden war. Heute vormittag hatte der Patient 4mal einen starken Harndrang, wobei jedesmal viel Grieß und Sand wegging — zum ersten Male überhaupt. Auch am nächsten Tag fand sich noch Grieß und Sand im Urin, wie ich einige Tage später erfuhr.

Die Koliken und alle anderen Beschwerden waren nach diesem „Abgang" wie weggeblasen.

Man kann diesem Krankheitsfall wieder einmal den Mantel des Zufälligen umhängen. Eigenartig ist nur, daß diese „Zufälle" viel häufiger dann auftreten, wenn ein passendes homöopathisches Medikament verordnet wurde. Sonst treten derartige Spontanremissionen, soweit ich das in meiner Praxis beobachten konnte, ganz entschieden seltener oder überhaupt nicht auf.

Ein kleines Kriterium für das „Tun" des hochpotenzierten Lycopodiums ist in der Tatsache zu sehen, daß es eine halbe Stunde nach Einnahme des Mittels „plötzlich unruhig im Bauch" wurde, und sich später das Gegenteil davon zeigte, als ein „wohliges Gefühl" dort auftrat.

LM 30 wurde deshalb gegeben, weil diese Potenz beim Patienten vorrätig war. Der Schmerz, der aus dem Bett treibt, findet sich in 1/83; hier steht zwar Ruhelosigkeit, die aus dem Bett treibt, aber das ist auch auf die Schmerzsache anzuwenden, beziehungsweise dergestalt „hinzubiegen". Hochkarätig ist diese Modalität zwar nicht, aber bei dem Unterangebot an akuten Symptomen sind wir doch recht zufrieden damit. Auch das nächste Zeichen ist nicht dramatisch, aber Lycopodium ist auch hier vertreten: Der Schmerz geht von der Niere akkurat in die Blase 3/696. Lycopodium ist unter überraschend wenig Arzneien 2wertig dabei. Diese Modalität qualifiziert sich dadurch, daß der Schmerz *nur so* verläuft und keine andere Schmerzlokalisation und -richtung außerdem existiert.

Lycopodium hat auch Nierensteine und Grieß 3/728, 729 3wertig im Fettdruck. Jene Symptome und Zeichen anzuführen, die in der Vorgeschichte des chronischen Rheumatismus, in der ganzen Krankenbiographie aufgefunden und hierarchisiert wurden, und die dann zu Lycopodium geführt hatten, ist aus Platzmangel nicht möglich.

In der Retrospektive zeigt sich, daß diesem Patienten Lycopodium „gut steht"; man könnte sich vorstellen, daß x-beliebige andere Krankheitsfälle von einiger Bedeutung sich bei ihm gleichfalls über Lyc. kurieren lassen. Das soll jedoch nur eine Gedankenspielerei sein, denn es ist im Bereich der Möglichkeit, daß Lycopodium *nicht* das *Simillimum* für diesen Patienten war — sonst hätte sich nach längerem Gebrauch wegen des Rheumas eine Nierengrieß- und Nierensteinbildung gar nicht erst entwickeln dürfen.

Man kann allerdings auch den gegenteiligen Standpunkt vertreten, der so lautet: Sowohl der primär chronische Gelenkrheumatismus des Mannes als auch seine Nierensteine weisen deutlich auf eine harnsaure Diathese hin, die auch mit homöopathisch *gut* gewählten Arzneimitteln eine systematische Behandlung über lange Zeit erfordert. Unser Mann hatte immerhin 2 Jahre sein Mittel nicht mehr eingesetzt. Die Nierenstörung führt uns deutlich vor Augen, daß es wieder notwendig war, und seine gute Wirkung legt Zeugnis ab dafür, daß es noch immer ein wichtiges Therapeutikum für diesen Patienten ist.

Fall 213: Mann, 35 Jahre, erscheint in der Praxis und berichtet über folgende Beschwerden: Vor 18 Tagen habe er eine Schluckimpfung gegen die Polio mitgemacht. 3 Tage später habe er beim Skifahren eine merkliche Schwäche in den Gliedmaßen und auch sonst verspürt. Er sei dauernd gestürzt und habe sich nur schlecht auf den Beinen halten können. Nach diesen 3 Tagen sei auch eine mäßige, aber deutliche Schwellung der Halsdrüsen an beiden Seiten aufgetreten, die 4 Tage später wieder von selbst kleiner geworden war.

10 Tage nach der Impfung habe er an den Unterschenkeln und Füßen zu schwitzen angefangen, was er sonst überhaupt nicht kenne.

Seit einer Woche — und deshalb komme er zur Behandlung — leide er zusätzlich überall an Gelenkschmerzen, besonders in den Fingern und Knien. Diese Schmerzen hätten die Neigung herumzuwandern.

Das war alles. Gefragt, warum er denn auch gleich auf die Skitour gegangen sei, wußte der Mann nur zu sagen, daß er nicht daran gedacht hätte, daß das alles so kommen würde. Allerdings habe ihn auch kein Mensch auf eine Schonung nach der Impfung aufmerksam gemacht.

Diese Sachlage erforderte ein homöopathisches Mittel. Das klingt banal: Doch es ist zu bedenken, daß in einem solchen Krankheitsfall die Allopathie keine Möglichkeiten hat, hier *sinnvoll* therapeutisch einzugreifen oder, beziehungsweise gerade deshalb, die Störung verniedlicht und einen Zusammenhang mit der Impfung ignoriert.

Was wurde gegeben? In der LM 18 verordnet, kam nach 3 Tagen der telefonische Bescheid, daß in den nächsten 48 Stunden wesentlich mehr rheumatische Erscheinungen aufgetreten waren, die Halsdrüsen rundherum wieder „dicker" geworden waren, aber das Beinschwitzen geradezu schlagartig aufgehört hatte.

Der Patient hatte nach diesen Ergebnissen nach 2maligem Einnehmen die Tropfen abgesetzt.

Ich bat ihn, das Medikament — experimenti causa — erneut zu probieren. Ein Anruf nach einer knappen Woche ergab, daß gleich nach dem Mittelbeginn die Gliederschmerzen und das Schwitzen wieder in voller Stärke zum Vorschein gekommen waren. Der Kranke hatte dieses Mal trotzdem die Tropfen 3 Tage lang weitergenommen und dann endgültig aufgehört: Seit 2 Tagen sei jetzt alles in Ordnung. Das blieb auch weiter so; auch nach langer Beobachtungszeit trat die oben geschilderte Störung niemals mehr auf.

Es war die Folge einer Polio-Schluckimpfung; daß gewisse Lähmigkeiten auftreten, ist bei solchem Impfungen nichts Unnatürliches. Es ist der Sinn jeder Impfung, eine entsprechende „kleine Krankheit" zu erzeugen, um damit die Abwehrkräfte des Organismus herauszufordern und so fort.

In diesem Fall war jedoch diese Herausforderung zu heftig, bedingt wohl durch die Anstrengung des Skifahrens am 3. Tag nach der Impfung.

Der Mann bekommt erst einmal eine Schwellung der Halsdrüsen; dann fängt er an zu schwitzen, was er sonst überhaupt nicht kennt, dazu kommen wieder einige Tage später die Gelenkschmerzen. Das heißt aber doch, daß der Organismus aus allen „Knopflöchern" versucht, sich zur Wehr zu setzen. Er reagiert.

Wenn wir Sulfur geben — es war das Mittel — dann tun wir nichts anderes, als gerade dieses Reagieren, das der Organismus einigermaßen hilflos produziert, zurecht zu rücken, in eine klare Richtung zu bringen.

Daß das auf Anhieb gelingt, zeigen die nächsten Tage nach der Schwefel-Wirkung. Das Mittel bringt Schwung in die Sache, wühlt gewissermaßen noch extra herum — in der passenden Richtung, versteht sich —, der Patient setzt sogar die Arznei ab, weil er vor dieser Auswirkung Angst bekommt, und kurz darauf hat sich alles wieder eingespielt. Der gekränkte Körper ist allein über seine eigenen Abwehrreaktionen mit der Impfung nicht fertig geworden. Man erlebt geradezu handgreiflich, wie er sich abmüht, etwas ins Gleichgewicht zu bringen. Es gelingt ihm erst, als seine Gegenkräfte durch Sulfur aufgemöbelt werden.

Sulfur ist neben Thuja (und anderen Arzneien) auch ein sehr gutes homöopathisches Impffolgemittel 1/503.

Die Schwitz-Symptome, die Drüsen-Symptome, die Gelenk-Symptome, die universelle Parese sind in Hinsicht auf die Medikamentenwahl zu vernachlässigen. Wir werden hier nicht auf Mitteljagd gehen. Diese Zeichen und Symptome sind Artefakte, Kunstprodukte sozusagen; sie haben keine Führungsqualitäten. Die Krankheitsidee dieses Falles ist allein die Tatsache des Nichtfertigwerdens mit dem Impfstoff.

Sulfur wurde deshalb der Vorzug gegeben, weil das Krankheitsbild besonders deutlich die Auseinandersetzung des Organismus mit dem Impfstoff zeigte, eine Reaktion, die einwandfrei in *zentrifugaler* Richtung ging. Und diese Tendenz konnte Sulfur mehr als Thuja oder ein anderes Impffolgemittel ausschlaggebend unterstützen.

Man hätte es auch zunächst einmal mit einer *Nosode* in der Hochpotenz versuchen können. Die bessere und elegantere Lösung ist hier die Behandlung mit dem Schwefel gewesen, denn Sulfur und fast alle anderen Impffolgemittel berücksichtigen eine Tatsache, die *hinter* jeder Impfunverträglichkeit steht, nämlich die latente Psora, auch die latente Sykosis und „Syphilis". Keine Nosode ist in der Lage, *diesen* gesundheitlichen Anomalien gerecht zu werden!

Fall 214: Fräulein, 18 Jahre, kam vor einiger Zeit in die Sprechstunde. Laut fachärztlicher Diagnose war sie an einer Anorexia nervosa erkrankt. Von zierlicher Figur und 162 cm Größe wiegt die Patientin nur mehr 37 kg. Ein Jahr vorher war das Gewicht noch 45 kg gewesen, was diesem grazilen Persönchen gerade noch angemessen war. Vor dem Nachlassen des Gewichts, etwa 5 Monate vorher, war eine Stuhlträgheit mit Blähungs- und Flatusneigung aufgetreten. Damals war die junge Dame einige Zeit im Ausland tätig und nahm fleißig Abführmittel, etwa alle 3 Tage, wie sie sagte, und das bis zum heutigen Tag. Wenn man zurückrechnet, sind knapp 1 1/2 Jahre darüber vergangen.

Die Stuhlverstopfung ist soweit gediehen, daß ohne Medikamente eine Woche keine Stuhltätigkeit vonstatten geht. Bei der Verstopfung tritt Kopfschmerz auf und Völle im Bauch.

Der Appetit ging immer mehr zurück, und seit etwa 9 Monaten ißt die Patientin nur mehr die Hälfte von dem, was sie früher gewohnt war zu sich zu nehmen. Vor 2 1/2 Jahren wurde eine Wurmfortsatz-Operation durchgeführt.

Nach der Nahrungsaufnahme besteht eine merkliche Müdigkeit und Schläfrigkeit. Die Kranke bemerkt, daß sie schon als Baby wählerisch im Essen war.

Als Kleinkind bestand bereits eine Empfindlichkeit des Magens mit Schmerzen, Aufstoßen, öfterem Erbrechen, und schon im Säuglingsalter waren Glyzerineinläufe nötig.

Man ist gezwungen mit den angeführten Symptomen vorlieb zu nehmen und sich ein Mittel einfallen zu lassen. „Einfallenlassen" klingt etwas unwissenschaftlich, aber die Homöopathie fordert viel weniger „Berechnungen" und logische Gesichtspunkte, als wirklichkeitsnahes Denken, das nicht sinnige oder unsinnige Theorien über Krankheitsprozesse aufstellen will; sie fordert Einfühlungsvermögen in die Krankheitsgeschehnisse, richtige Einsetzung von Symptomenbildern und Zeitabläufen.

Welche Arznei wurde gegeben? In der LM 18 verordnet traf ein telefonischer Bescheid nach 14 Tagen ein: Der Appetit ist besser, es wurden schon Pfannkuchen gegessen. Nach weiteren 3 Wochen war eine Gewichtszunahme von 5

Pfund zu verzeichnen. Der Appetit ist weiter ordentlich geblieben. Der Stuhl geht teilweise spontan, die Patientin nimmt zwischendurch Leinsamen. Verhältnismäßig bald hat die Kranke wieder ihr früheres Gewicht erreicht, das Befinden ist unauffällig und es ist gut geblieben. Nur mit der Stuhlträgheit hapert es noch.

Mit dem verordneten Medikament trat ab sofort eine Änderung im Krankheitszustand auf. Es begann eine stete Aufwärtsentwicklung mit Gewichtszunahme auf den Ausgangswert und mehr. Die im Kleinkindalter schon beginnende Darmträgheit war durch diese Therapie nicht zu beeinflussen.

Feststeht, daß das homöopathische Mittel die Anorexie zum Verschwinden brachte — aber nicht mehr erreichte. Diese wird mit Recht als ein echter Krankheitsprozeß bezeichnet. Es wurde vorher schon von den Spezialisten versucht diesen Vorgang in den Griff zu bekommen, was nicht gelungen war.

Zur Mittelwahl: Bei genauerem Hinsehen ist festzustellen, daß die Störung von der Obstipation her angefangen hat. Das Mädchen nimmt seit 1 1/2 Jahren Abführmittel, was in diesem Alter gar nicht gut ist. Man tippt deshalb auf Folge von Abführmittelmißbrauch beziehungsweise Arzneimittelmißbrauch 3/616; diese Rubrik paßt in etwa; das will aber nicht besagen, daß die Verstopfung selbst eine Folge des Abführmittelmißbrauchs ist. Auf jeden Fall ist es ein Medikamentenmißbrauch bei diesem zarten Fräulein, dessen Verdauungskanal von Kind an schwach ist. Die krankhafte Appetitstörung und ein Gewichtsverlust von 8 kg im letzten Jahr fällt jedenfalls mit der wegen Stuhlverstopfung nötigen Beanspruchung von Abführmitteln zusammen. Wir geben zunächst Nux vomica, das „Hauptmittel" für diese Folgezustände. Es paßt auch bei Schläfrigkeit und Müdigkeit nach dem Essen, ein Sachverhalt, der bei einem jungen Menschen unnatürlich ist 1/386, 427. Auch bei Völle im Bauch nur bei Verstopfung 3/525 (ein keineswegs selbstverständliches Empfinden) ist es dabei. Und ein Kopfschmerz bei Verstopfung ist ebenfalls nicht häufig zu finden 1/266.

Ich bekam den letzten Bericht ein gutes Jahr nach dem Beginn der Behandlung. Bis auf die Tatsache, daß ein allerdings leichtes Abführmittel zur Regulierung der Verdauung erforderlich ist, geht es der Patientin gut; „sie ißt, was sie will" und die Gewichtskurve entwickelt sich so, wie es dieser jungen Dame angemessen ist.

Ist nun die glatte Ausheilung dieses Krankheitsgeschehens durch Nux vomica zu erklären oder „suggestiv". Eine psychische Wirkung liegt zwar im Bereich der Möglichkeit, gerade bei einer „solchen Erkrankung". Aber es steht doch fest, daß nach sorgfältiger Anamneseerhebung hier eine Fehldiagnose vorliegt. Der Grund der Störung war ja die Belastung eines hochempfindlichen Verdauungssystems mit Laxantien; sie waren bereits ein knappes halbes Jahr konsumiert worden, bis der Organismus nicht mehr „mochte". Es begann die Appetitstörung und die Gewichtsabnahme.

Der professorale Befund einer auswärtigen Universitätsklinik lautete damals u. a.: „Bei der körperlichen Untersuchung der nahezu kachektischen Patientin (bei einer Größe von 162 cm lag das Körpergewicht bei 37 kg) fielen die charakteristischen Krankheitszeichen für eine Anorexia nervosa auf . . . Therapeutisch empfahl ich . . . Außerdem versuchte ich Fräulein A. die Art dieser Erkrankung verständlich zu machen".

Alles weist darauf hin, daß die Patientin in guten, suggestiv gesehen, in optimalen Händen war. Die Erwähnung der Fehldiagnose spielt nur deshalb eine Rolle, weil der *psychische* Heileffekt bei einer Verdauungsstörung nach Abführmittelmißbrauch noch weniger zur Debatte steht als bei einer Anorexia nervosa. Als Nachtrag muß noch vermerkt werden, daß ,,schon immer" eine Amenorrhoe besteht.

Fall 215: Mann, 53 Jahre, bittet um einen Rat für einen seit knapp 6 Monaten bestehenden Durchfall. Dieser trete gleich nach dem Essen auf, mit kräftigen Windabgängen und explosiver Entleerung.

Er habe schon alles ausprobiert, aber nichts habe bisher diese Erkrankung beseitigen können.

Auf Nachfragen: Aufgetreten ist die Störung zum ersten Mal nach einer Therapie einer hochfieberhaften Entzündung der Prostata mit starken antibiotischen Medikamenten. Die Diarrhoe zeigt sich nur nach dem Essen, nie zu einer anderen Zeit.

Weitere Symptome und Zeichen von homöopathischer Bedeutung sind nicht zu erhalten. Auf das ausgewählte Medikament, in der LM 18 eingenommen, verschwand bereits am 2. Tag die Flatusbildung und das Explosionsartige des Stuhls, und nach 8 Tagen war diese seit einem halben Jahr bestehende Darmerkrankung vorbei.

Hier kommt nur Sulfur in Frage, Folge von Fieberunterdrückung; man kann sich kurz fassen: Bei einem Patienten der sein bisheriges Leben frei von einer Durchfallskrankheit war, und der nach einer fieberhaften Erkrankung der Vorsteherdrüse mit einer beinahe schon chronischen Darmstörung weiter macht, ist letztere entweder dem Zufall zuzuschreiben oder der Unterdrückung eines Entzündungsprozesses. Die Alternative ist vielleicht noch die Unverträglichkeit der gehabten Medikamente; die Art der Störung spricht viel mehr für Unterdrückungsfolge.

Der Durchfall gleich nach dem Essen 3/606, ähnlich 620 und die explosive Entleerung 3/652 sind außerdem sulfur-typisch.

Fall 216: Dieser Fall bezieht sich noch auf den oben angeführten Patienten. Er verdient es unter einer eigenen Fall-Nummer geschildert und besprochen zu werden. Der Mann kam nach fast 4 Monaten wieder in die Praxis wegen seines Grundleidens, nämlich wegen seiner Prostatitis, die jetzt seit dem Beginn der akuten Phase über 10 Monate bestand und noch nicht auskuriert war.

Ich hatte damals, als der Kranke den Sulfur wegen des Durchfalls bekommen hatte, von ihm verlangt, daß er in dem Augenblick, wo dieser besser würde, die antibiotischen Medikamente beziehungsweise die Sulfonamide absetzte. Diese hatte er ja nicht nur für die akute Prostatitis verordnet bekommen, sondern, weil diese refräktär blieb, noch beinahe das nächste halbe Jahr, das ist bis zum Erscheinen in meiner Praxis wegen der Diarrhoe, weiter einnehmen müssen.

Ich mache fast immer zur Bedingung, daß der Einsatz des homöopathischen Mittels zunächst unter *Beibehaltung* der bis dahin gebrauchten Medikamente, allopathisch-chemische, allopathisch-biologische oder auch homöopathische, erfolgt. Das kann nicht schockieren! Nur dann ist es möglich festzustellen, was die neu verordnete, gezielt herausgearbeitete homöopathische Arznei in der Hochpotenz leistet. Wenn die anderen bereits verordneten Mittel schlagartig weggelassen werden, ist niemand in der Lage zu beurteilen, ob es das neue Medikament war, wenn nach seinem Einsatz Befindensveränderungen irgendwelcher Art auftreten, oder ob es nur das *Weglassen* der bis dahin genommenen Mittel war.

Die Hochpotenzen bewegen sich ja auf der Ebene der Lebenskraft, der Dynamis, wie HAHNEMANN das nennt, des Archäus, wie PARACELSUS das nennt, und sie sind über die „niedrigen chemischen und mikrochemischen Prozesse" erhaben, werden also von keinem anderen Medikament an ihrer Tätigkeit gehindert. Umgekehrt stören sie ebensowenig irgendein anderes therapeutisches Verfahren.

Das ist recht günstig, denn man kann nicht bei irgend einem länger bestehenden Krankheitsgeschehen großartig alle vorherige Therapie vernachlässigen, weil man niemals sicher ist, ob das gewählte Hochpotenz-Mittel das heilende ist. Und bis zu dieser Feststellung muß man sich bescheiden und nicht den kranken Organismus durch Weglassen aller anderen Therapie möglicherweise gefährden.

Nun, der Patient hatte auf Aufforderung nach dem Wegbleiben des Durchfalls die schweren Medikamente nicht mehr eingenommen, sondern harmlosere, und fortgesetzt Tees getrunken. Aber es änderte sich nichts und der Urologe meinte, das alles werde nicht mehr ausheilen.

Der Kranke schildert folgende Beschwerden: Nachts muß er alle 3 Stunden aufstehen. Es besteht große Empfindlichkeit gegen Kälte, sogar kaltes Trinken ist spürbar. Alkohol, saurer Hering, Currygewürz wird im Prostata-Blasenbereich unangenehm empfunden, es macht Beschwerden und Harndrang. Jedesmal vor dem Wasserlassen zeigt sich eine mäßige Erektion. Der Patient hat weiter festgestellt, daß seither der Harnstrahl zu schwach ist und manchmal tritt Harn- und Stuhldrang gemeinsam auf, was früher nie der Fall war. Das Sitzen macht sich in den kranken Partien störend bemerkbar; Gehen und Stehen ist am besten.

Auf meine Anfrage, ob er sich vorstellen könne, was der Grund für die Prostataerkrankung sei, sagt der Mann, er wisse nur, daß er sich im Hochsommer beim Radfahren verdorben habe. Nach einem Ausflug ins Grüne per Fahrrad sei die Geschichte aufgetreten. Er sei in ein plötzliches Gewitter hineingeraten und „patschnaß" geworden. Am gleichen Abend habe noch ein Schüttelfrost eingesetzt und das hohe Fieber habe begonnen.

Bei dieser Abfragung fällt dem Kranken ein, daß er sich einige Tage vorher im Dammgebiet durch einen „Riesenschritt beim Sport verrissen hat". Er glaubt, daß die Schmerzen damals zwar von daher gekommen seien, aber keinesfalls die anschließende Entzündung im urologischen Bereich.

Nun, wenn wir uns die wirklichkeitsnahe Situation vergegenwärtigen, kommen wir auf Grund der Symptomatologie bald auf eine Mittelgruppe, die für diese Störung in Frage kommt. Wir haben dann nur noch zu differenzieren, welches Medikament als erstes, weil naheliegendstes, eingesetzt werden muß.

In der LM 18 verordnet, zeigte sich laut Anruf nach einer knappen Woche folgende Wirkung: Gleich in der nächsten Nacht hatte der Patient eine schwere Reaktion; er hielt es im Bett nicht mehr aus vor Schmerzen im örtlichen Bereich und großer Unruhe. Er nahm aus lauter Verzweiflung alle anderen Mittel von früher in verstärktem Maße ein. Nach 3 Tagen war alles wieder leichter. Die Tropfen, die der Mann nach 2maligem Einnehmen ausgesetzt hatte, nahm er dann verdünnt weiter. Ein telefonischer Bericht nach weiteren 14 Tagen ergab: „Die Tropfen sind ganz wunderbar". Ein letzter Bescheid kam mehrere Wochen später. „Ich bin sehr zufrieden; alles ist einwandfrei."

Fassen wir zusammen: Der Mann handelt sich nach Abklingen einer akuten hochfieberhaften Entzündung im Prostata-Blasenbereich eine langwierige Diarrhoe ein, die auf die entsprechende homöopathische Arznei bald verschwindet, und zweitens eine *refraktäre* Prostatitis und Blasenstörung. Die Frage ist begründet, ob das nur ein Pech ist oder ein Artefakt durch die moderne, ehrenwerte, aber oft problematische Chemotherapie usw. Ich plädiere für den Artefakt, denn die Diarrhoe ist schnellstens nach einem homöopathischen Medikament, das ein Mittel für „Kunstkrankheiten" ist, abgeklungen.

Auch die akute Prostatitis mußte nicht a priori hartnäckig bleiben. Wenn schon der Durchfall eine Folge eines unterdrückten fiebrigen Heilprozesses war — quod erat demonstrandum — dann ist es gestattet, dieses *Grundgeschehen* in seiner Unheilsamkeit ebenfalls auf das Konto der allopathischen Therapie zu setzen.

Die Tatsache, daß akute Entzündungen der Blase, der Prostata, des Nierenbeckens, also des gesamten urologischen Systems auf gut gewählte homöopathische Arzneien nur ganz selten nicht positiv reagieren oder gar chronisch werden, im Gegensatz zur Therapie mit den modernen allopathischen Medikamenten, spricht für diese oben angeführte Behauptung. Bei letzteren hat man den Eindruck, daß sie des öfteren den Heilprozeß korrumpieren, statt ihn zu unterstützen. Den Homöopathen läßt in Hinsicht auf seine Mittelwahl das Bakterium, der Urinzustand und nicht zuletzt die Beschwerde des Patienten als solche völlig kalt. Ihn interessiert aber brennend der *Anlaß*, der zu dieser Erkrankung geführt hat: Und dieser wird in wenigen Minuten von unserem Kranken in geradezu klassischer Weise beschrieben. Er wurde durchnäßt beim Radfahren im Gewitterregen. Noch am selben Abend beginnt die Krankheit mit Schüttelfrost und hohem Fieber. *Sie selbst* ist einwandfrei als Folge dieses Patsch-Naß-Werdens anzusehen.

Das Leitsymptom finden wir in 3/672. Hier haben wir unter Blasenentleerung häufig, nach Einwirkung von Kälte und Nässe einige Mittel. Eine ähnliche Rubrik steht in 3/680, Harndrang häufig durch Erkältung; sie berücksichtigt aber nicht die Durchnässung; ebenso wenig macht das die Angabe 3/686 Schleimhautentzündung der Harnblase durch Erkältung. Die beiden letzten Rubriken entsprechen also nicht unseren Vorstellungen.

Jedoch haben wir in 1/516 eine ausgezeichnete Rubrik, auch wenn sie eine *allgemeine* Verschlimmerung hat nach Durchnässung. Wir bleiben den Bedingungen treu, nämlich neben den Lokal-Rubriken die *allgemeinen* mit heranzuziehen, wenn wir dort nicht haargenau übereinstimmende, hier aber wertvolle Rubriken vorfinden können, welche der Idee der Störung entsprechen. Die beste Rubrik wäre diejenige, wo es hieße: „Fieber nach Durchnässung bei Radfahren durch einen plötzlichen Gewitterregen mit Entzündung der Prostata und Blase." Diese gibt es nicht; es gibt nicht einmal die Angabe im „Kent" „Fieber nach Durchnässung", sondern nur Entzündungsfieber in 2/34, in etwa 38. Diese Angabe ist nicht dumm, beinhaltet jedoch nicht die Durchnässungsfolge. Arzneien, die vor dem Fieber Frost haben, gibt es viele — das ist kein umwerfendes Symptom. Zudem war der Fieberablauf durch die gehabte Chemotherapie usw. so unnatürlich geworden, daß auf die Fiebermodalitäten keine Mittelwahl *mit* aufgebaut werden durfte. Es bleibt also für unseren Fall die Angabe in 1/516 als die Rubrik der Wahl übrig. Es werden aber die Arzneien in 3/672, wo das „engere" Leitsymptom, das sich auf die Blase bezieht, verzeichnet ist, mit eingesetzt.

Bei Durchsicht unserer Medikamente sehen wir, daß Pulsatilla stark auftritt bei Folgen von Durchnässung sowohl im allgemeinen Teil als auch im lokalen unter Harnblase. Da der Urologe auf die Prostata tippt — die Blasenbeschwerde hat er aber sicher nicht vergessen — suchen wir auch da nach. Wir finden unter Entzündung und Vergrößerung und Schwellung der Prostata Pulsatilla ebenfalls stark vertreten 3/668 (hier zweimal), in etwa 667.

Wir versuchen es also als das erste Mittel. Es hat nach einer deutlichen Reaktion ausgezeichnet gewirkt.

Ein kleiner Gag soll bei dieser Gelegenheit erzählt werden: Nach längerer Zeit kam die Ehefrau in Behandlung. Sie erzählte von ihrem Mann, daß es ihm wieder gut gehe. Er habe sich so über seine Wiedergesundung gefreut, daß er bald nachdem die Vorsteherdrüse und die Blase besser geworden waren, tagelang immer wieder wie ein Schloßhund geheult habe. So etwas kenne sie an ihrem Mann gar nicht. Der Doktor hom. nimmt zur Kenntnis, daß das *auch* eine Pulsatilla-Reaktion war und zwar eine auf seelischem Gebiet 1/147!

Man kann sich fragen, ob denn Sulfur, erfolgreich für den Durchfall gegeben, nicht auch die refraktäre Prostatitis hätte mit heilen können? Er hat es nicht getan. Wir müssen zur Kenntnis nehmen, daß er es nicht getan hat, obwohl in vergleichbaren Fällen soundsooft der Schwefel genügt, um eine unterdrückte Erkrankung auch in diesen Regionen auszukurieren. Man könnte folgende Überlegung anstellen. Warum hat gerade ein *Durchfall* angezeigt, daß hier eine Unterdrückung eines fieberhaften Prozesses geschehen ist. Vielleicht nur deshalb, weil er als ein *Selbstheilversuch* des „gekränkten" Organismus aufzufassen ist. Ein Selbstheilversuch, der mißglückt ist, denn sonst wäre ja die Prostatitis abgeklungen und nur der Durchfall hätte sich vielleicht noch einige Zeit gezeigt.

So gesehen, muß man zu dem Schluß kommen, daß die *Grundkrankheit* über diesen Durchfall nicht korrigiert werden konnte. Es mußte der ganze Sachverhalt von vorne aufgerollt werden und da hatte der Patient sowohl als der Behandelnde das Glück, ad hoc auf die *Idee* der Krankheit zu stoßen, auf die ganz simple Durchnässung mit den entsprechenden Folgen.

Leider, und es muß bei dieser Gelegenheit wieder einmal darauf hingewiesen werden, ist es heute der Brauch geworden, im Fieber auf der Basis x-beliebiger Krankheitsprozesse ein beliebtes *„Krankheitsgeschehen"* zu sehen, das man flugs und ab sofort aus dem Organismus heraustreiben muß. So denken jedenfalls die schulallopathisch Orientierten. Der biologisch Einfühlsame hat sich da längst andere Vorstellungen gemacht. Für ihn ist das Fieber nur in den seltensten Fällen ein „schlechtes". Zumeist ist es die erste Abwehrleistung des menschlichen Organismus gegen irgendeine Erkrankung und dokumentiert nichts anderes als den ersten Selbstheilungsversuch.

Wenn man solche Fieber sogleich unterdrückt, schlägt man dem Organismus diese wohl beste Waffe aus der Hand, die er in solchen Zusammenhängen hat und verschleppt vielfach den Heilungsablauf.

Man tut das zweifelsohne mit ehrenwerter Gesinnung. Nicht aber aus echter überlegener Erkenntnis des Sachverhalts, sondern a) reflektorisch nach dem Motto, jedes Fieber ist gefährlich, b) aus dem Gefühl einer gewissen Unsicherheit und Ängstlichkeit heraus. Denn man muß eines wissen; der zeitgenössische Mediziner hat heute kaum mehr Medikamente in der Hand, die einen fieberhaften Prozeß *mitsinnig* unterstützen — er denkt praktisch nur mehr bakteriell und chemisch.

Von einer überlegten und gekonnten Therapie biologischer Herkunft bei den verschiedensten fieberhaften Infekten und Prozessen, weiß er nichts; es wird ihm auch nirgendwo mehr beigebracht.

Auch der Homöopath weiß, was ein wirklich problematisches Fieber ist. Das Fieber einer Meningitis kann es sein, das Fieber einer Appendicitis könnte es sein, und so fort. Es besteht hier eben das Kunststück darin, einigermaßen kaltblütig zu unterscheiden, was *mitsinnig* im Organismus ist und was weniger.

Jedes Fieber über einen Leisten zu schlagen, wie das heute im Prinzip üblich ist, und sofort abzustellen, ist nicht gut. Und manche chronische Krankheit ist nichts anderes als das Ergebnis einer unkünstlerischen Therapie des Fiebers und anderer „Verbrennungs- und Ausscheidungsbemühungen eines erkrankten menschlichen Organismus". Inwieweit diese Bemühungen bei höheren Säugetieren zutreffen, soll hier nicht erörtert werden.

Fall 217: Von dem Sohn der plötzlich erkrankten Mutter, 53jährig, wird um einen baldigen Hausbesuch gebeten.

Am Telefon ist zu erfahren, daß die Frau seit 1 1/2 Stunden ununterbrochen bricht, starke Bauchkrämpfe hat, und schon sehr schwach ist. Ich konnte den Besuch nicht erst nach der Sprechstunde machen, sondern begab mich gleich auf den Weg.

In der Wohnung der Erkrankten angekommen, stelle ich fest, daß diese angekleidet auf dem Sofa liegt und sich den Bauch hält. Sie hat kurz vorher gebrochen, Saures, Bitteres in mittleren Mengen; sie bricht eigentlich bereits seit 10 Uhr früh, also seit etwa 5 Stunden, aber erst in den letzten 1 bis 2 Stunden viel häufiger. Sie fühlt sich sterbenselend und ist völlig appetitlos.

Ein am Vormittag genommenes krampflösendes Zäpfchen hat kein Ergebnis gezeigt. Da das Brechen und der Schmerz momentan etwas nachgelassen haben, kann mit einer gewissen Ruhe eine „Fallaufnahme" bewerkstelligt werden, um anschließend die passende Arznei verabreichen zu können.

Vor 5 Jahren wurde die Frau wegen eines Gallensteines operiert. Es waren damals des öfteren Bauchkrämpfe vorhanden gewesen, und wegen einer leichten Gelbsucht war dann der Eingriff gemacht worden.

Bis vor kurzem war eigentlich alles recht gut gegangen. Mit der nötigen Vorsicht hinsichtlich der Kost machte der Bauch keine Schwierigkeiten. Im weiteren Gespräch stellte sich heraus, daß allerdings vor 8 Tagen nach einem schweren Essen (Käse, Butter, Gurken . . .) zum ersten Mal seit der Operation im Oberbauch „wirkliche" Beschwerden aufgetreten waren im Gegensatz zu früher, wo nur ab und zu und nur in Andeutungen sich die Gallenecke gerührt hatte.

Nun, wie immer bei solchen Fällen, richtet man sein Augenmerk zunächst gezielt auf die Nahrungsverhältnisse der vergangenen Tage oder Stunden und viel weniger auf die Zeichen, Symptome und Modalitäten der aktuellen und vordergründigen Erscheinungen, wie Erbrechen, Schmerzzustände und so fort.

Es stellt sich heraus, daß die Patientin gestern abend eine Fleischbrühe mit Reis gegessen hatte, dazu etwas Tomaten- und Gurkensalat. Es hatte ihr gut geschmeckt und die Nacht war normal verlaufen. Es hatte das Frühstück ebenfalls noch geschmeckt — es war nur Tee und etwas Brot. So gegen 10 Uhr kamen dann, wie gesagt, die ersten Beschwerden, zunächst als Schmerz sich zeigend und bald als Erbrechen.

Die Tage vorher war die Kost so gewesen, daß überhaupt kein Anhaltspunkt für eine Verursachung von Störungen gegeben war.

War das Abendessen schuld an allem? Was sollte man davon halten, daß die ganze Nacht und bis in den frühen Vormittag hinein im Verdauungskanal nichts, rein gar nichts los war — daß sich bis dahin die Kranke völlig normal gefühlt hatte? Ich hatte in einem Fläschchen bereits eine Arznei auf den Tisch gestellt, besann mich aber eines besseren und gab 3 mohnsamengroße Körnchen eines zweiten Medikaments in ein kleines Schnapsglas mit Wasser.

Mir kam eine „Kleinigkeit" aus der Vorgeschichte dieser Erkrankung so bedeutend vor, daß diese eigentlich nur für das 2. Mittel sprechen konnte.

Was wurde gegeben? Ich ließ die Patientin das Glas austrinken. Sie war enttäuscht als sie nichts anderes dazu bekam und besorgt, ob von den Tropfen die Beschwerden besser würden und fragte, ob ich nicht doch ein extra Schmerzmittel für sie hätte.

Folgende Verabredung wurde getroffen: Wenn die gegebene Flüssigkeit nicht innerhalb einer knappen Stunde entscheidend bessern würde, sollte die Kranke das *erste Mittel* aus dem Fläschchen nehmen. Bei Eintreten einer Wirkung, also wenn die Krämpfe und das Brechen aufhörten, solle sie nichts weiter tun.

Nach 4 Stunden kam ein Anruf, dieses Mal von der Tochter: Wenige Minuten nach dem Austrinken des Schnapsglases habe die Mutter noch einmal gebrochen, dann sei alles gut geworden. Sie habe weder Schmerzen noch Erbrechen; sie sei nur sehr müde. Anruf am nächsten Vormittag: Es ist alles in Ordnung, auch der Appetit ist wieder da. Wie eingangs erwähnt, steckt hinter dieser akuten Erkrankung ein chronischer Zustand, der sich allein schon aus den in den Jahren seit der Gallenblasenentfernung auftretenden Störungen im Bauch zeigt, wenn auch diese Beschwerden geringfügig waren. Zuletzt hat sich allerdings eine grobe Erkrankung des Oberbauches gezeigt, nicht grob in Hinsicht auf eine akute dramatische Situation, aber doch in Hinsicht auf die gesamten Zusammenhänge. Hat die Frau nur Probleme in Hinsicht einer Beherrschung der üblichen Nahrungsstoffe durch die Leber, Galle usw., oder hat sie die Krämpfe und Koliken durch eine Grieß- oder Steinbildung in den Gallengängen, die von der Leber zum Zwölffingerdarm führen? Letzteres wäre wesentlich unangenehmer, denn hier nachzuoperieren bedeutet ein kompliziertes Unterfangen.

Bei unserer Kranken dreht es sich also nur darum, die akute Beschwerde zu beseitigen. Ob das akute homöopathische Medikament auch das chronische sein kann, vor allem wenn eine neuerliche Grießbildung dahinter steckt, ist nach einer solch kurzen Fallaufnahme nicht zu ergründen. Man wird also später gut tun, herauszufinden, ob mechanische Hindernisse vorliegen.

Unsere Mittelwahl ist in Wahrheit allerdings davon nicht abhängig, auch von Mechanismen nicht — denn diese präsentieren sich nicht anders als *andere* Krankheitsvorgänge im Organismus in individuellen, eigenheitlichen und sonderlichen Symptomen. Die Gallenkolik des Patienten Maier beruht beispielsweise auf dem Vorhandensein von multiplen kleineren Fazettensteinen, die vom Patienten Müller ebenfalls. Und doch werden beide bei den Krämpfen in den Einzelheiten *abweichende* Symptome haben, auch abweichende wertvolle individuelle Symptome haben. Daraus resultiert, daß auch ein mechanischer Vorgang, der in den Äußerlichkeiten identisch ist, durch *verschiedene* homöopathische Arzneien zu beeinflussen ist.

Allerdings wird auch bei homöopathischer Behandlung eine mechanische Hinderung irgendwelcher Art mit scheelen Augen angesehen. Wenn der *Mechanismus* total vordergründig ist, wird auch der Homöopath den Chirurgen bemühen. Allerdings nur dann; denn jeder weiß, daß viele chirurgische Eingriffe keinesfalls eine Endlösung eines Krankheitsprozesses dergestalt bringen, daß anschließend der Operierte gesund ist und gesund bleibt.

Das Mittel des Falles war Pulsatilla.

Der akute Krampfzustand wurde nicht einfach durch ein Krampfmittel angegangen, das Brechen nicht einfach durch ein Brechmittel — das wäre klinisches Denken, sondern mit Hilfe von Zeichen und Symptomen aus der *Gesamtsituation* wurde eine homöopathische Arznei gewählt, und das ist wesentlich mehr und wesentlich anders als das Symptomeabdecken der *allopathischen* Schule.

Denn *diese* deckt Symptome ab — nicht die homöopathische Schule. Man hat noch nicht recht begriffen, in welcher Exklusivität bei ersterer diese Symptomeabdeckung vor sich geht: gegen Verstopfung Abführmittel, gegen Krämpfe Antikrampfmittel, gegen Durchfall Stopfmittel, gegen Schlaflosigkeit und Schmerzen Betäubungsmittel, gegen nervöse Erkrankungen ebenfalls Betäubungsmittel. Schon der Name Allopathie sagt doch, daß das so ist.

Wen von der allopathischen Heilmethode kümmert es, daß ein Magenleiden durch ewigen Kummer auftritt, eine chronische Prostatitis nach einer Durchnässung, ein chronischer Kopfschmerz nach einer Gehirnerschütterung. Da fängt das Denken der Lehrmedizin über Krankheitsprozesse an kariös zu werden. Der Homöopathie *seine* eigenen Fehler anzulasten beweist ein völliges Unverständnis eben dieser Heilkunst, ja man muß sagen eine absolute Ignoranz in diesen Dingen.

Nur, wo steckte die Idee der Störung bei dieser akuten Erkrankung?

Die Frau hatte eine Gallenentfernung vor 5 Jahren. Sie hat die ganze Zeit, *bis vor 8 Tagen* keine besonderen Schwierigkeiten mehr gehabt — bei Einhaltung einer gewissen Schonkost. Vor einer Woche hat zum ersten Male wieder die „Galle" gespuckt, und zwar nach einem einigermaßen schweren Essen (wozu auch der Gurkensalat zählt).

Und das *gleiche* geschieht 8 Tage später wieder. Hier bleibt es aber nicht bei einer gemäßigten Beschwerde, hier rührt sich der Bauch mit Pauken und Trompeten.

Im Grunde ist also die Frau nicht aus heiterem Himmel erkrankt, sondern sie hat schon Vorzeichen produziert — eine Woche vorher schon.

Und jetzt wird das zuletzt verzehrte Essen, die Fleischbrühe mit Reis und mit dem Gurken- und Tomatensalat, sozusagen „hoffähig": eine Nahrung, die nicht unbedingt jeden so hernehmen muß, macht plötzlich echte Probleme.

Wenn also die Patientin aus „voller Gesundheit" die Oberbauchstörung bekommen hätte, wäre die zugeführte Nahrung wohl nicht „stark genug" gewesen, die Angelegenheit in Bewegung zu bringen — sie wäre kein Führungssymptom geworden. Noch besser gesagt, man hätte sich nach einer anderen Verursachung umsehen müssen. Bei dieser Frau war aber dieses Essen das auslösende Prinzip der Erkrankung; es hatte sich bereits eine Woche vorher (nach langen Jahren wieder) der Bauch bei ähnlicher „Zumutung" von Seiten der Nahrungsaufnahme gerührt; er war gewissermaßen damals „sensibilisiert" worden.

Damit werden wir über die Relativität eines Symptoms belehrt: Die Fleischbrühe, die Gurke ist *relativ* schwer verdaulich gewesen — bei dieser Vorgeschichte nämlich! Das erste Symptom von echtem Wert ist demnach: Folge schwerer Nahrung 1/515.

Gibt es noch ein zweites Zeichen, das wertvoll ist? Eines gibt es noch: die recht komische Tatsache, daß das Brechen und die Beschwerden erst nach Stunden auftreten. Das ist nicht selbstverständlich, das ist eigenartig.

Es wurde bereits einmal gesagt, daß man mit Logik allein alles begründen kann. Man braucht nur den „Kant" (nicht den „Kent") aufzuschlagen, dann erfährt man, was man mit *Logik* alles beweisen kann.

Es ist auf keinen Fall das Übliche, daß eine Bauchbeschwerde erst *nach langen Stunden* nach der Nahrungsaufnahme in Erscheinung tritt. Es ist so unüblich, daß man sogar einen Augenblick lang an einem Zusammenhang zweifeln könnte. Beim Überdenken der Vorgeschichte hat sich das jedoch anders dargestellt. Wir haben im „Kent" diese Rubrik etwas versteckt, aber sie ist da und hat nur ganz wenige Arzneien 3/466; sie paßt uns und hat zwei Mittel: Atropin und Pulsatilla.

Letzteres ist dasjenige was diesem Fall entspricht.

Das zuerst im Fläschchen auf den Tisch gestellte Medikament war Arsen album; es war nicht gut passend, weil es vielmehr eine Arznei für Folgen *verdorbener* Speisen ist und weil es keine Beschwerden aufweist, die erst lange Stunden nach der Nahrungsaufnahme auftreten.

Die *Kleinigkeit,* die mich zu Pulsatilla führte, war eben das Erbrechen, das Erkranken erst „lange Zeit" nach dem Essen. Die „Sensibilisierung" 8 Tage vorher hätte man zur Not auch über Arsen laufen lassen können, denn die relative Nahrungsempfindlichkeit (schwere Speisen) trifft ja auf *alle* Mittel der Rubrik 1/515 und 513 zu — in letzterer ist Arsen zweiwertig enthalten.

Gehen wir noch kurz auf einige Symptome ein, die zwar für uns „ganz weit hinten" liegen, die jedoch noch besprochen werden sollen:

Für Bauchkrämpfe gibt es unzählige Mittel bei uns 3/578. Krämpfe selbst sind nicht sonderlich, eigenheitlich, besonders wenn man keine Modalitäten dabei hat. Nicht hochwertig ist auch das ständige Erbrechen und die große Schwäche. Es ist nicht *von vornherein* zu vernachlässigen bei der Mittelfindung, wenn jemand seit 1 1/2 Stunden laufend erbricht; auch die Schwäche, die dabei auftritt muß nicht unterschlagen werden: aber all das ist nicht soviel wert, daß man es zu einem gutem Symptom oder Zeichen ernennen dürfte — jedenfalls nicht bei diesem Krankheitsfall. Außerdem fehlen jegliche Modalitäten. Die Patientin hält sich den Bauch, wie man beim Betreten des Zimmers sehen kann. Man kann sagen Druck bessert, und das ist kein übles Symptom; aber ist es nicht nur eine Reflexbewegung; oder will sie sich nur den Bauch warm halten? Wir suchen nach „Besserem". Das Erbrechen erfolgt seit 10 Uhr vormittags, schön, da gibt es ein Medikament, das ist Psorinum 3/454. Das ist zuwenig, Psorinum erfüllt nicht die Bedingungen, die wir sonst noch in diesem Fall vorliegen haben.

Ein *fixierbarer* Zeitpunkt ist meist nur dann brauchbar, wenn x-beliebige Erkrankungen öfters, oder noch besser immer wieder zu diesem Zeitpunkt erscheinen und dieser nicht logisch interpretiert werden kann. Das sauere, das bittere Erbrechen rührt uns am allerwenigsten bei dieser Frau — was die Arzneifindung betrifft. versteht sich. Wir haben die Angaben in 3/464 und 461. „Gallenkolik" steht in 3/558; die Kuhschelle ist mit dabei.

Fall 218: Ich habe diese Patientin, 51 Jahre, gebeten, ihren Fall selbst zu schildern: Es sei vorausgeschickt, daß ich mich über die geringste Kleinigkeit sehr freuen kann und so war es auch eines schönen Tages, wo eine angenehme Überraschung die andere ablöste. Wie schon früher bei solchen Anlässen erlebte ich auch dieses Mal das folgende:

„Ich bin ‚selig', bekomme aber bald ein ‚maues' Gefühl im Bauch; ich fühle mich wie ein Luftballon, dem man per Stecknadel die Luft herausgelassen hat; ganz matt, und derart schlapp, daß ich mich nur noch von Stuhl zu Stuhl schleppen kann. Ich habe dabei ein Gefühl im Magen, wie wenn ich mich mit etwas verdorben hätte. Der Appetit ist vollständig weg.

Das zieht sich bereits mehrere Stunden hin. Ich weiß nicht, daß es dafür ein Mittel gibt und mache von meinem Zustand kein besonderes Aufheben."

Soweit die Vorgeschichte. Ich erfuhr auf Umwegen von der Störung und ließ der Frau ein paar Körnchen einer homöopathischen Arznei zukommen — denn es gibt doch ein Mittel für so etwas.

Ein Bescheid nach einigen Stunden ergab, daß die Beschwerde nach einigen Minuten vorbei war und die Patientin „sich wieder vollkommen fit" fühlte.

Welches Medikament kam in Frage? Es wurde in der D 30 verabreicht. Wo findet man es im Repertorium?

Von der Sonderlichkeit abgesehen, daß es auch heutzutage noch Menschen gibt, die sich besonders freuen können — die meisten belieben lieber zu „mekkern" und Unzufriedenheit zu verbreiten — ist dieses *Reagieren* auf freudige Geschehnisse so sonderlich und individuell, daß es ein Paradebeispiel für die homöopathische Mittelwahl darstellt. Daneben zeigt der Fall, daß auch unsere Arzneien „Individualitäten" sind mit eigenheitlichen Symptomen, Zeichen und Verhaltungsweisen, deren detaillierte Besonderheiten gewissermaßen im *gesunden* Bereich dasjenige darstellen, was beim *kranken Menschen* eben das Individuelle, das Besondere seiner eigenen Störung ist.

Das prompte Verschwinden der Beschwerden auf das passende Medikament zeigt endlich, daß diese Bezüge zwischen Heilmittel-Individualität und Individualität des Geschehens des kranken Menschens — abgesehen von den üblichen klinischen Gesichtspunkten, die bei jedermann die „gleichen" sind — reale sind und keine blassen Theorien.

Wenn die Bedingungen dieselben sind, ist auch in der Homöopathie ein Heilergebnis *reproduzierbar* — allerdings nur dann. Wobei die Gleichheit der Bedingungen im *individuellen* Bereich, in den Sonderlichkeiten vorhanden sein muß und niemals im klinischen. Um es simpler zu sagen: Bei 10 Magenpatienten, die *klinisch* identisch sind, kann es sein, daß der Homöopath bis zu 10 verschiedene Mittel braucht.

In der Homöopathie heißt die Parole: Jedem das Seine. In der Allopathie heißt sie: jedem das Gleiche — bei der gleichen klinischen Krankheit, versteht sich. Das Mittel war Coffea.

Es gibt ein einziges Medikament in der Homöopathie, das *Schwäche* durch Freude hat, das ist Crotalus Cascavella 1/442. In unserem Fall ist jedoch alles gestört; es zeigt sich Schwäche, es macht sich der Bauch bemerkbar und der Appetit verschwindet. Da braucht man die *allgemeine* Rubrik Beschwerden durch übermäßige Freude 1/37. Welches der hier angegebenen Arzneimittel soll man nehmen? Man kann nicht weiter differenzieren, es sind keine bedeutenden Symptome mehr da. Also nimmt man vernünftigerweise als 1. Mittel das „bewährteste", und das ist Coffea. Man lese sein Arzneimittelbild nach. Coffea hilft, und das konnte längere Zeit beobachtet werden, beinahe sofort, wenn neuerdings die geschilderte Beschwerde auftritt. Es hat jedoch nicht bewirken können, daß die Empfindlichkeit auf große Freude als solche nachläßt. Es wurde bisher nichts weiter unternommen. Weil es aber außer Coffea noch andere Arzneien gibt, könnte sein, daß mit Hilfe noch zu findender weiterer guter Zeichen und Modalitäten beispielsweise Opium, Pulsatilla einzusetzen sinnvoll wäre. Ob das Schwächegefühl im Bauch ein wertvolles Symptom ist 3/520, 519, muß man dahingestellt sein lassen. Sicher ist, daß es im Vergleich zum Freude-Symptom weit abfällt. Coffea fehlt übrigens in diesen Rubriken.

Fall 219: Frau, 50 Jahre, kommt in die Praxis. Sie hat seit 4 Jahren Knieschmerzen, die sich von den Knien bis zu den Knöcheln ausbreiten.

Sie wurde vor 8 Jahren wegen Koliken auf Steinbasis galleoperiert. Vor 4 Jahren wurde ein „schnell wachsendes" Myom entfernt; bis dahin hatte die Patientin noch ihre Menses.

Klimakterische Beschwerden sind nicht vorhanden.

Die Knieschmerzen treten besonders nachts auf, sie werden als rheumatisch empfunden und durch Rheumasalben gelindert. Sportliche Betätigung ist gut.

Die Frau klagt nicht nur über ihre Rheumastörungen, sondern auch über eine starke Unruhe der Beine nachts an den erkrankten Partien.

Aus der Vorgeschichte ergibt sich noch, daß sie nach einer Appendektomie vor 17 Jahren eine doppelseitige Entzündung der Beinvenen durchgemacht hat. Sie war damals aus diesem Grunde im Krankenhaus gewesen.

Welches Medikament kam in die engere Wahl? In der LM 18 eingenommen, kam nach 14 Tagen der nachfolgende telefonische Bericht: Das Rheuma ist weg — zur Zeit wenigstens, fügte die Patientin schnell hinzu. Aber seit 3 Tagen (also seit einer Mittelwirkung von 11 Tagen) habe sie am rechten Bein im Waden- und Knöchelbereich eine „Venenentzündung". Es sei zwar noch keine Schwellung und keine auffallende Rötung nachzuweisen, aber das Bein schmerze wie bei der Venenentzündung vor 17 Jahren. Sie habe deshalb die Arznei seit 2 Tagen weggelassen.

Auf mein Anraten läßt die Frau die Arznei noch einige Tage beiseite. Wenn die Venenschmerzen abgeklungen sind, sollen die Tropfen neuerdings eingesetzt werden. Es kam ein Bescheid 8 Wochen nach Behandlungsbeginn, der besagte, daß weiterhin alles in Ordnung sei.

Nach 3 1/2 Monaten kam die Patientin zum letzten Mal in die Praxis, völlig beschwerdefrei, wegen einer vorher abgesprochenen Blutkontrolle.

Die Rheumastörung der Kranken, oder wie man das diagnostizieren will, ist nicht das Eigenartige für uns. Das ist die Unruhe der Beine nachts. Das hört man nicht von jedem, der nachts seine rheumatischen Zustände hat.

Man wird sich nach der *Intensität* dieser Unruhe erkundigen und erfahren, daß sie sehr deutlich ist.

Mit Recht wird man zunächst einen Zusammenhang zwischen dem Beginn der Störung und der Myomoperation sehen wollen. Beides liegt 4 Jahre zurück. Daher wird die Frage nach klimakterischen Erscheinungen gestellt. Es ist nichts, gar nichts zu erfahren. Also scheint die Myomentfernung bei der Erkrankung keine Rolle gespielt zu haben. Wir können höchstens die Tatsache, daß manche Frauen zum Wechselbeginn Rheuma bekommen zur Kenntnis nehmen — mit und ohne Operation, mit und ohne Hormontherapie — aber es liegen hier ebenfalls keine Hinweise vor.

Eine *Causa* ist demnach unbeteiligt bei dieser Beschwerde. Wir haben die Unruhe der Beine nachts und das ist ein außerordentliches Symptom; die Patientin schildert ganz exakt, wo und wann sich das abspielt. Im „Kent" steht die Angabe Unruhe der Unterschenkel nachts in 2/551; sie entspricht unseren Vorstellungen sehr genau. Welches Mittel davon nehmen wir? Zincum metallicum, das dabei ist, ist das Unruhemittel der Beine par excellence — wenn es paßt. Man wird immer diese seine hervorstechende Eigenschaft berücksichtigen, wenn man mangels guter *anderer* Symptome nichts Besseres findet. Aber Zincum hat außerdem etwas, was auch bei unserer Frau vorliegt, nämlich Venenentzündungen 2/552, 1/424 und noch besser 1/413, in etwa 409. Von den anderen Unruhemitteln haben diese nur noch einige wenige; sie haben aber die *Unruhe* nicht so ausgeprägt wie Zincum.

Es war also das Zink. In der LM 18 verordnet, zeigte sich nach kurzem als eine Art Rückerinnerung an die früheren Venenentzündungen eine einwandfreie Reaktion an den Blutgefäßen bei schlagartigem Verschwinden der jahrelang bestandenen rheumatischen Erscheinungen. Diese Reaktion erbringt den Beweis, daß wir mit dem Mittel richtig gelegen haben, abgesehen von der prompten Besserung des Zustandes selbst.

Es kann also ein simples *klinisches* Symptom aus der Vorgeschichte — die vor 17 Jahren aufgetretenen Venenentzündungen — die homöopathische Medikamentenwahl bestimmen. Hier erwies sich wieder die *Relativität* eines Symptomzeichens.

Eine notwendige Anmerkung. Zu den Angaben der Patientin, daß vor einigen Jahren ein „schnell wachsendes" Myom entfernt worden sei, kann man folgende Überlegungen anstellen. Punkt a) die Sache stimmt, b) der Begriff schnell wachsend ist nicht ganz richtig wiedergegeben c) das ganze Myom ist anzuzweifeln. Nun, die letzte Behauptung ist nur theoretisch — praktisch soll das Myom gelten.

Wenn wir bei unserer Mittelwahl von Fall zu Fall sogar die *klinische* Symptomatologie zu berücksichtigen haben — siehe unsere Schilderung — dann müssen wir auch fremd diagnostizierte Myome, Prostatahypertrophien, auch entfernte Blinddärme und so fort einkalkulieren. Im Sinne der obengenannten Relativität eines Symptoms und Zeichens kann beispielsweise eine wegoperierte Gallenblase, ein entfernter vereiterter Wurmfortsatz schon einmal ein *ausschlaggebendes* Symptom für unsere Mittelwahl sein. Aber nur dann, wenn dem *wirklich* so war. Ehe man sich hier auf die Angaben und das Wissen der Patienten verläßt, soll man Operationsberichte und ähnliches anfordern, *wenn* man solche Eingriffe und ihre Indikationen in die Mittelfindung mit einbezieht.

Fall 220: Ehefrau eines 45jährigen Mannes sucht telefonischen Rat wegen eines ‚ruhrartigen Durchfalls" des letzteren. Er besteht seit der letzten Nacht und zwingt den Mann bereits die ganze Nacht und den heutigen halben Tag auf die Toilette.

Eine Ursache ist unbekannt. Der Patient ist ohne Fieber, ohne Übelkeit, ohne Erbrechen. Er ist schon sehr schlapp. Das einzige, was der Frau auffällt, ist die große Unruhe des Kranken, die sich besonders an den Armen und Beinen beobachten läßt, verbunden mit einem Schmerz „als wenn die Knochen zerschlagen wären". Der Stuhl ist stinkend und eher süßlich im Geruch. Eine Nahrungsaufnahme ist unmöglich, weil dann sofort ein Stuhldrang auftritt. Der Kranke hat bereits in der Nacht Arsenicum album D 6 genommen und einige Stunden später Mercurius solubilis D 6 — beide Mittel in kurzen Abständen. Es zeigte sich keine Wirkung.

An welches Medikament konnte man noch denken? Ich empfahl es in der D 6, weil keine andere Potenz im Hause war.

Nach 3maligem Einnehmen im Abstand von etwa 10 Minuten fiel der Patient in einen Schlaf, der mehrere Stunden dauerte; der Durchfall war seit der neuen Arznei nicht mehr aufgetreten, wie mir die Ehefrau später am Fernsprecher mitteilte.

Der Mann ist ein Kundiger und er hat schon einige Mittel selbst versucht. Das hat den Vorteil, daß man diese „aus dem Kopf" hat. Zunächst wird man sehr wohl an Arsen denken können, denn wenn man die Sache etwas routinemäßig und oberflächlich vielleicht betrachtet, hat Arsenicum die Nachtzeit, den stinkenden Stuhl, die Schwäche und auch die Unruhe. Es hat nicht geholfen, also war es nicht angezeigt — so einfach ist das. Es hat auch das Ruhrartige 3/610, wie das die Frau bezeichnet. Ursache ist keine bekannt, das Arsen *müßte* eigentlich dem Zustandsbild entsprechen — tut es aber nicht.

Ein Beispiel, wie das „Schwören" auf die Richtigkeit einer homöopathischen Arzneimittelwahl ein Nonsens ist.

Nun, das Eigenartige ist die Unruhe des Kranken, sie tritt besonders in den Armen und Beinen auf. Das ist nicht üblich in solchen Zusammenhängen. Es gibt jedoch keine Rubrik Unruhe bei Diarrhoe 1/84; und trotzdem bleibt die Unruhe natürlich ein Führungssymptom; auch die Schwäche ist hier von Wert; das heißt, das Mittel sollte auch diese in seinem Arzneibild haben.

Wir erfahren von zwei weiteren Modalitäten, die recht ordentlich sind. Da ist der Schmerz, wie wenn die Knochen zerschlagen sind; das ist keine Sache des Durchfalls, das ist ein echtes *Begleitsymptom,* das vernünftigerweise nicht aus der „eigentlichen" Erkrankung abzuleiten ist 1/479, 2/700, in etwa 1/470; hier ist nirgends Arsen oder Mercurius dabei. Da ist der Stuhldrang, der gleich nach einem Essensversuch auftritt 3/620 — ein Stuhldrang nota bene und nicht gleich der Durchfall: ein kleiner Unterschied, den man doch beachten sollte 3/606. Zincum metallicum war die heilende Arznei.

Weder Arsen noch Mercur ist bei Stuhldrang nach Essen dabei. Zincum hat unseren Anforderungen am besten entsprochen. Schwäche bei Diarrhoe ist bei Zink 2wertig 1/442.

Es ist eine alte Erfahrung, daß bei akuteren Fällen eine Entwicklung im Befinden des Patienten, vor allem bei Kindern, vor sich geht, die eigentümlich, aber immer wieder zu beobachten ist: Bei einer homöopathischen Arznei schläft sich, wenn sie gut gewählt war, der Kranke in eine *Besserung* hinüber; der Schlaf tritt entweder augenblicklich, oder doch kurze Zeit nach der Einnahme des Mittels auf.

Und das ist der Unterschied: er schläft nicht ein und wacht dann früher oder später im Status quo ante auf, sondern anschließend wesentlich gebessert oder gesund. So war es auch in diesem Fall. Der Kranke fiel bald in einen Schlaf, der Stunden anhielt — es war nicht bloß ein Nickerchen, zum Beispiel durch Erschöpfung bedingt — und erwachte „gesund"; die Darmstörung war mit dem Beginn des Schlafens nicht mehr aufgetreten.

Die letzten 2 geschilderten Krankheitsfälle waren Zincum-Fälle, total anders in der Diagnose und doch Zincum-Krankheiten. Das ist eine seltsame Sache, die jedem, der die Gesetze der Homöopathie nicht kennt, „spanisch" vorkommen muß und ihn zweifeln läßt an der Intregität derer, die homöopathisch kurieren.

Auch ein Apotheker oder gar Pharmakologe ist üblicher- und verständlicherweise überfordert. Wir können das nachfühlen, aber wir können natürlich nicht akzeptieren, daß aus dieser Überforderung eine Tugend gemacht wird dergestalt, daß der Homöopath ein Scharlatan zu sein hat, nur weil man selbst keinerlei Voraussetzungen mitbringt, diese Homöopathie begreifen zu können.

Diese Voraussetzung schafft nur der tägliche Kampf um das homöopathische Mittel in der medizinischen Praxis und nicht der „Kampf", und wenn er noch so verbissen und „wissenschaftlich" geführt wird, vom grünen Tisch aus.

Fall 221: Eine Frau, 67jährig, erscheint in der Sprechstunde. Sie leidet seit 4 Monaten an Durchfällen und weiß keinen Grund für die Störung.

Sie hat seither plötzlich mehrere Tage hintereinander eine Diarrhoe und dann für einige Tage eine Verstopfung, wobei der Durchfall bei weitem überwiegt, wie sie meint.

Es stellt sich heraus, daß die Darmstörung schon länger zurückliegt und bereits seit einigen Jahren eine leichtere Form der gleichen Beschwerden bekannt ist.

Eine Röntgen-Kontrolle vor über einem Jahr hatte außer einer Magensenkung keine krankhaften Befunde ergeben.

Die Symptome: Es gärt und gurgelt im ganzen Bauch. Die Zunge ist kräftig belegt und trocken. Es besteht eine starke Flatulenz und viele Flatus gehen täglich ab. Der Appetit ist ordentlich, er hat sich nicht verändert. Der Stuhlgeruch ist unauffällig, der Stuhl meist durchfällig und etwas hell; er erfolgt 3- bis 4mal täglich zu jeder Tageszeit und auch nachts.

Die Durchfallserscheinungen sind nicht vom Essen abhängig und von keiner Art von Nahrung beeinflußt. Das Gurgeln tritt zumeist in der Nacht auf; da ist es an Häufigkeit und Intensität wesentlich deutlicher; die Diarrhoe *beginnt* ebenfalls meist nachts und zwar gegen 5 Uhr früh.

Das Medikament ist nicht schwer zu finden; was wurde gegeben? In der LM 18 verordnet, war bereits nach wenigen Tagen das Gurgeln und der Durchfall wesentlich gebessert. Nach 3 Wochen war alles vorbei. Sie sei „ganz glücklich", erzählte die Frau am Telefon.

Man wird bei dieser älteren Dame schon etwas aufpassen müssen, wie sich die Beschwerde weiter entwickelt, denn man muß an einen Tumor, möglicherweise im Rectum auftretend, denken. Bis jetzt spricht allerdings nichts dafür; sowohl die Symptomatologie der Störung als auch die prompte Besserung sprechen nicht dafür.

Im Nachtrag kann das bestätigt werden. Die Patientin kam 2 Jahre später mit der gleichen Erkrankung wieder. Sie war in dieser Zeit völlig beschwerdefrei geblieben und der seit etwa 3 Wochen andauernde Rückfall konnte mit der gleichen Arznei in der gleichen Potenz, sogleich wieder behoben werden.

Eine Causa war in unserem Fall nicht nachzuweisen, aber ein paar gute Zeichen, Symptome und Modalitäten waren da. Ein sonderliches Symptom, das im „Kent" nur mit wenigen Mitteln vertreten ist, ist die Tatsache, daß die Gurgelei meist nachts auftritt; man wird diese Modalität in den Arzneimittellehren kaum entdecken, vor allem nicht in den ausgemagerten, die so eifrig von dem Ballast gereinigt sind, der wie man sagt, unsere Mittel-Symptome so fragwürdig macht. Wer erlebt hat, wie gerade dieser Ballast oft nützlich ist und wie sonderliche und eigenheitliche Symptome gar nicht selten geradlinig zum Heilmittel führen, der wird noch mehr von dem Paragraphen 153 überzeugt sein, der solche Symptome fordert und fast einzig und allein davon die Mittelwahl abhängig macht.

Gurgeln nachts ist aufgeführt mit 2 Mitteln, Raphanus und Sulfur, beide 2wertig in 3/532; auch für Bauchgeräusche allgemein nachts gibt es nicht viele Mittel 3/531; Sulfur ist als einziges fettgedruckt verzeichnet. Plötzlich wird die Durchfallszeit nachts um 5 Uhr 3/604 in ein noch besseres Licht gerückt — denn jetzt paßt alles auf einmal zusammen. Der Schwefel war die fehlende Arznei.

Diesmal waren es also gute *Lokal*symptome, die die richtige Mittelwahl gewährleisteten. Und es ist das Faszinierende in einer homöopathischen Praxis, daß jeder einzelne Krankheitsfall, ob leicht oder schwierig, ob lang oder kurz bestehend, sein *eigenes* Gepräge hat, niemals mit einem x-beliebig anderen identisch ist, sich also *niemals wiederholt* und so immerwährend die These bestätigt, daß die Homöopathie eine *individuelle* Therapie ist und unmöglich im üblichen Sinne statistisch reproduziert werden kann.

Daß aber sehr wohl in einem anderen Sinne eine Reproduzierbarkeit der Ergebnisse homöopathischer Behandlung möglich ist, beweist die Tatsache, daß diese Kranke nach 2 Jahren Beschwerdefreiheit nach einem Rückfall deshalb mit dem gleichen Mittel in der gleichen Dosierung wieder kuriert werden konnte, weil die *individuelle* Symptomatologie die gleiche war, wie beim ersten Kranksein.

Es ist nicht so, daß bei der Patientin neuerdings ein ordinärer Durchfall zu beseitigen war, oder auch ein mit Problemen ausgezeichneter, sondern einer, der haargenau die gleichen Merkmale wie der erste trug. Das ist nicht selbstverständlich, denn es könnte sich eine *andere homöopathische* Symptomatologie bei diesem Rückfall entwickelt haben: dann wäre nicht nur unser Sulfur im Eimer, sondern auch die Reproduzierbarkeit des individuellen Krankheitsgeschehens.

Die übliche Statistik wird sagen, bei einer Darmerkrankung nach einer Salmonellen-Infektion sind 500 Personen mit dem Medikament X behandelt worden und 300 so erfolgreich, daß eine Signifikanz der Wirkung dieses Stoffes gegeben ist. Diese Statistik ist zu akzeptieren. Sie kann aber nicht auf homöopathisch behandelte Salmonellen-Infektionen angewendet werden. Denn diese Behandlung muß von meinetwegen 500 Patienten auf Grund der individuellen Symptomatologie festlegen, daß 30 Patienten Podophyllum brauchen, 20 Arsenik, 65 Sulfur und so fort. Wer glaubt, daß jede Salmonellen-Infektion in den klinischen und subklinischen Erscheinungen *gleichartig* verläuft, hat nur solange Recht, solange er sich nicht um die sonderlichen, eigenheitlichen, individuellen Erscheinungen bei dieser Erkrankung kümmert. Bemüht er sich darum, wird er mit Erstaunen feststellen, daß es eine unerhörte Menge von Abweichungen gibt. Und diese sind es, die die homöopathische Arznei determinieren.

Auch in dem vorliegenden Krankheitsfall war sozusagen das *Individuelle* der Störung gleichgeblieben, hatte sich so betrachtet, dem Wesen nach nicht verändert, und damit war die Voraussetzung gegeben, die gleiche Arznei einzusetzen, die vor Jahren so schnell und dauerhaft geholfen hatte. Die Reproduzierbarkeit nach den Bedingungen *homöopathischer* Gesetze war gegeben und dergestalt ist der Begriff Statistik akzeptabel.

Fall 222: Es dreht sich um die Patientin, die vor 4 Jahren schon einmal in meiner Behandlung war; damals hatte sie 4 Monate mit dem Magen zu tun gehabt. Es ist der Fall 124.

Die Schmerzen waren immer erst mehrere Stunden nach dem Essen aufgetreten, sie waren meist krampfartig. Alles aber hatte sich erst richtig entwickelt, als die Frau längere Zeit in einem Gasthaus hatte essen müssen. Sie hatte die schwere Nahrung und das „schlechte Fett" nicht verkraftet und hatte seither ständig Diät-Kost gebraucht; diese „Fettstörung" lag 6 Jahre zurück.

Auf Grund dieser Symptomatologie hatte die Kranke vor 4 Jahren Pulsatilla eingenommen mit sehr gutem Erfolg und hatte bald die Diät durch eine normale Kost ersetzen können.

Das ging gut bis jetzt. Nun spürt die Frau die Beschwerden wieder und zwar seit einer Woche. Sie kommt in die Praxis, „weil sie etwas dagegen tun wollte und vor allem rechtzeitig".

Diesmal hatte sie sich allerdings nicht durch eine Kost in der Gastwirtschaft verdorben, sondern durch ein „Eis", das sie wohl zu schnell hineingegessen hatte. Es war also ein ganz bestimmter aktueller Anlaß. Ein kurzes Nachprüfen der Zeichen und Symptome zeigte, daß das „Individuelle" der Beschwerden nicht anders war als das der vor Jahren gehabten Störung. Allerdings war die Causa eine etwas andere: Eis, gefrorene Speisen verschlechtern 1/513.

Es wurde deshalb wieder Pulsatilla in der LM 18 verordnet und dieses erreichte, daß das Befinden nach 4 Tagen „wunderbar" geworden war, wie mir die Patientin versicherte. Dieser Fall zeigt, daß ein passendes Mittel bald und auch dauerhaft hilft. Über die *anhaltende* Wirkung braucht man sich selten Sorgen zu machen. Bei vielen Erkrankungen in vielen *gängigen* Fällen wird man wesentlich schneller und dauerhafter heilen können, als mit allopathischen Medikamenten. Ausnahmen sollen gerne die Regel bestätigen.

Wenn die obige Kranke nicht einem Homöopathen „in die Hände gefallen wäre" — auch im schlechten Sinne fallen Kranke homöopathischen Behandlern in die Hände, ebensogut wie allopathischen — liefe sie heute noch mit ihrer Erkrankung herum und brauchte sie heute noch, wie vorher schon 6 Jahre lang, ihre Diätkost, und wäre heute eine Dauerpatientin. Das ist keine miese

Feststellung und soll niemanden treffen, aber die Wahrheit sieht so aus. Wir erleben doch täglich solche Krankengeschichten. Wir erleben sie nicht nur, sondern wir leben davon.

Fall 223: Junge Frau, 30 Jahre, erscheint in der Sprechstunde wegen einer, wie sie sagt, „chronischen Gastritis", die bereits 6 Jahre dauert.

Es begann damals mit einer Magen-Darmgrippe, fieberhaft mit Durchfall und Erbrechen. Dieser Durchfall war 2 Tage sehr massiv mit bis zu 30 Darmentleerungen aufgetreten, wie die Kranke angibt. Da habe sie es mit der Angst zu tun bekommen. Sie erhielt schließlich Tabletten, starke; daraufhin war der Durchfall „gleich weg". Gefragt von mir nach einer möglichen Ursache dieser Stuhlstörung, meint die Patientin, daß es sich wahrscheinlich um eine Lebensmittelvergiftung gehandelt habe.

Im Anschluß an diese Sache begann eine Stuhlträgheit, die bis heute besteht. Seither ist eine Empfindlichkeit gegen viele Speisen vorhanden, speziell gegen schwere Kost, gegen Obst und Zwiebeln. Kuchen und sogar Butter ist nicht mehr verträglich. Die Obstipation ist begleitet von Flatulenz und Völlegefühl.

Vor einem Jahr war übrigens wiederum ein Brechdurchfall mit Gliederschmerzen aufgetreten. Diesmal wurde gleich ein modernes Stopfmittel gegeben und die Beschwerde war „bald wieder weg".

Welches Medikament kam hier in Frage? In der LM 18, 1mal täglich 5 Tropfen, trat nach wenigen Tagen eine Besserung der Flatulenz auf, aber eine 3 Tage lang dauernde starke Verstopfung. Ich ließ das Mittel trotzdem weiternehmen. Nach 6 Wochen kam der Bescheid: Alles in Ordnung; auch der Stuhl war ganz normal geworden — keine Obstipation mehr.

Vor einiger Zeit war der Ehemann hier. Er sagte spontan: „Meiner Frau geht es übrigens seit Ihrer Behandlung sehr gut mit ihrem Bauch. Sie hat keine Beschwerden mehr gehabt."

Diese „Magen-Erkrankung" liegt jetzt mehrere Jahre zurück. Und nach alledem, was damals hier „los" war, wird die Patientin auch weiterhin gesund bleiben.

Eine einzige Bemerkung charakterisierte die Erkrankung dieser Frau!

Sie hatte eine beinahe 6 Jahre andauernde „chronische Gastritis" wie sie sagte und konnte sich bei der Rückblende sogleich daran erinnern, daß a) damals eine Darmentleerung an die 30mal pro die stattgefunden hatte, 2 Tage lang, und daß b) nach starken Tabletten der Durchfall „gleich weg" war. Wenn ein Kranker nach dieser Therapie gesund ist und bleibt, erübrigt sich eine besondere Betrachtung der Angelegenheit. Wenn jedoch jemand genau seit diesem Ereignis darmkrank ist und bleibt, trotz aller Medikamente der modernen Medizin, dann ist hier etwas losgewesen und die Krankheit kann nur und *niemals anders* als nur von da aus aus den Angeln gehoben werden:

Für den Homöopathen heißt das, Folgen der Unterdrückung einer aus irgendeinem Grunde existierenden und meist nötigen Ausscheidung und Absonderung des Organismus. Unsere Frau bekam eine Stuhlträgheit und eine Leber-Darm-Störung. Ein anderer aquiriert einen chronischen Rheumatismus, wieder ein anderer ein Augenleiden, eine Lungensache oder andere „Artefakte" und noch ein anderer hält die Unterdrückung aus, verarbeitet sie selbst erfolgreich und erkrankt nicht daran. Die Kranke und die damals Behandelnden dachten an eine Lebensmittelvergiftung. Nun, diese kann ex iuvantibus ausgeschlossen werden, denn die heilende Arznei war Sulfur, und der hat keine Beziehungen zu Vergiftungen solcher Art.

Ein kleiner Gag ist bei der Sache auch dabei. Ein Jahr vorher, bevor die Patientin in die homöopathische Behandlung eintrat, hatte sie einen Brechdurchfall mit Fieber und Gliederschmerzen. Bei dieser Gelegenheit wurde *gleich* ein modernes Stopfmittel gegeben und die Sache war „bald wieder weg". Wer weiß, ob diese Diarrhoe nicht als Versuch des Organismus aufzufassen ist, die „Gifte", die bei der Ersterkrankung vor Jahren durch das Unterdrückungsgeschehen sich angesammelt hatten, durch einen neuerlichen Durchfall auszuscheiden. Wer dafür nur ein Lächeln übrig hat, scheint mir verdächtig, Krankheitsprozesse über größere Zeitabschnitte nicht überschauen zu wollen oder zu können.

Das Bakteriendenken, das Virusdenken der Medizin heute, ließ eine solche „Auflösung" nicht zu, es wurde sogleich wieder „gestopft und gegengefiebert". Eine mögliche Chance des Organismus, sich selbst einzuregulieren, war vertan!

Stuhlverstopfung nach Unterdrückung einer Ausscheidung gibt es nicht im „Kent". Im Grunde ist es natürlich mehr als eine Obstipation. Der ganze Verdauungstrakt ist in Mitleidenschaft gezogen seither, und die „erste" Arznei der Folge der Unterdrückung einer Absonderung ist der potenzierte Schwefel.

Fall 224: Frau, 60 Jahre, kam vor einiger Zeit in die Sprechstunde wegen eines Tubenkatarrhs; dieser besteht seit einem Jahr und wurde zunächst vom Internisten und später vom Ohrenspezialisten behandelt, leider ohne Erfolg.

Wegen des Drucks in den Ohren und im Kopf selbst war die Patientin zunächst intern durchgecheckt worden, mit negativem Ergebnis, und dann zum HNO-Arzt geschickt worden. Meine erste Frage, ob eine besondere Veranlassung die Störung ausgelöst habe, verneinte die Frau. Sie konnte sich auch nicht erinnern, daß sie anfangs einen Schnupfen gehabt hatte, der die Beschwerden hätte einleiten können. Man mußte also mit den Zeichen und Symptomen vorlieb nehmen, die sich anderweitig zeigten.

Zunächst war festzustellen, daß die Kranke seitdem schlechter hört; sie hört die eigene Stimme „nicht richtig" und hat das Empfinden, als ob beide Ohren belegt sind. „Alles hört sich an wie in einen hohlen Topf gesprochen." Schlucken bessert jedesmal die Beschwerden, ebenso Naseschneuzen, „es macht da immer einen Knacks". In den Ohren ist ein gleichmäßig ziehender Schmerz vorhanden und die eigene Stimme „tut manchmal weh".

Das war alles. Konnte aus diesen relativ dürftigen Angaben ein passendes Medikament gefunden werden? Wenn man bedenkt, daß die Beschwerde seit einem Jahr besteht und die Erscheinungen im Prinzip immer die gleichen geblieben sind, kann man zunächst einmal sagen, daß *eine* Voraussetzung der Mittelwahl bereits gegeben ist: das ist die Intensität der Störung mitsamt ihrer Dauerhaftigkeit. Die vorhandenen Zeichen mußten hierarchisiert werden. Was war das Mittel?

Es wurde in der LM 18 gegeben. Um den Erwartungseffekt auszuschließen und auch darum, weil ich meiner Sache keineswegs sicher war, gab ich ein 2. Mittel mit und belehrte die Patientin, dieses zweite erst nach telefonischer Rücksprache mit mir zu nehmen. Sie bekäme es deshalb mit, weil es leicht sein könne, daß das 1. Medikament nichts tauge.

Ich bekam nach 14 Tagen die Nachricht, daß es nach ein paar Tagen „sehr viel besser" geworden sei.

Nach weiteren 3 Monaten erfuhr ich, daß die Ohren insgesamt „sehr gut" geblieben waren, allerdings in der letzten Zeit eine gewisse Störung ähnlicher, jedoch nicht *gleicher* Art eingesetzt hatte. Da die Zeichen und Modalitäten also nicht mehr mit den vorangegangenen *identisch* waren, brauchte die Kranke eine andere Arznei. Es war Nux vomica, was diesen Rückfall bald behob. Die Symptomatologie, die Nux vomica forderte, soll hier nicht gebracht werden.

Besprochen werden soll die Ersterkrankung: Nun, Schlucken bessert das belegte Gefühl, und das seit langem; ebenso bessert das Naseschneuzen, sagt uns die Frau. Sind das Trivialitäten? Für uns ist das gar nicht so schlecht. Die 2 Modalitäten stehen im „Kent" 3/85; nur ganz wenige Mittel gibt es da. Auch das Symptom alles hört sich an wie in einen Topf gesprochen, ist nicht schlecht. Der hohle Topf ist nichts anderes als eine Echoempfindung, ein Widerhallen der Stimme 3/132. Es bleibt Mercurius solubilis übrig. Es hat im Fettdruck auch das Verstopfungsgefühl 3/85. Zuletzt sehen wir noch nach unter Tubenkatarrh, einer klinischen Rubrik also. Es gibt 2 Rubriken 3/91, 135, in etwa 87; Mercurius ist auch da vertreten, die Mittelwahl gelang nicht schlecht.

Hinzuweisen ist noch einmal darauf, daß die über fast die ganze Zeit der Erkrankung *gleichmäßig* existierenden Beschwerdezeichen, selbst diese verhältnismäßig schwachbrüstigen Symptome eine Klasse höher hoben.

Fall 225: Junger Mann, 23 Jahre, läuft seit über 3 Jahren mit einem eitrigen Panaritium der linken Großzehe herum.

Zur Abwechslung soll diese Krankengeschichte einmal in einer Bildreihe vor Augen geführt werden.

Bild 1:   Wegen der Hartnäckigkeit der Eiterung wird der Nagel chirurgisch entfernt.

Bild2:   Die Eiterung läßt trotzdem nicht nach; vom Hausarzt wird eine Anzahl verschiedener Salben eingesetzt.

Bild 3:   Der Hautarzt übernimmt; es werden andere Salben — ohne Wirkung — versucht. Der Nagel wird neuerdings entfernt.

Bild 4:   Nagel eitert unentwegt weiter, 3 Jahre schon.

Bild 5:   Homöopath beginnt die Behandlung — allerdings nur „indirekt". Er sieht den Patienten gar nicht; er hat 3 Arzneimittel zur Auswahl, die im eiternden Stadium eines Panaritium als erste, allerdings etwas schematisch, eingesetzt werden können 2/412.

Zuerst wird Hepar sulfuris D 4 versucht, 2mal täglich 1 Tablette; nach 14 Tagen Einwirkung zeigt sich keinerlei Änderung des Zustandes.

Ich lasse das Medikament trotzdem nicht aus den Augen, sondern gebe es in der D 10 als Globuli, 2mal täglich 5 Korn. Die Besserung setzt nach 2 Tagen ein; es beginnt bereits das Abtrocknen der Haut, das Zusammenfallen des wilden Fleisches und das Nachlassen der Eiterung. Die Verfärbung der Zehe normalisiert sich. Bis auf den hohlen Nagelrest ist nach 14 Tagen alles unauffällig geworden.

Der Nagel sollte kurz vor dem Beginn der homöopathischen Therapie zum 3. Mal entfernt werden.

Der junge Mann kam nach Monaten wegen einer anderen Störung wieder. Der Nagelrest hatte sich längst von selber abgestoßen und ein neuer Nagel war nachgewachsen. Es war ein bißchen Glück dabei, daß bereits Hepar die heilende Arznei war. Es gab noch Silicea und Calcium sulfuricum als Eiterungsmittel oder noch einige andere, die man allerdings mit größerer Mühe hätte ausarbeiten müssen.

Spontanremission? Suggestiveffekt? Kein Kommentar!

Es kann nicht mit absoluter Sicherheit behauptet werden, daß nur die D 10 der Schwefelleber die Besserung in Schwung gebracht hat; es ist möglich, daß die D 4 diese bereits eingeleitet hat; vielleicht hätte ihre Weiterverwendung die Eiterung, wenn auch etwas langsamer, zum Sistieren gebracht. Ich habe nur selten erlebt, daß bei einwandfreier Mittelwahl die Höhe der Potenz selbst eine entscheidende Rolle gespielt hat. Bei chronischen Krankheitsprozessen ist allerdings die Wirkung der *Hochpotenzen* wesentlich eindrucksvoller als die der mittleren. Weil die homöopathischen Arzneien für die chronischen Krankheiten, für die psorischen usw. fast ausnahmslos mineralische und metallische oder ,,mineralisierte" sind, werden sie sowieso erst ab den mittleren Potenzen (etwa ab D 10, D 12) wirklich ,,aktiv" und ,,virulent".

Fall 226: Frau, 64 Jahre, erscheint in der Praxis. Sie kommt auf Empfehlung ihrer Schwester, die ich ,,wegen ihres Kropfes so gut behandelt hatte".

Sie habe, behauptet die Patientin, die gleichen Beschwerden, und hoffe ebenfalls auf einen guten Erfolg.

Das, was die Frau, besser die Dame, veranlaßte ihren Zustand mit dem ihrer Schwester zu vergleichen, war nicht so sehr die Vergrößerung der Schilddrüse, die bei der Schwester übrigens nicht bedeutend gewesen war, sondern es waren die ,,ewigen Durchfälle", die beide bei dieser Erkrankung verzeichneten. Seit Jahren waren diese Durchfälle mit von der Partie und seit Jahren wurden sie auf die Störung der Schilddrüsenfunktion geschoben.

Ich nahm das Vertrauen der Kranken gerne zur Kenntnis und war auch bereit, auf ihre Angaben einzugehen, daß nämlich ein ,,status idem" da war sozusagen, daß beide also die gleiche Krankheit hatten.

Für den Laien war das auch nicht gelogen; in den ,,wesentlichen" Punkten war zweifellos eine Übereinstimmung da, in der ,,Nervosität", in der Vergrößerung der Schilddrüse, in der Diarrhoe-Neigung und auch bei den Herz- und manch anderen Beschwerden.

Und man könnte sich vorstellen, daß man im Drange der Geschäfte die Arznei, die der einen geholfen hatte, unbesehen auch der anderen Schwester hätte verordnen können. Aber — wie meist — sitzt der Teufel in den Details und es stellte sich nach kurzem Kreuzverhör heraus, daß beide Krankheitsprozesse grundverschieden waren — nicht so sehr im klinischen Sinn, als unter homöopathischen Aspekten betrachtet.

Die Struma der heute um Rat suchenden Patientin war ziemlich groß und steinhart; seit langem genommene Medikamente homöopathischer Herkunft hatten nichts geändert und auch die Herzbeschwerden und die Verdauungsstörungen waren dadurch nicht beeinflußt worden.

Es stellt sich heraus, daß ein Alterszucker besteht, der mit einer leichten Diät beherrscht werden kann, und daß die Herzbeschwerden keinen Bezug zur Schilddrüsenstörung haben. Die Dame hat nämlich bestenfalls eine Unterfunktion der letzteren. Und auch die Darmerkrankung war völlig unabhängig von der Thyreoidea. Ich sagte der Frau zunächst einmal, daß sie sich den Kropf *operieren* lassen solle, denn jegliche Behandlung mit inneren Heilstoffen, auch mit homöopathischen, sei in ihrem Fall sinnlos. Der Kropf sei so hart, daß nichts auf der Welt ihn zurückbilden könne.

Ich sagte ihr auch, daß der Durchfall nichts mit der Kropfsache zu tun habe. Ein Zusammenhang komme zwar vor, das sei beispielsweise bei der Schwester so gewesen, und das Mittel für *deren* Überfunktion der Schilddrüse habe auch den jahrelangen Durchfall beseitigen können, weil eben eine innere Verbindung bestanden hatte. Bei meiner Frage, wie lange sie denn selbst ihre Diarrhoe habe, sagte die Patientin, das wisse sie genau; sie habe seit dem Jahre 1937 damit zu tun. Meine Gegenfrage, seit wann die Struma existiere, beantwortete sie, den Kropf habe sie seit etwa 15 Jahren.

Da nach Adam Riese die Darmerkrankung seit 36 Jahren vorliegt, konnte eine Querverbindung zwischen dieser und dem Kropf gar nicht bestehen. Das sah auch die Patientin ein, als ich sie auf diese Tatsachen hinwies.

Mich interessierte nun außerordentlich, wieso gerade das Jahr 1937 den Anfang der Darmbeschwerde gebracht hatte, ein Zeitpunkt, der ohne nachzudenken auf Anhieb angegeben worden war.

Die Antwort war in gewisser Weise umwerfend: Damals meinte die Frau, habe sie ihre erste Schwangerschaft durchgemacht und seitdem sei der Durchfall vorhanden; sie müsse jeden Tag seit Jahren und Jahrzehnten mindestens 6mal auf die Toilette und entleere einen dünnen, durchfälligen Stuhl.

Vor dieser Schwangerschaft war das nicht so gewesen — ganz im Gegenteil, als junges Mädchen hatte die Kranke eine beträchtliche Stuhlträgheit und — wie alles sich zum Ganzen fügt — während ihrer ersten Gravidität 1937 hatte sie eine derart schwere Stuhlverstopfung, daß sie damals stark wirkende Abführmittel nehmen mußte. Das brauchte sie allerdings nach der Entbindung — die Gravidität war sonst ganz normal verlaufen so wie die späteren auch — nichts mehr zu tun, denn von da an setzte der Durchfall ein, den sie bis heute ohne Unterbrechung, verbunden mit Völle und Blähungen hat. Nur ununterbrochen verwendete, wenn auch chemisch harmlose Medikamente, bremsen die unnormale Tätigkeit des Verdauungsschlauches dieser Frau; wenn sie weggelassen werden, treten die Beschwerden sogleich wieder in Erscheinung. So wenig ich dieser Kranken mit der Schilddrüse helfen konnte, so viel wollte ich ihr die Darmbeschwerde auskurieren.

Welches Medikament kam in Frage? Es wurde in der LM 18 verordnet.

In einem Brief und einige Zeit danach bei einem Anruf versicherte die Patientin, daß „die Tropfen den Stuhl sehr gut regulierten; ich ließ die anderen Mittel ganz weg, da der Stuhl ganz normal geformt war. Er war auch weiter normal geblieben . . . auch die Blähungen sind viel besser". Und später, daß sie „ganz glücklich ist, daß der Durchfall jetzt weg ist und über diesen Erfolg sehr dankbar" ist.

Nun, ein passendes Mittel hilft „immer", soweit ein Krankheitsprozeß überhaupt noch heilbar ist. Auch 36 Jahre haben nicht vermocht, die Wirkung der homöopathischen Arznei einzuschränken oder gar in Frage zu stellen.

Auf die Herzbeschwerden der Dame habe ich keine spezielle Rücksicht genommen und ich konnte es zunächst auch gar nicht.

Für *diese* Beschwerde, deren Einzelschilderung hier nicht wichtig ist, nimmt die Kranke seit längerer Zeit ein Digitalis-Präparat.

Dieser Krankheitsfall ist deshalb recht instruktiv, weil er anscheinend einen Doppelgänger hatte. In Wirklichkeit war das nicht so. Bei der Anamneseerhebung konnte bald nachgewiesen werden, daß kein Vergleichen möglich war und bei der Schwester alles anders lag.

Man ist natürlich auf die Wachheit des Patienten angewiesen, von der es abhängt, ob man solche Verknüpfungen überhaupt lösen kann. Um so faszinierender wirkt es dann, wenn der Betreffende auf Anhieb — nach 37 Jahren — angeben kann, was damals mit ihm los war.

Etwas ganz „Harmloses" war damals passiert: Eine außerordentliche, schwere *Verstopfung* während der Schwangerschaft. Dieses Symptom wird erst dadurch „virulent" für die Mittelfindung, daß durch das Einnehmen eines relativ harmlosen Abführmittels in dieser Zeit, nach der Entbindung eine *Durchfalls*erkrankung auftrat, die Jahrzehnte angehalten hat und nur durch ununterbrochenes Einnehmen stopfender Medikamente erträglich gestaltet werden konnte. Man kann sich fragen, ob denn so etwas möglich ist.

Nun, eine andere Alternative für die chronische Diarrhoe ist nur der *Zufall* und dieser kommt erst dann zum Zuge, wenn wirklich nichts anderes hereingespielt haben konnte; hereingespielt aber hat die Verstopfung und der dazu erforderliche Arzneimittelmißbrauch.

Für denjenigen, der sich mit dem Begriff der Psora angefreundet hat, ist es keineswegs eine Unmöglichkeit, daß ein Abführmittel eine chronische Darmstörung auslöst. Viele vertragen vergleichbare Belastungen, manche nicht. So ist es bei Impfungen, so ist es bei „tausend anderen Verursachungen": Der *Psoriker* verkraftet vieles nicht, was einen anderen nicht tingiert.

Das andere harmlose Ding war also der *Durchfall* als *Folge* eines Abführmittelmißbrauches — oder sagen wir ruhig eines Abführmittel*gebrauches* — bei einem „Anfälligen". Da gibt es im „Kent" einige Mittel — ein Zeichen dafür, daß diese „Verursachungen" sehr wohl bekannt sind 3/604.

Das erste Symptom ist auch nicht schlecht, es ist ein „recht ordentliches" Symptom: Massive Stuhlverstopfung während der Schwangerschaft, die ja auch der Grund für die Verwendung von Abführmitteln war 3/617. Nimmt man noch die *mögliche* Belastung des Organismus durch die andauernde Einnahme von Medikamenten gegen den chronischen *Durchfall* 3/616, dann bleibt als einziges Mittel Nux vomica. Es wird daran erinnert, daß diese Rubrik zwar unter dem Terminus Obstipation steht, also in 3/616, aber wie schon gesagt, als Rubrik für *viele* Folgeerscheinungen von Medikamentenmißbrauch eingesetzt werden kann, also auch für die mögliche Folge von medikamentöser Belastung durch Stopfmittel bei chronischer Diarrhoe.

Die Herzbeschwerde der Patientin wurde von mir deshalb nicht in die Mittelbetrachtung einbezogen, weil sie etwas ganz anderes darstellt — sie hat mit der Stuhlstörung genau so wenig zu tun wie die Struma.

Der Kranken sollte nur für die Durchfälle geholfen werden, die ja nichts anderes als das Ergebnis eines Artefakts, nämlich der Unverträglichkeit eines Abführmittels, während der Gravidität eingenommen, sind.

Die Mittelwahl war letztlich leicht, weil ein hervorragendes Leitsymptom in Gestalt einer trefflichen Causa in unserem Sinne da war — allerdings wollte diese fein säuberlich aus der Anamnese herausgeholt werden.

Sich an die anderen Beschwerden (Herz, Struma, Diabetes) heranzumachen, ist wenig sinnvoll. Die Frau soll sich den Kropf operieren lassen, wenn sie will. Die jahrelang betriebene Herzbehandlung ist sie „gewohnt", sie kommt zurecht damit; ob sie unbedingt Digitalis braucht, möchte ich nicht entscheiden; meist wird dieses Medikament zu routinemäßig gegeben.

Es würde eine riesige Anstrengung bedeuten, ein homöopathisches Simile zu suchen und zu finden. Es würde zweifellos ein psorisches Mittel sein müssen, was die Patientin braucht — aber da gibt es 5 Dutzend.

Weder der Kropf, noch die Herzbeschwerden, noch der Alterszucker reichen in ihrer Symptomendürftigkeit für eine homöopathische Similefindung aus.

Was die Frau wirklich jahrzehntelang belastet hat, war der ewige Durchfall und der konnte mit guten Ergebnissen behandelt werden — mehr ist nicht „drin" in diesem Fall.

Fall 227: Mann, 42 Jahre, kommt in die Sprechstunde wegen einer Wirbelsäulenverletzung. Vor etwa 1 1/2 Jahren kam er bei einem Skiurlaub schwer zu Fall und „flog wie eine zähe Masse bei hoher Geschwindigkeit in einen Schneehaufen". Trotz starker Kreuzschmerzen konnte er zunächst noch einigermaßen skifahren, aber gegen Ende des Urlaubes wurde das Kreuz immer schlechter, der Patient konnte nicht mehr schlafen und er suchte, nach Hause zurückgekehrt, den Orthopäden auf, der durch eine chiropraktische Behandlung zunächst eine Besserung erreichte.

Der Mann versuchte es noch in derselben Saison neuerdings mit dem Skisport. Er mußte bei der Gelegenheit einen schweren Rucksack schleppen und bekam in der nächsten Nacht „furchtbare Kreuzschmerzen"; er konnte keine Lage finden, die ihm die Beschwerden erleichterten und mußte anschließend fast eine Woche in einem Stuhl schlafen.

Nur kräftige Zäpfchen halfen gegen die Beschwerden. Er ging dann weitere 2 Monate zum Chiropraktiker, nahm auch Massagen und Heißluft und machte Übungen an der Sprossenwand. Danach kam eine Besserung dergestalt, daß er teilweise wieder ordentlich schlafen konnte.

Der Patient kommt in die Praxis, weil er weiterhin seine Schwierigkeiten hat. Er treibt längst keinen Sport mehr. Als er die letzte Zeit einen Versuch mit Skigymnastik machte, zeigten sich sogleich wieder stärkere Schmerzen. Man kann diesen Sachverhalt in etwa mit einem Gallenkranken vergleichen, der nur dann einigermaßen über die Runden kommt, wenn er ständig Diät lebt.

Die Beschwerden selbst werden so geschildert: Der Hauptschmerz sitzt mehr am Ende der oberen Brustwirbelsäule als im Kreuz. Es ist ein ständiges Kribbeln verspürbar, das bei größeren Schmerzen noch deutlicher wird und mitsamt denselben bis weit in die rechte Thoraxhälfte ausstrahlt. Nachts ist alles schlimmer.

Der Kranke suchte vor einiger Zeit auch die Klinik auf, wo ihm gesagt wurde, daß die Störung in den „Weichteilen liege und Abnützungserscheinungen vorhanden seien". Nun, man kann einem kranken Menschen vieles aufbinden, was seine Beschwerden und deren Ursachen betrifft und *manches* in der Medizin ist wahrhaftig kein mathematisches Problem mit echten Lösungen, sondern eine Frage des Ermessens.

Aber ein Patient mit einem gesunden Menschenverstand nimmt niemandem die Behauptung ab, daß Abnützungserscheinungen der Grund für eine Störung seien, die haargenau nach dem Unfall beim Skifahren aufgetreten sind. Wobei zu bemerken ist, daß der Mann ein trainierter Sportler ist und mit seiner Wirbelsäule bisher, wo auch immer, niemals Schwierigkeiten gehabt hat.

Solche „diagnostischen" Überlegungen sind keine akademischen, sondern haben für uns grundsätzlich — also auch in allen anderen Fällen, wo Vergleichbares geschieht — eine reale Bedeutung. Denn unsere Therapie ist aufgebaut auf Tatsachen, soweit sie im medizinischen Bereich überhaupt faßbar gemacht werden können. In unserem Fall heißt das aber, daß wir herauszufinden haben, was der Grund der Erkrankung der Wirbelsäule dieses Mannes ist. Wenn wir dieses Sprüchlein von der Abnützung hören, bäumt sich unser Common sense dagegen auf. Wir haben doch eine weitaus plausiblere Erklärung für diese Störung: Der Sturz des Sportfreundes beim Skifahren. Und wie das Hemd näher sitzt als der Rock, so sitzt dieser Sturz als einzig vernünftige Krankheitsbegründung viel näher als das Gerede mit der Weichteilverletzung und den Abnützungserscheinungen. Wobei allein die Tatsache, daß das Kribbeln auftritt, gegen eine Weichteilverletzung spricht und in dieser Form auch gegen eine Abnützung der Knochen.

Welches Medikament kam in Frage? Es wurde in der LM 18 aufgeschrieben.

Pünktlich nach 14 Tagen kam der erbetene telefonische Bescheid: Die ganze Sache sei nach einigen Tagen „rebellisch", aber in der letzten Woche viel besser geworden." Die Schmerzen seien nachts nicht mehr aufgetreten.

Der Kranke nahm die Tropfen weiter und konnte erst nach längerer Zeit wieder Bescheid geben, da er im Urlaub war. „Es ist wesentlich besser als früher; nachts sind die Beschwerden ganz verschwunden; tagsüber treten sie nur noch selten in Erscheinung." Ich bekam eine letzte Nachricht 5 Monate nach Behandlungsbeginn „es ist alles bestens. Es ist keinerlei Rückfall mehr aufgetreten".

Vieles wurde also vorher bei diesem Patienten an Behandlungsmöglichkeiten versucht; er selbst machte fleißig mit. Und trotzdem führte alles zu keinem guten Erfolg und da besteht leicht die Gefahr, daß man nach Gründen und Erklärungen der Erkrankung sucht, die abwegig sind. Das geht jedem Behandler so, dem Allopathen, dem Homöopathen, dem Psychotherapeuten, dem Chirurgen.

Zwei Dinge änderten hier jedoch die Sachlage auf Anhieb, nachdem eine homöopathische Anamnese durchgeführt worden war. 1. wurde zum Kern der Sache vorgestoßen und 2. damit eine therapeutische Möglichkeit geschaffen, die — mit oder ohne Klärung der Diagnose — der Schulmedizin völlig unbekannt ist.

Unsere Formel lautet: Verletzungsfolge Wirbelsäule ist gleich Arznei für Wirbelsäulenverletzung. Den Teil zwei dieser Formel gibt es allerdings nur bei der homöopathischen Heilbehandlung. Nur sie kennt gezielte, *spezielle* Mittel, die für die Folge einer Wirbelsäulenverletzung in Frage kommen — wenn man einen chirurgischen Eingriff außer acht läßt. Ein Gipsverband ist auch eine Therapie für die Folge einer Wirbelverletzung, ebenso eine Massage, eine chiropraktische Übung und anderes mehr. Aber es sind genauso wie Vitamin-Spritzen, Bewegungsübungen, Bestrahlungen keine direkt wirksamen WS-Mittel. Einen Gipsverband, eine Massage, macht man woanders auch. Vitamin-Injektionen werden bei Neuritiden aller Art versucht. Das ist nun einmal so: Arzneimittel, die einen wahrhaften Bezug zur verletzten Wirbelsäule haben, gibt es nur in der Homöopathie. Ganz *allgemein* gesagt: Nur die Homöopathie hat „wesensverwandte Arzneien" für viele Krankheitsfälle.

Jeder Praktiker weiß aber auch, daß manche Erkrankungen nur über die Substitution und über Contraria-Medikamente, über allopathische zu bewältigen sind.

Aber eine Menge Krankheitszustände gibt es, wo die Homöopathie mehr, oft viel mehr zu bieten hat als andere Heilverfahren.

So war es auch bei diesem Fall; wir hatten mehr zu bieten.

Folge von Wirbelsäulenverletzung 2/315; Rückenschmerzen nach Verletzung 2/325 (nach Verheben übrigens in 2/315, 310). Es gibt einige Mittel, die wir unterscheiden müssen. Wir haben ein kleines Symptom, das besonders für eine Nervenreizung spricht: neben der Schmerzhaftigkeit ist ein ständiges Kribbeln verspürbar; das ist ein Zeichen einer Empfindlichkeit des Nervengewebes. Und was ist ein ausgesprochenes *Nerven*mittel? Es ist Hypericum, das Medikament der Fingerenden-Verletzungen (nervenreiches Gewebe), der Stumpfbeschwerden 2/552, 569. Unter „Verletzung Nerven mit heftigen Schmerzen" finden wir es in 1/453.

Wenn Hypericum nicht alles schafft, was man bei vergleichbaren Krankheitsfällen von ihm erwartet, dann ist nach meinen Beobachtungen Arnica das nächst passende Arzneimittel.

Fall 228: Vor längerer Zeit schrieb mir der Vater einer 24jährigen Tochter einen Brief, in dem u. a. zu lesen war: „ . . . Vielleicht ist es eine Colitis mucosa. Eine Röntgen-Magen-Darm-Diagnose ist noch nicht gemacht worden. Sie hat wegen der rezidivierenden Diarrhoen Aloe D 4 versucht, Mexaform und Mexase sowie eine Kur mit Azulfidine-Tabletten (letztere bis vor 3 Wochen). Wegen der familiären Tbc-Belastung (meine Großmutter väterlicherseits und Tanten väterlicherseits sind an Tbc jung verstorben!) wurde Tuberculinum Koch D 200 2- bis 3mal in 4wöchigen Abständen gegeben. Zuletzt Pyrogenium D 6 subcutan und Botulismus D 10. Vor einigen Monaten Sulfur LM 18.

In den letzten 3 Wochen Gewichtsabnahme und Kollaps-Neigung. Blutsenkung zur Zeit 3/7 . . . " Soweit der Brief.

Die Tochter kam daraufhin nach 5 Wochen in die Sprechstunde. Sie hat diese Colitis-mucosa-Beschwerden seit dem 18. Lebensjahr, wie sie sagt. Nach einem kurzen Kreuzverhör stellt sich heraus, daß es wirklich seither mit dem Darm nicht mehr stimmt und in der vorangegangenen Zeit umgekehrt eine Stuhlträgheit vorhanden war. Gefragt nach einem möglichen Zusammenhang mit anderen gesundheitlichen Störungen, gibt die Patientin an, daß mit 18 Jahren eine Blinddarm-Operation, eine Appendektomie gemacht worden war. Damals war eine Fistel zurück geblieben, die jedoch mit Hilfe der bekannten Eiter-Medikamente der Allopathie bald ausheilte. Diese Behandlung war im Krankenhaus vorgenommen worden. Und seit dieser Zeit ist der Durchfall da.

Wir können resümieren: Zeitlich begann der Durchfall nach der Wurmfortsatzentfernung, der eine Fistelbildung folgte, die mit Hilfe der zeitgenössischen Medikamente zur Bekämpfung von Entzündungs- und Eiterprozessen schnell abklang.

Ich gab der Frau einen Fragebogen mit. Sie sagte noch, daß sie morgens etwa 5mal „rennen müsse", aber auch abends durchfällig sei. Im FB war später zu lesen, daß sie den ganzen Tag über zu Durchfall geneigt ist, verbunden mit Schweißausbrüchen, Schwindel und Übelkeit. Schleim ist selten im Stuhl, die Stuhlfarbe ist gelblich, der Geruch unauffällig.

Im Fragebogen war außer der Darmbeschwerde nichts von Belang verzeichnet — nur, daß seit der Störung im Unterbauch Gurgeln vorhanden ist. Unter der Frage: „Seit wann besteht Ihre eigene Erkrankung? " (auf Blatt 2) stand geschrieben: „Seit cirka 5 Jahren. Seit Einnahme der Tropfen aber gut."

Welches Medikament hatte die Patientin bei ihrem erstmaligen — und letztmaligen — Hiersein verordnet bekommen? Es wurde ihr zusammen mit dem Fragebogen mitgegeben; sie sollte es in der LM 18 1mal täglich nehmen.

Ich habe die junge Dame nach einiger Zeit angerufen. Sie hat das Fläschchen nicht fertig aufgebraucht, weil die Darmsache nach kurzer Zeit gut war. Der Zustand blieb weiter so gut, wie sich nach einer Beobachtungszeit von knapp einem halben Jahr herausstellte. Es ist beinahe sicher, daß kein Rückfall erfolgen wird — und warum?

Daß die familiäre Tbc-Vorgeschichte keine Beziehung zu dieser Erkrankung hatte, beziehungsweise haben konnte, kann an dem negativen Ergebnis der Hochpotenzen von Tuberculinum abgelesen werden und auch die prompte Besserung auf das auf Grund der Vorgeschichte gewählte homöopathische Mittel zeigt, daß die Störung nicht auf einem Tuberculinismus beruhte.

Bei dieser Gelegenheit soll einiges zum Problem eines (umfangreichen) Fragebogens gesagt werden.

Er ist halbseitig bedruckt und umfaßt 31 Seiten in Schreibmaschinenpapier-Format. Um seiner Sache einigermaßen sicher zu sein ist die Verwendung eines Fragebogens von großem Vorteil, besonders bei refraktären und chronischen Krankheitsfällen. Er nimmt uns eine Arbeit ab, die sonst unter mehreren Stunden nicht zu machen ist. Denn eine Interrogation nach der Weise des FB dauert viele Stunden und hat den Nachteil, daß Frager und Gefragte nach spätestens einer Stunde „erledigt sind". Im normalen Sprechstundentag ist es überhaupt unmöglich eine komplette Aufnahme einer homöopathischen Vorgeschichte ab ovo vorzunehmen. Ich betrachte es als eine echte Genietat, wenn ich von homöopathischen Behandlern erfahre, daß sie ohne einen solchen Fragebogen chronische Krankheiten mit durchschlagendem Erfolg behandeln können.

Von HAHNEMANN über KENT bis zum heutigen Tag hat der Fragebogen seinen Weg durch die homöopathische Geschichte gemacht. Er wurde nicht immer ernst genommen, ist aber eine unentbehrliche Hilfe zur homöopathischen Behandlung langwieriger Fälle und eines der 3 Werkzeuge, die zur Mittelfindung herangezogen werden müssen.

Die anderen beiden sind das Repertorium und die Lochkartei. Über letztere wird noch zu sprechen sein.

Es entbehrt nicht eines gewissen Reizes, daß neuerdings auch die Lehrmedizin mit einem „sogenannten Anamnese-Fragebogen mit 250 Fragen zur Krankenvorgeschichte des Patienten" aufwartet. „Die standardisierte Befragung erleichtert das Gespräch mit dem Patienten und spart Zeit".

Das ist recht aufschlußreich. Man scheint begriffen zu haben, daß der Kranke nicht nur über Laborbefund und andere Mechanismen, EKG, Röntgenkontrollen usw. therapeutisch zu manipulieren ist, sondern, daß doch noch einiges andere dazu gehört: Beispielsweise das ärztliche Gespräch, das ein Fragebogen gewissermaßen inauguriert. Denn es ist zu hoffen, daß die Fragen nicht bloß in den Computer geschoben, sondern auch mit dem Kranken durchgesprochen werden, was ein Gespräch zwischen Behandler und Patienten erzwingt.

Selbstverständlich ist ein solcher Bogen nicht mit dem zu vergleichen, den der homöopathische Arzt ausgearbeitet hat und verwendet. Dieser, der Homöopath, zieht ganz spezifische therapeutische Konsequenzen aus seinem Bogen.

Und damit sind wir wieder beim Thema: Was nützt es dem Allopathen, wenn er erfährt — vorausgesetzt, daß er über solche Zusammenhänge nachdenkt —, daß diese chronische Darmerkrankung nach einer Blinddarmentfernung besteht; über alte oder moderne Stopfmittel und etwas Diät kommt er trotzdem nicht hinaus.

Was die Homöopathie außerdem viel früher als die Schulmedizin erkannt hat, ist das Placebo-Problem. Die „Placebo-Therapie" hat bereits HAHNEMANN „begriffen" und eingeführt und die Universitäts-Medizin hat demnach 150 Jahre gebraucht, um sie offiziell für sich zu entdecken.

Nun, für den oben geschilderten Fall hat der Fragebogen das Gute gehabt, daß nach „Überfliegen" desselben exakt und sogleich festgestellt werden konnte, welche Krankheitserscheinungen x-beliebiger Art die Patientin *nicht* ihr eigen nennt. Und das will viel sagen, denn ein Tuberculismus in der Familie läßt es geraten erscheinen, eine chronische Krankheit unter diesem Gesichtspunkt zu sehen, wie es bereits anläßlich einer früheren Therapie geschehen ist. Um seiner Sache sicher zu sein, war es erforderlich, „alles" zu wissen.

Daß der Fragebogen nicht viel bot, war um so besser — und daß er überhaupt nicht benötigt wurde wegen der gleich zu Anfang geglückten Mittelwahl, steht auf einem anderen Blatt.

Man ließ sich „ganz einfach" die Vorgeschichte erzählen und stieß auf die Tatsache, daß vor der Appendektomie — einschließlich der Fistelbehandlung mit allopathischen Medikamenten — von einer Darmerkrankung nicht die Rede war; es mußte demnach um diese Ecke herum etwas passiert sein, was die Störung verursacht hatte. Was war an Möglichkeiten gegeben? Die Operation als solche ist auszuschließen. Sie ist überschaubar und nicht so gravierend, daß sie diese Darmkrankheit auslösen könnte. Kann es die Narkose und ihre Wirkung sein? Es konnte nicht nachgewiesen werden, daß ein Narkosezwischenfall oder auch nur eine problematische Situation in dieser Hinsicht aufgetreten war. Trotzdem ist die Klarstellung berechtigt. Eine Narkose kann im Sinne einer medikamentösen Belastung ohne weiteres dann ein Anlaß für eine lange dauernde Beschwerde irgendwo im Organismus sein, wenn sie nicht vertragen wurde. Es bleibt noch die Fistelbildung nach dem operativen Eingriff; die Eiterung selbst hatte nicht lange genug gedauert, um irgendeine Art von Toxin- und Giftwirkung auf den Darm verständlich zu machen.

Aber zur Beherrschung dieser Fisteleiterung wurden allopathische Medikamente angewandt; welche und in welcher Intensität, konnte nicht bestimmt werden. Da die Behandlung ambulant im Krankenhaus durchgeführt wurde, waren es mit Sicherheit keine biologischen „Eiter"-Mittel, die dort gegeben wurden.

Zuletzt konnte nur noch der Zufall ins Feld geführt werden: Daß nämlich gerade zu der Zeit, wo alles Obige geschah, ein chronischer Durchfall sich einstellte, der in keinerlei Querverbindung mit etwas anderem stand. Das ist jedoch das Letzte, was wir sagen dürfen: daß ein Zustand, um den sich zeitlich ganz bestimmte Geschehnisse und Sachverhalte ranken, nicht mit diesen zu tun habe.

In unserem Fall war die Frage nach der medikamentösen Belastung zu stellen; entweder einer Belastung durch die bei der *Operation* benötigten Medikamente, oder durch diejenigen, die die *Fistelbildung* beseitigten. Daß diese Kalkulation richtig war, beweist die großartige Wirkung von Nux vomica.

Fall 229: Frau, 33 Jahre, kam vor längerer Zeit in die Praxis und beklagte sich wie folgt: Seit 3 Jahren habe sie „schreckliche Schluckbeschwerden und sei sehr nervös". Seither neige sie auch zu Depressionen. Ein vor einem halben Jahr durchgeführter Schilddrüsentest sei „fast normal" ausgefallen und Kropf sei auch keiner da. Seit der Erkrankung könne sie nur mehr „ganz schlecht schlafen".

Das war die Schilderung, die die Frau spontan über ihren Gesundheitszustand verlauten ließ.

Nun stellte ich meine erste Frage und zwar die nach einer möglichen Verursachung der Erkrankung. Wenn ein Patient schon zu Anfang seiner Schilderung einen einigermaßen umschriebenen Zeitpunkt für den Beginn seiner Störung angibt, hat man den Verdacht, daß um diese Zeit etwas „los gewesen sein könnte", irgendetwas, was das Krankheitsgeschehen hätte veranlassen können. Die *verursachenden* Geschehnisse müssen hieb- und stichfest sein; wobei dieses Hieb- und Stichfestsein auf die Realität der Verursachung *und* ihrer Qualität bezogen werden muß.

HAHNEMANN schreibt beispielsweise in einer Anmerkung zu Paragraph 7 des Organon: „Geschäftliche Mißerfolge, deprimierende Umtriebe, unerwiderte Liebe, Quelle des Leidens besonders bei jungen Mädchen, bilden anscheinend Krankheitsursachen, sind in Tat und Wahrheit aber nur Indispositionen auslösende Ursachen. Die tiefere, essentielle wahre Ursache liegt im Inneren und diese ist der prädisponierende Faktor; die anscheinende, zufällige, sich überlagernde Ursache ist außen. Wäre das Individuum nicht psorisch . . . Der Arzt muß also unterscheiden können zwischen äußeren, anscheinenden, evidenten Ursachen und den wahren, tiefen Ursachen der Krankheiten . . ."

Soweit die Angabe HAHNEMANNS. Man muß sie sich einprägen und, wenn man eine Verursachung zum *Leitsymptom* nimmt und damit meist hinsichtlich der Mittelfindung den ganzen Fall entscheidet, dann muß diese „Ätiologie" eine verständliche, eine einleuchtende, eine „echte" sein: ein Liebeskummer bei einem sensiblen jungen Mädchen ist anders zu werten als der bei einem reifen, ernsten Mann; es kommt sehr darauf an, wer sich „etwas zu Herzen nimmt". Es gehört eine gewisse Erfahrung, ein bestimmtes Einfühlungsvermögen dazu, eine echte Causa irgendwelcher Provenienz von einer *Gelegenheitsursache,* von einer „causalen Trivialität" trennen zu können.

Daß es hier auch Zwischenbereiche gibt, soll nicht vergessen werden und bei manchem Krankheitsprozeß ist es die Psora, die Sycosis, die „Syphilis", die unmittelbar „schuldig" ist. Wiederum sind diese „Miasmen" HAHNEMANNS nicht anders als *homöopathisch* mit dem dafür zuständigen psorischen Arzneimittel zu kurieren.

Nun, es war etwas los gewesen vor 3 Jahren, als die Patientin zum ersten Mal die geschilderten Beschwerden beobachtete. Sie bekam damals wegen unbedeutender Mensesstörungen — wie sie sagte — Sexualhormone. Diese vertrug sie nur 3 Wochen, dann wurde sie „sehr nervös und hätte aus der Haut fahren können". Anschließend beziehungsweise deshalb wurden Nerven- und Schilddrüsenmittel moderner allopathischer Herkunft verordnet; diese Medikamente nahm die Frau bis jetzt laufend ein. Seit 2 Jahren hat sie ein Knödelgefühl beim Schlucken. Seit der Störung verträgt sie keinen Kaffee mehr, er macht sie nervös. Seither ist sie auch „innerlich und äußerlich zittrig".

Die Menses sind weiterhin unregelmäßig geblieben, der Stuhl ist von jeher träge, der Schlaf nicht zufriedenstellend.

Seit der Erkrankung verzeichnet die Frau eine mäßige Gewichtszunahme.

Ich gab mich mit den bisherigen Auskünften zufrieden und verschrieb ein Mittel in der LM 18.

Eine telefonische Nachricht nach 14 Tagen besagte, daß bereits nach einigen Tagen das Gesamtbefinden wesentlich besser geworden sei, unter anderem auch der Halsdruck. Ein weiterer Bericht kam nach 7 Wochen: Die Patientin „ist ganz glücklich, es ist ganz prima". Ein letzter Bescheid kam nach fast 4 Monaten „es geht prima". Nur die vorher schon bekannten Schlafstörungen und die Menses sind nicht in Ordnung. Man muß die Frage stellen, hat die verordnete Arznei, die die Krankheitserscheinungen, welche die Frau zu uns geführt hatten, schnell und dauerhaft beseitigt hatte, versagt in Hinsicht auf die Schlaf- und Regelstörung? Wenn wir von der Forderung ausgehen, daß das Simile — das auf Grund der Totalität der Symptome ausgewählt werden muß — sozusagen alle Beschwerden von Bedeutung zu eliminieren oder zumindest entscheidend zu bessern hat, dann müssen wir zur Kenntnis nehmen, daß unser Mittel das nicht erreicht hat. Wenn man aber über den Sachverhalt nachdenkt, kommt man sogleich zur klärenden Antwort. Jedes Mittel kann nur das erreichen, was in seinem Wirkungsbereich liegt.

Obwohl unser Medikament in seinem Arzneibild Menses-, Schlaf- und Stuhlstörungen hat, hat es die Menses- und Schlafstörungen bei *unserer* Kranken nicht gebessert — deshalb nicht, weil der Geist des Mittels und die Idee der Erkrankung nur in einem ganz bestimmten Bereich „zusammenfielen", nämlich einzig und allein im Bereich der Arzneimittelbelastung. Nux vomica, was die heilende Arznei war, hat bei dieser Patientin nur diese beseitigt (die Sexualhormone hatten die Schilddrüsentätigkeit der zweifellos sensiblen Patientin irritiert).

In allem was darüber hinaus ging, war unser Medikament überfordert, konnte somit nicht helfen; die Kranke hat mit der *zweiten* Funktion der Krähenaugen nichts gemein, sie ist keine „Nux vomica".

Das Mittel selbst hat entschieden, was richtig war. Es half, aber es half nur in *einem* Wirkungsfeld, dem der Arzneimittelbelastung, ganz unabhängig von Suggestion, Selbstsuggestion. Vordergründig könnte man bei dieser Frau gerne eine Suggestivwirkung unterstellen. Aber warum hat sich diese nur auf die Schilddrüsenerscheinungen ausgewirkt. Warum nicht gleich auf die anderen Dinge, wie Schlaf, Menses, die ja existent waren und sind im Sinne eines, wenn auch geringfügigen Krankheitsgeschehens.

Daß sich die Frau geistig halbiert und *das* suggestiv und einbildungsmäßig löscht, was die Schilddrüse betrifft und *das,* was außerdem noch vorhanden ist, fein säuberlich weiter als Beschwerde hegt und pflegt, ist nicht anzunehmen, wenn man nicht ein verkrampftes Denken produziert.

Zur Illustrierung, daß hinter der Wahl eines homöopathischen Mittels eine Differenzierung der Krankheitserscheinungen stehen muß, wie sie sonst keine medizinische Richtung kennt, soll ein Beispiel aus dem Buch von KENT: Zur Theorie der Homöopathie, deutsch von J. KÜNZLI, angeführt werden.

Auf Seite 219, Kapitel XXIV, die Untersuchung des Kranken (Fortsetzung) heißt es: 1) Als Beispiel drei an *Urticaria* leidende Patienten!

Der erste weist eine generalisierte, erythematöse Form auf, der zweite und dritte haben eine noduläre Form. Das sind diagnostische Symptome. Alle drei haben die typischen Quaddeln mit brennendem Juckreiz. Das sind die pathognomonischen Symptome der drei Fälle.

Auf solche Symptome soll man die Mittelwahl nie gründen.

Der erste sieht seine Urtikaria immer nur dann erscheinen, wenn er Wein trinkt, er kratzt vor allem nachts, und seine Haut ist dann über und über krebsrot wie bei einem konfluierenden Ausschlag, mit verrücktem Juckreiz.

Der zweite sieht in der gesunden Haut plötzlich da und dort einzelne Quaddeln aufschießen und zwar speziell nach jedem Bad. Der Ausschlag ist jedesmal begleitet von rheumatischen Erscheinungen in den Gelenken, sein Juckreiz ist schlimmer nach Anstrengung und langen Märschen.

Der dritte Kranke sieht einen Ausschlag auftreten, der demjenigen des zweiten Kranken gleicht, aber stets vor allem im Frühling; ferner verschlimmert Feuchtigkeit ihn, speziell wenn Kopf oder Füße naß werden, Kratzen verschlimmert ihn eindeutig.

Das sind nun die zur Materia medica in Beziehung stehenden Symptome der drei Fälle. Vom prognostischen Gesichtspunkt aus genügt es dem ersten, den Wein zu meiden, dann ist seine Prognose günstig. Bei den anderen beiden mit den klimatischen und meteorologischen Einflüssen ist die Prognose ebenfalls gut, aber erst auf lange Sicht.

Der erste Kranke hat Chloralum nötig, der zweite Urtica urens und der dritte Rhus toxicodendron und zwar wird die 200. Centesimalpotenz gerade richtig sein (P. SCHMIDT).

Soweit die *Passage* aus dem Kent-Buch. Im Repertorium kann man in 2/191, 192 die passenden Rubriken finden.

Es wird jedem, auch wenn er nicht mit dem Geist der Homöopathie vertraut ist, das Folgende einleuchten: Zwischen einer Urtikaria, die nach Wein und zwischen einer, die regelmäßig im Frühjahr auftritt und einer solchen, die nach einem Bad beginnt, muß irgendwie und irgendwo ein Unterschied gegeben sein; es muß jeweils ein besonderer Faktor vorliegen — und er liegt auch vor. Diese Sachverhalte zu ignorieren und alles mit den *gleichen* Medikamenten zu behandeln, ist im Grunde ein *wissenschaftlicher Unfug*. Er wird nicht dadurch verringert, daß man in der Allopathie aus diesen für jedermann sichtbaren Phänomenen keine therapeutischen Konsequenzen ziehen kann. Es ist Vogel-Strauß-Politik, andererseits der Homöopathie, die solche Modalitäten in ihre Behandlung einbezieht, eine unwissenschaftliche Methodik zu unterstellen.

Man wird auch in der Schulmedizin langsam darüber zu sprechen haben, warum ein Asthmaanfall mit schöner Regelmäßigkeit um drei Uhr nachts und ein anderer in den Vormittagsstunden, ein dritter nach einem zurückgetretenen Hautausschlag in Erscheinung tritt. Für alle drei Sorten das gleiche Medikament zu verabreichen ist zwar für den Augenblick eine diskutable Möglichkeit, aber für einen endgültigen Behandlungserfolg nicht ausreichend und somit die Methode unbefriedigend. Die Homöotherapie weiß da mehr zu bieten.

Fall 230: Mann, 59 Jahre, seit dem Krieg rechts unterschenkelamputiert, kommt mit folgendem Problem in die Sprechstunde.

Er ist seit knapp 3 Wochen von einer Badekur aus Italien zurück und hat immer noch beachtliche Schmerzen am amputierten Bein, besonders am Knie und am Unterschenkelstumpf; aber auch der ganze Oberschenkel „tut weh". Nachts kann er deshalb „nicht schlafen".

Es ergibt sich, daß bereits 3 Tage nach dem Kurbeginn die Erscheinungen aufgetreten sind und also bereits über 6 Wochen andauern.

Trotz der bald beginnenden Beschwerden hatte der Patient seine Kur durchgeführt mit der Hoffnung, daß sich alles schon wieder legen würde.

Man denkt natürlich an eine Badereaktion und der Beginn dieser Beschwerden 3 Tage nach Kuranfang, die der Mann vorher so nicht gekannt hatte, sprach zweifellos dafür.

Das lange Hinziehen der Störung forderte dennoch ein Handeln. Der Kranke dachte sich die Sache als „verlängerte Stumpfbeschwerden", die er seit Jahr und Tag, mehr oder weniger ausgeprägt, erdulden muß. „Erdulden" ist übrigens mächtig übertrieben, denn auf Hypericum LM 18 gingen früher diese Schmerzen immer gut zurück, sie traten oft über lange Zeitabschnitte nicht auf, endgültig jedoch blieben sie nicht aus.

Ich hatte dieses Mal keineswegs den Eindruck, daß die jetzigen Schwierigkeiten als „verlängerte" Stumpfbeschwerden anzusehen waren. Die Schmerzhaftigkeit war an der gesamten Extremität vorhanden und überall von gleicher Qualität. Er fühle, meinte der Patient, wie wenn das Bein verstaucht und verrenkt wäre und er habe ständig das Bedürfnis, sich zu strecken und zu drehen und zu wenden.

Mehr konnte ich nicht erfahren.

Bedachte man die gegebenen Symptome und blätterte man im „Kent" herum — nur mit gespannter Aufmerksamkeit, versteht sich — dann stellte sich bald heraus, daß nur ein Medikament dem Bild dieser Störung spiegelbildlich entsprach.

Was war das Mittel, das in der LM 18 verordnet wurde?

Es kam ein Bescheid nach 3 Tagen. Ab sofort, also nach dem erstmaligen Einnehmen der Tropfen, hörte der Schmerz am Oberschenkel auf. Auch im Bereich des Amputationsstumpfes (einschließlich Knie) war bereits eine Besserung zu verspüren, auch nachts.

Nach weiteren 3 Tagen klangen auch diese Beschwerden ab. Sie sind später nie mehr aufgetreten.

Auch hier wieder die übliche Überlegung: Zufall, Spontanremission, Suggestion. Spontanremission sofort nach Einnahme der Tropfen? Kein Kommentar! Suggestion? Das gibt es; aber warum nur am Oberschenkel; warum geht der Schmerz nicht überall *sofort* weg; warum noch die Nachtschmerzen. Nein, am „saubersten" ist das gute Ergebnis zu interpretieren, wenn man unterstellt, daß die Arznei die *passende* war. Bei flüchtiger Aufnahme der Symptome wäre man nicht auf das Mittel gekommen. Die kurze, aber exakte Abklärung der Vorgeschichte ergab bald, daß *nicht* eine Stumpfbeschwerde vordergründig war; das ist wichtig zu wissen, denn wie auch die Einzelheiten eines Amputationsschmerzes sein mögen, die Similewahl wird *hier* immer die Grundsituation zu berücksichtigen haben, nämlich die Tatsache einer irgendwie *mecha-*

nisch gestörten Nerven- und Gewebepartie auf der Basis einer (operativen) Verletzung. Man kann Amputationsneurom sagen, man kann es auch anders definieren. Dieses Leitsymptom hieße also Verletzungsfolge, und alle anderen Symptome können dann niemals primär, sondern nur sekundär sein.

Diese Überlegungen sind in diesem Fall von großer Wichtigkeit, denn wenn sich ergibt, daß die aktuellen Beschwerden des Patienten mit dem Stumpf gar *nichts* zu tun haben, fällt das Leitsymptom Verletzungsfolge unter den Tisch, man ist quasi „frei" und kann nach den anderen Zeichen fahnden und hierarchische Kalkulationen anstellen.

Die spontan angegebene „Sensation", das Bein sei wie verstaucht und verrenkt und das Bedürfnis sich zu strecken, zu wenden und zu drehen als weitere Modalität, versetzen uns in die Lage auf eine sinnvolle Mittelsuche zu gehen. Das Verstauchungsgefühl gibt KENT in 2/688 an. Die Lokalisation rechtes Bein ist dabei recht sekundär; die Badereaktion — um die es sich ja gehandelt hat — hat sich eben im Bereich des Locus minoris resistentiae abgespielt. Wenn wir im „Kent" blättern, finden wir *ähnliche* Schmerzempfindungen durch viele Lokalisationen gehen 2/696, 720 und so fort.

Das Streck- und Drehbedürfnis ist aufgezeichnet in 1/450 (Strecken als Stichwort soll hier heißen Impuls zum Strecken „will sich strecken"). Und in 2/597 findet sich ganz genau die Empfindung des Mannes Ausstrecken des Beines und Drehen von einer Seite zur anderen bessert; die *gezielte* Lokalisation kann, wie erwähnt, vernachlässigt werden.

Es bleibt Rhus toxicodendron — es *mußte* letztlich das Mittel dieser Störung sein — post festum hat sich dieses „Wunschdenken" glänzend erfüllt.

Fall 231: Mann, 67 Jahre, kommt wegen „seiner Nerven". Er sei seit einigen Wochen sehr nervös und sehr gereizt; er falle sich und seiner Umgebung zur Last. Auf meine Frage, ob er sich einen plausiblen Grund für diese Störung vorstellen könne, meint der Patient, bestenfalls könne es die Aufregung mit seiner Frau sein, die ihn in diesen Zustand gebracht habe. Sie sei damals wegen einer Herzerkrankung in die Klinik eingewiesen worden — das habe ihn schon sehr belastet.

Ich frage ihn, wie er denn diese Belastung empfinde oder empfunden habe. Das sei zunächst natürlich die Aufregung als solche, die er erlitten habe, und daneben auch die Sorge und der Kummer, wie sich bei seiner Frau alles entwickeln würde.

Im übrigen ärgere er sich selber am meisten über sein „Getue", aber was nütze das schon. Was war das nächstliegende Medikament?

In der LM 18 verordnet, war das Nervenkostüm beinahe schlagartig wieder in Ordnung, wie mir der Mann nach einigen Tagen versicherte.

Mit einem einzigen, spontan „herausgehauenen" Satz hat dieser Kranke sein Medikament bestimmt: „Am meisten ärgere ich mich selbst über mein Getue". Wer homöopathische Mittelwahl betreibt und geschult ist im Aufnehmen einer Anamnese nach den Gesetzen der Homöopathie wird diesen Satz nicht überhören. Bei anderen Heilkünstlern, man darf sagen, bei allen anderen, gelangt diese „Selbsterkenntnis" des Mannes entweder gar nicht in das Bewußtsein, oder sie wissen diese Äußerung nirgends einzuordnen. Es gibt keine Heilmethode, die diese Angabe so zu verwerten wüßte, daß daraus eine haarscharfe Schlußfolgerung therapeutischer Art gezogen werden könnte.

Daß man hier die modernen Tranquilizer verabreichen könnte und daß auch die meisten das tun würden, ist auch dem Homöopathen nicht unbekannt. Aber er weiß auch sehr gut, daß die Nerven dieses Mannes bei weitem eleganter, rationeller im besten Sinne des Wortes, „geistreicher" und anhaltender in der guten Wirkung, mit der sorgfältig ausgewählten homöopathischen Arznei zu beruhigen sind.

Einen Einstieg in die Mittelwahl liefert uns ein anderer Satz, der darauf hinweist, daß alles erst durch die Krankheit der Ehefrau so geworden ist. Es trat die Gereiztheit auf, die Nervosität, das Sich-zur-Last-Fallen und so fort.

Es wurde Staphisagria gewählt, ein herrliches Mittel — wie alle anderen homöopathischen Arzneimittel auch —, wenn es paßt!

Wir haben als Ausgangssymptom die Folgen von Aufregung in 1/32; es heißt hier Gefühlserregung verursacht Beschwerden, Staphisagria ist im Fettdruck dabei; die Angabe Folgen schlechter Nachrichten steht auf der gleichen Seite; hier und in 1/87 ist unsere Arznei nicht verzeichnet; es genügt uns jedoch die erstgenannte Rubrik. Nun kommt der Passus „ärgert sich über sich selbst"; im „Kent" steht dafür zornig über seine eigenen Fehler 1/151; man muß allerdings den „Kent" so gut kennen, daß man weiß, wo man diese synchrone Rubrik zu suchen hat. Wir haben 3 Medikamente, alle 2wertig, Staphisagria, Acidum nitricum, Sulfur. Die zwei letzteren hätten die „Reserven" abgegeben, wenn das Stephanskorn enttäuscht hätte; besser gesagt, wenn wir es falsch „geordert" hätten.

Wieder wollen wir kritisch denken und fragen, ob sich der Patient die Wirkung nur eingebildet hat oder ob es eine Spontanremission war. Dazu muß man sich umschauen und sich beispielsweise vergewissern, ob die Zeit der Besserung nicht zusammenfällt mit einer Nachricht, daß es der Ehefrau wieder gut geht. Das Gegenteil ist jedoch der Fall; gerade damals erfuhr er, daß seiner Frau eine schwierige Herzoperation bevorstehe.

Moral von der Geschichte: Es genügt vollkommen, dem *praktizierenden* Mediziner eine gesunde Kritikfähigkeit zuzugestehen: er hat die meiste Erfahrung und ist am unabhängigsten. Er kennt seinen „Fall" am besten und macht sich am allerwenigsten vor. Ausnahmen bestätigen nur die Regel.

Fall 232: Frau, 61 Jahre, erscheint in der Sprechstunde wegen migräneartiger Kopfschmerzen. Diese habe sie in den letzten Wochen immer häufiger erlebt. Früher, in der Zeit des Wechsels, habe sie einige Jahre unter der gleichen Migräne gelitten; damals habe keine Behandlung geholfen — aber nach den Wechseljahren hatten die Kopfschmerzen von selbst aufgehört.

Wenn ein Anfall auftrete, sei das zumeist in der Frühe beim Erwachen der Fall. Später käme es dann zu einem Brechdurchfall und zum Ekel vor jeder Nahrung. Sie könne dann auch keinerlei Flüssigkeit, keinen Tee, kein Wasser, aber auch keine Nahrung bei sich behalten; nicht einmal Zwieback werde vertragen; sie müsse alles sofort herausbrechen. Dazu sei sie gegen den Essensgeruch außerordentlich empfindlich. In letzter Zeit habe sie auch Sodbrennen.

Ich begnügte mich mit diesen Zeichen, Symptomen und Modalitäten. Sie waren so beachtlich, daß es fast ein Fall aus dem Bilderbuch war. Was war das Mittel?

Es wurde in der LM 18 verordnet. Die Patientin hatte ab sofort keine Kopfschmerzen (mitsamt den dazu gehörigen Beschwerden) mehr. Ich ließ die Arznei einige Wochen laufen. Nach 4 Monaten trat nochmals ein ganz leichter Migränezustand auf; das Medikament half wieder sofort. Arsenicum album war das Simile.

Auch nach einer längeren Beobachtungszeit ist alles in Ordnung geblieben.

Die Kranke lieferte Symptome, als wenn sie homöopathische Arzneimittellehren und außerdem ein Repertorium lange und eifrig studiert hätte.

Alle Zeichen sind bei diesem Fall so qualifiziert, daß sie für die Mittelfindung verwendet werden können.

Zunächst einmal der Brechdurchfall; Erbrechen bei Migräne ist ein alter Hut, aber als Modalität deshalb nicht schlecht, weil es dafür eine Anzahl Mittel gibt, die sehr gut geprüft sind. Durchfall ist schon seltener, aber beides kombiniert macht diese Patientin schon zu einer ,,besonderen". Dazu kommt die außerordentlich wichtige Beobachtung, daß beim Migränezustand keinerlei Nahrung, auch keine flüssige, nicht einmal Wasser, vertragen wird und alles sogleich erbrochen wird.

Zu guter Letzt haben wir noch ein besonders ansprechendes Zeichen. Die Frau hat nicht nur Ekel vor der Nahrung (was bei Migräne relativ oft vorhanden ist), sondern sie ist dann gegen den Essensgeruch überempfindlich.

Wenn wir auch bei der Aufsuchung des *Mittels* bilderbuchmäßige Verhältnisse hätten, wäre folgende Symptomatologie aufzufädeln: Bei Migräneanfall oft früh beim Erwachen, Brechdurchfall mit Ekel vor den Speisen und Empfindlichkeit gegen Essensgeruch, verbunden mit sofortigem Erbrechen fester Nahrung und jeglicher Flüssigkeit: *Diese* Rubrik, die alle bemerkenswerten Symptome dieses Falles beinhalten würde, gibt es im Kent'schen Repertorium nicht.

Wir müssen — wie üblich — die Symptome, Zeichen und Modalitäten irgendwie gruppenweise ordnen, wobei so weitgehend wie möglich eine Symptomengruppe mit ihren Zeichen und Modalitäten beibehalten wird. Erst wenn im ,,Kent" gerade diese Symptomengruppe nicht existiert, wenn sie trotz sorgfältiger Suche nicht vorhanden ist, wird man die nächste kleinere Gruppe aufsuchen.

Als Beispiel diene der Brechdurchfall: Die übergeordnete Gruppe wäre zumindest: Brechdurchfall bei Migräne oder bei Kopfschmerz: diese Gruppierung gibt es nicht im Repertorium.

Wir begnügen uns mit der *Brechdurchfall*-Gruppe allein, mit der Rubrik 3/455.

Eine andere Gruppe ist das sofortige Erbrechen von Speisen und Getränken; auch hier wäre bilderbuchmäßig zu wünschen: und *das* bei einem Migräneanfall. Im ,,Kent" ist auch hier nichts zu finden: *Nur* Erbrechen bei Migräne ist verzeichnet in der Rubrik Erbrechen bei Kopfschmerz 3/457; mit dieser Spalte sind wir jedoch nur zum Teil zufrieden, denn die andere, „sofortiges Erbrechen" beim Essen oder Trinken 3/455, 459 erregt unsere Aufmerksamkeit in weit höherem Maße, sie ist ohne Zweifel außerordentlich. Viel lieber verzichten wir auf die Tatsache, daß sie sich nicht direkt auf die Migräne bezieht; das ist das bei weitem kleinere Übel.

Auch bei der Geruchsempfindlichkeit gegen Essen 3/145, wozu noch die Angabe gegen kochende Speisen genommen werden soll 3/145, ist unser Mittel dabei; die Rubrik geruchsempfindlich gegen Speisen während eines Migränezustandes, der Bilderbuchfall also, ist ebenfalls im Repertorium nicht aufgezeichnet.

Je weniger die Symptomengruppen mit ihren Zeichen und Modalitäten auseinander genommen werden müssen, desto besser ist es für uns. Oft sind wir jedoch genötigt, dieses Auseinandernehmen zu erzwingen, weil wir im „Kent" nur kleinere Gruppen vorfinden. Übrigens ist dieses Auseinandernehmenmüssen keineswegs „schädlich" für die Mittelwahl — es gewährleistet sie trotzdem.

Viel wesentlicher ist es, daß wir die qualifizierten Symptome als solche finden.

Fall 233: Frau, 48 Jahre, kommt in die Praxis. Sie berichtet zunächst von einem Schmerz im rechten Schulterbereich, der bis zur Halswirbelsäule geht. Er zeigt sich seit einiger Zeit und besonders seitdem sie sich einmal körperlich überanstrengt hat. Die Schmerzen sind krampfartig.

Seit 3 Monaten verspürt sie ein Kribbeln im linken Schultergürtelgebiet, besonders nachts; wenn sie jedoch „im Betrieb" ist, merkt sie das nicht.

Sie neigt immer schon zu abgestorbenen Fingern.

Es stellt sich bald heraus, daß das alles Dinge sind, die sich in Varianten schon über Jahre zeigen und zwar seit einem Unfall, der das Halsgebiet in Mitleidenschaft gezogen hat. Das war vor 4 Jahren.

Man kann also zunächst einmal dergestalt eine feste Meinung haben, daß seither diese Beschwerden existent sind und vorher nie bekannt waren.

Diese Entscheidung, daß dieser Sachverhalt so ist, ist wichtig, denn da beginnt zugleich die Entscheidung über den Behandlungsweg.

Es wurde schon manches unternommen: Chiropraktik wurde gemacht, auf rheumatische Zusammenhänge geschaut, Zahnsanierungen vorgenommen, es wurde fleißig therapiert, auch Cortison wurde versucht und so fort. Bis vor knapp einem Jahr war alles verhältnismäßig erträglich. Dann wurden die Erscheinungen wieder stärker und seit 3 Monaten ist auch der linke Schultergürtel in Mitleidenschaft gezogen.

Aus dem Wust der Symptome ist ein Zeichen recht bemerkenswert: Wenn der Kopf gestreckt wird, kribbelt es in der oberen Extremität nicht mehr.

Wenn man einen klinischen Begriff verwenden möchte, kann man von einem HWS-Syndrom sprechen, oder einer Variante davon, das die ganzen Jahre in einem Auf und Ab von mehr oder weniger großen Besserungspausen vor sich hintrödelte.

Welches Medikament kam hier in die engste Wahl? Es wurde in der LM 18 aufgeschrieben.

Nach 3 Wochen kam ein telefonischer Bescheid: Die ersten 8 Tage zeigten sich starke Muskelzuckungen, ähnlich einer „Tetanie", wie das die Patientin fachmännisch bezeichnete. Solche Zuckungen hatten sich vorher nie irgendwie und irgendwo bemerkbar gemacht. Anschließend waren keine Beschwerden mehr aufgetreten.

Ein Anruf nach über 3 Monaten besagte „es geht gut seit Anfang an".

Die Frau bezweifelte allerdings etwas, ob diese Besserung auf die Wirkung der Tropfen zurückzuführen ist, oder ob es nicht auch zufällig so sein könnte. Nun, man kann alles in Zweifel ziehen, aber nicht über den Weg eines Wunschdenkens oder gefühlsbetonter Argumentation, sondern im Rahmen einer gesunden und fachgerechten kritischen Betrachung.

Wir haben von der Kranken bei der Schilderung der Mittelwirkung ein Wort zu hören bekommen, das so typisch für die eingenommene Arznei ist, daß es absurd wäre, diesen Begriff zu unterschlagen, nur um ja der *Zufälligkeit* des Verschwindens der Störung Platz zu machen.

Wenn wir uns über Hypericum orientieren, finden wir, daß es das einzige Mittel im Fettdruck ist, das im Repertorium unter tetanische Steifheit durch Verletzungen 1/423 aufgeführt ist. Daß es ihm gewissermaßen zusteht, eine Reaktion von der Art einer Tetanie, wie die Patientin wörtlich angibt, zu produzieren, ist dem Homöopathen nichts Neues. Die Zufälligkeit müßte sich also weit über eine x-beliebige Besserung der Beschwerde hinaus erstrecken und in einem Schwung gleich eine Tetanie-ähnliche Krankheitserscheinung *mit* umfassen. Das heißt man den *Zufall* ad absurdum führen. Als Gegenbild existiert die Tatsache, daß gerade Hypericum und kein anderes Mittel der Materia medica in dieser Intensität genau diese Reaktion auslöst. Nehmen wir noch die nach einer Woche erfolgte Änderung der Erkrankung hinzu, nämlich ein totales Verschwinden der Beschwerden von Anfang an, dann ist es einfach die Hochpotenz des Johanniskrautes, die kuriert hat.

Es bleibt immer dasselbe Prinzip: Als erstes nachforschen, ob hinter einer Erkrankung eine x-beliebige Veranlassung steht, eine Begründung, eine Causa. Man muß hinzufügen eine im homöopathischen Sinne. Denn eine Veranlassung im modernen medizinischen Sinn ist auch ein Virus, ein Pilz, ein Bazillus und so fort. Das sind für uns keine Anlässe, keine Initiatoren, sondern bestenfalls Indikatoren. Erst wenn der Zustand des Gewebes kein gesunder mehr ist, gesellen sich die Bakterien und Viren dazu, auch krankmachend dazu, aber nicht vorher. Wobei es einige Ausnahmen geben kann, die wiederum die Regel bestätigen.

Die homöopathisch gesehene Veranlassung war bei dieser Frau die Unfallfolge. Natürlich trifft hier diese homöopathisch beurteilte Causa mit jeder anderen Betrachtung zusammen, das heißt, Unfallfolge bleibt für jedermann das Kriterium. Uns ist jedoch die Unfallsache noch von ganz anderer Wichtigkeit, weil wir von daher die gezielte homöopathische Arzneimittelwahl vornehmen. Was die andere, *ungezielte* Therapie im Laufe von langen Jahren bewirken konnte, wurde eingangs geschildert. Sie konnte im Grunde nichts bewirken. Das Mittel, das für solche Veranlassungen als häufig wirksames zur Debatte steht, war also Hypericum 2/315, in etwa 314, 325. Die Lokalisation darf auch hier wieder nur eine untergeordnete Rolle spielen. Allerdings wird man nicht von der *Wirbelsäule* weggehen, aber die Örtlichkeit der Halspartie ist nicht sonderlich oder eigenheitlich, sondern letztlich zufällig. Zwar kann man behaupten, daß auch die Wirbelsäule selbst „zufällig" betroffen ist, aber sie ist immerhin von einem anderen Gewebe und fordert andere Arzneien, als meinetwegen der glutäus maximus, wenn er verprellt, verletzt ist.

Daß es die Wirbelsäule war, die erschüttert, beziehungsweise verletzt wurde, zeigen einige Kleinigkeiten oder Wichtigkeiten, wie man will: Die Doppelseitigkeit spricht in etwa dafür, und vor allem das Kribbeln, das abhängig ist von der Bewegung des Kopfes; denn das ist ein Nerv, der da in diesem Augenblick getroffen ist, das ist eine Sensibilitätsstörung, die nicht typisch ist für muskuläre oder ähnliche Dinge, sondern für eben die *Nerven* in dieser Gegend. Meinetwillen kann man das Radiculitis nennen. Soll man Radiculitis sagen, soll man anders sagen — uns ist das gleichgültig. Ob diese Wirbelsäulenverletzung objektiv ein mehr oder weniger großes Ausmaß hatte, ist vollkommen sekundär. Wer solche Beschwerden über Jahre hinaus gehabt hat, interessiert sich wenig für die Meinung eines beliebigen „Sachbearbeiters", der die Verletzung nicht selten als doch geringfügig und harmlos hinstellt. Das gilt auch dann nicht als Argument, wenn er mit seiner Therapie nicht vom Fleck kommt.

Fall 234: Mann, 34 Jahre, kommt in die Sprechstunde wegen einer chronischen Akne. Sie besteht seit 6 Jahren und ist seit 3 Jahren besonders ausgeprägt. Sie ist auf das Gesicht beschränkt und wurde von der Haut-Klinik als Akne rosacea bezeichnet. Er war „schon überall", wie er sagte, — leider ohne Erfolg. Das Gesicht schaut verheerend aus. Es sitzt eine eitrige Aknepustel an der anderen, speziell an den Wangen und an der Stirne; die Haut ist knötchenförmig verdickt mit deutlicher Gefäßerweiterung.

Auf Nachfragen stellt sich heraus, daß die Beschwerde nicht erst seit 6 Jahren, sondern bereits seit 9 Jahren besteht. Das ist natürlich bei der Prognose eines Heilerfolges mit homöopathischen Mitteln nicht gravierend, denn wenn die Arznei paßt, ist die Dauer einer Störung, welcher Art sie auch sei, verhältnismäßig zweitrangig.

Der springende Punkt bei der Beurteilung dieser Akne ist der, daß der Patient vor 9 Jahren eine Kopf- beziehungsweise Gesichtsverletzung erlitten hatte, die im wesentlichen in einer Commotio und einer schweren Hautabschürfung der Wangen- und Stirnpartien bestanden hatte. Damals war der Mann 4 Wochen im Krankenhaus gelegen und kurz darauf kam die Hauterkrankung zur Entfaltung.

Vor diesem Unfall hatte der Kranke mit Hautempfindlichkeiten, mit Akne nie etwas zu tun gehabt.

Etwas war allerdings ganz aufschlußreich, nämlich, daß seine Mutter im Gesicht ebenfalls Hautpickel gehabt hatte; allerdings keine Akne. Diese waren erst nach einer Unterleibsoperation vergangen, so behauptete es der Sohn und Patient. Aus dieser Vorgeschichte war zunächst nicht mehr herauszuholen.

Es waren einige ganz verschiedene Recherchen anzustellen, um den „Nervus rerum" dieser Erkrankung aufdecken zu können.

Im Grunde gab es drei Möglichkeiten, die auf die richtige Spur führen konnten. Ich verordnete ein Mittel in der LM 18 mit dem Ergebnis, daß eine üble Reaktion mit massiver Eiterbildung die Aknestellen in Bewegung brachte und die Tropfen einige Tage abgesetzt werden mußten. 3 Wochen nach Behandlungsbeginn meinte der Kranke, „daß jetzt die Pickel viel schneller weggingen" und nach insgesamt 6 Wochen kam die Nachricht: „Es geht gut jetzt." Es waren also die Akneerscheinungen gut abgeklungen. Auch die nächsten Wochen hieß es, daß die Gesichtshaut gut sei und wenn wirklich einmal ein paar Pickelchen auftauchten, seien sie bald wieder weg.

Ich gab jetzt das Medikament in der LM 30, 2mal wöchentlich.

Nach etwa 10 Monaten ließ sich der Mann wieder blicken. Außer einem einzigen kleinen Eiterpickel an der linken Schläfe war die Haut vollkommen in Ordnung, wobei hinzuzufügen ist, daß der Patient von Natur aus eine ziemlich grobe, teilweise mit Teleangiectasien ausgestattete Gesichtshaut hat. Auf diese hatte sich die Akne rosacea gewissermaßen aufgepfropft.

Wenn wirklich noch ein anderes Medikament nötig sein sollte, haben wir — wie erwähnt — die zwei anderen Alternativen in Hinsicht auf die Arzneimittelfindung. Lassen wir uns jetzt die 3 Möglichkeiten durch den Kopf gehen, die für die Mittelfindung von Bedeutung waren.

1. War es eine glatte Folge der Gesichtsverletzung, die in einer massiven Hautabschürfung der Wangen- und Stirnpartie bestanden hatte? Genau dort hatte dann die Akne ihren Sitz.

2. War es eine medikamentöse Angelegenheit? Der Mann hatte mit Sicherheit eine passive und aktive Tetanus-Impfung erhalten, ganz abgesehen von den antibiotischen Medikamenten oder Sulfonamiden oder beiden, die er zumindest in Salben- oder Puderform verordnet bekommen hatte.

3. War es ein zufälliges Zusammentreffen zwischen Aknebeginn und Verletzung? Wenn wir nicht vergessen, daß der Kranke früher niemals hautempfindlich war, ist der Zufall derart unwahrscheinlich, daß er wirklich nur pro forma in unsere Überlegungen mit aufgenommen wird.

Wie steht es mit der Verletzungsfolge? Wer bekommt schon eine chronische Akne nach einer Verletzung? Das ist zwar nicht unmöglich, aber viel weniger zu erwarten als ein Akneausbruch, eine Hautschädigung überhaupt durch die Tetanusimpfung oder auch durch die antibiotischen Stoffe, durch die Sulfonamide. Daß chronische Hauterkrankungen nach Tetanusimpfungen (speziell passiven) erscheinen können, ist bekannt.

Warum aber erwischt es gerade diesen Mann mit der Haut, mit der Gesichtshaut? Nicht alle Tetanus-Geimpften reagieren sauer, nur derjenige, der eine latente Psora mitbringt. Und jetzt kommt plötzlich die Hautstörung der Mutter ins Gespräch; vielleicht ist alles doch „anlagemäßig" an den Sohn weiter gegeben worden.

Das Trauma hat einen eigenen Locus minoris resistentiae geschaffen, das läßt die Lokalisation verständlich erscheinen.

Wie dem auch sei, mehr und besser läßt sich dieser Fall nicht auseinandernehmen. Wenn wir unterstellen, daß eine Impfung das Faß zum Überlaufen gebracht hat, kommen wir auf die Mittel für Impffolge. In Kurzfassung müßte man sagen: Akne beziehungsweise Hautausschlag nach einer Unverträglichkeit einer Impfung oder auch, was keineswegs vergessen werden soll, auf der Basis einer medikamentösen Empfindlichkeit oder Unverträglichkeit allgemein und lokal verwendeter Medikamente. Die Rubrik Hautausschlag nach Impfung gibt es nicht im „Kent", ebensowenig diejenige Folge von medikamentöser Belastung. Wir begnügen uns mit den allgemeinen Impffolge-Arzneien 1/503. Hier steht neben Thuja genau so hoch bewertet der Sulfur. Er hat dazu noch die medikamentöse Unverträglichkeit (neben Nux vomica) und zu guter Letzt ist er noch ein erstklassiges psorisches Medikament.

Arnica kommt als *Verletzungsmittel* in Frage. Wir wissen, daß es auch eine deutliche Hautbeziehung hat; es findet sich zwar nicht unter Akne oder Akne rosacea in 2/94, aber unter Furunkel 2/180 und Pickel, Pusteln klein in 1/185, 187. Verglichen jedoch mit Sulfur ist es eher zweitrangig; es hat weder die medikamentösen noch die Psorabezüge des Schwefels. Als Reserve muß man es im Auge behalten. Es hat sich jedoch ergeben, daß Sulfur als Simile das Seine getan hat.

Fall 235: Frau, 50 Jahre, kommt in die Sprechstunde wegen einer Magenstörung, die sie seit $1^1/_2$ Wochen hat; dazu kommt Sodbrennen, Luftaufstoßen und Windabgang (viel und geruchlos). Dabei besteht eine Druckempfindlichkeit im ganzen Bauch und der Stuhl ist hart und knollig im Vergleich zu sonst, wo er eher spritzig-durchfällig ist. Der Appetit ist während der ganzen Zeit der Störung unauffällig geblieben. Beim Nachfragen läßt sich erfahren, daß die Patientin vor 3 Wochen Pflaumen gegessen hat und seit $1^1/_2$ Jahren regelmäßig leichten Alkohol trinkt.

Einen Zusammenhang zwischen diesen beiden letzten Punkten und dem Zustand seit 10 Tagen scheint mir nicht gegeben. Hier ist also kein Ansatz für eine Causa und damit für ein Symptom, das Leitlinien zur Mittelfindung abgeben könnte.

Nach einigem Herumreden und Um-die-Ecke-fragen ergibt sich, daß die Kranke in den letzten beiden Jahren ähnliche Schwierigkeiten bekam, wenn sie Medikamente einnehmen mußte. Bei dieser Gelegenheit stelle ich die gezielte Frage, wie das denn vor dem Beginn der aktuellen Beschwerde gewesen sei und ich erhalte prompt die Antwort, daß auch die diesmalige Bauchverderbnis auf eine medikamentöse Unverträglichkeit zurückzuführen ist.

Das Mittel war Nux vomica, wir finden es in 3/452 als einziges überhaupt und noch dazu im Fettdruck.

Wir werden jedoch die andere Spalte, die sich bekanntlich auf die Arzneimittelbelastungen *allgemeiner* Art bezieht 3/616, nicht vergessen. Bei unserem Fall ist allerdings *nur* der Verdauungskanal gestört (bis zur Stuhlträgheit), daß wir mit ruhigem Gewissen die Angabe unter 3/452 allein berücksichtigen.

In der LM 18 verordnet, ergab sich ein baldiges Verschwinden der Beschwerden. Einige Monate später erfuhr ich von der Patientin, daß der Bauch weiterhin in Ordnung geblieben war.

Die ortsgebundenen Symptome sind nicht wertvoll. Uns genügt die Beobachtung der Frau, daß sie in den letzten Jahren des öfteren ähnliche Beschwerden gehabt hat, nämlich immer dann, wenn sie allopathische Medikamente einnehmen mußte. Die Vorgeschichte indiziert also die Brechwurz mehr noch als die aktuelle Symptomatologie.

Der Terminus Arzneimittel*mißbrauch* besagt im übrigen nicht allzuviel. Es kommt auf die nachgewiesene *Unverträglichkeit* als solche an, der Ausdruck Mißbrauch ist recht relativ.

Fall 236: Junge Frau, 24 Jahre, läßt sich in die Sprechstunde bringen, „weil sie seit 14 Tagen eine fürchterliche Bauchgrippe hat".

Begonnen hatte es mit einem plötzlichen Brechdurchfall und etwas kaltem Schwitzen um 1 Uhr nachts, wobei die Diarrhoe bis heute angehalten hat. Fieber war von Anfang an nicht dabei. Der Darm verhält sich teils einen halben Tag ruhig, teils kommt die Kranke einen halben Tag von der Toilette nicht weg.

Die Diarrhoe ist von der Nahrungsaufnahme unabhängig. Der Durst ist sehr groß und ebenso der Hunger. Die Frau ist völlig „k.o.", wie sie sagt und hat 5 Pfund an Gewicht verloren; sie ist von Natur aus dürr. Wenn der Durchfall beginnt, stellen sich regelmäßig starke krampfige Bauchschmerzen ein, die nach der Entleerung gleich verschwinden. Der Stuhl ist wie Wasser und etwas grünlich gefärbt; der Geruch ist unauffällig. Eine Causa, die für die Mittelwahl von Bedeutung sein könnte, ist nicht zu eruieren.

Welches Medikament kam als das nächstliegende in Frage? Es wurde in der LM 18 gegeben. Ein Bescheid nach 4 Tagen besagte, daß heute zum 1. Mal wieder ein durchfälliger Stuhl, aber kurzfristig, aufgetreten war. Die Tage *vorher* war die Frau entweder verstopft gewesen oder hatte geringen, normalen Stuhl. Ein weiterer Bericht nach 2 Tagen meldete die Wiederherstellung des rebellischen Darmes.

Die Zeichen und Modalitäten dieses Falles waren zumeist mager dergestalt, daß eine ganze Anzahl von Mitteln sie in ihrem Arzneimittelbild aufweist. Bei genauerem Hinsehen waren aber doch ein oder zwei Pluspunkte zu entdecken, die die Wahl des Simile erleichterten.

Nun, suchen wir nach im Repertorium unter Brechdurchfall; das ist ein klassisches, also auch ein uns willkommenes Symptom 3/455. Das Beste dürfte aber die Bemerkung der Patientin sein, daß sie völlig „k.o." ist; das ist Schwäche durch Diarrhoe und sie ist verzeichnet in 1/442. Das Schwächebild bei einem erst 2 Wochen dauernden Durchfall ist keine selbstverständliche Begleiterscheinung. Wieviele Menschen gibt es, denen ein *chronischer* Durchfall — auch im Sinne eines Säfteverlustes — kaum schadet, zumindest keine Schwächezustände hervorruft. Die ausnehmend starke Schwächung war also das qualifizierteste Zeichen. Arsenicum album, die passende Arznei, differenzierte sich noch von anderen, die bereits angeführten Symptome enthaltenden Arzneimittel durch den nächtlichen Beginn; wenn es auch keine Rubrik Brech-durchfall nachts um 1 Uhr gibt, so ist doch 1 Uhr eine typische Verschlechte-rungs- beziehungsweise Anfangszeit von Arsenicum album 1/490. Das kalte Schwitzen 2/57, der wässrige Stuhl 3/659 und das Grünliche 3/660 weisen ebenso auf Arsen hin wie der starke Hunger 3/421 und der große Durst 3/439. Der starke Hunger ist zweifellos ein interessantes Symptom bei diesem Krank-heitsfall, aber im „Kent" gibt es hierfür nichts. Die krampfigen Bauchbe-schwerden, die nach der Entleerung des Darmes gleich verschwinden, sind für unsere Zwecke recht erfreulich; in 3/543 steht die synonyme Rubrik, Kolikbe-schwerden *während* Durchfall; Arsen ist 2wertig dabei; eine andere verwen-dungsfähige Angabe sehen wir in 3/548, hier heißt es Bauchschmerzen nach Stuhlgang besser. Diese Spalten sind deshalb nicht übel, weil es genau so häufig vorkommt, daß nach dem Stuhlgang ein mehr oder weniger lange dauernder Tenesmus beziehungsweise Stuhldrang anhält. Damit bietet die Kranke ein kleines, aber persönliches Symptom.

Fall 237: Frau, 33 Jahre, ist seit 4 Jahren immer wieder erkältet, wie sie in der Sprechstunde angibt. Diese Zeit stimmt mit derjenigen der Entbindung über-ein; sie bekam damals einen Sohn. Die Schwangerschaft und der Partus waren normal verlaufen.

Im Gespräch ergab sich bald ein eigenartiges Symptom, eines von denen, das man sich am liebsten bei jedem Patienten wünscht, der zu uns kommt.

Die Frau hatte beobachtet, und sie hatte 4 Jahre dazu Zeit gehabt, daß ein Erkältungszustand dann auftrat, wenn die Regel kommen sollte. Wenn die Menses beginnen sollten, trat dafür eine „Grippe" in Erscheinung. Man kann den Spieß auch umdrehen und sagen, wenn eine Erkältung begann, trat dafür die fällige Periode zurück.

Das war so auffallend, daß die Kranke deshalb bereits eine Hormonbehand-lung absolviert hatte — ohne Erfolg allerdings.

Die Erkältung selbst spielt sich jeweils in der üblichen Weise ab: erhöhte Temperaturen, Schnupfen, Husten, Ohrenbeschwerden, schwere Beine und rheumaähnliche Bilder.

Für die akuten Erkältungen wurde außer harmlosen Hausmitteln nichts eingenommen. Erwähnenswerte Symptome und Zeichen waren weiter nicht zu erfahren. Bei der Entbindung war damals eine Lachgas-Narkose gemacht wor-den und seit Jahren werden etwas unklare Unterbauchbeschwerden rechts be-obachtet.

Die bisher gemachten Untersuchungen, allgemeine und am Genitale, haben keine Besonderheiten ergeben. Weil die Frau gerade eine „Erkältungsphase" durchmacht, verschreibe ich ihr ein Komplexmittel und — nach Abklingen des akuten Zustandes zu nehmen — eine Arznei in der LM 18 für die Grundstö-rung.

Ich bekam Bescheid nach fast 4 Wochen. Es waren die Menses aufgetreten, zum ersten Mal wieder nach einem Jahr. Dabei war andererseits die obligate „Grippe" nicht zum Ausbruch gekommen.

Die Patientin holte sich anschließend das gleiche Medikament noch einmal ab. Leider hat sie sich später nicht mehr blicken lassen. Hat sie ihre Beschwerden verloren? Ich glaube ja; dafür spricht die Tatsache, daß zum erstmöglichen Zeitpunkt die Regel, nachdem sie ein ganzes Jahr ausgesetzt hatte, wieder gekommen war und dafür die Erkältung wegblieb. Genau das war aber der Ablauf, der von der Wirkung des passenden Medikaments zu erwarten war; besser konnte sich das Mittel gar nicht bemerkbar machen.

Dazu kommt, daß die Frau sich pünktlich nach Verbrauch der Arznei das 2. Fläschchen besorgte, sie wollte die *gleichen* Tropfen noch einmal. Dieses spontane Anfordern des gleichen Arzneimittels kommt nach meiner Beobachtung nur dann vor, wenn der Patient erlebt hat, daß es gut getan hat. Wie dem auch sei: durch das eigenartige und sonderliche Symptom: Auftreten einer Erkältung statt der Regel, und das seit 4 Jahren beobachtet, war der Fall, was die homöopathische Behandlung betrifft, in seinem Schwierigkeitsgrad wesentlich herabgemildert, und es konnte erwartet werden, daß die Therapie schnell zum Erfolg führte. Er ist ein Beweis dafür, daß das sonderliche, eigenheitliche Symptom, das individuelle und charakteristische, kein lehrer Wahn ist. Diese Realität ist einfach da.

Wenn man bedenkt, daß leider nur die Homöopathie mit diesen Symptomen, Zeichen und Modalitäten etwas anfangen kann und daraus ihre therapeutischen Schlüsse zieht und die Schulmedizin weder auf diese Symptome Wert legt — wenn man bei dem geschilderten Fall wegen der ausbleibenden Periode halbwegs reflektorisch Hormone gibt, kann von einer Ratio keine Rede sein — noch überhaupt in der Lage ist, die entsprechende therapeutische Konsequenz folgen zu lassen, ist es verständlich, daß bei einer ganzen Anzahl von Krankheiten die Homöopathie im Sinne einer echten Heilung der Schulmedizin weit überlegen ist.

Wer dagegen mit dem Argument kommt, daß das alles doch keine umwerfenden Krankheitsvorkommnisse sind, der vergißt, daß das Gros der Patienten unter Krankheiten leidet, die keineswegs hochdramatisch sind, die aber dem Einzelnen, der damit geplagt ist, sehr wohl den Nerv töten. Vor allem der chronische Krankheitsprozeß vergällt den Menschen das Leben.

Die vergleichsweise selten vorkommenden Systemkrankheiten und destruktiven Organkrankheiten, welche die Schule per Substitution und ähnlichem über Wasser hält, sind der homöopathischen Therapie nicht so zugänglich, obwohl auch hier mit unseren Mitteln oft überraschend gute Wirkungen, zumindest palliativer Art zu erreichen sind. Hier kann die gezielte Einzeltherapie weniger durchgeführt werden; hier kommt mehr die organotrope Therapie, wenn nötig auch mit Mittelmischungen, zum Zuge.

Dieser Fall läßt also keinen anderen Schluß zu als den, daß die Erkältung die Menses „vertreibt" und das ist seit langer Zeit, überdeutlich seit einem Jahr zu beobachten. Die Aufnahme der Anamnese ergibt einfach diese Tatsache; wenn dies nicht berücksichtigt oder nicht erkannt wird, wird die Patientin sich bestenfalls „spontan" bessern. Das ist ihr in den 4 Jahren der Störung nicht gelungen: nach Sulfur allerdings kam sogleich die seit einem Jahr nicht mehr funktionierende Regel in Gang.

Warum wurde der Sulfur gegeben? Weil er ein Medikament ist, das in Frage kommt nach Menses unterdrückt durch Kälte 3/769 (oder Erkältung, was hier synonym ist). Auch unter vikariierender Blutung ist Sulfur dabei 3/769. Man kann sich streiten, ob die Modalität mehr unter der erstgenannten oder mehr unter der zweitgenannten Rubrik zu suchen ist. Warum aber Sulfur, wo doch auch andere Mittel in diesen Spalten genannt sind, Arzneien, die sogar „höher" stehen als der Schwefel.

Nun, eigentlich nur deshalb, weil man den Eindruck hat, daß dieses immer wiederkehrende Spiel Erkältung — Menseswegbleiben (oder wenn man will auch umgekehrt) nicht logisch verständlich ist. Man kann sich nur vorstellen, daß eine versteckte psorische Anlage zu dieser eigenartigen Beschwerde geführt hat; man kann! Ein anderer Anlaß oder Grund ist weit und breit nicht zu sehen und ganz aus der Zufälligkeit kann sich die Störung kaum entwickelt haben. Dabei ist noch zu bedenken, daß *andere* Symptome, die zum Beispiel für Bryonia oder für Phosphor sprechen würden (unter vikariierenden Menses, beide fettgedruckt) nicht nachzuweisen sind.

Sulfur beinhaltet also sowohl die Kälte-Erkältungsmodalität, als auch das wohl leitende Symptom überhaupt, den *spontanen* Unterdrückungsmodus: Entweder tritt die Periode auf, oder die Erkältung. Dieser Modus hat sich eindeutig im letzten Jahr der Erkrankung so gezeigt. Der Mißerfolg der allopathischen Hormon-Therapie hat außerdem bewiesen, daß es keine hormonelle Störung war; das gleiche hat die Wirkung des Sulfur von der anderen Seite her bestätigt; er hat keine Hormonbeziehung.

Fall 238: Unter dieser Nummer sollen 4 Keuchhusten-Fälle aus der älteren englischen Literatur geschildert werden. Sie sind ausnehmend lehrreich.

Es handelt sich um Keuchhustenerkrankungen innerhalb einer Familie, die nach einer präzisen Aufnahme der Symptome, Zeichen und Modalitäten jeweils eine ganz „persönliche" Arznei benötigten und entsprechend der guten Mittelwahl alle innerhalb von 5 bis 8 Tagen gesundeten.

Alle Erkrankten hatten ordentliche Symptome, niemand aber hatte „dramatische" oder Zeichen von höchster Qualität. Die Fälle sollen zeigen, daß auch ein relativ *eintöniges* Krankheitsbild sehr wohl bei richtiger Beobachtung und verständnisvoller Beurteilung der abgeklärten Symptome, Zeichen und Modalitäten sich so auseinanderdividieren läßt, daß in jedem Fall ein eigenes Mittel in Erscheinung tritt mit seinen ganz bestimmten, umrissenen Eigenheiten.

a) Die erste Kranke ist die Mutter:
Sie ist reizbar und schnell zornig; sie hat rote Backen und bei den Hustenanfällen ein bläuliches Gesicht; außerdem treten beim Husten Schmerzen in der Bauchgegend auf. Die Anfälle sind schlimmer morgens; besonders treten sie auf nach dem Essen. Die Frau hat dunkles Haar und neigt zu einer hartnäckigen Verstopfung.

Welche Arznei benötigte diese Hustende und was waren die erforderlichen Leitsymptome in der Reihenfolge ihrer Wertigkeit?
b) Das 5jährige Kind hat die Anfälle morgens früh zwischen 6 und 7 Uhr (in einem beinahe periodischen Ablauf) beim Erwachen oder Aufstehen; der Husten

ist trocken und bellend im Abstand von 1 bis 2 Minuten und führt zum Erbrechen eines reichlichen dicken, zähen eiweißartigen Schleims, der lange Fäden zieht. Was waren hier die Leitsymptome und das passende Mittel?

c) Das 2. Kind verschlimmert sich beim Liegen und besonders nach Mitternacht; es muß sich aufsetzen beim Hustenbeginn; auch hier treten die Anfälle kurz nacheinander auf, wie wenn sie zusammenhängen würden.

Der Husten geht bis zum Schleimerbrechen. Das Gesicht wird sehr rot beim Husten. Es besteht ein häufiges Nasenbluten und es tritt nach den Anfällen eine starke Erschöpfung auf.

Der Urin ist auffallend dunkel und übelriechend. Das Kind ist völlig appetitlos; beim Husten macht sich ein fötider Atem bemerkbar.

Was war das Medikament?

d) Das Kleinste hat trockene, kurze Hustenanfälle mit rotem, heißem Gesicht und Nacken und injizierten Konjunktiven, Nasenbluten, Verschlimmerung beim Erwachen vom Schlaf und durch Schreien und Weinen. Des öfteren gibt das Kind Schreie von sich, wie wenn es erschreckt würde. In der Nachtzeit trat verstärkt Fieber auf. Was war das Mittel?

Auch bei diesen Keuchhustenfällen hat uns das Aufsuchen der vorhandenen Symptome und Zeichen im Kent'schen *Repertorium* die Mittelwahl wesentlich erleichtert beziehungsweise überhaupt erst in exakter Weise möglich gemacht. Alle Arzneien wurden in Hochpotenzen verabreicht.

Das erste, was man hier machen wird, ist das *Vergleichen* der jeweiligen Symptome, Zeichen und Modalitäten. Da sieht man, daß nur 2 der Erkrankten Nasenbluten aufweisen, also beileibe nicht alle 4; das ist bei einem so gleichförmigen Krankheitsbild, wie es der Keuchhusten ist, nicht selbstverständlich: dieses Nasenbluten ist also sehr wohl ein gutes Symptom in Hinsicht auf die Mittelwahl. Was ist noch *verschieden* bei unseren Vieren? Das Schleimbrechen: Es ist wiederum nur bei 2 Patienten dabei; und nur bei einem von den beiden, die das Nasenbluten produzieren.

Wiederum ist *ein* Schleimbrecher dabei, der einen fadenziehenden Schleim bricht; beim anderen geht der Husten bis zum Schleimbrechen, aber der Schleim ist nicht fädig. Wie steht es mit den Zeitmodalitäten?

3 unserer Kranken haben die Verschlimmerung so gegen den Morgen, einer besonders nach Mitternacht; das letztere ist wertvoller als das erstere.

3 haben Hustenanfälle mit Veränderung der Gesichtsfarbe; aber nicht alle gleichartig:

Die Mutter hat ein *bläuliches* Gesicht. *Ein* Patient hat im Gesicht keine auffallenden Veränderungen beim Husten; so steht es jedenfalls geschrieben.

Wobei daran zu erinnern ist, daß unsere Vorläufer in Sachen Kasuistik mindestens in gleicher, *exakter* Weise ihre Fälle behandelten und entsprechend auch aufzeichneten wie wir heutigen!

Bei allen 4 Erkrankten werden die Hustenvorkommnisse als „Anfälle" geschildert; das heißt also, daß wir die Rubrik anfallsweiser Husten 3/358 vorzugsweise berücksichtigen und immer erst hier nachsehen. Stellen wir einmal eine kleine Überlegung an: Die Rubrik, die wir beispielsweise für den Fall a) bräuchten, müßte eigentlich und eindeutig heißen:

a) Eine reizbare und schnell zornige Frau, hartnäckig verstopft, dunkles Haar und rote Backen ihr eigen nennend, hat bei den Hustenanfällen ein bläuliches Gesicht mit Verschlimmerung dieser Anfälle am Morgen und nach dem Essen, in Verbindung mit Bauchschmerzen.

Nun sollte, das wäre der Idealfall, im „Kent" die vergleichbare Rubrik da sein: rein theoretisch natürlich, denn in Wahrheit müssen wir diesen Wurm von Symptomen auseinanderschneiden und zwar sinnvoll und mit Vernunft auseinanderschneiden: Da würde die Folge der Symptome beziehungsweise die Symptomenreihe etwa so heißen: Der Husten (Keuchhusten) verschlimmert sich nach dem Essen 3/363; das ist ein eigenartiges Symptom; keiner der anderen Fälle weist dieses Symptom auf; er bringt ein bläuliches Gesicht 2/84 hervor: das ist wieder nur hier der Fall; die Zornmütigkeit, die hartnäckige Verstopfung, geben uns noch den Rest; die morgendliche Verschlimmerung ergibt ebenfalls 3/358 einen Mittelhinweis usw. Alles spricht für Nux vomica.

b) hat als einziger das fadenziehende Schleimbrechen bei den Anfällen: 3/413, 457, besonders aber 3/359 links unten. Verschlimmerung morgens im Bett 3/358 beziehungsweise periodisch 3/359. Das Mittel war Coccus cacti.

c) hat die Verschlimmerung speziell nach Mitternacht 3/357; Husten mit Schleimerbrechen 3/465 und vor allem Nasenbluten bei Keuchhusten 3/152. Gesicht sehr rot 2/89, dazu auch übelriechender Atem bei Husten 3/189; muß sich aufsetzen 3/369. Drosera ist hier das Medikament, das übrigens weit und breit keinen klassischen fadenziehenden *Auswurf* hat; es hat allerdings Erbrechen fadenziehend 2wertig, 3/462.

d) hat ebenfalls Nasenbluten 3/152 und das rote Gesicht 2/89. Das Weinen beim Husten (Schreien hat keine Rubrik) ist in 1/145 und 3/375 aufgezeichnet; die injizierten Konjunktiven suchen wir in 3/6.

Die Arznei mußte Belladonna sein.

Fall 239: Dieser Patient, ein Mann von jetzt 48 Jahren, kam vor kurzem wegen einer hartnäckigen Ischialgie in die Sprechstunde. Diese soll jedoch nicht abgehandelt werden, sondern die Kopfschmerzen, von denen er mir in erster Linie erzählte.

Er war deswegen vor einigen Jahren in meiner Behandlung gewesen und hatte sie nach „einigen Tröpfchen vollständig angebracht" wie er sich ausdrückte. Ehe ich mich über seine Ischialgie hermachte, suchte und fand ich diese Kopfaffäre in meiner Kartei verzeichnet:

Der Mann kommt wegen Kopfschmerzen in Behandlung, die seit über 1/2 Jahr bestehen. Sie werden als drückend empfunden und treten besonders im Stirnbereich auf. Auf Nachfragen stellt sich heraus, daß er seither auch an Herzklopfen leidet (fast nur nachts) und außerdem das Empfinden hat, daß wiederum seit dieser Zeit seine Lippen pelzig sind.

Der Patient macht einen ungeheuer gutmütigen Eindruck, er ist etwas schwammig und außerordentlich dick. Er wiegt bei mittlerer Größe fast 2 Zentner.

Was war das Medikament? In der LM 6 gegeben (weil eine andere Potenz nicht vorhanden war) waren die Kopfschmerzen und die pelzigen Lippen nach 2 Tagen, das Herzklopfen nach einer knappen Woche verschwunden.

Die Symptome und Zeichen kamen hier aus ganz verschiedenen Richtungen und sind Kombinationen von Erscheinungen und Beschwerden, die im Sinne einer selbstverständlichen Abhängigkeit und Querverbindung nicht logisch interpretierbar sind — um so besser für uns, denn diese „Eigenheitlichkeiten" sind des Homöopathen liebste Kinder.

Sonderlich, eigenheitlich ist beispielsweise die Tatsache, daß der Mann seit den immerhin schon ein halbes Jahr bestehenden Kopfschmerzen pelzige Lippen hat und ähnlich „individuell" ist die Tatsache, daß er seither an Herzklopfen leidet und das fast nur nachts. Auch wenn diese verschiedenartigen Störungen zeitlich *nicht so gemeinsam* aufgetreten wären — hier sind sie es aber —, wäre diese Konstellation der Zeichen und Modalitäten eine hoch brisante für uns.

Pelzige Lippen 2/81, ähnlich Ameisenlaufen 2/79, haben einige Arzneien. Wir nehmen natürlich die Unterteilung Unterlippe dazu, ob unser Mittel darin enthalten ist oder nicht. Denn der Mann kann uns nach einem halben Jahr kaum verbindlich sagen, ob es anfangs nur die Ober- oder nur die Unterlippe war; jetzt sind es auf jeden Fall beide. Der „Kent" ist kein mathematisches Lehrbuch, sondern erfordert eine *vernünftige* Auswertung, was nicht reflektorisch mit mathematischer Auswertung gleichzusetzen ist. Herzklopfen nachts steht in 2/221.

Die Gutmütigkeit 1/71 (unter Milde zu suchen) und die Adipositas 1/414 tragen noch eine ganze Kleinigkeit zur Mittelfindung bei. Überblicken wir die Symptomatologie, dann verbleibt Calcium carbonicum als das heilende Arzneimittel.

Ich wage einen etwas rüden Ausdruck, wenn ich mir die Feststellung erlaube, daß nur ein Masochist der Heilkunst die prompte und andauernde Ausheilung dieser Kopfschmerzen als suggestive oder spontane abtun wird.

Fall 240: Es kommt eine Ehefrau in die Sprechstunde, um sich über eine mögliche Heilung ihres Mannes mit Hilfe der Homöopathie zu erkundigen; der letztere habe es mit der Prostata. Ihr Mann müsse nachts 6- bis 8mal und noch öfters zum Wasserlassen aufstehen; sie habe deshalb schon lange das Schlafzimmer geräumt und nächtige im Wohnzimmer auf der Couch.

Die Vorgeschichte: Vor knapp einem Jahr war der 70jährige Ehemann wegen eines Drahtes in der Kniescheibe am rechten Knie operiert worden; der Draht war nach einer Verletzung Ende des 2. Weltkrieges eingesetzt worden. Wie sich herausstellte, war die Operation keineswegs dringlich gewesen, aber der Witz der Sache war, daß der Mann einige Tage nach diesem Eingriff eine plötzliche Harnsperre bekam. Nach der üblichen Katheterbehandlung „lief es trotzdem dauernd" und wiederum wurde eine Operation gemacht, diesmal an der Prostata, versteht sich.

Die Resektion änderte an dem „Laufen" leider gar nichts. Es lief und lief weiterhin, nicht nur tagsüber, sondern auch nachts, auch als der Mann das Krankenhaus verlassen hatte.

Es ergab sich aus dem Gespräch, daß der Ehemann schon längere Zeit vorher nachts einige Male zum Harnen aufstehen mußte, also auf diesem Sektor der ausscheidenden Organsysteme nicht mehr ganz fit war.

Da die Prostatadurchbohrung keinen Erfolg gezeitigt hatte, mußte man annehmen, daß die Störung nicht auf einer mechanischen Zusammenpressung der mehr oder weniger vergrößerten Vorsteherdrüse via Harnröhre beruhte — wie sie ja bei einem älteren Herrn vorkommen kann —, sondern, daß das *Funktionelle* des Pudels Kern war.

Der Mann hatte vor und nach der Operation (der Prostata) sozusagen die gleichen Beschwerden gehabt; der Witz der Sache war allerdings der, daß die erste Operation — die des rechten Knies nämlich — die *Harnverhaltung* herbeigeführt hatte. Die Frau erzählte mir noch, daß „es dem Mann immer sehr pressiert, wenn er den Harndrang verspürt". Der Harngeruch ist unauffällig. Sonst kann sie mir nicht viel anderes zu der Angelegenheit sagen. Der Kranke ist „drahtiger" Statur und wurde früher einmal wegen der Leber behandelt.

Welche Überlegungen mußte man bei einem solchen Fall anstellen und was war das Medikament?

In der LM 18 verordnet, besserte sich schon nach wenigen Tagen der Zustand. Das Aufstehen war nachts nurmehr 3- bis 4mal erforderlich, auch tagsüber wurde es besser. Nach 14 Tagen kam die Ehefrau wieder, weil zum ersten das Fläschchen leer war (es wurden 2mal täglich 5 Tropfen genommen) und zum zweiten, weil sie den Eindruck hatte, daß ein weiteres Abklingen der Beschwerden nicht mehr zu verzeichnen war; ganz im Gegenteil, die letzten 2 Nächte war es sogar wieder schlimmer geworden.

Nun machte ich den Fehler, daß ich zwar die alte Arznei weiternehmen ließ, daneben aber 2 andere Mittel dazu mixte, ebenfalls in der LM 18: nämlich Petroselinum und Arnica; das erstere deshalb, weil Petroselinum das „Idiotenmittel" ist für den Fall, daß der Gestörte den Hof nur mit Müh und Not erreicht 3/681, das zweite darum, weil doch die *Prostata*operation eine Art Verletzungsfolge sein konnte — eine Denkschwäche meinerseits, weil ja diese Operation weder im guten noch im schlechten die geringste Änderung der Blasenschwäche gebracht hatte.

Ich ließ also diese Mischung nehmen und es zeigte sich, daß der Patient nach weiteren 3 Wochen — vielleicht auch schon eher — seine ekelhafte Störung losgeworden war. Und er hat seither, nach einer Beobachtungszeit von 2 Jahren keinerlei Schwierigkeiten mehr gehabt.

Zum Verschwinden der Beschwerden nach Art der Suggestion ist zu bemerken, daß ich den Mann anschließend längere Wochen in Behandlung nahm wegen seines rechten Knies, das erst nach der Operation richtig störrisch wurde und ich hier lange Zeit überhaupt keine und später nur eine wenig befriedigende Besserung dieses Artefakts erreichte (auch Arnica half nicht). Allerdings sind die Tatsachen so, daß an dem Knie ein Eingriff vorgenommen wurde, bei dem ein — chemisch wahrscheinlich nicht neutraler — Fremdkörper zurückgelas-

413

sen wurde. Ich habe eine weitere Therapie von der Entfernung dieses Fremd-körpers abhängig gemacht.

Ich habe diesen Krankheitsfall besonders deshalb gebracht, weil ich hinwei-sen wollte darauf, daß auch eine Mittel*mischung* (von Hochpotenzen) weiter helfen kann. Ich bin jedoch der Meinung, daß die beiden zusätzlich verordne-ten Arzneien keine Extrawirkung gebracht haben. Arnica war nicht indiziert, wie erwähnt und Petroselinum hatte ebenfalls keinen wirklichen Bezug zu die-ser Erkrankung.

Die Grundlage der Mittelfindung war die Harnstörung, die zum ersten Male überhaupt nach der *Knie*-Operation auftrat; es war eine komplette Harnsperre; was konnte dafür der Anlaß sein? Bestimmt war es nicht die Operation selbst. Wenn das aber trotzdem im Zusammenhang mit diesem Vorgehen geschieht, dann müssen es die *Begleitumstände* des Eingriffs gewesen sein und das sind eben die Medikamente, einschließlich der Narkose, die hier eine Rolle spielen mußten. Eine andere Möglichkeit gibt es nicht, wenn wir vom Zufall absehen; an diesen aber denken wir immer erst zum Schluß. Dazu kommt, daß die Pro-stata-Operation die Beschwerde um keinen Deut verändert hat. Daß das wieder zufällig sein sollte, das übersteigt die Einsichtsfähigkeit eines normal funktio-nierenden Gehirns.

Also die Umstände der Knieoperation tragen die Schuld an der Störung — ob sie mehr von der Seite der Prostata oder mehr von jener der Blase mit Schließmus-kelschwäche zu verstehen ist, ist hier zweitrangig. Von Bedeutung ist allerdings die Überlegung, daß der Kranke schon altersmäßig „da unten" anfällig war. Er mußte vorher schon nachts öfters aufstehen. Das heißt aber, daß die medika-mentöse Belastung „am Ort des geringsten Widerstandes" angesetzt hat. Bei ei-nem anderen Fall kann es der Kreislauf, die Zirkulation des Gehirns usw. sein. Ich habe in der Zwischenzeit zwei Fälle vergleichbarer Art übernommen, bei denen nach einer *Staroperation* beziehungsweise einer *Gallenblasenentfer-nung* medikamentöse Unverträglichkeiten von Seiten des *Verdauungstrakts* aufgetreten waren, die beide nach dem entsprechenden Mittel in der LM 18 nach wochenlangem Bestehen, eine sofort beginnende Besserung und schnelle Ausheilung zeigten. Harndrang, Blasenschwäche oder meinetwegen Prostata-störung nach Medikamentenunverträglichkeit gibt es nicht im „Kent". Aber Nux vomica, was die heilende Arznei dieser Erkrankung war, findet sich unter Verdauungsstörung nach Arzneimittelmißbrauch 3/452, unter 3/604 Diarrhoe nach Abführmitteln und unter 3/616 Obstipation nach Arzneimittelmiß-brauch. Alles zusammen erlaubt in Nux vomica ein Mittel zu sehen, das als Me-dikament für die Folge von Arzneimittelbelastung und -unverträglichkeit bis zum *Arzneimittelmißbrauch* als erstes in Frage kommt.

Anläßlich dieser Fallschilderung sollen noch einige Gedanken zur Wirkungs-möglichkeit von Hochpotenz*mischungen* gemacht werden.

Sicher ist, daß bei Mischungen von Hochpotenzen und bei einem guten Er-folg solcher eingesetzter Medikamente nur *eines* davon diese Wirkung machen kann. Keinesfalls können einige davon oder alle zusammen geholfen haben, um einen Heilprozeß herbeizuführen.

Bei tieferen und tiefen Potenzen kann dagegen ein Komplex von mehreren Mitteln deshalb Gutes tun, weil jedes einzelne Medikament einen organotropen Bezug haben kann und unter dem Gesichtspunkt der rein *lokalen* Beeinflussung eines Krankheitsgeschehens helfen kann. Diese Tiefpotenzgemische können sowohl in der Summe als auch im Detail, also mit einem einzelnen Bestandteil wirken. Die Hochpotenzen können nur immer separat eingreifen; sie sind ja mit Hilfe der *Gesamtheit* der Symptome gefunden, wobei diese Gesamtheit nach ihrer Sichtung oft weniger an Symptomenzeichen bieten wird, als *die* Symptomatologie, die *organotrop* herausgearbeitet wird. Bei der *Totalität* der Symptome dreht es sich um *die Handvoll* Symptome und Zeichen, die innerhalb dieser Gesamtheit für den *Kranken* typisch und individuell ist. Bei der organotropen Betrachtung dreht es sich um die Krankheit an sich (der Leber, des Herzens undsofort), und nicht, oder praktisch nicht um den Kranken. Organotrope Behandlung ist auch die allopathische Therapie der Schulmedizin.

Das Triospiel der klassischen Homöopathie geht in Hinsicht auf die Mittelwahl in folgender Art und Weise vor sich:

Es beginnt mit dem Aufnehmen der Vorgeschichte, um die *Totalität* der Symptome zu erhalten; es folgt das *Heraushierarchisieren* der existierenden *wertvollen* Symptome und Zeichen aus dieser Gesamtheit.

Es geschieht weiter die Verwertung gerade dieser und *sonst keiner* Symptome und Zeichen und Modalitäten; sie werden verglichen mit einem homöopathisch geprüften Arzneimittel. Aller übrige Wust an Symptomen wird sowohl beim Patienten als auch beim Medikament vernachlässigt. Das Vergleichen, das ,,Abdecken dieser paar Symptome von hohem Wert gelingt zum dritten am besten mit Hilfe des Kent'schen *Repertoriums,* dem Buch, das die Symptomatologie der Arzneiprüfungsprotokolle in der Zusammenfassung enthält.

Dieses Werkzeug enthält viele Sandwüsten, aber auch vielerlei Goldkörner: Es sei als Beispiel die Rubrik Herzklopfen nachts genommen, 2/221. Als Unterrubrik steht dort Herzklopfen im Bett; das ist eine Trivialität. Die nächste Unterrubrik dagegen Herzklopfen mit Druck in der Magengrube kann eine sehr gute Modalität abgeben. Solche Beispiele gibt es im ,,Kent" in großer Anzahl.

Fall 241: Mann, 42 Jahre, holt sich einen telefonischen Rat, weil er mit seiner Gesundheit nicht mehr zufrieden ist. Er habe seit 3 Wochen Leberbeschwerden; es bestehe ein Druck im rechten Oberbauch und der Stuhl sei gelb und hell und breiig, auch die Augen seien gelblich verfärbt. Er habe keinen Appetit und fühle sich auch sonst nicht wohl. Einen Grund für die Störung könne er nicht angeben.

Auf die Nachfrage, was ihm sonst noch aufgefallen sei, meint er nur, er habe seither ein Gefühl, als ob ein Rettungsreifen um seinen oberen Bauch gelegt sei. Was war das Medikament? Es kam eigentlich nur eines in Frage. In der LM 18 gegeben, verspürte der Patient bereits am nächsten Tag, also nach dem ersten beziehungsweise zweiten Einnehmen der Tropfen eine wesentliche Besserung. Auch der „Rettungsreifen" war nach kurzer Frist verschwunden. Nach einiger Zeit gab der Mann Bescheid, daß alles lange wieder „stabilisiert" sei.

Nun, das ist ein kleiner, feiner Fall. Er läßt sich sicher mit anderen beliebigen Mitteln ebenfalls gut beeinflussen, vielleicht auch ebenso schnell. Allerdings noch schneller nicht; mehr als eine sofort einsetzende Besserung ist nicht möglich. Aber hier handelt es sich um eine Potenz in der LM-18-Ausführung, die nach den heutigen pharmakologischen Erkenntnissen leider nicht helfen darf — nach den modernsten physikalischen jedoch ohne weiteres — und die, potzblitz, auch prompt geholfen hat.

Chelidonium ist die Arznei gewesen. Das Führungssymptom ist der „Rettungsreifen"; Er ist im „Kent" nicht annonciert, aber es gibt die Rubrik Empfindungen von Zusammenschnüren des Bauches wie mit einer Schnur 3/526 oder wie mit einer Binde 3/526; hier sind speziell die Hypochondrien gemeint. Man vergleiche auch die allgemeine Rubrik 1/486 Zusammenschnüren, mit dem Gefühl eines Bandes, eines Reifens.

Wir haben einige Mittel, die haarscharf unseren Vorstellungen entsprechen. Zu ihrer Unterscheidung suchen wir noch nach dem Symptom Druck im rechten Oberbauch 3/572 und Druck Lebergegend 3/573; Chelidonium ist 2- und 3wertig notiert. Augen gelblich 3/15, Stuhl gelb, hell und breiig 3/653, 654, 657, 659 hat das Schöllkraut gleichfalls in seinem Mittelbild.

Daß für diesen Patienten Chelidonium die Arznei fürs Leben ist, kann nicht beschworen werden.

Fall 242: Kind, männlich, 3 Jahre, wird in die Sprechstunde gebracht wegen einer Ekzemerkrankung. Seit 4 Monaten ist ein trockener, krustiger Hautausschlag um die Mundpartie vorhanden, dazu ein pappiger, eitriger Ausschlag hinter den Ohren, verbunden mit einer erheblichen Rötung dort. Es finden sich außerdem Rhagaden in diesen Bereichen.

All das ergab die kurze Besichtigung. Die Mutter weiß noch zu berichten, daß der Bub immer großen Durst hat und der Harn „ganz furchtbar nach Salmiak stinkt", beziehungsweise wie Pferdeharn und das seit etwa einem Jahr.

Der Stuhl ist etwas hart und knollig. Andere Zeichen und Modalitäten sind nicht zu erfahren.

Welches Medikament kam in Frage? Es wurde in der LM 18 aufgeschrieben.

Ich hörte nichts mehr von Frau und Kind, bis ich nach längerer Zeit die Großmutter traf. Sie drückte mir einen Zettel in die Hand: „Ausschlag ist seit einiger Zeit erneut da; Harn zeitweise sehr scharf. Besserung hielt beinahe ein Jahr an."

Ich empfahl das gleiche Mittel, das wieder seine guten Dienste tat.

Es war Acidum nitricum. Der Ausschlag bestand damals immerhin 4 Monate und blieb auf die Arznei fast ein Jahr lang weg. Auch der Rückfall sprach sofort auf das gleiche Medikament an. Ob Acidum nitricum das Simillimum für diesen Knaben ist, soll offengelassen werden.

Die Mittelfindung selbst war nicht schwierig. Die Mutter berichtete über den ganz furchtbar nach Salmiak stinkenden Harn und damit war bereits die Weiche gestellt; denn bei derartig auffälligen Urinverhältnissen, ist der Geruch nach Salmiak oder nach Pferdeharn (der ihm sehr nahe kommt) eine Weichenstellung. Nur Medikamente, die solche Geruchsmodalitäten aufweisen, kommen in die engere Wahl. Wir finden die Rubrik in 3/723 (zweimal) und wählen *die* Arznei aus, die noch die anderen guten Symptome des Patienten hat.

Haben wir noch solche? Nun, da ist zunächst der trockene, krustige Hautausschlag, der rund um den Mund zu finden ist. Nach „Kent" 2/100 hat er überraschenderweise Bezug nur zu wenigen Medikamenten, worunter Acidum nitricum im Fettdruck fällt. Es ist naheliegend, daß wir nicht *allgemein* Ekzem um den Mund 2/96, oder Hautausschlag abblätternd um den Mund 2/94, auch nicht Hautausschläge an sich um den Mund 2/93 suchen, sondern allein Hautausschläge um den Mund, krustig, borkig 2/100. Voraussetzung ist, daß wir uns klar darüber sind, daß diese Haut krustig-borkig verändert ist und sowohl der Intensität als der Dauerhaftigkeit nach während der ganzen Störung so geblieben ist. Sind wir uns der Sache nicht sicher, dann müssen wir uns die Mühe machen und in etwa die anderen oben angeführten Rubriken zusammen nehmen, um alle Mittel zu haben, die Ausschläge um den Mund herum machen. Die Lokalisation dagegen nehmen wir so wichtig, daß wir sie belassen und nicht zum Beispiel Hautausschläge Gesicht, Wangen, Kinn usw. mit verwenden.

Mit dem Ausschlag hinter den *Ohren,* der feucht-gelb ist und mit starker Rötung und Rhagaden einher geht, verfahren wir in der gleichen Weise. Die Lokalisation bleibt auch hier von Bedeutung, — sie ist keineswegs eine „Fortsetzung" der kranken Mundpartie. Feuchte Hautausschläge hinter den Ohren finden sich in 3/89; Rötung hinter denselben in 3/88. Jedermann weiß außerdem, daß die Salpetersäure Rhagaden macht 2/143. Acidum nitricum hat allerdings nicht das übliche Ekzem hinter den *Ohren* 3/89, auch nicht Rhagaden hinter den Ohren 3/90. Wir sind jedoch hoch zufrieden, daß es einwandfreie Beziehungen zu Hautprozessen überhaupt an dieser Stelle hat.

Die geschilderten letztgenannten Symptome haben bei weitem ausgereicht Acidum nitricum als das naheliegendste Mittel derjenigen Arzneien herauszustellen, die unter unserer Führungsrubrik Salmiak- und Pferdeurin aufgeführt sind.

Ein Sachverhalt soll nicht vergessen werden. Es ist nicht nur der Hautausschlag für ein Jahr verschwunden, sondern zu gleicher Zeit wurde auch der Uringeruch besser und trat erst wieder sehr scharf in Erscheinung, als das Ekzem rückfällig wurde. Das beweist die gegenseitige Abhängigkeit der Störungen und es ist ein Zeichen dafür, daß die Haut keine dem Menschen aufgeklebte Tapete ist, sondern das Produkt der gesunden oder kranken Verhältnisse des ganzen Organismus.

Hier soll an die Anmerkung 115 zum Paragraphen 67 des Organon erinnert werden: „ . . . auch ist eine homöopathische Arznei deshalb noch nicht gegen einen Krankheitsfall unpassend gewählt, weil ein oder das andere Arzneisymptom einigen mittleren und kleinen Krankheitssymptomen nur *antipathisch* entspricht; wenn nur die übrigen, die stärkeren vorzüglich ausgezeichneten (charakteristischen) und sonderlichen Symptome der Krankheit durch dasselbe Arzneimittel durch Symptomenähnlichkeit vertilgt und ausgelöscht werden . . ."

Wir landen also wieder beim Paragraphen 153, der die gleichen Prinzipien verkündet. Wer allerdings unter den „stärkeren Symptomen" starke *klinische* Symptome meint und von da aus die Mittelwahl betreibt, der wird HAHNE-MANN bis zum Sankt-Nimmerleinstag nicht begreifen.

Ceterum censeo: Eine Handvoll Symptome, Zeichen und Modalitäten bestimmen die Wahl eines homöopathischen Heilmittels und die ganze Kunst der homöopathischen Verordnung besteht darin, diese Handvoll Symptome elitärer Herkunft zu suchen und zu finden und mit dem entsprechenden Arzneimittel in Übereinstimmung zu bringen.

Der krustig-trockene Ausschlag um den Mund des Kindes ist als Zweitsymptom noch *verhältnismäßig* elitär für uns, weil er so deutlich nicht oft vorkommt — von einer Allgemeinpraxis her betrachtet. Der Kinderarzt, der Hautarzt werden des öfteren solche Fälle haben; diese repräsentieren jedoch nicht die *übliche „Dichte"* dieser Erkrankung, sondern sie sind bereits „ausgesonderte" Praxisfälle. Ein Mann mit einem Gibbus wird sich mit mehreren solcher Körperverunstalteten öfters beim Tbc-Spezialisten oder beim Orthopäden treffen, als beim Allgemeinpraktiker — der sieht solche „Tüten" auf dem Rücken nur selten, aber in der richtigen *Relation* zur Häufigkeit der Erkrankung in der Bevölkerung.

Solche Überlegungen muß man, meine ich, schon einmal anstellen, denn die *Häufigkeit* einer Störung, eines Symptoms, einer Modalität ist unter einer vernünftigen Optik zu sehen. Erst dann können wir beurteilen, ob das und jenes Symptom ein individuelles ist oder nicht. Wobei, siehe oben, auch ein *klinisches* Symptom, der Hautausschlag nämlich, durch seine Örtlichkeit genauso ein individuelles sein kann, wie das *halbklinische* Zeichen Salmiakgeruch des Urins.

Fall 243: Mann, 35 Jahre, erscheint in der Praxis, weil er seit etwa 7 Monaten „den linken Fuß unten pelzig" hat: Er könne sich auch vorstellen aus welchem Grunde, denn er habe damals einen ganzen Skifahrertag neue Skischuhe angehabt und der linke Schuh habe ihn ständig gedrückt. Er habe sich keine Zeit genommen und sei eben mit diesem viel zu stark geschnürten neuen Schuh herumgefahren.

Es stellt sich heraus, daß besonders der Fußrücken pelzig ist und viel weniger die anderen Partien des Fußes. Was war das Medikament? In der LM 18 gegeben, verschwanden nach wenigen Tagen die Beschwerden vollkommen.

Welche Überlegungen mußten angestellt werden? Nun, der Druck des Skischuhes hatte die Sensibilitätsstörungen ausgelöst. Ein Symptom, das der Mann spontan schildert und das als echte Causa einleuchtet. Eine zweite Überlegung war erforderlich. Wie steht es mit der Rubrik im „Kent" „Taubheitsgefühl des Fußrückens"? Sie steht in 2/546, 549 und ist mit 4 Mitteln bestückt. Sie zu nehmen, hätte jedoch zwei Probleme gebracht: a) Die Lokalisation ist rein zufällig, der Patient hätte genauso ein pelziges Gesäß haben können, wenn ihn da etwas ständig gedrückt hätte; daß die Nerven schneller am Fußrücken auf Druck reagieren als die am Gesäß ist anatomisch bedingt, ändert aber am Prinzip nichts — wir können also nur die *allgemeine* Rubrik Taubheitsgefühl nach Druck heraussuchen wollen. b) Hätte bei der oben genannten Fußrubrik 2/546, 549 der *Grund* der Störung, nämlich der Druck, nicht berücksichtigt werden *können* aus dem einfachen Grund, weil eine solche Modalität dort nicht vorhanden ist. Eine dritte Überlegung führt dahin, daß es ein Taubheitsgefühl nach Druck so wörtlich im „Kent" nicht gibt. Wir müssen nach dem Synonym suchen und finden es unter der Angabe Taubheitsgefühl, Teile auf denen man liegt 1/484 und Gliedmaßen, Taubheit in den Gliedern, auf denen man liegt 2/538. Rhus toxicodendron erscheint in beiden Rubriken im Fettdruck und wurde als die naheliegendste Arznei eingesetzt.

Man sieht: Es ist gar nicht so mit husch-husch zu machen; auch dieser kleine Fall — für den Patienten war er gar nicht so klein — erwartet von uns ein waches Bedenken und eine Zusammenschau der gegebenen Umstände. Gelingt uns der Wurf, dann ist das positive Ergebnis da.

Wer übrigens aus dem Reflex heraus Arnica als ein „Hauptverletzungsmittel" gewählt hätte, hätte bei näherer Betrachtung erfahren müssen, daß es unter den Leitsymptomen dieses Falles gar nicht existiert.

Fall 244: Ein Mann, 40 Jahre, erscheint in der Sprechstunde wegen einer Stirnhöhlenbeschwerde, die vor 4 Tagen begonnen hat. Über der rechten Stirnhöhle, (nicht Nebenhöhle, meint er) empfinde er einen ziemlich gemeinen Schmerz, eine Art Druckschmerz, der sich beim Bücken noch als merklich unangenehmer erweise. Derselbe ist auf eine kleine Stelle beschränkt. Die Nase ist beidseitig unauffällig durchgängig.

Er komme deshalb so zeitig, sagt der Patient, weil er befürchte, daß sich die Sache wieder „einhänge", so wie das vor über 4 Jahren schon einmal der Fall gewesen war. Damals habe er die gleichen Schwierigkeiten gehabt. Er sei wegen einer schweren Stirnhöhleneiterung, so sei es ihm jedenfalls erzählt worden, 6 Wochen beim HNO-Arzt in Behandlung gewesen, mit allem Drum und Dran (Penizillin-Therapie, operativem Eingriff von innen, Bestrahlungen). Er habe dazumal erst nach 10 Tagen den Arzt aufgesucht und das habe wohl die Krankheit verschleppt.

Er komme vor allem auch deshalb, weil doch vor über 2 Jahren wieder die Stirnhöhle angefangen und er damals von mir ein so gutes Medikament erhalten hatte.

Auf der vor mir liegenden Karteikarte ist um diese Zeit eingetragen, daß die Stirnhöhle rechts seit einer knappen Woche unangenehm schmerzt und die Schmerzempfindung auf einen kleinen Punkt lokalisiert ist und durch Bücken deutlich verstärkt wird. Es war also ein Sachverhalt, der genau der gleiche war wie der, den der Mann bei der heutigen Konsultation aufweist.

Die Arznei in der LM 18 hatte vor 2 Jahren tatsächlich schlagartig geholfen. Nach dem ersten Schluck bereits hatte er Linderung verspürt, so entnahm ich meinen Aufzeichnungen.

Ich gab natürlich auch dieses Mal das gleiche Medikament, denn es war sozusagen der Status idem, den der Patient darbot.

Die „schwere Stirnhöhleneiterung" vor 4 Jahren war mit Sicherheit nichts anderes gewesen. Nur hatte da der Krankheitszustand fast 8 Wochen gedauert.

Und auch dieses zweite Mal wirkte das Mittel schlagartig; nach 1- bis 2maligem Nehmen der passenden (!) Arznei verschwand alles sang- und klanglos.

Ich würde an diesem Fall das Prinzip der Reproduzierbarkeit ablesen. Das gleiche Arzneimittel hat beim gleichen Patienten 2mal bei der gleichen Erkrankung sofort geholfen, weil — und das ist der springende Punkt — die Symptomatologie genau die gleiche war. Die erstmalige Erkrankung, die 8 Wochen gedauert hatte und allopathisch behandelt worden war, war den zwei nachfolgenden *völlig gleich* im Erscheinungsbild, wie mir der Mann auf Nachfragen ausdrücklich versicherte. Man kann ihm das abnehmen, denn die Beurteilung und Schilderung einer Stirnhöhlen-Symptomatologie erfordert nicht a priori eine hochqualifizierte medizinische Ausbildung. Eher schon die Therapie mit homöopathischen Medikamenten: Die Arznei war nicht ganz leicht zu finden. Bei genauerem Hinsehen konnte es aber keinen Zweifel geben, daß die Arznei präzise herausgearbeitet werden konnte. Was waren die Kriterien der Mittelwahl?

Das Leitsymptom war der Schmerz an der kleinen umschriebenen Stelle im Bereich der Stirnhöhle. Dieses Zeichen ist recht interessant, weil an der Stirne hier weder ein Nervenaustrittspunkt noch sonst ein Punkt da ist, der diesen eigenartigen Schmerz plausibel erscheinen läßt. Der öfters anzutreffende Schmerz an den Epicondylen des Femur, sowie am distalen Ende des Humerus ist gleichfalls ein umschriebener, aber als eher periostitischer-mechanischer wohl nicht als Leitsymptom zu verstehen, denn hier ist die Empfindlichkeit logisch einleuchtend. Unsere Rubrik finden wir in 1/264 unter Kopfschmerz; auch die Rubrik 1/479 darf nicht übersehen werden. Von den vorhandenen Medikamenten suchen wir das heraus, das auch zur anderen Sache Bezug hat, nämlich zur Stirnhöhle. Der „Kent" hat eine eigene Rubrik, die nicht sehr umfangreich ist 3/174 (Katarrh Stirnhöhle) und in etwa 1/300 (Kopfschmerz Stirnhöhlen durch chronischen Schnupfen). Man sieht, Kalium bichromicum entspricht bereits hier am besten dem Krankheitsbild. Die Modalität Bücken verschlimmert den Schmerz ist gut und bestätigt unsere Wahl. Die Chromsäure ist auch hier vertreten 1/292 Kopfschmerz Stirn, beim Bücken und in etwa Kopfschmerz Stirn über den Augen beim Bücken 1/298.

Wegen der klaren und unmißverständlichen Örtlichkeit der Störung konnte nur die Stirnhöhle selbst als Ausgangspunkt für die Mittelbetrachtung in Frage kommen, eine klinische Rubrik also.

Daß man auch bei Stirn- und Nebenhöhlenerkrankungen mit Tiefpotenzen Gutes erreichen kann, soll bei einem Patienten, 48 Jahre, gezeigt werden, der mich vor einiger Zeit wegen einer „scheußlichen Nebenhöhlenerkrankung" anrief:

Seit ein paar Tagen sei die Nase zu, es bestünden starke Kopfschmerzen und ein eitriger Geschmack im Mund. Die Absonderung, wenn sie da sei, sei „richtig gelb-grün eitrig" und ausnehmend stinkend. Auf das erste Medikament, das der Mann nehmen sollte, auf Kalium jodatum D 6, erfolgte keine Wirkung. Ich ließ ihn deshalb nach 3 Tagen Hepar sulfuris D 4 und Cinnabaris D 6 besorgen. Beide Mittel beziehungsweise eines davon erreichten, daß nach weiteren 2 Tagen das hohe Fieber nachließ und die Schmerzen besser wurden. 4 Tage nach Einsatz der beiden Tief-Potenzen war die Temperatur normal, der Schmerz abgeklungen und der eitrige Geschmack und der stinkende Geruch zurückgegangen.

Manche homöopathischen Mittel werden bei solch lokalen Störungen dann gut wirken, wenn — mangels der Möglichkeit *präzise* Symptome zu erfahren — das Vordergründigste der Beschwerde aufs Korn genommen wird: Das war hier der Eiterungsprozeß; nicht wie bei dem oben beschriebenen Stirnhöhlenfall vage *vermutet* (und daraufhin Penicillin verabreicht), sondern als ein stinkender gelb-grüner Ausfluß objektivierbar. Das Eiterungsmittel mit stinkender Note ist eben 3fach fettgedruckt Hepar sulfuris, Bezug genommen auf die Nasenabsonderung versteht sich, 3/169, 168, 171 und kaum noch der Zinnober. Kalium jodatum hatte nichts bewirkt, was beweist, daß nicht *irgendein* Eiterungsmittel gebraucht wurde, sondern das fehlende und das war Hepar. Man sollte noch hinzufügen, daß mit unseren Arzneien, ob hoch oder tief potenziert, die ganzen Nebenhöhlenerkrankungen, akut, subakut oder auch chronisch, zumeist schnell und elegant und ohne Spülung oder Bestrahlung oder Nasenspray oder Bakterien-Overkill zu beherrschen sind.

Wenn das Medikament paßt, dann geht es praktisch immer gut. Ähnliches läßt sich von den Mandelentzündungen und -eiterungen sagen, ob gering oder hochfieberhaft, sie sind immer mit unseren Mitteln zu heilen. Ich habe in über 25 Jahren bei keiner Art von Mandelentzündungen, auch wenn es Abszesse waren, jemals ein Antibioticum oder sonst im Effekt vergleichbare Heilstoffe gebraucht.

Fall 245: Junge Frau, 20 Jahre, meldet sich in der Sprechstunde. Seit einer Woche habe sie Schmerzen im Hals. Die Nase laufe die ganze Zeit schon, sie friere ständig und fühle sich einfach krank. Vor 4 Tagen sei auch noch ein Husten dazugekommen. Die Körpertemperatur habe sie nicht gemessen.

Die Besichtigung ergibt, daß die Mandeln leicht angeschwollen sind und etwas gerötet. Das ganze Bild paßt nicht recht zu dem Gesamtbefinden. Es bleibt trotzdem nur der Weg, irgendein oder mehrere Symptome von individuellem Wert zu finden, um von da aus das Heilmittel zu suchen.

Die Kranke kann sich übrigens nicht entsinnen, je eine Mandelentzündung gehabt zu haben. Eine kurze Nachfrage ergibt, daß eigentlich nur die rechte Mandelpartie schmerzt; und zwar ist das ein stark stechender Schmerz. Sonst sind keine als die bereits angegebenen Zeichen zu erfahren. Aus der Vorgeschichte ist nur bekannt, daß der Patientin vor mehreren Jahren wegen einer Perforation der Wurmfortsatz entfernt werden mußte. Was war das Medikament?

In der LM 18, 2mal täglich 5 Tropfen, erfolgte der Umschwung bereits am anderen Tag: „Es ist viel leichter, kein Frieren mehr, das Befinden ist bedeutend besser." Man kann natürlich sagen, daß dieser plötzliche Umschwung zum Besseren auch von selbst hat kommen können; das kann sein. Aber so hübsche, schlagartige Besserungen erleben wir unnatürlich" oft.

Wie dem auch sei, etwas ist mit Sicherheit keine Ermessensfrage, nämlich daß die Symptomatologie, so wie sie HAHNEMANN zur Mittelwahl verlangt, einzig und allein die verordnete Medizin gehabt hat. Es konnte einfach keine andere in Frage kommen, als diejenige, die gegeben wurde. Und weil wir wissen, daß das *passende* Arzneimittel gesetzmäßig seine heilenden Kräfte entfalten wird, ist es nicht abwegig auch in diesem Fall die prompte Besserung auf das Medikament und nicht auf die abgedroschenen Formeln Einbildung oder Spontanremission zurückzuführen.

Es gibt nur ein einziges Arzneimittel im „Kent", das für diese spezielle Lokalisation der Mandelentzündung zur Auswahl steht. Schmerz und zwar stechender Schmerz rechte Mandel findet sich unter 3/302 nur bei Lycopodium. Unter Schmerz *allgemein* rechte Mandel hat es gleichfalls nur eine einzige Arznei, Mercurius jodatus flavus 3/293. Wir nehmen auch diese Anzeige zur Kenntnis, weil wir wissen wollen, ja wissen müssen, was noch in der *allgemeinen* Schmerzrubrik steht, wenn wir vorher die spezifische Schmerzart herausgearbeitet haben.

Es wäre noch die interessante Überlegung anzustellen, ob nicht auch die Mittelrubriken Entzündungen rechter Hals 3/275, Eiterung rechts 3/285, Schmerz rechte Halsseite 3/289, und Empfindlichkeit, Schmerz wie wund rechte Halsseite 3/298 mit einzusetzen wären. Grundsätzlich wäre das kein schwerwiegender Fehler, aber wir kommen nicht um die Tatsache herum, daß der *gezielte* Tonsillenschmerz rechts (allgemein, stechend) nur bei den zwei bereits gefundenen Arzneien, Lycopodium und Mercuris j. f. bekannt ist. Daß beide Mittel überhaupt *rechts*seitige Mandelbeziehungen haben, wie aus den anderen Spalten zu entnehmen ist, ändert nichts an unserer Einstellung.

Es soll auch nicht vergessen werden, daß nur der *Schmerz* einseitig, rechtsseitig sitzt und genau genommen *nur* stechend ist, und daß eine gewisse Rötung *beidseitig* nachzuweisen ist. Die Einseitigkeit ist also führend und sonderlich und sie besteht immerhin bereits seit 8 Tagen.

Wir müssen uns entschließen: Entweder wir bleiben bei Lycopodium und versuchen es oder wir trauen der Sache nicht und nehmen etwas anderes; aber was? ist sofort zu fragen. Alles andere ist ja ein unbestimmtes Symptomenbild; was heißt Frieren, was heißt Nasenlaufen, was heißt Husten, was heißt Schwächegefühl? Das sind Modalitäten, mit denen wir wenig anfangen können, weil sie jeweils eine ganze Anzahl Mittel hinter sich haben und vor allem weil sie nicht sonderlich und individuell sind. Wenn wir sie einsetzen würden, würden wir nur „über den Daumen" behandeln. Die sofortige Besserung bestätigt unser richtiges Handeln.

Allerdings war noch ein Zeichen aus einer sonst leeren Vorgeschichte der jungen Frau von der Art, daß man es hier nicht vernachlässigen sollte. Das war die Perforation des Appendix; das ist etwas Beachtliches, denn das beweist zweifellos einen verklungenen massiven Entzündungsprozeß. Und Lycopodium ist hier im „Kent" unter Appendicitis in 3/514 unter keiner sehr großen Anzahl von homöopathischen Arzneien 2wertig vertreten, unter Peritonitis 3/538 sogar im Fettdruck.

Vielleicht ist das kein reiner Zufall. Wir wissen, daß Lycopodium ein rechtsseitiges Mittel sein kann. Eine Frau, die noch nie eine Mandelentzündung gehabt hat, und die, wenn sie selbige bekommt, sie nur rechts lokalisiert eine ganze Woche hat und die an der Mandel des Bauches, des Darmes im Blinddarmabschnitt früher eine starke Entzündung mitgemacht hat, zeigt vielleicht gerade damit an, daß sie Lycopodium braucht. Wäre die Arznei damals auch für die Wurmfortsatzentzündung brauchbar gewesen? Man sagt, daß die Tonsillektomierten signifikant häufiger zu Appendizitiden neigen als Mandelbesitzer. Wenn das stimmt, könnte unsere Patientin das Umgekehrte produziert haben. Daß die Tonsillen als *Ventile* betrachtet werden können, wenn sie erkranken und oft nichts anderes, als eine Störung des Gesamtorganismus signalisieren, ist jedem biologisch denkenden Behandler klar. Genauso klar ist natürlich, daß die genannten selbst einmal *primär* krank werden oder andere Krankheit nach sich ziehen können.

Fall 246: Es handelt sich um eine Dame von 65 Jahren. Sie leidet seit einem Jahr an einem Zungenbrennen, besonders am vorderen Teil. Es besteht ein ständiges, wundes Gefühl dabei und die Zunge ist seither noch rissiger als früher. Gewürzte oder scharfe Speisen machen lokal sofort Beschwerden; sonst wird die Nahrung, abgesehen von einer gewissen Fettintoleranz, gut vertragen.

Die Zähne, der Speichel, wurden schon als Verursachungsmöglichkeiten aufs Korn genommen, aber man konnte weder von hier noch von sonst woher eine Begründung für die Störung finden.

Früher war angeblich eine Anämie vorhanden, aber sie kommt heute nicht mehr in Betracht, denn das Blutbild war vor kurzem mit 92 Hb, 4,9 Ery und 4,500 Leuko und 9/23 Senkung als unauffällig beurteilt worden, ebenso die Magensäureverhältnisse. Außerdem waren einige Zeit vorher „auf alle Fälle" Vitaminspritzen wegen der „Leber" gegeben worden. Das Serumeisen war ohne krankhafte Werte, aber das Cholesterin mit 348 mg% deutlich erhöht.

Es war also schon ganz beachtlich diagnostiziert und auch therapiert worden wegen dieser Beschwerde, welche die Patientin als äußerst unangenehm und das Wohlbefinden stark beeinträchtigend empfindet.

Die therapeutische Bastelei ging auch beim homöopathischen Heilkünstler zunächst einmal munter weiter, 3/4 Jahre lang.

Ich „verbiß" mich in die Zungensituation, in das Brennen, in die rissige Zunge und mit Hilfe der im Laufe der Monate eruierten *allgemeineren* Symptome auch in diese. Letztere waren leider wenig individuelle. Und erst nach der angegebenen Zeitdauer gelang mir ein erster Wurf hinsichtlich der Auffindung des passenden Medikaments. Es stellte sich nämlich eine ganze Kleinigkeit heraus: Die Frau hatte seit fast 2 Jahren, also just seit der Zeit, seit der das Zungenbrennen angefangen hatte, einen Riß an der Oberlippe und zwar links von der Mitte, wie eine Kontrolle ergab; dieser war seither ununterbrochen da, nicht groß und tief, aber deutlich sichtbar und störend. Eine Kleinigkeit nur für den Nicht-Homöopathen. Eine ganze Kleinigkeit für uns aber, ein wundersames Zeichen, das im Vergleich zu den bisher gefundenen Symptomen auf einsamer Höhe steht — gewissermaßen.

Nur wer mit Hilfe solcher und ähnlicher Zeichen, Symptome und Modalitäten schon durchschlagende Erfolge bei vorher refraktären Krankheiten irgendwelcher Art erlebt hat, wird diese „Finessen" zu schätzen wissen. Die Patientin kam, nachdem eine entsprechende Medizin in der LM 18 aufgeschrieben worden war, nach einiger Zeit wieder in die Sprechstunde und meinte, sie fühle sich wie erlöst; auf die neuen Tropfen habe sie in den letzten Wochen eine sehr gute Besserung erlebt. Auf meine Frage, was denn der Riß in der Oberlippe mache, sagte sie, der sei nach wenigen Tagen abgeheilt und auch nicht mehr aufgetreten. Was war das Mittel?

Wieso die Rhagade erst nach langen Monaten von der Kranken erwähnt wurde, entzieht sich meiner Kenntnis. Wieso ich selbst außer der Zungensache und den allgemeineren Symptomen und Zeichen nicht nach anderen Krankheitserscheinungen gefragt habe, entzieht sich weniger meiner Kenntnis: Das ist einfach die Schwierigkeit im Trubel der täglichen Praxis, dasjenige im und am Patienten zu finden, was sonderlich ist, eigenheitlich, individuell nach § 153 des Organons.

Im Fragebogen wäre dieses Krankheitszeichen mit Sicherheit vermerkt worden, aber wer gibt schon wegen eines Zungenbrennens einen solchen mit.

Als führendes Symptom ergab sich also ein Riß an der Oberlippe Mitte links 2/111. Man kann nun die paar Mittel genau dieser Rubrik nehmen, man kann — oder soll vorsichtshalber — alle Arzneien mit Rissigkeiten der Lippen überhaupt versammeln und sie zum Ausgangspunkt der Mittelfindung machen. Dann käme also noch die Angabe Oberlippe und Unterlippe mit Mitte Unterlippe hinzu. Wenn man zusammenzählt kommt man auf 20 Medikamente. Unter diesen muß das unserige sein.

Unter Zuhilfenahme anderer Zeichen des Falles kam ich auf Taraxacum.

Es hat ein „Verhalten", das mir für die Patientin typisch erschien, nämlich eine „Empfindlichkeit der Zunge" 3/249 an sich. Dies war gerade der rechte Ausdruck, für die „Krankheit" in diesem Bereich. Der Löwenzahn hat auch das Brennen selbst 3/258. Nun, eine weitere Bemühung schien mir nicht erforderlich und ich gab Taraxacum.

Das „Wie-erlöst-sein der Patientin" hielt leider nicht an. Sie kam nach mehreren Wochen wieder und meinte, „blendend sei ihr Zustand leider nicht mehr", sie habe einen Rückfall erlitten. Da kein erklärlicher Anlaß dafür nachgewiesen werden konnte, ging es auf zur neuen Mittelwahl. Wegen des Lippensprungs, der selbstverständlich auch weiter das Führungssymptom blieb, war mir nicht bange und nach Durchsicht der verbliebenen Symptomatologie setzte ich auf Natrium muriaticum.

Bei ihm können folgende Symptome untergebracht werden: Empfindlichkeit der Zunge 3/249, Zungenbrennen, einschließlich Zungenspitze 3/258, die Fettintoleranz 1/513 und die wahrscheinliche frühere Anämie 1/408. Diese Konstellation unterscheidet sich nicht recht deutlich von der, die zu Taraxacum geführt hatte, bis auf die Blutarmut. Andererseits war das Kochsalz wohl mehr dem „Geiste" der Störung kongruent. Taraxacum hatte nicht endgültig geholfen; es mußte demnach noch ein „besseres" Simile gesucht werden. Natrium lag nahe an dem „beinahe" heilenden Löwenzahn, also war ein Versuch kein „Hasardspiel". Und endlich würde das entsprechende Ergebnis schon zeigen, was es vermochte.

Auf diese Arznei, in der LM 18 eingenommen heilte die Beschwerde endgültig aus. Die Rissigkeit der Zunge, die immer schon bestand, und sich nur verstärkt hatte, war nicht als „elitäres" Zeichen zu betrachten und wurde vernachlässigt — ob nun das Simile diese Rissigkeit mit beinhaltet hätte oder nicht.

Fall 247: Das war eine Pyelonephritis mit Schüttelfrösten und hohem Fieber. Die Patientin, 48 Jahre, war wegen einer vegetativen Dystonie erst seit kurzem in meiner Behandlung. Sie hatte schon einiges mitgemacht; 2mal wurde die Schilddrüse operiert; auf Cortisone trat ein Durchfall auf, der fast 2 Jahre angedauert hatte; die Frau bekam seit langen Jahren ein Schilddrüsenmittel gespritzt, 2mal im Jahr eine Kur mit 15 Injektionen und so fort. Alles was medizinische Küche und Keller bietet, war schon ausprobiert worden. Die Kranke hat auch eine chronische Reizblase und hat bereits einige Male eine Nierenbeckenentzündung absolviert, die allopathisch wie üblich therapiert wurde.

Jetzt hatte sie es also wieder erwischt. Nach einigen Tagen der gewohnten Reizblasenerscheinungen kam Fieber 40,4 Grad axillar und Schüttelfrost.

Bei einem Besuch ergab sich noch das Folgende: Viel Durst und Schweiß, starke Kopfschmerzen. Das linke Nierenlager ist stark berührungsempfindlich und schmerzhaft. Es besteht ein häufiger Harndrang mit plötzlichem Zwang und Brennen in der Blase- und Harnröhrenpartie beim Wasserlassen. Laut Teststreifen ist das Eiweiß im Urin 2fach positiv und die Nitrite zeigen eine massive Rotfärbung, der Ph-Wert ist verschoben und der Harn ist trübe. Eine Routineprüfung hatte übrigens vor der akuten Erkrankung bis auf einen rosagefärbten Nitritstreifen normale Befunde ergeben.

Die Patientin ist bis zur Nasenspitze zugedeckt; es überkommt sie in dem Augenblick, wo sie die Arme aus dem Bett streckt am ganzen Körper ein starkes Frösteln. Trotz des Fiebers hat sie eiskalte Füße.

Auf die entsprechende Medizin erfolgte dieser Ablauf der Erkrankung: Die Temperaturen gingen nach 2 Tagen auf subfebrile Werte zurück, zackten noch einmal auf 39 nach und verschwanden nach einigen Tagen. Das Befinden war anfangs stark beeinträchtigt und die Schwäche groß, aber die Frau erholte sich zusehends und war eine Woche nach meinem Besuch wieder in der Sprechstunde. Eine Nachprüfung des Urins nach Abklingen des Fiebers ergab keine krankhaften Befunde mehr; sowohl der Eiweißbefund als auch die Nitritwerte waren unauffällig. Die Schmerzen im linken Nierenlager waren schon am nächsten Tag abgeklungen, nur gegen die Kopfschmerzen mußten Tabletten genommen werden. Der Grund dafür war recht einleuchtend: während der akuten Erkrankung trat noch die gewohnte Migräne hinzu und diese mußte notgedrungen eigens „bekämpft" werden.

Man kann die „Befürchtung" hegen, daß eine solche akute Erkrankung auch so zurückgehen kann; auch der krankhafte Harnbefund kann von selbst normal werden. Das muß nicht bestritten werden, denn bei vielen akuten Krankheiten ist ja bereits das Fieber der erste Selbstheilversuch des erkrankten Organismus.

So besehen, kann man sich allerdings nur wundern, daß die medizinische Wissenschaft Medikamente entwickelt und propagiert, mit denen gerade die Pyelonephritiden aus allen Knopflöchern beschossen werden — chemisch versteht sich — und die schnellen Rückbildungen der Fiebererscheinungen besinnungslos auf diese Beschüsse zurückgeführt werden. Wenn man bedenkt, wie oft, besonders bei Frauen heutzutage diese Nierenbeckensachen auftreten und wie praktisch immer chemisch therapiert wird, wäre eine kritische Beurteilung, wie sie oben angeführt wurde, einmal *ganz allgemein* zu empfehlen. Wenn nämlich diese Krankheitserscheinungen sowieso spontan und von selber abklingen, wäre die heute übliche Therapie ein makabrer Irrtum; noch makabrer würde sie dann sein, wenn einmal nachgewiesen werden könnte, daß die Bazillenkillerei die *Rückfälligkeit* dieser Harnweginfekte mit großer Wahrscheinlichkeit wesentlich verstärkt.

Nehmen wir an, daß das homöopathische Mittel die *schnelle* Heilung bewerkstelligt hat, dann wäre daraus der Schluß zu ziehen, daß es sowohl den Eiweißbefund als auch den Bakterienbefund günstig beeinflußt hat und zwar in kürzester Frist in der Hochpotenz.

Nachsatz: Die Schwierigkeit der Behandlung bestand auch darin, der Patientin klar zu machen, daß keinerlei Interesse bestünde ihr Fieber mit den von früher her gewohnten fiebersenkenden Heilstoffen zu beeinflussen. Als die Temperatur auf über 40 gestiegen war, war verständlicherweise eine gewisse Verunsicherung bei der Kranken einschließlich des Ehemanns da.

Außer der Hochpotenz und einigen Schmerztabletten wurde nichts gegeben.

Nachzutragen ist auch, daß diese akute Störung nicht aus einer guten Gesundheit heraus erfolgte, sondern eine Frau betraf, die an einer allgemeinen nervösen Erschöpfung litt, mit schwersten Schlafstörungen. Das Mittel war Nux vomica in der 18. LM-Potenz. Wegen der anderen „1 000" Störungen, die die Patientin in meine Sprechstunde geführt hatten, war es wichtig zu bedenken, letztere Symptome und Zeichen nicht mit denen der akuten Nieren-Blasen-Beschwerde zu vermischen. Wobei es manchmal schon gut sein kann, Dinge aus der Vorgeschichte auch bei akuten Erkrankungen zu berücksichtigen, *wenn* sie die Mittelfindung unterstützen helfen durch individuelle Zeichen und Symptome.

Das Leitsymptom war das sofortige Frösteln beim Herausstrecken der Arme aus dem Bett; bei hohem Fieber notabene. In 2/35 und in etwa 37, finden sich die Arzneien dafür. Auch das Zugedecktsein bis zur Nasenspitze bei dieser Temperatur 2/52 ist seltsam, ebenso seltsam sind die *eiskalten* Füße 2/475: der Kopf und die restlichen Extremitäten waren „normal" durchwärmt.

Häufiger Harndrang, ganz plötzlich, 3/681 (zweimal) ist keine schlechte Modalität. All das genügte, um Nux vomica zu indizieren.

Daß die während der Krankheit auftretende Migräne zur Mittelwahl nicht beitragen konnte und sollte, versteht sich von selbst. Die Migränesymptomatologie zu klären und „unterzubringen" war schon aus Zeitgründen unmöglich. Eine Schmerztablette tat hier ihre guten Dienste. .

Eine Urinkontrolle in größeren Abständen verlief jeweils negativ.

Fall 248: Frau, 67 Jahre, kommt in die Sprechstunde, weil sie sich seit 8 Wochen nicht mehr wohlfühlt. Einige Zeit vorher bekam sie ein allopathisches Herzmedikament verordnet, das sie anscheinend nicht vertragen hatte, denn von da an litt sie an einer Übelkeit und einmal wurde sie von einem starken

Brechwürgen „überfallen", wie sie sagt. Seither hat sie einen starken Schmerz im rechten Oberbauch und bekommt deshalb eine Medizin für die Leber und die Nerven. Der Schmerz geht auch bis in die rechte Schulterblattgegend. Die Übelkeit sei damals nach Absetzen des Herzmittels bald wieder verschwunden. Was geblieben sei, sei die Beschwerde seit 2 Monaten im rechten Oberbauch.

Welche Arznei benötigte die Patientin und was waren die Kriterien der Mittelwahl?

Auf die Tropfen, in der LM 18 verabreicht, war laut einem Anruf nach 4 Tagen der gesamte Oberbauchschmerz rechts einschließlich der Schulterpartie nicht mehr vorhanden.

Nach 3 Wochen war die Frau wieder hier. Diesmal erscheint sie wegen einer Neuralgie im linken Oberkieferbereich. Sie fühlt sich seit einer Woche ausnehmend müde und zerschlagen; sie könnte immer schlafen, sagt sie und behauptet, die Beine könnten sie nicht mehr von der Stelle bringen.

Suchen wir zunächst die Lösung für diese Schlafkrankheit. Wenn jemand einen exakten Termin angibt, seitdem er sich nicht mehr wohl fühlt, wird das zumeist einen speziellen Grund haben, dieser darf jedoch nicht reflexartig zur homöopathischen Mittelwahl herangezogen werden. Bei unserer Patientin war der Störungsgrund eine *Trivialität*. Wegen der Neuralgie hatte sie von ihrem Doktor ein starkes Medikament bekommen, ein Psychopharmakon, das man auch bei Epilepsie gibt. Diese Medizin hatte unserer Duldenden den Rest gegeben. Die Therapie der Wahl war das Absetzen derselben und die seit 8 Tagen bestehende Kunst- und Schlafkrankheit war schnell vorbei. Hier soll einmal der alte HIPPOKRATES zu Wort kommen, dessen wohlbekannter Grundsatz „nicht schaden" oder wie der Lateiner sagt: nil nocere! auch für den tollsten therapeutischen Draufgänger noch seine Geltung hat. Letzterer Grundsatz wird heutzutage ohne mit der Wimper zu zucken von medizinischen Koryphäen auf den Kopf gestellt dergestalt, daß man verkündet, jedes Heilmittel, das helfen will und soll, hat selbstverständlich seine schlechten Nebenwirkungen; denn so lautet die fabelhafte Begründung: sonst kann es auch kein Heilmittel sein. Für diese Feststellung des Spezialisten, gibt es ein reizendes Sprichwort: „Dummheit und Stolz, wachsen auf einem Holz". Die gesamte Naturheilkunde einschließlich der Homöopathie ist ein jahrhundertelang bestehender lebendiger Beweis gegen diese „Argumentation".

Bei unserer Kranken führte ein einziger kleiner Satz zum Heilmittel für den „rechten Oberbauch". Er lautete „einmal trat ein starkes Brechwürgen auf und seither ist der Schmerz da". Es war also nicht das Herzmedikament, das einen irgendwie gearteten Schaden an der Leber gemacht hatte, sondern es war nur der Anlaß zu den Übelkeitszuständen und diese arteten ein einziges Mal in ein starkes *Brechwürgen* aus: Es war also nichts anderes anzunehmen als ein simples „Verreißen, Verzerren" in dieser Gegend. Rhus toxicodendron half sofort und dauernd. Nach Absetzen der Herztabletten, was ja wegen der „Leberbeschwerden" geschah, war auch die Übelkeit schnell zurückgegangen; die Leber konnte also gar nicht belastet gewesen sein. Allein diese gedankliche Übung bringt uns darauf an eine „außergewöhnliche" Beschwerde im rechten Oberbauch zu denken; und das war die Verzerrung anläßlich des Würgeaktes. Die empfindliche Schulterpartie ist gleichfalls unter das Verzerrungsgeschehen einzureihen. Die allopathischen Lebermittel waren also deshalb ohne Witz verordnet worden, weil eine Leberstörung — welcher Art auch immer — gar nicht vorgelegen hatte.

Fall 249: Junger Mann, 21 Jahre, kommt in die Sprechstunde „wegen seiner Depressionen". Sie bestehen seit einem halben Jahr und zeigen sich so gegen 16 Uhr, dauern einige Zeit und gehen langsam zurück. Ein zweiter Höhepunkt ist die Nacht; er wird wach mit Herzbeschwerden und Angstgefühlen und hat dabei eine „fürchterliche Stimmung". Einleuchtende Gründe für die Störung können von dem Patienten nicht angeführt werden. Er ist allerdings ein Einser-Schüler und lebt nach dem Abitur ein entsprechendes Dasein in einer Stiftung, stark strapaziert in seiner Studienausbildung, aber frei von materiellen Belastungen.

Auf Nachfragen: Er kommt sich seit der Depression allein und verlassen vor; er bringt keine Arbeit mehr fertig, er hat auch kein Hungergefühl und erst wenn er zu essen anfängt, kommt der Appetit.

Seither besteht auch ein drückender Schmerz im rechten Oberbauch. Die Herzbeschwerden, die er sehr stark erst einige Male erlebt hat, beginnen um 3 bis 4 Uhr nachts mit Erwachen und Schweißausbrüchen; es wird jeder Herzschlag spürbar, es stellt sich eine große Angst ein und er muß ans offene Fenster, um frische Luft zu haben. Bei zweien dieser „Anfälle" mußte der Doktor aus dem Bett geholt werden, der mit einer Spritze die Beschwerden wieder ins Lot brachte. Bei diesen Zuständen trat jeweils ein starker Stuhldrang auf, dem eine (normale) Stuhlentleerung folgte. Der Patient meint, daß er sich vielleicht doch überarbeitet hat und die Mutter, die einige Tage vorher mit mir Verbindung aufgenommen hatte, erzählte, daß der Sohn sich gerade in der letzten Zeit geradezu in seine Arbeit gestürzt habe; er habe innerhalb von wenigen Wochen eine alte Sprache beinahe vollständig erlernt.

Nun, die Angabe der Mutter ist recht und gut, aber die grundsätzliche Störung liegt ja viel weiter, ein halbes Jahr nämlich, zurück. Diese Modalität geistige Überanstrengung kann also für uns nicht das erste Führungssymptom sein; wie weit sie anderweitig zu verwerten ist, kann jetzt noch nicht überschaut werden.

Auf Grund einiger Zusatzsymptome (Muskelzuckungen) gebe ich Zincum LM 18; leider ohne wirklichen Erfolg, wenn man die Erwartungsbesserung, die *immer* abzuziehen ist, vernachlässigt. Eine in der Zwischenzeit von anderer Seite vorgenommene EKG-Kontrolle mit Röntgen-Thorax ist ohne krankhaften Befund, der Blutdruck mit 120/80 klassisch.

Nach dem Zink, das als erstklassiges Nervenmittel in der Homöopathie figuriert — wenn es paßt — kommt Aurum metallicum an die Reihe, was als erstklassiges Stimmungsmittel bekannt ist — wenn es paßt. Es paßt ebenfalls nicht, es bringt keine positive Wirkung.

Ein Zeichen dafür, daß die Fixierung eines homöopathischen Medikaments als Nervenmedizin, als Stimmungsmedizin und so fort ein Schwachsinn ist, ganz im Gegensatz zum allopathischen Mittel, das auf die klinische Diagnose hin verordnet wird.

Nun, das abessinische Waschgold hatte nicht geholfen, aber der junge Mann rührte sich dessen ungeachtet erst nach längeren Wochen wieder und meinte, durch die Ferien und die vielen Feiertage habe er seinen Zustand in etwa verkraften können. Er wolle aber wieder etwas tun und eine andere Arznei aufgeschrieben haben.

Bei Durchsicht der bisher gemachten Notizen und Angaben des Kranken war festzustellen, daß *ein* Arzneimittel in der Luft lag, wenn man sich nicht von der Depression und von den Herzanfällen im klinischen Sinne ablenken ließ, sondern auf die gegebenen „recht ordentlichen" Zeichen, Symptome und Modalitäten hin verordnete.

Was war das Mittel? In der LM 18 genommen, 1mal täglich 5 Tropfen, war in wenigen Tagen der Spuk vorbei: „Dieses Nervenmittel war hervorragend", sagte der junge Mann am Telefon. Nach über 3 Monaten kam er wieder in die Praxis wegen einer anderen Sache: er erinnerte mich spontan daran, wie gut das Nervenmittel geholfen hatte; bis heute sei nichts mehr gewesen. Er habe einen Kommilitonen hier her empfohlen, der es ähnlich mit den Nerven habe. Dieser konnte später ebenfalls mit einer passenden Medizin — einer ganz anderen — erfolgreich behandelt werden.

Das heilende Mittel war Lycopodium. Die Nachmittags-Rhythmik läßt an Lycopodium denken. Dieser Zeitpunkt soll aber nicht auf die *Depression allein* bezogen werden, 1/90, wo die Arznei gar nicht vorhanden ist, sondern als *Allgemeinsymptom* gesehen werden 1/488, eingedenk der Tatsache, daß bei Lokalsymptomen (jeglicher Art, wozu in gewisser Weise auch Gemütssymptome zählen) zumeist die zuständige *Allgemein*rubrik *mit* heranzuziehen ist. Das ist eine Faustregel; sie kann natürlich auch von Fall zu Fall modifiziert werden.

Brustbeklemmung nachts hat Lycopodium 2/203; Herzklopfen nachts um 3 bis 4 Uhr steht in 2/222; der Bärlapp liegt in der Nähe. Auch einige andere Zeichen lassen sich recht gut mit dem Mittel abdecken: Die Zustände treiben ihn nachts aus dem Bett, die synonyme Angabe nennt sich Ruhelosigkeit aus dem Bett treibend 1/83. Ein sonderliches Symptom, ein Begleitsymptom, ist die Beobachtung des Patienten, daß zwar kein Hungergefühl vorhanden ist, aber der Appetit kommt, wenn mit dem Essen angefangen wird 3/422, 423; in beiden Spalten ist Lycopodium im Fettdruck als einzige Medizin überhaupt vermerkt. Der seither bestehende drückende Schmerz im rechten Oberbauch findet sich in 3/572, und unter Leber in 3/573. Auch das ist ein interessantes *Begleit*symptom, das seit der Nervensache besteht.

Es ist darauf hinzuweisen, daß die Angabe des Kranken „kommt sich allein und verlassen vor" bei einer Depression ein Trivial- und kein Leitsymptom ist, obwohl es im „Kent" einige Arzneien gibt 1/114. Dieses Verlassenheitsgefühl kann bei jeder anderen Erkrankung, die nichts mit den *Nerven* im klassischen Sinne zu tun hat, zum Beispiel, wenn es ein Begleitsymptom eines körperlichen Krankheitsgeschehens ist, sehr wohl ein Führungssymptom werden. Wir erinnern uns an die *Relativität* unserer Krankheitssymptome.

Das war also ein Krankheitsfall, der nicht ganz leicht zu kurieren war, weil nur eine gewisse „Gesamtschau" das Mittel erkennen ließ.

Fall 250: Frau, 50 Jahre, hat seit 36 Stunden ununterbrochene Magenbeschwerden; es bestehen mäßige Übelkeit, ein intensives Brennen, Luftaufstoßen und krampfartige Schmerzen. Insgesamt, meint die Patientin, habe sie eine unangenehme Unbehaglichkeit in der Magengrube. Der Appetit ist nicht gestört. Wie sich herausstellt, ist sie nicht ganz unempfindlich im Verdauungstrakt, aber sie weiß bestimmt, was ihr die *akute* Störung verschafft hat. Sie hat erfahren, daß ein naher Angehöriger schwer erkrankt ist; diese Aufregung hat sich auf den Magen geschlagen.

Auf Grund dieser Vorgeschichte mit Causa bekommt die Kranke Chamomilla D 30, eine Dosis 3/490, Erregung macht Magenschmerzen; es zeigt sich keine Wirkung, wie nach einigen Stunden zu erfahren ist. Auf Arsenicum album D 30 — experimenti causa etwas über den Daumen gepeilt — kommt ebenfalls nichts zustande.

Nach sorgfältiger „Nachvollziehung des Geschehens im Geiste", also nach nochmaligem Durchdenken und Abwägen der gegebenen Zeichen und Modalitäten versuche ich es mit der Nux vomica D 30. Nach 5 Minuten sind sämtliche Beschwerden wie weggeblasen. Diese Besserung hielt auch an.

Meine erste Kurzfassung hinsichtlich der Symptomenbewertung war Magenschmerzen als Folgen von Erregung; das ist unter anderem Chamomilla im Fettdruck; ich nahm die Gereiztheit und die Unleidlichkeit der Frau zum Anlaß, um auf diese Medizin zu tippen.

Nach diesem Mißergebnis ließ ich mich von dem Brennen und der gewissen Unruhe leiten und von nichts anderem und kam auf Arsenik; es half ebensowenig. Genau genommen ließ ich mich durch die Arsen-Wahl von der *Causa* weglocken (wie gesagt „probeweise"), was natürlich „das Schlimmste" ist; denn auf Nux vomica, das wie die Kamille die Causa dieses Falles sehr deutlich hat 3/490, ging alles wie geschmiert.

Übrigens ist die passendste Angabe im „Kent" nicht Erregung macht Magenschmerzen, sondern Erregung macht *„verdorbenen" Magen* 3/453; diese Rubrik meint mehr als nur Magenschmerzen; sie trifft ziemlich genau die Gesamtheit der Magenerscheinungen, die die Kranke aufweist.

Wenn wir die Erfolgsbilanz dieses Krankheitsfalles ziehen, kommen wir gewissermaßen auf ein paradoxes Ergebnis.

Einerseits halfen 2 anscheinend passende Mittel *überhaupt* nicht, und das Simile aber „blies in wenigen Minuten die Beschwerde weg". Diese Diskrepanz zwischen Erfolg und Mißerfolg bietet die *Allopathie* jeglicher Richtung nicht in diesem Maße. Irgendwie hilft ein Medikament aus dieser Ecke immer etwas, und wenn es nur ein Schmerzmittel ist. Wie es mit Ausnahmen steht, die die Regel bestätigen, wurde schon wiederholt gesagt.

Nun, solche Unsicherheiten liegen nun einmal in der Homöopathie. Nicht, daß die Arznei nicht wirkt ist die Frage, sondern, daß die Mittelwahl nicht gelingt ist die Tatsache. Deshalb ist es bei akuteren Fällen, wo es aus Zeitgründen wirklich schwer ist, grundsätzlich und immer exakte Anamnesen aufnehmen zu können, wie zum Beispiel beim Notdienst, einfach aus Gründen der Vernünftigkeit zu empfehlen, eine *Mittelmischung* aufzuschreiben und aus technischen und anderen Gründen in der tieferen Potenz. Wer natürlich glaubt, daß er auch da mit einer Dosis D 30 einen Treffer landen kann, soll das ohne mit der Wimper zu zucken tun.

Vor kurzem hatte ich einen solchen Notdienst: Der Patient, etwa 35 Jahre, lag mit hohem Fieber und einer schweren beidseitigen Angina tonsillaris mit stechenden Schmerzen im Bett; das Zäpfchen war bis zur doppelten Größe angeschwollen. Überhaupt war das „Zugeschwollensein" des Halses sein Hauptanliegen, wie mir der Mann sofort klagte. Dazu war das Gesamtbefinden sehr schlecht. Er hatte die Beschwerden seit 2 1/2 Tagen und es war schon ein Arzt am Tage vorher dagewesen. Er hatte Tabletten zum Einnehmen aufgeschrieben. Ich ließ alles absetzen und gab eine Mischung Belladonna D 6, Apis D 4 und Mercurius solubilis D 6 in Auftrag, 5mal täglich einzunehmen.

Anruf nach ein paar Stunden (ich hatte dem Mann gesagt, ich würde ihn fertig behandeln — er war auf der Durchreise): Es gehe schon merklich besser. Am nächsten Tag in der Frühe war das Fieber abgeklungen, die Verschwellung zurückgegangen, das Allgemeinbefinden „blendend".

Suchen wir die Zeichen und Symptome zusammen. Eine Leitlinie gibt uns das dicke und ödematöse Zäpfchen 3/285; dickes Zäpfchen allein haben außer Apis noch eine Anzahl anderer Arzneien 3/285. Bei Schwellungen Hals innen insgesamt 3/284 ist Belladonna und Mercurius im Fettdruck, Apis 2wertig aufgezeichnet. Der vorhandene Fötor ex ore zeigt sich bei Mercurius solubilis 3fach, bei Belladonna 2fach und bei Apis 1fach 3/189. Da demnach in der Eile keine verbindliche Differenzierung möglich war und vor allem nicht eine weitere Klärung von möglichen Symptomen und Zeichen, war es am besten vorsichtshalber eine *Mittelmischung* zu verschreiben. Das Schwellungs*gefühl* im Hals steht übrigens in 3/274, in etwa 270; auch diese Modalität führt uns nicht weiter, denn hier sind wiederum alle 3 Medizinen dabei. Eine Entscheidung für Belladonna allein, oder für Mercurius oder Apis allein ist demnach auf Grund der vorhandenen Symptome nicht möglich. Bei „mehr Zeit" wäre sie durch eine „bessere" Anamnese mit Sicherheit und lege artis zu treffen gewesen — die Entscheidung nämlich für ein *einziges* Mittel, dem Simile! (es hätte auch eines von den dreien aus der Mischung sein können!)

Fall 251: Man kann bei diesem Fall deshalb von einem erstaunlichen Erfolg sprechen, weil a) die entscheidenden Beschwerden innerhalb von 3 Tagen wegschmolzen wie die Butter in der Sonne und weil b) eine andere Behandlung seit 1 1/2 Jahren, das ist seit Bestehen der Erkrankung, ununterbrochen, aber ohne durchschlagendes positives Ergebnis vorgenommen worden war. Es handelt sich um eine 45jährige Frau, die 10 Tage vor dem Erscheinen in der Praxis aus dem Krankenhaus entlassen worden war, wo sie 6 Wochen verbracht hatte.

Sie habe vor allem ein Magenbrennen, wie von Feuer, und Schmerzen dabei. Diese Beschwerden seien auch im Krankenhaus nicht wegzubringen gewesen.

Bei meiner Frage, wieso das alles seit 1 1/2 Jahren bestünde, brach die Kranke in Tränen aus und sagte, damals sei ihr Mann plötzlich an einem Herzinfarkt gestorben. Kurze Zeit darauf habe diese Erkrankung angefangen. Dazu komme noch eine starke Schlaflosigkeit; sie leide auch seither unter Angstzuständen, die aber etwas schwächer geworden seien. Allerdings sei sie bis heute noch nicht in ihre Wohnung zurückgekehrt, sondern lebe bei ihrer Tante.

Die Patientin hatte vor dem Tod ihres Mannes niemals diese Art von Magenstörungen gehabt, auch seelisch war sie früher unauffällig. Stimmungen habe jeder einmal, meinte sie, aber seit dem Tod des Mannes sei das etwas ganz anderes.

Zu Beginn der Störung war sie auch beim Nervenarzt gewesen, der ihr Psychopharmaka schweren Kalibers verschrieb. Sie hatte einmal einen Suizidversuch unternommen. Vom Krankenhaus habe sie leichtere Medikamente für die Nerven, für das Herz und für den Kreislauf und für den Schlaf mitbekommen.

Nun, das Mittel für diese Frau war sozusagen sofort zu finden, wenn — Verzeihung — die *richtige* Frage gestellt wurde. Und sie zu stellen gehört zur Aufnahme der homöopathischen Vorgeschichte, wie die Luft zum Atmen. Zwei Zeichen und Modalitäten genügten, um die Medizin aus der Schublade ziehen zu können.

Nach 2—3 Tagen war das Magenbrennen abgeklungen. Die Besserung der anderen Krankheitserscheinungen ging dann nicht gerade blitzartig vor sich, aber sie wurden doch von Tag zu Tag weniger, von Woche zu Woche geringer. Die Patientin ist auch längst in ihre Wohnung zurückgekehrt und hat wieder Mut in die Stadt zu gehen. Sicherlich ist die Frau eine schwierige Person, sie ist ein komplizierter Mensch, sehr zurückhaltend, recht eigenwillig, introvertiert und verschiedenes andere noch.

Aber das ändert keinen Deut an der Tatsache, daß ihre „eigentliche" Erkrankung, dasjenige, unter dem sie leidet, mit dem Tode ihres Mannes begonnen hat und von daher die homöopathische Therapie anzusetzen hat. Jeder andere Behandlungsversuch, jeder der nicht aus dieser Ecke kam, mußte letztlich in einer Pleite enden — wenn nicht eine Spontanremission die Heilung zuwege brachte.

Als Führungssymptom dieses Krankheitsfalles genügte es zu erleben, daß die Patientin bei der Frage nach dem Anlaß ihrer Erkrankung in Tränen ausbrach. Das steht im „Kent" in 1/145, Weinen, wenn sie von ihrer Krankheit erzählt. Wer den „Kent" so benutzt, wie er gedacht ist, wird neben den dort aufgeführten Medikamenten längst Natrium muriaticum ergänzt haben; deshalb ergänzt haben, weil in jedem Kurs, in jedem Seminar für klassische Homöopathie darauf hingewiesen wird, diesen Eintrag vorzunehmen. Dieser Tränenausbruch zeigt auch sogleich, daß für die Kranke das zurückliegende auslösende Ereignis, nämlich der plötzliche Tod des Mannes, bis zum heutigen Tage, also nach fast 1 1/2 Jahren noch keinesfalls überwunden oder auch nur in etwa verkraftet ist.

Und das ist klassisch für die Mittelwahl: Dieser Weinanfall brachte sofort die phantastische Chance von hier zum zweiten Symptom vorzustoßen und im Repertorium nach der entsprechenden Rubrik zu forschen: „Zurückkommen und Beharren auf vergangenen unangenehmen Dingen" 1/152.

Das ist *die* Spalte für diese Patientin — grüner als grün geht's nicht; eine andere, bessere Rubrik gibt es nicht. In dieser ist die heilende Medizin für diese Frau verborgen. Die 2 charakteristischen Symptome zusammengenommen ergeben 2 Arzneien Sepia und Natrium muriaticum. Das naheliegendste Mittel ist allein schon der Wertigkeit nach das Kochsalz. Dieser Kummer ist krankhaft und er besteht in dieser Form bis jetzt; dazu brauchte die Patientin kein einziges Wort zu sagen, denn der *Weinanfall* führte auf direktem Weg zu der Rubrik in 1/152. Dieser Kummer ist nicht „vernarbt", wie sich das gehört nach diesen 1 1/2 Jahren, er ist da wie eh und je und mit ihm lebt gewissermaßen diese Frau, sie hängt krankhaft dieser Sache nach.

Im Laufe der Zeit benötigte die Kranke noch andere Mittel, die Bezug nahmen zu den Beschwerdebildern, die *vor* der Haupterkrankung lagen. Die Arznei, die ihr am besten tat, war Sepia.

Die Patientin ist jetzt völlig unauffällig und sie fühlt sich wohl. Beobachtungszeit einige Jahre.

Fall 252: Mann, 65 Jahre, kommt in die Sprechstunde wegen eines hartnäckigen Schwindels. Er ist wegen cerebraler Durchblutungsstörungen schon öfters in Behandlung gewesen. Sie zeigen sich als zeitweise auftretende Parästhesien und Paresen der linken Körperhälfte, als Seh- und Gleichgewichtsstörungen, einem deutlich ataktischen Gang, Kopfschmerzen und so fort. Die Beschwerden treten teilweise anfallartig auf. EEG-Kontrollen ergaben unverbindliche Werte.

Der hartnäckige Schwindel zieht sich schon 4 Monate hin. Von den verschiedenen Schwindelmodalitäten abgesehen, Fallneigung, besonders nach links, einer Unverträglichkeit von Alkohol, Kaffee, Nikotin, erwähnte der Patient noch 2 Beobachtungen, die ihm selbst ganz komisch vorkommen: Er hat Angst die Treppen zu gehen, egal nach welcher Richtung, und auch das Abwärtssehen ist ihm nicht geheuer.

Außer diesen Zeichen war aus dem Kranken nichts herauszuholen, was von homöopathischem Interesse gewesen wäre.

Ich verordnete ein Mittel in der LM 18; welches?

3 Wochen später bekam ich Bescheid: Der Schwindel war sofort weggeblieben, nach weiteren Monaten hieß es, „es hat sich phantastisch gehalten".

Ich weiß, daß es dem Patienten heute noch gut geht. Ob sich das Ganze grundsätzlich im Gleichgewicht halten wird, ist natürlich nicht im voraus zu sagen. Ist irgendein Verdrängungsprozeß im Schädelinneren vorhanden? Welcher Art auch immer, er wäre nur neurochirurgisch zu klären. Zunächst ist der Mann an weiteren Untersuchungen nicht interessiert. Wenn es wieder schlechter werden sollte, haben wir uns allerdings auf weitere diagnostische Kontrollen abgesprochen.

Nur der Heißsporn wird übrigens sofort losbreschen, um anderes zu versuchen. Wer Hirn-Operierte gesehen hat, wird zwar Respekt haben vor der jeweiligen technischen Leistung; leider aber auch erleben, daß nicht selten trotzdem noch große Probleme weiterhin existieren.

Selbstverständlich ziehen wir dasjenige Symptom vor, was dem Patienten bereits als komisches aufgefallen ist, nämlich die Tatsache, daß er vor dem Treppengehen Angst hat; denn das macht ihn sofort schwindelig. Die Unverträglichkeit von Alkohol, Kaffee und Nikotin ließen an Nux vomica denken 1/154, 163, 166. Unter Treppensteigen macht Schwindel findet sich *Borax* 1wertig 1/169 unter mehreren Medizinen. Nux vomica ist hier nicht vorhanden. Bei Treppenabwärtsgehen steht in 1/154 Borax als einziges Mittel im Fettdruck, und Nux vomica wieder nicht; also war hier bereits zu entscheiden zwischen Borax und Nux vomica; nicht darum handelt es sich, Borax *und* Nux vomica einzusetzen, sondern entweder das eine oder das andere. Und wenn wir überlegen, welche von diesen 2 Modalitäten die bessere ist, werden wir uns von der Genußmittel-Modalität abwenden und für das Treppensteigen plädieren.

Borax steht nicht in der Rubrik Schwindel durch Abwärts*sehen* 1/167 im Gegensatz zur einwertigen Nux vomica, doch ist diese Modalität nicht so überzeugend, daß sie uns von Borax wegbringen könnte. Die Fallneigung mehr nach links hat wiederum Borax 1/159, 165 und Nux vomica nicht. Aber auch ohne diese nicht besonders wertvolle Modalität würde Borax der Favorit bleiben.

Das Arzneimittel Borax identifiziert sich sozusagen am meisten von allen anderen Medikamenten der Materia medica mit Schwindelerscheinungen, die mit dem Treppenabwärtsgehen zu tun haben, aber auch deutlich mit dem Treppensteigen. Das weist bereits auf eine außerordentliche, „individuelle" Eigenschaft dieses Mittels hin. Tritt beim Kranken das gleiche Bild auf, ist der Similesatz wahrhaftig ernst zu nehmen und seine Bewährung zu erkunden.

Und immer wird diese Simileregel als ein Grundpfeiler homöopathischer Heilkunst ihre Existenzberechtigung dann unter Beweis stellen, wenn sie richtig angewandt wird; nämlich dann, wenn das „Individuelle des Mittels" zusammenstimmt und zusammenklingt mit dem individuellen Krankheitsbild des Menschen.

Wobei sich die „Individualität des Mittels" nur offenbart über den Arzneiversuch am gesunden *Menschen,* als eine Art geheimer Offenbarung. Weder der Tierversuch noch die chemische Analyse wird das Wesen des betreffenden Stoffes nach außen so charakteristisch zur Darstellung bringen können, wie der Versuch am gesunden Menschen.

„Denn was drinnen ist, ist draußen . . . " Diesen Satz wird neben dem Dichter auch der Homöopath in seiner wahren Bedeutung verstehen können.

Fall 253: Frau, 61 Jahre, war schon des öfteren wegen ihrer rheumatischen Schmerzen in der Sprechstunde erschienen; sie bekam Rhus toxicodendron, Bryonia, auch einmal ein Komplexmittel; wie es so ist, wenn ein akutes Krankheitsbild da ist: Lumbalbeschwerden, Nackenrheuma, Fingergelenkschmerzen und so weiter. Selbstverständlich denkt man an die Bandscheiben, die ja oft wundersame und so logische Hinweise für die lumbal, sakral, cervical, dorsal lokalisierten Schmerzen bieten. Man macht da eine Injektion und dort eine, weil man nicht gleich Zeit hat ein Topmittel herauszuarbeiten und auch hofft, daß ein paar Spritzen Bienengift, Ameisensäure und ähnliches das Ganze schon beeinflussen werden.

Einmal war es dann so weit. Es blieb nichts anderes übrig, als genauer auf die Störung einzugehen und nach guten Symptomen und Modalitäten zu suchen. Bei der Gelegenheit ist es vernünftig ein Blutbild, Leberfunktionsprüfungen, Harnsäurebestimmung, Rheumafaktoren, Röntgenbefunde und andere Dinge machen zu lassen, um zu erfahren, was denn auf diesen Sektoren der Gesundheitsschau los ist. Wobei es sich selbstredend versteht, daß diese Befunderhebungen für die Bestimmung eines *homöopathischen* Arzneimittels die Bedeutung „Null" haben.

Von der Höhe der Blutsenkung oder der Gamma-Globuline oder der Harnsäure auf homöopathische Medikamente zu schließen, ist falsch. Der Harnsäurewert von 9 oder 12 mg % bedeutet nur einen Hinweis für die Gichtmittel der Allopathie, aber keinen für die homöopathische Arznei.

Die Patientin hatte eigentlich nur einige wenige, aber gute Symptome, die auf ein „Rheumamittel" der Homöopathie schließen ließen.

Sie will keine Wärme als Rheumageneigte. Das Föhnwetter ist sehr belastend. Sie bekommt leicht blaue Flecken und sie hat noch nie enge Kleidung um den Hals vertragen. Bei den Finger- und anderen Gliederschmerzen ist es zumeist so, daß sie von links nach rechts gehen. Auf die entsprechende Medizin, gegeben in der LM 18, trat für einige Tage eine beachtliche Reaktion auf und danach verschwanden die Beschwerden vollkommen und sind nach einer Beobachtungszeit von 2 Jahren nur mehr ganz flüchtig 2mal nach langen Abständen aufgetreten. Lachesis, das Simile, brachte diese kleinen Rückfälligkeiten jeweils schnell in Ordnung.

Sollte die Frau trotz allem den Eindruck erwecken, daß ihre Erkrankung sich als refraktär erweist, dann ist der Fragebogen fällig. Er erlaubt es auf Symptome aus der Vorgeschichte einzugehen und sie aufzustöbern, die man im Gespräch mit dem Patienten nie und nimmer in dieser Gründlichkeit und Sicherheit zu „Gesicht oder zu Gehör" bekommt. Der einzige andere gangbare Weg ist derjenige, dem Kranken für die Anamnese einen halben oder gleich einen ganzen Tag zu widmen, was normalerweise ein utopisches Unterfangen ist.

Das Vorgehen beim refraktären oder chronischen Erkrankungsfall ist für den, der auf ein passendes Einzelmittel kommen will, *so* das Empfehlenswerteste:

a) Bestellung des Patienten zur ersten gründlichen Anamneseklärung und Interrogation; das kann durchschnittlich eine halbe bis eine ganze Stunde dauern.

b) Mitgeben des Fragebogens mit der Auflage, nicht unter 14 Tagen zu erscheinen, weil die Ausarbeitung des Bogens so lange Zeit beansprucht.

c) Mit dem Kranken einen Termin in der Sprechstunde vereinbaren und mit ihm den ausgefüllten Fragebogen durchbesprechen; was wieder eine halbe bis eine ganze Stunde Zeit benötigt.

Wer glaubt, daß er ganz anders vorgehen kann und muß, um das Simile bei einem refraktären oder chronischen Fall zu finden, soll das gerne tun; recht viel anders als oben angegeben kann ich mir jedoch eine Handhabung der Mittelwahl nicht vorstellen. Natürlich gibt es Ausnahmen dergestalt, daß das Medikament ad hoc zu finden ist. Das sind aber nur Krankheitsfälle, bei denen ein „unerhörtes" Leitsymptom die Mittelanzeige gibt, wie zum Beispiel die Causa oder sonst schnell zu erfahrende, außerordentliche, sonderliche und individuelle Symptome und Zeichen.

Man soll sich nicht der Illusion hingeben, daß die Auswertung eines Fragebogens so unter der Hand und ab sofort gelingt. Man muß sich auch hier einstimmen und einüben.

Man hört auch immer wieder, daß man doch niemals bei dem Wust der angeführten Symptome, Zeichen und Modalitäten auf ein *einziges* Medikament kommen kann, da sich doch oft viele Symptome total widersprechen: Zum Beispiel sei eine Portion von Symptomen recht gut über Lycopodium abzudecken, eine andere, in dem gleichen Fragebogen angegebene dagegen über Sepia, wieder eine andere über Ammonium carbonicum, und so fort. Sie jedoch alle unter einen Hut zu bringen, sei einfach unvorstellbar. Wer so spricht, der vergißt, daß die Mittelwahl nicht auf dem Auswerten *aller* oder wenigstens vieler Symptome und Zeichen, die in dem Bogen oder in einer x-beliebigen anders aufgenommenen Anamnese vorkommen, beruht, sondern nur auf der Auswertung *derjenigen* Symptome und Zeichen, die gerade für den betreffenden Patienten eigenheitlich und charakteristisch und *individuell* sind.

Der oben geschilderte Fall ist einer von vielen, wie ihn jeder Praktiker erlebt: Erst stellen sich ab und zu Beschwerden ein, rheumatische oder andere; da gibt es Medikamente, allopathische, organotrope, homöopathische.

Dann wird es hartnäckiger, es geht in die Umstimmungsbehandlung; Kuren, Bäder, Massagen werden verordnet. Es geht weiter allopathisch mit immer schwereren Medizinen, mit Cortisonen, homöopathisch weniger penetrant mit Komplexmitteln, mit Mittelmischungen in bunter Vielzahl. Und dann kommt das Besinnen auf die Möglichkeiten einer noch exakteren Arzneimittelwahl und zuletzt der Versuch mit dem Fragebogen — wenn man davon weiß, und wenn man in der Homöopathie den letzten Ausweg sucht. Und man muß sagen, mit seiner Hilfe kommt man häufig doch noch auf das wirklich passende Simile, was heißt, daß man den krankhaften Prozeß doch noch unter Kontrolle bekommt, soweit er überhaupt noch auszuheilen ist.

Nun, das Mittel für diesen Krankheitsfall konnte jedermann finden. Die Kunst besteht auch nicht so sehr im Finden des Arzneimittels, sondern im Finden der Patienten-typischen Zeichen und Symptome und diese kamen erst ans Tageslicht als mit der Mittelwahl wirklich ernstgemacht wurde.

Man kann sich natürlich ärgern, daß man sich früher nicht mehr bemüht hat. Man kann auch ein schlechtes Gewissen haben wollen, aber so ist es nun einmal mit der Homöopathie: Es ist eine schwierig zu praktizierende Heilkunst und nicht in jedem Fall und an jedem Tag ist man in Hochform. Es war also Lachesis und es hat bis heute sehr gut getan — in der LM-18-Potenz.

Symptome: Die Wärmeabneigung 1/526; diese wird nicht nur auf das Rheuma bezogen. Sonst kämen allein oder eher die Rubriken Gliedmaßenschmerzen, Wärme verschlechtert 2/563, ähnlich 2/567 in Frage.

Die Beobachtung, daß die Gliedmaßenschmerzen meist von links nach rechts wandern, verhilft zu einem wertvollen Symptom, wenn sie wirklich nachgewiesen werden kann 2/565, 1/521.

Die blauen Flecken können des öfteren zu einem interessanten Symptomzeichen werden, wenn sie auffallend auftreten 2/152, ähnlich 2/143.

Der gegen enge Bekleidung, gegen Berührung empfindliche äußere Hals bekommt jetzt ebenfalls ein beachtliches Gewicht; für sich allein ist diese Modalität nicht selbstverständlich hochwertig 3/305, in etwa 3/280, ähnlich 3/319.

Was für den Treffer spricht, ist auch die deutliche Reaktion, die die Tropfen für mehrere Tage ausgelöst hatten.

Fall 254: Es kommt ein Ehemann in die Sprechstunde und holt sich Rat für seine Frau, 60 Jahre, die vor einigen Monaten an der Galle operiert worden ist. Sie habe vor 4 Tagen mit einer Fiebererkrankung angefangen, mit vorhergehendem Schüttelfrost, und Gallebrechen und starken Hinterkopfschmerzen; einmal sei auch ein durchfälliger Stuhl aufgetreten.

Der Appetit sei auch weg. Das alles habe sich abgespielt nach einem Besuch bei Bekannten, die in der Umgebung wohnen.

Ich konnte nicht herausbringen, was der Grund für eine solche Störung hätte sein können.

Ein fieberhafter Infekt, ein grippaler war auszuschließen, es lagen nicht die geringsten Anzeichen dafür vor. Ein Diätfehler und ähnliches konnte ebenfalls mit Sicherheit entkräftet werden.

Die Temperaturen lagen zwischen 38 und 39,5 Grad axillar. Die Bauchbeschwerden waren unerheblich.

Ich zögerte lange mit der Mittelwahl, gab aber zuletzt dem Mann eine Arznei mit, die mir mit der „Idee" der Störung am besten zu übereinstimmen schien. Ich gab Sulfur aus der Überlegung heraus, daß es sich um eine Art Stauung handeln könnte, in Erscheinung tretend nach der Gallenblasenentfernung. Solche Möglichkeiten sind dann nicht mehr abzustreiten, wenn überhaupt kein vernünftiger oder unvernünftiger Anlaß für dieses Fieber zu finden ist, keine Zeichen von Erkältung, kein Diätfehler, nichts was die Beschwerde plausibel machen könnte. Und bevor man dem Zufall eine Chance einräumt, wird man aus der Vorgeschichte die Gallenoperation unter die Lupe nehmen. Jedes andere Verhalten wäre ohne Witz gewesen, ohne die geringste Vernünftigkeit in Hinsicht auf die Wahl eines *homöopathischen* Medikamentes.

Der Mann hatte übrigens eine chemotherapeutische Behandlung, die ihm ein allopathischer Kollege bei Beginn der Erkrankung vorgeschlagen hatte, abgelehnt.

Ich gab ihm also Sulfur LM 18 mit, 2mal 5 Tropfen täglich, und sagte ihm, wenn es (es war nachmittags) an nächsten Morgen seiner Frau nicht besser ginge, würde ich einen Besuch machen.

Der Ehemann rief am nächsten Morgen an: 10 Minuten nach der Mitteleinnahme habe die Kranke wieder erbrochen, sie habe sich allerdings danach recht wohl gefühlt. Sie habe auch die Nacht sehr gut geschlafen, die Kopfschmerzen seien weggegangen und sie habe bereits etwas gegessen.

Tags darauf war die Sache wieder in Ordnung.

Nun wird jeder sagen, was soll's, so etwas geht auch ohne Medizin. Nun, auch ich lehne eine Spontanremission nicht ab und ich hätte diesen kleinen Fall gar nicht gebracht, wenn nach 3 Wochen der Ehemann nicht angerufen hätte um mir zu sagen, daß ihn Folgendes interessieren würde: Seine Frau habe doch das Medikament auch nach Aufhören des Fiebers und des Brechens weiternehmen müssen (ich hatte damals geraten, den Sulfur noch einige Zeit weiter zu nehmen, zur „Lüftung der Leber" — was die Patienten viel besser verstehen als wenn man ihnen sagt, die x-, y- und z-Werte der Elektrophorese seien nicht in Ordnung). Und sie habe regelmäßig nach dem Einnehmen der Tropfen einen Brechreiz und Wasserzusammenlaufen im Munde vermerkt; sie wollte deshalb mit dem Mittel aufhören, aber er, der Mann, habe sie angehalten, es wie angeordnet zu gebrauchen. Und er habe jetzt die Frage, ob es denn die Arznei sein könnte, daß die Frau seither einen völlig regelmäßigen Stuhl habe, wie sie den seit Jahrzehnten nicht mehr gekannt habe; auch nach der Operation sei sie verstopft gewesen wie eh und je. Sie habe weder an der Kost noch sonst wo etwas in ihrer Lebensweise verändert.

Der Schwefel scheint also wirklich gelüftet und den ganzen Verdauungstrakt in Schwung gebracht zu haben. Ob die Stuhlnormalisierung angehalten hat, weiß ich nicht, da ich von der Patientin später nichts mehr hörte.

Mit Gallebrechen bei Fieber 3/463, dem vorhergehenden Schüttelfrost und den Hinterkopfschmerzen bei Fieber 1/273 war kein Staat zu machen; das hätte Nux vomica ergeben. Ob es so gewirkt hätte wie der Sulfur, ist stark anzuzweifeln, denn es hätte keinen Bezug zu der möglichen Stauung gehabt. Daß diese *Entlüftung* der springende Punkt hinsichtlich der therapeutischen Wirkung war, zeigte sich an dem neuerlichen, prompten Erbrechen nach dem Medikament und der sofort sich anschließenden Besserung und außerdem an der Umstellung des Verdauungstraktes was die chronische Stuhlträgheit betrifft.

Fall 255: Mann, 60 Jahre, kommt in Behandlung wegen chronischer Kopfschmerzen. Er ist bereits deshalb 10 Monate in HNO-ärztlicher Behandlung gewesen, weil diese Beschwerden nach einer Stirnhöhlenerkrankung zurückgeblieben waren.

Der Patient sagt, ohne eine Frage meinerseits abzuwarten, das sei ein vertriebener Schnupfen. Der Schmerz lokalisiere sich hauptsächlich hinter der Stirne und sei an der Nasenwurzel drückend.

Die Kurzfassung unterdrückter Schnupfen macht Kopfweh 1/262 und drückender Schmerz an der Nasenwurzel 3/161, die zu Kalium bichromicum führte, erwies sich als untauglich, denn nach 3 Wochen war alles beim alten. Auf Nux vomica, das 4 Wochen lief, zeigte sich ebenfalls keine Wirkung. Es wurde ein neues Symptom entdeckt: beim Bücken und besonders beim Husten verschlimmern sich die Schmerzen an der Stirne; sie sind eher stechend. Das gibt Sulfur, es hat stechenden Schmerz Stirne beim Bücken 1/358 und beim Husten 1/358; es hat aber nicht Kopfschmerz nach *unterdrücktem* Schnupfen 1/262. Befindensänderung zeigte sich auch jetzt keine. Der Mann kam wieder, er kam pünktlich wie die Uhr. Mercurius solubilis war an der Reihe, auch das in der LM 18 aufgeschrieben; auch dieses brachte kein positives Ergebnis.

Die Röntgenkontrollen der Nebenhöhlen und der Stirnhöhle waren ohne krankhafte Befunde.

Es waren in der Zwischenzeit 3 Monate vergangen und es erfolgte eine neue Bestandsaufnahme der Symptomatologie. Die Kopfschmerzen kamen dem Patienten manchmal so vor, „wie wenn das Gehirn herausfallen würde", besonders beim Husten. Auch das bietet „Kent" in 1/183, 326. Dazu gab es Schmerzen bei Lagewechsel des Kopfes, beim Gehen durch die Erschütterung, bei Temperaturwechsel, beim Bücken. Hier schien Belladonna angezeigt; es ist auch zu finden bei Kopfschmerzen nach *Unterdrückung* eines Schnupfens.

An diese Rubrik wollte ich mich auf alle Fälle halten, denn nach der Unterdrückung eines Schnupfens war dieser Stirnkopfschmerz aufgetreten — da gab es keinen Zweifel. Belladonna war auch nicht das Mittel, denn es änderte sich daraufhin überhaupt nichts.

Es kam eine neue Arzneiwahl, denn der Kranke kam regelmäßig und ohne Anzeichen von Ungeduld — sagenhaft. Aber er meinte, was bleibt mir übrig, ich muß abwarten. Da ließ ich auch nicht locker und ich gab Lachesis, mehr dem Gefühl nach allerdings. Es hat *allgemein* Folgen von vertriebenem Schnupfen 3/171, 181. Während dieser Zeit bekam der Patient einen grippalen Infekt und die Nase fing an zu laufen; ich beglückwünschte ihn, denn das könne jetzt zum Umschwung führen. Dieser kam nicht. Nach Abflauen der Grippe blieb der Kopfschmerz wie gehabt. Weitere Symptomensuche: Mit absoluter Sicherheit steht fest, daß der Stirnkopfschmerz durch Bücken und Erschütterung, durch einen Hustenstoß, verschlimmert wird. Die Nase war übrigens immer frei gewesen bis auf die paar Grippe-Tage.

Wärme und Kälte stören den Kopfschmerz überhaupt nicht. Wegen der Erschütterungsempfindlichkeit und auch so gab ich Arnica. Nichts ging.

Ich erfuhr von dem Mann, daß er vor der Schnupfenerkrankung niemals solche oder ähnliche Kopfschmerzen gehabt hatte — und ich blieb bei meiner Rubrik Kopfschmerz nach unterdrücktem Schnupfen.

Ich setzte Pulsatilla ein, später Phosphor und noch einmal Nux vomica und Sulfur. Alles war vergeblich. Es kam der Herbst und der Winter, ich ging auf Tiefpotenzen über, auf Belladonna D 6, auf Cinnabaris D 4 und so weiter. Nichts half. Am Anfang des folgenden Jahres machte ich einige Einspritzungen lokal; mitnichten — es klappte auch damit nicht.

Der Kopfschmerz wird schlimmer beim Husten, der Schmerz sitzt in der Stirne und über beiden Augenbrauen, manchmal ist er so, wie wenn das Hirn zur Stirn herausfallen würde — all das hatte ich schon einmal gehört. Der Schmerz ist oft auch drückend: alles keine dramatischen Symptome. Nur ein Zeichen ist absolut das führende: Kopfschmerz als Folge unterdrückten Schnupfens, genauer Stirnkopfschmerz als Folge davon. Diese letztere Spalte gibt es nicht so im „Kent". Es genügt aber die erste. Ich hatte mich allerdings einige Male von dieser Rubrik abbringen lassen und die *allgemeine:* Folge unterdrückten Schnupfens genommen.

Bei Betrachtung der im Laufe der vergangenen 9 Monate abgeklärten Symptome und Zeichen war eines sicher: Der Husten und die Erschütterung beim Gehen waren von Anfang an als verschlimmernde Modalitäten angegeben worden. Die Schmerzen waren drückend, wie wenn das Hirn herausfallen würde, und stechend. Damit war kein Staat zu machen; es gibt im Repertorium dafür eine Menge Angaben: unter Stirne, über den Augen, in der Nasenwurzelgegend und dazu die Schmerzarten örtlich und allgemein. Ich studierte alle möglichen Rubriken und *eine* Medizin kam eigentlich rundherum immer vor, die ich noch nicht verordnet hatte und die ich zu *Beginn* der Behandlung aus meinem Gedächtnis gestrichen hatte, weil ich sie für nicht passend genug hielt und die ich gegen *Ende* der Behandlung vernachlässigte, weil ich noch mit anderen Arzneien „pröbeln" wollte.

Was war dieses Mittel? In der LM 18 gegeben, kam nach 4 Wochen der Patient wieder und sagte trocken: „Dieses Mal haben wir anscheinend das Mittel; mir geht es besser".

Ich gab die Tropfen später noch in der LM 30. Nach 4 Monaten kam ein vorletzter Bescheid: Die Kopfschmerzen waren weiter weggeblieben. Ein halbes Jahr später kam ein geringfügiger Rückfall, der auf das gleiche Simile bald wieder abklang.

Dieser Krankheitsfall zeigt natürlich eines: Wenn man zu früh aufgibt, ob als Patient, ob als Behandler, ist das niemals ein echtes Argument gegen die Homöopathie. Es zeigt sich aber auch, daß die Schwierigkeiten der homöopathischen Mittelwahl proportional sind der Schwierigkeit des Auffindens wertvoller Symptome beim Kranken. Weiter bestätigt sich die Erfahrungstatsache, daß man sich von einem einmal als *hochwertig* erkannten Zeichen oder Symptom oder einer Modalität nicht abbringen lassen soll.

Der Kopfschmerz war die Folge eines vertriebenen Schnupfens. Das war die erste Bemerkung des Patienten in der ersten Sprechstunde und das war — nach einer gründlichen Absicherung, versteht sich — die durch nichts wegzudiskutierende Realität. Wie man trotz dieser für die Mittelfindung fundamentalen Tatsache unsicher werden kann, zeigt der bis in die Einzelheiten geschilderte Verlauf der Behandlung. Die Sparte vertriebener Schnupfen macht Kopfweh findet sich in 1/262. Dazu muß man wissen, daß im gesamten Kopfwehkapitel im „Kent" eine gleichpassende Rubrik nicht vorkommt. Das ist ziemlich schnell beim Durchblättern festzustellen. Das zu wissen ist deshalb wichtig, weil das Sichverlassen auf eine *gute* Rubrik nur dann einen Sinn hat, wenn man sich überzeugt hat, daß *nicht eine gleiche* oder synonyme im Repertorium aufgezeichnet ist, die gegebenenfalls mit herangezogen werden müßte.

Unsere Schnupfenrubrik hat nur 18 Mittel 1/262. Wir wissen außerdem, daß keine gleichwertige sonst im „Kent" zu finden ist. Wir sind auch der Meinung, daß in diesem Riesenbuch von über 2 000 Seiten *zuverlässig* die Prüfungsprotokolle der bis zu seiner Fertigstellung bekannten homöopathischen Arzneimittel katalogisiert sind in ihren Symptomen, Zeichen und Modalitäten. Wir sind damit auch der Furcht enthoben, daß sich *außerhalb* dieses Repertoriums noch eine größere Anzahl *außerordentlicher* und hochqualifizierter Medikamente findet, die den „Kent" in den Geruch des Unvollständigen bringen würden.

Nach 1916, dem Todesjahr KENTS wurden bis zum heutigen Tage nur wenige nennenswerte Arzneiprüfungen mit neuen Heilstoffen vorgenommen. Man kann aber sagen, daß die vorhandenen homöopathischen Arzneien ausreichend sind.

Das widerspricht nicht dem „Synthetischen Repertorium I,II" BARTHEL-KLUNKER. Dieses ist um Autoren und Beobachter erweitert, die KENT aus den verschiedensten Gründen nicht berücksichtigen konnte und wollte.

Die Angaben in diesen Büchern sind einwandfrei und richtig. Aber wie einem das Hemd näher steht als der Rock, möchte ich annehmen, daß man ruhig erst einmal von den Darbietungen KENTS lernen sollte, sie möglichst optimal auswerten sollte, ehe man zu BARTHEL-KLUNKER übergeht. Vor allem den jüngeren Kollegen ist so zu raten. Der „Kent" ermöglicht es uns, die Homöopathie virtuos zu betreiben. Es liegt ganz allein an uns, ob wir das schaffen. Nehmen wir die Symptome aus der zweiten Garnitur dieses Kopfschmerz-Falles. Es ist die mit absoluter Regelmäßigkeit auftretende Verschlimmerung des Schmerzes durch Bücken, durch Erschütterung und durch Husten. Diese Modalitäten sind einigermaßen dürftig, sie haben aber letztendlich durch die Penetranz ihres Auftretens, sowohl der Dauer als der Intensität nach, einen Stellenwert, der, wie sich allerdings für mich erst spät herausstellte, die Differenzierung der Arzneien der ersten Reihe möglich machte.

Die entsprechenden Rubriken im „Kent" sind wie folgt zu finden: Kopfschmerz, Stirn drückend bei Erschütterung 1/325, bei Husten 1/325, bei Bücken 1/324; dazu die Rubrik: Kopfschmerz, Stirn allgemein, Bücken verschlimmert 1/292, Husten verschlimmert 1/293; Erschütterung verschlimmert ist nicht angegeben, nur Gehen verschlimmert 1/293.

Man sollte sich auch noch orientieren bei Kopfschmerz allgemein (ohne Lokalisation) durch jede Erschütterung 1/247, durch Bücken 1/245, durch Husten 1/253; und noch Kopfschmerz, drückend (ohne Lokalisation) durch Bücken 1/312, durch Husten 1/314; auch hier ist Erschütterung verschlimmert nicht angegeben, nur Gehen verschlimmert 1/313.

Die letzten zwei Angaben sind ziemlich weit vom Schuß, aber man kann sich auch von ihnen noch beraten lassen. Es kommt nun etwas recht Gutes zum Vorschein: In sämtlichen Sparten tauchen Belladonna und Bryonia entweder im Fettdruck oder 2wertig auf. Mit der Leitrubrik verglichen, bleiben so gesehen die Tollkirsche und die Zaunrebe als naheliegendste Mittel übrig. Da Belladonna bereits ohne befriedigendes Ergebnis gegeben wurde, war Bryonia am Zug. Es hat seine Wirkung getan.

Fall 256: Frau, 55 Jahre, kam vor einiger Zeit in die Sprechstunde wegen einer „Unterkühlung". Sie habe sich wohl bei dem naß-kalten Wetter der letzten Tage verdorben; sie habe sich viel im Freien aufhalten müssen. Sie sei fröstelig, verschnupft und die Stimme sei belegt — was zu hören ist. Fieber habe sie keines festgestellt, aber sie fühle sich richtig erkältet.

Weil zunächst keine besonderen Zeichen, Modalitäten als Anzeigen für ein gutes Simile zu erhalten waren, gab ich Infludo, ein Komplexmittel gegen Erkältungen und grippale Infekte, das bei „normal" verlaufenden Fällen die Heilung sehr gut fördert.

Drei Tage später erfahre ich am Telefon, daß die Patientin jetzt völlig heiser ist und ständig hustet. Temperaturerhöhungen fehlen jedoch, das Befinden ist so, wie das bei einer Erkältung mit Schnupfen, Husten, Abgeschlagenheit üblich ist. Es heißt, daß die Kranke seit 3 Nächten nur im Sitzen schlafen kann, denn seither wird der Husten, der tagsüber sehr kräftig, aber nicht unerträglich ist, im Moment des Hinlegens so stark, daß sie sich nur im Sitzen zurecht findet. Wenn sie im Sitzen schläft, mit aufgetürmten Kissen im Rücken, ist die Nacht nicht schlecht.

Weitere Modalitäten waren nicht zu erfahren. Dieses Symptom ist nun derart ungewöhnlich und von individueller Qualität, daß sofort der „Kent" daraufhin abgesucht wurde.

Es stellte sich heraus, daß es mehrere Rubriken gibt, die diese Symptomatologie aufweisen. Beim genauen Hinsehen war jedoch eine Angabe zu finden, die haargenau dieses eigentümliche Verhalten mit einigen Medikamenten repräsentiert.

Ein Auswurf war kaum vorhanden, der Husten klang weder auffallend trocken, noch war er ausnehmend locker. Sonst war nur noch ein lokales Zeichen da, das einen Hauch von Bedeutung haben konnte: es war ein Kitzelhusten, der vom Kehlkopf ausging.

Die Rubrik Husten, Klang heiser in 3/389, an die man denken konnte, weil ja eine totale Heiserkeit vorhanden war, war hier nicht zuständig, denn der Husten *selbst* war keineswegs ein heiserer, sondern wie erwähnt, weder heiser noch besonders locker, noch auffallend trocken. Mit dieser Modalität konnte man also nichts anfangen.

Ebensowenig war die Rubrik: anfallweiser Husten von Bedeutung, weil es ein Husten war, der sich zwar immer wieder zeigte, den ganzen Tag über und nachts im Augenblick des Hinlegens, aber der nicht typisch *anfallsweise* in Erscheinung trat; da gibt es nämlich nur eine einzige Medizin in 3/358, wo steht abends anfallweiser Husten nach Hinlegen, und die heißt Nux vomica.

Man mußte also aufpassen, daß man nicht auf dieses Medikament hereinfiel. Diese Überlegungen sind nicht unwichtig, denn wenn wir ein Symptom zu einem *leitenden* erhöhen, muß es *haargenau* herausgearbeitet und ebenso haargenau im Repertorium vertreten sein. Dagegen spricht nicht, daß man öfters ein *Synonym* nehmen muß, um im „Kent" auf die gesuchte Rubrik zu kommen. Aber auch das Synonym kann und muß auf seine Art stimmen. Der Husten war also nach genauer Beurteilung seiner Eigenschaften nicht anfallartig. Es blieb nur die eine Tatsache, der Husten erfolgt sofort beim Hinlegen abends, und übrigens auch untertags! Da die Frau nicht voll bettlägerig war, war das Tagesbild nur nicht so auffallend.

Ich ging ans Werk und verordnete Drosera D 30, eine Gabe am Nachmittag zu nehmen. Die Arznei schien mir zu passen; sie paßte nicht, denn der Husten und die Heiserkeit blieben ungeschoren. Das Infludo-Mittel ließ ich übrigens weiternehmen, 4mal 12 Tropfen täglich.

Am nächsten Tag kam als 2. Mittel Hyoscyamus an die Reihe, in der D 30, eine Dosis gegeben. Bescheid am darauffolgenden Tag: Status idem, Heiserkeit und Husten ohne die geringsten Veränderungen.

Jetzt kam Arsen daran — die Mittelauswahl wurde bereits etwas „schlampiger". Eine Dosis in der D 30 sollte diesmal zum Schlafengehen genommen werden. In der gleichen Nacht war bei Bedarf eine Dosis Phosphor D 30 zu versuchen.

Bescheid am nächsten Vormittag: Die Heiserkeit ist um eine Kleinigkeit besser, der Husten verhält sich wie immer — trotz Arsen, trotz Phosphor.

Jetzt war bereits eine Woche verstrichen, von der die letzten 5 Tage mit totaler Heiserkeit und nächtlichem Sitzen im Bett verbracht worden waren.

Die Grundtatsachen hatten sich nicht verändert — und es gab im „Kent" *eine* Angabe, die diese Grundtatsachen berücksichtigte mit einem knappen Dutzend Arzneien, von dem bisher 4 ohne Ergebnis eingesetzt worden waren.

Ein wiederholtes Durchforsten des Symptomenwaldes ergab nichts Zusätzliches von Bedeutung. Man konnte die Zusammenstellung Schnupfen mit Husten und Heiserkeit nehmen. Hier gibt es im Repertorium keine exakt abgestimmte Rubrik. Es findet sich in 3/180 nur eine mit Schnupfen und Husten und eine andere mit Stimme, heiser bei Schnupfen 3/322.

Beide sind jedoch sehr umfangreich, was im allgemeinen ein Hinweis für eine nicht sehr hohe Qualität ist. Außerdem ist das Zeichen Schnupfen mit Husten kein *individuelles* Symptom: so eine Sache ist einfach das Übliche. Auch Schnupfen mit Heiserkeit ist nicht umwerfend in der Qualität — auch wenn in dieser Rubrik unser Mittel vorhanden ist, wie sich später herausstellte.

Nach den Gesetzen der Homöopathie, das heißt auf der Basis eines vorhandenen unzweifelhaft *sonderlichen* Symptoms war nun vorauszusagen, daß innerhalb der existierenden Arzneien unserer bereits gewählten Rubrik das dieser Patientin fehlende Medikament einfach dabei sein „mußte" 3/369: es heißt da Husten sofort nach Hinlegen. 3 naheliegende Mittel Drosera, Hyoscyamus, Arsenicum album hatten nicht geholfen; es mußten die restlichen anderen versucht werden.

Um aus ihnen das passende heraussondern zu können, war ein Trick erforderlich, der auch sofort den Erfolg brachte. Man mußte in der *Vorgeschichte* der Patientin forschen, welches der noch zu wählenden Arzneimittel ein wertvolles Symptom aus dieser Vorgeschichte „abdeckte".

Die Nachfrage ergab, daß die Kranke schon des öfteren nach einer schweren, fetten Speise Schwierigkeiten mit der Verdauung bekommen hatte und zwar speziell im Sinne einer starken Übelkeit 3/481, 476. Dieses Zeichen sollte genügen, um das Mittel für den aktuellen Anlaß zu bestimmen — und es genügte auch.

Am späten Nachmittag wurde Pulsatilla D 30 eingenommen, eine Dosis. An diesem Abend konnte die Patientin sogleich und ohne jede Schwierigkeit einschlafen, ohne Kissenturm, bei gewohnter Kopflage.

Die Heiserkeit war am nächsten Morgen mitsamt dem Husten und der Abgeschlagenheit bis auf geringe Reste verschwunden. Da sich nach 3 Tagen diese Reste nicht weiter auflösten, wurde eine 2. Dosis D 30 der gleichen Medizin gegeben. Danach war nach einer kurzen Hustenverschlechterung von einem halben Tag Dauer, das Befinden wieder völlig in der Norm.

Das war nun kein „toller Fall", aber ein gutes Beispiel für die Mittelfindung. Es zeigt die Art und Weise des möglichen Vorgehens bei einem hervorragenden Leitsymptom, aber auch die Schwierigkeiten, die trotzdem vorhanden sein können.

Im allgemeinen wird man nicht ganz selbstverständlich Symptome und Zeichen einer akuten Störung mit denen einer möglichen früheren gleichen oder anderen Erkrankung verquicken wollen, aber er gibt kein Schema in der Homöopathie. Das Wesen der homöopathischen Arzneimittelwahl ist das wertvolle Symptom. Woher es genommen wird, ist dabei relativ sekundär. Im Grunde soll und kann man *jedes Symptom,* jede Modalität und jedes Zeichen aus der Krankengeschichte — und wenn diese eine halbe Biographie ausmacht — auf seine Qualität hin abklopfen. Ob das nun aus der akuten, subakuten, oder chronischen Erkrankung stammt, ist — mit obigen Einschränkungen — nicht das Entscheidende.

Ein gutes Beispiel dafür liefert eine englische Kasuistik: Ein Mann war jahrelang kinderlos geblieben wegen einer Fertilitätsstörung; diese konnte einwandfrei nachgewiesen werden. Die Ehefrau, die ebenfalls Kinder wollte, war unschuldig an der Kinderlosigkeit.

Der Mann lief von Hinz zu Kunz und geriet zuletzt an einen englischen Homöopathen, der herausbrachte, daß die Fertilitätsstörung erst nach einer Diphtherie aufgetreten war; seither war der Patient erst *derartig* erkrankt. Da bisher weder allopathische noch homöopathische Medikamente geholfen hatten, kam der Doktor auf die Idee, sich einmal nach dem Verlauf der Diphtherie zu erkundigen. Dabei erfuhr er, daß es eine typische Lac-caninum-Diphtherie gewesen war mit dem obligaten Seitenwechsel; siehe „Kent" 3/269 — hier ist die Hundsmilch im Fettdruck und als einziges Mittel überhaupt verzeichnet.

Der Patient bekam diese Arznei und war in kürzester Zeit von seinem Leiden befreit, das heißt er kam zu einem Kind, mit Hilfe der Ehefrau, versteht sich.

Die Sache erscheint ohne weiteres glaubwürdig; man bedenke die Eigenart dieser Medizin. Milch ist immerhin eine Substanz, die nicht irgend etwas darstellt, sondern ein Produkt aus dem Bereich der Fortpflanzungssysteme.

Zu dem obengenannten Fall der Erkältung mit dem eigenartigen Husten und der schweren Heiserkeit sollen noch einige Überlegungen angestellt werden: Unter Heiserkeit oder Verlust der Stimme bei Einwirkung von Kälte gibt es 2 Arzneien 3/324, Rumex und Causticum. Sie werden aber nur dann helfen, wenn die Heiserkeit nach Einwirkung von Kälte „solo" da ist. Bei unserer Patientin ist diese Heiserkeit jedoch nur eine von *verschiedenen* Erkältungserscheinungen. Dazu kommt das noch Wichtigere: beide Medikamente haben keinerlei Bezug zu dem *Hinlege*-Phänomen und dieses charakterisiert doch die ganze Störung der Frau.

Heiserkeit und Stimmverlust allgemein hat Pulsatilla 2wertig 3/320. Die Kuhschelle hat auch Heiserkeit bei Schnupfen, wie bereits erwähnt 3/322. Bei Erkältungsmitteln allgemein ist Pulsatilla im Fettdruck dabei 1/504 (linke Seite, Mitte: nach Kaltwerden schlechter). Von Erkältungs*neigung* ist bei dieser Patientin allerdings keine Rede. Dafür gibt es eine eigene Rubrik 1/504 (rechte

Seite, Mitte). Die letztgenannten Angaben im „Kent" sollen nur darauf hinweisen, daß Pulsatilla sehr wohl ein Mittel für Heiserkeit und Schnupfen und so fort ist und die Beschwerde *als solche* in seinem Arzneimittelbild hat.

Fall 257: Frau, 87 Jahre, die bis auf eine Elephantiasis der beiden Unterschenkel gesund ist, kommt in die Sprechstunde, weil sie seit 6 Tagen eine Stuhlstörung hat. Das Komische sei, meint sie, daß diese immer zur gleichen Zeit auftrete. Es sei nichts anderes als ein Durchfall, der sie in der Frühe aus dem Bett treibe und zwar jeweils pünktlich um 4 Uhr.

Das andere Befinden sei wie sonst, der Appetit sei nicht gestört; sie wisse nicht, was der Anlaß für diese Darmbeschwerde sein könnte.

Ich erkläre der alten Dame, daß es nicht schlecht wäre, einfach abzuwarten, bis die Sache von selbst wieder verschwinde; da meint sie, sie sei doch etwas unruhig wegen der Typhusgefahr, die zur Zeit herrsche.

Da schlug ich den „Kent" auf und verschrieb ein Mittel in der LM 18. Ein telefonischer Bescheid nach 4 Tagen ergab, daß die Diarrhoe noch ein einziges Mal kam und dann nicht mehr.

Was war das naheliegendste Mittel?

Nun, diese Darmentleerung zeigt eine bestimmte Rhythmik, das ist ihr führendes Symptom. Pünktlich um 4 Uhr früh geht es los und das Gegenbild suchen wir in dem Arzneiprüfungsbild einer unserer Arzneien — wenn es ein solches Mittel gibt. Und am schnellsten und sichersten finden wir diese Modalität im Repertorium. In 3/604 steht geschrieben Diarrhoe nach Mitternacht um 4 Uhr. Podophyllum ist neben einigen wenigen Medikamenten das einzige im Fettdruck. Ein Fettdruck ist natürlich keine Offenbarung für uns, aber wenn wir flink arbeiten wollen (und damit leider mit einem kleinen Risiko hinsichtlich der Genauigkeit), dann versuchen wir bei einem derart harmlosen Fall einfach diese Medizin im Fettdruck. Vor allem sind keine anderen Zeichen und Modalitäten da, die andere Mittel aus dieser Reihe indizieren würden.

Wenn wir sozusagen die Laus über den Balg scheren wollen, dann können wir die angegebene Furcht der Patientin vor dem Typhus als mehr oder weniger eigentümliches seelisches Verhalten in die Arzneimittelfindung mit einbeziehen; in 1/44 lesen wir: Furcht vor drohender Krankheit; hier ist Podophyllum vertreten neben anderen Medikamenten, die *auch* die 4-Uhr-Rhythmik haben, wenn auch nicht so deutlich ausgeprägt. Es ist berechtigt diesen Zeitpunkt ganz punktuell zu nehmen, weil in diesem Fall der Durchfall über Tage pünktlich nur um diese Zeit aufgetreten ist und nie zu einer anderen. Wäre noch ein *anderer* Durchfallstermin dabei gewesen, wäre die 4-Uhr-Angelegenheit viel weniger von Bedeutung gewesen.

Anmerkung: Aus solchem Anlaß sollte man das Arzneibild des jeweiligen Mittels kurz aber mit voller Aufmerksamkeit studieren. In Verbindung mit einem gerade erlebten guten Behandlungsergebnis haftet alles besser im Gedächtnis als bei jeder anderen Gelegenheit.

An der Elephantiasis mit unseren Medikamenten herummachen zu wollen, wird kaum von Erfolg gekrönt sein. Bei dieser Patientin ist das ein uralter Zustand; die beiden Beine sind unförmig dick, wirklich fast wie bei einem Elefanten.

Ich habe die Kranke einmal bei einem auf dieser Grundlage auftretenden Ekzem und mäßigen Ulcus-cruris-Beschwerden links sogar ins Krankenhaus eingewiesen, weil hier eine strenge Bettruhe eingehalten werden und eine lokale Therapie gemacht werden konnte, die sinnvoll ist.

Die Frau, die alleinstehend ist, war nach einigen Wochen wieder zu Hause und das linke Bein ist wieder zugegangen, auch die Ekzembildungen sind abgeheilt. Sie legt sich jetzt nach dem Mittagessen 1 oder 2 Stunden hin und die Sache bleibt ordentlich.

Verwenden wir unsere Zeit und Kraft lieber für Patienten, die kaum anders als mit *unseren* Medizinen zurecht kommen; es sind dankbarere Fälle in der Praxis zu finden als solche obiger Art, die sich längst mit dem Zustand abgefunden haben und auch in etwa zufrieden sind.

Fall 258: Vor längerer Zeit kam eine Frau, 55 Jahre, in meine Behandlung wegen eines großen Kummers. Ihr Sohn, das einzige Kind, fertig mit der Berufsausbildung als Lehrer, noch nicht lange verheiratet, mit einem Kleinkind, war vor kurzem bei einem Verkehrsunfall tödlich verunglückt.

Die Frau war in ihrem Lebensgefüge seelisch und körperlich sozusagen zerstört. Die zuerst eingesetzten Mittel Ignatia, Natrium muriaticum, Pulsatilla, Acidum phosphoricum, Sepia wirkten alle nicht überzeugend. Ohne Psychopharmaka und ein chemisches Schlafmittel ging es zunächst nicht, allerdings wurden diese Medikamente nur ganz am Anfang und äußerst sparsam genommen.

Die Kummer-Rubriken im „Kent" 1/66, 70, Abmagerung nach Kummer 1/407 und andere mehr klinisch gefärbte Symptomenbilder reichten nicht aus, um eine überzeugende wesentliche Änderung des Zustandes mit Hilfe eines guten Simile zuwege zu bringen. Die Kranke kam grundsätzlich todtraurig in die Sprechstunde — alle paar Wochen nur. Sie war nicht ungeduldig, sie war nicht unzufrieden, man hatte jedoch den Eindruck, daß ihr das Leben nichts mehr bedeutete, daß sie alles hinnahm wie es war, freudlos, interesselos, passiv.

Sie nahm innerhalb von 10—12 Wochen fast 30 Pfund an Gewicht ab. Ich versuchte sie vorsichtig zu trösten, was sie gerne zur Kenntnis nahm, was ihr aber im Grunde egal war. Ich brachte sie dazu, mit ihrem Mann, der eine Engelsgeduld hatte und sich ganz auf sie eingestimmt hatte, einige Wochen zu verreisen.

Dieser Urlaub. diese Erholungsmöglichkeit brachte nicht das geringste Resultat. Die Frau wog jetzt noch 49 kg trotz relativ guter, wenn auch mäßiger Nahrungszufuhr. Ein Arzneimittel, das in etwa dieses Symptom hat, Abmagerung trotz guten Essens 3/421 war längst gegeben worden; es hatte nichts bewirkt.

Nach fast 9 Monaten kam die Patientin wieder einmal in die Sprechstunde. Ich hatte einige Zeit vorher schon gefragt, ob sie denn in ein Sanatorium oder sonst wohin gehen wolle und als sie das ablehnte, gesagt, dann würde ich einmal eine Spritzen-Kur versuchen. Ich wußte selbst nicht, was ich da Besonderes geben sollte, sonst hätte ich das natürlich längst getan.

An diesem Tage nun stellte sich heraus, daß die Frau eine starke innere Unruhe plagt, die ständig empfunden wird und eigentlich schon seit langem besteht; und daß sie sich außerordentlich schwach fühlt. Nachts war der Schlaf gestört durch schlechte Träume, besonders Träumen von Toten; auch das war länger schon so der Fall. Da versuchte ich es mit einem neuen Medikament, warf alle *bisher* verwendeten Symptome über den Haufen beziehungsweise reduzierte sie gewaltig und ließ mich speziell auf diese zum ersten Mal in solcher Deutlichkeit geschilderten Zeichen, Symptome und Modalitäten ein.

Ich gab eine Arznei in der LM 18, 1mal täglich 5 Tropfen einzunehmen. Wie bereits erwähnt, waren chemische Medikamente nur ganz am Anfang der Erkrankung eingenommen worden, später waren es allopathisch-biologische Medizinen für den Bedarfsfall gewesen und eben die in größeren Abständen verordneten homöopathischen Einzelmittel, die bisher nichts eingebracht hatten.

Es geht nicht an, sich ganz *allein* auf Einzelmittel zu beschränken, wenn man von ihnen keine Wirkung sieht. In diesem Fall jedenfalls mußte man der Frau mit harmlosen „Nerven- und Beruhigungsmitteln" unter die Arme greifen, wenn man schon die chemischen Heilstoffe „vernachlässigte".

3 Wochen waren vergangen als ich nach dem neuen Mittel Bescheid bekam: Die Träume waren „fast weg", die Unruhe war wesentlich besser geworden. In den nächsten Wochen ging es weiter aufwärts, der Gewichtsverlust kam zum Stillstand und bald darauf erfolgte ein Gewichtsanstieg um 4 Pfund. Das Arzneimittel wurde noch einige Male wiederholt und im Ablauf eines Jahres hatte die Frau wieder 15 Pfund zugenommen. Sie fühlte sich wieder unauffällig. Sie weiß, daß sie den Tod ihres Sohnes niemals ganz verwinden kann, aber sie ist wieder im seelischen und körperlichen Gleichgewicht. Wenn sie bei Gelegenheit wieder einmal in die Sprechstunde kommt, erscheint sie wegen anderer Beschwerden; die „Nervenbehandlung" ist längst abgeschlossen.

Das Wesentliche dieser Krankengeschichte ist, daß das ins Auge springende Führungssymptom, Folgen von Kummer und vor allem das Nichtloskommenkönnen von unangenehmen Gedanken 1/152 *keines* war, denn keines von den „bedeutenden" aus dieser Reihe hatte gewirkt. Eine große Enttäuschung für die Patientin und für mich! Es zeigt aber auch, daß die Erwartung, die der Doktor und der Patient in die Medizinen setzt nur dann erfüllt wird, wenn sie auch „passen". Die „Suggestion, die Autosuggestion und auch die Spontanremission" hatten also nicht die Bohne eingebracht; wie sie meist bei uns nichts einbringen. Letztlich brachte die innere Unruhe, die keineswegs logisch interpretierbar war, aber unzweifelhaft in einer beachtlichen Intensität vorlag, den Einstieg in die Mittelwahl 1/84. Das zweite außergewöhnliche Symptom, das erst nach einer Wiederaufnahme der Anamnese ans Tageslicht gefördert werden konnte, war das Träumen von den Toten 1/400. Das ist zwar bei dem Todesfall, den die Frau nicht verwinden konnte, nichts Unmögliches, aber doch außerordentlich.

Die ungewöhnliche Schwäche und die Gewichtsabnahme sprachen ebenfalls für Arsenicum album. Arsen war also das Heilmittel.

Schwäche durch Kummer haben Ignatia, Acidum phosphoricum, Causticum 1/444; Abmagerung durch Kummer Acidum phosphoricum und Petroleum 1/407; Abmagerung trotz guten Essens hat u. a. Natrium muriaticum 3/421. Das alles aber sind Angaben und Zeichen, die doch nur *teilweise* „gut" sind. Sie würden gut passen, sie würden sich auszeichnende Symptome sein, wenn beispielsweise *nur* die Abmagerung durch Kummer da wäre, nur die Schwäche, und so fort. Aber es ist die innere Unruhe dabei, es sind eigenartige Träume dabei, alles Erscheinungen, die bei einer Depression oder wie man die Erkrankung bezeichnen möchte, *individueller* sind, eigenheitlicher als die Abmagerung durch Kummer und so fort. Sie charakterisieren weniger den klinischen Begriff Depression, aber mehr, sogar vielmehr den Begriff der Depression *dieser* Patientin. Leider läßt sich das erst post festum sagen, wenn die Sache „gelaufen" ist. Arsenicum album, das kann man nachträglich sagen, hat dem Krankheitsbild dieser Patientin am besten entsprochen. Es ist der Idee dieses Falles am besten gerecht geworden. Summa: Die Homöopathie ist nicht leicht zu praktizieren.

Arsen ist auch eine *Kummerfolge*-Medizin 1/66, aber so „dünn" im „Kent" angeführt, daß es verzeihlich ist, wenn man mangels qualifizierter anderer Symptome die „großen" Kummermittel vorzieht. Gelingt es aber doch noch Klassezeichen und Klassesymptome irgendwann und irgendwo aus der Versenkung hervorzuholen, dann ändert sich die Situation im Handumdrehen: Eine neue Hierarchisierung, eine neue Mittelwahl kann eingeleitet werden und das Simile tritt auf den Plan.

Fall 259: Frau, 60 Jahre, kommt in die Praxis wegen einer nervösen Erschöpfung, wie sie sagt. Sie sei immer eilig und hastig und die Stimmung sei auch nicht gut. Sie weine ohne Grund, schon beim Anhören der Nationalhymne fange sie zu heulen an.

Diese Nervosität habe sie schon lange, ja sie könne sich kaum an eine andere ruhigere Zeit erinnern.

Weil solche Angaben und Diagnosen, für welche die Patienten meist jahrelang ihre Nerven- und Beruhigungsmittel verordnet bekommen haben — mit Palliativergebnissen, versteht sich — für eine homöopathische Mittelwahl viel zu vage sind, gebe ich einen Fragebogen mit, mit der Bitte, ihn gut auszufüllen. Es sollen Sachverhalte und Symptome erfaßt werden, die in der Sprechstunde einfach nicht umfassend genug abgeklärt werden können.

Ich erinnere an den vorhergehenden Krankheitsfall, bei dem man erst nach langen Monaten mangels *kompletter* Anamneseaufnahme an das Heilmittel kam.

Der Fragebogen kam 3 Wochen später per Post ins Haus und war folgendermaßen beantwortet:

Kopfschmerzen selten, aber dann plötzlich, vorher Flimmern.

Haarausfall, etwas, seit einiger Zeit. Augenfarbe blau; Sehstörungen nur vor oder bei Kopfschmerzen.

Gesichtshaut etwas fettig. Empfindlich gegen Kalkstaub, kann Halsweh machen.
Räuspern morgens mit schleimigem Auswurf, grau, ohne Geschmack.
Tagsüber Schwellung an den Fesseln. Stuhlträgheit bestand nur vor der Zeit der Wechseljahre. Seitdem ist die Verdauung normal.
Bei längerem Sitzen auf kalter Fläche tritt eine Empfindlichkeit der Blase auf.
Meidet die Sommersonne. Bevorzugt Kühle; Hitze ist unangenehm — jede Hitze.
Will nachts offene Fenster. Neigung zu Seekrankheit. Bekommt auffallend schnell blaue Flecken. Allergisch gegen unedles Metall; es macht Jucken und Rötung.
Größe 172 cm, vollschlank, 70 kg Gewicht.
Durst auf Kaltes. Bevorzugt Saures und Senf. Verträgt und ißt alles.
2 Schwangerschaften und 1 Fehlgeburt.
Hastig und ungeduldig, schnell verzagt, nachgiebig, weichherzig, leicht um den Finger zu wickeln; sehr mitfühlend, mitleidig.
Wählerisch, eher träge und phlegmatisch, schreckhaft, stark beeindruckbar.
Menschenvoller Raum, Kaufhaus, wird schlecht vertragen.
Neigung zu quälenden, wiederkehrenden Gedanken, ohne vernünftigen Grund.
   Unentschlossen. Furcht vor Unglück; große Angst, daß Angehörige nicht mehr gesund zurückkommen könnten.

   Das waren die Angaben im ausgefüllten Fragebogen.

   Beim flüchtigen Durchlesen war alles grau in grau, es gab kein einziges dramatisches, hochbedeutsames Symptom. Beim näheren Hinsehen, beim genauen Abwägen der Symptome, Zeichen und Modalitäten fanden sich aber doch einige von so gutem Wert, daß man mit ihnen eine Arzneimitteldiagnose stellen und ein Medikament verordnen konnte. Die Patientin bekam die Tropfen in der LM 18 von der Apotheke zugeschickt.
   Nach einigen Wochen kam der telefonische Bescheid, daß das Fläschchen zu Ende sei. Das Medikament habe von Anfang an sehr gut gewirkt. Die Nerven seien viel ruhiger geworden. Eine weitere Nachricht kam 3 Monate nach Behandlungsbeginn; Befinden sehr gut, keine Klagen mehr. Es waren noch 2 Fläschchen verbraucht worden. Ein Jahr später kam der Ehemann selbst in Behandlung und ließ sich bei dieser Gelegenheit noch einmal die „Nerven-Tropfen" für seine Frau aufschreiben — vorsichtshalber. Er erzählte mir, daß es weiterhin gut gehe und meinte, das Mittel habe anfangs außerordentlich gewirkt, seine Gattin sei die ersten Tage wie betrunken durch die Gegend gewankt. Zufall, Arzneiwirkung? Das ist schlecht zu entscheiden. Bei den nachfolgenden positiven Veränderungen könnte man die Medizin für diese Störung im Sinne einer anfänglichen Reaktion schon verantwortlich machen.
   Die Fragebogen-Symptome von guter Qualität waren wohl die Folgenden:
   Neigung zu quälenden, 1/52, zu hartnäckigen 1/51 Gedanken — ohne Grund notabene. Hitze ist unangenehm, jede Hitze 1/526 (bevorzugt Kälte) — ein gutes Allgemeinsymptom. Heulen grundlos, unwillkürlich 1/145, 147; Wei-

nen bei Musik paßt dazu 1/146, 29; träge, phlegmatisch 1/105, 451; weichherzig 1/71, sehr mitfühlend 1/71; auffallend schnell blaue Flecken 2/152; Sehstörungen bei Kopfschmerzen 3/74; unbegründete Angst um andere 1/4.

Auch die anderen Symptome und Modalitäten sind so, daß überall fast der *Phosphor* auftaucht; last not least ist er eine Arznei, die unter Myom im „Kent" im Fettdruck vertreten ist 3/777. (Der Frau war früher ein kindskopfgroßes Myom entfernt worden — ob operiert oder nicht, sie brachte es fertig ein solches Riesending zu produzieren!). Unter einer Anzahl unbedeutender waren bei unserer Patientin also einige Zeichen und Modalitäten zu finden, die allein phosphor-typisch waren: Das Mittel tat sein Gutes.

Fall 260: Vor einiger Zeit kam eine Mutter mit ihrem 2 1/2jährigen Töchterchen in die Sprechstunde. Es leidet seit den ersten Lebenswochen an einem Ekzem auf der Kopfhaut und seit dem ersten Lebensjahr dazu noch an Ausschlägen an anderen Körperstellen, an den Kniekehlen, hinter den Ohren und besonders an den Händen.

Das Kind ist nach den Angaben der Mutter ein sehr pingeliges Persönchen. Das und noch einige andere, nicht bedeutsam zu nennende Symptome und Zeichen veranlaßten mich, so über den Daumen gepeilt, Silicea LM 18 zu verordnen, das aber nicht das Seine tat und nichts änderte. 4 Wochen später bekam die Frau einen Fragebogen mit, den ich ihr schon bei der Erstkonsultation „angedroht" hatte. Ein Anruf nach einem Monat (ohne Silicea-Therapie) meldete keine Besserung des Zustandes, ein Telefongespräch nach weiteren 6 Wochen den Status idem. Ich hatte keine weiteren Medikamente versucht, weil ich klipp und klar gesagt hatte, ohne Unterlagen über den *Fragebogen* würde ich auf keinen Fall mehr eine Medizin geben.

Nach einem 3/4 Jahr etwa war es dann so weit: die Mutter kam mit dem Fragebogen der Tochter an, der gut ausgefüllt war:

Zunächst jedoch ihre *Zusatzbemerkungen* auf einem eigenen Blatt:

Das Kind ist geistig und körperlich, im Vergleich mit Altersgenossen, auffallend wendig, beweglich; hell, clever, verständig, einfühlsam, ausgeglichen; sehr temperamentvoll, ausgelassen, wild (dabei aber nicht aggressiv, zerstörerisch oder rücksichtslos), bei gleichzeitiger Fähigkeit sich stundenlang fast meditativ zu beschäftigen.

Von Natur aus kultiviert mit Liebe zum Schönen, Gepflegten. Alles muß seine Ordnung haben. Liebt Regeln, Zeremonien. Achtet auf angemessene korrekte Kleidung bis ins Kleinste bei der ganzen Familie. Eigensinnig in Kleidung und Essen, hervorragende Beherrschung der Sprache, des Körpers; Geschicklichkeit der Hände. Voll Phantasie, Witz. Sehr rasche Auffassungsgabe, reaktionsschnell.

Spielt sehr einfallsreich und ausdauernd, allein und in Gesellschaft. Auffallend sozial (fürsorglich, gerecht, schenkt gerne, erklärt, tröstet gerne, ist rasch zum Verzeihen bereit).

Gefahren: vergißt über dem Spiel das Essen, ist beim Essen sehr leicht ablenkbar. Ist zu wählerisch, zu mißtrauisch.

450

Im ganzen: ein optimistisches, lustiges, schon sehr differenziertes und ausgeprägtes Persönchen, im Temperament sicher ein Schuß sanguinisches Blut.

Soweit die auf einem eigenen Blatt vermerkten Angaben der Mutter, deren „akademische Bildung", verbunden mit einer guten Beobachtungsgabe, diese Bemerkungen über ihr Kind so gekonnt ermöglichte.

Aus ihnen können wir bereits einige für uns wertvolle Symptome herauslesen mit Vorsicht, versteht sich.

Es ist nicht überflüssig, solche Schilderungen (ähnlich ist es beim Fragebogen) möglichst in *extenso* zu bringen. Denn auch in der alltäglichen Praxis haben wir oft eine Masse von Symptomen, Zeichen und Modalitäten vor uns und sind gezwungen, uns zunächst mit *diesen allen* auseinander zu setzen, um dann erst die Hierarchisierung einzuleiten und solche Symptome herauszuarbeiten, die gerade in dem betreffenden Krankheitsfall die individuellen, sonderlichen nach § 153 des Organon sind.

Wenn wir das geschafft haben, ist unsere ärtzlich-homöopathische Aufgabe im wesentlichen erfüllt; alles andere ist dann nur noch Routinesache, einschließlich der Repertorisation. Dieses Hierarchisieren der Symptome aus der vollständig aufgenommenen Anamnese des Patienten (speziell bei refraktären und chronischen Fällen) ist unsere eigentliche homöopathisch-heilerische Leistung, da beginnt — und es gibt keinen Zweifel — die künstlerische Verwirklichung der Hahnemannischen Homöopathie.

Manche Adepten der naturwissenschaftlich-kritischen Richtung betrachten die Homöopathie keineswegs als eine künstlerische Arbeit, sondern als eine rein wissenschaftlich-kritische eben. Ich stimme dem zu, denn das *organotrope* Herausholen eines Medikamentes aus dem Arsenal der homöopathischen oder biologischen Mittel hat mit Kunst im heilerischen Sinne wenig zu tun.

Der klassische Homöopath aber, der seinen „HAHNEMANN genau nachmacht", betrachtet seine Tätigkeit unter dem Aspekt des Künstlerischen und nicht allein dem des Wissenschaftlichen. Er sieht hinter der Krankheit mehr als biochemische Entgleisungen; er sieht die Ganzheit des Menschen mit Leib, Seele, Geist. Letztere zwei „Wesensglieder" sind aber *künstlerisch* organisiert, sie wirken auf das Soma zurück. Das moderne medizinische Denken und Handeln nach dem Motto: hier Korpus ist gleich Chemietherapie, dort „Seele" ist gleich Psychotherapie, ist ja im Grunde schizophren. Nun, diese „Gesinnung" ist heutzutage en vogue, der Materialismus färbt eben alles auf seine Weise ein, auch das Medizinische.

Und aus einem Ochsen kann man nicht mehr herausholen, als ein Stück Rindfleisch.

Das gibt aber keine Argumente dafür, daß das nicht anders werden muß. Und die Homöopathie ist diejenige Form der Heilkunst, die alles mit einander *verbindet,* also anti-schizophren arbeitet, wenn man so will. Das ist eine ihrer „Wesenhaftigkeiten": Sie sieht den Gesamtorganismus mit allen seinen ponderablen und inponderablen Gliedern und holt sich aus diesen allen, wenn sie nicht mehr harmonisch ineinander greifen, die krankhaften „Symptome, Zeichen und Modalitäten", die sich als Folge dieses Nichtmehrrichtig-Ineinander-Greifens konstituieren. Sie setzt entgegen dasjenige, was ihre Arzneimittelbil-

der aussagen, aussagen ebenfalls an „Zeichen, Symptomen und Modalitäten"
und zieht darauf die therapeutische Konsequenz nach den Regeln des Simile-
satzes. *Das ist die Idee der Homöopathie.* Das macht das Praktizieren mit ihr
erst zum „Abenteuer".

Sie möchte über die Prothesentherapie hinausgehen, über die Substitution
und manches andere. Das ihr das nicht immer gelingt, daß auch sie ihre Grenzen hat, steht auf einem anderen Blatt, ändert aber nichts an den Prinzipien dieser Heilkunst. Diese Zwischenbemerkungen sind nicht unwichtig. Wer für so
etwas keinen „Magen" hat, möge sie überlesen. Ich bin der Ansicht, wenn man
homöopathisch arbeitet, braucht man Kraft und Mut in besonderer Weise und
wir holen uns diese nicht zuletzt aus den Bereichen, aus den Tiefen, in denen
auch die Homöopathie urständet, aus dem, was hinter den Dingen verborgen
ist.

Jeder macht's auf seine Weise. Wer der Meinung ist, daß sich die Welt über
den „Urknall" evolutioniert hat, soll dabei bleiben. Ob das allerdings die geistige Basis für eine überzeugte Hinwendung zur Homöopathie abgibt, muß bezweifelt werden.

Im *Fragebogen* war das Folgende verzeichnet:
Ekzem auf der Kopfhaut seit den ersten Lebenswochen. Hinter den Ohren,
an den Händen, an den Kniekehlen, am Ellbogen, erst ab dem vollendeten 1.
Lebensjahr. Kopf; Schwitzen besonders an den behaarten Teilen des Kopfes,
bei sportlicher Betätigung, bei Wärme bei Fieber. Bei Wind oder Kälte tränen
die Augen. Liebt Musik, tanzt gerne.

Gesichtsrötung an der frischen Luft. Fiebrige Erkrankungen immer nach
Impfungen (4fach Impfung, Pocken), ohne weitere Beeinträchtigung.

Das „Kind schläft sich mit dem Fieber gesund".

Neigung zu Stuhlträgheit.

Die Haut ist unauffällig, die Ekzeme ausgenommen. Die Pocken-Impfung
wurde mit dem 1. Lebensjahr vorgenommen und war nicht „angegangen", seit-
dem ist alles viel deutlicher vorhanden. Die Ekzeme sind trocken, gerötet, das
Jucken bessert sich durch kaltes Wasser. Verträgt alles gut; Abneigung gegen
Wurst und Käse. Gerne Eier, Kuchen, Obst, besonders Äpfel, Süßigkeiten, Eis,
Semmeln, Fleischbrühe. Ißt am liebsten alles nur warm. Sprechen und Laufen
etwa mit einem Jahr. Kaiserschnitt wegen vollendeter Fußlage. Schläft beim
Einschlafen mit offenen Augen, die sich später schließen. Braucht unbedingt
Däumchen zum Einschlafen. Abneigung gegen Angefaßtwerden von fremden
Erwachsenen. Zeitweise Angst vor Einbrechern.

Das sind die im Fragebogen aufgeführten Zeichen, Symptome und Modalitäten. Es müssen nun die wertvollen heraushierarchisiert werden. Genau muß bedacht werden, was gerade bei diesem Fall die üblichen, die „normalen" Symptome sind. Und was diejenigen sind, die die Krankheit dieses Kindes, nämlich
das chronische Ekzem, die Neurodermitis im *individuellen* Sinne charakterisieren.

Wenn wir uns mit Fingerspitzengefühl die einzelnen Symptome und Zeichen
zu Gemüte führen und durchdenken, kommen wir bald an die „Idee" dieses
Falles heran.

Welche Symptome waren die sonderlichen, die charakteristischen dieses Krankheitsbildes? Was war das Mittel?

In der LM 18 verordnet, kam ein Bericht nach 4 Wochen: „Das Ekzem am Kopf ist jetzt weg — das war noch nie der Fall". Nach dem 2. Fläschchen des gleichen Medikaments kam ein nächster Bescheid: der Kopf ist in Ordnung; auch die übrigen Körperpartien sind unauffällig, nur die Hände sind noch nicht frei.

Da ließ ich mich verführen und gab eine andere Medizin, die aber das Befinden nicht weiter besserte. Es bestanden immer noch am Handgelenk leichte Ekzemstellen und geringfügige an den Ellbogen. Ich sagte der Mutter, sie solle sich die erste Arznei nocheinmal besorgen. Die letzte Nachricht kam nach 3 Monaten: „Alle Ekzeme sind jetzt weg. Ich habe das Mittel nicht mehr besorgt, denn der Rest ist dann ohne jedes weitere Mittel bald verschwunden."

Anmerkung: Die Mutter, die eine gute Beobachterin ist, stellte also fest, daß nach dem 2. Medikament kein weiterer Fortschritt mehr eintrat. Wenn dann die restliche Haut in der nächsten Zeit „von selber gut wurde", ist das natürlich nicht zufällig.

Die erstgewählte Arznei, die ja das am *längsten* bestehende *Kopfekzem* nach kurzer Frist schon zum Verschwinden gebracht hatte, hatte die Impulse gesetzt, die den Rest der Ausschläge an den anderen Körperstellen ebenfalls bald beseitigten. Das 2. Medikament hatte bestenfalls diese Impulse irritieren können, eine eigene Wirkung hat es nicht entfaltet.

Ob diese Abheilung des Ekzems eine dauernde sein wird, muß sich noch herausstellen. Mit Sicherheit hat das Mittel eine sehr gutes Ergebnis gebracht. Durch die bisher angestellten Beobachtungen, Kalkulationen, Recherchen ist der Heilweg jedenfalls bereits abgesteckt und die Wahl einer anderen Medizin bei Rückfälligkeit wird in bestimmter Weise leichter vonstatten gehen als die Wahl des 1. Mittels.

Wir wissen, daß die Neurodermitis eine lebenslange Hauterkrankung sein kann. Es sollte auch bei dieser keine Mühe gescheut werden, sinnvolle Heilmittel einzusetzen. Allerdings ist es nicht leicht, das Simile zu finden; man kann sagen, beinahe eine jede dieser Hautkrankheit erfordert ein anderes homöopathisches Medikament. Hier war es Thuja.

Wenn man die Symptome durchstudiert, kann einem nicht entgehen, daß nach der *Pockenimpfung,* die nicht angegangen war, alles „viel deutlicher vorhanden war". Zeitlich war das unzweifelhaft so und von da zu einer Bezugnahme auf die Impfung war es nicht sehr weit. Es war also unmöglich, von dieser Sachlage nicht gefesselt zu werden. Ein Nichtangehen der Pockenimpfung kann ohne weiteres als „Giftwirkung", als eine gewisse toxische Störung verstanden werden deshalb, weil der Organismus keine Anstalten macht, sich gegen die Impfung zu wehren; der „Impfstoff kann nicht ausschlagen".

Auch mir ist bekannt, daß man das als krause Theorie betrachten kann, mir ist aber auch bekannt, daß seit der Impfung das Kind an seinem Ekzem beträchtlich stärker erkrankt ist und daß Thuja, das gerade wegen dieser krausen Theorie gegeben wurde, hervorragend half. Der Lebensbaum ist eines der wichtigsten Mittel bei Impffolgen und wahrscheinlich das einzige der Homöopathie, das für *nichtangegangene* Impfungen dann in Frage kommt, wenn zu erkennen ist, daß diese irgendwo im Organismus Krankheitsprozesse hervorgerufen haben.

Man könnte sagen, vielleicht ist deshalb die Impfung nicht angegangen, weil gar nicht *richtig* geimpft wurde; dazu paßt nicht die Tatsache, daß nach dieser Impfmanipulation prompt die Ekzemerkrankung wesentlich stärker in Erscheinung trat. Andererseits traten auf die Impfungen, auch auf die späteren, mit schöner Regelmäßigkeit Fiebererscheinungen auf, die *ohne* Impfwirkung nicht möglich sind, und auf eine sykotische „Konstitution", besser auf eine Sykosis verweisen.

Das Führungssymptom war also die nicht angegangene Impfung und eigentlich waren alle anderen Zeichen und Modalitäten dadurch in die hintere Reihe gerückt, wenn auch Thuja bei einigen guten Zeichen mit dabei war: Schwitzen am Kopf 1/200, Abneigung gegen Angefaßtwerden 1/2, „Milde" 1/71, eigensinnig 1/26, penibel und pingelig 1/74. Das ganz zu Anfang verordnete Silicea ist übrigens auch ein Impffolgemittel 1/503, hat aber durch sein Versagen bewiesen, daß es für diesen Krankheitsfall nicht zuständig war. Es hat vor allem keinen Bezug zu Folge „nicht-angegangener" Impfungen.

Fall 261: Dieses war ein ganz akutes Krankheitsgeschehen. Es handelte sich um den Anruf einer Tochter, die sich um ihre Mutter sorgte, einer 65jährigen alten Dame, die plötzlich erkrankt war. Folgender Bericht wurde gegeben:

Sie hatte nach einem Gänsebratengenuß eine Gallenkolik bekommen, die zunächst mit Schmerzzäpfchen gelindert worden war. Es trat ein außergewöhnlicher Durst auf; daneben zeigte sich eine starke Übelkeit mit mehrmaligem Erbrechen. Es entwickelte sich bald eine große Schwäche, verbunden mit Schläfrigkeit und Nachtschweißen. Der Appetit war längst nicht mehr vorhanden. Die Patientin ist stark adipös, hat latenten Diabetes und ist seit Jahrzehnten galleempfindlich.

Die Tochter hatte bereits zu Beginn der Erkrankung Pulsatilla LM 18 gegeben und später Arsenicum album LM 18.

Eine Besserung war jedoch nicht eingetreten — im Gegenteil, die Schwäche nahm so zu, daß die Kranke sich nicht mehr allein im Bett umdrehen und auch nicht mehr aufstehen konnte. Der Durst und die Übelkeit (mit dem Erbrechen) wurden stärker, der Harn, der die Tage vorher vermehrt geflossen war, wurde braun, der Stuhl behielt jedoch seine normale Farbe.

Der Bauch war stark aufgebläht und stark berührungsempfindlich, speziell im rechten Hypochondrium, mit Wundheitsgefühl in den Gedärmen. Die Temperaturmessung zeigte axillar 37,8 Grad, rektal 40,4 Grad. Die klinische Untersuchung von zwei hinzugezogenen Kollegen ergab Cholezystitis und Pericholezystitis.

Beide rieten bereits bei Auftreten des Fiebers nach der Kolik zur stationären Behandlung und nach Verschlechterung des Zustandes zum zweiten Mal zu dieser Maßnahme.

Die Patientin hatte bereits 10 Pfund an Gewicht verloren und vor Beginn des hohen Fiebers Schüttelfröste gehabt.

Soweit die *telefonische Darstellung* des Krankheitsverlaufes durch die Tochter. Zur bisherigen Therapie ist zu sagen, daß außer Pulsatilla und Arsenicum album, als diese beiden Mittel wenig Wirkung zeigten, vor 2 Tagen ein Oligoplexmittel dazu verordnet wurde.

Da jedoch auch durch dieses Medikament keine Besserung zustande kam, erfolgte der obengenannte Anruf.

Bei Durchsicht der gebotenen Symptome, Zeichen und Modalitäten mußte man zu der Feststellung kommen, daß es eigentlich nur 1 oder 2 Medikamente sein konnten, die in ihrem Arzneibild diejenigen Eigenschaften haben, diejenigen Zeichen und Symptome, die der Krankheit Einhalt gebieten konnten. Beim genauen Hinsehen war sogar eine Arznei die naheliegendste, die bereits in dem *Komplexmittel* enthalten war.

Das ist eine interessante Beobachtung: Es ergibt sich die Tatsache, daß bei kaltblütiger Beurteilung der Symptomatologie ein Medikament als Simile zum Vorschein kommt, das bereits — anscheinend ohne Erfolg — gegeben wurde. Man kann daraus die Forderung erheben, sich nicht von einem homöopathischen Arzneimittel deshalb abbringen zu lassen, weil es von *anderer* Seite schon versucht wurde. Wenn es wirklich paßt, kann eigentlich nur der Fehler in der Dosierung oder viel mehr in der Anwendungsform liegen.

Und so war es in diesem Fall.

Das Komplexmittel enthält: Eupatorium perfoliatum D 3, Aconit D 4, Echinacea D 2, Tartarus emeticus D 4, Veratrum album D 4 und eben die gesuchte und gefundene, den wahren Symptomen am nächsten kommende Arznei; sie ebenfalls in der D-3-Tiefpotenz. Das Medikament war in relativ langen Abständen, das ist 3mal täglich, gegeben worden; und das ist in der D 3 in Anbetracht dieser hochakuten Erkrankung wirklich zu wenig. Es wurde also gemeinsam beschlossen, diese Oligoplextropfen (mitsamt dem darin für unsere Zwecke genau passenden Mittel) weiterwirken zu lassen, allerdings 2stündlich und jeweils 15 Tropfen. Dazu wurde von mir das Simile in der D-30-Hochpotenz noch am selben Abend per Eilbrief an die Mutter geschickt.

Es war Bryonia. Die Frau sollte sogleich nach Erhalt eine Dosis nehmen.

Im Laufe des nächsten Tages nahmen der Druck, die Schläfrigkeit und die Schwäche gewaltig ab, der Zustand verbesserte sich demnach beträchtlich; an diesem Tag trat auch das Brechen nurmehr einmal auf. Die Patientin konnte bereits allein aufstehen und auf die Toilette gehen.

Die Medizin war übrigens nach 10 Stunden am Bestimmungsort angelangt, sie war also in der Frühe eben dieses Tages zum 1. Mal genommen worden.

Am darauffolgenden Tag kam eine weitere Nachricht, die besagte: Sehr gute Besserung, Temperatur fast normal, Stuhl in Ordnung, Appetit vorhanden, Schwäche und alle anderen Beschwernisse praktisch verschwunden, auch von Seiten des Bauches her keine Beschwerden mehr. Das Oligoplexmittel war 2stündlich weiter gegeben worden; eine zweite Dosis von Bryonia D 30 war ein zweites und letztes Mal nach 24 Stunden verabreicht worden.

Was waren die Leitsymptome dieses Falles?

Dem Verzehr des Gänsebratens folgte nach kurzer Frist eine Gallenkolik; das ist und bleibt ein Zeichen von hoher Wertigkeit, zumindest in Hinsicht auf das akute Geschehen, und es war richtig hier an Pulsatilla zu denken. Es·half nicht und ebenso wenig half Arsen. Der Gänsebratengenuß war aber trotzdem nicht aus der Welt zu schaffen. Es gibt ja für die Folgen dieser ,,Tätigkeit" noch andere Medikamente. Innerhalb der entsprechenden Mittelrubrik mußte das Simile vorhanden sein, daran konnte nicht gezweifelt werden. In 1/515 findet sich diese Stelle; zwar ist nicht die Gans aufgezeichnet, aber es gibt eine Doppelrubrik schwere, nahrhafte, üppige Speisen verschlimmern und schwere Speisen verschlechtern; das entspricht der Idee nach einwandfrei unserem Gänsebraten.

Ein sehr gutes Symptom war die außergewöhnliche Schwäche — bei Fieber, versteht sich 1/442. Hier finden sich außer Bryonia auch Arsen und Pulsatilla neben einigen anderen Arzneien. Ein gutes Zeichen war außerdem der ungewöhnliche Durst bei unauffälligem Harnzuckerbefund 3/440. Kombiniert man diese 3 Spalten, dann bleiben Bryonia, Ferrum, Natrium muriaticum, Phosphor und Pulsatilla. Pulsatilla entfällt; es bleiben noch 4 Arzneimittel Bryonia, Ferrum (dieses ist überall nur 1wertig vertreten), Natrium muriaticum und Phosphor. Davon hat Gallenkolik nur Bryonia 3/558 (Arsen und Pulsatilla, die Medikamente, die nichts eingebracht hatten, haben es beide 1wertig).

Alle anderen Zeichen und Modalitäten sind bis auf *eines* nicht mehr so bedeutend, daß sie *direkt* zur Mittelfindung herangezogen werden sollten. Dieses eine ist die starke Schläfrigkeit während des Fiebers; hier ist Bryonia nicht vertreten. Aber es gibt bei schläfrig Fieber 1/387, 372, in etwa 378, in etwa 388, in etwa 16 eine *Unzahl* von Mitteln, bei *Schwäche* bei Fieber dagegen nur wenige. Man kann sich deshalb mit letzterer Rubrik begnügen; sie ist wesentlich wertvoller und die Zaunrebe ist hier dabei. Wieso kann die Gallenkolik als gutes Symptom aufgefaßt werden? Deshalb, weil das Wesentliche bei diesem Fall über die Gallenecke abläuft und weniger über andere Systeme. Andere bekommen auf schweres Essen Magenkrämpfe, Durchfälle, Migränezustände und so fort. Hier spielte sich alles um die ,,Galle" herum ab, die seit Jahrzehnten, wie geschrieben, nicht einwandfrei funktioniert.

Zwei Dinge sind noch anzumerken:
1. Wenn innerhalb eines Komplexmittels sich die passende Arznei befindet, tut diese seine Wirkung ungestört von den anderen Bestandteilen.
2. Es ist zu erinnern daran, daß ganz sicher nicht die *anderen* Bestandteile des Komplexes eine Heilwirkung sozusagen ,,im Zusammenklang", ,,tout ensemble" gemacht haben. Das zeigt sich in *unserem* Fall allerdings nur indirekt —, jedoch unmißverständlich und klar: denn die in diesem Oligoplex zusammengestellten Medikamente sind alles *homöopathische* Arzneien in tiefen Potenzen, das heißt aber, daß sie nur nach den Gesetzen der Homöopathie wirksam sein können, also gemäß dem Simileprinzip. Die Arzneimittelbilder *dieser* Mittel sind aber so, daß sie zu unserem Fall mit seinen ganz bestimmten individuellen Zeichen, Symptomen und Modalitäten in *gar keiner* Beziehung stehen, die Zaunrebe ausgenommen!

Zumeist — Ausnahmen bestätigen die Regel — werden diese Mischungen, wenn sie helfen, nur dann ihre Wirkung haben, wenn *einer* ihrer Heilstoffe dem Zustandsbild des Patienten — im Sinne der Symptome von homöopathischer

Qualität — „ähnlich" ist. Zu erinnern ist, daß diese Oligoplexe *homöopathische* Medizinen und homöopathische Dosierungen enthalten. Daraus resultiert die Tatsache, daß unmöglich *alle* Ingrediezien therapeutische Impulse vermitteln können. *Allopathische* Mischungen anderer Heilstoffe, Pflanzenauszüge, Tees und so fort können selbstverständlich auch in der *Kombination* wirken.

Fall 262:
Es handelt sich um eine Frau, 39 Jahre, die seit langen Jahren an feuchten eiskalten Händen leidet. Sie sind zumeist angeschwollen, einmal rot, hochrot sogar und heiß, einmal blaß-bläulich und kalt. Die Patientin muß beruflich auf ihre Hände achten und sie hielte sie am liebsten ständig unter dem Tisch, wie sie sagt. In den letzten beiden Jahren ist es besonders schlimm geworden. Der aufmerksame Leser wird jetzt schon die erste Frage bereit haben und sich genau orientieren — über was?

Diese Orientierung wurde allerdings von den bisherigen Therapeuten — und das waren nicht wenige — nicht vorgenommen, das heißt, die entscheidende Frage wurde nicht gestellt. Es wurde eine Durchblutungsstörung angenommen, es wurden alle möglichen modernen Untersuchungsmethoden durchgeführt. Es wurden innere und äußere Medikamente versucht, alles ohne Ergebnis.

Die *Idee* der Erkrankung war zu erforschen. Was war des Pudels Kern? Ein einziger Satz klärte alles auf: „Hatten Sie früher einmal mit Erfrierungen zu tun gehabt?" Die Reaktion der Kranken war, wie in vergleichbaren Fällen zumeist, so, daß sie mich verblüfft anstarrte und beteuerte, daß das durchaus so sei. Sie habe in der Kindheit starke Erfrierungen an den Händen gehabt und sie habe heute noch Reste von Frostbeulen zu verzeichnen.

Über diese Beulen war früher nie ein Wort verloren worden, ebensowenig über die Möglichkeiten von *Folgen* von Erfrierungen.

Damit ist das Stichwort gefallen: Folgen von Erfrierung (der Hände in diesem Fall). Ohne die Abklärung dieser „Causa" wird auch das dickste Repertorium, der teuerste Computer, die größte Kartei nichts nützen!

Also Folgen von Erfrierung. Hier haben wir die Medikamente am schnellsten in der Hand, wenn wir im „Kent" in 1/497 und auch 2/423 (Frostbeulen) nachschlagen. Wir haben verschiedene Arzneien, die für Frostschäden in Frage kommen. Zählen wir sie zusammen, kommen wir auf etwa 21. Bei Frostbeulen finden wir etwa 45 Mittel, ohne Berücksichtigung der Modalitäten.

Denken wir exakt, dann müssen wir beide Rubriken zusammenlegen, denn es gilt beides: Die Frau leidet an den *allgemeinen* Folgen von Erfrierung, und hat als harmlosere Variante die Frostbeulen dazu.

Wir haben also, wenn wir beide Spalten mischen, und das müssen wir tun, um allen Arzneien gerecht zu werden, eine Menge von Möglichkeiten zu helfen. Um die Medikamente unterscheiden zu können, müssen wir weitere Symptome und Modalitäten aufdecken und rangmäßig anordnen.

Diese Aufdeckung hat uns die Patientin bereits durch eine gekonnte Schilderung ihrer Beschwerden erleichtert. So spricht sie zum Beispiel spontan von roten, hochroten Händen, von blaß-bläulichen, von kalten, von heißen, von feuchten und auch von ständig geschwollenen Händen.

Wenn wir die hochroten Hände, die als „Symptom" noch interessanter sind als die blaß-bläulichen, und die Schwellung der Teile vorziehen, werden wir etwas mühevoll zwar, aber erfolgsversprechend auf bestimmte Mittel kommen, die unseren Anforderungen entsprechen.

Wenn wir diese Zeichen Hände rot 2/415 und Hände Schwellung 2/529 nehmen, erleben wir eine kleine Überraschung. Diese beiden Rubriken reduzieren unsere Medizinen bereits auf eine geringe Anzahl. Nehmen wir die bläulichen Hände dazu 2/415 bleiben als naheliegende Medikamente Acidum fluoricum, Agaricus, Apis, Phosphor und Rhus toxicodendron übrig.

Von diesen Medikamten fordern wir als ihre wichtigste Qualität, daß sie als *Erfrierungs*mittel fungieren können. Also muß man sie unter diesen Gesichtspunkten auswählen und dann sieht das ganze so aus:

Nimmt man nur die klinische Rubrik Frostbeulen Hände 2/423 dann verschwinden Acidum fluoricum, Apis, Phosphor und Rhus toxicodendron, das heißt alle außer Agaricus. Verwendet man nur die klinische Spalte Folgen von *Erfrierung* 1/497, dann bleiben neben Agaricus noch Phosphor und Rhus toxicodendron.

Da wir aber, wie oben erwähnt, die Frostbeulen genau so wenig wie die Folgen der Erfrierung hintanstellen können, also beides gleichermaßen berücksichtigen müssen, bleibt Agaricus das einzige Mittel, das die Bedingungen dieses Falles am besten erfüllt. Wobei es nicht schadet, wenn man die anderen gefundenen Arzneien noch in Reserve hält. Der Fliegenpilz hat nach wenigen Tagen überzeugend gewirkt, nur die feuchten Hände sind nicht besser geworden. Warum diese sich nicht verändert haben, kann schnell erklärt werden:

Die Frau wurde vor einigen Jahren wegen eines Cervix-Carcinoms behandelt. Sie erwähnte außerdem, daß sie seit langem an einem starken Achselschweiß leidet und an einer Schilddrüsenstörung.

Genausowenig wie sich das Achselschwitzen besserte, konnte sich das Handschwitzen ändern, denn beides hat mit den Erfrierungsfolgen nichts zu tun.

Zusatz: Es wird nicht bestritten, daß man zunächst auch über den Daumen gepeilt auf Agaricus kommen wird — wenn man die *Verursachung* erkannt hat. Aber die Daumenarbeit ist eben nicht zuverlässig. Kommt Agaricus jedoch sauber und konsequent herausgearbeitet in die engere Wahl, dann ist das als ganz anderes, weil ausgeklügeltes Ergebnis zu bewerten.

Die Frau verspürte übrigens des öfteren auch Prickeln in den Händen, wenn sie rot anliefen. Wir haben im „Kent" verschiedene Arzneien, darunter auch Agaricus 2/535, Ameisenlaufen, Taubheit allgemein 2wertig und unter Händen und Fingern 1wertig in 2/541, 542, 536.

In einem Fragebogen wäre niemals die Ursache Erfrierung übersehen worden, wenn ein solcher ordentlich ausgefüllt wird!

Die Patientin kam nach einer längeren Pause wieder, weil sie ihre Hände wieder etwas spürt, „aber nicht so, wie das früher der Fall war". Sie hat bisher ein einziges Fläschchen verbraucht und längst die Tropfen zu Ende genommen. Sie sagte mir spontan, daß sie „furchtbare Aufregungen hinter sich" habe. Sie bekam einfach ein zweites Fläschchen mit. Sie hat sich dann nicht mehr gemeldet.

Entweder ist die Beschwerde abgeklungen, oder sie hat einen wirklichen Rückfall bekommen und hat aufgegeben. Feststeht, daß, wenn Agaricus zur Ausheilung nicht ausgereicht hat, ein anderes Arzneimittel mit einer an Sicherheit grenzenden Wahrscheinlichkeit die Erfrierungsfolgen zum Verschwinden gebracht hätte. Entweder hätte es weiterhin ein reines Erfrierungsmittel sein müssen, oder eines, das die Symptomatologie der anderen Erkrankungen, zum Beispiel der Schilddrüse, *zusätzlich* mit beinhaltet hätte. Eines ist sicher: daß das Herausarbeiten der *Erfrierungsfolgen* den therapeutischen Stein ins Rollen gebracht hat.

Fall 263: Frau, 78 Jahre, kommt wegen Kreuzschmerzen in Behandlung, die seit 14 Tagen bestehen; begonnen hat es nach einer „Verdrehung" des Rückens, wobei es einen kleinen Knax getan hat. So schildert die Patientin ihre Beschwerden auf meine Frage hin, wie denn alles gekommen sei.

Das veranlaßte mich, über den Daumen gepeilt Rhus toxicodendron zu geben; ohne Wirkung, wie sich nach einer Woche herausstellte. Ich sagte der Kranken am Telefon, daß wir wohl einige Einspritzungen machen müßten und bestellte sie wieder in die Sprechstunde.

Bei so alten Leuten, die es mit dem Kreuz bekommen, ist es nicht leicht, die passende homöopathische Arznei zu finden und ich suche da nicht lange nach Einzelmitteln, wenn die Sache hartnäckig zu werden scheint.

Es wird geklagt darüber, daß zwar jeder Hustenstoß schmerzhaft ist, daß aber das Liegen die Beschwerden sofort bessert. Andere Modalitäten waren dagegen nichtssagend. Spasseshalber verglich ich diese beiden Rubriken und es fielen nur einige wenige Arzneimittel heraus. Eines davon, Rhus toxicodendron war bereits ohne Erfolg versucht worden.

Ich ließ die mögliche *Verursachung,* nämlich die Verdrehung, außer Acht, sie schien mir nach dem Versagen des Giftsumach nicht das Führungssymptom zu sein und gab von den restlichen Medizinen das hochwertigste und naheliegendste: in der LM 18 half es sofort. Es war Bryonia.

Die Patientin war so beeindruckt von dem Ergebnis, daß sie sogleich für ihre chronische Bronchitis „auch solche Tropfen" haben wollte. Ich winkte ab und bestellte sie erst nach einiger Zeit in die Sprechstunde; denn für eine erfolgversprechende Therapie einer chronischen Altersbronchitis braucht man den Fragebogen und viel Zeit zur Ausarbeitung des homöopathischen Simile.

Hustenstoß schmerzhaft 2/338, 321; Liegen erleichtert sofort 2/338, 321; leztere Modalität erscheint in einem noch besseren Licht deshalb, weil diese Besserung eine fast schlagartige ist; das ist sonderbar, „komisch".

Fall 264: Frau, 48 Jahre, kommt außerhalb der Sprechstunde. Sie ist wegen ihrer Kopfschmerzen „völlig fertig" und möchte dienstunfähig geschrieben werden. Sie hat die Beschwerden bereits seit vielen Monaten. Besonders stört sie der ewige Druck im Kopf, sie fühlt sich wie in einem Schraubstock eingespannt. Außer der Tatsache, daß sie seither immer heulen muß — es überkommt sie einfach so — und daß Gallensteine vorliegen, ist von der Patientin vorderhand nichts von homöopathischer Bedeutung zu erfahren.

Zu ihren Steinen meint die Kranke nur, daß sie sich eben niemals sattessen dürfe und schwere Speisen meiden müsse.

Operieren werde sie sich übrigens nicht so schnell lassen, weil sie manche Gallenblasenoperierte aus ihrer Umgebung kenne, die trotz der Entfernung der Steine nicht gesund geworden seien. Da die Frau weder eine Gelbsucht noch je echte Koliken gehabt hat, dränge ich sie keineswegs zur Operation.

Zunächst wird der Kopfschmerz anzugehen sein; das ist ihr das Wichtigste.

Ich schreibe sie also zuersteinmal krank und lasse auch eine Schädeldurchleuchtung einschließlich der Nebenhöhlen machen. Diese Befunde sind, ebenso wie ein augenärztliches Untersuchungsergebnis, unauffällig. Der Blutdruck ist gleichfalls in Ordnung.

Hier ist zu vermerken, daß auch bei *positiven* Befunden unsere Mittelwahl nicht anders hätte sein können als sie es sein mußte auf Grund der vorhandenen Zeichen, Symptome und Modalitäten.

Allerdings waren diese nicht überwältigend arzneitypisch. Im Gegenteil, man konnte nur bei sorgfältigem Vorgehen an eine sinnvolle Similesuche denken. Dabei ergab es sich, daß eigentlich nur ein einziges Medikament in die engere Wahl kommen konnte. Welches war das? In der LM 18 gegeben, war nach einer Woche das Befinden bereits wesentlich gebessert; die Kranke brauchte schon nach 3 Tagen keine Schmerztabletten mehr. Nach kurzer Zeit waren die Kopfschmerzen vollständig verschwunden und sie sind auch nach einer langen Beobachtungszeit nicht mehr aufgetreten. Ein plausibler Grund für sie konnte übrigens nicht gefunden werden. Die Gallenstörungen sind in der Zwischenzeit gut abgeklungen; die Patientin kann wieder wesentlich mehr vertragen.

Anmerkung: Gallensteinträger, die selten Koliken und auch sonst nicht allzu viele Schwierigkeiten haben, sollte man nicht unbesehen zur Operation schikken. Man kann mit gut gewählten homöopathischen Arzneien hinsichtlich der Beschwerdefreiheit viel erreichen.

Wenn manchmal dem Kranken gegenüber behauptet wird, Gallensteine würden zu Krebs führen, ist das nichts weiter als eine Verunsicherung desselben und letztlich eine Repressalie, um ihn zur Operation zu ermuntern.

Diese Repressalien-Methode: wenn du das nicht tust, dann mußt du damit rechnen daß ... ist heutzutage in der Medizin nicht unbekannt; sie sollte niemals leichtfertig praktiziert werden.

Ein Verhalten der Frau kann man übrigens schon als „führend" ansehen: das ist die Heulerei, die seit dieser Erkrankung besteht: „Es überkommt sie einfach so!" Ein Leitsymptom, ein charakteristisches Symptom, ein erstklassiges Symptom ist ein solches, das bei der Mittelwahl nicht *vernachlässigt* werden darf, das heißt, daß es ohne Wenn und Aber im Arzneimittelbild der zu wählenden homöopathischen Arznei vertreten sein muß. Unser Heilmittel mußte also eines sein, das das unwillkürliche, das grundlose Weinen auf jeden Fall in seinem Prüfungsbild hat.

Wir haben 2 Rubriken im „Kent", die diese Bedingungen erfüllen 1/145 und 1/147; beide Angaben sind so verwandt, daß man sie zusammen nehmen muß. Die Patienten sind kaum je in der Lage, sie unterscheiden zu können und wir können es deshalb ebensowenig.

Der Druck im Kopf, der seither vorhanden ist, ist *relativ* gesehen, ein gutes Symptom; a) weil er ständig da ist und nicht nur sporadisch und b) weil ein Kopfdruck ein nicht ganz alltäglicher oder banaler Schmerzzustand ist.

In 1/310 haben wir eine ganze Reihe von Medikamenten zur Verfügung. Es kommen — und dafür haben wir uns bereits bei der Nennung des Leitsymptoms entschieden — aber nur jene Medizinen zur Auswahl, die auch die Heulerei in ihrem Mittelbild aufweisen. Auch die Schraubstock-Empfindung ist ein recht ordentliches Symptom; wir finden es in 1/315.

Aus der Anamnese sind Gallensteine bekannt. Eine Nachprüfung möglicher *besonderer* Symptome und Zeichen ergibt zwei Sachverhalte, die uns interessieren müssen: Schwere Speisen werden nicht vertragen und Sattessen ist nicht möglich, ohne Beschwerden zu bekommen.

Nun, das letztere Zeichen ist mit Sicherheit kein schlechtes; aber auch das erste, die Unverträglichkeit schwerer Nahrung ist keineswegs banal: es gibt eine Unzahl Gallensteinträger, die sich jederzeit sattessen dürfen und jederzeit schwere Speisen vertragen. Ich denke da besonders an solche, die von ihrem Steinreichtum gar nichts wissen — man behauptet, daß nach dem 70. Lebensjahr jede 2. Frau ihre Steine hat — und die auch keinerlei Schwierigkeiten haben.

Wenn wir die letztgenannten 2 Symptome noch mit auswerten 1/515 und 1/499, bleibt letztlich nur Pulsatilla als gutes Simile übrig.

Fall 265: Mann, 35 Jahre, erscheint wegen einer Verletzung des linken Knies und der rechten Schulter in der Sprechstunde. Es handelt sich um Prellungs- und Zerrungsfolgen, die er sich beim Wildwassersport zugezogen hatte. Auf Arnica und Rhus toxicodendron gingen die Beschwerden bald zurück — vielleicht wären sie auch ohne Therapie genausoschnell abgeklungen. Einige Monate später passierte etwas Ähnliches. Beim Schlittschuhfahren verursachte ein Sturz eine Zerrung und Prellung der linken, also der „gesunden" Schulter. Es wurde wiederum Rhus toxicodendron verordnet und siehe da, nach einigen Tagen kam es zu einer 50 %igen Besserung und ich betrachtete die Sache schon als erledigt. Der Patient rief jedoch 4 Wochen später wieder an und sagte, daß die Schulter nicht weiter besser geworden sei.

Was konnte noch getan werden, welches Mittel kam noch in Frage? In der LM 18 gegeben, war bei sofort einsetzender Wirkung nach 14 Tagen alles gut geworden. Jedermann weiß, daß bei Verletzung, bei Zerrung und ähnlichen Schäden Rhus toxicodendron eine gute Arznei ist — siehe die umfangreiche Rubrik in 1/453 und ähnlich 1/454. Es wurde also nach der *ersten* Verletzung der Giftsumach eingesetzt; er half wohl bei der Verletzung der rechten Schulter. Bei der zweiten Zerrung, der der linken Schulter, tat er nur halb seine Pflicht. Unter Verletzung Schulter 2/552 finden wir 3 Mittel Rhus toxicodendron, Ferrum metallicum und Zincum metallicum. Ich gab deshalb etwas schematisch mangels anderer Modalitäten Eisen, was sofort die Besserung einleitete.

Übrigens ist die *Lokalisation* keineswegs zwingend dergestalt, daß nur solche Verletzungsmittel in Frage kommen, die die entsprechende Örtlichkeit ebenfalls aufweisen.

Bei unserem Fall ist die Schulter im „Kent" mit 3 Arzneien vertreten; wir werden diese zuerst versuchen und später erst, wenn erforderlich, an die *allgemeine* Verletzungsrubrik denken. Es ist vermutlich so, daß die Schulterlokalisation nicht im Arzneibild von Rhus, Ferrum, Zincum aufgetreten ist, sondern daß sich diese Medikamente einfach als wirksame auch für solche Verletzungen ausgezeichnet haben.

Eine ganze Anzahl von Symptomen, Zeichen und Modalitäten von im Repertorium aufgeführten Arzneimitteln ist nicht allein über die Arzneiprüfungsprotokolle an ihrer Stelle geblieben; diese Symptome konnten ihren angestammten Platz später deshalb halten, weil sie sich im Laufe von ganzen homöopathischen Ärztegenerationen bewährt haben, sich also „verifiziert" haben.

Fall 266: Mann, 56 Jahre, am rechten Oberschenkel amputiert (Kriegsverwundung) kommt wegen linksseitiger Hodenschmerzen, die vor 3 Tagen begonnen haben. Er hat schon einige Male in verhältnismäßig kurzen Abständen hochfieberhafte Hoden- und Nebenhodenentzündungen an dieser Stelle mitgemacht. Es versteht sich, daß damals jeweils Antibiotika verabreicht wurden (nicht in der homöopathischen Praxis). Die Störungen kamen auch relativ bald wieder zum Abklingen.

Was bei diesen Dingen immer etwas eigenartig ist, ist die Tatsache, daß solche und vergleichbare Krankheitsfälle (dazu ist eine Otitis, eine Tonsillitis, eine Abszeßbildung und so fort zu rechnen) selten nur *einmal* auftreten, sondern, daß sie mit schöner Regelmäßigkeit 2, 3, 4 und noch öfters „passieren" — in ziemlich kurzem Abstand notabene.

Ein Sachverhalt, der — wiederum eigenartig — bei der Behandlung mit homöopathischen Mitteln nie oder nur selten vorkommt.

Das Rückfälligwerden geht soweit, daß sich ein medizinischer Fachmann dahingehend verstieg, daß er schlankweg behauptete, für Kinder sei heutzutage ein Schnupfen, ein Husten, eine Erkältung, eine Mittelohrenentzündung und anderes eben 3- oder 4mal im Jahre zu absolvieren — basta.

Nun, so kann man auch argumentieren. Keiner will wahrhaben, daß es die zumeist unsinnige Therapie mit antibiotischen Medikamenten, Sulfonamiden und ähnlichem zuwege bringt, daß diese Rückfälle da sind. Auch der unbedarfteste Anhänger der Immunlehre wird nicht umhin können zuzugestehen, daß eine schnell weggewischte Erkrankung, besonders wenn sie mit Fieber einhergeht, eine Entwicklung von Abwehrkräften im Organismus gar nicht zuläßt, ganz abgesehen von den Unterdrückungskrankheiten, die sich einstellen können.

Eine aktuelle Statistik verzeichnet, daß in der Bundesrepublik Deutschland fast 8% aller Stadtkinder einen pathologische Triglyceridspiegel haben, während bei 10,6% der Großstadtkinder und bei 6% der Kinder aus der Landbevölkerung der Serumcholesterinspiegel pathologisch ist.

Daß jedes 4. Großstadtkind verhaltensgestört ist, sei nur nebenbei vermerkt. Es tauchen natürlich sofort wieder kluge und noch klügere Leute auf, die schon einen Grund hinbiegen für diese Pathologien. Daß man aber auf Probleme wie die obengenannten hinweisen würde und von daher (und von manchen anderen

Seiten her) die Begründung suchen würde, ist nicht zu erwarten. Dafür ist weder ein Verständnis noch ein Gespür vorhanden.

Der Mann hatte also wieder einmal seine Hodenentzündung. Es bestand lokal eine merkliche Druckempfindlichkeit und eine deutliche Schwellung, und das Sitzen war unerträglich. Ich hatte den Eindruck, daß sich der Patient auch von mir ein Antibiotikum wünschte — Kriegsverletzte sind verständlicherweise oft Routinegänger bei den Ärzten und wissen über vieles Bescheid. Den Gefallen tat ich ihm nun nicht, sondern erklärte ihm, daß ich mir eine andere Behandlung vorstellen könnte, die ihm noch besser bekommen würde. Da er gar nicht recht begeistert war, war ich nicht versessen darauf, ihm die passende homöopathische Medizin unter exzellenten Bemühungen herauszuarbeiten, sondern beschränkte mich vorderhand auf die vorhandenen Symptome und Zeichen. Da der Patient erklärte, daß jede seiner Hodenentzündungen so wie die augenblickliche begonnen hatte, war ich neugierig, was sich auf meine Tröpfchen hin tun würde — vergleichsweise.

Was war das Mittel? Es wurde in der LM 18 verordnet, 2mal täglich 5 Tropfen und der Mann wurde sofort dienstunfähig geschrieben.

Nun der Verlauf: Bescheid nach 3 Tagen; die Temperatur stieg am nächsten Tag auf 38,6 Grad axillar, war aber dann tags darauf wieder auf normale Werte zurückgegangen. Der Verlauf war also gut. Nach einer Woche trat der Patient wieder seinen Dienst an; er bedankte sich und meinte, so schnell sei er seine Sache noch nie los geworden. Der Kritiker denkt, daß das auch so hätte kommen können. Das ist ganz richtig — aber wer sollte nicht größere Kritik üben in Hinsicht auf seine Heilergebnisse als der Homöopath selbst. Für ihn ist die kritische Betrachtung seiner Erfolge nicht das Hobby eines Außenseiters, sondern von seiner gesunden Kritik hängt seine ganze homöopathische Zukunft ab. Denn ohne eine solche Urteilsbildung lernt er niemals erkennen, ob seine Mittelwahl gut war oder nicht. Er muß mit sich selbst ins Reine kommen, wem er den Heilungserfolg zuzuschreiben hat: seinen mit großer Sorgfalt ausgesuchten homöopathischen Arzneimitteln oder der Spontanremission, dem Zufall, der Suggestion.

Bei diesem Krankheitsfall steht jedenfalls fest, daß der Mann sofort wieder, wie gehabt, seine Antibiotika bekommen hätte und daß das gleiche Ergebnis wie früher dann mit Selbstverständlichkeit auf diese geschoben worden wäre. Man wäre, ohne mit der Wimper zu zucken, auf diese Weise verfahren.

Wenn aber die diesmalige schnelle Besserung der Hodenentzündung *nicht* das Ergebnis unserer sorgfältig ausgewählten homöopathischen Arznei war, sondern eine Spontanremission — die Suggestivwirkung entfällt hier — dann würden auch die früheren Therapien nichts genützt haben — denn dann wäre es eh und je eine Spontanbesserung gewesen.

Summa: Entweder haben früher die Antibiotika geholfen, dann hat dieses Mal — bei völlig gleicher Ausgangslage — das homöopathische Medikament das Rennen gemacht; oder es war bei der diesmaligen Erkrankung die Heilung eine spontane, dann war es eben früher auch nicht anders.

Ein einziges Symptom war bei dieser fieberhaften Erkrankung „recht ordentlich", das war die Unerträglichkeit der Schmerzen beim Sitzen 3/779; recht ordentlich ist zwar dieses Zeichen, aber keineswegs dramatisch. Man kann sogar der Meinung sein, daß es kein Kunststück ist, im Sitzen unter den gegebenen Umständen stärkere Schmerzen zu haben. Das ist nicht gelogen, aber wir haben eigenartigerweise im „Kent" — und somit praktisch im Bereich der ganzen Arzneimittellehre der Homöopathie — nur 2 Medizinen, die dafür „geradestehen", Pulsatilla im Fettdruck und Rhododendron 1wertig.

Die Entzündung der Hoden finden wir in 3/735 mit nicht allzu vielen, die Hodenentzündung links 3/735 gar nur mit 5 Mitteln vertreten.

Die Linksseitigkeit ist in unserem Fall von besonderem Reiz deshalb, weil sie nicht nur einmal — einmal ist keinmal — sondern bereits öfters in Erscheinung getreten ist. Ungeachtet des Verdachts des Verdrängungsgeschehens durch die früheren Allotherapien, scheint der linke Hodenbereich ein locus minoris resistentiae zu sein. Hodenschwellung haben wir in 3/744, auf der linken Seite ebenfalls 3/744. Wieder gehen Pulsatilla und Rhododendron durch.

Ich gab Pulsatilla LM 18, das sämtliche Zeichen im Fettdrucck aufweist.

Der Mann sagte, daß er so schnell seine Sache noch nie losgeworden ist. Man muß solche spontane Äußerungen nicht von vorneherein als unverbindliche Redensarten abtun. Der Patient sagt uns seine Meinung — je nachdem, brüsk oder „feiner" — auch wenn wir ihm nicht helfen können und ich bin der Ansicht, daß die Feststellungen des Kranken über seine Befindensänderungen bei oder nach einer Behandlung welcher Art auch immer — im Guten und im Schlechten — von außerordentlicher Bedeutung sind für den Therapeuten und daß man sie grundsätzlich, wie sie auch ausfallen mögen, ernsthaft zur Kenntnis nehmen muß. Inwieweit sie als wahr und echt zu nehmen sind, das zu beurteilen, dürfte einem mündigen Mediziner und Heiler nicht schwer fallen. Grundsätzlich schon vorher abzuwinken, ist ein windiges Verhalten, das einem Arzt, der sich und seine Aufgabe ernst nimmt, nicht glaubwürdiger macht.

Fall 267: Das ist einer jener Patienten, 51 Jahre, die nach jahrelangem Wegbleiben wieder auftauchen und fast nebenbei erklären, daß es ihnen bisher gut gegangen ist. Jetzt „hätten sie etwas anderes". Der Mann hatte Jahre und Jahrzehnte immer mit dem Magen zu tun gehabt. Einige homöopathische Mittel hatten ihm gut geholfen, aber auskuriert hatte ihn Chamomilla in der LM-18-Potenz. Das war vor 8 Jahren; seither hatte er keine Magenbeschwerden mehr.

Kritiker, auch uns unseren Reihen, die gerne die Heileffekte unserer Medikamente (speziell der Hochpotenzen) bei chronischen oder refraktären Fällen als höchstens flüchtige und vorübergehende hinstellen, werden an solchen und anderen Beispielen eines besseren belehrt. Wer selbst nie das genau passende homöopathische Arzneimittel gefunden hat, darf sich nicht wundern, daß er keine Dauerheilungen hat. Er darf aber auch nicht *seine* Erfahrungen auf andere übertragen, sondern muß schon zur Kenntnis nehmen, daß aus der Homöopathie mehr herauszuholen ist.

Nun, seit 5 Jahren bestehen Schmerzen im linken Knie, die immer stärker werden; seit einem halben Jahr ist es so schlimm, daß der Kranke froh ist, wenn er sich nach der Vorlesung ausruhen kann. Jede Belastung, langes Stehen, längeres Gehen, ist unangenehm verspürbar.

Eine Röntgen-Kontrolle ergibt keine besonderen Befunde; das heißt, das rechte Kniegelenk, das keine Störungen macht, ist sogar etwas stärker „abgenützt" als das linke, das die Schwierigkeiten verursacht.

Ich schlage eine Injektionsbehandlung mit biologischen organotropen Medikamenten vor, die gerade bei beginnenden Arthrosen ausgezeichnet hilft, weil ich so geringfügige Symptome für ein homöopathisches Simile habe, daß ich erst gar nicht Lust habe, mit Versuchen anzufangen, die doch nichts bringen werden: Ohne Berücksichtigung der Gesetze der Homöopathie und dazu gehört die Simileregel, gibt es keine Heilerwartungen, am wenigsten solche von hochpotenzierten Arzneien. Da mein Urlaub bevorstand, sagte ich dem Patienten aber, ich würde lieber anschließend die Einspritzungen machen, und ihm — probehalber — heute trotz verschiedener Bedenken ein Einzelmittel zum Einnehmen verordnen. Es wurde in der LM 18 aufgeschrieben.

Nach knapp 3 Wochen kam der telefonische Bescheid: Es sei eine „ganz wesentliche Besserung" eingetreten, die Schmerzen seien „bis zu 70 und 80% abgeklungen". Nun, man kann auch hier von Einbildung oder Spontanbesserung reden und man wird immer Erfolgsangaben (aber auch *Nichterfolgsangaben)* mit äußerster Vorsicht zu genießen haben. Trotzdem gelingt es praktisch immer, die Spreu vom Weizen zu trennen, also Placebo-Effekte von Effekten des homöopathischen Arzneimittels zu unterscheiden. Bei unserem Fall ist eine Überlegung von Bedeutung, die letztlich doch einen Versuch mit einer ganz bestimmten Medizin rechtfertigte. Sie wurde ausgewählt unter dem Gesichtspunkt, daß es die rein *mechanische* Belastung war, die das Knie störte und die die Schmerzen auslöste, und viel weniger eine Entzündung interner Art; für diese sind aus den Symptomen heraus nirgends Ansätze zu finden. Alles spricht für die Unverträglichkeit einer mechanischen Belastung, für ein statisches Problem oder, wie wir ohne Bedenken sagen können, für eine Art von Trauma.

Und da ist Arnica die Arznei — nicht die einzige, wohl aber die erste. Da es wiederum nur eine *Art* von Trauma ist, also kein *äußerer* Insult, ist die *Lokalisation* der Störung, nämlich der Kniebereich, zweifellos von Bedeutung. Immerhin spürt der Mann sein Knie und nichts anderes seit etwa 5 Jahren. Unter Knie Schmerzen allgemein findet sich in 2/600 Arnica 2wertig. Die Rubrik Knieschmerzen nach *Anstrengung* findet sich in 2/601; hier ist Arnica jedoch nicht dabei. Wenn wir *nur* lokal denken, dann müßten wir diese leztere Spalte — auch wenn sie nicht „fabelhaft" ist — und *nur* diese verwenden und dazu auch *nur* die Rubrik *linksseitige* Knieschmerzen 2/600 (denn es ist allein das linke Knie, das seit langen Jahren befallen ist). Ziehen wir jedoch diese beiden Rubriken zusammen, dann erleben wir, daß kein einziges Mittel für *beide* Modalitäten zuständig ist; wir müssen deshalb entweder auf die „Linksseitigkeit" oder auf die „Anstrengung" verzichten. Wir finden einen besseren Weg und sehen, daß Arnica, wie angegeben, bei Knieschmerz 2wertig vertreten ist und daß die übergeordnete Idee, wie gesagt, ein Traumageschehen und hier Arnica eines der ersten Heilmittel ist.

Ich bin der Meinung, daß diese „Spitzfindigkeiten" im Grund genommen doch keine sind, sondern Gedankengänge, die der Idee dieses Falles am nächsten kommen. Daß sie richtig waren, zeigt der prompte Erfolg der Arnica-Behandlung.

Zum Abschluß sei noch der Medikamente gedacht, die als einzige überhaupt die Modalität Anstrengung verschlimmert Knieschmerz haben. Es sind dies Causticum, Conium, Dulcamara, Graphites, Magnesium carbonicum, Natrium carbonicum, Zincum metallicum; bis auf das 2wertige Magnesium carbonicum sind alle anderen 1wertig. Man spürt geradezu, daß keines von ihnen der Arnica als der Arznei par excellence für mechanische Belastungen (für Traumen) auch nur im entferntesten das Wasser reichen kann.

Der Patient hat sich übrigens bis heute nicht mehr gemeldet. Ich weiß jedoch von seiner Frau, die 5 Monate später in meine Behandlung kam, daß es ihrem Mann gut geht.

Fall 268: Mann, 42 Jahre, „zieht seit 4 Wochen mit einer Grippe herum", wie er am Telefon sagt. An Medikamenten hat er bisher nichts eingenommen. Er hat seither ein ständiges Fiebergefühl, obwohl er kaum erhöhte Temperaturen feststellt.

Ich kenne den Patienten von früher, wo er wegen einer anderen Störung einige Zeit in Behandlung war.

Symptome und Zeichen von Interesse für die Mittelwahl, sind nicht zu erfahren. Was soll man dem Mann aufschreiben? Es gibt eigentlich nur eine *einzige* sinnvolle Überlegung, die in diesem Fall in Hinsicht auf das Simile gemacht werden kann.

Die Arznei wurde in der LM 18 gegeben und nach einigen Tagen meldete der Kranke eine ausgezeichnete Besserung; das Fiebergefühl war praktisch sofort vorbei, und die anderen Grippebeschwerden waren rasch abgeklungen.

War das wieder einmal eine spontane Besserung, eine Einbildung? Ich hatte den Mann gar nicht gesehen, die Tropfen besorgte sein Sohn.

Die Idee der Erkrankung war die *verschleppte* Grippe, was auch bereits der Patient festgestellt hatte. Das Mittel war hier Sulfur. Erst wenn das nicht hilft, — was sich innerhalb 2 bis 3 Tagen spätestens erweisen muß — soll man zur Ausarbeitung einer feineren Symptomatologie übergehen.

Allerdings darf die Tatsache, daß das Leitsymptom dieser Beschwerde „Verschleppung" heißt, nicht übersehen werden. Der Schwefel *mußte* letztlich helfen. Zeigt er keine Wirkung, kann man daraus ohne mit der Wimper zu zucken entnehmen, daß die Verschleppung bei diesem Krankheitsfall nicht existiert und dann erst kommt, siehe oben, die andere Symptomatologie zum Zug.

Ein schwelender Krankheitszustand kann sich also „spontan" entwickeln; er kann aber genau so gut durch medikamentöse „Unterdrückungen" hervorgerufen werden.

Der nächste Fall, der sich fast zur selben Zeit ereignete, liegt auf der gleichen Linie.

Fall 269: Mann, 64 Jahre, kommt wegen seit Monaten bestehender Nackenschmerzen. Ehe ich es da mit Einzelarzneien versuche, beginne ich, wegen der Schwierigkeit der Mittelwahl und aus Zeitmangel, mit einer Spritzkur (Arnica,

Apis, Formica, Colchicum, Ruta in tiefen bis mittleren Potenzen — ich arbeite also in etwa *organotrop).*

Der Patient erzählt mir, daß er außerdem seit mehrern Wochen nach einer Grippe an einem Husten mit einer ständigen Räusperei herumlaboriert. Die Überlegung ist die gleiche wie beim obigen Fall. Es ist witzlos, hier Symptome und Zeichen fein säuberlich auseinander zu tüfteln, um zu einem einigermaßen passenden Simile zu kommen. Vielmehr ist ein anderes Symptom da, das letztlich oder zu allererst das führende ist.

Wiederum handelt es sich um den Sachverhalt einer zwar schon abgeflauten, aber noch deutliche Spuren hinterlassenden Grippe; es ist gewissermaßen ein *schwelender* Prozeß im Gange, den der Organismus aus eigener Kraft nicht mehr beherrscht. Sulfur, eine Dosis in der D 30, bewirkte das Folgende: Bei der nächsten Spritze für den Nacken, nach 3 Tagen sagte mir der Mann ungefragt „es ist doch nicht zu glauben, mein Husten und Räuspern ist nach Ihren Pillen am anderen Tag vergangen". War das eine Einbildungswirkung? Die Nackenschmerzen ließen innerhalb von 14 Tagen auf Grund der örtlichen Behandlung nach — das heißt aber doch, daß *hier* keine Sofortwirkung da war, daß also hier ein Suggestionseffekt nicht zur Diskussion steht. Der wochenlange Husten und das Räuspern waren dagegen *sofort* verschwunden. Der Patient müßte, wenn *dieses* Ergebnis auf Einbildung beruhte, an Bewußtseinspaltung leiden: Am 1. Tag wurde sowohl eine Injektion für den Nacken gemacht als auch eine Dosis von 5 Milchzuckerkörnchen (armiert mit Sulfur) für den Husten verabreicht. Wenn schon von Suggestion die Rede ist, müßte sowohl die eine als die andere Störung am nächsten Tag weggegangen sein, noch dazu deshalb, weil eine *Injektion* zumindest keine geringere Suggestivkraft als 5 Arzneikörnchen hat.

Wenn man in solcher Art einen einzelnen Fall überdenkt und rekapituliert — was man in Zweifelsfällen immer tun soll — dann lernt man schnell eine Placebowirkung von einem therapeutischen Impuls unterscheiden. Und es berührt einen eigenartig, wenn andere auftreten, *Unsachverständige* und glauben für uns entscheiden zu müssen, was ein Placebo- und was ein Medikamentenergebnis ist.

Ich komme wieder und wieder auf solche Betrachtungen zurück, weil es Rufmord ist, wenn uns gewisse Fachleute aus der Pharmakologie zum Beispiel Scheinarzneiwirkungen der homöopathischen Medikamente unterjubeln wollen, obwohl sie nicht einmal theoretisch begriffen haben, was eine homöopathische Arznei ihrer Herstellung nach ist. Sie ist jedenfalls keine Riesenverdünnung eines x-beliebigen Heilstoffes, sondern eine stufenweise, rhythmische Verschüttelung, was etwas ganz anderes bedeutet und in das Arbeitsgebiet des *Hydrophysikers* und des Mathematikers gehört.

Ein kleiner Witz kann vielleicht zur Charakterisierung dieser „Gesinnung" angeführt werden (er kann auch überlesen werden):

Die Kinder fragen die Mutter, wo Afrika liegt. Diese meint, das sagt euch der Papa, der weiß das besser. Der Papa denkt nach und erwidert: Genau weiß ich das auch nicht, aber weit weg kann es nicht sein, denn wir haben 2 Neger in unserem Betrieb, und wenn die zum Mittagessen nach Hause gehen, sind sie schon nach einer Stunde wieder zurück.

Auf diesem Niveau liegt dasjenige, was gewisse kluge Leute über homöo-pathische Arzneimittel auszusagen in der Lage sind.

Fall 270: Da ist noch ein kleiner Fall, ein Patient, der sich vor einiger Zeit ei-nen telefonischen Rat holte. Der Mann ist 34 Jahre alt und leidet seit knapp 8 Tagen an einer Diarrhoe. Er glaubt, daß ein Überkonsum an Bier der Anlaß für seinen Zustand ist. Er hat zu Beginn der Darmstörung bei einer Feier sehr viel Bier und nichts als Bier getrunken. Meine Frage, ob denn das Bier zu kalt gewe-sen sei, verneint der Kranke. Er kann nur noch angeben, daß er seither keinen Appetit hat und daß der Durchfall nur tagsüber auftritt.

Welches Medikament hatte Aussicht auf Erfolg? Ich ließ es in der LM 18 be-sorgen und 2mal täglich 5 Tropfen einnehmen. Bescheid nach 3 Tagen: Am übernächsten Tag war alles wieder normal. Wieder Spontanwirkung, wieder Suggestion? Ich habe den Mann gar nicht gesehen; und Spontanwirkungen wä-ren dann bei uns aus vielfältigen Beobachtungen heraus so häufig, beinahe un-unterbrochen, daß man den Begriff spontan *ändern* müßte, um sich auf die Sa-che einen Reim machen zu können

Sagen wir doch anders. Die gutgewählte Arznei hat eine wundersam schnelle und sichere Wirkung, wenn sie paßt. Und das ist das Urproblem der Homöopa-thie: Unsere Mittel müssen passen, wie der Schlüssel zum Schloß — im Unter-schied zur allopathischen Therapie, wo es genügt, wenn der Heilstoff wie die Faust aufs Auge paßt. . . vergleichsweise.

Das Mittel war Nux vomica. Die Frage war hier, war das Bier als *alkoholi-sches* Getränk schuld, óder seine Kälte. In 3/605 stehen die Medikamente, die Durchfall nach alkoholischen Getränken machen; dazu wird man die Rubrik Durchfall nach Bier 3/605 nehmen müssen (aber vorsichtshalber nicht sie al-lein). Das zweite Zeichen war der Durchfall nur tagsüber 3/603; das ist ein „recht ordentliches" Symptom. Ziehen wir die beiden Rubriken zusammen, bleiben Nux vomica und Gambogia. Die Brechwurz wurde mit Erfolg zuerst versucht.

Da der Mann sehr viel getrunken hat, wird man den *Mißbrauch* berücksichti-gen müssen. Es gibt keine Rubrik Diarrhoe nach *zu viel* Bier oder Alkohol, son-dern nur die allgemeine in 1/517, Folgen von Rausch. Hier ist Gambogia nicht vertreten, ebensowenig Sulfur, das das einzige Mittel für Durchfall nach Bier allein im Fettdruck ist.

Der Patient behauptet, daß das Getränk *nicht* zu kalt gewesen ist; wir verlas-sen uns auf diese Angabe. Wenn die *Kälte* des Getränks die Darmstörung aus-gelöst hätte, hätte unsere Mittelwahl völlig anders verlaufen müssen. Übungs-halber: Diarrhoe durch kalte Getränke finden wir in 3/608; Nux vomica ist hier nicht verzeichnet, aber Arsenicum album als einzige 3wertige Medizin.

Fall 271: Dieser Fall ist wieder recht lehrreich deshalb, weil er zeigt, wie erst das wirklich gute Simile eine wahre Besserung oder Heilung bringen kann, wäh-rend das *weniger* gute Simile wiederum genau das leistet, was seiner Idee ent-spricht, nämlich zu wenig mit seinem Krankheitsfall übereinzustimmen. Motto: Aus einem faden Simile resultiert ein fades Ergebnis.

Es handelt sich um eine Frau, 54 Jahre, die seit mehreren Jahren „mit dem Magen zu tun hat", wie sie behauptet.

Wegen der Fettempfindlichkeit, der Unverträglichkeit von Kohl, Bohnen, Erbsen, Linsen Brot und dem häufigen Luft- und geschmacklichem Aufstoßen und wegen manch anderer mehr oder weniger guten Symptome und Zeichen gab ich zunächst Pulsatilla LM 18. Die Patientin konnte ganz allgemein schwere Speisen nicht vertragen, auch kein Obst, und wagte abends nichts mehr zu sich zu nehmen, weil sie nachts Bauchschmerzen bekam. Sie litt an einer Unverträglichkeit enger Kleidung um den Magen/Bauch (Gürtelgefühl), sie war empfindlich gegen kalte Getränke, sie war zutraulich, sie hatte keinerlei Durst und die Beschwerden kamen immer erst einige Stunden nach dem Essen. Es waren das alles Symptome, Zeichen und Modalitäten, die nach der Kuhschelle schrien — sozusagen.

Nach 3 Wochen schrie alles weiter, denn Pulsatilla hatte kaum eine Besserung gebracht. Hier ist der Punkt daran zu erinnern, daß anscheinend diese Kranke nicht daran dachte, sich über eine Scheinarznei — denn das war die Kuhschelle auf jeden Fall, wenn sie schon nicht als Kuhschelle wirkte — die Magenstörung wegimpeln zu lassen. Auch der Spontaneffekt konnte mangels Vorhandensein nicht zu Buche schlagen. Es ging sogar so weit, daß noch einige andere Medikamente (Bryonia, Lycopodium), alle mit mehr oder weniger Sorgfalt ausgewählt, die Patientin nicht von ihrem Standpunkt abbringen konnten, daß sie sich nur über das passende Mittel kurieren lassen wollte und nicht über eine Placebowirkung oder Spontanremission.

Hilfreich war dann die passende homöopathische Arznei, das gute Simile: Ich fand das heilende Mittel, nachdem ich etwa 5 Monate vergeblich danach gesucht hatte. Es taucht da die Frage auf, wieso denn manche (nicht alle) Menschen so lange durchhalten. Das hat vielleicht den Grund, weil wir uns, nolens volens, mit ihnen doch verhältnismäßig „liebevoll" abgeben und uns um Einzelheiten kümmern, die dem polaren Kollegen egal sind, weil er mit diesen nichts anzufangen weiß. Das ist nun keine Kritik an den Bemühungen anderer, sondern einfach eine Feststellung.

Ich kann den herrlichsten Rolls-Royce fahren: ist gleich Allopath; fliegen kann er trotzdem nicht. Das kann das einfachste Sportflugzeug, ist gleich Homöopath. Daß letzterer recht oft zur „Düse" werden kann, wenn er strebend sich bemüht, soll aber nicht abgestritten werden.

Nun denn, ich kam zu guter Letzt auf einige Symptome, die ich auch im Verlauf der Monate *nicht* herausgeklügelt hatte: häufiger Ekel vor dem Essen; Gurgeln im Bauch, ständig, aber nur nachts; Magen- und Bauchbeschwerden lange nach dem Essen zwar, aber vor allem nachts — deshalb aß ja die Frau nie zu Abend.

Welches Mittel kam jetzt zur Auswahl?

In der LM 18 aufgeschrieben, war nach 3 Wochen eine wesentliche Besserung eingetreten, der Nachtschmerz zum Beispiel war bereits ganz verschwunden. Ich ließ die Tropfen weiter nehmen und in den nächsten 4 Wochen waren nurmehr geringe Beschwerden vorhanden. Nach insgesamt 9 Wochen kam der

Bescheid von der Patientin, daß sie längst alles essen könne („inklusive Kraut", meinte sie); sie habe keinerlei Schwierigkeiten mehr.

Ein Jahr später kam sie wegen einer ganz anderen Störung. Das Verdauungssystem war völlig in Ordnung geblieben.

Anmerkung: Hätte ich gleich zu Beginn der Behandlung einen *Fragebogen* mitgegeben, wäre die Angelegenheit weniger mühsam, und wesentlich eleganter verlaufen. Denn bei einem gut ausgefüllten Fragebogen — und meist wird er gut ausgefüllt — hätte ich die Zusatzsymptome, die ich erst viele Monate später ausgeknobelt hatte, sogleich erfahren und wäre auch sogleich auf das Simile gestoßen. Man wird sagen, daß diese „neuen" Symptome und Zeichen auch nicht außerordentliche waren. Das stimmt, aber sie waren doch so, daß sie — jedenfalls bei dieser Störung — die zum Mittel führenden waren — quod erat demonstrandum — und damit bewiesen sie ihre Qualität.

Man darf übrigens nicht übersehen, daß sich die Arzneimittelwahl vorher immer nur auf lokale Zeichen und Modalitäten gestützt hatte, ein schlechter Stil, der eben durch eine Fragebogenaktion erst gar nicht aufgekommen wäre. Daß das nicht aus Spaß an der Freud' geschieht ist selbstverständlich. Der Grund dafür ist der chronische Zeitmangel und die Durcharbeitung eines ausgefüllten Fragebogens erfordert eben auch ihre Zeit.

Die Zusatzsymptome waren: Gurgeln im Bauch nur nachts, ein eigenartiges Symptom wegen seiner abgegrenzten Zeitmodalität 3/532. Auch alle anderen Magen- und Bauchbeschwerden traten speziell nachts in Erscheinung 3/488, 541. Ich hatte bisher die Beschwerden immer auf den Zeitpunkt einige Stunden nach dem Essen gelegt 3/490 (eine Modalität, die mit einer gewissen Vorsicht zu genießen ist). In Wirklichkeit war der *Nachtschmerz* die Idee der Störung und damit war er das „bessere" Symptom.

Nimmt man die Fettempfindlichkeit dazu 1/513, die Verschlechterung durch schwere Nahrung überhaupt 1/515, dann bleibt Sulfur als Heilmittel übrig.

Es hat übrigens keine besondere Beziehung zu Hülsenfrüchten 1/513, auch nicht zu Kohl 1/514. Andererseits paßt es bei Verschlimmerung durch Brot 1/512, durch kaltes Trinken 1/514 und es kann auch keinen Durst haben 3/438.

Wenn man bedenkt, daß die Patientin vor einiger Zeit 53jährig an beiden Augen am grauen Star operiert werden mußte und Sulfur bei Katarakt (unter nicht allzuvielen Arzneimitteln) im Fettdruck neben 5 anderen vermerkt ist 3/22, könnte man sich vorstellen, daß der Schwefel dieser Frau schon sehr lange „gefehlt" hat. Ob er früher verabreicht Entscheidendes hätte bewirken können hinsichtlich der zweifellos existierenden Psora ist natürlich schwer zu sagen; das Gegenteil kann allerdings auf keinen Fall bewiesen werden.

Fall 272: Frau, 62 Jahre, groß und schlank, kommt in die Sprechstunde wegen Beschwerden im rechten Oberbauch, in der Lebergegend, in der Magengrube. Diese bestehen seit 4 Wochen und die Patientin war schon beim Internisten, der eine Röntgenaufnahme des Magen-Darm-Kanals veranlaßte, Leberteste und noch verschiedenes andere machte. Es sollte auch noch eine Röntgenkontrolle der Gallenblase vorgenommen werden.

Die Magenuntersuchung hatte eine Magensenkung ergeben, sagte die Frau. Da die Beschwerden auf entsprechende Medikamente nicht besser wurden, kam sie zu mir und wollte es mit der Homöopathie versuchen.

Meine erste Frage war die nach dem Beginn der Erkrankung. Die Kranke hatte eine Zeit von 4 Wochen erwähnt und das mußte abgeklärt werden — wegen einer möglichen Causa. Und prompt kam auch die Antwort: Sie sei vor 5 Wochen heftig gestürzt und eine Woche später habe sie zum ersten Mal diese Erscheinungen beobachtet.

Den genauen Hergang des Sturzes konnte ich nicht rekonstruieren, aber ich nahm diesen Vorfall zum Anlaß, um in dieser Richtung meine Untersuchung vorzunehmen. Früher hatte die Patientin niemals mit den oben erwähnten Störungen zu tun gehabt. Eine kurze Abtastung des Oberbauches ergab eine auf Druck hochempfindliche, etwa fünf 10-Pfennigstück-große Stelle am rechten unteren Rippenbogen. Und genau von diesem Ort gingen die ganzen Schmerzen aus, wie mir die Frau beteuerte. Ich gab subcutan über dieser schmerzhaften Partie eine Injektion mit Apis-Lev. D 3/4, Arnica D 3, Rhus tox. D 10 (Weleda), eine Mischung, die bei vergleichbaren Sachverhalten oft ausgezeichnete Dienste tut und meinte, man werde wohl einige solcher Einspritzungen im Abstand von einigen Tagen machen müssen.

Ich ließ alle allopathischen Medikamente absetzen. Die Patientin kam wieder nach 4 Tagen mit der Nachricht, daß „alles weg sei" und fragte, ob sie überhaupt noch eine Spritze benötigte; ich gab ihr noch eine zweite und letzte.

Anmerkung: Man könnte natürlich Rhus toxicodendron als Zerrungsmittel, als Einzeldosis, versuchen — aber ich wollte einmal eine Misch-Spritze ausprobieren.

Nun, auch *ohne* Bezugnahme auf eine homöopathische Mittelwahl ist es immer recht gut, eine genaue Anamnese vorzunehmen.

Diese Fallschilderung sollte zeigen, daß man nicht *reflektorisch* Symptome sammeln soll für die homöopathische Mittelfindung, sondern, daß ein Denkprozeß erforderlich ist dahingehend, was denn die Idee der jeweiligen Störung ist, mit der der Kranke zu uns kommt.

Hier war die Ursache klar abzuklären und die Behandlung des eng umschriebenen Flecks beseitigte in Kürze die Beschwerde.

Fall 273: Frau, jetzt 29 Jahre, kam vor etwa 8 Jahren in die Sprechstunde wegen einer vegetativen Dystonie.

Als Mädchen mit 12 Jahren hatte sie von mir bereits wegen einer juvenilen mittleren Struma organotrope Medikamente in tieferen Potenzen erhalten und damit ihren dicken Hals verloren. Der Hals war auch weiter normal geblieben, was den Umfang betraf, aber jetzt kam die Frau wegen bestimmter vegetativer Beschwerden.

Sie litt unter starkem Halsdruck mit viel Würgen und das besonders im Liegen. Sie vertrug nichts Enges um den Hals und hatte das Gefühl, die Bettdecke würde sie erdrücken. Sie hatte ständig das Bedürfnis zu schlucken, um den

Druck im Hals wegzubringen. Die unangenehmste Sache war jedoch die Schleimbildung im Hals; dieser Schleim ging vom Schlund bis zum Mund hoch und sie mußte deshalb „immer und ewig räuspern". Außer der Tatsache, daß Wärme nicht gut verträglich ist, waren weitere Symptome, Zeichen und Modalitäten nicht zu erfahren.

Das Ganze dauerte trotz einer Behandlung beim HNO-Arzt bereits 4 Monate. Auf Lachesis in der LM 18 zeigte sich nach knapp 3 Wochen keinerlei Besserung. Nach Sepia in der gleichen Potenzierung trat eine Änderung dergestalt ein, daß das viele Gähnen (was sie also auch noch gehabt hatte) weg blieb und das Schluckbedürfnis etwas leichter wurde. Wegen dieser Veränderungen gab ich vom Tintenfisch noch ein 2. Fläschchen. Was aber nicht verschwand, war die starke Schleimbildung.

Es folgte Causticum, was bis auf Nichtigkeiten keine Veränderung des Krankheitsbildes brachte.

Eine neue Bestandsaufnahme der Symptome ergab nur, daß Hitze und Aufregung das Würgegefühl deutlich verstärkten.

Ignatia als nächster Versuch brachte eine gewisse Erleichterung des Würgegefühls, die Sepia bereits eingeleitet hatte. Was aber blieb, war die Schleimbildung. Die Patientin bekam dann noch Pulsatilla, ebenfalls ohne eine entscheidende, echte Besserung.

Insgesamt war der Zustand aber einigermaßen erträglich geworden.

Nach Art der Salamitechnik war ein kleines Scheibchen nach dem anderen von dem Beschwerdebild weggeschnitten worden, so daß die Kranke die nächsten Monate nichts mehr unternahm und erst nach 1/4 Jahr in der Sprechstunde auftauchte. Immerhin dauerte die Störung jetzt bereits ein knappes Jahr. Der Halsdruck war wieder mehr in Erscheinung getreten, die Schleimbildung war die alte geblieben; sie trat besonders in der Frühe auf und war neuerdings mit einem pappigen Geschmack verbunden.

Auf Natrium muriaticum LM 18 kam eine allgemeine Besserung und die Schleimbildung ging „um 50 % zurück". Im Laufe der nächsten Wochen ließ auch das vorher immer wieder aufgetretene Räusperbedürfnis deutlich nach, es wurde „viel besser".

Die Patientin kam jedoch nach mehreren Monaten wieder: Seit 14 Tagen erneutes Würgen mit viel Schleimbildung, diesmal mit Druck im Magen, der durch Aufstoßen besser wird. Seither tritt auch ein eigenartiges Hungergefühl auf, das zwar durch Essen etwas gelindert wird, aber als Leeregefühl zurückbleibt. Es ist der Kranken „oft ganz schwummerig im Magen vor Hunger". Neben der Halsempfindlichkeit gegen enge Kleidung, besteht jetzt das gleiche Empfinden in der Oberbauchgegend. In der letzten Zeit vermehrtes allgemeines Schwitzen.

Die anderen Symptome und Zeichen von früher sind fast alle wieder in alter Frische mit von der Partie. Wieder besteht das Schluckbedürfnis wegen des starken Würgens und zu der Schleimbildung im Hals hat sich eine vermehrte Speichelabsonderung gesellt.

Welche Medizin wurde nun gegeben?

In der LM 18 eingenommen, wurde das Befinden der Frau zum ersten Male so, daß sie den Ausdruck „jetzt ist alles sehr gut geworden", gebrauchte. Auch die Schleimbildung trat stark zurück, die aber, wie's der Teufel will, vorübergehend durch eine Erkältung modifiziert, wieder vermehrt auftrat.

8 Wochen nach Einsatz der *neuen* Tropfen war alles im ganzen „sehr gut" bis auf einen immer noch vorhandenen, aber geringen Schleim im Hals. Das ging so gut etwa 10 Monate lang, „wo alles wieder kommen wollte", aber mit dem neuen, letzten Mittel, sogleich wieder verschwand.

Ähnliches, ein kurzer Rückfall, geschah ein knappes Jahr später; alles ging mit der gleichen Arznei sofort wieder zur Norm zurück.

Nach 3 ^{1}/$_2$ Jahren kam noch einmal ein Schub, der wiederum nach dem gleichen Medikament in einigen Tagen vorbei war.

1 ^{1}/$_2$ Jahre später erschien die Frau erneut in der Sprechstunde, „da es wieder zu drücken anfängt". Bis dahin war alles ausgezeichnet gewesen einschließlich der Schleimbildung, die nach dem „neuen" Mittel völlig abgeklungen war. Dieses brachte in ganz kurzer Zeit die gewohnte Besserung.

Wie hieß dieses *neue* Simile?

Anmerkung: Es kann gesagt werden, daß die Heilwirkung dieses Medikaments einwandfrei reproduzierbar war und ist. Es hat die Störung bisher zwar nicht in toto beseitigt, aber einen Rückfall — wenn er auch nurmehr in jahrelangen Abständen auftrat — regelmäßig sofort behoben.

Es hat sich als ein gutes Simile erwiesen, von einem Simillimum kann allerdings nicht die Rede sein, denn dann wäre die ganze Geschichte niemals mehr, auch nicht in Ansätzen, in Erscheinung getreten.

Zwei Gesichtspunkte sollen noch angeführt werden.

Selbstverständlich konnte nur deshalb die gleiche Arznei wiederholt eingesetzt werden, weil die *individuelle* Symptomatologie jeweils unverändert war.

Zur Diagnose ist zu sagen, daß eine Verwurmung, ein Bandwurm ausgeschlossen werden konnte — das soll deshalb erwähnt werden, weil eine solche Erkrankung annäherungsweise gerade die *zusätzlichen* Symptome, die zuletzt zum passenden Mittel geführt hatten, hätte machen können.

Die Modalitäten und Zeichen, die erst nach längerer Zeit *hinzukamen* — die nicht früher entdeckt werden konnten, weil sie einfach damals noch nicht existierten — waren:

Das eigenartige Leeregefühl, das Hungergefühl trotz Nahrungsaufnahme 3/445; der Kranken wird es „oft ganz schwummerig im Magen vor Hunger". Ebenso ist das „Gürtelgefühl" um den Magen/Bauch neu, etwas, was gerade wegen dieser Neuheit als Symptom nicht schlecht ist.

Die Kombination Würgen und dauerndes Schluckbedürfnis gingen so deutlich durch die ganze Störung und zwar seit Jahren, daß das ein gutes Zeichen (mit wenigen Arzneien) ergibt.

Die Modalität Schluckbedürfnis, ausgelöst durch den (meist dicklichen) Schleim, wurde schon einmal eingesetzt 3/284, aber Sepia hatte nichts Entscheidendes gebracht — nur eine Besserung des Schluckbedürfnisses, aber nicht der Schleimbildung. Die Sepia hat auch das Würgebild und einige andere

473

gar nicht schlechte Symptome der Patientin und trotzdem half es nicht wirklich; also mußte noch etwas anderes entscheidend für die Mittelfindung sein:

Und das war wohl die *Wärme*empfindlichkeit der Patientin. Wir wissen von ihr, daß sie die Wärme nicht verträgt. Das ist zunächst nicht umwerfend für uns, aber Sepia ist ein kaltes Medikament; Wärmemodalitäten kommen bei ihr in etwa ins Spiel beim Klimakterium, vorher praktisch nicht.

Lycopodium, das war die passende Arznei, hat alle anderen Symptome, die Bedeutung haben, und dazu die Wärmemodalität der Frau 1/526. Die chronische, vermehrte Schleimbildung im Hals und meinetwegen noch im Trachealbereich mitsamt der ewigen Räusperneigung hat Lycopodium 3wertig im Fettdruck und Sepia (in einer großen Rubrik) nur 1wertig beziehungsweise gar nicht 3/309, 310.

Sepia hat zwar Räusperneigung *allein* (unter Hals) 3wertig 3/281 wie Lycopodium auch, aber nicht oder kaum *Schleimbildung* im Kehlkopf. Das alles sind gewisse Feinheiten, die etwas witzig scheinen mögen, aber es hat sich eben herausgestellt, daß Sepia nicht das heilende Mittel war, auch nicht Natrium muriaticum und so fort. Nach Jahren erst hat sich Lycopodium offenbart und gerade die genannten „Kleinigkeiten" führten auf seine Spur. Es hat einwandfrei alle anderen Arzneien in den Schatten gestellt, wie sich im Laufe jahrelanger Beobachtungen zeigte. Der Bärlapp hat übrigens nicht die Empfindlichkeit am Hals wie die Sepia; die Empfindlichkeit um den Bauch herum *und* die am Hals verlangt jedoch bereits eine allgemeinere Rubrik und da orientiert man sich in 1/505, 493. Hier ist Lycopodium jeweils 3wertig aufgeführt; im Bauchbereich hat es sowieso seine hohe Wertigkeit 3/468, 576, 537; Sepia ist hier weniger zu finden.

Fall 274: Dieser Krankheitsfall wird besonders deshalb gebracht, weil der Augenarzt bei dieser Patientin mit einer beginnenden Netzhautablösung ritsch-ratsch den Trost aussprach, machen könne man da gar nichts, wenn es noch schlechter würde, müsse man operieren.

Wir sind froh — sozusagen —, daß wir auch für solche Erkrankungen Medizinen haben, die wir mit Aussicht auf Erfolg versuchen können, ohne gleich Wunder zu erwarten. Wir können jedenfalls etwas tun im Vergleich zum Spezialisten, der kein Mittel kennt, was konservativ sinnvoll eingesetzt werden könnte.

Der operative Eingriff ist auch einer, der an der Hintergründigkeit der Störung nicht die Bohne ändert, sondern einfach versucht, die Netzhaut wieder anzukleben. Ein lobenswertes Unterfangen, aber keinesfalls eine causale Therapie.

Wir können wenigstens eine solche versuchen!

Die Frau, über 60 Jahre, rief mich vor 1 1/4 Jahren an, daß sie wegen ganz komischer Augenbeschwerden beim Augenarzt gewesen sei, der von einer Netzhautablösung gesprochen habe. Da er keine Therapie machen könne, wolle sie es mit einem homöopathischen Medikament versuchen.

Ich ließ mir den fachärztlichen Befund übermitteln, der da lautete: Linkes Auge: „typische Photopsien bei Abhebung des Glaskörpers von der Netzhaut.

Die hintere Ablösung ist deutlich zu erkennen, ein Netzhauteinriß bzw. Foramen konnten nicht festgestellt werden. Peripher leichte Degenerationen. Wegen der Gefahr eines Netzhautrisses werde ich laufende Kontrollen durchführen." Das wesentlichste Symptom, das die Kranke anführen konnte, waren „Blitze". Welches Mittel kam in Frage? In der LM 18 gegeben, 1mal täglich 5 Tropfen, begann bald eine deutliche Besserung, die man sehr gut an den Blitzen und deren häufigem oder weniger häufigem Auftreten verfolgen konnte.

Nach 3 Wochen war alles viel besser geworden. Die Erscheinungen waren auf etwa ein halbes Dutzend am Tage zurückgegangen. Nach einiger Zeit zeigte sich eine gewisse Unregelmäßigkeit, das heißt, wenn, dann traten die Blitze einige Male am Tag hintereinander sehr intensiv und dann einige Tage fast gar nicht auf.

Körperliche Anstrengung belastete.

Die Blitze wurden in den nächsten Wochen nicht nur selten und seltener, sondern verschwanden im Laufe der Monate vollkommen.

Ich versuchte zwischenzeitlich noch 2 andere Arzneien, die mir wegen anderer Symptome noch geeignet erschienen; sie brachten aber nichts ein.

Trotz meiner Aufforderung hatte die Patientin ihren Augenarzt nicht mehr aufgesucht.

Als alles in Ordnung war, forderte ich sie strikt auf, sich bei demselben noch einmal kontrollieren zu lassen.

Dieser stellte keinerlei krankhaften Befund mehr fest.

Welche Rubriken im „Kent" kommen für unseren Fall in Frage?

Ich habe die Symptome und Zeichen aus den *anderen* mir bekanntgewordenen Krankheitserscheinungen der Frau (Gallensteine, Nierengrieß und so fort) nicht zur Mittelfindung für die Augenstörung herangezogen — zunächst jedenfalls nicht. Letztlich hatte das zu Anfang gegebene „Augenmittel" die beste Beziehung zu dem lokalen Bild dergestalt, daß man die Leitsymptome aus der örtlichen Symptomatologie nehmen konnte.

Einige Zeit nach der augenärztlichen Untersuchung hatte die Patientin wieder etwas „Blitzen". Sie war auf einer 8-Stunden-Tour im Gebirge, in dem sie wohnt, gewesen und rief mich am nächsten Tag an wegen der neuerlichen Beschwerden. Sie glaubte, es sei die Anstrengung gewesen, ich nahm das jedoch nicht recht zur Kenntnis, denn sie ist diese Art von Anstrengung von früher her gewohnt. Meine Überlegung war deshalb eine ganz andere: Ich fragte, wie das Wetter damals war und als ich erfuhr, daß es hellster Sonnenschein war, sagte ich der Frau auf den Kopf zu, daß sie keine Sonnenbrille getragen hatte. Das bestätigte sie zerknirscht.

Ich gab dieses Mal fürs erste ein anderes Medikament, nämlich Belladonna; es war etwas über den Daumen gepeilt, für die Blendwirkung gedacht. Die Beschwerde verlor sich — mit oder ohne Belladonna — nach einigen Tagen.

Die Kranke hatte damals natürlich dem Augenarzt bei ihrem zweiten Besuch von den homöopathischen Tropfen erzählt, frisch von der Leber weg. Dieser drückte sich daraufhin etwa so aus, daß das auch von selber hätte besser werden können und was das für ein Wundermittel gewesen sei.

Nun, es wurde wieder einmal der alte Schmäh verzapft, wie schon so oft: Die Spontanremission wird — und das wurde bereits bis zum Überdruß geschrieben — auch für den homöopathischen Arzt die klassische *Alternative* zu dem Erfolg mit seinen Arzneien sein. Mit dieser Alternative wird er täglich mehrere Male konfrontiert. Er ist mindestens genau so oft mit ihr konfrontiert wie jeder andere Behandler, aber er macht sich mit Sicherheit die meisten Gedanken darüber. Das also, was der Augenarzt zur Sprache bringt, die Spontanremission nämlich, ist für den Homöopathen ein alter Hut. Andererseits hat ersterer nicht den geringsten Schimmer von dem, was die Homöopathie bei einer Netzhautablösung tun kann. Für ihn ist es also eine spontane Besserung und nichts anderes — basta.

Feststeht, daß die Frau in Ordnung ist und zwar bis zum heutigen Tage. Ich bekam eine Neujahrskarte: „Es ist mir ein großes Bedürfnis, Ihnen zum Abschluß des Jahres 1975 ganz besonders zu danken. Ihre ärztliche Kunst hat mir das Augenlicht meines linken Auges gerettet. Nie werde ich das vergessen."

Wie wäre es, wenn man die Gefühle und Empfindungen des Kranken, den wir erfolgreich behandeln, auch einmal in die Betrachtungen über statistische und heilerische Probleme mit einbeziehen würde? Wie dem auch sei, nach 3 Wochen begann eine wesentliche Besserung der Erkrankung und die Patientin war durch die leitende Fürsorge des Arztes mitsamt seiner Therapie doch wohl in guten Händen und ihre Verunsicherung konnte abgefangen werden. Auch der Laie weiß, daß eine fachärztlich nachgewiesene Netzhautablösung — eine Fehldeutung dürfte wegen der leicht zu stellenden Diagnose nicht möglich sein — eine üble Erkrankung ist.

Während der Spezialist nur sparsamen Trostspruch auf Lager hatte und erst post festum großartig wurde, gab der Homöopath Phosphor.

Es gab nur 2 Symptome: Zunächst das klinische Symptom der Netzhautablösung 3/25, vertreten mit den 5 Mitteln Apis, Aurum, Digitalis, Gelsemium und Phosphor, und dann das andere Zeichen, das Blitzen 3/70. Von den obigen Arzneien bleibt nur Digitalis und Phosphor. Digitalis kommt nur wenig in Frage, weil es in 3/70, 66 nur 1wertig vertreten ist, Phosphor dagegen 2- und 3wertig.

Die folgenden 5 Krankengeschichten sind sich gleich nur dahingehend, daß sie mit jeweils dem *gleichen* homöopathischen Mittel erfolgreich behandelt werden konnten. Dabei spielte keineswegs die Intensität der Erkrankungen die besondere Rolle, sondern ganz allein das Angebot der Zeichen, Symptome und Modalitäten, das eben so gut in der Qualität war, daß das Simile jeweils schnell gefunden werden konnte. Dieses war „ständig" Lachesis. Die 2 ersten akuten Fälle hätten sich vielleicht auch so gebessert, vielleicht! Sicher ist, daß sie beide allopathisch mit antibiotischen Medikamenten und so fort behandelt worden wären, wo bekanntlich die Frage nach einer möglichen *spontanen* Besserung nicht zu oft gestellt wird; erstens, weil man „selbstverständlich" weiß, daß selbige Medikamente „bazillen- und sonst wie wirksam" sind, und zweitens, weil man keineswegs die Zeit hat, so „selbstverständliche" Dinge wie Mittelwirkung *oder* Spontanbesserung in sein Erfolgskalkül mit einzubeziehen. Ausnahmen bestätigen die Regel.

Fall 275: Alter Herr, im 90. Lebensjahr stehend, kommt in die Sprechstunde wegen einer schmerzhaften Entzündung in der linken Leistengegend; sie hat vor einigen Tagen begonnen und macht immer mehr Schwierigkeiten. Die Besichtigung ergibt einen 5-Markstück-großen erhabenen und nicht gut aussehenden heißen Fleck, so wie er sich zu Beginn eines Abszesses darstellt. Man hat demnach den Eindruck, daß das Ganze erst im Kommen ist. Der Mann fühlt sich nicht recht wohl in seiner Haut; nicht wegen eines gestörten Allgemeinbefindens — das ist unauffällig —, sondern wegen der Erinnerung an „seinen Onkel, der gleich nach dem Kriege im Alter von 88 Jahren aus völliger Gesundheit heraus an einem Furunkel gestorben ist".

Und er meint, er würde selbstverständlich auch einen Chirurgen aufsuchen, wenn ich ihm das anraten würde. Ich tat das nicht, sondern gab mangels vorderhand guter Symptome Hepar sulfuris, (in der D 4, 4mal täglich 5 Korn), das ein wertvolles organotropes Eiterungsmittel ist.

Die nächsten Tage gingen gut vorüber, der Abszeß zeigte ganz klar die Tendenz zum „Zusammenziehen", aber dann gab es einen „Rückfall". Denn es entwickelte sich das Geschehen zu einem gangränösen, zerfallenden, bläulich-lividen Gewebeprozeß in der Größe eines 2-Mark-Stückes, der wenig Anstalten machte, einzuschmelzen. Nun bekam der Mann 5 Korn einer anderen Medizin in der D 30 und in der folgenden Nacht ging der Abszeß auf, er entleerte sich. Eine Besichtigung an nächsten Morgen ergab eine sehr saubere, friedlich-ruhige, beinahe schon „normale" Stelle, die es eine Freude war „anzuschauen".

Ich darf daran erinnern, daß solche „Trümmer" von Abszessen vom Chirurgen mit Selbstverständlichkeit geschnitten werden und zwar nicht selten in einem halbreifen Stadium.

Ich bezweifle nicht, daß die Schwefelleber das ihrige getan hat, aber auch nicht, daß die Einzeldosis von Lachesis die *Entscheidung* gebracht hat; eine Arznei, die am Anfang der Beschwerde mangels spezieller Symptome und Zeichen nicht hätte sinnvoll eingesetzt werden können. Hier muß erinnert werden daran, daß es bei einem Krankheitsfall sehr wohl möglich ist, ein weniger passendes *Simile* zu haben und daß ein besser differenziertes, nachgeschickt auf Grund von passenderen Symptomen, viel überzeugender wirken kann.

Homöopathische Arzneimittel *hintereinander* in vernünftiger Weise zu verabreichen ist dann von Bedeutung, wenn man den Eindruck bekommt, daß die erstgegebene Medizin wegen einer *zu schwachen* Ähnlichkeit mit dem existierenden Arzneimittelbild nicht alles schafft. Das gibt den Anlaß, nach einem besseren Simile dann zu fahnden, wenn sich qualifiziertere Symptome und Zeichen entwickelt haben — wenn! Gerade bei akuten und subakuten Erkrankungen kann dieses Verfahren des öfteren vonnöten sein.

Die Kunst besteht darin, den Zeitpunkt zu erfassen, an dem mit dem bereits verordneten Mittel „nichts mehr geht", um dann mit Hilfe wertvoller Symptome — ob sie vorher bereits *unerkannt* vorhanden waren, oder später *neu* hinzugekommen sind, wie in unserem Fall, ist ohne Belang, auch ein „wertvolleres" Medikament zm Einsatz zu bringen.

Wie gesagt, ist Hepar sulfuris in mittlerer Potenz — organotrop gedacht — ein gutes Eiterungsmittel der Homöopathie. Wenn aber ein Eiterungsprozeß gangränös zerfallend wird, dann gibt es „bessere" 1/413. Es gibt nicht viele Arzneien. Zwar ist Hepar 1wertig vertreten; auch bei Gewebe bläulich-livid, des öfteren ein sich auszeichnendes Symptom 2/157, ist Hepar, 2wertig, zu finden.

Es besteht jedoch der unbedingte Eindruck, daß ein Stillstand des Abszeßbildungsprozesses eingetreten ist und dieser die Suche nach einem „besseren" Simile begründet. Das naheliegendste Mittel war also Lachesis. Es hat den Heilungsprozeß schnell vollendet. Es hat alle Symptome des Patienten *intensiv* in seinem Arznëimittelbild. Die Rubrik Abszesse findet sich in 1/407 und ist der Aufmerksamkeit wert. Bläulich-livid gibt es neben 2/157 auch in 2/152; gangränös neben 1/412 auch in 2/160.

Fall 276: Es handelt sich um eine „Blutvergiftung" nach einem Insektenstich am Ringfinger der linken Hand. Die Dame, 73 Jahre, kam mit dieser Diagnose vor einiger Zeit in die Praxis. Sie hatte bereits von einem biologisch orientierten Kollegen Heilerdeaufschläge empfohlen bekommen. Da dieser aber verreiste und die Entzündung weiterging, kam die Patientin eilig außerhalb der Sprechstunde zu mir.

Der Stich war vor 3 Tagen erfolgt. Sie hatte etwas erhöhte Temperaturen und es stellte sich heraus, daß der Finger seit gestern beachtlich angeschwollen war; ich gab der Frau den Rat, bei weiterer Schwellung den Ehering aufschneiden zu lassen.

An der Fingerkuppe war die Einstichstelle dick angeschwollen, genauso wie es für einen beginnenden Abszeß in diesem Bereich typisch ist. Es bestand hochgradige Berührungs- und Druckempfindlichkeit mit ziehenden Schmerzen und etwas pelzigem Gefühl; die ganze Partie war bläulich-livid verfärbt.

Von der Kuppe zog sich ein 5 Millimeter breiter, bläulich-roter Streifen an der Innenseite des Ringfingers bis weit in die Handinnenfläche. Dieser Streifen war seit gestern aufgetreten und hatte die Frau beunruhigt.

Diese Zeichen waren recht typisch für ein ganz bestimmtes Medikament. In der LM 18, 2mal täglich 5 Tropfen gegeben, war nach 20 Stunden alles in Ordnung; die Rötung war verschwunden, die Schwellung und der Streifen und der Schmerz waren weg.

Ich hatte übrigens der Kranken gesagt, die Heilerdeumschläge nurmehr selten zu machen, da sie nach der Vorgeschichte dieser Störung ziemlich ohne Witz waren.

Diese „Blutvergiftung" nach Insektenstich erfordert zunächst einmal eine Arznei, die Bezug zu Insektenstichen hat. Welche *Art* des Giftes oder der Infektion hier vorliegt, ist nicht auszumachen — wie das öfters so ist. Wir richten uns so oder so nach den „individuellen" Zeichen, Symptomen und Modalitäten des Falles und kommen von daher auf das Simile.

Das Bläulich-livide ist auch hier stark ins Auge springend 2/157, 152. Da eine solche Verfärbung recht interessant ist, eine gute „Qualität" für uns hat, nehmen wir uns die entsprechende Rubrik im „Kent" vor.

Die hochgradige Berührungs- und Druckempfindlichkeit charakterisiert sich durch ihre Intensität und ist deshalb ebenfalls ein „recht ordentliches" Symptom 1/493, 495. Wenn wir noch die Insektenstichfolge 2/164 mit einbeziehen, kommt Lachesis in Frage. Es hat die wohl beste Ähnlichkeit.

Daß es ein gutes Simile war, bewies seine schnelle heilende Wirkung.

Apis kommt übrigens Lachesis recht nahe.

Aber Apis hat weniger die Abszeßbildung, beziehungsweise die Neigung dazu 1/407, 2/180, 183. Und — es hat keine Beziehung zu Drüsenentzündungen oder -Schwellungen 1/413, 448 (Lymphadenitis der Patientin). Trotzdem hätte man die Biene einsetzen können und sollen — wenn Lachesis versagt hätte. Sie wäre das zweite Mittel für diesen Fall gewesen.

Fall 277: Dieser Krankheitsfall ist noch unwahrscheinlicher in Hinsicht auf eine *spontane* Besserung, einer also, die von selber zustande kommt, als der vorhin geschilderte. Man würde da an MÜNCHHAUSEN glauben, der sich selbst am Haarschopf aus dem Sumpf gezogen hat. Ich stelle die Behauptung auf, daß die gutgewählte homöopathische Arznei ihre Wirkung getan hat. Die Frau, 20 Jahre, kam vor einiger Zeit wegen Schwellungen der unteren Extremitäten in die Sprechstunde, die sich nach einer Entbindung vor etwa 5 Wochen eingestellt hatten. Seit langem schon hatte die Patientin das linke Bein etwas „dicker". Damals hatte man ihr gesagt, daß das wohl eine Venensache sei und auch die Anschwellungen der Beine nach der Geburt des Kindes wurde der jungen Mutter als Venenstauungen dargelegt.

Die Kranke sagt zu den aktuellen Beschwerden, daß die Stauungen an beiden Beinen gleich in der Stärke seien. Außerdem habe sie noch eine ähnliche Erscheinung am Ring- und Zeigefinger der linken Hand; das sei auch schon gegen Ende der Schwangerschaft und besonders nach der Entbindung aufgetreten.

Im Herbst 1974, also am Anfang der Gravidität, sei sie sehr empfindlich gegen Schnaken geworden; so etwas habe sie nie gekannt und das habe 3 Monate gedauert.

Bei Besichtigung der Beine zeigt sich eine beträchtliche Anschwellung, besonders um die Knöchel herum, die, wenn auch in geringerem Maße, bis zu den Knien hochgeht. Die bisher verordneten Venenmittel hatten an diesem Zustand nichts verändert. Der Verlauf der Schwangerschaft war bis auf die Schnaken-Empfindlichkeit ganz normal gewesen, ebenso die Entbindung. Der Blutdruck und die Urinbefunde sind nicht krankhaft verändert.

Die Menses waren einige Zeit vor Beginn der Gravidität etwas schwächer geworden. Sonst war die Patientin noch nie krank gewesen. Sie ist eine typische Frau vom Lande, im besten Sinne des Wortes.

An weiteren Symptomen und Zeichen läßt sich nur finden, daß keinerlei Durst besteht, daß wenig Neigung zum Schwitzen vorhanden ist und daß verhältnismäßig schnell blaue Flecken auftreten.

Was war zu tun? Wenn man die Gesetze der Mittelwahl ernst nahm, konnte man zunächst überhaupt keine Arznei geben — anscheinend jedenfalls, denn es waren dem ersten Eindruck nach keine interessanten Symptome zu erfahren.

Wenn man in solchen Fällen trotzdem ein Medikament aus dem Handgelenk verordnet, ist das letztlich homöopathischer Krampf. Dann schon lieber gleich die üblichen Venenmedikamente verabreicht — aber, die hatte ja unsere Patientin bereits konsumiert. Ein bei flüchtiger Betrachtung unter den Tisch gefallenes Symptom war jedoch bei näherem Hinsehen so typisch für eine Arznei der Homöopathie, daß auf jeden Fall ein Versuch damit angebracht war. Was war das Mittel?

Es wurde in der LM 18 eingenommen. Bescheid nach 3 Wochen: bereits in der 1. Woche war alles besser geworden, eigentlich waren alle Stauungen verschwunden, meinte die Frau. Dann kam ein Rückfall leichterer Art, der einige Tage dauerte. Seit 10 Tagen waren die Beine wieder unauffällig.

Nach 6 Wochen kam ein zweiter telefonischer Bericht. Er ergab in Hinsicht auf die Beine normale Verhältnisse. Nur der Mittelfinger der linken Hand war manchmal noch etwas angeschwollen.

Ob die Kranke von Seiten der Venen oder von Seiten einer allergischen Empfindlichkeit die Beine dick bekommen hat, oder über feinere Nierenstörungen (Schwangerschafts- und Entbindungsbelastung), oder von was sonst, ist sekundär. Die homöopathische Mitteldiagnose richtet sich nicht nach klinischen Diagnosen, auch wenn diese nicht immer vernachlässigt werden müssen: Ein Abszeß z. B. schiebt allein durch seine Anwesenheit und klinische Bestimmbarkeit eine abgezirkelte Reihe von homöopathischen Arzneien in den Vordergrund — diese allerdings in einer größeren Anzahl zunächst.

Unser Vorgehen muß sein: Diese und jene Symptome, Zeichen und Modalitäten bestimmen dieses und jenes Medikament. Sie müssen gegenseitig zur Deckung gebracht werden unter der Voraussetzung, daß sie nach den *homöopathischen* Gesetzen keine Trivialitäten, sondern entweder erstklassige oder doch zumindest „recht ordentliche" Symptome darstellen.

Bei dieser Gelegenheit muß wiederholt werden, daß wir selbstverständlich die erstklassigen Symptome und Zeichen allein verwenden, wenn sie da sind beziehungsweise gefunden werden können. Daß wir aber, wenn sie nicht existieren, uns mit den „recht ordentlichen" Symptomen zufrieden geben müssen und dürfen.

Wir werden dann über eine *Lochkartei,* mit deren Hilfe wir größere Rubriken schneller und sicherer vergleichen können, noch sehr viel erreichen, was die saubere Mittelwahl anbelangt.

Nun, die *Idee* dieser Erkrankung war die Wanderung beziehungsweise Verbreitung der Beschwerden von links nach rechts. Die Patientin hatte *vorher* schon eine einwandfreie Anschwellung des linken Beines gehabt, die als Venensache deklariert worden war. Nach der Entbindung beziehungsweise gegen Ende der Schwangerschaft hatte sich eine Schwellung des rechten Beines dazugesellt; es waren also beide Beine dick geworden. Das unübersehbare Verbreitern Richtung andere Seite wurde noch präzisiert dadurch, daß die Art und Weise der Stauung rechts die gleiche war wie die links. Die Ausbreitung von links nach rechts ist ein Lachesis-Symptom 1/521, ähnlich auch 2/565. Es gibt da nicht viele Medikamente und Lachesis als einziges im 3. Grad, im Fettdruck also.

Die blauen Flecken sind nicht schlecht als zusätzliches Zeichen 2/152, in etwa 143; einen Einstieg in die Mittelfindung würde man jedoch über sie nicht wagen sollen.

Dagegen ist die Tatsache der „Allergie" gegen Schnaken, die sich erstmals zu Beginn der Schwangerschaft gezeigt hatte, von großer Bedeutung. Das heißt, unsere Medizin muß auch hier ihre Rolle spielen. Die Insektenstich-Rubrik 2/164 ist auch diejenige, die bei *Empfindlichkeit* gegen Insektenstiche, bei Bevorzugung des Patienten durch Insekten, zur Wahl steht. Diese beiden Symptome sprachen auch für Lachesis. Die Durstlosigkeit ist als Zeichen zunächst zu vage um *Apis* zu indizieren. Die Honigbiene ist allerdings nicht aus dem Auge zu verlieren. Vorderhand ist ihr Similebezug aber zu gering, denn die Links-Rechts-Seitigkeit hat sie überhaupt nicht.

Die Patientin ließ nach weiteren 5 Wochen von sich hören: Die Schwellungen seien weiter weggeblieben, aber sie neige jetzt zu Haarausfall und sie werde wieder gegen Schnakenstiche empfindlich (diese „Anfälligkeit" hatte sie ja bereits „spontan" *vor* der Schlangengift-Behandlung verloren).

Die blauen Flecken jedoch habe sie überhaupt nicht mehr.

Jetzt setzte ich doch Apis ein, wie gewohnt, in der LM 18. Ich hörte von der Patientin beinahe 4 Monate nichts mehr. Vor kurzem rief ihre Schwiegermutter an, daß sie den ausdrücklichen Auftrag habe, zu berichten, daß es der Patientin mit den Beinen ausgezeichnet gehe, daß sie „sie schöner habe als je zuvor".

Es ist nicht zu entscheiden, ob Apis das Tüpfelchen aufs i war, oder ob Lachesis *alles* zum guten Ende geführt hat. Wenn man an die Schnaken-Allergie denkt, könnte man sich die Meinung bilden, daß das Bienengift in dieser Hinsicht das „bessere" Simile war. Aber — und da beißt die Maus keinen Faden ab — Lachesis hatte insgesamt doch wohl die „besseren" Symptome — oder?

Solche Probleme werden immer dann auftauchen, wenn man mehrere Mittel gibt. Zumeist ist es aber doch überschaubar, was das gute und was das *bessere* Simile in einem Krankheitsfall war.

Fall 278: Frau, 80 Jahre, die schon seit längerer Zeit in meiner Behandlung steht, kommt wieder einmal in die Sprechstunde. Ich habe ihr seit etwa einem Jahr Digitalis in allopathischen Gaben verordnet, weil sich eine mehr und mehr steigernde Atemnot entwickelt, die eine sorgfältige Digitalisierung erfordert.

Die Kurzatmigkeit tritt nicht in Erscheinung in der Bettruhe und nicht bei geringer körperlicher Anstrengung, im Haushalt, in der Wohnung. Treppensteigen, zügiges Gehen, geringere Steigungen der Straßen oder Wege machen dagegen unverhältnismäßig große Schwierigkeiten.

Ich glaube nicht, daß man alte Leute mit einer gewissen Kurzatmigkeit durch kritikloses Verordnen von Fingerhut beeinflussen sollte oder ihn automatisch zur „Stützung des Herzens" aufschreiben sollte, wie der Terminus technicus lautet, den der Doktor an den Mann bringt, wenn er Glykoside, speziell Digitalis verordnet. Daß das in Massen getan wird, ist allgemein bekannt und häufig völlig überflüssig. Das läßt sich damit beweisen, daß vielfach auch ein schlagartiges Absetzen dieser Herzmedikamente das Befinden des Patienten keine Spur in irgendeiner Richtung verändert — vielfach heißt keineswegs immer!

In dem hier geschilderten Krankheitsfall wurde erst nach reiflicher Überlegung Digitalis eingesetzt — aber auf die Dauer, wie sich zeigte, ohne Erfolg.

Die alte Dame erschien also wieder in der Praxis und meinte, in den letzten Wochen sei es mit der Schnauferei besonders schlimm geworden.

Man mußte also zur Kenntnis nehmen, daß das Medikament nicht paßte, daß es sozusagen kein gutes Simile war, wenn man unsere Nomenklatur einmal der Allopathie überstülpt — mit sämtlichen Einschränkungen, versteht sich. Die Kranke meinte dasselbe, denn sie sagte trocken, ich habe die Tabletten jetzt lange Zeit regelmäßig nach der Vorschrift eingenommen, ich glaube aber nicht, daß ich damit wirklich viel besser geworden bin. Im Gegenteil, ich fühle, es wird immer schlechter.

Ich rollte den Fall nun von neuem auf dergestalt, daß ich die Idee der *Substitution,* was ja die Digitalistherapie à la Schule bedeutet, einmal beiseite schob und an die Aufnahme der Zeichen, Symptome und Modalitäten nach Art des Hauses machte, nach homöopathischer Art also.

Ich nahm mir vor, der Frau einen *Fragebogen* mitzugeben, aber zunächst wollte ich es doch mit einem Simile versuchen ohne denselben, wenn sich einige ordentliche Symptome zeigen sollten.

Die Patientin hatte keine Ödeme, die von Interesse waren, der Blutdruck war mit 175/90 für mich im Rahmen der Norm — es gibt Leute, die wollen auch bei den Alten keinen über 140 — ich finde das maniriert. Die Kranke beweist es, denn sie ist mit dem Blutdruck, den sie seit Jahren so hat, also etwas kräftig hat, immerhin 80 Jahre alt geworden und bis auf die Kurzatmigkeit, die ich nie und nimmer mit dem RR in Zusammenhang bringen möchte, recht gesund.

Sie ist eigentlich sehr gesund, sie ist geistig so normal wie mit 40, sie hört noch gut; sie hatte allerdings vor Jahren einmal eine Netzhautblutung, die aber außer gewissen Sehschwächen, die auch sonst sein können, keine Probleme mehr macht. Diese Frau hat kaum Falten im Gesicht, sie ist seelisch völlig im Gleichgewicht, sieht aus wie etwas über 60 und so fort.

Wo sollte man Symptome herbekommen? Diese Patientin war bis auf die Netzhautsache nie „anständig" krank gewesen! Erst mit dem Nachlassen der Atemfunktion — die ohne Frage von einem gestörten Herz-Kreislauf her zu verstehen ist — begann ein Krankheitsprozeß.

Die Frau hat nie etwas mit der Lunge zu tun gehabt, sie neigt nur zu Husten in der kalten Jahreszeit, ein beinahe legitimer Vorgang und sie kennt praktisch keine Erkältungen.

Sie klagt in letzter Zeit auch über einen Druck in der Brust, der teilweise zum Hals geht.

Die Pulszählung ergibt eine kleine Überraschung. Der Puls ist mit 56 Schlägen langsam, er ist auch unregelmäßig und setzt teilweise aus.

482

Sonstige Symptome und Zeichen: Atemnot nach Anstrengung; Liegen bessert die Atemnot; Schweregefühl in den Beinen beim Gehen; hat schnell blaue Flecken. Das feucht-warme Wetter belastet die Frau außerordentlich. Sie erzählt noch, daß sie in der letzten Zeit „nervöser" ist als sonst. Auf mein gezieltes Nachfragen: Herzklopfen und das Bedürfnis tief zu atmen, habe sie noch nicht beobachtet.

Wegen des langsamen Pulses dachte ich zunächst an eine irgendwie geartete Digitalisüberdosierung. Aber nachträglich kann man sagen, daß das nicht von Belang war. Die Besserung begann nach Einsatz des homöopathischen Arzneimittel bereits nach wenigen Tagen. Zunächst verschwand der Brustdruck und das Schwitzen wurde leichter (das sie also auch noch hatte — und zwar schon seit längerer Zeit nachts). Den Fingerhut hatte ich bald abgesetzt.

Was übrigens *gegen* eine Digitalisbelastung sprach, war die *anhaltende* gute Wirkung des homöopathischen Medikaments, eine Wirkung, die sich niemals auch unter den „optimalsten" Digitalisdosen gezeigt hatte.

Die Frage nach dem Digitalismus schneide ich deshalb an, weil jemand mit Recht sagen könnte, bei dieser Sachlage würde ich zuerst einmal daran denken.

Nun, hiermit ist das getan, und weder zu Beginn noch zum Ende der Digitalisierung war eine auch nur einigermaßen charakteristische Störung durch diese Medizin nachzuweisen gewesen. Nur die Bradycardie hatte überhaupt die Frage aufgeworfen. Resümée: Das *Weglassen* des roten Fingerhutes brachte keineswegs den Status quo ante, also den Zustand vor dem Beginn der Digitalistherapie überhaupt, sondern es ergab sich nach Verschreibung des Simile eine ganz neue Situation, nämlich eine Besserung, wie sie niemals mit dem Herzglykosid auch nur im Ansatz nachzuweisen gewesen war.

Wobei nicht behauptet werden soll, daß die alte Dame nun das ewige Leben haben wird. Welches waren die Symptome und Zeichen, die zur Mittelwahl herangezogen wurden und was wurde gegeben? Es waren gerade noch „recht ordentliche" Symptome, die die Patientin bieten konnte. Die Dosierung war LM 18, 1mal täglich 5 Tropfen. 6 Wochen nach Einnahmebeginn kam die Frau wieder in die Sprechstunde. Der Puls war 64, die vorher vorhandene Unregelmäßigkeit (aber keine dauernde Arrhythmie) und das Aussetzen des Pulses waren nicht mehr nachweisbar. Vor allem war die Atmung gut geworden, das krankhafte Stehenbleibenmüssen auf der Treppe oder bei vergleichbaren Gelegenheiten, war nicht mehr notwendig.

Anmerkung: Bei *oberflächlicher* Betrachtung, also einer Nichtbeachtung der „recht ordentlichen" Symptome, kommt übrigens auch das Arzneimittelbild von Digitalis zum Vorschein, allerdings nur wie durch Milchglas gesehen.

Bei Berücksichtigung der wahlanzeigenden Zeichen und Symptome, der recht ordentlichen also (die, wie gesagt, vorhanden sind — aber nur solche und keinesfalls noch bessere) fällt Digitalis fort und es bleibt nur ein einziges Mittel, nämlich Lachesis übrig. Wie ich vor kurzem erfahren habe, geht es der Patientin den Verhältnissen entsprechend gut. Beobachtungszeit knappe 7 Monate. Das Krankhafte des Zustandes hat sich nicht mehr gezeigt.

Was waren die „recht ordentlichen" Symptome?

Der Husten in der kalten Jahreszeit ist hier kein gutes Zeichen, ganz im Gegensatz zur *Netzhautblutung* 3/7, denn ersterer kommt wesentlich häufiger vor: Husten in der kalten Jahreszeit oder Netzhautblutung — so müssen wir die Frage stellen. Und nicht: Husten *und* Netzhautblutung; die Zeitmodalität des Hustens ist hier vergleichsweise zu dürftig.

Es kommt das Symptom feucht-warmes Wetter verschlimmert beträchtlich; es ist eines von Intensität und auch von einer guten Qualität 1/527. Die nächsten Zeichen und Modalitäten fallen bereits etwas ab. Blaue Flecken steht in 2/152, Atemnot nach Anstrengung in 3/336. Bei Treppensteigen 3/342 ist Lachesis nicht dabei; das ist kein Fehler, denn unter *Anstrengung* ist es im Fettdruck vorhanden und Anstrengung verschlimmert Atemnot ist auch der Idee nach die „bessere", weil übergeordnete Rubrik. Die letzten Symptome werden noch billiger: Langsamer Puls 1/434, unregelmäßiger Puls 1/436, aussetzender Puls 1/433. Mit diesen Pulsveränderungen sollte man auf keinen Fall die Mittelwahl beginnen. Als Zusatzsymptome sind sie uns aber willkommen.

Der *langsame* Puls wurde deshalb genommen, weil es unwahrscheinlich ist, daß er von einem Digitalismus herrührte — er war also nicht artifiziell. Bemerkung: Es gibt im Repertorium eine Rubrik Puls unregelmäßig *und* langsam 1/436. Da ist Lachesis nicht dabei, dagegen bei der Anzeige Puls unregelmäßig 3wertig und bei der Anzeige Puls langsam 1wertig.

Was heißt das aber? Wir lassen uns durch das ziemlich unbedeutende Symptom in 1/436, das nicht für unsere Arznei spricht, niemals von *dem* Mittel wegbringen, das unsere guten, zumindest „recht ordentlichen" Zeichen und Modalitäten abdeckt. Das in letzter Zeit auftretende schnelle Aufgeregtsein der Frau, das „Nervöse" ist als Gemütssymptom zu verwaschen, um uns tangieren zu können. Im Grunde besteht, wie beschrieben, ein völlig ausgeglichener seelischer Gleichgewichtszustand — man muß die Relationen sehen. Übrigens hat das Schlangengift auch dieses Gemütssymptom, bei dem ja keine besondere Modalität differenzierend wirkt, in der allgemeinen Rubrik Erregung, erregbar 1/31 3wertig im Fettdruck.

Noch ein letztes Wort. Die Netzhautblutung ist als einzige bedeutende klinische Erkrankung im Leben dieser Patientin — auch für uns in homöopathischer Betrachtung — zumindest ein „recht ordentliches" Symptom. Wir stellen mit Vergnügen fest, daß auch hier Lachesis, das sonst ein Simile für die Frau ist, unter wenigen Arzneien 3wertig figuriert. Hier beginnt wieder einmal die *Relativität* eines Zeichens oder Symptoms aufzuleuchten. Denn nur bei einer sonst „leeren" Anamnese bekommt diese Netzhautstörung für uns einen besonderen Stellenwert.

Fall 279: Eine Frau von 51 Jahren erscheint wegen „rheumatischer" Beschwerden in der Praxis. Diese bestehen seit über 8 Wochen. Eigenartigerweise betrifft es nur die beiden Mittelfinger.

Die Patientin hat früher noch nie solche Störungen gehabt, sie ist „ganz überrascht von diesen Sachen", vor allem auch von der Hartnäckigkeit dieser Erkrankung.

Sie war bereits beim Arzt, der zwar bereits verschiedene Medikamente ausprobiert hatte, aber keine Besserung erreichen konnte.

Die Blutsenkung wurde als leicht erhöht festgestellt, der Rheumafaktor soll negativ sein.

Die Schmerzen werden als wehe geschildert, die beiden Finger sind deutlich verdickt und überall druckempfindlich, besonders an den Gelenken. Der Schmerz zieht beiderseits bis in die Unterarme, er ist den ganzen Tag vorhanden; besonders deutlich tritt er in der Frühe im Bett auf.

Der Kranken fällt ein, daß sie vor 6 Jahren einige Zeit Beschwerden an der linken Hüfte gehabt hat. Außerdem litt sie vor vielen Jahren 4 Wochen lang an einer Venenentzündung am linken Bein nach einem Partus.

Sonst ergibt sich aus der Vorgeschichte nicht viel; aus der aktuellen Erkrankung nur, daß die Entzündung an den Gelenken des linken Mittelfingers begonnen, und nach 3 Wochen auch den rechten Mittelfinger in Mitleidenschaft gezogen hat.

Andere Symptome und Modalitäten von einigem Wert sind nicht zu erfahren; also wird ein Therapieversuch mit den vorhandenen — als Ausgangspunkt für die Mittelfindung — durchgeführt.

Welche Medizin wurde eingesetzt?

In der LM 18 gegeben, zeigte sich laut einem Telefongespräch nach 11 Tagen die folgende Veränderung des Zustandes.

Die ersten 2 Tage trat eine deutliche Verschlechterung der vorhandenen Beschwerden auf. Nach weiteren 4 Tagen verschwanden die Schmerzen aus den Fingern total, die Patientin bekam jedoch dafür die gleichen Erscheinungen am ganzen rechten Ober- und Unterschenkel, so daß sie „einige Tage kaum gehen konnte". Ich ließ das Medikament trotzdem weiter wirken und ein Anruf 10 Tage später ergab, daß das rechte Bein wieder gut geworden, und die *rechte* Hand weiter normal geblieben war, einschließlich der Schmerzen zum Unterarm. Die linke Hand (einschließlich der Finger) „erlitt" dagegen für einige Tage einen Rückfall. Jetzt ließ ich die Tropfen nurmehr jeden 2. Tag nehmen. 4 Wochen nach dem Behandlungsbeginn bekam ich den Bescheid, daß die Hände seit einer Woche „gesund seien".

Das Führungssymptom war das eigenartige Wechseln, das Ausbreiten der Rheumabeschwerden von dem linken auf den rechten Mittelfinger. Man wird zunächst die Lokalisation *Mittelfinger* als legal dergestalt ansehen, daß man unter der entsprechenden Rubrik im „Kent" nachsieht 2/703, 695. Die darin genannten Arzneien haben alle miteinander den „Fehler", daß sie das Kriterium dieses Falles vermissen lassen, nämlich das „erst Links- dann Rechtsprinzip". Für den Seitenwechsel ist deshalb die *allgemeine* Rubrik Gliedmaßen als die „synonyme" zuständig 2/565; auch die Rubrik 1/521 ist zu Rate zu ziehen.

Alle anderen Zeichen und Modalitäten des Falles sind so vage, daß wir mit ihnen nicht die Mittelwahl bestreiten dürfen — mit einer einzigen Ausnahme: Die Frau hat früher einige Beschwerden gehabt und zwar linksseitige Hüftschmerzen und eine 4 Wochen lang dauernde Venenentzündung links. Für sich gesehen sind diese beiden Dinge nicht umwerfend komisch, aber uns geben sie den Rest sozusagen, weil sie genau zum Bild unseres Arzneimittels passen, ein Zeichen auch von Lachesis sind.

Daß dieses Wandern und Ausbreiten der Erscheinungen von links nach rechts typisch für dieses Schlangengift ist, ist bekannt. Dieses Phänomen zeigte sich prompt im Sinne einer *Reaktion* nach einigen Tagen in der Form, daß nach einer einwandfreien Verschlechterung des örtlichen Krankheitsgeschehens an einem Körperteil, an dem die Frau noch niemals Schmerzen verspürt hat, nämlich an der *rechten* unteren Extremität, eine Beschwerde auftritt. Kurz darauf ist und bleibt der Rheumatismus der Patientin rundherum weg.

Fall 280: Das ist zur Abwechslung ein Kurz-Fall. Vor längerer Zeit erschien eine Frau von 44 Jahren wegen einer Warze in der Praxis. Sie fand sich am Knöchel, am mittleren Gelenk des rechten Zeigefingers. Sie bestand seit mehreren Wochen, war groß wie eine mittlere Erbse, war hart, hornig und zerklüftet und saß breitbasig auf.

Ich gab der Patientin mangels „wirklicher" homöopathischer Symptome aus dem Handgelenk heraus eine Dosis Causticum D 30 und wegen Versagen dieses Medikaments nach 3 Wochen Thuja D 30. Nach einer Wartezeit von wiederum etwa 3 Wochen, machte ich keine weiteren Umstände mehr, sondern komplimentierte die Frau aus dem Sprechzimmer hinaus in Richtung Chirurgen. Dieser befreundete Kollege konnte allerdings die operative Entfernung dieses Auswuchses wegen Zeitmangels nicht sogleich vornehmen. Die Patientin tauchte nach einigen Tagen aus diesem Grunde ein drittes Mal bei mir auf und ich versuchte noch eine andere Arznei in der D 30. Ich hatte mich dieses Mal auf die *Lokalisation* der Warze besonnen und stellte fest, daß es im Kent'schen Repertorium in 2/429 nur ein einziges Mittel für den Ort Hand, *Knöchel*, Warze gibt. Außerdem sah ich zu meiner Überraschung, daß diese Medizin, nämlich Palladium als „warzen-spezifisch" nirgendwo sonst existiert. In den großen Warzen-Rubriken 2/169, 429 ist sie nicht zu finden.

Das machte mich stutzig und ich gab deshalb dieses Edelmetall. Nach einigen Tagen schon begann sich die „Erbse" sichtlich von der Unterlage zu lösen und nach knapp einer Woche fiel sie ab.

Die Frau war so beeindruckt, daß sie sich bei dem bewußten Chirurgen vorstellte, der sie überall im Krankenhaus herum reichte und mir „einmal in der nächsten Zeit eine Anzahl seiner Warzen-Patienten schicken" wollte.

Ich konnte auf dieses Angebot allerdings nicht eingehen. Der geneigte Leser weiß auch warum. Es ist völlig unmöglich, eine Warze *an sich* homöopathisch zu behandeln. Man benötigt wegen — fast immer — fehlender leitender Symptome und Zeichen im Grunde eine komplette homöopathische Anamnese. Dazu besteht aus Zeitgründen keine Möglichkeit. Man hat Wichtigeres zu tun und ist froh, daß diese Auswüchse chirurgisch bequem entfernt werden können.

Es ist etwas anderes, wenn nach einer operativen Behandlung Rückfälligkeiten auftreten. Dann muß man sich über die gesamte Vorgeschichte des Patienten hermachen und wird *dann* mit Sicherheit Erfolg haben, wenn man das passende Arzneimittel findet. Kommt man *ohne* großartige Anamnese mit Hilfe eines ungewöhnlichen Zeichens, einer ungewöhnlichen Modalität zu einem Simile, dann ist die Warzen-Frage gut und erfolgreich zu lösen — wie obiger Fall beweist.

Fall 281: Junger Mann, 24 Jahre, kam vor einiger Zeit in die Praxis wegen einer eigentümlichen Erkrankung.

Er leidet seit mehreren Jahren an einer Augenmuskelschwäche. Dazu besteht ein ständiges Spannungsgefühl in der Stirne und ein Steifheitsgefühl der Augäpfel und der Mundpartie. Der Kranke ist seither ziemlich lichtempfindlich.

In früheren Jahren hatte er ein Migräneleiden, das aber auf allopathisch-biologische Medikamente und eine bestimmte Diät verklungen ist. Außer dieser Migräne war der Mann noch nie krank, bis auf die Beschwerden eben, wegen denen er jetzt beim Homöopathen Hilfe sucht.

Er sagt, er habe schon alles probiert, aber bisher habe ihn niemand heilen können. Weiteres Nachfragen ergibt, daß besonders auch Schmerzen hinter den Augäpfeln auftreten — bei normalem Augendruck, wie eine fachärztliche Kontrolle ergeben hatte. Alkoholische Getränke verschlimmern die Beschwerden sofort. Die Bewegung der Augen schmerzt und ein sonderbares Gefühl wird außerdem noch mitgeteilt: Seit der Störung kommt es dem Mann vor, als ob alle Gegenstände, auf die er schaut, leicht wackelten.

Ich wende mich nun der Symptomatologie der verflossenen *Migräne* zu, wobei in Erfahrung zu bringen ist, daß außer einem Augenflimmern, das einem jeweiligen Schmerzzustand voraus ging, und einem Erbrechen bei Beginn der Kopfbeschwerde nichts von homöopathischem Interesse zu verzeichnen ist.

Dann bekomme ich noch ein einigermaßen interessantes Symptom aus dem Patienten heraus, nämlich, daß er bei Erregung leicht zittert. Zu guter Letzt läßt sich noch feststellen, daß der Kranke den Eindruck hat, daß körperliche Arbeit das Befinden irgendwie bessert; wir einigen uns darauf, das dem bei dieser Tätigkeit folgenden Schwitzen zuzuschreiben.

Das war das letzte „Zugeständnis", das ich von dem jungen Mann erhalten konnte — zunächst wenigstens.

Macht man sich den Spaß, und klebt gewissermaßen die vorhandenen Symptome und Zeichen zusammen, dann kommt ein Bild heraus, das dem Natrium muriaticum entspricht (bis auf den Druck hinter den Augen, der nicht dabei ist 1/300).

Also: Steifheit der Augäpfel 3/11, Augenmuskelschwäche etwa 3/27 (es entspricht annähernd der Angabe Augenschwäche beim Lesen), Alkohol verschlimmert Kopfbeschwerden 1/240. Kopfschmerzen bei Augenanstrengung ginge schon sehr am Thema vorbei, aber man kann an die Rubrik erinnern 1/242; Augenbewegung schmerzt 3/37. Zur Not gilt noch die Rubrik die verwandt ist in etwa dem „Wackeln der Gegenstände"; sie steht in 3/65, wo unter „Illusionen" eine Anzahl von Angaben vorhanden ist, bei denen Natrium muriaticum immer wieder erscheint.

Die Migräne-Symptome Erbrechen bei Kopfschmerz 3/457, Augenflimmern vor Kopfschmerz 3/74, Seitenwechsel der Beschwerden 1/284 und dazu noch die Zittrigkeit bei Aufregung 2/553 verleiten den um jedes einigermaßen brauchbare Symptom ringenden Homöopathen das Kochsalz zu verordnen.

Allerdings muß man sagen, daß bei strenger Prüfung der Gegebenheiten der kritische Adept HAHNEMANNS sich in seiner Haut nicht wohlfühlen kann und darf, denn die meisten der zur Mittelfindung verwendeten Symptome sind im Grunde *keine* „recht ordentlichen" mehr. „Recht ordentlich" ist das Mindestmaß, das wir an ein Zeichen oder Symptom stellen müssen, um es zur Mittelwahl heranziehen zu dürfen. Außerdem hat man den, wenn auch vagen, Eindruck, daß hinter dieser Krankheit noch irgend etwas steckt, was noch nicht innerhalb dieser Erstkonsultation zur Sprache gekommen ist. Dieses *Was* harrt noch seiner Entdeckung und wenn es nicht gefunden wird, wird auch der Homöopath, mit Recht natürlich, von dem Kranken unter diejenigen Behandler eingereiht werden müssen, die unter „ferner liefen", der ihm ebensowenig wie alle anderen helfen konnte.

Nun, weil der seiner Mittelmacht bewußte Schüler HAHNEMANNS überzeugt ist, daß bei den meisten gängigen Krankheiten das homöopathische *Simile* gesetzmäßig helfen wird und er ebenso überzeugt ist, daß die *Idee* der Störung, die Ursache einer Störung zu allererst aufgedeckt werden muß und bei Unterlassung dieser Klärung der Causa die Homöopathie in Hinsicht auf die Mittelwahl zum Mißerfolg verurteilt, wird dieser Homöopath sich nicht wohl in seiner Haut fühlen, solange er in einem Fall wie diesem das Gefühl hat, daß er nicht hinter das „Was" kommt, das irgendwie noch existieren muß. Ein Was, das ihm die Lösung — zumindest in Hinsicht auf Similewahl — ermöglicht. Ich gab also das Natrium mit gemischten Gefühlen und bekam auch den Bescheid nach 3 Wochen, daß „das Mittel überhaupt nicht gewirkt hat". Ich hatte es in der LM 18 gegeben.

Aber der Patient sagte mir am Telefon noch etwas weit Interessanteres: Er habe, wie ich ihm das in der Sprechstunde empfohlen hatte, über seine Erkrankung nachgedacht und zurückgerechnet:

Er habe die Beschwerde seit etwa 9 Jahren so ausgeprägt, daß sie ihm unangenehm ins Bewußtsein getreten sei. Weiter zurück habe er keine bestimmte Erinnerung mehr. Er könne nur sagen, daß alles genau so gut 2 oder 3 Jahre früher habe anfangen können.

Jedenfalls sei er vor etwa 11 Jahren gegen Pocken geimpft worden und 1, 2 Jahre vorher 2- oder 3mal gegen Kinderlähmung.

Da ich eine Impffolge ad hoc am Telefon nicht anerkennen oder ablehnen wollte, gab ich dem Patienten die Anweisung Natrium muriaticum noch weiter zu nehmen.

Er kam wieder nach insgesamt 6 Wochen dauernder Mitteleinnahme und es war alles wie immer.

Auf das *neue* Medikament in der LM 18, das eine Impf-Folge berücksichtigt, bekam ich nach 4 Wochen die Nachricht, daß „in den ersten 8 Tagen ein Unterschied der Beschwerden wie Tag und Nacht bestanden" habe, daß es „wirklich besser geworden sei". Leider sei gerade eine 3. Tetanus-Impfung fällig gewesen und da habe er den Eindruck, daß daraufhin alles wieder etwas „zurückgefallen sei". Daß der Mann gerade in dieser Zeit eine fällige Tetanusimpfung bekommen hatte, ist natürlich ein makabrer Spaß, aber was kann man schon machen.

Ich gab die Tropfen jetzt in der LM 30 und es wurde wieder um 60 % besser, wie ich einige Zeit später erfuhr.

Nach einer Laufzeit des Mittels von gut 3 Monaten, einschließlich des „Unfalls" mit der Tetanus-3-Impfung kam der Patient wieder in die Praxis mit dem Bericht, daß alles wesentlich besser sei und als ich ihn auf den Ausdruck „praktisch normal" verpflichtete, stimmte er mir sogleich zu; er sei wirklich rundherum beschwerdefrei geworden.

Der Mann hat sich — es liegt die Angelegenheit jetzt beinahe 2 Jahre zurück — nicht mehr gemeldet. Ich nehme an, daß er gesund geblieben ist.

Anmerkung: Diese Parese-ähnlichen Erscheinungen müssen natürlich rückbildungsfähig gewesen sein, sonst hilft auch das homöopathische Tröpfchen nicht. Aber das ist doch der springende Punkt: Wie weit sind Erkrankungsprozesse irgendwelcher Art heilbar oder reversibel, *wenn* ich ein gutes Simile habe?

Der Neurologe wird zu diesem Fall sagen müssen, die Angelegenheit ist einfach nicht mehr rückgängig zu machen; es hat sich durch die und die Therapie ergeben, daß nichts mehr zu machen ist. Das ist nicht gelogen — wenn er überhaupt die Impfung als „Nervenschädigung" (zum Beispiel und meinetwillen der Augenmuskeln) anerkennt. Der Begriff „unheilbar" oder „unheilsam" ist relativ. Was mit den anderen Heilmethoden nicht ins Lot kommt, sagt uns noch nicht alles, oder gröber ausgedrückt, sagt gar nichts.

Wenn wir das Simile finden, schieben wir die scheinbare Unheilbarkeit um ein Wesentliches hinaus, es entsteht Heilbarkeit oder wirkliche Besserung. Noch differenzierter gedacht, gibt es in dem obigen Fall außer der homöopathischen Heilmöglichkeit keine andere deshalb, weil die Impfbelastungsproblematik *gezielt* durch keine andere Heilweise aus der Welt geschafft werden kann. Keine andere x-beliebige Heilkunst (vom Vitamin über alles mögliche bis zur Hypnose) hat einen differenzierteren Bezug zu dem Erkrankungsprozeß dieser Art als das „homöopathische Impffolgemittel". Keine andere Heilrichtung hat die Möglichkeit, hat die Medizin, die diesem Artefakt beikommen kann — sie hat für diesen kein Spezifikum.

Wir haben erlebt, daß die Symptomenkonstellation, die uns auf Natrium muriaticum gebracht hatte, in dem Augenblick wie ein Kartenhaus zusammenfiel, als das wahre Leitsymptom des Falles bekannt wurde. Es taucht in dem Augenblick aus der Versenkung auf, als der junge Mann mit der Impfsache herausrückt. Es läßt sich nachrechnen, daß diese sehr wohl an der ganzen Störung schuld sein kann. Zwar ist eine sofort auftretende Erkrankung nicht nachzuweisen, aber der Abstand zwischen Impfung und Krankheitsbeginn ist nicht so groß, daß nicht eine Querverbindung möglich wäre. Und wenn alles noch so zweifelhaft ist: Entweder wir haben Glück dergestalt, daß es wirklich die Impfung war, die diesen Menschen krank gemacht hat — oder wir müssen passen, wie alle unsere Vorgänger auch.

Warum sollen wir also nicht Thuja ausprobieren?

Der Lebensbaum ist das Hauptmittel für Impffolgen 1/503. Und so lange keine anderen hochwertigen Symptome für ein anderes Impfmittel, zum Beispiel für Sulfur, für Silicea sprechen, ist es als erstes einzusetzen.

Unsere Rechnung ist aufgegangen. Es gab eine Reaktion und die Beschwerden gingen zurück. Daß nach der Tetanus-3-Impfung, die sinnigerweise in die Thujazeit fiel, eine Verschlechterung des Zustandes eintrat — kurzfristig aber deutlich — beweist, daß die Idee dieses Krankheitsfalles eben die der Erkrankung nach einer Polio- beziehungsweise einer Pocken-Impfung oder nach beiden war, also eine Impffolgekrankheit war.

Auch hier ist zu erinnern, daß nicht jede Impfung, welcher Art auch immer, gesundheitliche Störungen nach sich ziehen muß. Voraussetzung ist das Vorhandensein einer ,,Anlage" im Sinne der Psora, der Sykosis, der Syphilis Hahnemannischer Interpretation.

Fall 282: Mann, 43 Jahre, kam vor einiger Zeit zur Behandlung. Er hat seit 4 Monaten Ischiasbeschwerden links — eine Wurzel-Ischias, wie er meint — die bis zur Kniekehle gehen. Der Schmerz verläuft auf der Außenseite des Oberschenkels.

Er war deshalb schon ambulant in klinischer Behandlung. Es wurden Massagen, Bäder, elektrische Bäder, ,,Elektroschocks" usw. gemacht, 10 Wochen lang.

Bei der Untersuchung läßt sich ein äußerst schmerzhafter Punkt an der linken Oberschenkelseite oben außen heraustasten.

An dieser Stelle und der weiteren Umgebung hat der Kranke seither ein brennendes Gefühl an der Haut; Taubheitsempfindungen sind nicht dabei.

Die Schmerzen zeigen sich besonders beim Auftreten, beim Aufstehen und beim Hinsetzen; beim Gehen werden sie besser. Das Umdrehen nachts im Bett ist schmerzhaft; ebenso das Vorbeugen beim Gehen, Stehen oder Sitzen.

Über eine Schwäche des Beines wird nicht geklagt; sie konnte auch objektiv nicht nachgewiesen werden. Linksliegen und Kälte verschlimmern deutlich.

Nach einer möglichen Verursachung gefragt, erinnert sich der Patient, daß er schon wisse, was möglicherweise seine Erkrankung ausgelöst habe.

Er habe damals eine Fernsehantenne auf einem Einfamilienhaus angebracht und deshalb zu einer Dachluke hinaussteigen müssen. Das sei nicht ganz leicht gewesen, er habe sich richtig durchzwängen müssen. Bei dieser Gelegenheit habe er einen gar nicht starken Stich im Kreuz gespürt und eine Woche später sei das in den Ischiaszustand ausgeartet. Eine solche Beschwerde habe er noch nie gehabt.

Auf eindringliches Nachfragen, ob das, was er mir erzähle, einwandfrei *so* gewesen sei und sich alles so abgespielt habe, und nach Bestätigung des Mannes, daß das wirklich alles so vor sich gegangen sei, schreibe ich ein Mittel auf. In der LM 18 verordnet, 2mal täglich 5 Tropfen, kommt nach 10 Tagen ein telefonischer Bescheid, daß das Befinden bereits deutlich besser ist.

14 Tage später erfahre ich, daß alles sehr gut geworden ist. Das Hautbrennen war bereits nach wenigen Tagen nicht mehr zu verspüren. Geringe Beschwerden sind nur noch beim Aufstehen nach langem Sitzen vorhanden.

Was war das naheliegendste Medikament, und was war das Führungssymptom dieses Falles? Wo findet man die Rubrik im „Kent"?

Bei dieser Störung war der springende Punkt der Stich, den der Patient beim Ausstieg aus der Dachluke im Kreuz verspürt hat: das war der Augenblick, wo er krank wurde.

Die Diagnose wurde mit Wurzel-Ischias angegeben. Das kann auch stimmen. Daß es eine Verletzung eines Nerven war, zeigt unter anderem das brennende Gefühl, das sich seither eingestellt hat. Warum es gerade ein Brennen am linken Oberschenkel ist, kann nicht sogleich durchschaut werden. Es genügt die Tatsache des Brennens an der Hautoberfläche, denn sie läßt erkennen, daß dieses hier nervlich bedingt ist. Es paßt sehr gut zu unserer Theorie.

Wegen dieser „Nervenverletzung" kommt auch in diesem Fall als erstes Mittel Hypericum zur Wahl. Die *Lokalisation* ist zweitrangig, sie ist halbwegs zufällig. Und trotzdem finden wir unter Ischias nach Verletzung in 2/592 diese Medizin als einzige neben Arnica — beide 2wertig. Nehmen wir aber lieber die Aussage unter 1/453, Verletzungen des Nerven, mit heftigen Schmerzen noch dazu.

Die anderen bereits herausgefundenen Zeichen Umdrehen im Bett verschlechtert, Linksliegen und Kälte verschlimmern, Gehen bessert und so fort, sind nun vergleichsweise ohne Bedeutung für uns. Wir haben die Causa und wir haben das Mittel. Wäre der Mann wegen eines Rückfalls noch einmal in der Sprechstunde erschienen, hätte er ohne weitere Bemühung meinerseits Arnica als nächstes homöopathisches Medikament erhalten.

Einige Wochen nach dem Einsatz des Johanniskrauts kam der letzte telefonische Bericht, der das weiterbestehende Wohlbefinden bestätigte.

Fall 283: Junge, 7 Jahre, kommt von seinem Vater begleitet in die Sprechstunde. Er stottert seitdem er das Sprechen erlernt hat und er lispelt auch dabei.

Der Bub macht einen wachen Eindruck; er kommt in der Schule gut mit. Die Rachenmandeln sind entfernt. Laufen und Sprechen begannen zur üblichen Zeit. Gelegentliche Erkältungen kommen vor.

Seit dem 3. Lebensjahr ist er etwas eifersüchtig auf seinen jüngeren Bruder, aber es zeigt sich nicht in auffälliger Weise.

Es ist fast nichts zu finden an Symptomen und Zeichen, was dieses Stottern und Lispeln für eine homöopathische Arznei angreifbar machen könnte. Sprechübungen wurden bisher nicht gemacht.

Ein einziges Zeichen, ein Symptömchen gewissermaßen, könnte von einer Qualität sein, das der Forderung nach einem zumindest „recht ordentlichen" Symptom gerecht wird:

Die ganze Störung beschränkt sich darauf, daß sie auftritt, wenn der Junge „nervös" wird. Also bei Aufregung irgendwelcher Art passiert es. Da fängt der Knabe zu stottern und zu lispeln an.

Und hier die Überraschung: Diese Modalität war gut genug, um die Similewahl zu ermöglichen.

Die entsprechende Arznei, in der LM 18 gegeben, brachte eine sofortige Besserung. Die Mutter sagte am Telefon: „Es ist alles wie ein Wunder." Nun, dieses Wunder blieb zunächst nicht in seiner Gänze bestehen; 3 Wochen später gab es, nach einer starken Erregung, für einige Tage einen mäßigen Rückfall.

Zunächst war es wichtig nachzuforschen, ob das Kind in der geistigen und körperlichen Entwicklung unauffällig ist. Auch sonst ist außerhalb der Sprachstörung keinerlei Hinweis für ein bestimmtes Mittel oder für eine bestimmte Mittelgruppe zu erhalten. Es stottert und lispelt nur, wenn es aufgeregt ist — zu jeder anderen Zeit und Gelegenheit ist sein stimmliches Verhalten völlig normal.

Entweder entschließen wir uns zu einem Abwarten in der Weise, daß wir uns von späteren möglicherweise auftretenden guten Symptomen und Zeichen überraschen lassen, ein unsicherer Weg der Arzneifindung, oder wir nehmen mit dem Medikament vorlieb, das als einziges und immerhin 2wertig diese Modalität hat. Es ist Causticum; es findet sich im Repertorium in 3/208; hier heißt es wörtlich Sprache stotternd, bei Erregung. In 3/208 ist auch die Rubrik lispelnd aufgezeichnet. Wenn hier der Ätzkalk nicht enthalten ist, sagt das nicht viel. Das bringt uns von ihm nicht weg. Stottern und Lispeln ist zwar kein identisches Geschehen, aber doch verwandt im Sinne einer Störung der Sprechwerkzeuge, so daß wir letzteres nicht unbedingt als eigenes Symptom haben müssen. Auch in diesem Fall kann ja ein Versuch nicht schaden. Er ist, wie wir wissen, geglückt und zwar erstaunlich gut.

Ich erfuhr nach 8 Monaten, daß die Sprachstörung ohne Rückfall weggeblieben war. Wir haben übrigens wieder einmal eine Bestätigung dafür bekommen, daß die Angaben im „Kent" zuverlässig sind. Nicht jede Angabe, nicht jede Rubrik des Repertoriums muß und darf besinnungslos mit „Haut und Haaren gefressen werden". Aber umgekehrt, dem Kent'schen Repertorium überhaupt nicht über den Weg zu trauen, betrachte ich als philiströse Gesinnung gerade bei denjenigen, die nie versucht und vor allem nie gewagt haben, sich im Wesentlichen auf ihn zu verlassen.

Fall 284: Frau, 24 Jahre, kommt in die Praxis, weil sie „seit 5 Wochen an einem Gelenkrheumatismus leidet".

Zu Beginn, so erzählt die Patientin, habe sie Rheumaspritzen bekommen, weil sie nicht mehr richtig laufen konnte; denn es seien die Zehen beider Füße angeschwollen, sie hätten sich entzündet und seien schmerzhaft geworden. In den letzten 8 Tagen habe sie ähnliche Beschwerden an den Zeigefingern beobachtet.

Familiär ist keine Rheumabelastung bekannt.

Eine Besichtigung der erkrankten Stellen erweist die Richtigkeit der Angaben. Auf Nachfragen: Vor 5 Jahren wurden die Mandeln entfernt, im 8. Lebensjahr der Wurmfortsatz. Vor 3 Jahren gab es eine Nebenhöhleneiterung links. Wegen des hartnäckigen Rheumas wurde vor einiger Zeit eine Röntgenkontrolle der Nebenhöhlen gemacht und eine Verschattung rechts festgestellt.

Es versteht sich, daß weitere Befunderhebungen durchgeführt wurden. Es kamen jedoch keine Ergebnisse besonderer Art heraus; und wenn auch: jegliche schulmedizinische Behandlung mit und ohne Berücksichtigung des Rheumafaktors, des Harnsäurespiegels und so fort ist im letzten Grunde nur *palliativ*, im Gegensatz zur Therapie mit den Arzneien der Homöopathie, die schon ihrer *Bestimmung* nach „causal" sind — *wenn* das Simile gefunden wird. Diese Causal-Therapie wird noch unterstrichen dadurch, daß wir in vielen Fällen die Causa im *engeren Sinne als den Einstieg* zur Mittelwahl benutzen, wenn wir eine solche nachweisen können. Und dieser Nachweis geschieht eben nicht über chemisch-physikalische Methoden und ähnlichem, sondern durch unsere Geistesarbeit.

Diese besteht darin, daß wir den Patienten individuell vornehmen dergestalt, daß wir ganz speziell „seine Causa" suchen, das ist eine mögliche *Veranlassung seines Leidens*, die uns aus irgend einer Ecke des körperlichen oder seelischen oder geistigen Geschehens heraus zur Kenntnis kommt und die dann richtungweisend für unsere Therapie ist.

Nicht immer aber ist eine solche Causa vorhanden oder nachzuweisen. Wenn man in der modernen Medizin die *Causa* in den Viren, den Bazillen, dem erhöhten Harnsäurespiegel und tausend anderen Dingen sucht, ist das ein kurzatmiges Denken. Denn warum versammeln sich bei dem einen Zeitgenossen die Bazillen und die Viren und bei dem anderen nicht, obwohl beide den gleichen äußeren Bedingungen ausgesetzt sind. Warum ist der Harnsäurespiegel bei dem einen erhöht und bei dem anderen nicht, obwohl der eine genau so gesund oder so schlecht lebt wie der andere?

Es ist unmöglich, die angeschnittene Problematik hier differenziert zur Klärung zu bringen. Der hier zu besprechende Krankheitsfall kann nur einen kleinen, aber typischen Ausschnitt bringen, um wenigstens auf einem Teilgebiet die Sache etwas zu verdeutlichen.

Meine nächste Frage war also die nach einem möglichen *Grund* für die Erkrankung. Nach einigem Nachdenken meinte die Frau, sie habe überhaupt keinen solchen Grund vorzuweisen. Andererseits wisse sie, daß sie eine Woche vor dem Beginn des Rheumatismus einen schweren Durchfall mit Bauchkrämpfen gehabt habe, der auf ein Medikament schnell verschwunden sei.

Die schwierige Entscheidung festzustellen, ob zwischen diesem schnellen Verschwinden der Darmerkrankung und dem Beginn des hartnäckigen gelenkrheumatischen Prozesses ein innerer Zusammenhang besteht oder nicht, kann sicher und sofort getroffen werden durch die Handhabung unseres therapeutischen Rüstzeugs. Die Arznei, die auf einen möglichen *Zusammenhang* hin eingesetzt wird, muß in kurzer Frist die Beschwerde entscheidend positiv beeinflussen. Tut sie das nicht, ist ex juvantibus diese gegenseitige Abhängigkeit nicht gegeben.

Anmerkung: Einem nachdenklichen Beobachter, der das jeweils „Individuelle eines Falles" zu erfassen sucht, darf eine mögliche Querverbindung zwischen dem baldigen Verschwinden eines Ausscheidungsvorganges und dem prompten Auftreten eines genau das Gegenteil bedeutenden Krankheitsvorganges nicht gleichgültig bleiben.

Hier beginnt das Kunststück, zu „ermessen", ob gerade bei diesem und nicht bei jenem Krankheitsprozeß dieses „geistige Band" zu knüpfen ist oder nicht.

Wir haben den großen Vorteil, sehr bald zu erfahren, ob wir mit unserem Ermessen richtig lagen oder nicht, nämlich dann, wenn uns der Patient mitteilt, ob es ihm besser geht oder nicht.

Als Causa sind wir also auf den verflossenen Durchfall gestoßen. Er wurde mit den heute üblichen rasant wirksamen Medikamenten „niedergemacht". 8 Tage später begann der Rheumatismus.

Wenn nach dem baldigen Abklingen des Durchfalls der Mensch gesund bleibt, dann hat sich alles erledigt. Jede Art von Nachfrage erübrigt sich.

Wenn aber bald darauf eine Rheumakrankheit auftritt, die der Patientin bisher völlig unbekannt war, und die nach 5 Wochen trotz Einsatz modernster Medikamente keinerlei Neigung zur Besserung zeigt, sondern ganz im Gegenteil sich so verschlechtert, daß bereits andere Körperpartien (die Finger) befallen werden, dann — und dann auf jeden Fall — kann der Homöopath an diesen Dingen nicht vorübergehen.

Er setzt vor dem puren Zufall der Beschwerde die Möglichkeit eines *Unterdrückungs*geschehens via Durchfallvertreibung.

Er setzt auf die Vertreibung deshalb, weil er in zahlreichen anderen Fällen einen vergleichbaren „Mechanismus" als Beginn einer Erkrankung erlebt hat. Es war also Sulfur als erstes Medikament zu versuchen.

In der LM 18 aufgeschrieben, wurde von der Kranken 2 Wochen nach Behandlungsbeginn über die Wirkung berichtet. Nach einer starken Reaktion von einigen Tagen (sie konnte durch die Verschlechterung kaum mehr laufen), war nachher alles gut einschließlich der Finger. Nur am rechten Großzehenballen war noch eine geringe Empfindlichkeit zu verspüren, aber ohne Schwellung und ohne Entzündlichkeiten.

8 Wochen später erschien die junge Frau wieder in der Sprechstunde, zum 2. Mal also, und erklärte sich vom Rheuma her weiter für gesund. Sie kam wegen eines in letzter Zeit auftretenden Haarausfalls.

Fall 285: Frau, 78 Jahre, erschien wegen arthrotischer Beschwerden des rechten Kniegelenks vor etwa einem Jahr in der Sprechstunde.

Die Schmerzen hatte sie bereits seit 10 Monaten. Sie war schon in Behandlung gewesen und hatte bereits viele Einspritzungen, Kurzwellen, Massagen und so fort hinter sich gebracht. Wegen einiger Modalitäten, die für Rhus toxicodendron sprachen, bekam sie dieses Medikament in der LM 18. Im Laufe der nächsten Wochen zeigte sich keine ordentliche Wirkung. Mangels anderer Symptome und Zeichen schlug ich eine lokale Injektionsbehandlung vor (Formica D 10, Equisetum D 15, Apis D 3 c. Levistico, Colchicum D 4), die auch nach kurzer Zeit die Knieschmerzen sehr gut beeinflußte und zum Abklingen brachte. Röntgenologisch war übrigens eine Gelenkspaltverengung nachgewiesen worden, aber keine von extremer Art.

Die Patientin wollte dann noch — wie sie meinte vorbeugend — Spritzen für das andere Knie. Das geschah auch und die Behandlung zog sich mehrere Monate hin, weil nur alle 14 Tage eine Einspritzung gemacht wurde.

Etwa ein Jahr nach Behandlungsbeginn erschien die Frau wieder und sagte, daß sie seit 14 Tagen neuerliche Schmerzen im rechten Knie verspüre und „sofort" komme, damit es gleich wieder besser werde: sie wolle wieder die Spritzen.

Ich machte einige Injektionen der erprobten Mischung und die Störung ging bald deutlich zurück. Nur — und das erwähnte die Patientin nach der 3. Spritze — das *Spannungsgefühl* in der *Kniekehle* sei dieses Mal ausnehmend stark und das werde überhaupt nicht anders. Trotzdem setzte ich nur die Injektionen fort und meinte, man müsse abwarten; das Verkürzungsgefühl werde sicher auch bald besser. Das wurde es leider nicht. Die anderen Beschwerden waren bereits vorbei, aber dieses Verkürzungsgefühl hatte sich noch nicht um das Geringste verändert.

Was tun? Es blieb nichts anderes übrig, als sich die entsprechende Kent'sche Rubrik vorzunehmen und auszuprobieren, welches Arzneimittel für die Patientin passen würde. Sie hatte ja, wie gesagt, außer diesem — erst jetzt penetrant in Erscheinung tretenden — Spannungsgefühl in der Kniekehle keinerlei Symptome und Modalitäten, die für die Wahl eines Simile Hinweise geben konnten. In Band 2, Seite 400, gibt es die Rubrik Spannungsgefühl der Kniekehlen-*sehnen;* in 2/401 Spannungsgefühl der Kniekehle. Welche Angabe sollte man nehmen? Eine kurze Frage und lokale Untersuchung ergab, daß es speziell die Sehnen in der Kniekehle waren, die dieses Verkürzungsgefühl hervorriefen. Die Bezeichnung Verkürzung, die die Frau immer wieder erwähnt hatte, spricht mehr für die Sehnenpartien. Vorsichtshalber kann man aber beide Rubriken einer gemeinsamen Betrachtung unterziehen. Nun, wie bei ähnlich gelagerten Fällen, nimmt man sich mangels anderer wahlanzeigender Symptome einfach die fettgedruckten Mittel vor und fängt mit diesen an zu pröbeln.

In beiden Rubriken zusammen finden sich 3 Arzneien dieser Sorte, wenn man den Giftsumach vernachlässigt, der seine Nicht-Bewährung schon bestanden hatte. 5 Medikamente im 3. Grad werden es allerdings, wenn man unter 2/401 die *Modalitäten* berücksichtigt: es kommen dann noch Nux vomica und Sulfur hinzu.

Da wir aber keine *Modalitäten* haben, fallen die 2 letztgenannten Medizinen wieder weg. Ich gab also von den 3 Mitteln im Fettdruck, nämlich Causticum, Guajacum, Natrium muriaticum eines in der LM 18. Ich entschloß mich zum Guajakharz: Es ist ein „kleines" Mittel, dessen Symptome — wenn sie eigenheitlich sind — notwendiger Weise besonders an Qualität gewinnen. Wenn sie außerdem noch im Fettdruck erscheinen, sind wir wunschlos glücklich.

Die Spannung in der Kniekehle, das Verkürzungsgefühl verschwand geradezu schlagartig.

Die Patientin rief mich nach langen Wochen noch einmal an, um mir zu berichten, daß die Knie völlig in Ordnung geblieben waren. Die Tropfen hätten „zauberhaft gewirkt". Nachträglich kann man sagen, daß das Arzneimittel, das diese Verkürzungsbeschwerde so prompt weggebracht hatte, dasjenige für die Knie dieser Frau überhaupt gewesen sein könnte.

Leider kam dieses Führungssymptom erst sehr spät in solcher Intensität zum Vorschein, daß es die Frau ins Bewußtsein bekam — neben der Bewußtseins-„belastung" durch die Knieschmerzen als solche — und es konnte mit dieser „Sensation" erst dann operiert werden, als die ganze Gelenkentzündung mit einigen Mühen durch die Injektionsbehandlung bereits wieder ins Lot gekommen war.

Interessant ist, daß, nachdem man das passende Medikament gefunden hatte, andere, bisher unbedeutende Zeichen und Symptome in ein besseres Licht kamen und gerade sie für diese „Verkürzungsmedizin" recht typisch waren.

Man soll über dieses homöopathische Mittel — nachdem es sich bewährt hat — in den verschiedenen Arzneimittellehren nachlesen. Bei solchem Vorgehen rufen wir uns jede Arznei plastisch ins Gedächtnis zurück: Die Gelegenheit, das jeweilige Arzneimittelbild aufzufrischen, sollte man sich nie entgehen lassen.

Es ist keineswegs ein Wunschtraum, daß man sich von diesem Medikament eine tiefgreifende Heilwirkung auf die Kniegelenke dieser Frau hätte versprechen können. Letztlich hat sich diese Erkrankung nicht charakterisiert durch einige billige und übliche Schmerzmodalitäten (Schmerzart, Gehen, Anstrengung, Wetter und so fort), sondern durch ein Zeichen, das sonderlich ist — durch das Verkürzungsgefühl. Dieses kommt zwar nicht ganz selten vor, aber keineswegs so häufig wie die anderen oben genannten Schmerzmodalitäten. Vor allem ist es keinesfalls ein typisches Zeichen für die arthritisch-arthrotische Gelenkstörung. Und damit ist es ein sonderliches, ein wertvolles Symptom. Es ist für diese *ganze* Knieerkrankung ein Führungssymptom.

Fall 286: Junger Mann, 19 Jahre, kam vor knapp $2^1/_2$ Jahren wegen einer generalisierten Schuppenflechte zur Behandlung.

Es ist nicht so, daß der Mann total überkrustet ist, aber die Hautausschläge sind am ganzen Körper verteilt bis zu 2-Markstück-großen Flecken vorhanden: teilweise sind die erkrankten Partien noch wesentlich ausgedehnter. Er leidet darunter seit 4 Jahren.

Ich gebe als erstes einen Fragebogen mit, erfahre aber von ihm bereits während der Konsultation, daß er als Kind vom 4. bis zum 7. Lebensjahr eine Lungentuberkulose (keine Hilusdrüsen-Tbc.) gehabt hat. Er stand deshalb noch bis vor einigen Jahren in Beobachtung.

Mit 9 Jahren hatte er eine leichte Hirnhautentzündung, angeblich nach einer Polio-Impfung. Folgen blieben keine zurück.

Aus dem Fragebogen ergibt sich, daß der Patient eine leichte Wirbelsäulenverkrümmung hat, daß er gegen Fett empfindlich ist und daß er hochgradig erkältungsanfällig ist.

Weitere Symptome und Zeichen von homöopathischer Qualität sind nicht zu erhalten. Die Psoriasis selbst stellt sich in der üblichen Form dar und wurde bis jetzt mit Außenmedikamenten angegangen.

Wir haben im Repertorium von KENT eine eigene Rubrik Psoriasis in Band 2 auf Seite 186. Mangels wegweisender Zeichen und Modalitäten bleibt uns nichts anderes übrig, sich diese *klinische* Rubrik zu Gemüte zu führen und zunächst einmal an die Arzneien der Homöopathie zu denken, die im Fettdruck aufgeführt sind und die damit beweisen, daß sie auf alle Fälle eine Schuppenflechte bewältigen können — *wenn* die passenden Symptome da sind.

Es ist also in gewisser Weise ein übles Spiel.

Wenn wir aber die Mittelwahl ernst nehmen, müssen wir so verfahren, denn mit Zeichen und Modalitäten zu arbeiten, die *unter* dem Niveau sind, das wir anstreben, ist nicht mehr ein übles Spiel, das ist bereits ein falsches Spiel.

Mit einem Wort, zunächst fühlen wir uns recht verlassen. Oder sehen wir den Wald vor lauter Bäumen nicht? Denn etwas ist doch aus dieser Vorgeschichte eindeutig zu erfahren: die 3 Jahre bestehende Tuberkulose der Lunge. Weil wir, bis auf die hochgradige Erkältungsneigung, kein einziges Symptom *von Wert* zur Mittelfindung verwenden können, nehmen wir uns die klinische Diagnose Tuberkulose vor und versuchen den Fall mit einer Nosode zu lösen, nämlich mit Tuberkulinum Koch. Jedes andere Vorgehen ist in dem Augenblick falsch, in dem wir feststellen müssen, daß keine wahlanzeigenden Symptome und Zeichen des Falles existieren.

Wenn wir in 1/504 nachschlagen, sehen wir, daß Tuberkulinum bei *Erkältungsneigung* im Fettdruck verzeichnet ist; das paßt uns recht gut in den Kram.

Dieses Medikament ist unter Psoriasis 2/186 nicht angeführt — was für unsere Zwecke keine Rolle spielt. Nur wenn es hart auf hart geht nehmen wir die klinischen Rubriken wirklich zur Kenntnis. 14 Tage nach Mitteleinnahme kam ein Bescheid, daß die Tropfen, in der LM 18, versteht sich, gut vertragen worden seien, es habe keine Reaktion gegeben. Der Patient hat die Salben, die er vorher verwendet hatte (vom Hautarzt, vom Krankenhaus verschrieben) jetzt einmal weggelassen.

Der nächste Anruf nach weiteren 2 Wochen ergab, daß sich insgesamt an den Hautstellen eine gewisse Beruhigung eingestellt hatte. Ob das nur durch das Beiseitelassen der Außenmittel so geworden war, war zunächst nicht zu entscheiden. 6 Wochen nach Behandlungsbeginn wurde von einer „deutlichen Besserung" berichtet. Dazu stellte der Mann spontan fest, daß vor allem keine Neuerscheinungen mehr aufgetreten waren oder alte kranke Hautpartien irgendwie „ausgeschlagen" hatten. Bei konsequenter Fortsetzung dieser Therapie wurde die Haut immer besser; so war der Rücken längst frei geworden und eine Flechte am rechten Unterschenkel, die schon 2 Jahre in beinahe Postkartengröße bestanden hatte, war nicht mehr zu sehen.

Im Laufe der nächsten Monate und des nächsten Jahres war die Haut so geworden, daß sich nur an den beiden Ellbogen und gelegentlich an anderen Stellen vereinzelt geringfügige Flechtenflecken zeigten. Sie waren keine 5-Pfennigstück-groß — aber sie waren da.

Es ist mir bisher nicht gelungen eine endgültige komplette Ausheilung zu erreichen dergestalt, daß die Haut rundherum ohne jeden Hinweis auf die Psoriasis gesund geworden wäre.

Ich habe später noch einige andere Medikamente versucht, alle in LM-Potenzen. Sie brachten keine weitere positive Entwicklung der Beschwerde. Das 1. Mittel ist längst abgesetzt. Ein Rückfall trat nach einer Beobachtungs- und Behandlungszeit von $2^1/_2$ Jahren nicht auf. Die anderen Arzneimittel waren im Grunde alle über den Daumen gepeilt verordnet worden, weil einfach keine führenden Symptome und Zeichen zu bekommen waren.

Der Patient ist natürlich hochzufrieden. Ich habe vorderhand keine Lust mehr, noch mehr herumzuprobieren. Vielleicht kommt der Tag, an dem durch irgend eine akute oder subakute *andere* Erkrankung eine Symptomatologie ans Tageslicht kommt, welche es ermöglicht, ein noch besseres Simile für den ganzen Mann, also auch für seine Psoriasis, herauszutüfteln.

Ich habe gerade einen weiteren Fall in Behandlung, der ein ganz anderes Mittel benötigt, wo aber der Verlauf ähnlich zu werden scheint: Die Haut ist bis auf geringe Restbestände frei von der Schuppenflechte, aber diese Reste wollen und wollen nicht weichen — auch hier haben andere nachfolgende Versuche mit möglichen Similemedizinen bisher nichts eingebracht.

Man darf nicht vergessen, daß einerseits die Psoriasis eine recht unheilsame Erkrankung ist, andererseits eine, die zumeist eine *leere* Anamnese hat, wo also für die Homöopathie an Symptomen und Zeichen nicht viel zu holen ist.

Jetzt gerade habe ich einen Krankheitsfall in die Hand bekommen, der wenigstens *ein* gutes Symptom, ein Gemütssymptom aufzuweisen scheint. Ich habe es aus dem Fragebogen entnommen. Es klingt zwar etwas makaber, der Patient, ein junger Mann, schreibt, wenn er seine Psoriasis, die er seit Jahren hat, nicht los wird, werde er sich wahrscheinlich umbringen. Eine traurige Sachlage, aber ein gutes „Zeichen" möglicherweise. Er will sich übrigens nicht entleiben wegen der Beschwerde an sich, sondern wegen der Verunstaltungen.

Sehen wir in 1/93 im „Kent" nach, dann finden wir Selbstmordgedanken beispielsweise bei Psorinum, bei Antimonium crudum, bei Mercurius solubilis, bei Rhus toxicodendron — alles Arzneien, die auch einen guten Bezug zur Schuppenflechte haben.

Auch die Rubrik zweifelt an der Genesung 1/152, 118 ist nicht schlecht; hier ist zum Beispiel Arsenicum album und Calcium carbonicum dabei, beide im Fettdruck und beide sind auch als Medikamente für die Schuppenflechte bekannt.

Nun, das ist Zukunftsmusik, ich habe den Patienten noch nicht zu Gesicht bekommen, er erscheint erst in der nächsten Zeit in der Sprechstunde.

Bei dieser Erkrankung kann man eines sagen: Zumeist kann man sich die starken Salben und Schmieren der Hautspezialisten sparen. Bei einem einigermaßen passenden Simile kommt man in kurzer Zeit davon ab. Die Außenbehandlung kann sozusagen eingestellt werden, weil die aggressiven Erscheinungen an der Haut bald nachlassen. Vorübergehend kommt man mit *neutralen* Salben, hauchdünn aufgetragen, aus. Von mir aus verwende ich erst dann eine Heilsalbe, wenn Restbestände zurückbleiben; häufig ist es eine Antimon- oder Silber-Salbe, eine Quarz-Salbe und so fort.

Anmerkung: Die Rubrik im „Kent" Psoriasis, veraltet 2/187 ist genau so wie diejenige Psoriasis syphilitisch 2/187 oder Psoriasis generalisiert 2/187 im Grunde völlig untauglich. Von hieraus die Mittelwahl vorzunehmen, ist Unfug. Eine *kleine* Rubrik kann selbstredend von hoher Qualität sein, aber nur unter der Bedingung, daß sie *außerdem* noch sonderlich, eigenheitlich, individuell ist. Das ist bei diesen Schuppenflechten-Rubriken nicht der Fall, sie sind somit zu vernachlässigen.

Zur Erinnerung: Ein homöopathisches Mittel — welcher Grad von Similebeziehung auch immer dahintersteckt — muß innerhalb von 14 Tagen oder 3 Wochen irgendetwas irgendwo auf der Haut gemacht haben — bei Hautkrankheiten. Ist dem nicht so, dann wird man es wegnehmen und auf neue Suche gehen müssen.

Die Entscheidung zu fällen, ob auf ein bestimmtes Medikament die Haut in dieser und jener Zeit *besser* geworden ist, ist nicht allzu schwer. Viel schwieriger ist es zu bestimmen, ab wann das betreffende Medikament heraus zu nehmen ist, ab wann ein *Stillstand* der Besserung eintritt. Es ist alles leichter, wenn eine „bessere" Arznei schon parat steht. Wenn dieses andere Mittel jedoch mangels ordentlicher Symptome nicht überzeugend herausgearbeitet werden konnte, dann zieht sich die Therapie in die Länge und es vergeht viel Zeit, die ungenutzt bleibt. Man muß notgedrungen untätig bleiben, und es bleibt nichts anderes übrig, das *mäßig* gute Simile weiterlaufen zu lassen und abzuwarten, bis neue qualifizierte Zeichen oder Symptome irgend woher aus der Versenkung auftauchen, aus dem lokalen oder allgemeinen Bereich, aus dem Gemütsbereich. Das kann dann die Sachlage schlagartig ändern.

Aber, wie gesagt, bei dieser Hautstörung bestehen die Schwierigkeiten gewöhnlich darin, daß die Interrogation und der Fragebogen wegen der oft „leeren" Anamnese wenig Symptomenausbeute zulassen.

Fall 287: Frau, 36 Jahre, kam vor längerer Zeit in meine Behandlung wegen einer chronischen Migräne, die bereits 5 Jahre bestand.

Die Patientin nahm sich nach einer nicht ausgedehnten Interrogation einen Fragebogen mit, den sie mir nach 3 Wochen überreichte. Dort war Folgendes aufgezeichnet:
Migräne seit 5 Jahren.
Stirnkopfschmerz, rechts, seltener links.
Schmerz an Nasenwurzel und Schläfe rechts, und Schädeldecke über der rechten Schläfe. Beginn oft morgens, bei nebligem Wetter und bei Ostwind, selten bei Föhn; vor Beginn der Periode, bei Aufenthalt in rauchigen Räumen und bei übermäßigem Alkoholgenuß.
Essen verschlechtert; Erbrechen bessert die Schmerzen wesentlich.
Diese sind teils pochend, teils bohrend; wenn sie stärker werden tritt Übelkeit und Erbrechen dazu.
Verlangen nach Dunkelheit; Liegebedürfnis; dabei gereizte Stimmung.
Gesicht bei Kopfschmerzen blaß.
Vermehrter Speichelfluß bei konzentrierter Tätigkeit und bei Nacht (wenn in Bauchlage).
Neigung zu linksseitigen Mandelentzündungen, bei Erkältung und durch Zugluft.
Öfters Schmerzen im Brustkorb links, besonders auch bei Mandelentzündungen.
Umknicken der Fußgelenke bei längeren Wanderungen, durch Ermüdung.
Bekam bei einer linksseitigen Angina einmal 3 Penizillin-Spritzen.
Stuhl seit 7 Jahren etwas träge und schafkotartig; braucht leichten Verdauungstee.

Apfelschalen, Tomatenschalen, Schinkenschwarten kommen hoch, stoßen auf.
Neigung zum Erbrechen bei starken Kopfschmerzen und Migräne; das Erbrochene ist dann unverdaut.
Von Kind an vor dem Zubettgehen bzw. vor dem Einschlafen Bedürfnis Wasser zu lassen.
Kopfschmerzen — keine Migräne — bei Wetterumschlag.
Wärme wird geliebt und hinsichtlich des Allgemeinzustandes gut vertragen.
Fühlt sich abends ab 21 oder 22 Uhr müde und schläfrig; steht vor 6 Uhr auf.
Die Sauna wird sehr gut vertragen.
Migräne immer nur rechtsseitig.
Wunden heilen schnell; Leberflecken und Muttermale am Rücken; Sommersprossen.
Mit 15 Jahren wurden 2 Furunkel aufgeschnitten.
Starker Leistungsabfall, wenn sie hungern muß.
Widerwillen gegen frische und gekochte Milch, Ekel bis zum Erbrechen.
Die Milch wurde noch nie vertragen.
Fettes Fleisch wird nicht gerne gegessen; liebt Kartoffeln.
Hat im Laufe der Zeit viele Schmerztabletten gegessen, auch 1 Jahr lang ein Psychopharmakon genommen.
Als Kind einige Zeit Spul- und Madenwürmer.
Brustschmerzen vor der Regel, aber nicht häufig; vor der Periode im Allgemeinbefinden schlechter, die Migräne tritt um diese Zeit immer auf.
Vor 7 Jahren Abortus im 3. Monat mit starkem Blutverlust, brauchte Blutübertragung (keine Abtreibung).
Eher phlegmatisch — reizbar vor Menses.
Hängt unangenehmen Vorkommnissen nach, allerdings ist das nicht auffällig.
Die Konzentrationsfähigkeit nimmt bei Müdigkeit stark ab.
Weinen manchmal grundlos, auch nach Vorwürfen und bei Widerspruch.
Ein Grund für die Migräneerkrankung kann nicht angegeben werden — sie kam einfach so.

Das waren die Angaben im Fragebogen. Es handelt sich bei der Patientin um eine kleine, fast zierliche Person, die einen gutmütigen und gutwilligen Eindruck macht.

Was aus dieser Anzahl von Zeichen, Symptomen und Modalitäten war nun sonderlich, eigenheitlich, individuell in Hinsicht auf diese Frau und *ihre* Migräne?

Welches Mittel kam in Frage? Es kam eigentlich nur eines in Betracht, wenn man die Erfahrungstatsache vernachlässigt, daß man bei *jedem* Krankheitsfall erst post festum behaupten kann, das oder jenes homöopathische Arzneimittel hat geholfen.

In der LM 18 eingenommen, kam — post hoc, propter hoc — der telefonische Bescheid nach etwa 3 Wochen, daß sich die ersten Tage ein sonst nicht bekanntes Bauchweh eingestellt hatte und die Patientin viel brechen mußte; der Appetit war gleichfalls gestört.

Eine Nachricht nach 6 Wochen Mittelwirkung besagte, daß die Migräne „sehr gut" geworden war, daß die Menses allerdings — was noch nie der Fall gewesen war — erst 16 Tage später aufgetreten waren. Ein Bericht einige Wochen später ergab, daß die Migräne samt den anderen Kopfschmerzen weiterhin weggeblieben war.

Insgesamt hat die Patientin kaum 3 Fläschchen von der Simile-Arznei gebraucht. Nach einer Beobachtungszeit von über 5 Jahren ist zu sagen, daß die Migräne-Erkrankung und der mitlaufende andere Kopfschmerz ohne Rückfall nie mehr in Erscheinung getreten sind. Die Frau wurde einige Zeit nach Behandlungsbeginn schwanger, sie bekam ihr erstes Kind. Vielleicht hat die Gravidität mitgeholfen, den Gesundheitszustand ins Gleichgewicht zu bringen, vor allem wenn man bedenkt, daß das heilende Mittel Lac defloratum war.

Bei Durchsicht der gebotenen Symptome und Zeichen finden sich zwar keine überragenden, aber doch einige, die mittelbestimmend sind. Ein „recht ordentliches“ Symptom ist die ständige Einseitigkeit, die Rechtsseitigkeit der Kopfschmerzen 1/285. Ein noch besseres ohne Zweifel, ist das Erbrechen unverdauter Speisen 3/467. Das hervorragendste Zeichen ist aber der von Kindheit an bestehende Ekel gegen frische und gekochte Milch, der bis zum Erbrechen führt 3/418; ob dieser nun psychologisch, psychopathologisch oder sonst wie zu deuten ist, ist hier völlig egal — ich habe nicht danach gefragt; von Bedeutung ist ganz allein das *Was* und nicht das Warum. In diesem Fall spricht die Tatsache jedenfalls für sich selbst.

Eine Modalität von beachtlichem Interesse ist auch die Neigung zu Mandelentzündungen, die grundsätzlich die linke Seite betrifft 3/269, 298; hier steht zwar nicht Lac defloratum, aber Lac caninum; für unsere Zwecke ist dieser Unterschied jedoch ohne echte Bedeutung, die Milch „idee“ ist auch hier das Wesentliche. Die Verschlechterung der Beschwerde vor der Regel 1/258, das Verlangen nach Dunkelheit beim Anfall 1/256, das Liegebedürfnis 1/257, der vermehrte Speichelfluß allgemein 3/206 genügen, unsere Medizin noch zu bestätigen; als *wegweisende* Zeichen und Modalitäten sind sie allerdings kaum mehr zu gebrauchen.

Wie gesagt, hat die Schwangerschaft möglicherweise zur Stabilisierung des Befindens beigetragen im Sinne einer gewissen Umstellung des Organismus. Das ist deshalb diskutabel, weil das heilende Mittel selbst aus der Sexual-Reproduktionssphäre stammt.

Fall 288: Es handelt sich wiederum um eine chronische Migräne. Es ist nicht so, daß die heilende Arznei nun die ganze Gesundheitsbiographie dieses jungen Mannes umgestülpt hat. Er hat später einen Haarausfall in Form einer Stirnglatze bekommen, der sich sehen lassen konnte, er hat seine Erkältungen durchgemacht, einmal eine Hirnhautentzündung gehabt und bei einer Weltreise (er ist ein Treibauf und cleverer Bursche) hat er sich eine Malaria, wahrscheinlich auch eine Gonorrhoe geholt. Aber seine Migräne hat er völlig verloren.

Ein einziges Mal, vor einigen Jahren bei eben dieser Weltreise, erwischte es ihn noch einmal und er schickte Hilfe suchend ein Telegramm aus Australien, worauf ich ihm das gewohnte Mittel per Luftpost (in D 30 Globuli, versteht sich) zukommen ließ, was die Sache schnellstens wieder ins Reine brachte.

Nun, der Mann ist jetzt 33 Jahre alt und wegen der Migräne kam er zum ersten Male mit 15 Jahren in meine Sprechstunde.

Damals hatte er sie bereits 3 Jahre, also seit dem 12. Lebensjahr.

Meine homöopathischen Kenntnisse waren zu dieser Zeit jene der naturwissenschaftlich-kritischen Richtung, und ich gab fleißig Nux vomica in tieferen bis mittleren Potenzen, ebenso Belladonna, Chelidonium, Iris, Natrium sulfuricum — *ohne jemals* die klassische homöopathische Anamnese aufzunehmen. Niemand hatte sie mir gelernt und das Kent'sche Repertorium war mir eine Terra incognita. Ich wollte es nicht, ich kannte es nicht, ich war niemals darauf aufmerksam gemacht worden und es war auch nirgends greifbar.

Die Migräne blieb über mehrere Jahre hinaus in der gleichen Weise da, sie wurde nicht besser, sie wurde nicht schlechter. Der Patient nahm einfach seine Schmerztabletten. Es kam die Zeit der Musterung, der junge Mann, jetzt 18 oder 19 Jahre alt, wurde wegen seiner Krankheit vom Wehrdienst befreit; er hat nie gedient.

Die Migräne-Anfälle traten in Abständen von 2, von 4, von 8 Wochen auf, also recht unregelmäßig — aber mit tödlicher Sicherheit: manchmal aber auch 3mal in der Woche.

Eines Tages, das war bereits vor der Musterung, also mit etwa 17 Jahren, machte ich mich — ich hatte bei A. VOEGELI, Pully, schon etwas Hahnemannische Homöopathie gelernt — an eine Anamnese heran:

Eines war immer schon da gewesen: Bei den Schmerzanfällen waren grundsätzlich Übelkeit und Schwindel mit dabei und meist auch Erbrechen.

Neu war mir — ich hatte ja eine exakte Abklärung der Details der Beschwerden niemals vorgenommen —, daß es nie ohne Hitzegefühle zum Kopf abging und nie ohne eigenartige Sehstörungen.

Neben dem obligaten Augenflimmern, sah der Kranke beim Anfall die Gegenstände nicht in ihrer ganzen Ausdehnung. Er sah sie nie ganz und zwar war das „schon immer so". Zusätzlich war die Harnabsonderung modifiziert in der Weise, daß neben der Menge auch die Häufigkeit des Wasserlassens bedeutend zunahm. Eine weitere Einzelheit war diejenige, daß der Schmerz mit einem Benommenheitsgefühl einherging und grundsätzlich rechtsseitig, also einseitig, sich zeigte und zumeist als pulsierend, klopfend, zu verspüren war.

Ein sonderbares Zeichen war die Beobachtung, daß die Migräne nur rechtsseitig kam, die Sehstörung dagegen meist linksseitig und nur selten auf beiden Augen. Das Gesichtsfeld fiel immer halbseitig aus und zwar die innere Hälfte.

Die starke Lichtscheu beim Migränezustand war schon vorher einkalkuliert worden und hatte zu dem Versuch mit Natrium sulfuricum geführt.

Nun, es hatten sich also eine Anzahl zusätzlicher Symptome und Modalitäten finden lassen und die Sache sah dadurch schon wesentlich besser aus. Denn einige von den neuen Zeichen und Symptomen waren so, daß ein Medikament sehr deutlich ins Rampenlicht trat, das noch niemals in Erwägung gezogen worden war.

Ich gab — damals hatte ich noch nicht auf die LM-Potenzen umgeschaltet — zunächst einmal das Simile in der D 30, eine Dosis und beobachtete:

Der nächste Migränezustand trat nach 8 Wochen und — nach einer 2. und 3. Gabe von der D 30 — nach weiteren 6 Wochen, und dann erst wieder nach 3 Monaten auf. Ein Sachverhalt, der so noch nie registriert worden war. Was sich außerdem *bald darauf* als ein Novum zeigte, war die Tatsache, daß zwar der nächste Migräneschmerz schon nach 14 Tagen kommen wollte, aber „nicht durchkam", wie der Mann am Telefon versicherte. 10 Tage später war es allerdings wieder so weit: ein neuer Anfall hatte sich eingestellt. Der folgende erschien 7 Wochen danach, aber zum 1. Mal überhaupt in der Geschichte dieser Kopferkrankung *ohne Sehstörung* und ohne Brechen bzw. Brechreiz.

Nach 10 Wochen meldete sich die Migräne noch einmal in alter Frische und dann ein ganzes Jahr nicht mehr.

Die nächsten Jahre gingen vorüber in der Weise, daß sich ein- oder zweimal in einem Jahreslauf die Störung bemerkbar machte und das Simile in der D 30 als Einzelgabe schnell und überzeugend half. Zuletzt waren Jahre dabei, wo sich alles normal verhielt und ein letztes Mal kam ein Rückfall auf der Weltreise des jungen Mannes, wie das oben bereits erwähnt wurde.

Vielleicht interessiert der Bericht des Krankenhauses, der damals anläßlich der Meningitis gemacht worden war:

„Bei eingehender Anamneseerhebung, insbesondere auch unter Zuhilfenahme der im Sommer 58 in der Universitäts-Augenklinik erhobenen Befunde, stellten sich die wie oben beschriebenen Kopfschmerzattacken mit Sehstörungen einwandfrei als Migräne-Anfälle heraus und schieden somit als ‚Prodromi' für eine Tbc.-Meningitis aus."

Das Mittel war Gelsemium.

Für den Jasmin sprachen folgende sonderliche und „recht ordentliche" Symptome, Zeichen und Modalitäten.

Ausfall der Gesichtshälfte, Hämiopie 3/59; dazu die noch genauere Modalität: vertikal 3/59. Die Einseitigkeit, die Rechtsseitigkeit steht in 1/284, 285; die vermehrte Harnmenge in 3/725, die häufige Entleerung in 3/672.

Weniger bedeutende Zeichen sind der klopfende, pulsierende Schmerz 1/334, das Augenflimmern, das Trübsehen vor dem Kopfschmerz 3/68, 74, 75. Die Lichtscheu findet sich in 3/23: es ist die *allgemeine* Rubrik: die Modalität bei Kopfschmerz enthält unsere Arznei nicht; das ist jedoch unwichtig, weil diese Photophobie in unserem Fall einen vergleichsweise geringen Stellenwert hat.

Fall 289: Es handelt sich um einen Fall von primär-chronischem Gelenkrheumatismus, einer damals 64jährigen verheirateten Frau. Sie kam Anfang März 1969 zum ersten Mal in die Sprechstunde.

Dieses Krankheitsgeschehen ist einer jener Fälle, die für den Behandelnden und den zu Behandelnden ein Kreuz sind. Diese Fälle bestehen im Grunde in einem ewigen Kampf nicht so sehr mit der Krankheit, als mit den Kranken selbst. Ein ewiges Gerangel um die Symptome, ein ständiges Mitgehen mit dem Patienten, der den Mut verliert, der verzweifelt. Der wieder in die allopathische Therapie zurückfallen will, woher er ja kommt.

Wenn auch nichts gegen diese gesagt werden soll — sie wird ehrenwert praktiziert und der Kranke geht diesem Therapeuten natürlich genauso auf die Nerven und macht ihn mürbe —, so ist doch unsere Aufgabe noch komplizierter und aufreibender, weil wir die „letzte Rettung sind" und den — gesunden — Ehrgeiz haben, doch noch etwas zu erreichen angesichts der Tatsache, daß unser Heilmittel-Arsenal unvergleichlich umfangreicher ist als dasjenige der Schule.

Es versteht sich, daß Patienten solcher Art auch schon bei anderen biologischen Heilkünstlern waren. Summa summarum: wir sind die Letzten zumeist, die um Hilfe gebeten werden.

Diese Frau ist also ein solches Menschenkind und dabei derart widerspenstig, daß jede Sprechstunde mit einem Inside beginnt, einem Clinch wie im Boxring. Nur die trübe Erfahrung, daß alles andere bereits erfolglos versucht worden ist, hält die Patientin davon ab, das Weite zu suchen und mir den „Kram vor die Füße zu werfen". Selbstverständlich schlage ich mit den gleichen Waffen zurück ... Sie hat seit Jahren bereits die Hände steif, verschwollen, versulzt. Auch die Arme, und die Schultern sind befallen, die Knie sind dick und schmerzhaft. Sie hat lange Zeit starke Medikamente bekommen, allerdings wenig Cortisone und lebt von den üblichen Salizylsäure- und Pyramidon-Präparaten. Diese besorgt sie sich schon längst in Klinikpackungen.

Sie leidet unter unerträglichen Hitzegefühlen und schwitzt nachts sozusagen ununterbrochen — nicht nur wegen der Rheumatabletten.

Sie hat in den letzten Monaten stark an Gewicht verloren und seit mehreren Wochen einen miserablen Appetit. Bis vor einem Vierteljahr hat sie ein ganzes Jahr lang Resochin eingenommen.

Sie hatte früher Venenentzündungen und war auch hautempfindlich. Der Vater hatte bereits mit 40 Jahren die Gicht.

Die Beine empfindet sie als schwer und lastend, die Sonne paßt ihr gar nicht. Örtliche Wärme wünscht sie sich zwar, aber eine echte Hilfe bringt diese auch nicht. Gegen die Kälte ist sie hochgradig empfindlich. Durst ist nicht viel vorhanden.

Die Frau fühlt sich krank im Gesamten, sie ist ständig müde. Nachts ist im allgemeinen das Rheuma erträglich — natürlich nur dank der Palliativmittel, von denen sie Tag und Nacht eine Anzahl konsumiert.

Der Stuhl geht träge, es beteht viel Flatulenz. Die Nahrungsverträglichkeit ist verhältnismäßig gut.

1950 hatte sie es einige Zeit an der Leber und an der Galle.

Das alles ergibt sich bei der ersten Konsultation, die fast 2 Stunden dauerte.

Ich bin mir natürlich völlig im unklaren, welche Arznei zu versuchen ist. Um das Ganze zu „aktivieren" gebe ich zunächst einmal Sulfur LM 18. Ich warne aber die Kranke bei zusätzlichen Störungen, die Tropfen weiter zu nehmen; sie solle mich da auf jeden Fall verständigen.

Zunächst geht alles gut insofern, als keine speziellen Schwierigkeiten dazu kommen. Ja, es zeigt sich eine gewisse Wirkung des Mittels dahingehend, daß der Appetit etwas besser wird. Ich hatte natürlich alle anderen allopathischen Rheuma-Heilstoffe weiter nehmen lassen.

Sie abzusetzen wäre nicht zu verantworten gewesen, denn ich hatte noch keine Ahnung, in welcher Richtung das Simile für diese Frau zu suchen war.

Eine ernstzunehmende Behinderung eine homöopathische Medizin in der Hochpotenz, in unserem Falle Sulfur, ist durch die Weiterführung der allopathischen Therapie nicht zu erwarten. Auch umgekehrt, ist eine Herabminderung der Wirkung der allopathischen Medikamente nicht möglich.

Die Patientin sah langsam besser aus, sie fühlte sich etwas wohler und hatte eine deutliche Gewichtszunahme. Am Rheuma hatte sich jedoch überhaupt noch nichts geändert. Da die Besserung des Gesamtbefindens sicher nicht zufällig war, gab ich fleißig den Schwefel weiter — zuletzt nur mehr 2tägig.

Etwa 8 Wochen nach Beginn der Behandlung machte die Frau ihre gewohnte Badekur in Abano Terme, Italien; sonst waren es Füssing und andere Rheumaheilstätten gewesen. Die Kasse hatte ihr diese Kur genehmigt und ich hatte nichts dagegen. Die Tropfen sollte sie mitnehmen.

In Abano bekam sie 12 Fango-Packungen, wie sie sagte, und Thermalbäder. Keine Massagen, nichts.

Nach 4 Wochen kam sie zurück: status idem. Ich gab ihr jetzt ohne rechte Begeisterung Lycopodium LM 12, 2mal täglich 5 Tropfen. 10 Tage darauf — post hoc, propter hoc — begann ein Hautausschlag, der sich in kurzer Zeit über den ganzen Körper ausbreitete, mit ekelhaftem Jucken, besonders im Gesicht und an den Beinen. Hier entwickelten sich in kurzer Zeit auf beiden Seiten Krampfadergeschwüre, welche die Frau vor langen Jahren schon einmal gehabt hatte.

In der Hoffnung, daß vielleicht doch Lycopodium das Seine getan hatte, wenn auch in der Art einer ganz unerwünschten massiven Reaktion, gab ich den Bärlapp vorsichtig noch etwas weiter. Nach einigen Wochen, die die Patientin ziemlich derangierten, ging der Ausschlag zurück bis auf die Gesichtspartie, wo er noch eine ganze Zeit verblieb.

Eine Zwischenbilanz ergab nach einem Gespräch mit der Kranken das Folgende: Die Hautstörungen waren zwar wieder ruhiger geworden, die Beine mit Hilfe eines Kollegen (Bandagen, soweit es ging und so fort) etwas besser, aber immer noch offen, an dem Rheuma jedoch hatte sich nicht eine Winzigkeit gebessert. Die Frau gestand mir allerdings zu, daß auch keine Verschlechterung eingetreten war.

Lycopodium hatte ich übrigens wegen dem geradezu pathologischen Widerspruchsgeist der Patientin verordnet — aber auch so glaubte ich, daß es ein gutes Simile sein könnte. Jeder zweite Satz fing bei ihr an mit „aber. . .". Gegen alles was ich sagte, hatte sie einen Einwand zu machen und zwar sofort und ohne jede Überlegung.

Später gab ich ihr einmal derart Kontra, daß sie mehrere Wochen aus der Behandlung verschwand — aber nicht länger. Dann kam sie zurück, als ob nichts gewesen wäre. Ihre Dickköpfigkeit hatte sich um Bruchteile von Prozenten „zum Besseren" verändert. Im Spätsommer wurde die Haut endlich gut, auch die Beine gingen wieder zu. Der Rheumatismus schien sich jetzt ebenfalls zu verändern in Richtung eines Nachlassens der Beschwerden. Ich hatte Lycopodium in größeren Abständen immer noch laufen lassen und vor einiger Zeit Pulsatilla in tiefer Potenz dazu gegeben.

Es begann langsam das nächtliche Schwitzen nachzulassen, besonders an der oberen Körperhälfte. Es brachen, allerdings nur flüchtig und oberflächlich die Beingeschwüre wieder auf.

Das Gesamtbefinden war in der Zwischenzeit normal geworden, der Appetit ausgezeichnet, die Stimmungslage besser. Vorher hatte die Patientin trotz ihrer Dickköpfigkeit immer wieder eine Heultour hingelegt. Das blieb jetzt aus. Der Widerspruchsgeist allerdings: siehe oben.

Ende diesen Jahres und Anfang des nächsten ging es auf und ab mit den Beschwerden, aber, und das konnte man jetzt mit Sicherheit behaupten, mit einem entscheidenden Trend zum Besseren.

Dann half Lachesis für die Beine noch ein Stück weiter; auch Carbo vegetabilis wurde versucht. Ich rutschte in eine ganz hübsche Polypragmasie hinein. Ich wollte aber unbedingt die Sache weiter vorantreiben und es war mir jedes Mittel recht, das mir einigermaßen zu passen schien. Zwischenzeitlich kam auch Sulfur wieder an die Reihe.

Seit dem Beginn der Behandlung war nun schon ein ganzes Jahr vergangen. Die Kranke war ein gutes Dutzendmal in der Sprechstunde erschienen und sie war eigentlich ganz zufrieden.

Ein Blutbild nach dieser Zeit gemacht, ergab recht ordentliche Werte, bis auf die Senkung, die 92/128 war. Die Harnsäure war 4,2 mg%; sie war früher angeblich zu hoch gewesen.

Die nächsten Monate ging ich noch intensiver auf Symptomenjagd. Was mich am meisten störte, war dieses Schwitzen nachts, das nie ganz zurückgehen wollte. Es hatte sich im Laufe der Zeit herausgestellt, daß die Frau nachts nach kalten Stellen im Bett suchte, und ganz allgemein, Tag und Nacht Hitzegefühle empfand, so daß mir allmählich der Gedanke kam, es nur mit Medikamenten zu versuchen, die *diese* Modalität sehr deutlich haben. Lycopodium war ja bereits eines davon, hatte aber über eine bestimmte Besserung nicht hinausgeführt: ich glaube jedenfalls, daß Lycopodium bei dem einwandfreien Zurückgehen der Erkrankung wesentlich beteiligt war. 10 Tage nach seinem Einsatz war doch damals die Haut rebellisch geworden, waren die Beine „aufgegangen" und so fort. Dinge, die übrigens die Patientin bei keiner der vielen Badekuren, die sie schon hinter sich hatte, jemals erlebt hatte. Dieser Hinweis ist erforderlich, weil etwa 6 Wochen nach dem Kurbeginn in Abano diese „Reaktion" auftrat, also ein zeitliches Zusammenfallen mit der Lycopodiumverordnung besteht. Daß aber erst 6 Wochen nach einem Kurbeginn eine Badereaktion *erstmals* zum Vorschein kommt, ist kaum anzunehmen. Die Bärlappwirkung liegt also viel näher — wenn man einen Zufall ausschließt.

Von der Widerspenstigkeit der Patientin als ein Leitsymptom, ließ ich weiterhin nicht ab; ihre Arznei mußte einfach dieses Gemütssymptom enthalten.

Da ich mir trotz allen Kalkulationen nicht über den Weg traute, gab ich Pulsatilla LM 18 — was mir als das passendste Mittel erschien — nicht allein, sondern, horribile dictu, in Kombination mit anderen „warmen" homöopathischen Arzneien. Nun kam endlich eine Änderung der Schweißbildung; sie klang verhältnismäßig schnell ab. Vor allem aber hatte ich den Eindruck, daß der ganze Rheumatismus in eine entscheidende Phase der Ausheilung eintrat. Die nächsten Wochen ging das weiter so gut und ich gab nun nur Pulsatilla. In diesem Zeitabschnitt konnte die Patientin zum ersten Male überhaupt den Schmerztablettenverbrauch beträchtlich einschränken.

Ich beließ es im Laufe der nächsten Monate bei der Kuhschelle. Etwa 2 1/2 Jahre nach *Behandlungsbeginn* konnte die Frau auf die Schmerztabletten völlig verzichten.

Ich hatte später von der LM 18 auf die LM-30-Potenz umgestellt; letztere wurde 2mal in der Woche eingenommen.

Eine Notiz vom Februar 72, also knapp 3 Jahre nach dem ersten Versuch mit homöopathischen Hochpotenzen (die noch keineswegs Similia gewesen waren) besagt, daß es weiterhin „sehr gut" geht. Resumée: Erst auf Pulsatilla begann eine Umwälzung des Krankheitsgeschehens.

Die Frau ist in der Zwischenzeit nach auswärts verzogen, kommt aber in Abständen von einem halben bis einem dreiviertel Jahr zu mir. Es geht ihr weiter ausgezeichnet. Die Gelenke sind bis auf die Hände unauffällig geworden. Die beiden Hände, Handgelenke, Finger sind deformiert geblieben, aber die entzündlichen, die sulzigen, die „harten" Schwellungen sind längst verschwunden.

Die Patientin kommt, so habe ich den Eindruck, nurmehr zu mir, um sich sozusagen rückzuversichern, ob ich mit ihrem Zustand zufrieden bin. Ich gebe das Pulsatillamittel weiter, sie soll es alle paar Wochen einmal als Einzeldosis einnehmen.

Die Patientin ist jetzt fast 69 Jahre und spürt in der letzten Zeit ihr Kreuz im Sinne einer Lumbalbeschwerde. Mit der PCP hat das nichts zu tun.

Ich bin mit dem Erfolg der Rheumabehandlung hoch zufrieden. Die Frau ist in den letzten Jahren übrigens wesentlich handsamer geworden — wir verstehen uns jetzt wirklich sehr gut. Ob es Pulsatilla war, das ihr Gemüt ins Lot gebracht hat, oder die „Gesundung" als solche, wage ich nicht zu entscheiden. Vielleicht hat beides zusammengewirkt.

Etwas weiß ich dagegen mit einer an Sicherheit grenzenden Wahrscheinlichkeit. Diese Frau wird einen echten Rückfall in ihre Krankheit nicht mehr haben. Sie wird entweder noch die letzten Reste verlieren oder zumindest auf dem jetzigen Stand bleiben. Die Symptomatologie: Widerspruchsgeist, überwältigend, 1/147; man wird die auf dieser Seite zu findenden Rubriken widerspenstig, Neigung zum Widersprechen, verträgt keinen Widerspruch *zusammen* verwenden, dazu eigensinnig 1/26, 151. Es gibt hier viele Mittel, das unsere muß dabei sein. Das ununterbrochene nächtliche Schwitzen steht in 2/66; auch hier hat es viele Arzneimittel, und es gibt auch noch andere Rubriken; unsere heilende Medizin muß auch hier zu finden sein.

Ein weiteres Zeichen sind die unerträglichen Hitzegefühle 1/461.

Verschlimmerung durch Sonneneinwirkung 1/523; hochgradige Kälteempfindlichkeit 1/503, 504; es ergibt sich also die eigenartige und wertvolle Modalität: Wärme *und* Kälte verschlechtert 1/505 — eine hochwertige Rubrik. Die früheren Venenentzündungen sprechen ebenfalls für Pulsatilla 2/552, die Krampfadergeschwüre 2/425, 552, 161 sowieso. Daß unsere Arznei auch ein

Haut- und ein Galle-Leber-Mittel ist, ist bekannt. Es ist zu empfehlen, sein Arzneimittelbild durchzustudieren.

Fall 290: Bei diesem Krankheitsfall dreht es sich ebenfalls um einen primär chronischen Gelenkrheumatismus.

Der Mann war, als er im August 67 in meine Behandlung kam, 42 Jahre. Er litt seit 4 Jahren an dieser Krankheit, hatte aber noch nirgends Deformationen.

Aus der Vorgeschichte ergab sich, daß er vorher 6 Jahre lang in Niederbayern in einem feuchten Zimmer gelebt hatte. Bereits in der Kriegsgefangenschaft war er vielfach der Kälte ausgesetzt und hatte damals schon eine gewisse Rheumaneigung gezeigt. Er hatte vor einigen Jahren eine Leistenbruch-Operation mitgemacht und angeblich dabei eine nicht sehr bedeutsame Thrombose gehabt.

Auf Nachfragen: Nachts treten die Rheumabeschwerden besonders in Erscheinung; sie wecken ihn auf. Tagsüber wird es etwas besser, da „arbeitet er sich ein". Es besteht viel Schwitzen und ein heißes Gefühl. Die Schweißbildung ist gerade nachts sehr stark.

Seit 3 Monaten müssen die Füße aus dem Bett gestreckt werden.

Auf das Symptom hin ausnehmend starkes Schwitzen in der Nacht verordne ich Mercurius solubilis LM 12 2/563. Es gibt da 4 Mittel, darunter Formica und Mercurius im Fettdruck und Sulfur 2wertig. Hier wird die Tatsache des *rheumatischen* Schwitzens berücksichtigt, aber nicht die Nacht-Modalität.

Ich teile dem Patienten mit, daß er mir natürlich einen Fragebogen ausfüllen muß. Auf das Quecksilber tat sich Verschiedenes: Nach einem telefonischen Bericht war das ganze Befinden innerhalb von 3 Tagen wesentlich schlechter geworden. Ich ließ es sofort absetzen. Es stellte sich dann eine Verringerung der Beschwerden ein und 14 Tage später war die Schweißbildung verschwunden und das Rheuma „wesentlich besser". Die Schwellungen an den verschiedenen Gelenken waren recht gut zurückgegangen. Ich setzte Mercurius LM 12 wieder ein; es wurde jedoch nur jeden 3. Tag genommen und zwar verdünnt, 5 Tropfen auf 1/8 Liter Wasser, wobei ein Schluck getrunken und der Rest weggeschüttet wurde.

Ein weiterer Bescheid nach knapp 4 Wochen Mittelwirkung ergab kaum Fortschritte, das Schwitzen war sogar um ein Geringes wieder gekommen.

Ich tat die nächsten Wochen gar nichts. Der Mann nahm nur die Tropfen wie gewohnt und ging weiter seiner Arbeit als Schreiner nach.

2 Monate waren vergangen und ich hatte mich in der Hoffnung gewiegt, daß der ganze Rheumatismus sich gebessert hätte, als die Frau des Patienten telefonisch mitteilte, daß es dem Mann sehr schlecht gehe und er seit einigen Tagen mit ziemlich hohem Fieber im Bett liege. Die Gelenke seien angeschwollen und schmerzhaft, besonders die Handgelenke, die Knöchelgelenke, die Kniegelenke und die beiden Schulterpartien.

Der Appetit sei schlecht. Das Schwitzen sei wieder sehr stark vorhanden. Ich ließ Pulsatilla und Bryonia in tiefen Potenzen besorgen. Der nächste Tag war unverändert. Am übernächsten Tag machte ich den 1. Hausbesuch.

Es kam eine Zeit der Besuche und der Kampf mit dem akuten Gelenk-Rheumatismus. Er zog sich von Ende Oktober 67 bis Ende März des folgenden Jahres hin, also 5 Monate. Ich machte viele Besuche, sagte dem Kranken, er müsse es mir sagen wenn er lieber ins Krankenhaus wolle; ich würde es ihm nicht übel nehmen, sähe es aber lieber, wenn er zu Hause durchhalten würde. Er war sofort damit einverstanden, sich zu Hause auskurieren zu lassen.

In der Zwischenzeit hatte längst der Vertrauensarzt seine Pflicht getan und sich an der Sache beteiligt. Rein theoretisch, versteht sich, aber was konnte er mehr tun. Er machte den Patienten darauf aufmerksam, daß er wohl nur in stationärer Behandlung gesund werden könnte. Dieser lehnte ab — er erhoffe sich nicht sehr viel davon. Der Vertrauensarzt war einverstanden.

Aus dem akuten war natürlich längst ein subakutes Rheuma geworden mit Fieberschüben, mit einem Auf und Ab der Gelenkentzündungen und Beschwerden. Der Kranke bekam von mir das und jenes homöopathische Medikament, auch Einspritzungen, aber niemals ein übliches modernes allopathisches Rheumamittel; dazu in kleinen Mengen Heilstoffe leichtester Art auf der Aspirinbasis — und das nur bei Bedarf.

Es war ein gemeinsamer Kampf um die Gesundheit dieses Mannes.

Er war immer mit dabei, ließ sich Trost zusprechen und war niemals wirklich verzagt. Ich hatte ihm gesagt, ich wäre der festen Überzeugung, daß ich ihm wieder auf die Beine helfen könnte und er akzeptierte das.

Als die akute Phase langsam abklang, ging ich mit ihm einmal den *Fragebogen* durch, den er mit Hilfe seiner Frau in der Zwischenzeit ausgefüllt hatte.

Am Ende der Bettlägerigkeit, Ende März 68, hatte ich dem Patienten auf Grund gewisser Beobachtungen Pulsatilla in der LM 18 aufgeschrieben. Von da an ging es deutlich aufwärts. Er sagte mir, „es wird jetzt immer schneller besser". Nach der Verordnung von Pulsatilla „hoch", war kein Hausbesuch mehr nötig gewesen.

Er konnte damals zum ersten Mal die Sprechstunde aufsuchen und bald einen Arbeitsversuch unternehmen.

Im Fragebogen waren folgende Angaben zu finden; sie betrafen die Krankheit *vor* der Bettlägerigkeit:

Rheumatismus seit 4 Jahren. Kopfschmerzen am Hinterkopf und Nacken; sie sind seit dem letzten 1/2 Jahr immer da. Ich schwitze am ganzen Körper bei Nacht. Wenn ich längere Zeit gebückt arbeite und wieder hochgehe, bekomme ich ein Schwindelgefühl.
Als Kind wurden mir die Nasenpolypen herausgenommen.
Habe immer fettiges Gesicht. Auf der Stirne bei Nacht starkes Schwitzen, Husten öfters abends beim Zubettgehen, mit etwas schleimigem, schaumigem Auswurf.
Schmerzen an den Schultergelenken; in der Nacht, bei längerer Ruhe, ist es am schlimmsten. Öfters Schwellungen an diesen Stellen.
Ich leide unter sehr starken Schmerzen.
Die Schmerzen wandern regellos im Körper herum.
Schwellungen sind immer vorhanden an den Fußgelenken, an den Kniegelenken und an den Handgelenken.

Hitzegefühl in allen geschwollenen Gelenken, besonders in der Nacht. Die Waden sind immer so fest; die Muskeln an den oberen Armen tun immer so weh.

Finger und Fingergelenke sind geschwollen.

An den „Hüftgelenken" Drüsenschwellungen, hart und schmerzhaft.

Mir ist es im Bett immer zu warm, bleibe aber trotzdem fest zugedeckt, um mich nicht zu verkühlen.

Nach fettem Essen und Trinken (Milch) immer schon Durchfall. Rülpsen muß ich sehr oft.

Der Urin ist öfters rötlich und sehr trübe. Die Urinmenge ist viel zu wenig. Ich habe immer zu häufiges Wasserlassen, besonders, wenn es mich in die Füße friert.

Nachts 4—5 Stunden Schlaf; ich habe immer Schmerzen. Bei kühlem Wetter wird das noch schlimmer.

Immer Gelenk- und Muskelschmerzen. Wetter ist fast egal. Naß-kaltes Wetter ist jedoch besonders schlimm, ebenso Föhn und stürmisches Wetter.

Wenn ich Zeit hätte, würde ich immer in der Sonne liegen. Mir tut jede Wärme sehr gut. Ich vertrage keine große Kälte. Ich bin gleich erkältet, wenn es mich friert.

Ich schlafe lieber bei offenem Fenster.

Durch Ruhe werden meine Rheumaschmerzen noch stärker.

Beim Stehen fängt alles an mir weh zu tun.

Krampfendes Ziehen in allen Gelenken, in den Armmuskeln, im Genick.

Geruchsempfindlichkeit: beim Kochen von heißem Fett oder Öl habe ich das Gefühl, als ob ich ersticken muß.

Mein Hals ist ganz verschleimt. Schwitzen habe ich am ganzen Körper, besonders nachts sehr stark.

Das Schwitzen macht mich sehr matt.

Ich habe verminderte Eßlust. Fettes Fleisch kann ich nicht sehen und noch viel weniger essen. Auch Butter esse ich wenig.

Steifheitsgefühl in allen Gliedern. Innerliche Hitzegefühle.

Ich knirsche nachts im Schlaf sehr fest mit den Zähnen. Ich träume nicht.

In der Frühe beim Erwachen sind die Rheumaschmerzen besonders stark.

Gemütssymptome, Naturell:

Mißtrauisch, schimpfend, nachtragend, stille Natur, sehr sparsam, fast geizig. Hängt leicht unangenehmen Vorkommnissen nach; frißt alles in sich hinein. Geringschätzung nimmt sehr mit. Neigt zu quälenden Gedanken.

Was der Mann nicht in den Fragebogen hineinschreibt beziehungsweise „unterschlägt", ist die Tatsache, daß er ein ausnehmend willfähriger Mensch ist, zwar nicht leicht um den Finger zu wickeln, aber doch sehr nachgiebig und gutmütig — das gab die Frau an, als die Frage auf die Gemütssymptome kam.

Wenn man's bedenkt, schimmert die Pulsatilla recht deutlich durch den Fragebogen durch. Bei näherer Betrachtung und unter Vernachlässigung einiger etwas widersprüchlicher Symptome, die der Patient im Bogen schildert — der übrigens mit großer Mühe, aber auch sehr sorgfältig ausgefüllt wurde —, kommt eigentlich nach diesen Unterlagen kein Arzneimittel dieser Krankheit näher als Pulsatilla.

Eingedenk der Tatsache, daß die Pulsatilla in der Hochpotenz schon *vor* ihrer exakten Bestimmung mit Hilfe des Fragebogens mehr aus der Erfahrung, dem Gefühl, dem Gespür heraus mit einem überraschenden Ergebnis gegeben worden war, war der Entschluß nicht schwer, es konsequent weiter zu verordnen.

Zusammenfassend ist zu sagen, daß durch Pulsatilla wirklich der entscheidende Umschwung sowohl der damals immer noch subakut schwelenden Rheumavorgänge während des Krankenlagers als auch des rheumatischen Prozesses insgesamt eintrat.

Später kam der Patient in immer größeren Abständen, um sich wegen geringer, vergleichsweise minimaler Beschwerden sein Mittel zu holen. In den letzten Zeiten bekam er es in der LM 30 in großen Pausen. In der Praxis war er zuletzt im Februar 75 wegen mäßiger Schmerzen im rechten Sprunggelenk im Zusammenhang mit einem grippalen Infekt. Er ist sehr froh über seinen Zustand. In den letzten Jahren war er entweder überhaupt nicht mehr dienstunfähig gewesen oder nur für 2 bis 3 Tage und zwar dann wegen hexenschußartiger Erscheinungen, die allerdings auf das Konto seiner rheumatischen Vorgeschichte gingen.

Die Symptomatologie: Ein wertvolles Zeichen ist das ewige Hitzegefühl mit dem Verlangen sich trotzdem fest zuzudecken 2/52; das ständige Schwitzen, besonders nachts 2/66, in etwa 72 ist gleichfalls ein gutes Symptom. Die Durchfallsneigung auf fettes Essen und Trinken 3/611, die Abneigung gegen Schweinefleisch 3/418 und sogar gegen Butter 3/417 sind Nahrungsmodalitäten, die auch für Pulsatilla charakteristisch sind. Es hat außerdem Gelenkschmerzen im Fettdruck 2/565, Gelenkentzündungen 2wertig 2/411 und das „regellose Herumwandern der Schmerzen im Körper" 2/563, 567.

Die Erkältungsneigung allgemein steht in 1/504, die Blasenempfindlichkeit durch Erkältung, (kalte Füße) in 3/680, 672. Zuletzt findet sich noch an brauchbaren Symptomen die Verschlechterung durch Schwitzen 1/520, und die auffällige Sparsamkeit 1/55. Die Mentalität, das Naturell des Kranken stimmt mit Pulsatilla recht gut überein, er ist ein gutmütiger Mensch. Er ist leicht übergewichtig und von mittlerer Größe.

Der Gesamteindruck war der, daß bereits die Wärme- und die Kältemodalitäten in diesem Falle auf Pulsatilla und nur noch einige wenige andere Arzneien aufmerksam machten und daß weitere „recht ordentliche" Symptome und Zeichen zu guter Letzt als einziges Medikament die Kuhschelle übrig ließen. Viel leichter ist es allerdings *nach* dem Erfolg die Sachlage klar zu überschauen als zu Beginn der Behandlung beim erstmaligen Auftreten des Patienten in der Sprechstunde.

Rückblickend kann man sagen, daß mit hoher Wahrscheinlichkeit die Gabe von Mercurius gegen das nächtliche Schwitzen bei einem chronischen Rheumatiker die ganze Erkrankung in die falsche Richtung gedrängt hat. Wer A. VOEGELI kennt, weiß, daß er Mercurius in Hochpotenzen mit großer Vorsicht einsetzt: ich habe das nicht recht geglaubt. Heute bin ich der Ansicht, daß zumindest vieles für seine These spricht. Studiert man das Arzneimittelbild von Pulsatilla z. B. in KENT'S „Arzneimittelbilder" wird man bei den beiden zuletzt geschilderten Krankheitsfällen unschwer erkennen, daß viele gute Zeichen und Symptome mit dieser Medizin korrespondieren.

Leider kann man das, — und ich wiederhole es — wie nicht selten bei Behandlung mit homöopathischen Arzneien, erst post festum sagen, wenn alles schon „gelaufen ist". Bei beiden Fällen waren zu *Beginn* der Behandlung die Symptome und Modalitäten nicht so Pulsatilla-typisch — beziehungsweise wurden nicht so als pulsatilla-typisch *erkannt* —, daß man auf Anhieb an dieses Mittel denken konnte.

Eines ist allerdings von entscheidender Bedeutung: Wenn man einmal einem Medikament auf der Spur ist und geradezu inquisitorisch prüft, ob es Wirksamkeit gezeigt hat und weiter zeigt, dann sollte man von ihm nicht mehr lassen. Zumindest sollte man es so lange geben, solange die Besserung sichtliche und merkliche Fortschritte macht. Vielleicht wären beide Fälle längst hundertprozentig kuriert, wenn ein noch besseres Simile hätte entdeckt werden können. Ich habe es bis heute nicht gewagt, Pulsatilla durch etwas anderes zu ersetzen und nur deshalb nicht, weil ich noch auf keine *besser passende* Arznei gestoßen bin: *Das* ist der Grund warum Pulsatilla noch nicht *abgesetzt* wurde. Nicht deshalb, weil es *noch sehr viel* weiter, noch entschieden besser helfen könnte, wird es beinahe stur weiter verordnet, sondern weil man die Patienten so noch immer in der Hand hat, um vielleicht doch noch auf ein Simillimum zu stoßen. Manchmal gibt es solche Sternstunden!

Lochkartei-Arbeit

Die noch folgenden, letzten 10 Krankengeschichten wurden hinsichtlich der Similesuche über eine *Lochkartei* ausgearbeitet. Sie sollen am Ende dieses Buches noch einmal das Problem der Homöotherapie vor Augen führen, das jedermann, der sich ernsthaft mit dieser Heilmethode beschäftigt, am meisten berührt: Das ist die Jagd nach dem passenden Mittel, die Bestimmung des Simile oder des Simillimum. Mit der Wahl der heilenden potenzierten Arznei steht und fällt die Homöopathie als personotrope Heilkunst.

Die Frage und die erfolgreiche Suche nach dem der Krankheit des Menschen am „ähnlichsten" Medikament ist das Wesen und die Crux der Homöopathie. Similia similibus curentur.

In den vielen schon besprochenen Krankheitsfällen wurde vorgegangen, wie das homöopathische Gesetz es befiehlt: nach den Paragraphen 7 und 27, und nach den Paragraphen 153 und 154 des Organon der Heilkunst von S. HAHNEMANN.

Wenn man diesen Anweisungen gerecht werden konnte, war die Therapie von Erfolg gekrönt.

Das heißt, wenn *hochqualifizierte* und *individuelle* Symptome, Zeichen und Modalitäten aus der Vorgeschichte, aus der Anamnese des Patienten herausgearbeitet werden konnten, stand einer Similefindung nichts im Wege.

So und so oft mußte aber gesagt werden, daß es zumindest *„recht ordentliche"* Symptome sein müßten, um die aussichtsreiche Wahl des richtigen Heilmittels zu gewährleisten. Und es hat sich nachweisen lassen, daß auch über *diese* „Qualitäten" ausgezeichnete Heilergebnisse erzielt werden konnten.

Diese Methode, nämlich über die „recht ordentlichen" Symptome die Mittelfindung zu bewerkstelligen, hat allerdings einen Haken und das ist die *größere Arbeit*, die sie uns macht.

Nicht das „schwierigste Geschäft" ist es — wie HAHNEMANN allein die gekonnte *Aufnahme* der *Krankenbiographie* bezeichnet — sondern es ist dasjenige Tun, das gewissermaßen nur eine *unnötige* Belastung ist. Diese „recht ordentlichen" Symptome und Zeichen sind ja von uns bereits *herausgesiebt* aus einem Wust von Symptomen der Anamnese: sie sind schon hierarchisiert. Mit ihnen sind wir bereits „fertig". Wir müssen nur noch im Repertorium *Mechanisches* leisten, sie nur mit seiner Hilfe untereinander vergleichen und selektieren dergestalt, daß wir zum Schluß nicht mehr als ein oder zwei oder drei Arzneimittel übrig haben, um mit diesen dann den Kranken zu kurieren.

Da diese „recht ordentlichen" Symptome zumeist in verhältnismäßig großen Rubriken versammelt sind, macht uns diese Differenzierung *mehr Mühe*, als wenn wir nur *kleine Spalten* mit „dramatisch"-guten Symptomen und Modalitäten aufeinander abzustimmen haben.

Das ist der *Kernpunkt* bei der Beurteilung dieser „recht ordentlichen" Symptome: Sie nützen uns auf jeden Fall bei der Mittelsuche — auch wenn wir lieber die „hohen" hervorragenden Zeichen und Modalitäten hätten. Wir können uns auf sie verlassen. Aber wir brauchen ein *Werkzeug*, das uns die Suche nach ihnen, und damit nach dem — im *Repertorium* weniger leicht aufzufindenden — Simile erleichtert.

H. LEERS, Merzig, hat das große Verdienst, ein solches Werkzeug geschaffen zu haben. Er hat vor einigen Jahren zum ersten Male auf seine *Lochkartei* aufmerksam gemacht.

Diese Kartei arbeitet nach dem Hollerithverfahren und hat das Kent'sche Repertorium zur Grundlage. Sie stellt den „Kent" in einer Kurzfassung und gewissermaßen im Querformat dar. Zum Raum wird da die Zeit: Was im „Kent" etwas mühsam hintereinander, also Seite für Seite gesucht werden muß, findet sich auf der Lochkartei letztlich nebeneinander. Dieses *Nebeneinander* erlebt man sogleich dann, wenn man — es klingt banal — die herausgesuchten Karten zunächst ausgebreitet auf seinem Tisch hat. Mit einem Schlag wird dann durch das *Aufeinanderlegen* derselben das betreffende Arzneimittel „durchsichtig".

Nun, in diese Kartei sind alle diejenigen Rubriken des Repertoriums mit den entsprechenden Medikamenten eingeloch t, die weniger als etwa 50 Arzneien umfassen. Ebenfalls nicht aufgenommen sind Rubriken unter 6 oder 8 Mitteln; diese würden die Kartei unnötig vergrößern; sie sind im Repertorium „direkt" schnell genug zu finden.

Trotzdem hat die *Leers'sche Kartei* einen Umfang von etwa 3 400 Karten. Soviele Rubriken — eine Spalte bedeutet ja eine Karte — sind also aus dem „Kent" entnommen. Es versteht sich, daß die Anzahl dieser Kartenrubriken noch erweitert werden kann und muß.

Selbstverständlich kann bereits mit diesen 3 400 Karten erfolgversprechend gearbeitet werden. Die Technik wird anhand der anschließenden Fallbesprechungen angegeben und erklärt.

Zusammenfassung: Die Leers'sche Lochkartei gestattet es, daß man mit den *„recht ordentlichen"* Zeichen und Symptomen die Similefindung schnell und sicher zustande bringt — man muß also nicht unbedingt bei jedem Krankheitsfall eine *erstklassige* Symptomatologie haben.

Das Grundprinzip bleibt natürlich weiter bestehen: Je mehr man von den *Klassesymptomen* bekommen kann, desto sicherer wird die Arzneimittelfindung.

Ohne die Kartei macht die Mittelsuche über die „recht ordentlichen" Symptome und Modalitäten wesentlich mehr Schwierigkeiten — rein mechanisch zeitlicher Art, versteht sich.

Auch die Karteiarbeit erfordert kritisches Denken, Geistesgegenwart, Spürsinn und Fingerspitzengefühl, und als ein *Minimum* an Symptomenqualitäten die *„recht ordentlichen"* Zeichen, Symptome und Modalitäten des Krankheitsfalles: Das muß — beinahe beschwörend muß man darauf hinweisen — ins Bewußtsein aufgenommen werden!

Fall 291: Frau, 56 Jahre, sucht telefonisch um folgenden Rat nach:

Sie bittet um ein Grippe-Mittel, da sie sich seit dem frühen Morgen krank fühlt. Es seien folgende Beschwerdebilder aufgetreten.

Sie sei völlig zerschlagen, habe etwas Hustenreiz mit Schleim im Rachen und die Empfindung wie von rohem Fleisch im Kehlkopf und in der Luftröhre. Sie fröstele ständig; es sei fast schon ein Schüttelfrost, der sich aber nur den Rükken entlang bemerkbar mache. Der Kopf, glaube sie, sei 3mal so groß wie sonst und um den Bauch könne sie keinerlei Beengung vertragen.

Rückfragen meinerseits ergeben keine weiteren Zeichen und Modalitäten von Rang. Insgesamt, so meint die Patientin, fühle sie sich, wie wenn sie vor dem Ausbruch einer schweren Krankheit stünde.

Die geschilderten Symptome und Modalitäten sind deshalb aufschlußreich, weil sie beinahe alle sonderlich und außerordentlich sind: Bis auf die Abgeschlagenheit, die zunächst einigermaßen vulgär ist — weil sich das für einen grippalen Vorgang „gehört" — sind fast alle anderen Beschwerden „individuell".

Als bestes Symptom nahm ich das Ausdehnungsgefühl des Kopfes: es bestand noch keinerlei Schnupfen oder sonst etwas, was diese Beobachtung zur Not verständlich gemacht hätte. Es ist aufgezeichnet in 1/174, 216, 224. Ein anderes hochwertiges Zeichen war das Wundheitsgefühl; man verwendet die Rubrik Halsschmerz wie roh 3/299, 297 und Rauheit, Reizung der Luftwege 3/316, 317 und 318.

Das Frieren vom Rücken aus steht in 2/12, 306.

Das eigenartige „Gürtelgefühl" entnehmen wir dem Band 3. Seite 468, Kleidung stört und der Seite 492 und 504 Kleidung verschlechtert.

Nicht zuletzt muß das heilende Mittel auch die Abgeschlagenheit in sich enthalten, Abgeschlagenheit bei Grippe, versteht sich; dazu nehmen wir die Rubrik Gliederschmerzen bei Fieber (das entweder rektal nachweisbar schon da ist, oder in Bälde kommen wird); die Rubriken sind aufgezeichnet in 2/561 (2mal), in etwa 699. Der (zähe) Schleim, ein weniger brauchbares Zeichen, ist vorhanden in 3/268. Bisher haben wir die nötigen Rubriken aus dem *Repertorium* entnommen. Wenden wir uns nun einmal der Leers'schen *Lochkartei* zu.

Die Kartei enthält ebenfalls alle obengenannten Rubriken, wobei zwei Gesichtspunkte zu berücksichtigen sind.

a) Es sind *nicht* aus sämtlichen Rubriken *alle* Medikamente ausgelocht. Zum Teil sind, gerade in den größeren Rubrikenangaben, die 1wertigen Arzneien weggelassen.

Das ist deshalb zu vertreten, weil 1wertige Mittel aus verhältnismäßig *großen* Abteilungen im allgemeinen ohne arzneibestimmende Qualitäten sind.

b) Es sind — und das ist überhaupt für diese Lochkartei typisch — Rubriken mit mehr als *50 Arzneimittel nicht* verarbeitet — von einigen Ausnahmen abgesehen.

Suchen wir nun die entsprechenden Karteiblätter aus der Leers'schen Kartei heraus:

die Rubrik	Kopf wie ausgedehnt, entspricht der Karte	1 609
die Rubrik	Luftwege wie roh	2 006
die Rubrik	Friert vom Rücken aus	826
die Rubrik	Bauch gegen Kleidung empfindlich	270
die Rubrik	*zusammen* mit Magen, Kleidung stört	2025

| die Rubrik | Gliederschmerzen bei Grippe, Fieber | 3 341 |
| die Rubrik | Hals innen, Schleim zäh | 1 091 |

Legen wir die Karten übereinander bleibt als einzige Medizin überhaupt und zumeist 3wertig, Nux vomica übrig.

Ich ließ die Arznei in der LM 18 besorgen. Am nächsten Morgen kam folgender Bescheid:

Nach dem erstmaligen Einnehmen der Tropfen am frühen Nachmittag ließ nach einer guten Stunde sowohl das Ausdehnungsgefühl des Kopfes als auch die Wundheit im Rachen nach und es stellte sich ein enormes Schlafbedürfnis ein.

Die Patientin legte sich ins Bett und schlief ununterbrochen bis zum nächsten Morgen um 7.30 Uhr. Sie rief mich um 9 Uhr von ihrer Dienststelle aus an und meinte, sie fühle sich praktisch wieder gesund.

Ich ließ das Mittel trotzdem noch einige Tage nehmen: es zeigte sich noch ein leichter Schnupfen, ehe alles wieder in Ordnung kam.

Fall 292: Kurze Zeit später wurde ich von der Dame wegen ihres Sohnes um Rat gefragt. Dieser sei von der Vorlesung mit einem starken Grippegefühl nach Hause gekommen und er habe — es war gegen 22 Uhr — Bedenken, daß er morgen an einer Prüfung bei guter Gesundheit teilnehmen könne.

Ich bat den jungen Mann mir am Telefon seine Schwierigkeiten zu schildern:

Es habe nachmittags mit starkem Schwitzen angefangen. Dazu habe sich ein Fließschnupfen gesellt und die Nase sei bereits völlig wund. Er fühle sich total zerschlagen, fröstele und habe vor allen Dingen starke Kopfschmerzen und die Zähne empfinde er doppelt so lang.

Mehr konnte ich nicht erfahren; ich nahm mit diesen Angaben die Mittelfindung vor. Als eigenartiges Zeichen nahm ich die „Sensation" der zu langen Zähne 3/218; was hat das schon, vor allem wenn die Nase läuft, mit den Erscheinungen einer vulgären Grippe zu tun. Das 2. Zeichen von Interesse war für mich die Nase, die innerhalb weniger Stunden wund geworden war; also, Schnupfen wundmachend 3/172. Die völlige Zerschlagenheit suchte ich unter Gliederschmerzen bei Grippe, Fieber 2/561, 699. Das etwas eigenartige nachmittägliche Schwitzen nahm ich zur weiteren Differenzierung; Kent bietet auch diese Modalität in 2/66. Zu guter Letzt suchte ich nach dem Fließschnupfen 3/177.

Man darf auch bei diesem Erkrankungsfall nicht vergessen, daß er erst im Beginnen ist und es gar nicht leicht ist, aus den bis jetzt vorhandenen Zeichen und Modalitäten bereits ein vernünftiges Simile auszuwählen.

Von den verwendeten 5 Zeichen und Symptomen sind innerhalb der Leers-Kartei 3 Symptomen-Karten vorhanden:

die Rubrik	Zähne wie zu lang entspricht der Karte	3 253
die Rubrik	Schnupfen wundmachend	2 610
die Rubrik	Gliederschmerzen bei Grippe, Fieber	3 341

Diese 3 Karten übereinander gelegt reduzieren die möglichen Mittel auf 7 Arzneien. Zur weiteren Selektierung müssen wir wohl oder übel sowohl den

Fließschnupfen als das noch billigere, fragwürdige Symptomzeichen Schwitzen nachmittags heranziehen.

Hier kommt jetzt die „Stärke" des einzelnen Medikaments der jeweiligen Rubrik betont zum Tragen: Arsen und Sulfur haben *Gliederschmerzen* im geringsten Grad; Nux vomica bietet innerhalb der *3 Karten* 2 Symptome im höchsten Grad und eines 2wertig; es ist in dieser Weise von allen 7 Medizinen von der Wertigkeit aus gesehen am stärksten vertreten.

Der Fließschnupfen hat wegen der Größe seiner Rubrik keine eigene Karteikarte; von den 7 Medikamenten sind fast alle Mittel im Fettdruck notiert, das heißt, diese Schnupfenmodalität führt uns nicht weiter.

Die Rubrik Schweiß nachmittags 2/66 hat wegen ihrer *Geringfügigkeit* (obwohl sie *unter* 50 Mittel aufweist) keine Karteikarte.

Wenn wir im „Kent" nachschlagen, also unter 2/66, sind hier von den 7 zur Auswahl stehenden Arzneien nur 3 Mittel aufgezeichnet, davon Nux vomica als einziges 2wertig.

Die Brechwurz ist, insgesamt gesehen das Medikament mit der höchsten Wertigkeit.

Nun, in Anbetracht der Tatsache, daß dieses Mittel der Mutter vor kurzem eine schlagartige Besserung der Grippebeschwerden beschert hatte, ließ ich es dem Sohn um so lieber zukommen. Günstig war es, daß Nux vomica sofort greifbar war. Der junge Mann nahm sogleich 5 Tropfen, und nach einer halben Stunde eine 2. Dosis. Ich erfuhr am nächsten Tag, daß er ausgezeichnet geschlafen habe und am nächsten Morgen beim Aufstehen *sämtliche* Krankheitserscheinungen verloren hatte.

Fall 293: Frau, 62 Jahre, kommt in die Praxis. Sie leidet seit Monaten an unklaren Bauchbeschwerden und einem Durchfall, der mit Verstopfung abwechselt. Die üblichen Untersuchungen hatten bisher keine schwerwiegenden Befunde ergeben. Da die Medikamente des Hausarztes nicht oder nur vorübergehend helfen, erfährt die Kranke, „daß eben die Nerven den Bauch verrückt machen". Solche Schlußfolgerungen aus einer nicht ins Gleichgewicht zu bringenden Störung zu ziehen, sind zur Not vertretbar, passen aber dann nicht mehr ins Programm, wenn man von der Frau erfährt, daß sie seit noch viel längerer Zeit einen übelriechenden Urin hat, über dessen Gestank sich schon seit langem der Ehemann beschwert.

Ein Urin, der stinkt, wie die Patientin wörtlich sagt, ist etwas völlig Unnormales: Die Harnentleerung ist bei ihr unauffällig, die Blase dicht und ein Restharn à la Prostata des Mannes nicht möglich.

Also die Sache mit dem „verrückten" Bauch ist wenig überzeugend; irgend etwas stimmt da auch im Somatischen nicht.

Wir haben hier einen jener Fälle, die es in großer Anzahl gibt, wo eine sinnvolle Therapie — außer der homöopathischen — gar nicht möglich ist, wenn man von einer Therapie mehr verlangt, als stopfende und bakterienschädigende Medikamente. Es soll aber nicht vergessen werden, daß hier der Allopath gar nicht mehr tun *kann*. Der Homöopath dagegen kann über die Symptomatologie, über den Similesatz auch dann etwas erreichen, wenn über die einwandfreie klinische Diagnose Unklarheit herrscht, wie das ja bei der Mehrzahl der gängigen Krankheitsprozesse der Fall ist! Wie steht es nun mit den guten, beziehungsweise „recht ordentlichen" Symptomen und Modalitäten bei dieser Patientin?

Sie habe seither Verstopfung oder Durchfall, sagt die Frau wörtlich. Sie könne nurmehr im Wald spazieren gehen, weil sie ganz plötzlich von einem unwiderstehlichen Stuhldrang überrascht würde; im Wald könne sie schnell hinter einem Busch verschwinden. Der Urin „stinkt".

Wir erfahren, daß Bier Durchfall macht; Fett und verschiedene andere Nahrungsmittel verursachen das gleiche. Die letzteren Symptome sind nicht zu verwerten; nur wenn Bier allein, Fett allein usw. stören würde, dürfte man das als jeweils gutes Symptom nehmen; wenn „alle möglichen Nahrungsmittel" Durchfall machen, kann ein *einzelnes* nicht mittel-bestimmend sein. Auch die Loch-Kartei würde da irreführen.

Also die Symptomatologie: Harn übelriechend, stinkend 3/723; Durchfall wechselnd mit Verstopfung 3/616; Stuhldrang plötzlich 3/621.

Nehmen wir nun die *Leers-Kartei,* dann zeigt sich folgendes Bild:

Harn stinkend, enthält alle fettgedruckten Mittel und teilweise 2wertige   Karte 1232

Durchfall wechselnd mit Verstopfung, enthält alle fettgedruckten und 2wertigen Mittel   Karte   567

Stuhldrang plötzlich   Karte 2951

Werden diese 3 Karten übereinander gelegt, bleiben nur 3 Medizinen übrig: Sumbulus moschatus mit der geringsten Wertigkeit, Lachesis und Sulfur; letzteres im Fettdruck. Mangels weiterer Zeichen und Modalitäten ist es unmöglich diese 3 Arzneien weiter zu unterscheiden; wir sind gezwungen die letzte Differenzierung über die oben ausgemachte *Wertigkeit* vorzunehmen.

Die Patientin macht einen schmuddeligen, etwas schlampigen Eindruck, was recht gut zu Sulfur paßt, der Arznei, zu der wir uns entschieden haben.

Auf LM 18 kam eine schnelle Besserung zustande, die auch objektiv nachzuweisen war. Der Urin wurde schnell völlig normal und auch die Bauchschmerzen, die der Kranken besonders lästig waren, verschwanden mitsamt der anderen Darmstörung in kürzester Zeit.

Fall 294: Diese Patientin, 51 Jahre, die Mitte April 1975 zur Behandlung kam, wurde nach einer nicht sehr langen Interrogation mit einem Fragebogen versehen, nach Hause geschickt, mit der Bitte mit dem ausgefüllten Bogen nach 2 Wochen wieder zu erscheinen.

Bei der Consultation selbst ergab sich:

Die Frau hat Herzbeschwerden; sie hatte schon „Herzanfälle", wo Nitro-Medikamente nicht halfen. Seit einem Jahr ist alles besonders schlecht. „Es staut sich das Wasser"; beide Beine sind „ganz geschwollen", sie kann deshalb nicht mehr sitzen.

Es geht viel zu wenig Wasser ab.

Die Menses waren meist normal; jetzt werden sie etwas unregelmäßig.

Der Föhn ist schlecht verträglich (die Patientin kommt aus dem Lech-Gebiet).

Der Blutdruck ist zur Zeit 150/90. Der Durst ist unbedeutend. Die Frau ist hochgradig adipös bei mittlerer Größe.

Sie hat bereits verschiedene Herzmittel bekommen und vor allem „Wasser-Medikamente und solche für die Venen". Aber das hat letztlich nichts Besonderes bewirkt. „Alles wird eigentlich immer schlimmer".

Von Seiten der Niere sind keine Erkrankungen bekannt.

Mit diesem „Schatz" an Symptomenwissen entließ ich die Frau mit dem *Fragebogen* und sagte ihr, sie solle bis zum nächsten Male die gewohnten Medikamente weiter nehmen. Nach 10 Tagen bereits erschien sie mit dem ausgefüllten Bogen wieder. Folgendes war darin verzeichnet:

Seit mehreren Jahren leide ich an erheblichen Stauungen in den Beinen, die sicherlich auf einen gestörten Wasserhaushalt des Körpers zurückzuführen sind.

Kopf: es treten ab und zu Leeregefühle und Benommenheit auf. Gesichtshaut trocken; Schwellung um die Augenpartien, wenn sich das Wasser einmal außergewöhnlich staut.

An der Zunge wundes Gefühl, nach Genuß von Eis oder scharfem Essen.

In der Regel keine Atemnot. Tiefatmungs-Bedürfnis und nicht Durchatmen können „nur bei den Herzrhythmusstörungen"; dabei Schmerzen in der Magengrube, die bis zum Hals ziehen mit heißen und kalten Schweißausbrüchen.

Neigung zu Herzklopfen mit dem Gefühl des Stehenbleibens, mit Kälte- und Hitzeempfindungen dabei; Herzschmerzen nur zeitweise, meist nach irgendeiner Anstrengung.

Krampfadern innere;

Schwellung der Beine mit rötlichen Stauungsflächen; bei zu wenig Ruhe nehmen die Schwellungen entsprechend zu, die Beine laufen prall voll bis zu den Knien.

Öfters Hitzegefühle in den Füßen. Schweregefühle in den Knöcheln und Waden.

Fieberneigung selten. Stuhlträgheit seit dem 16. Lebensjahr. Im Stuhl manchmal unverdaute Nahrung (Rohkost, Beeren). Nach den Mahlzeiten aufgebläht; es gehen zu wenig Winde ab. Der Rockbund wirkt beengend. Sodbrennen mehrere Stunden nach dem Essen, nach ganz verschiedenen Speisen.

Luft- und Speisenaufstoßen.

Im Zusammenhang mit den Stauungen ist die Urinmenge zu wenig geworden.

Schweregefühle der Beine. Im Frühjahr bei zunehmender Wärme Müdigkeit.

Am liebsten ausgeglichene Temperatur. Der Wetterwechsel belastet, ebenso schwül-feuchtes Wetter. Der Föhn ist ganz ungünstig, Kälte dagegen nicht.

Die Sonneneinwirkung ist nicht angenehm. Will ausgeglichene Wärme. Geheizte Wohnräume mit der üblichen Wärme sind unerträglich.

Immer Verlangen nach frischer Luft.

Sitzen ist die liebste Stellung, die Beine müssen aber hoch gelagert werden, sodaß sich der Stau verringert. Am schlechtesten ist es beim Sitzen, wenn die Beine längere Zeit ruhig hängen müssen; dann schwellen sie an und beim Aufstehen wirken sie bleischwer und steif.

Beim Stehen ist es ähnlich wie beim Sitzen. Fahren bekommt schlecht wegen der oben genannten Beschwerden. Gehen und Bewegung sind besser.

Bäder werden nur bei „normaler" Temperatur gemacht.

Mit wenig Essen ist das Wohlbefinden am besten. Das Trinkbedürfnis ist normal. Saures und Süßes wird vertragen, nur nichts Fettes in jeder Beziehung; danach Völlegefühl und Aufgeblähtsein.

Alkohol verursacht sofort schwere Beine und Arme. Abneigung nur gegen Fettes.

Nimmt laufend herz- und wassertreibende Mittel, außerdem Galle-, Venen- und Abführmedikamente.

Als Kind stark beeindruckbar. Die Schlafsymptome sind unauffällig.

Die Regel ist seit einigen Monaten unregelmäßig geworden; noch keine typischen Wechseljahre.

Seelisch-geistiger Habitus:

Skeptisch, schnell verlegen, grüblerisch, ehrgeizig, empfindlich gegen Widerspruch, sehr mitfühlend, mitleidig, herzlich, liebevoll, Neigung zu Heimweh, deutlicher Mangel an Selbstvertrauen, schnell Gewissensbisse, stille Natur; Übergewissenhaftigkeit, Neigung zu unbegründeter Sparsamkeit, macht sich gleich Selbstvorwürfe; Menschenvoller Raum ist stets unangenehm.

Das waren, fast wörtlich aufgezeichnet, die Antworten aus dem Fragebogen. Für eine Bauersfrau geschickt und gekonnt zusammengestellt.

Wir finden den für uns üblichen Wust vermischt mit einigen wenigen guten Zeichen und Symptomen; bei näherem Hinsehen haben wir sogar ein oder zwei sehr gute Symptome.

Welche waren so gut, relativ gut für eben *diese* Patientin, daß sie zur Mittelwahl herangezogen werden konnten?

Gehen wir direkt mit Hilfe der *Leers-Kartei* an die Mittelwahl heran:

Bereits bei Verwendung von 3 keineswegs dramatischen Symptomen bleiben nur 4 Medizinen übrig. Bei weiterer Zugabe von 2 anderen Karten mit „recht ordentlichen" Zeichen sind es nur noch 2 Arzneimittel, wobei das eine der Wertigkeit nach deutlich brilliert.

Wie immer wieder gesagt wurde, kann man natürlich auch billige und triviale Zeichen, Symptome und Modalitäten in die Kartei einbringen — das Ergebnis ist dann ebenso billig und trivial. Erstes Gebot ist auch bei der Kartei-Arbeit das Suchen und Finden von zumindest *„recht ordentlichen"* Symptomen.

Welches Medikament bekam die Frau?

$3^{1}/_{2}$ Wochen nach Einwirkung desselben in der LM 18 kam der telefonische Bescheid, daß das Allgemeinbefinden merklich besser sei, aber die Beine noch „nix".

Nach weiteren 2 Wochen, in denen die Arznei in der LM 30 eingenommen wurde, jeden 2. Tag, kam der Bescheid: „Ich fühle mich sehr glücklich, es geht mir wesentlich besser, auch mit den Beinen."

$7^{1}/_{2}$ Wochen nach Behandlungsbeginn kam die Kranke wieder in die Praxis: „Es geht besser, ich bin sehr froh, ich bin ein anderer Mensch."

Das Allgemeinbefinden ist besser, die Müdigkeit ist weg, das Schweregefühl der Beine ist verschwunden und die Angstzustände sind abgeklungen. Das Herz ist gut jetzt, die dicken Beine sind weg — die *krankhaft*—dicken notabene. Die Frau kann jetzt wieder normal sitzen — das Gewebe „ist nicht mehr aufgeschwemmt". Außerdem ist „die Leber besser", und beim Arbeiten ist sie nicht mehr wiederzuerkennen, behauptet die Patientin.

Ich habe die gleichen Tropfen in der LM 30 noch einmal aufgeschrieben, von denen die Frau sagt, daß sie den Eindruck hat, daß diese noch besser sind als die am Anfang eingenommenen. Dazu muß bemerkt werden, daß das nicht so sein muß, denn die Umstellung bewirkte bereits das Simile in der LM 18. Hätte man dieses weiter gegeben, so wäre die Entwicklung sicher ganz ähnlich verlaufen. Daß die LM 30 das vielleicht noch besser geschafft hat, soll aber nicht abgestritten werden.

Anmerkung: Nicht jede Frau, die so dick und stark ist, wie unsere Kranke, hat a priori „Stauungen" und echte gesundheitliche Probleme. Es gibt Frauen, die bis zum seligen Ende, bis in die hohen Jahre, trotz ihrer schweren Korpulenz, sich recht gesund fühlen, wenn man von den Gewichtsproblemen als solchen absieht.

Hinweis: Erst bei Eintritt der Besserung wurde die Kranke von mir beauftragt, alle anderen bisher benutzten Medikamente abzusetzen.

Nach 3/4 Jahren kam ein Bericht der Patientin, daß sie sich bisher sehr wohl gefühlt habe. Sie habe sich aber zur Weihnachtszeit übernommen und wolle sich das Mittel noch einmal verschreiben lassen.

Symptomatologie: Fettaversion 3/417; darf sich nicht satt essen 1/499; warme Zimmer „unmöglich" 1/527. Diese 3 guten, beziehungsweise „recht ordentlichen" Symptome und Zeichen beschränken bereits die Anzahl der Medikamente auf 4: Carbo vegetabilis, Natrium carbonicum, Pulsatilla und Sulfur.

Die Alkoholverschlimmerung 1/491 und die überhöhte Sparsamkeit 1/55 sind weitere interessante Angaben. (Wenn im Fragebogen die Frage *sparsam* angezeichnet wird, kann man zumeist dieses „Zugeständnis" sparsam oder sehr sparsam als ein „Gemütssymptom" bewerten, das unter Geiz läuft).

Bei Verwendung *dieser* Zeichen und Symptome fallen Carbo vegetabilis und Sulfur heraus.

Bei Benutzung der Leers-Kartei sieht die Sache folgendermaßen aus:

Fett ungern,	Karte 717
Sattessen schlimmer (die Karte wurde von mir dazu gelocht)	Karte 2499 a
Warmes Zimmer schlimmer	Karte 3179
Alkohol schlimmer	Karte 48
Geiz	Karte 922

Diese 5 Karten übereinander gelegt, lassen Natrium carbonicum und Pulsatilla übrig. Pulsatilla ist höher in seiner Zahlenwertigkeit, deshalb wurde es als erstes Mittel versucht. Fettleibigkeit, kein ganz dummes Symptom ist bei *beiden* Arzneimitteln angegeben 1/414.

Es sollen kurz noch einige Überlegungen angestellt werden.

Die Frau sagt, daß sie sich mit wenig Essen am wohlsten fühlt; das ist zumindest ein *gutes* Symptom, wofür es nur wenige Arzneien gibt. Die Abneigung gegen Fettes wird dadurch in der Qualität besser, weil keinerlei Aversionen gegen irgendwelche *andere* Nahrungsmittel sonst noch bestehen. Die sofort einsetzende Alkoholverschlimmerung ist schon ein sehr gutes Symptom, wenn es auch dafür eine ganze Reihe von Medikamenten gibt.

Das ständige Verlangen nach frischer Luft ist auch recht interessant 1/510. Öfters Hitzegefühle in den Füßen, Aufgeblähtsein nach dem Essen, Rockbundempfindlichkeit, Luft- und Speisenaufstoßen sind bereits Zeichen und Modalitäten am „Rande der Legalität", die wir, wenn es hart auf hart ginge, missen könnten, die aber auch bei unserem Mittel ruhig vorhanden sein dürfen.

Menschenvoller Raum ist stets unangenehm, ist ebenfalls ein „recht ordentliches" Symptom 1/529. Bei den „recht ordentlichen" Symptomen sollte man immer auch über den *Grad* der Intensität, der Dauerhaftigkeit, der Häufigkeit und Ähnliches nachdenken: Wenn bei einer Bruthitze ein menschenvoller Raum nicht angenehm ist, ist das ein verständliches „Verhalten". Wenn er aber — wie das die Patientin formuliert — „stets unangenehm ist" bekommt diese Modalität einen ganz anderen Stellenwert. Bei geheizten Wohnräumen ist das ähnlich; auch hier dreht es sich um die Intensität der Belastung; die Angabe der Patientin heißt: sie sind „unerträglich"; das ist wesentlich mehr als die Feststellung, daß solche Räume nicht mit Begeisterung aufgesucht werden. Natrium carbonicum, das Soda, läuft bei vielen der angeführten Symptome und Zeichen mit, allerdings zumeist nur schwach. Als Reserve-Medikament kann man sich es trotzdem merken.

Fall 295: Der Patient, ein Mann von 46 Jahren, war in früherer Zeit bereits in meiner Behandlung gewesen wegen vegetativer Beschwerden.

Er kam neuerdings im Februar 75 wegen einer bereits seit einem halben Jahr andauernden Kopfneuralgie, die nicht nachlassen wollte. Er war bereits bestrahlt worden, da diagnostiziert worden war, daß die Nebenhöhlen chronisch entzündet seien. Die Kontrolle der Zähne war negativ verlaufen. Jetzt ist eine Septumresektion geplant.

Die Schmerzen treten oft linksseitig, aber auch sonst wo am Kopf auf. Bevor ich mich auf eine Therapie einlasse, bitte ich den Mann, mir doch eine kurze Beschreibung seiner Beschwerden schriftlich zukommen zu lassen und schicke ihn wieder nach Hause. Wenn diese Beschreibung für eine Mittelwahl keine Bedeutung habe, müsse er mir auch noch einen Fragebogen ausfüllen.

Bald darauf kam folgender Brief: Auf ihre 5 Fragen: „Wodurch, warum, wo, wie, wann" möchte ich versuchen, Ihnen meine Kopfschmerzen zu erklären:
1. wodurch: Überempfindlichkeit bei Luftzug, auch schon beim Autofahren mit eingeschalteter Heizung, auch mit Kopfbedeckung; bei windigem Wetter ohne Kopfbedeckung; bei direkter, auch nur kurzfristiger Sonneneinstrahlung; wenn ohne Hut; und bei starker beruflicher Konzentration. (Die Unverträglichkeit von Alkohol wurde von dem Patienten bereits mündlich erwähnt).
2. wann: Auch bei schlechtem Allgemeinzustand (wie bereits bekannt mit Schwindelgefühl, Niedergeschlagenheit, Überempfindlichkeit, starkem Achsel-

schwitzen usw.). Zeitweise beim Liegen ist der Kopf druckempfindlich; ebenso verschlechtert schnelles Gehen im Gebirge oder stärkere körperliche Anstrengung über längere Zeit — bei der letzteren Belastung besteht Neigung zum Rotwerden des Kopfes mit Druckschmerz, schon seit Jugendjahren; Verschlechterung auch nach einem Kegelabend durch Bier und Zigarettenrauch.

3. wo: Hauptsächlich an den Schläfen; an der linken Kopfseite treten die Schmerzen viel öfter auf als an der rechten — Autofahren, Erkältung? Die Schmerzen gehen von der linken Schläfe zum linken Auge und zur linken Nebenhöhle; diese Schmerzen sind leichter als die in die andere Richtung verlaufenden, also die, welche von der linken Schläfe zum Ohr und zum Hinterkopf gehen: diese können sehr schmerzhaft sein.

Eine andere Art von Kopfschmerzen ist die, die durch einen schlechten Allgemeinzustand auftritt — das gehört auch unter Nr. 2, wann. Hier gehen die Schmerzen von beiden Schläfen zu den Augen, es entsteht ein Druck auf die obere Partie der Augen; auch die obere und rückwärtige Seite des Kopfes ist nicht schmerzfrei.

4. wie: Die „Erkältungsschmerzen", die hauptsächlich links vorhanden sind, beginnen an der Schläfe mit ziehenden, bis stechenden Schmerzen, die zum Ohr und Hinterkopf, sowie Nebenhöhle gehen. Die andere Art (Nr. 2 wann) geht von beiden Schläfen zu den Augen; das ist ein drückender Schmerz mit Benommenheit. Bei beiden Arten und bei stärkeren Schmerzen tritt oft ein ungutes Gefühl in der oberen Magengegend auf — Übelkeit.

5. warum: Meine Meinung ist, daß es vielleicht eine schlechte Durchblutung oder überempfindliche Nerven sind — vielleicht auch die Folge davon, daß ich in den Jugendjahren oft, im Sommer wie im Winter, mit nassen Haaren auf die Straße gegangen bin.

Ende des Berichtes.

Es findet sich also ein gehöriges Durcheinander in dieser Berichterstattung. Zunächst ist zu bedenken, daß zu unterscheiden ist zwischen *dem* Kopfschmerz, der durch langes Arbeiten — Überanstrengung mit rotem Kopf — auftritt und der immer schon da ist (dieser Schmerz ist aber verhältnismäßig selten und auch durch entsprechendes Verhalten zu verhindern,) und einem *zweiten* Kopfschmerz:

Dieser andere Kopfschmerz, das ergab sich bei der *Besprechung* der Aufzeichnungen des Patienten, besteht seit etwa einem halben Jahr besonders stark und er veranlaßte die Röntgen-Kontrolle und die fachärztliche Behandlung.

Machen wir einmal ein experimentum crucis und stellen — einigermaßen bedenken- und besinnungslos — die angeführten Zeichen, Symptome und Modalitäten zusammen und schreiten mit Hilfe der Leers-Kartei zur Mittelfindung.

Kopfschmerz,
Luftzug verschlimmert   Karte 1743 = Kent-Rubrik 1/257
Kopfschmerz,
Sonne verschlimmert   Karte 1796 = Kent-Rubrik 1/264
Kopfschmerzen durch Naßwerden
(Symptom aus der Jugendzeit) Karte 1755 = Kent-Rubrik 1/259

Bereits aus diesen 3 Karten gehen nur mehr 2 Medizinen hervor: Belladonna und Calcium carbonicum.

Nimmt man den „unübersehbaren" Achselschweiß hinzu 2/237, bleibt Calcium carbonicum übrig — für Achselschweiß gibt es keine Loch-Karte. Die Alkoholverschlimmerung Karte 1661 ist gleich 1/240 — sie bezieht sich nur auf den Kopf — führt nicht über Calcium hinaus, ebensowenig Kaltwerden des Kopfes 1/254, der Wind 1/268 usw.; die zwei letzten Angaben sind als Loch-Karten nicht vorhanden.

Ein „Mißbrauch" dieser Symptome und Zeichen, auch in Hinsicht auf die *Loch-Kartei* ist leicht möglich und man unterliegt leicht der Verführung, solche „minderen" zu repertorisieren oder in die Kartei einzubringen. Es ist selbstverständlich, daß ein gutes Simile bei diesem Vorgehen nicht gefunden werden kann, weil die Gesetze der Similefindung fahrlässig über Bord geworfen werden. Die meisten der Zeichen und Modalitäten dieses Krankheitsfalles sind einfach trivial und ohne Pfiff; zudem sind einige vorhanden, die hier geradewegs in die Irre führen: wie zum Beispiel die Lokalisation und die Art der Schmerzen.

Es wurde also — experimenti causa — dieses Calcium carbonicum in der LM 18 verordnet auf der Basis der vorgeführten Unterlagen und der Erfolg war so, daß er keiner war, auch keiner sein durfte, wenn die Simileregel ihren Sinn behalten sollte.

Der Mann kam nach mehreren Wochen wieder in die Sprechstunde mit genau den gleichen Kopfschmerzen, die er vorher gehabt hatte. Das ließ sich auch deshalb nachweisen, weil ich ihn gebeten hatte, sich Notizen zu machen über den Verlauf der Erkrankung. Eine Möglichkeit, das passende Simile zu finden, konnte jetzt nur noch der *Fragebogen* bringen — so erhoffte ich mir das jedenfalls.

Ich bat den Patienten aber doch noch, mir vorher einiges zu beantworten: Es stellte sich heraus — die Frage war ihm noch nie gestellt worden, auch in seinem Bericht war darüber nichts ausgesagt worden —, daß bestimmte Turnübungen oder Nackenbewegungen die Kopfschmerzen sogleich beeinflußten und zwar in der Weise, daß die Schmerzen augenblicklich aufhörten, auch wenn sie gerade noch so heftig waren. Ich nahm ihn eindringlich beim Wort und er beteuerte, daß er sofort seine Schmerzen, für allerdings nur kurze Zeit, loswerde, wenn er den Nacken gymnastisch bewege, lockere. Auf meine Nachfrage, warum er das noch nie erwähnt habe, meinte er, das habe er leider ganz vergessen.

Diese Modalität war für mich so richtungweisend hinsichtlich der Lokalisation und damit auch der Arzneiwahl, daß ich sämtliche andere Gesichtspunkte über Bord gehen ließ, und ein Medikament verordnete, das diesen neuen Erkenntnissen gerecht wurde.

Welches Mittel war das?

In der LM 18 verordnet, kam der Mann nach 7 Wochen wieder und berichtete: Er habe geglaubt, daß er wie durch ein Wunder über Nacht gesund geworden sei; er habe die ersten 3 Wochen überhaupt keine Beschwerden mehr gehabt — es sei alles sofort besser geworden. Er habe den Alkohol vertragen, die Kegelbahn, das Autofahren, den Luftzug; er habe auch den Hut nicht mehr vermißt und so fort. Allerdings habe er — und das sei anscheinend durch die kalte Witterung bedingt — die letzte Zeit wieder, aber geringfügig, Kopfbeschwerden beim *Liegen.* Dieser geringe Schmerz sei nur im Hinterkopfbereich zu spüren; am übrigen Kopf merke er überhaupt nichts mehr. Übrigens ist das eine klare Veränderung des Zustandes deshalb, weil früher nachts beziehungsweise beim Liegen kaum je Schmerzen da waren im Gegensatz zum Tage und weil die Tagesbeschwerden weiter weggeblieben waren.

Der Patient hatte, wie bisher, genau Buch geführt und kam zu den genannten Ergebnissen. Ich verordnete ihm die Tropfen noch einmal und man wird sehen, wie es weiter geht. Ich habe in der letzten Zeit nichts mehr von ihm gehört, bin aber beinahe überzeugt davon, daß es ihm weiterhin gut geht. Eine andere Medizin, die dem Wesen dieser Störung ähnliche Rechnung trägt, ist bereits auf der Patientenkarte notiert.

Anmerkung: Es bestätigt sich, daß Symptome wie Sonnenverschlimmerung, Verschlechterung durch Luftzug, Alkohol und ähnliches als Modalitäten eines Kopfschmerzes mit großer Vorsicht zu genießen sind, wenn man sie zur Auswahl des Medikaments verwenden will.

Das gleiche gilt beispielsweise bei Asthmatikern, wo das Pferde-, das Hunde-, das Katzenhaar, andere Allergene, der Föhn, der Wetterwechsel und Dutzende von weiteren Gelegenheitsverschlimmerungen niemals Kriterien für die Mittelwahl abgeben dürfen. Wenn die Symptome, Zeichen und Modalitäten nicht mindestens „recht ordentliche" im Sinne der Krankheitsidee sind, wird man nur Mißerfolge haben. Wobei das „recht ordentliche" bereits gewisse Bedingungen beinhaltet. So muß — wie gesagt — die Intensität, die Dauer zweifelsfrei gut ausgeprägt sein, es darf über die Exaktheit des Symptoms keinerlei Zweifel geben und es muß unbedingt bereits eine *Qualität* gemäß der Simileregel, gemäß dem Paragraphen 153 aufweisen, also auch so „recht ordentlich" sein. Anders Symptomenwahl zu betreiben, wird enttäuschen und auch über die Loch-Kartei zu Fehlleistungen führen.

Ein einziges hervorragendes, „unvergleichliches" Symptom kann dagegen bereits den Ausschlag für die Mittelfindung geben; es ist zumeist eines, das der Idee einer Erkrankung nahe kommt, das diese Idee charakterisiert. Alle anderen Zeichen und Modalitäten und Symptömchen verblassen dann und fallen als wahlanzeigende unter den Tisch.

Stellen wir noch letzte Überlegungen an: Auch hier bestand die Schwierigkeit, daß man nicht gleich auf die Idee der Störung kam. Der Kranke war nicht in der Lage trotz recht präziser Überlegungen und seiner lobenswerten Berichterstattung das Zeichen, das Symptom zu erfassen, das die Wahl seines Heilmittels verhältnismäßig leichtgemacht hätte.

Er bringt erst spät eine Beobachtung vor, die außerordentlich interessant ist: Die Schmerzen des Kopfes werden besser, ja verlieren sich augenblicklich bei einer bestimmten Bewegung, einer bestimmten Haltung des Genicks.

Solche Dinge finden sich nicht im Repertorium. Aber man kann sich selber zusammenreimen, was da passiert: Es geschieht nichts anderes, als daß da irgend eine Sache *mechanisch* verändert wird. Und das kann nur ein Nerv oder ein Nervlein sein: Bei einer bestimmten Haltung oder Bewegung läßt ein mechanischer Druck auf ihn nach. Ob dieser Druck vom Knochen ausgeht, oder von woher sonst, ist zweitrangig und zunächst auch nicht überschaubar. Dem Wesen nach handelt es sich um eine Reizung eines Nerven, der gerade in dieser Gegend mechanisch irritiert wird und sogleich wieder „frei" und „gesund" ist, wenn eben dieser Reiz wegfällt.

Der Nerv wird irritiert, das ist der Nervus rerum dieser Störung. Alle anderen Symptome sind das *Resultat* dieser Reizung und für uns weit abfallend hinsichtlich ihrer Bedeutung für die Mittelfindung — was schon bewiesen worden ist durch das Versagen von Calcium carbonicum.

Wir finden eine entsprechende Rubrik im „Kent": 1/453; es heißt da Nervenverletzung mit heftigen Schmerzen; sie entspricht unseren Erwartungen. Da Hypericum das Mittel unter zweien im Fettdruck ist, kommt es als erstes zum Einsatz.

Wenn man in den Arzneimittellehren nachliest, leuchtet es ein, daß es für unseren Fall geeignet war. In „Key notes & Red Line Symptoms of the Materia medica" von LIPPE steht unter Hypericum: Folgen von Verletzung durch Nadeln, Splittern usw. Nichts anderes ist vergleichsweise der Modus der Verletzung eines Nerven im Nackengebiet unseres Kranken. Wenn man will, kann man den Begriff der Quetschung auch noch dazu nehmen.

Fall 296: Hier war es möglich über die Leers-Kartei die richtige Medizin „sofort" zu finden. Frau, 72 Jahre, kommt Mitte Februar 75 in die Sprechstunde; sie klagt über einen hartnäckigen Husten, der sie seit 8 Wochen plagt und der mit nichts „weggeht". Einen Anlaß für die Störung kann sie nicht angeben; sie hat zwar eine leichte Grippe gehabt, diese Zeit liegt jedoch nicht vor, sondern nach dem Beginn des Hustens. Der Infekt hat diese Hustenbeschwerden weder gebessert noch verschlechtert. Die Patientin gibt an, daß der Husten sie speziell nachts belästigt; sie wird wach durch den Hustenreiz; dieser sitzt besonders in der rechten Mandelgegend, aber auch an anderen Stellen des Hals- und Rachenraumes.

Kalte Luft verschlimmert ganz deutlich, wenn sie vom Warmen ins Kalte, ins Freie kommt. Zumeist tritt der Husten anfallsweise auf. Die Stimme ist seither etwas heiser.

Diese Symptome und Zeichen genügten mir, beziehungsweise mußten mir genügen, weil beim besten Willen keine anderen zu erfahren waren, die auch nur den Ansatz einer Qualität aufwiesen.

Bei diesen Fällen besteht immer die Gefahr, daß man wegen Fehlens guter Symptome wenig wertvolle oder mindere zu guten *hochstilisiert,* was dann mit Sicherheit eine Similefindung unmöglich macht.

Wir haben also 3 wenig aufregende, aber doch noch — an der unteren Grenze — „recht ordentliche" Symptome gefunden: Husten nachts, weckt auf; anfallartiges Auftreten desselben; und Verschlimmerung beim Gehen vom Warmen ins Kalte. Es wird nicht leichtfallen, jetzt im *Repertorium* die in den entsprechenden Rubriken vorkommenden Arzneimittel fein säuberlich zu vergleichen und zu ordnen dergestalt, daß man sicher sein kann, das oder die passenden Mittel zu haben — vor allem bald zu haben.

Denn die Angabe „Husten weckt auf" hat etwa 70 Mittel (im „Kent" gibt es dafür eine Doppelrubrik) und der Husten anfallsweise ist gar mit hunderten von Arzneien vertreten, und eine Anzahl gibt es für Husten schlimmer beim Gehen ins Freie.

Bei den beiden letzten Rubriken hat LEERS wegen ihrer Größe nur die 2wertigen und die 3wertigen Medikamente in seine Kartei aufgenommen — wie er das auch sonst macht. Und das ist gut so.

Es soll an dieser Stelle darauf hingewiesen werden, daß das in keinem Widerspruch steht mit der Arbeit mit einer zukünftigen *Generalkartei,* wo mit *Großrubriken* gearbeitet wird und wo innerhalb dieser Großrubriken *alle* homöopathischen Arzneimittel, auch die 1wertigen in die Karten gelocht werden. Wenn schon die Großrubriken gebraucht werden, müssen auch wesentlich mehr Karten, also wesentlich mehr Symptome, Zeichen und Modalitäten — verhältnismäßig geringer Qualität, wie gesagt — verwendet werden.

Die *Leers'sche Kartei* dagegen rechnet — und das ergibt sich aus ihrer ganzen Struktur — mit hochqualifizierten, mit sehr guten und mit immerhin noch „recht ordentlichen" Symptomen und Zeichen und damit mit verhältnismäßig wenig Karten.

Zurück zu unserer Husten-Patientin.

Es ist interessant zu erleben, daß von den in der Loch-Kartei ausgestanzten Mitteln, die den genannten 3 „noch ganz ordentlichen" Symptomen entsprechen, nicht nur nicht mehrere oder einige übrig bleiben, sondern nur ein einziges, nämlich Sepia. Das Suchen der Karten beanspruchte — wie gewöhnlich — nur wenige Minuten.

Die Arznei in der LM 18 verordnet, brachte nach 4 Tagen praktisch eine Ausheilung dieses Hustens — außerdem war die Stimme wieder völlig normal, wie die Patientin spontan am Telefon versicherte.

Sehen wir zunächst nach den Lochkarten, dann nach den Hinweisen im „Kent":

Husten, weckt nachts auf	Karte 1462 =	Kent-Rubrik 3/357,373
Husten anfallsweise	Karte 1413 =	Kent-Rubrik 3/358
Husten aus dem Warmen		
ins Kalte kommend	Karte 1437 =	Kent-Rubrik 3/367

Die Karten übereinander gelegt ergeben also Sepia. Das Mittel wäre im Repertorium nur mit größter Mühe zu finden gewesen.

Fall 297: Frau, 80 Jahre, kommt Ende Februar 75 wegen eines „Winter-Hustens" in die Sprechstunde. Sie hat ihn seit Jahren zur Winterszeit und leidet auch dieses Mal wieder darunter und zwar schon seit einigen Wochen.

Er tritt nur tagsüber auf, niemals nachts — ganz im Gegensatz zu dem oben angeführten Husten, der nachts seine Schwierigkeiten machte, die Kranke aufweckte usw. Ein Sachverhalt übrigens, der eigentlich jeden, der mit Heilweisen irgendwelcher Provenienz zu tun hat, stutzig machen müßte. Viel stutziger machen müßte, als meinetwegen irgend ein Virus, ein Bazillus, ein Entzündungszustand und so fort, der dahintersteckt.

Man fragt sich, wieso tritt die gleiche Störung — klinisch betrachtet ist es ja bei den beiden alten Damen eine Art von Pharyngitis — in ihrer Hartnäckigkeit, aber auch in ihrer Harmlosigkeit bei der einen Kranken nachts, bei der anderen nur tagsüber auf. Warum sogar in dem einen Fall nachts wach machend, was wiederum nicht *jeder* Nachthusten macht.

Jetzt kommt das weitere Symptom der 80jährigen: Husten ebenfalls beim Gehen vom Warmen ins Freie, aber auch beim Gehen vom Kalten zurück ins Warme, also ein vice-versa-Husten; welche Medizinen da im „Kent" verzeichnet sind, ist zunächst völlig egal. Warum tritt der eine Husten zwar auch in der kalten Jahreszeit auf, aber zum *ersten* Mal in dieser Stärke überhaupt, und warum der andere mit schöner *Regelmäßigkeit* in jeder kalten Jahreszeit, so daß er geradezu als Winter-Husten bezeichnet werden kann. Der unverbildete Beobachter, auch der Laie, wird nicht umhin können, wenn er im lebendigen Organismus mehr als einen chemischen Prozeß sieht, sich über Rhythmen, Modalitäten und Ähnliches konkrete Gedanken zu machen. Der Lehrmedizin ist bis heute dieses „Benehmen" des gestörten Organismus in solchen und unzähligen anderen Krankheitsfällen vollkommen gleichgültig geblieben. Ad exemplum: Der Winter-Husten bekommt von ihr nichts anderes als der Sommer-Husten, der Tag-Husten nichts anderes als der Nacht-Husten. Man könnte solche Beispiele endlos weiter anführen.

Gestehen wir zu, daß die moderne Medizin allmählich auf den Dreh kommt, daß es *Rhythmen* gibt. Sie wird trotz dieser Erkenntnisse — die die Homöopathie seit ihrem Bestehen hat — zu keinem therapeutischen Konzept kommen. Sie kann es gar nicht, weil es einzig und allein die Homöopathie HAHNEMANNS ist, die solche Rhythmen und Modalitäten bis in die Details ausmacht und ihre *Therapie* danach richtet. Zunächst einmal hat jedenfalls nur sie die Arzneimittel dafür. Nur sie kann therapeutische Konsequenzen ziehen! Nun, der Winter-Husten, das vice-versa-Symptom und der Husten tagsüber waren die Symptome, die Leitsymptome für die Mittelwahl.

Welches Mittel kam in Frage? In der LM 18 verordnet, war nach 3 Tagen dieser Husten vorbei. Das vice-versa-Symptom findet sich in 3/374, der Husten tagsüber in 3/353 und der Winter-Husten in 3/366, 361.

Mit Hilfe der Loch-Kartei war die Arznei in wenigen Minuten zu finden:

Husten im Winter	Karte 1485
Husten bei Temperaturwechsel, vice-versa	Karte 1474

Für Husten tagsüber ist noch keine Kartei angelegt.

Bereits diese 2 Karten führen zu 2 Medikamenten, zu Rumex crispus (je 2wertig) und zu Aconit (je 1wertig). Unter Husten tagsüber ist Aconit gar nicht vertreten, Rumex 2wertig.

Anmerkung: Man kann fragen, warum wurde der Winter-Husten als gutes Symptom nicht auch bei dem *vorher* geschilderten Fall eingesetzt; bei ihm war doch ebenfalls der Husten wochenlang in der Winterszeit vorhanden gewesen. Die Lösung ist die, daß die Rubrik *Winter*-Husten nur dann als *gutes* Symptom zur Sprache kommt, wenn die Pharyngitis grundsätzlich oder beinahe *jeden Winter* und zu keiner anderen Jahreszeit auftritt.

Die Angabe Husten bei *alten Leuten* 3/361 ist für sich allein ohne jeden Wert. Sie ist eine jener Rubriken im Repertorium, die *vernachlässigt* werden müssen, weil sie keine *wahlanzeigenden Zeichen* und Symptome, also keine „individuellen" liefern können.

Fall 298: Das ist wieder ein Krankheitsfall, bei dem mit Hilfe „recht ordentlicher" Symptome und diese von zumeist lokaler Art, das Mittel gefunden werden konnte — allerdings erst nach einigen Fehlversuchen.

Es handelt sich um eine Trigeminusneuralgie des linken mittleren Astes bei einer 68jährigen Frau, die wegen dieser Erkrankung schon einmal bei mir in Behandlung war. Sie kam bereits im Jahre 74, wo ich mich ohne besonderen Erfolg um sie bemüht hatte. Damals war Sepia und Spigelia versucht worden und Anfang 75 Bryonia, was außer einigen Anfangsergebnissen, die auch Erwartungswirkungen sein konnten, nichts einbrachte.

Anfangs April 75 kam die Patientin wieder, weiterhin von ihren Schmerzen geplagt. Für den akuten Schmerzzustand halfen Schmerztabletten, ziemlich kräftige allerdings. Ich sagte, sie solle diese bei Bedarf auf jeden Fall weiter nehmen, da ich auch bei einem neu auszuarbeitenden Mittel nicht auf seine Wirkung schwören könnte. Ich habe übrigens niemals den Eindruck gehabt, daß eine *gleichzeitig* laufende Therapie mit allopathisch-chemischen Medikamenten, auch mit allopathisch-biologischen Medizinen unsere Therapie irgendwie negativ beeinflußt. Es gibt 2 Ausnahmen, das ist eine länger durchgeführte Cortison-Behandlung und das sind die Röntgenbestrahlungsfälle.

Also, soweit es sinnvoll oder nötig ist, zum Beispiel bei starken Schmerzzuständen, bei Asthmaerkrankungen und noch bei einigen anderen Krankheitsbildern, die wir zur Behandlung bekommen, soll man ruhig „locker" arbeiten. Ich betrachte das sofortige *Weglassen* von x-beliebigen allopathischen Medikamenten, auch homöopathischen Mischmitteln bei Einsatz eines lege artis gefundenen Simile-Einzelmittels, noch dazu in der Hochpotenz, als ein Zeichen einer Unsicherheit und keineswegs als eines einer klassischen homöopathischen Gesinnung. Viel wesentlicher ist es, sobald wie möglich, die passende Arznei zu finden. Man soll also das Problem nicht unter einer falschen Optik sehen.

Fazit: Man soll zwar so schnell *wie möglich* alle anderen Medikamente weglassen bei Auswahl des Similemittels der Homöopathie, aber das Mögliche und Sinnvolle genau abwägen. Auch hier heißt es Eile mit Weile, auch hier soll der Homöopath ein „schneller Brüter" sein, der fast meditativ, jedenfalls gekonnt und geistesgegenwärtig seine tägliche Arbeit macht.

Ich ließ also der Patientin die Schmerztabletten und machte mich auf die Suche nach einem besseren Simile.

Ich legte diesmal bestimmte Gemüts- und Allgemeinsymptome beiseite, denn sie hatten früher trotz gewisser nicht zu übersehender Qualitäten zu keinem Heilergebnis geführt, waren also in Wirklichkeit keine guten und auch keine „recht ordentlichen" gewesen. Wären sie das gewesen, hätten sie bestimmend zur Mittelfindung beigetragen, hätte sich der Zustand der Frau längst gebessert. Denn, ob sich unsere Mittelwahl, vorgenommen nach den Gesetzen der Homöopathie, als eine richtige, als eine gute erweist, erfahren wir spätestens nach 14 Tagen oder 3 Wochen nach der Verschreibung, denn bis dahin muß sich bei jedem refraktären, bei jedem chronischen Fall „etwas getan haben" — bei akuten oder subakuten Erkrankungen geht das natürlich viel schneller. Wenn sich nach einer solchen Zeit nichts gezeigt hat, weder eine *Reaktion,* noch eine Besserung, dann können wir (bei Anwendung von Hochpotenzen) getrost zu einem anderen Medikament übergehen.

Allerdings muß auch an dieser Stelle darauf hingewiesen werden, daß wir an Hand unserer Aufzeichnungen sorgfältig prüfen müssen, ob sich *wirklich* gar nichts getan hat.

Nicht selten ist es so, daß *schon* „ein bißchen was" los war und wir wegen dieses „Bißchens" die Tropfen vorsichtshalber weiternehmen lassen. Wenn sich aber nach *weiteren* 14 Tagen nichts rührt und sich ein Stillstand zeigt, dann suchen wir nach einem besseren Simile. Wir können aber nicht umhin, solche „Zeitverluste" mit in Kauf zu nehmen.

Folgende Symptome, Zeichen und Modalitäten nahm ich in meine Patienten-Kartei auf: Der Schmerz ist eigentlich immer lanzinierend, wie blitzartig. Er tritt — das kann die Kranke nach einem Jahr der Störung ebenfalls genau sagen — immer anfallsweise auf und er wird eindeutig durch Druck auf die Hauptschmerzpartie — das ist die linke Jochbein- Oberkiefergegend etwa und da besonders der Mundhöhlenbereich — sofort besser.

Andererseits verschlimmert die geringste Berührung, jede Bewegung des Unterkiefers und vor allem jede kalte Luft, jeder Luftzug. Kauen und Essen machen ebenfalls sofort Beschwerden.

Auf Grund dieser Symptome und Modalitäten nahm ich die Mittelwahl vor.

Es zeigt sich ein Führungssymptom von für uns besonderer Qualität, das ist die Tatsache, daß der Druck eindeutig bessert.

Nehmen wir uns jetzt diese neu erfahrenen Zeichen vor und suchen diejenigen Loch-Karten heraus, die uns interessieren; wir finden zuächst 4 Stück, die im Sinne eines jeweils sehr guten bis „recht ordentlichen" Symptoms unsere Wünsche erfüllen.

Gesichtsschmerz,	
Druck bessert	Karte 1011 = Kent-Rubrik 2/123
Gesichtsschmerz, Kälte	
draußen verschlimmert,	
einschließlich Luftzug	Karte 1015 = Kent-Rubrik 2/125,128
Gesichtsschmerz anfallartig,	
lanzinierend	Karte 1002 = Kent-Rubrik 2/136,122,
	in etwa 138
Gesichtsschmerz, Berührung	
verschlimmert	Karte 1004 = Kent-Rubrik 2/123

Aufeinandergelegt bleiben bereits jetzt nur mehr 2 Medizinen.

Eine davon, Sepia, wurde bereits ohne besonderen Erfolg gegeben.

Weitere Karten sind nicht vorhanden: Wir suchen deshalb noch nach den Rubriken im *„Kent"* Bewegen der Kiefer verschlimmert beziehungsweise Kauen verschlimmert. Wir finden sie in 2/123 und 125.

Diese beiden Spalten, die ja verwandt sind, bringen uns nicht weiter; Sepia und Magnesium phosphoricum gehen beide durch.

Wenn wir den lanzinierenden Schmerz *für sich* und nicht, wie es LEERS in gewisser Weise zu Recht tut mit dem „anfallsweisen" gemeinsam nehmen, dann fällt Sepia heraus und Magnesium phosphoricum bleibt als einziges von einer Anzahl Arzneien im Fettdruck.

Das bringt uns dazu, Magnesium phosphoricum als naheliegendstes Medikament einzusetzen. Auf Grund jedenfalls *dieser* Konstellation von Zeichen und Symptomen kommt kein anderes in Frage.

In der LM 18 verordnet, trat bereits nach wenigen Tagen eine merkliche Besserung auf, die nur von einer kurzfristigen Verschlimmerung unterbrochen wurde, weil sich die Patientin einem starken Luftzug ausgesetzt hatte.

Nach 14 Tagen kam die Nachricht: „Es ist jetzt gut". Ein neuer Bescheid kam knapp 8 Wochen nach Behandlungsbeginn: es waren keinerlei Schmerzen mehr aufgetreten, die erste Zeit noch ein leichtes Spannungsgefühl über der linken Gesichtshälfte. Im Laufe des Jahres bekam die Frau in größeren Abständen das gleiche Mittel verordnet. Im wesentlichen waren die Erscheinungen abgeklungen. Was immer noch etwas Schwierigkeiten macht, ist der Luftzug.

Als die Patientin vor kurzem 4 Stunden auf dem (immer zugigen) Rücksitz eines Pkw fuhr, kam sie wieder in die Sprechstunde und wollte ihre Arznei, weil sie seither einige Tage — erträgliche — Beschwerden hatte. Diese beseitigte schnell wieder die Schmerzen. Allerdings waren auch einige Schmerztabletten fällig. Wer hat also Was getan? Im Grunde spielt das überhaupt keine Rolle.

Sicher ist, daß die Trigeminusneuralgie ganz entscheidend gebessert wurde, beinahe völlig verschwunden ist; das kann nach einer Beobachtungszeit von jetzt etwa einem Jahr mit gutem Gewissen behauptet werden.

Ich glaube auch nicht, daß hier noch ein echter Rückfall kommen wird. Andererseits kann man sagen, daß es noch manche *andere* homöopathische Medikamente gibt, die dieser Erkrankung Herr werden. In unserem Fall müßte allerdings noch einmal eine neue Vorgeschichte aufgenommen werden, da man auf Grund der *vorhandenen* Symptomatologie über Magnesium phosphoricum nicht hinaus kommt.

Zum Schluß soll noch einiges angemerkt werden:

Die immer lanzinierenden Schmerzen sind als gutes Symptom zu betrachten 2/136; man kann sagen, daß auch jedes andere Mittel — wenn noch eines eingesetzt werden muß — diese Schmerzsensation haben muß. Ähnlich ist es mit der Modalität, daß Druck (ein stärkerer Druck) die Schmerzen sogleich bessert 2/123; auch dieses Zeichen (mit seinen Medizinen) ist ein integrierender Bestandteil der Mittelwahl.

Die Verschlimmerung durch geringste Berührung ist zwar für solche Neuralgien oft typisch, aber wir haben eine schöne Rubrik 2/123, die einige interessante Medikamente bietet. Die hochgradige Empfindlichkeit speziell gegen Luftzug 2/128 ist ebenfalls eine Modalität von gutem Wert.

Fall 299: Frau, 38 Jahre, kommt Mitte Januar 75 in die Sprechstunde wegen „immer so starker Blutungen". Sie war schon beim Gynäkologen, der habe eine

Gebärmutterknickung festgestellt und wollte ihr die Pille aufschreiben; diese habe sie aber nicht genommen. Ausschabung sei keine gemacht worden.

Die Störung habe sie seit einem Jahr und es werde anscheinend von selbst nicht besser. Diese Bemerkung, daß es von selber nicht besser werde, finde ich gar nicht so dumm, denn manche Beschwerden können sehr wohl *von selber* besser werden.

Es ist der therapeutische Zug der Zeit, daß bei jeder Kleinigkeit, bei jedem akuten oder subakuten Krankheitsbild aus allen Knopflöchern geschossen wird, ich denke besonders an fieberhafte Erscheinungen, an interkurrente Erkrankungen. Diese läßt man am besten zunächst einmal in Ruhe beziehungsweise wartet erst ab, wo und wie sie sich entwickeln.

Wer da schon glaubt, das nicht verantworten zu können, muß daran erinnert werden, daß er ein Heilkundiger ist, der in der Lage sein muß, einen Krankheitsverlauf zu verfolgen, ohne sogleich dagegen loszustürmen eingedenk der Tatsache, daß jeder Organismus zunächst einmal eine deftige Selbstheilungstendenz hat. Und zur Heilkunst gehört es, diese zu beobachten und erst dann einzugreifen, wenn diese Selbstheilkräfte unterstützt werden müssen.

Nun, das ist ein weites Gebiet, aber sicher ist, daß heutzutage viel zu viel manipuliert und rezeptiert wird in Fällen, wo das keinesfalls sinnvoll und nötig ist. Bei einer schweren Masern-Epidemie in Ghana 67/68 fiel neben der Wirkungslosigkeit von Antipyretica, Sedativa und Antitussiva auf, daß diejenigen Kinder, bei denen die Masern am heftigsten und hochfieberhaft verliefen (Continua von 40 bis 41 Grad während 3—4 Tagen, starkes Exanthem, subjektiv ausgeprägtes Krankheitsgefühl), dennoch die günstigste Prognose aufwiesen.

Dazu der Kommentar von dem ärztlichen Berichterstatter: Offenbar werden durch die Krankheitserscheinungen, besonders durch das Fieber die Abwehrreaktionen des Körpers aktiviert, so daß die Krankheit mit Erfolg durchgestanden werden kann. Das Exanthem erscheint dann ebenso wie die Expektoration, eine zweckmäßige Maßnahme der Ausscheidung des Organismus . . .

Bei der jungen Frau liegt also die Sache lange zurück und es muß etwas getan werden. Ich notiere folgende Zeichen und Symptome:

„Immer so starke Blutungen", das ist Menses reichlich (Hinweis: im „Kent" wird zwischen Menorrhagien und Metrorhagien kein Unterschied gemacht).

Das Intervall liegt meist um 28 Tage herum; Dauer der Regel seit der Erkrankung 6—7 Tage. Das ist viel länger als früher behauptet die Patientin und vor allem sind die Blutungen viel stärker. Sie sind vielfach hellrot mit dunklen Klumpen gemischt; sie treten stoßweise auf und es bestehen Schmerzen, besonders am 2. Tag.

Nach der Verursachung dieser Störung gefragt, meint die Frau, daß es möglicherweise vom schweren Heben komme. Sie habe damals viel mehr die Kinder heben und tragen müssen als gewohnt — sie ist Kindergärtnerin.

Ich beließ es bei diesen Symptomen und schrieb sie lochkarteigerecht zusammen, so wie sie in der *Kladde* zur Leers-Kartei mit den dazugehörigen Karten-Nummern aufgezeichnet sind.

Ich zog 3 Karten, diejenigen, die mir die Symptome der Kranken vermittelten und es stellte sich heraus, daß 16 homöopathische Medikamente eben diese Symptome und Zeichen *gemeinsam* hatten. Zur weiteren Differenzierung nahm ich dann das *Repertorium* und *noch* eine Beobachtung hinzu, ein Zeichen, eine Modalität, die die Patientin ebenfalls angegeben hatte. Wegen der Kleinigkeit der entsprechenden Rubrik verzichtet hier LEERS auf eine eigene Karte. Man kann mit dem angedeuteten, sehr guten Symptom natürlich zuerst arbeiten und dann die anderen mit Hilfe der Kartei auswählen. Der erstere Weg ist aber der sicherere — karteimäßig betrachtet.

Zur Symptomatologie: Ein gutes Symptom war das stoßweise Auftreten der Blutung. Eine hell-rote Blutung ist auch nicht üblich — besonders wenn sie mit Klumpen gemischt ist. Das schwere Heben ist wohl nicht Grund genug für die Entwicklung dieser bereits so lange bestehenden Störung; wir lassen vorsichtshalber diese Rubrik weg. (LEERS nimmt übrigens Anstrengung und Bewegung in eine Karte; dann ist auch hier das Simile dabei). Von Bedeutung ist natürlich auch die zu lange und zu starke Regel seit der Erkrankung bei einer Frau, die weder durch die Pille noch durch das Klimakterium manipuliert und irritiert ist.

Die Schmerzen am 2. Tage der Menses kann man vernachlässigen. Die Medizinen für Zwischenblutungen — von diesen hat die Patientin noch nachträglich gesprochen — sind in 3/772 aufgezeichnet.

Die Retroflexio läuft im Kent unter Verlagerung 3/778; ob da unser Mittel dabei ist oder nicht, tut hier nichts zur Sache.

Blutung reichlich	Karte 2422 = Kent-Rubrik 3/765
Regel zu lange	Karte 2408 = Kent-Rubrik 3/765
Regel klumpig	Karte 2406 = Kent-Rubrik 3/765

Diese Karten gemischt bestimmen also 16 homöopathische Arzneien. Sie müssen jetzt durch weitere möglichst gute oder zumindest „recht ordentliche" Symptome und Zeichen zur Unterscheidung gebracht werden. Blutung stoßweise steht in 3/772 — eine Lochkarte gibt es nicht. Blutung hellrot findet man in 3/771. Diese Angaben genügen bereits, um Sabina als das Mittel von höchstem Rang herausarbeiten zu können.

Dieser Fall sollte ein Beispiel dafür sein, daß man ohne weiteres das Kent'sche Repertorium mit der Leers-Kartei *gemeinsam* mit Erfolg benützen kann.

Auf Sabina in der LM 18 verordnet, war die nächste Regel nicht mehr klumpig und kürzer. Die darauf folgenden Menses waren bereits normal, nicht mehr klumpig, 2 Tage kürzer, schwächer, die Schmerzen wesentlich geringer und die Zwischenblutungen (hier ist Sabina im Fettdruck dabei) nicht mehr vorhanden.

Die Regel ist auch nach längerer Beobachtungszeit normal geblieben.

Anmerkung: die Frau war ein einziges Mal in der Praxis gewesen, hatte 3mal telefoniert und 2 Fläschchen mit je 10 ccm der passenden Arznei benötigt.

Wobei zu sagen ist, daß es zwar nicht ohne Behandlung ging, aber ohne Pille. Es ging gut mit dem homöopathischen Medikament, das sich übrigens um die mögliche mechanische Ursache, nämlich um die Retroflexio nicht gekümmert hat, wie das oft so bei solchen und anderen „Mechanismen" zu beobachten ist.

Unter Retroflexio ist übrigens Sabina nicht zu finden. Interessant ist es auch, daß allein über „recht ordentliche" Symptome und Zeichen, noch dazu lokaler

Art, das Simile gefunden werden konnte. Aber immer ist Vorsicht am Platze. Je besser unsere Symptome, Zeichen und Modalitäten sind, desto besser wird nicht nur das Repertorium seine Aussage machen, sondern auch die Loch-Kartei die ihre; je „ordinärer" die Symptome, Zeichen und Modalitäten sind, desto mehr wird sowohl das Repertorium als auch die Kartei enttäuschen müssen.

Fall 300: Dieser Fall wird deshalb gebracht, weil er — was den akuten Notstand betrifft — ohne die Loch-Kartei nicht zu lösen gewesen wäre.

Es handelt sich um ein jetzt 4jähriges Mädchen, das ich vor $1^1/_2$ Jahren in Behandlung nahm wegen eines schweren Bronchialasthmas.

Die Erkrankung bestand seit dem 9. Lebensmonat und konnte trotz intensiver schulmedizinischer Therapie — das Kind war bereits 13mal im Krankenhaus gewesen — nicht beeinflußt werden.

Als die Eltern mit der Patientin zu mir kamen, waren sie beide völlig verzweifelt. Die Mutter mußte die Tochter über Monate auf dem Arm halten, weil es praktisch unmöglich war, das Kind hinzulegen wegen der dabei sogleich auftretenden Husten- und Asthmazustände. Dieses Asthma war nach einer „Vierfach"-Impfung aufgetreten. Eine Woche nach dieser Schutzimpfung traten jedenfalls die ersten Schwierigkeiten auf. Bereits zu Beginn der Behandlung mit homöopathischen Arzneimitteln zeigte sich eine Umstellung des Organismus in der Weise, daß — bis auf ein einziges Mal und zwar zu einer Zeit, wo die Arzneien einfach noch nicht wirken konnten — die „routinemäßige" Einweisung in die Klinik verhindert werden konnte.

Auf Thuja LM 18, auf Sulfur LM 18, auf Tiefpotenzen und Komplexmittel wurde das Befinden bald recht zufriedenstellend. Bei leichteren *Anfällen* wurde Sulfur LM 18 eingesetzt. Dieses tat, wie die Mutter erklärte, wesentlich mehr Dienste, als die gewohnten Asthmamittel der Allopathie.

Die starke Erkältungsneigung konnte zunächst nicht überzeugend gebessert werden, aber es war möglich (mit Komplexmitteln) ohne die früher in großer Anzahl verabreichten „Entzündungsmittel" der Schule Antibiotika, Sulfonamide usw.) auszukommen. Die Eltern, voran die Mutter waren mit dieser Entwicklung außerordentlich zufrieden, denn „alles war ja unvergleichlich besser als vor der Behandlung".

Die Patientin war, wenn man nachrechnet, bereits $2^1/_2$ Jahre alt gewesen, also 21 Monate krank, als sie zu mir kam.

In der Zwischenzeit war ein gutes halbes Jahr vergangen und die Beschwerden hatten sich mehr und mehr verringert.

Es ist zu vermerken, daß das Mädchen einen Vater hat, der ebenfalls seit Jahren an einem Bronchial-Asthma leidet, also die damalige Impfung nicht *zufällig* eine Krankheit ausgelöst hatte, die so gemein und ohne Hoffnung war.

Einige schwere nächtliche Anfälle, die sich trotz der wesentlich besseren Ausgangslage zeigten, konnten zwar mit Medikamenten wie Arsen und Kupfer in LM-Potenz gemeistert werden, aber anläßlich eines fieberhaften Infekts trat in Verbindung mit den dabei besonders quälenden Hustenattacken ein massiver Asthmazustand auf, der die Mutter veranlaßte, mich eines frühen Morgens anzurufen. Sie habe alle gewohnten Arzneien bereits versucht und vor allem habe das Arsen-Mittel das Gröbste gelindert, aber das Kind sei noch immer im Anfallstadium, völlig erschöpft und blau im Gesicht mit blauen Lippen.

Ich wußte mir zunächst auch keinen Rat. Die Frau hatte in ihrer Verzweiflung auch die alten allopathischen Medizinen hervorgeholt und eingesetzt, ebenfalls ohne Erfolg.

Ich sagte der Mutter, sie solle noch eimal das Kupfer geben und mich in 20 Minuten wieder anrufen. Bis dahin würde ich ein neues Mittel heraussuchen.

Ich notierte folgende Symptome, Zeichen und Modalitäten.

Husten erstickend; Husten trocken nachts; Husten anfallsweise, nachts; Auswurf zäh; blaues Gesicht und blaue Lippen; Atemnot bei Husten.

Von diesen Symptomen und Modalitäten waren mit Sicherheit folgende ,,tatsächlich" da: blaue Lippen und blaues Gesicht, zäher Auswurf, trockener Husten nachts, anfallsweiser Husten nachts; die anderen: Husten erstickend, Atemnot bei Husten, Husten aufweckend nahm ich sozusagen in die zweite Reihe. Den Asthmazustand *als solchen* ließ ich bei der Mittelsuche beiseite.

Alle diese Beobachtungen und Zeichen hatte ich gerade vorher von der Mutter erfahren, beziehungsweise sie waren mir selbst schon früher aufgefallen und von mir aufgezeichnet worden.

Folgende Symptome sind im ,,Kent" und in der Lochkartei aufgeführt:

Lippen blau	Karte 1994 =	Kent-Rubrik 2/84
Gesicht blau-rot	Karte 980 =	Kent-Rubrik 2/88
Gesicht blau bei Husten	Karte 979 =	Kent-Rubrik 2/84

(diese Rubrik *allein* entspricht nicht dem ,,Blauwerden" des Kindes)

Trockener Husten, nachts	Karte 1480 =	Kent-Rubrik 3/398
Husten nachts, anfallweise	Karte 1458 =	Kent-Rubrik 3/358
Husten erstickend	Karte 1427 =	Kent-Rubrik 3/378
Atemnot bei Husten	Karte 128 =	Kent-Rubrik 3/338
Husten nachts, weckt	Karte 1462 =	Kent-Rubrik 3/357, 373

Diese Karten übereinander gelegt (ausgenommen Gesicht blau bei *Husten)* ergaben überraschenderweise ein einziges Mittel und das ist Hepar sulfuris.

Diese Kartenarbeit war kurzfristig erledigt. Ich rief daraufhin die Mutter an und ließ sie die Tropfen in einer nahen Apotheke besorgen, die alle gängigen LM-Potenzen vorrätig hat.

Eine halbe Stunde nach der ersten Gabe bekam ich den Bescheid, daß die Kleine nach den Tropfen sogleich habe einschlafen können. Später erfuhr ich, daß sie 2 Stunden ununterbrochen ohne Husten und Asthmaanfälle wie eine ,,Tote" geschlafen habe.

Von da an war vorhanden keine Spur mehr von Atem- und Hustenstörung zu verzeichnen. Der begleitende fieberhafte Infekt wurde, wie schon vorher, weiter mit Komplexmitteln versorgt und die neue Medizin 2mal täglich weiter gegeben.

Das Kind hatte noch einige Tage Fieber bis 38,5 Grad axillar; dann gingen die Temperaturen auf die Norm zurück. Nach der Schwefelleber hatte die Patientin etwa 4 Wochen überhaupt keine Beschwerden mehr, bekam dann jedoch bei einem neuen Infekt, wenn auch geringe, doch einwandfreie Schwierigkeiten mit der Atmung. Auf die gewohnten Medikamente klang alles rasch wieder ab.

Die Erkältungsanfälligkeit ist dann in den nächsten Monaten weiter zurückgegangen und jetzt, nach einer Behandlungs- und Beobachtungszeit von $1^{1}/_{2}$ Jahren ist das Kind praktisch unauffällig.

Die Hauptmittel waren wohl Thuja und Sulfur. Nach einigen Versuchen mit einer Handvoll anderer Arzneien bekam die Kleine in den letzten Zeiten und in Abständen Phosphor LM 18. Der Phosphor hat dann alles zum Guten gewendet.

Anmerkung: Unleugbar ist, daß damals das Medikament für den akuten Notstand nur über „lokale" Symptome, Zeichen und Modalitäten ausgewählt wurde, ausgenommen die blauen Lippen und das blaue Gesicht und die Tatsache, daß die Schwefelleber auch ein Impffolgemittel ist 1/503. Darauf soll nachträglich noch hingewiesen werden. Es waren also innerhalb dieser *lokalen* Anzeigen die „recht ordentlichen" Symptome zu finden; sie garantieren — mangels besserer — ein Mindestmaß an Qualität hinsichtlich der Mittelwahl.

Es kann gesagt werden, daß bei diesem Erkrankungsfall Impffolgemittel *allein* nicht ausreichen konnten zur Ausheilung. Denn im Hintergrund stand das Bronchial-Asthma des Vaters, und damit mußte über die *Causa: Impffolge* hinaustherapiert werden. Nicht zu vergessen ist, daß diejenigen Infekte, die seit oder trotz der homöopathischen Basisbehandlung aufgetreten waren — meist waren sie hochfieberhaft — im akuten Stadium spielend mit ebenfalls homöopathischen Tropfen beherrscht werden konnten und daß dadurch die *Fieberunterdrückung* mit Antibiotikas und Sulfonamiden anläßlich von 14mal erfolgten Krankenhausbehandlungen endlich wegfiel, und der Organismus dieses Mädchens zu ersten Mal in seinem Leben überhaupt sich bei diesen Fieberprozessen einmal „ausleben" konnte, ohne von unsinnigen fiebervertreibenden Maßnahmen daran gehindert zu werden.

Die übliche vorangegangene Cortisonbehandlung des Asthmas muß — mit Einschränkungen — unter den gleichen Gesichtspunkten betrachtet werden. Sie war gleichfalls eine Bomben- und Granaten-Therapie, die die *wahre* Krankheit nicht einen Deut beeinflussen konnte.

Eine Röntgenkontrolle vor etwa 10 Monaten ergab einen völlig normalen Nebenhöhlen- und Lungenbefund.

Nachwort

Abschließend ist zu sagen, daß in den *„Rundbriefen zur Weiterbildung in Klassischer Homöopathie"*, die ja die Grundlage dieser Fallsammlung abgegeben haben und die, wie es bisher schon der Brauch war, alle 6 Wochen ausgeliefert werden, dasjenige weitergeführt wird, was das Anliegen dieses Buches ist.

Es sollen unermüdlich die Möglichkeiten der homöopathischen Therapie aufgedeckt werden und anhand von immer neuen Krankengeschichten Hinweise und Beispiele für das eigene therapeutische Handeln vermittelt werden.

Dabei soll die Bitte ausgesprochen werden, daß möglichst viele Berufsgenossen mit eigenen Fallsammlungen dazu beitragen, diese Arbeit noch umfassender und noch effektiver zu gestalten.

Für die praktische Verwirklichung der klassischen Homöopathie ist die Kasuistik von alleinigem Interesse. Hier und nirgendwoanders ist der Prüfstand dieser Heilkunst zu suchen.

Dem Wunsch, dem Vermächtnis HAHNEMANNS soll gerade in diesem Zusammenhang zu jeder Zeit und ohne jedes großes Wenn und Aber Rechnung getragen werden:

„Macht's nach, aber macht's genau nach!"

Sachregister

Choreastisches Syndrom; chronisch, Hyoscyamus 236.
Colitis mucosa; chronisch, Natrium carbonicum 152; et ulcerosa, chronisch, Sulfur 247; chronisch, Mercurius solubilis 336; chronisch, Nux vomica 390.
Conjunctivitis; subakut, Conium 161; chronisch, Antimonium crudum 205; Euphrasia 237.
Coryza; unterdrückt, Mercurius solubilis 139; unterdrückt, Nux vomica 186; unterdrückt, Kalium bichromicum 256; unterdrückt, Sulfur 275.
Cystitis; refraktär, Pulsatilla 140; refraktär, Sarsaparilla 206.

Darmblutung, siehe Typhus, Zustand nach.
Depression; chronisch, Natrium muriaticum 80; Opium 190; refraktär, Lycopodium 428; chronisch, Natrium muriaticum 431; chronisch, Arsenicum album 446.
Diabetes mellitus; Phosphorus 283.
Diarrhoe; subakut, Arsenicum album 193; unterdrückt, Sulfur 202; unterdrückt, Sulfur 289; chronisch, Dulcamara 303; Arsenicum album 320; refraktär, Sulfur 366; Zincum metallicum 377; chronisch Sulfur 379; unterdrückt, Sulfur 382; chronisch, Nux vomica 385; subakut, Arsenicum album 406; Podophyllum 445; Nux vomica 468.
Dickdarm, Grimmdarmentzündung, siehe Colitis.
Durchfall, siehe Diarrhoe.

Eiterung; chronisch, nach Schußverletzung, Hepar sulfuris, Sulfur 59.
Ekzem; unterdrückt, Sulfur 50; refraktär, Rumex crispus 146; subakut, Sulfur 241; Sulfur 261; subakut, Thuja 314; refraktär, Acidum nitricum 416; chronisch, Thuja 450.
Ellbogen, siehe Olecranon.
Endometriose; chronisch, Phosphorus 191.
Enuresis; chronisch, Sulfur 73.
Epistaxis; refraktär, Arnica 137.
Erbrechen, siehe Vomitus.
Erfrierungsfolgen; chronisch, Agaricus 54; chronisch, Agaricus 457.

Erregung, freudige, siehe Gastralgie.
Eustachische Röhre; Katarrh, chronisch, Mercurius solubilis, Nux vomica 383.
Extremität; obere, Neuritis, refraktär, Secale cornutum 301.

Fersensporn, siehe Calcaneussporn.
Fieber; vergleiche entsprechende Krankheiten; unterdrückt, Sulfur 51; unterdrückt, Sulfur 52; unterdrückt, Sulfur 53; unterdrückt, Sulfur 201; unterdrückt, Sulfur 203; unterdrückt, Sulfur 247; unterdrückt, Sulfur 267; unterdrückt, Sulfur 331.
Furunkulose; chronisch, Sulfur 315.
Fuß; Verletzung, subakut, Ruta 185; Sensibilitätsstörung, refraktär, Rhus toxicodendron 418.

Galaktorrhoe; refraktär, Pulsatilla 221.
Gallenblasenentzündung, siehe Cholecystitis.
„Gallenstauung"; fieberhaft, Sulfur 437.
Galle, gallebetont, siehe unter Gastritis.
Gallensteinkolik; Veratrum album 170; Chelidonium 305; Pulsatilla 370.
Ganglion; Handrücken, rezidivierend, Silicea 210.
Gastralgie; Belladonna 72; subakut, Pulsatilla 105; Staphisagria 189; Nux vomica 222; refraktär, Coffea 374; Nux vomica 430; Sulfur, Pseudo-G. 437.
Gastritis; subakut, Carbo vegetabilis 143; gallebetont, Pulsatilla 145; subakut, Acidum nitricum 180; subakut, Sulfur 201; gallebetont, chronisch, Pulsatilla 216; refraktär, Nux vomica 259; gallebetont, chronisch, Sulfur 267; gallebetont, refraktär, Nux vomica 272; chronisch, Nux vomica 286; gallebetont, Pulsatilla 321; gallebetont, Pulsatilla 322; Rhux toxicodendron 323; gallebetont, subakut, Sulfur 331; refraktär, Colocynthis 338; gallebetont, Pulsatilla 343; gallebetont, chronisch, Sulfur 382; rezidivierend, Nux vomica 405.
Gastroenteritis; Sulfur 53; Arsenicum album 105; Arsenicum album 317; subakut, Arsenicum album 319.
Gedächtnisschwäche; nach Unfall, chronisch, Arnica 315.
Gelbsucht, siehe Ikterus.

Gelenkentzündung, siehe Arthritis.
Gelenkrheumatismus, siehe Rheumatismus.
Gelenkveränderung, degenerativ, siehe
Arthrosis.
Gerstenkorn, siehe Hordeolum.
Gesichtsneuralgie, siehe Trigeminusneuralgie.
Gleichgewichtsstörung, siehe unter Vertigo.
Grippaler Infekt: Eupatorium perfoliatum
131; verschleppt, Sulfur 466; verschleppt,
Sulfur 466; Nux vomica 514; Nux vomica
516.
Großzehe; Ballen, schmerzhaft, chronisch,
Ledum 217.
Großzehe; Nagelentzündung, siehe Pana-
ritium.

Haarausfall, siehe Alopecia.
Halsentzündung, siehe Angina tonsillaris,
Laryngo-tracheitis-pharyngitis.
Hämorrhoiden; unterdrückt, chronisch,
Sulfur 225; chronisch, Sulfur 237; subakut,
Ignatia 302; chronisch, Sulfur 354.
Hautausschlag, siehe Akne, Ekzem.
Heiserkeit, siehe Laryngitis.
Hepatopathie, siehe auch unter Gastritis,
gallebetont; chronisch, Pulsatilla 223;
chronisch, Sulfur 235; refraktär, Sulfur
468; refraktär, Sulfur 517.
Herzbräune, siehe Angina pectoris.
Herz, Kreislaufinsuffizienz; subakut, Sulfur
147; refraktär, Sulfur 202; refraktär, La-
chesis 481.
Herz-Kreislaufstörung; refraktär, Secale cor-
nutum 164; refraktär, Sulfur 173; refraktär,
Sulfur 187; chronisch, Nux vomica 213.
Hexenschuß, siehe Kreuzschmerz.
Hodenentzündung, siehe Orchitis.
Hordeolum; refraktär, Pulsatilla, Staphisagria 189.
Husten, siehe Laryngo-tracheitis.
Hyperthyreose und vegetative Dystonie;
refraktär, Lycopodium 135; chronisch,
Natrium muriaticum 136; chronisch, Na-
trium muriaticum 158; chronisch, Phos-
phorus 165; refraktär, Sepia 181; chronisch,
Pulsatilla 233; chronisch, Nux vomica
393; chronisch, Lycopodium 471.

Ikterus; Sepia 196; Phosphorus 283; Sub-
ikterus, Chelidonium 415.
Impffolge; Sulfur 187; Thuja 314; Sulfur 362;
chronisch, Thuja 487.
Infekte, fieberhafte; rezidivierend, Sulfur
51; rezidivierend, Sulfur 52; Pulsatilla
229; subakut, Sulfur 344.
Infekte, grippale, siehe grippaler Infekt.
Insolation; Belladonna 109.
Intercostalneuralgie; Sulfur 253.
Ischialgie; subakut, Colocynthis 111; subakut,
Sepia 182; refraktär, Hypericum 208;
Colocynthis 249; chronisch, Arnica 299;
refraktär, Hypericum 490.

Keuchhusten, siehe Pertussis.
Kieferhöhle, siehe Nebenhöhlen.
Kniegelenkerguß; rezidivierend, Sulfur 59.
Kollaps, siehe Kreislaufstörung.
Kopfschmerz, siehe Cephalgia, Migräne.
Kräfteverfall, altersbedingt, siehe Marasmus.
Krämpfe, siehe Tetanie, Zahnfraisen.
Kreislaufstörung; Arsenicum album 109;
chronisch, Nux moschata 209; rezidivie-
rend, Arsenicum album 213.
Kreuzschmerz; subakut, Sulfur 111; chronisch,
Hypericum 388; refraktär, Bryonia 459.

Laryngitis; refraktär, Causticum 134; subakut, Causticum 263.
Laryngo-tracheitis-pharyngitis; Borax 96;
refraktär, Sepia 138; Causticum 139; Baryum carbonicum 145; refraktär, Pulsatilla 156; chronisch, Coccus cacti 157;
Spongia 230; Pulsatilla 441; refraktär,
Sepia 441; rezidivierend, Rumex crispus
527.
Leistengegend; Zerrung, refraktär, Rhus
toxicodendron 220; refraktär, Rhus toxicodendron 262.
Lumbago, siehe Kreuzschmerz.
Lungenentzündung, siehe Pneumonie.
Lymphadenitis; Lachesis 478.

Magen, verdorbener, siehe Gastritis.
Magenentzündung, Katarrh, siehe Gastritis.
Magengeschwür, siehe Ulcus ventriculi.
Magenkrampf, siehe Gastralgie.
Mandelabszeß, siehe Tonsillarabszeß.

Schlaflosigkeit, siehe Agrypnie.
Schleudertrauma, siehe Nacken, Kopf.
Schlund, Reizzustand, siehe Stomatitis.
Schmupfen, siehe Coryza, Rhinitis.
Schulter-Armneuralgie; Belladonna 134.
Schulterzerrung; refraktär, Rhus toxicoden-
dron 172; chronisch, Nux vomica 287; re-
fraktär, Ferrum metallicum 461.
Schuppenflechte, siehe Psoriasis.
Schwermut, siehe Depression.
Schwindel, siehe Vertigo.
Stauung, venöse, siehe Ödeme.
Stomatitis, Reizzustand im Schlundbereich;
Cyclamen 73; chronisch, Sulfur 289;
chronisch, Taraxacum, Natrium muria-
ticum 423.
Stottern, siehe Sprachstörung.
Stuhlverstopfung, siehe Obstipation.

Tetanischer Krampfzustand; refraktär,
Opium 207; Ignatia 327.
Thyreotoxicose, refraktär, Natrium muria-
ticum 78; chronisch, Sulfur 293.
Tonsillarabszeß; Lachesis 110; Apis 244.
Trigeminusneuralgie; Belladonna 238; chro-
nisch, Magnesium phosphoricum 529.
Tubenkatarrh, siehe Eustachische Röhre.
Typhus; Zustand nach, Darmblutung, refrak-
tär, Phosphorus 276.

Überbein, siehe Ganglion.
Ulcus ventriculi; chronisch, Sulfur 56; chronisch, Sulfur 73; chronisch, Phosphorus

100; rezidivierend, Pulsatilla 108; chronisch, Nux vomica 177; chronisch, Sulfur
328.

Vegetative Dystonie, siehe unter Hyper-
thyreose.
Veitstanz, siehe Chorea.
Verrucae; rezidivierend, Sulfur 58; refraktär,
Palladium 486.
Vertigo; subakut, Nux vomica 98; refraktär,
Pulsatilla 137; refraktär, Natrium muria-
ticum 178; refraktär, Phosphorus 193;
chronisch, Nux vomica 308; Borax 355;
refraktär, Borax 433.
Vomitus; refraktär, Sulfur 203.
Vorsteherdrüse, siehe Prostata.

Warzen, siehe Verrucae.

Zahnkrämpfe, Zahnfraisen; rezidivierend,
Chamomilla 109.
Zahnschmerz; refraktär, Chamomilla 157.
Zahnungsbeschwerden; Calcium carbonicum
291.
Zahnextraktion; Nachblutung, Phosphorus
185.
Zerrungsfolge, siehe Örtlichkeiten.
Zuckerharnruhr, siehe Diabetes mellitus.
Zungenbrennen, siehe unter Stomatitis.
Zwischenrippennervenneuralgie, siehe
Intercostalneuralgie.
Zwölffingerdarmgeschwür, siehe unter Ulcus
ventriculi.

Arzneimittelregister

Acidum nitricum; Ekzem 416; Gastritis 180;
Marasmus 198.
Acidum sulfuricum; Cephalgie 207.
Agaricus; Erfrierungsfolgen 54, 457; Rheuma-
tismus 53.
Antimonium crudum; Conjunctivitis 205.

Apis; Angina tonsillaris 431; Ödeme 479;
Tonsillarabszeß 244.

Arnica; Arthritis, Knie 218, 464; Epistaxis
137; Gedächtnisschwäche nach Unfall 315;
Ischialgie 299; Olecranon, Verletzung 265.

Arsenicum album; Depression 446; Diarrhoe 193, 320, 406; Gastroenteritis 105, 317, 319; Kreislaufstörung 109, 213; Migräne 399; Nervenschwäche 278; Pneumonie 199.
Aurum metallicum; Angina pectoris 357.

Baryum carbonicum; Laryngo-tracheitis 145.
Belladonna; Angina tonsillaris 326, 431; Gastralgie 72; Insolation 109; Pertussis 409; Pneumonie 307; Schulter-Arm-Neuralgie 134; Trigeminusneuralgie 238.
Borax; Laryngo-tracheitis-pharyngitis 96; Vertigo 355, 433.
Bryonia; Cephalgie 438; Cholecystitis 454; Kreuzschmerz 459; Migräne 143.

Calcium carbonicum; Cephalgie 411, 522; Zahnungsbeschwerden 291.
Carbo vegetabilis; Gastritis 143.
Causticum; Arthritis, Knie 172; Laryngitis 134, 263; Laryngitis-tracheitis-pharyngitis 139; Sprachstörung 491.
Chamomilla; Zahnkrämpfe 109, Zahnschmerz 157.
Chelidonium; Cephalgie 226, 350; Cholecystitis 305; Gallensteinkolik 305; Ikterus (Subikterus) 415; Migräne 141.
Cocculus; Nervenschwäche 176.
Coccus cacti; Laryngo-pharyngitis 157; Pertussis 112, 409.
Coffea; Gastralgie 374.
Colocynthis; Gastritis 338; Ischialgie 111, 249; Nierensteinkolik 323.
Conium; Arthritis, Kniegelenke 243; Conjunctivitis 161.
Cyclamen; Stomatitis 73.

Drosera; Pertussis 409.
Dulcamara; Diarrhoe 303.

Eupatorium perfoliatum; grippaler Infekt 131.
Euphrasia; Conjunctivitis 237.

Ferrum metallicum; Ödeme 171; Schulterzerrung 461.

Gelsemium; Migräne 501.
Glonoinum; Apoplexie, Folgen von 201.
Guajacum; Arthrosis, Knie 494.

Hepar sulfuris; Abszeß, Bauchdecke 477; Asthma bronchiale 534; Eiterung 59; Panaritium 384.
Hyoscyamus; choreatisches Syndrom 236.
Hypericum; Cephalgie 351, 522; Cervicalneuralgie 68, 69, 334, 401; Ischialgie 208, 490; Kreuzschmerz 388.

Ignatia; Hämorrhoiden 302; tetanischer Krampfzustand 327.

Kalium bichromicum; Asthma bronchiale 256; Coryza 256; Sinusitis 419.

Lac caninum; Sinusitis 146.
Lac defloratum; Migräne 499.
Lachesis; Abszeß, Bauchdecke 477; Herz, Kreislaufinsuffizienz 481; Lymphadenitis 478; Ödeme 479; Panaritium 231; Rheumatismus 434, 484; Sinusitis 352; Tonsillarabszeß 110.
Ledum; Großzehe, Ballen, schmerzhaft 217.
Lycopodium; Angina tonsillaris 421; Bronchitis 107; Depression 428; Hyperthyreose, vegetative Dystonie 135, 471; Nierensteinkolik 360.

Magnesium phosphoricum; Trigeminusneuralgie 529.
Mercurius solubilis; Angina tonsillaris 110, 431; Bronchitis 139; Colitis mucosa 336; Coryza 139; Eustachische Röhre, Katarrh 383.
Morbillinum; Bronchitis, spastisch 232.

Natrium carbonicum; Colitis mucosa 152.
Natrium muriaticum; Agrypnie 113, 220; Arthrosis, Knie 269; Asthma bronchiale 227; Depression 80, 431; Hyperthyreose 136, 158; Migräne 234; Nervenschwäche 80, 176, 179; Nierensteinkolik 174; Stomatitis 423; Thyreotoxicose 78; Vertigo 178.
Nux moschata; Kreislaufstörung 209.
Nux vomica; Anorexia nervosa 364; Arthrosis, Knie 163; Arzneimittelmißbrauch, Unverträglichkeit 211, 286, 287, 311, 364,